U0251548

Chinese Clinical Annual
Book of Implant Dentistry

（2016年卷·上）

中国口腔种植临床精萃

名誉主编　邱蔚六　王大章

主　编　王　兴　刘宝林

执行主编　宿玉成

秘　书　赵　阳　刘　倩　王　璐

北方联合出版传媒（集团）股份有限公司

辽宁科学技术出版社

沈阳

图文编辑:

赵 阳	王玉林	杨 春	杨志强	于英楠	张秀月	林铭新	蔡贤华	夏平光	黄卫兵	丁 然	胡 昊	吴 刚	熊承杰	黄 明	施立奇	王华松
魏世隽	陈 磊	汪国栋	兰生辉	康 辉	姚年伟	齐凤宇	肖 艳	彭 闯	伏建斌	郑哲甲	邓海涛	杜玉洁	高亮亮	胡军宝	纪守琪	刘兴环
柳 峻	邱 朔	屈建民	刘 维	曹 强	宋 华	许 飞	倪大鹏	涂有水	孙显锋	金晓虎	马 佳	刘 颖	李 宁	佟 放	张 寻	孙明亮
王鼎钊	王 刚	郭中云	吴 江	项 阳	赵清泉	尹 钰	夏邦勇	吕玉林	戴飘武	袁 超	邹国强	陈辉斌	曲延金	霍春鹏	任 旭	邵乐鹏
杨晓明	何 勤	谷 宁	姜 岩	王 芳	马学英	王 丽	王学滨	王拱辰	王智勇	卢林娜	石志超	刘 政	刘春燕	吕成志	伍建林	陈秀琴
陈保平	陈惠琴	李 琳	李秋梅	李晓霞	李鸿鸣	张 群	张士红	张世良	张庆尧	张 宁	孟祥丽	屈传武	武晓东	战贤梅	高庆伟	高政南
高桂苓	原所贤	崔振兴	黄 燕	韩乐强	韩 英	韩 璐	管 烨	卜添颖	刘 娟	吕晶露	李丽丽	张杨珩	张 倩			

图书在版编目(CIP)数据

中国口腔种植临床精萃. 2016年卷 / 宿玉成主编. —沈阳:
辽宁科学技术出版社,2016.9
ISBN 978-7-5381-9922-2

Ⅰ. ①中… Ⅱ. ①宿… Ⅲ. ①口腔种植学—文集 Ⅳ.
①R783.6-53

中国版本图书馆CIP数据核字(2016)第210478号

出版发行:辽宁科学技术出版社
　　　　　(地址:沈阳市和平区十一纬路25号　邮编:110003)
印 刷 者:北京利丰雅高长城印刷有限公司
经 销 者:各地新华书店
幅面尺寸:240mm×320mm
印　　张:124.25
插　　页:4
字　　数:2600千字
出版时间:2016年9月第1版
印刷时间:2016年9月第1次印刷
责任编辑:陈　刚
封面设计:何　萍
版式设计:何　萍
责任校对:赵　治

书　　号:ISBN 978-7-5381-9922-2
定　　价:568.00元

投稿热线:024-23280336
邮购热线:024-23284502
E-mail:cyclonechen@126.com
http://www.lnkj.com.cn

中国口腔种植临床精萃

名誉主编

邱蔚六　王大章

主　编

王　兴　刘宝林

执行主编

宿玉成

副主编

（按姓名首字笔画为序）

冯海兰　邱立新　张　健　张志勇

张雪洋　陈　宁　陈　波　陈卓凡

周　磊　柳忠豪　施　斌　宫　苹

耿　威　谭包生

秘　书

赵　阳　刘　倩　王　璐

编委名单 （按姓名首字笔画为序）

MEMBERS OF EDITORIAL BOARD

前言
PREFACE

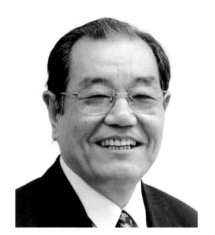

王 兴

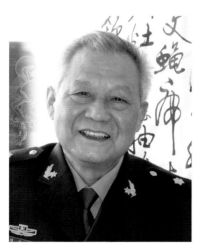

刘宝林

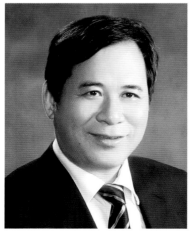

宿玉成

自中华口腔医学会从2012年西安第14届学术年会开始，作为"中国口腔种植年"相关学术活动的重要组成部分，由北京瑞城口腔种植医学研究院（BITC）主办的"BITC口腔种植大奖赛"也已经经历了四次口腔种植病例大奖赛。

2016年，第五次BITC口腔种植大奖赛一改往年常规的比赛赛制，于全国15座城市设立15个分赛场（武汉、成都、上海、南京、广州、大连、杭州、济南、厦门、北京、长沙、郑州、天津、西安、重庆）进行分赛区评选，分赛区获得一、二、三等奖的稿件获得总决赛盲审资格，然后通过总决赛盲审评选来决定总决赛参赛名单。这样的赛制，充分地活跃了全国范围内种植医生的投稿热情，为更多基层的种植医生交流提供了一个平台。

截至4月30日凌晨12点，共从全国各地征集到491篇投稿。稿件来源于国内各个省份（除西藏）和自治区。其中不乏各大名校、三甲综合性医院、口腔专科医院和民营口腔机构等。

2016年5月8日，在施斌教授的带领下于武汉赛区打响本次大奖赛的第一枪，反响火爆，获得了评委、选手和观众的良好评价。本次BITC口腔种植大奖赛15个赛区共有来自全国各地共计75名专家评委参加，堪称中国口腔种植史评委阵容之最。每一个赛区均由来自不同地区的评委专家组成，极大地保证了评审结果的公平公正，同时也将各赛区种植发展现状通过评委带到了全国各地，这样非常有利于全国种植整体水平的提高。据数据统计，第五次BITC口腔种植大奖赛分赛区比赛共计有383名医生投稿，2202名医生参加，影响力堪称国内同类别种植病例大赛之最。

2016年第五次BITC口腔种植大奖赛15个分赛区总共评出了一、二、三等奖病例共计115篇，其中一等奖16篇，二等奖33篇，三等奖66篇。另外评出优胜奖若干。获奖选手将分别荣获分赛区证书和相应奖金。

2016年6月9日BITC举办了2016年第五次BITC口腔种植大奖赛总决赛盲审会。本次评审会与会专家有大会主席刘宝林教授和执行主席宿玉成教授，以及各位专家评委（按姓氏笔画排序）：冯海兰教授、邱立新教授、张健教授、张志勇教授、张雪洋教授、陈宁教授、陈波教授、陈卓凡教授、周磊教授、柳忠豪教授、施斌教授、宫苹教授、耿威教授、谭包生教授（共计16位专家）以及秘书赵阳。各位专家评委不辞辛苦，从经过匿名处理的115篇获奖病例中再次进行精挑细选，最终在所有评委的共同见证下，有19篇病例进入到2016年9月24日于上海举办的第五次BITC口腔种植大奖赛总决赛。这19篇病例涵盖了口腔种植各个领域，内容丰富，质量优秀，代表了本次大赛病例的最高水平。在此，对于各位评委专家的辛苦付出表示衷心的感谢！

为了促进口腔种植的健康发展，并广泛传播国内口腔种植的临床成果，《中国口腔种植临床精萃（2012—2015年卷）》引起了业界的广泛关注和读者的好评。本次盲审评审会同时为《中国口腔种植临床精萃（2016年卷）》的主编会和审稿会。本次评审会专家自动成为《中国口腔种植临床精萃（2016年卷）》副主编。同时感谢辽宁科学技术出版社对《中国口腔种植临床精萃（2016年卷）》的大力支持。

此外，第五次BITC口腔种植大奖赛仍然得到了企业界朋友们的热心参与：士卓曼（北京）医疗器械贸易有限公司、盖思特利商贸（北京）有限公司、福科斯医疗有限公司、友源德贝医疗器械有限公司、上海宇井贸易有限公司、天津亨达升科技股份有限公司、上海领健信息技术有限公司、辽宁科学技术出版社。感谢企业界朋友为中国口腔种植事业的发展助力。

我们相信，出版《中国口腔种植临床精萃》和举办第五次BITC口腔种植大奖赛具有重要意义和价值，它将激励种植医生养成认真收集与整理病例的良好习惯，促进临床医生综合实力的提升，并展示了我国口腔种植临床的发展水平。由于时间所限，本书难免出现争议和不妥之处，敬请读者指正。

我们希望，在明年《中国口腔种植临床精萃》和BITC口腔种植大奖赛上看到更多的优秀医生参与，涌现出更多的优秀病例。中国口腔种植事业的发展一定会比今天更好！

最后，衷心感谢各位评委主席、各位专家评委不辞辛苦的付出，感谢各公司工作人员的日夜努力，感谢各位选手的精心准备。在大家的共同努力下，中国口腔种植事业必将蓬勃发展！

二〇一六年九月

致谢
Acknowledgements

本书收录病例均为第五次BITC口腔种植大奖赛15个分赛区中的获奖病例。在此，对各赛区的评委专家的辛苦付出表示感谢！同时对各位评委专家的精彩点评表示感谢！

评委专家名单（按姓名首字笔画为序）

于海洋　万　鹏　马国武　马　威　王仁飞　王丽萍　王佐林　王鹏来　邓春富

叶　平　史久慧　付　钢　冯晓苏　冯海兰*　曲　哲　刘传通　刘洪臣　刘清辉

刘静明　汤春波　李小凤　李晓红　李德华*　李德超　吴轶群　吴豪阳　邱立新*

何家才　余占海　余优成　宋应亮　张志勇*　张　健*　张雪洋　陈　宁　陈　江

陈卓凡*　陈　明　陈　波　陈　键　陈德平　林海燕　季　平*　周延民*　周　磊

孟维艳　赵保东　柳宏志　柳忠豪　施　斌*　姜宝岐　宫　苹*　姚江武*　耿　威

莫安春　夏海斌　顾亚军　顾晓明　顾新华　倪　杰　徐世同　徐　欣*　徐淑兰

高永波　唐志辉　黄文秀　黄　伟　黄远亮　黄盛兴　程志鹏　童　昕　谢志坚*

路东升　谭包生　谭　震　薛　毅

* 各分赛区评委主席

目 录
CONTENTS

第2章　美学区种植、即刻修复

Implant Placement and Immediate Restoration in the Esthetic Zone

下卷

第3章　软硬组织增量
Soft Tissue and Bone Augmentation

第4章　牙列缺损或牙列缺失的种植治疗
Implant Therapy for Partial or Full Edentulous Patient

第1章
美学种植治疗
Implant Therapy in the Esthetic Zone

上颌前牙区连续多牙缺失的即刻种植延期修复

曾妃菲　王丽萍　李军　陈志英　金柱坤　广州医科大学附属口腔医院种植科

摘要

目的：针对1例美学区多牙缺失的患者进行即刻种植，临床采用多种措施，探讨其中种植修复的方法及临床效果。**材料与方法**：将烤瓷联冠分冠，微创拔除上颌双侧中切牙，在上颌右侧中切牙位点三维方向上进行种植体窝洞的制备，在种植体与唇侧骨板之间放置Bio-Oss®骨粉，上颌左侧中切牙在拔牙窝内填入Bio-Oss®骨粉，上方放置CGF膜，改良水平褥式缝合，同时通过粘接桥进行临时冠修复，种植术后3个月进行二期手术，同时通过椅旁CAD/CAM制作种植支持式暂冠，牙龈塑形2个月后进行个性化印模制作最终修复体，定期随访和影像学检查，观察牙槽骨是否吸收，牙龈乳头的充盈情况，龈缘是否退缩，口腔卫生的维护。**结果**：患者在即刻种植术后6个月完成永久修复，种植体与骨组织整合良好，牙龈形态色泽均正常，牙龈乳头充盈修复体邻间隙，牙龈龈缘维持在稳定的水平。**结论**：通过选择合适的适应证，对上颌前牙连续多牙缺失行即刻种植能缩短治疗流程，减少患者术后不适，能获得比较稳定的美学效果。

随着种植技术的不断发展，无论是种植医生还是患者都已不仅仅满足于种植修复的高成功率，"即刻"与"微创"的概念已逐步为大家所广泛关注。特别对于前牙美学区，如何在最小的创伤下，改善软硬组织缺陷，尽早恢复功能与美观是近年来口腔种植界讨论的热点话题。目前的种植美学修复研究多为单颗种植体，关于多颗相邻种植体的美学评价少有报道，在临床上多颗种植体的美学效果比单颗种植体难度更大，多颗相邻种植体修复后易出现龈乳头丧失、"黑三角"、龈缘曲度、龈缘高度及牙冠形态与天然牙不协调一致等问题。

一、材料与方法

1. 病例简介　62岁男性患者，无不良嗜好。上颌前牙松动、美观不佳要求修复。患者自诉10年前在外院行烤瓷联冠修复，近几年觉假牙松动，颜色发黑，上颌左侧侧切牙半年前在外院行种植修复，为求诊治来我科就诊。既往体检，否认系统疾病史，否认药物过敏史及传染病史。检查：面型大致对称，开口型正常，开口度三指，深覆盖关系，上颌双侧中切牙烤瓷联冠修复，牙龈退缩明显，颈缘有龋坏，烤瓷联冠总体松动度约I°，上颌左侧中切牙与上颌右侧中切牙龈缘水平线一致，上颌左侧侧切牙为种植修复，塑料临时冠，种植周软组织健康。CBCT检查，上颌右侧中切牙根管内有高密度影像，根管内金属与根管内存在较大间隙，上颌左侧中切牙牙槽骨位于根尖约1/2，腭侧颈部有低密度影像。

2. 诊断　上颌右侧中切牙根折；上颌左侧中切牙根面龋。

3. 治疗计划　拔除上颌双侧中切牙后，在上颌右侧中切牙位点行即刻种植，上颌左侧中切牙行位点保存。在上颌右侧中切牙与左侧侧切牙行种植固定桥修复。

4. 治疗过程

（1）**第一阶段**：种植体植入及临时修复。患者术前氯己定含漱3min×3次，常规消毒铺巾，高速涡轮手机将上颌双侧中切牙联冠截开，微创拔除上颌双侧中切牙，仔细搔刮拔牙窝，清理残余肉芽组织，庆大霉素+甲硝唑冲洗拔牙窝。球钻定位，在上颌右侧中切牙拔牙窝的腭侧壁通过将来修复体的舌隆突的位点上定位，先锋钻及扩孔钻逐级扩孔，植入种植体（Zimmer®，TSV，Bone Level 3.7mm×13mm），种植体在冠根向位于龈缘下方约3mm，植体与唇侧骨板之间约有2mm的间隙，植入扭矩30N·cm，并在种植体与唇侧骨板之间的间隙内填入Bio-Oss®骨粉，拔牙窝内盖上CGF膜，改良水平褥式缝合，通过粘接桥将上颌右侧侧切牙至左侧侧切牙固定，术后CBCT显示种植体位于正确的三维位置。

（2）**第二阶段**：过渡义齿修复。在术后3个月拆除临时冠，牙龈形态色泽均正常，拔牙窝洞已愈合良好，牙龈乳头得到维持。通过半导体激光进行上颌右侧中切牙种植体暴露，同时调整临时基台，通过3Shape进行口内扫描，设计义齿外形，将CAD/CAM切出来的塑料暂冠进行仔细的抛光、打磨。临时暂冠在口内塑形2周后拆出来进行进一步调整。牙龈形态良好，色泽健康，龈缘外形与邻牙接近一致，种植体支持暂冠塑形3个月后牙龈塑形完成，使用"Chu"美学比例尺为最终修复体的长宽比例做参考。

（3）**第三阶段**：最终修复。①个性化印模：口外采用GC自凝塑料复制种植体支持式暂冠穿龈部分形态，制作个性化取模柱，通过个性化的印模技术准确地转移种植体位置关系以及口内牙龈的穿龈形态到工作模型上。②口外预粘接：本例病例中由于其他方面原因没有采用螺丝固位的基台，因而采用的是粘接固位。为避免粘接剂的残留，采用GC自凝塑料制作个性化的预粘接棒，在口外预粘接，将多余的粘接剂排出，从而最终粘接，咬合调整，抛光。

（4）第四阶段：术后随访。患者最终戴牙后6个月及9个月复查，采用牙周探针进行探查，种植周无出血，探诊深度不超过3mm，种植牙周软组织与邻牙健康，种植牙冠近远中龈乳头充盈，唇侧龈缘高度稳定并与邻牙协调一致，美学效果好。影像片显示种植体骨整合良好，骨水平维持在稳定的状态，无明显吸收。

二、结果

术后种植体初始稳定性佳，无松动及疼痛，种植体未出现周围炎，无瘘管、松动等临床症状，种植体形成良好的骨整合，牙龈过渡带健康，牙槽骨水平稳定，患者对修复效果满意。

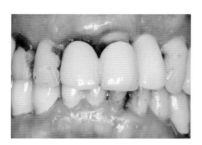

图1　术前口内正面像

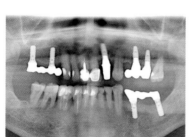

图2　全景片

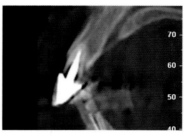

图3　CBCT显示上颌右侧中切牙矢状像

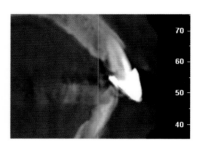

图4　CBCT显示上颌左侧中切牙矢状像

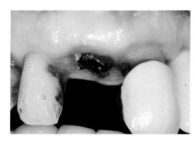

图5　将上颌双侧中切牙烤瓷联冠截断后，上颌右侧中切牙牙冠脱落

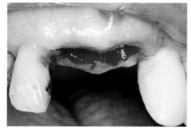

图6　上颌双侧中切牙均拔除后唇侧像

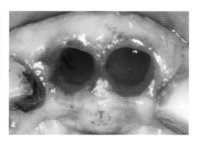

图7　上颌双侧中切牙均拔除后𬌗面像

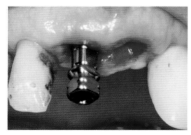

图8　植入骨水平种植体

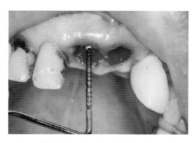

图9　牙周探针显示种植体冠根向位置位于龈下3mm

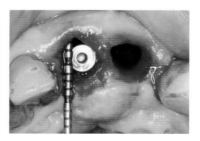

图10　种植体与唇侧骨板之间存在约2mm"跳跃间隙"

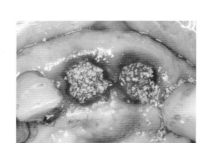

图11　在间隙内填入Bio-Oss®骨粉

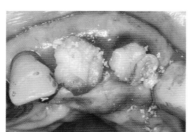

图12　拔牙窝上方覆盖CGF膜

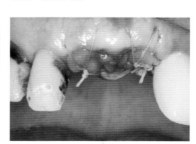

图13　改良水平褥式缝合，固定CGF膜

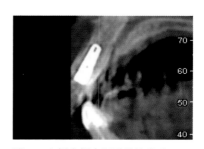

图14　上颌右侧中切牙种植术后CBCT矢状像

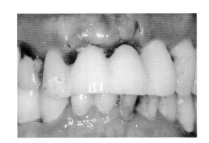

图15　使用树脂粘接桥作为临时冠，固定CGF膜，同时对软组织进行早期干预

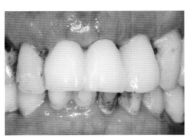

图16　术后10天拆线，显示软组织愈合良好

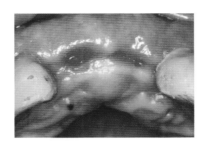

图17　种植术后3个月，拆掉临时冠，牙间乳头维持一个较好的形态

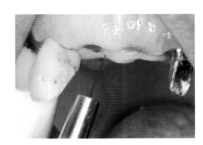

图18　使用半导体激光进行种植体暴露

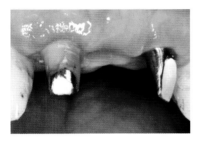

图19　将临时基台安放就位后唇侧像

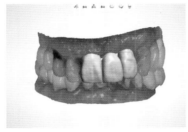

图20　在软件上进行牙齿外形的设计

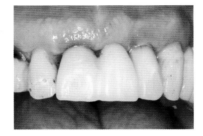

图21　种植体支持式临时冠在口内就位后

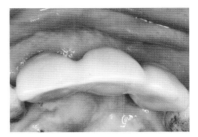

图22　𬌗面像显示上颌双侧中切牙颈缘较丰满

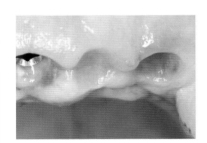

图23　二期手术10天拆除临时冠，软组织愈合良好

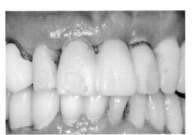

图24　手术3周后进行临时冠调整

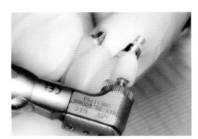

图25　使用调改工具进行临时冠调改

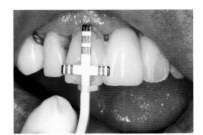

图26　使用"Chu"美学比例尺确定最终冠的长宽比例

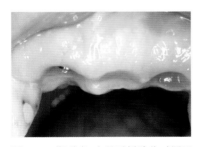

图27　二期手术3个月后拆除临时冠显示健康的牙龈过渡带

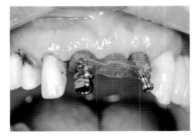

图28　个性化印模杆在口内就位后唇侧像

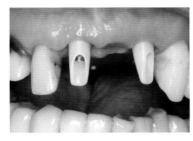

图29　钛基底的氧化锆全瓷基台就位后的唇侧像

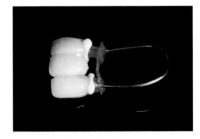

图30　在最终粘接之前进行预粘接去除多余粘接剂

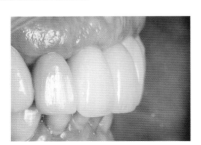

图31　口内右侧45°咬合像

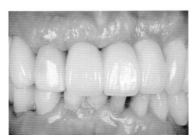

图32　口内咬合正面像

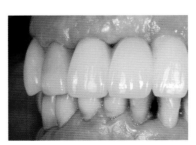

图33　口内左侧45°像

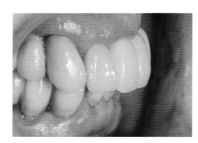
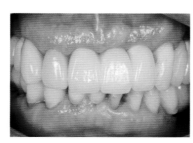
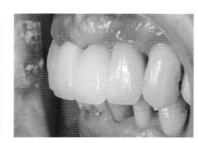

图34　戴牙后6个月口内右侧咬合45°像　　图35　戴牙后6个月口内咬合正面像　　图36　戴牙后6个月口内左侧咬合45°像

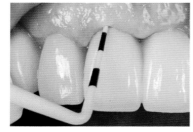
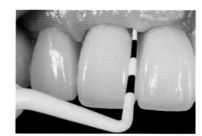
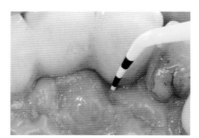

图37　龈缘正中进行出血探诊　　图38　龈缘远中进行出血探诊　　图39　舌侧进行出血探诊

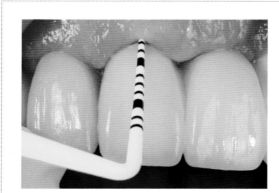
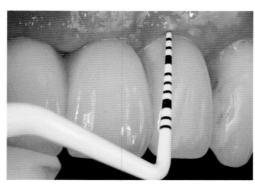

图40　上颌右侧中切牙进行探诊深度探查　　图41　上颌左侧侧切牙进行探诊深度探查

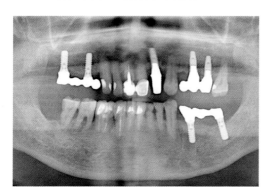
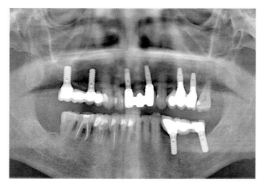
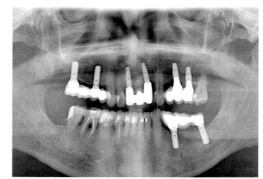

图42　术前全景片　　图43　术后8个月全景片　　图44　术后14个月全景片

三、讨论

　　美学区种植修复的目标不仅是功能的成功，也要追求美学的成功，而持久的美学效果还要取决于种植体周围组织的稳定。在临床上大多数种植修复患者的解剖条件均不满足实现基本美学目标的要求，但对某些病例实施过多和复杂的美学处理手段，延长了治疗周期，增加了费用和痛苦，提高了患者对美学结果的心理预期值，反而增大种植治疗的风险。医患双方都必须认识到，完美的种植修复美学效果只有在少数病案中才能实现。临床经验表明，采用微创方法更容易获得适度的美学结果。同时种植体即刻修复期间对牙龈诱导成形与改建对于种植的美学结果起到了重要作用，而延期种植修复牙龈常出现一定的退缩。传统的种植延期修复常造成在永久修复时牙龈退缩，牙龈曲线和牙龈乳头丧失，产生"黑三角"现象，影响种植义齿修复的美观效果，尤其在多颗种植体的病例中更为明显。种植后即刻修复时的牙龈诱导成形技术可减少牙龈退缩，保存种植体周围软组织及牙龈乳头，牙龈高度，并调整牙龈曲线与邻牙保持协调一致。

　　在牙龈诱导阶段应注意临时修复体形成恰当的外形。良好的修复体穿龈轮廓有助于形成和维持种植修复体的龈缘和龈乳头位置及形态。本病例中所使用诱导牙龈成形的修复体外形在穿龈部分设计成缩窄或呈凹形，为术后的龈缘肿胀反应提供空间并引导术后龈乳头成形，使得修复体戴入后软组织的厚度有所增加，从而提高唇侧软组织的稳定性和美学效果。Mankoo等的研究表明这种修复体外形设计甚至可以预防种植体植入后的唇侧组织退缩。另外，制作临时树脂冠时应注意与临时基台的肩台平滑延续并高度抛光，以免刺激种植体周围软组织引起炎症。即刻修复体的固位方式有螺丝固位和粘接固位两种。粘接固位方式的临时冠应注意避免粘接剂进入龈袖口深部，可在临时冠舌面设计排溢孔。螺丝固位方式的临时修复体更方便摘戴和调改。

　　同时在即刻种植中，我们也使用浓缩生长因子（CGF）用来促进软组织的愈合，以便实现如组织的早期封闭及促进牙龈的角化。浓缩生长因子（CGF）作为最新一代自体浓缩生长因子由Sacco首先研发，CGF由静脉血从2400～2700r/min下分离制备，其制备过程中无须添加任何化学或过敏性添加剂，因此具有优异的生物相容性。CGF作用的发挥有赖于其高浓度的各类生长因子及纤维蛋白原所形成的纤维网状支架，制备CGF过程中特殊的变速离心使得血小板被激活，其中的血小板α颗粒释放出各种生长因子，主要包括血小板衍生生长因子、转移生长因子-β、类胰岛素生长因子、血管内皮生长因子、表皮生长因子以及成纤维细胞生长因子、骨形成蛋白等，它们能促进细胞增殖、基质合成和血管生成；而CGF纤维网状支架又能为生长因子所诱导生成的新生组织提供空间。综上所述，在该病例中，通过微创拔除上颌右侧切牙、上颌左侧切牙，同时利用CGF膜促进软组织愈合，通过临时冠进行牙龈塑形，术后14个月临床及影像片结果表明，运用该技术后种植体周围软硬组织维持稳定的水平。

参考文献

[1] Santosa R E. Provisional restoration options in implant dentistry. Aust Dent J, 2007, 52（3）；234—242, 254.
[2] Bengazi F, Wennstrom J L, Lekholm U. Recession of the soft tissue margin at oral implants. A 2-year longitudinal prospective study. Clin Oral Implants Res, 1996, 7（4）；303—310.
[3] Mankoo T. Single—tooth implant restorations in the esthetic zone contemporary concepts for optimization and maintenance of soft tissue esthetics in the replacement of failing teeth in compromised sites. Eur J Esthet Dent, 2007, 2（3）；274—295.
[4] Esposito M, Maghaireh H, Grusovin MG, et al. Soft tissue management for dental implants: what are the most effective techniques? A Cochrane systematic review, 2012, 5 (3)；221—238.
[5] Yu B, Wang Z. Effect of concentrated growth factors on beagle periodontal ligament stem cells in vitro. Mol Med Rep, 2014, 9(1): 235—242.
[6] Sohn DS, Moon JW, LeeWH, et al. Comparison of new bone formation in the maxillary sinus with and without bone grafts: Immunochemical rabbit study. Int J Oral Maxillofac Implants, 2011, 26(5): 1033-1042.

张雪洋教授点评

　　美学区的即刻种植有着严格的适应证选择标准：无软硬组织缺损，厚龈生物型，唇侧骨板厚度＞1mm，能够获得适宜的位点和轴向。本例病案适应证选择适宜，术前评估充分，治疗操作和病例照片收集完整。但植入位点还是稍偏唇侧，轴向也偏唇侧，如果位点再偏腭侧一些，还能为轴向的调整提供空间。但术者对唇侧跳跃间隙的控制还是比较理想的，获得了大于2mm的跳跃间隙，使得最终的美学效果有了可靠的保障。修复方案的选择也比较妥帖，没有连续植入种植体，因为在美学区，相邻种植体的植入很难形成适宜的龈乳头外形。

上下颌美学区连续多颗牙缺失的种植修复

李峥嵘　孙为　张晓欣　施斌　武汉大学口腔医学院·口腔医院种植科

摘要

目的：对上下颌美学区连续多颗牙缺失的患者严格按照Cooper美学区治疗流程进行种植修复，并使用个性化氧化锆全瓷基台全瓷冠，从而达到更为满意的美学效果。**材料与方法**：27岁男性患者，8个月前因牙体治疗失败于外院拔除4颗前牙，同时伴3颗下前牙殆向伸长，严重影响美观，要求种植义齿修复。临床检查发现上颌缺牙区牙槽嵴唇侧有部分凹陷，缺失区近远中径正常，下颌前牙殆向伸长并伴Ⅲ°松动，殆龈距离约2mm。术前CBCT片证实牙槽骨厚度不足。术前取研究模型，排牙，并结合X线片结果进行治疗的设计。一期手术上颌行GBR术并同期植入种植体，下颌行即刻拔除即刻种植术。7个月后复诊，行二期手术。2周后行临时过渡义齿修复，3个月后牙龈塑形完成，个性化取模后完成最终修复。**结果**：严格得按照美学区治疗流程对患者进行治疗，并使用个性化全瓷基台全瓷冠修复后，最终修复效果良好，患者满意。**结论**：美学区治疗流程的使用一定程度上降低了可能出现的美学风险，所以为了提高了种植修复美学效果，在美学区种植修复时严格按照美学区治疗流程是非常有必要的。

美学区通常指患者展露笑容时暴露出的牙及牙龈部分，主要为上颌前牙区，有时包括下颌前牙区。美学区牙及牙槽骨因处于突出部位而在外伤事件中受到损伤，在其缺失后行种植义齿修复时不仅要求恢复功能，还要求达到美学修复的效果。在临床上多颗种植体的美学效果比单颗牙难度大，多颗相邻种植体修复后易出现龈乳头丧失、"黑三角"、牙龈高度、边缘、牙冠形态与天然牙不协调等问题。故美学区连续多颗牙缺失更应进行严格的设计，每一步都要考虑到最后的修复效果。本病例严格按照美学区治疗流程，先取了诊断模型，排牙，结合术前CBCT检查结果具体分析，与患者沟通交流预期最终修复效果后制作了手术导板，制订了上颌种植手术一期同期植骨、下颌即拔即种的手术方案。一期手术利用导板的定位于合适位置植入了植体，二期手术后利用了临时义齿成型牙龈形态，最终选择了全瓷基台全瓷冠修复失牙，粘接固位时利用代型去除了多余粘接剂，并嘱患者定期复查。整个过程规范合理，达到了预期的美学效果。

一、材料与方法

1.病例简介　27岁男性患者，学生。上颌右侧中切牙至左侧侧切牙、下颌右侧侧切牙缺失，缺牙区牙槽骨宽度4~5mm，牙龈未见明显异常，属中等厚度牙龈。下颌左侧中切牙、下颌左侧侧切牙、下颌右侧中切牙殆向伸长3mm，叩（＋），松动Ⅲ°，CBCT示：上颌右侧中切牙至左侧侧切牙、下颌右侧侧切牙缺失，上颌右侧中切牙至左侧侧切牙缺牙区可用牙槽骨高度19~20mm，宽度约6mm，下颌右侧侧切牙缺牙区及下颌左侧侧切牙可用骨高度约16mm，宽度6~7mm，下颌左侧侧切牙至右侧中切牙根尖处见暗影。全口口腔卫生良好。上颌右侧侧切牙牙体缺损。患者缺牙位点进行美学风险评估（表1）。

2.诊断　上下颌肯氏Ⅳ类牙列缺损。

表1

美学风险因素	低	中	高
健康状态	健康，免疫功能正常		
吸烟习惯		轻度吸烟者（<10支/天）	
患者的美学期望值			高
唇线	低位		
牙龈生物型		中弧线形，中厚龈生物型	
牙冠形态	方圆形		
位点感染情况		慢性感染	
邻牙牙槽嵴高度	到接触点≤5mm		
邻牙修复状态	无修复体		
缺牙间隙的宽度			较大的缺牙间隙（>3颗牙）
软组织解剖	软组织完整		
牙槽嵴解剖		水平向骨缺损	

3.治疗计划　上颌植入种植体同时采用Bio-Oss®骨粉、Bio-Gide®生物膜行GBR修复骨缺损，下颌即刻拔除松动牙即刻种植，待骨形成良好、种植体骨结合稳固后行二期手术并制作临时牙成形牙龈，应用个性化取模桩制取最终印模后全瓷冠修复。

4.治疗过程　（1）术前准备：拍摄术前CT检查种植区域骨质骨量，取诊断研究模型，排牙，与患者沟通交流后确定手术方案，做压膜保持器式简易手术导板。血常规及凝血功能检查，术前常规牙周洁治。预约手术时间。

（2）种植一期手术：常规消毒铺巾，上颌缺牙区行牙槽嵴顶偏腭侧横行切口，翻瓣。使用外科简易导板定位，植入2颗Zimmer®3.7mm×13mm于上颌右侧中切牙、上颌左侧侧切牙位点。Bio-Oss®骨粉和自体骨屑混合后植入唇侧骨缺损处，确保超过预期种植体唇侧约2mm后使Bio-Gide®生物膜覆盖其上，严密缝合切口。微创拔除下颌双侧中切牙、侧切牙、缺牙区行牙槽嵴顶横行切口，使用外科简易导板确定种植体方向植入2颗Zimmer®3.7mm×11.5mm于下颌双侧侧切牙位点，上愈合基台，严密缝合创口。

（3）二期手术：种植体植入7个月后，行二期手术成形牙龈。

（4）修复阶段：二期手术后2周取模行塑料临时桥修复以成形牙龈。1个月后临时牙修形调整。3个月后应用个性化印模桩取最终印模，全瓷冠修复缺失牙。

二、结果

上颌前牙区骨量不足同期植入种植体并应用Bio-Oss®骨粉及Bio-Gide®生物膜行骨增量手术，下颌前牙区应用即刻拔牙即刻种植手术，7个月后X线片检查示种植体位置良好，骨结合良好。通过临时过渡义齿修复可引导和成形种植体周围软组织，使其具备良好的穿龈轮廓，个性化转移杆技术精确地转移了种植体周围软组织形态，最终选择了个性化氧化锆全瓷基台全瓷冠修复失牙，修复效果佳，患者满意。

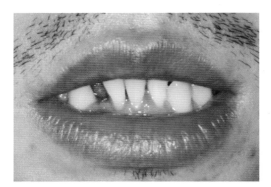

图1　术前正面微笑像

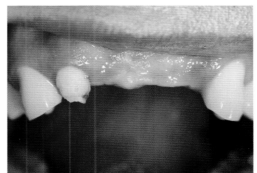

图2　术前上颌正面像，示上颌双侧中切牙、左侧侧切牙缺失，上颌右侧侧切牙牙体缺损

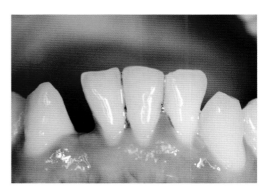

图3　术前下颌正面像，示下颌前牙殆向伸长

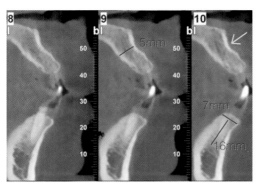

图4　术前CBCT矢状面断层，示上颌右侧中切牙牙槽嵴略有凹陷形骨缺损，高度良好。下颌右侧侧切牙缺失区牙槽嵴宽度及高度良好

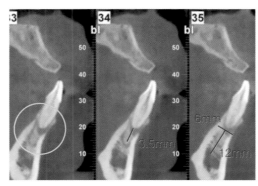

图5　术前CBCT矢状面断层，示术前下颌左侧侧切牙殆向伸长，根尖有暗影

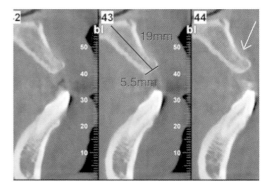

图6　术前CBCT矢状面断层，示上颌左侧侧切牙缺失区牙槽嵴凹陷形骨缺损

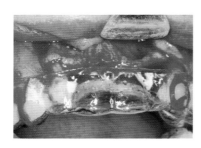

图7 一期术中像，上颌戴入简易外科
导板

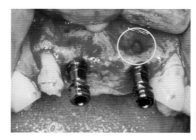

图8 一期术中像，植入种植体
Zimmer®3.7mm×13mm2颗，示种植体
植入冠根向正确及不完整的唇侧骨板

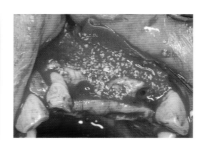

图9 一期术中像，于唇侧骨缺损处植
入Bio-Oss®骨粉0.25g

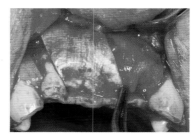

图10 一期术中像，覆盖Bio-Gide®生
物膜

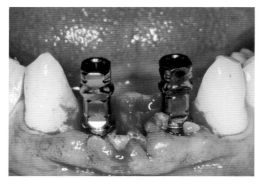

图11 一期术中像，微创拔除下颌双侧中切牙、左侧
侧切牙，植入种植体Zimmer®3.7mm×11.5mm2颗于下
颌双侧侧切牙位置处

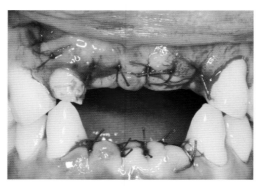

图12 一期术中像，减张严密缝合切口

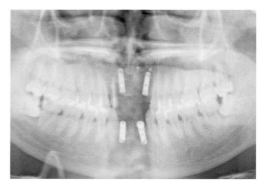

图13 术后X线片示种植体位置良好

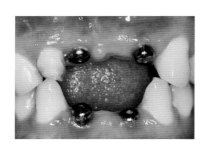

图14 二期术后2周复查咬合像

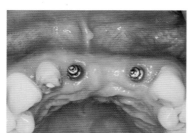

图15 二期术后2周复查上颌殆面像，
示愈合基台成形牙龈情况

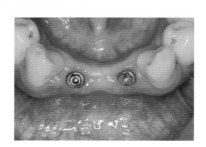

图16 二期术后2周复查下颌殆面像，
示愈合基台成形牙龈情况

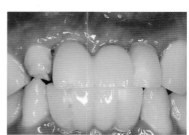

图17 戴种植过渡临时义齿咬合像

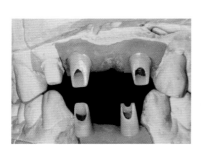

图18 最终全瓷修复基台模型像

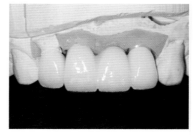

图19 最终上颌全瓷修复固定桥与上
颌右侧侧切牙全瓷冠模型像

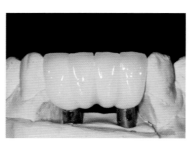

图20 最终下颌全瓷修复固定桥模型像

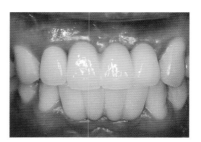

图21 最终修复体咬合像

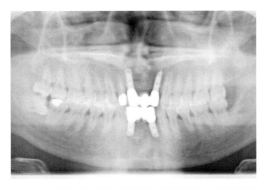

图22　最终修复后曲面断层片示修复基台与牙冠就位良好

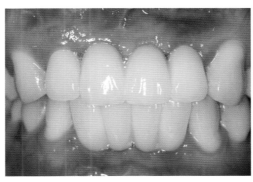

图23　1个月复查时咬合像

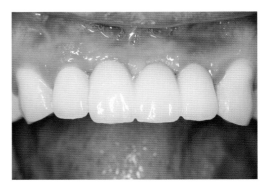

图24　1个月复查时上颌正面像

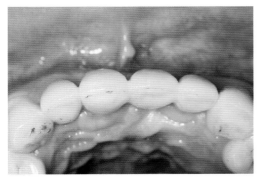

图25　1个月复查时上颌殆面像

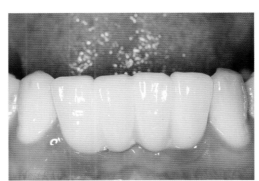

图26　1个月复查时下颌正面像

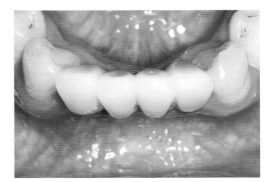

图27　1个月复查时下颌殆面像

三、讨论

1. 美学区连续多颗牙缺失的种植修复的重点与难点　美学区通常指患者展露笑容时暴露出的牙及牙龈部分，主要为上颌前牙区，有时包括下颌前牙区。美学区牙及牙槽骨因处于突出部位而在外伤事件中受到损伤。严重的损伤常伴不同程度的骨缺损及软组织缺损，给种植修复带来很大的困难。针对美学区的复杂情况，Cooper于2008年提出了美学区治疗流程：（1）客观的美学评价，包括邻牙及缺牙区的软组织附着水平，利于诊断蜡型评价剩余牙槽嵴与未来修复体关系，并估计是否需要软硬组织增量的手术；（2）按照理想位置植入种植体；（3）采用合适的临时基台临时义齿成形软组织达到理想形态；（4）选择合适的修复基台与修复牙冠；（5）去除粘接剂，长期维护。

在临床上多颗种植体的美学效果比单颗牙难度大，多颗相邻种植体修复后易出现龈乳头丧失、"黑三角"、牙龈高度、边缘、牙冠形态与天然牙不协调等问题。故美学区连续多颗牙缺失更应进行严格的设计，每一步都要考虑到最后的修复效果。本病例严格按照此美学治疗流程，先取了诊断模型，排牙，结合术前CBCT检查结果具体分析，与患者沟通交流预期最终修复效果后制作了手术导板，制订了上颌种植手术一期同期植骨、下颌即拔即种的手术方案。一期手术利用导板的定位于合适位置植入了植体，二期手术后利用了临时义齿成型牙龈形态，最终选择了全瓷基台全瓷冠修复失牙，粘接固位时利用代型去除了多余粘接剂，并嘱患者定期复查。整个过程规范合理，达到了预期的美学效果。

2. 骨增量术式的选择　种植治疗的基本要求是骨量充足，常规性原则唇舌向骨宽度至少要保证唇侧和舌侧各1mm骨量，所以种植体植入需要的最小唇舌向骨宽度为种植体体部直径+2mm，而美学区种植颊侧骨量应增加至2mm，因此，采用各种骨增量技术来恢复牙槽嵴的宽度是保证种植修复成功的关键因素，也为日后达到美学修复的效果奠定了基础。据统计，有40%~80%的患者在牙种植时需应用各种骨增量技术以扩充骨量。常用的骨增量技术有骨劈开、骨挤压、牵张成骨、Onlay植骨以及引导性骨组织再生术（guided bone regeneration，GBR）等。各有其优缺点。GBR是目前最常用的一种，它利用膜材料的物理屏障作用，将骨缺损区与周围组织隔离，使邻近骨端具有骨再生潜能的组织细胞进入该区域，阻止生长较快的纤维结缔组织细胞进入干扰骨的生成，最大限度地发挥骨组织再生能力的一种技术。这种技术损伤小，不造成二次创伤，可在种植术前、种植同期单独或联合其他骨增量技术同时使用，易被患者接受。

本病例中，患者牙槽嵴垂直高度尚可，但牙槽嵴宽度有缺损，预计种植体植入后存在3个完整骨壁，一期种植手术同期行GBR植骨术完全可行。术中行GBR联合应用了Bio-Oss®骨粉及Bio-Gide®生物膜。经实验及临床研究证实，Bio-Oss®有非常好的生物相容性，能符合骨引导材料的标准，是目前引导骨再生技术中应用最为广泛的骨移植材料。Bio-Oss®的降解速度极低，能够很好地维持前牙区的骨量，尤其是颊侧骨板的厚度。Bio-Gide®膜为一种可吸收性胶原膜，其具有致密的双层生物膜结构，其朝向软组织一面纤维排列紧密，具有良好的细胞阻隔作用，骨缺损面纤维排列疏松，空隙多，有稳定凝血块的作用，有利于骨细胞与膜结合，具有良好的生物相容性及引导组织再生功能，吸收时间为4~6个月。联合应用Bio-Oss® 骨粉和Bio-Gide®骨膜能维持理想的唇侧牙龈组织形态，从而达到最终的美学修复效果。

3. 个性化氧化锆全瓷基台在种植修复中的应用　自Prestipino等首先将全瓷基台应用于临床以来，全瓷基台全瓷冠在种植修复中的应用便成为了研究热点。多项研究显示全瓷基台配合全瓷冠修复具有非常好的美学效果、良好的生物相容性及稳定的化学性能，强度佳且不受老化影响。体外实验显示全瓷基台与金属基台上全瓷冠的折裂强度无明显差异，而全瓷基台美学效果优于金属基台。而CAD/CAM（计算机辅助设计及计算机辅助操作）的推广，有效提高了义齿制作的精度，其根据修复区的三维空间设计，使其与天然牙有最佳的接触关系，并最小化未来的软组织适应，从而增加了预后佳的可能性。此病例中，患者缺牙区位于前牙美学区，并且对美学预期值较高，选用了个性化全瓷基台全瓷冠的修复后，达到了非常满意的效果。

参考文献

[1] Cooper LF. Objective criteria: guiding and evaluating dental implant esthetics. J Esthet Restor Dent,2008, 20(3):195–205.

[2]Woo VV, Chuang SK, Daher S, et al. Dentoalveolar reconstructive procedures as a risk factor for implant failure. J Oral Maxillofac Surg,2004, 62 (7): 773–780.

[3] De Rouck T, Collys K, Cosyn J. Immediate single–tooth implants in the anterior maxilla: a1–year case cohort study on hard and soft tissue response. Clin Periodontol, 2008, 35 (7): 649–657.

[4] Hassan KS, Kassim A, A1 Ogaly AU. A comparative evaluation of immediate dental implant with autoge—nous versns synthetic guided bone regeneration. Oral Surg Oral Med Oral Pathol Oral Radiol Endod, 2008, 106 (5): 8–15.

[5] Urban IA, Jovanovic SA, Lozada J L. Vertical ridge augmentation using guided bone regeneration (GBR) in three clinical scenarios prior to implant placement：a retrospective study of 35 patients 12 to 72 months after loading. Int J Oral Maxillofac Implants, 2009, 24 (3): 502–550.

[6] Beni6 GI, Jung RE, Siegenthaler DW, et a1． Clinical and radiographic comparison of implants in regenerated or native bone: 5–year results． Clin Oral Implants Res, 2009, 20 (5): 507–513.

[7] D. Zaffe, G. C. Leghissa, J. Pradelli, et al. Histological study on sinus lift grafting by Fisiograft and Bio–Oss. J Mater Sci Mater Med, 2005, 16: 789–793.

[8] N. U. Zitzmann, P. Scharer, C. P. Marinello, et al. Alveolar ridge augmentation with Bio–Oss: a histologic study in humans. Int J Periodontics Restorative Dent, 2001, 21: 288–295.

[9] S. Yang, L. Lan, R. J. Miron, et al. Variability in Particle Degradation of Four Commonly Employed Dental Bone Grafts. Clin Implant Dent Relat Res, 2014.

[10] L. Shue, Z. Yufeng , U. Mony. Biomaterials for periodontal regeneration: a review of ceramics and polymers. Biomatter, 2012, 2: 271–277.

[11] X. Z. Yufeng Zhang*, Bin Shi, Richard J. Miron. Membranes for guided tissue and bone regeneration. Annals of Oral & Maxillofacial Surgery, 2013. 2013 Feb 01;1(1):10:

[12] Prestipino V, Ingber A. All– ceramic implant abutments: esthetic indications. J Esthet Dent, 1996, 8(6): 255–262.

[13] Fuster– Torres MA, Albalat– Estela S, Alca iz– R aya M, et al. CAD/CAM dental systems in implant dentistry: update. Med Oral Patol Oral Cir Bucal, 2009, 14(3):141–145.

[14] Ardlin BI. Transformation–toughened zirconia for dental inlays, crowns and bridges: chemical stability and effect of low– temperature aging on flexural strength and surface structure. Dent Mater, 2002, 18(8):590–595.

[15] Sarafidou K, Stiesch M, Ditm er M P, et al.Load–bearing capacity of im plantsupport ed , toot hsupported ,and combined zi rconia–fixed dental prostheses.Im plant Dent2011,20(4):311–317.

[16] Tselios N, Parel SM, Jones JD. Immediate placement and immediate provisional abutment modeling in anterior single–tooth implant restora–tions using a CAD/CAM application: a clinical report. J Prosthet Dent, 2006, 95(3):181–185.

余占海教授点评

　　本病例为上下颌美学区连续多颗前牙缺失的病例。作者严格按照美学区种植治疗流程，在全面的口腔检查和CBCT检查下，确定了一期手术上颌行GBR术并同期植入种植体，下颌行即刻拔除即刻种植术，7个月后行二期手术，2周后行临时过渡义齿修复，3个月后牙龈塑形完成，个性化取模后完成全瓷基台全瓷冠修复，取得良好的修复效果。该病例获取的临床资料比较完整，图片清晰，治疗方案合理，整个治疗过程规范恰当，达到了预期的美学效果。可见，临床上在美学区种植修复时，严格按照美学区治疗流程是非常有必要的。

卵圆形桥体在美学种植中的应用

周建锋　谭建国　崔凤娟　陈立　刘晓强　北京大学口腔医学院

摘要

本病例报道为1例上颌前牙美学区采用卵圆形桥体技术对软硬组织进行有效保存，种植后采用即刻临时修复，最终获得较好美学效果的病例。28岁女性患者，因上颌前牙肿痛1周来我科就诊。检查：上颌右侧中切牙、上颌右侧侧切牙金瓷冠修复体，上颌右侧中切牙殆向移位。上颌前牙区唇侧（以上颌右侧中切牙为中心）明显红肿，表面可见3个瘘管口，有脓液溢出。根尖片显示上颌右侧中切牙、上颌右侧侧切牙根中部根折，根折线周围可见大面积低密度影，以上颌右侧中切牙为重；上颌左侧中切牙根中部可见大面积内吸收。在我科拔除上颌右侧中切牙，拔牙窝内植入Bio-Oss®骨粉，同时采用带有卵圆形桥体的临时固定桥即刻修复。6个月后拔除上颌右侧侧切牙及左侧中切牙，行即刻种植+即刻临时固定桥修复。愈合3个月后，采用临时冠对软组织形态进行引导和塑形。软组织形态稳定后取终印模。通过制作个性化印模帽准确复制穿龈轮廓的形态。最终修复体选择CAD/CAM氧化锆基台和全瓷冠。结果获得了较好的"红白美学"效果。拔牙后进行卵圆形桥体修复可以即刻封闭拔牙窝，稳定植入骨替代材料，维持拔牙后牙龈的张力，通过其与天然牙相似的穿龈形态以及与相邻牙齿之间特殊的邻间隙外形使龈缘和龈乳头高度得以维持。种植后进行即刻临时修复对于维持牙龈张力，防止牙龈萎缩，减小骨吸收也有重要作用。临时冠是进行牙龈塑形的重要工具，通过对临时冠穿龈部分的修改，可以对牙龈进行引导和塑形，从而获得最佳的美学效果。

前牙美学修复是目前国际上临床研究的前沿和热点。实现美学修复依据两个方面，一是修复体的形态、质地、色泽、表面特征及其光学特性是否和天然牙协调一致，称为"白色美学"；二是修复体周围软组织的形态、颜色、质地以及龈缘弧线是否和天然牙列协调一致，是否能够在视觉上达到修复体是从颌骨内自然长出的感官效果，称为"红色美学"。随着材料学和技工工艺的进步，制作出逼真的修复体已经成为现实。但是，要恢复牙缺失之前的软组织状态，尤其是恢复退缩的龈乳头和龈缘是极其困难的。

要获得良好的"红色美学"效果，有两个基本条件：一个是种植位点有足够的骨量；一个是种植位点有足够的软组织量。牙齿拔除之后，如果不采取必要的措施，软硬组织在水平向和垂直向都会发生明显的吸收萎缩。据统计，拔牙后6个月之内，水平向骨吸收平均为3.8mm，垂直向骨吸收平均为1.24mm。软硬组织一旦吸收之后再想重建回来就变得非常困难。因此，牙齿拔除之后如何防止软硬组织的萎缩吸收一度成为人们研究的热点。人们将保存拔牙后软硬组织的技术统称为位点保存（site preservation），包括在拔牙窝内植入人工骨、人工生物膜或游离软组织覆盖拔牙窝、GBR等。拔牙后制作卵圆形桥体也是位点保存的一个有效的手段。下面我们将通过一个病例展示卵圆形桥体在拔牙后位点保存中发挥的重要作用。

一、材料与方法

1. 病例简介　28岁女性患者，因上颌前牙肿痛1周来我科就诊。患者7年前外伤导致上颌右侧中切牙、上颌右侧侧切牙冠折，在外地行金属桩核+金瓷冠修复。1年来上颌右侧中切牙逐渐殆向移位，1周来上颌前牙区出现明显红肿，要求重新修复，改善美观。临床检查：上颌右侧中切牙、上颌右侧侧切牙金瓷冠修复体，上颌右侧中切牙殆向移位。上颌前牙区唇侧（以上颌右侧中切牙为中心）明显红肿，表面可见3个瘘管口，有脓液溢出。根尖片显示上颌右侧中切牙、上颌右侧侧切牙根管内桩影像，根中部根折，根折线周围可见大面积低密度影，以上颌右侧中切牙为重；上颌左侧中切牙根中部可见大面积内吸收。

2. 诊断　上颌右侧中切牙、上颌右侧侧切牙根折，上颌左侧中切牙牙根内吸收；上颌前牙区急性牙槽脓肿。

3. 治疗计划　（1）拔除上颌右侧中切牙；（2）Bio-Oss®骨粉+卵圆形桥体行位点保存；（3）上颌右侧中切牙拔牙窝愈合后拔除上颌右侧侧切牙及上颌左侧中切牙并行种植修复。

4. 治疗过程　拔除上颌右侧中切牙，测量拔牙窝唇侧骨嵴顶至龈缘的距离约3mm；拔牙窝近中骨嵴顶至龈乳头顶点的距离约5mm；拔牙窝远中骨嵴顶至龈乳头顶点的距离约5mm；拔牙窝腭侧骨嵴顶至龈缘的距离约4mm。

搔刮拔牙窝，清除炎性组织，氯己定局部湿敷5min，拔牙窝内植入Bio-Oss®骨粉，同时采用带有卵圆形桥体的临时固定桥即刻修复。分别于拔牙后1周、1个月、3个月、6个月留取记存模型，观察软组织变化情况；于拔牙后1周、拔牙后6个月拍CBCT记录骨组织变化情况。

6个月后，炎症早已消失，软硬组织得到较好的保存。拔除上颌右侧侧切牙、上颌左侧中切牙，并分别即刻植入Bego 3.75mm×15mm和Bego 4.1mm×15mm种植体。手术当天行即刻临时修复。调殆至完全没有咬合；

为了减轻𬌗力，使切端稍短。

愈合4个月后，应用临时冠对软组织形态进行引导和塑形。软组织形态

稳定后取终印模。通过制作个性化印模帽准确复制穿龈轮廓的形态。最终修复体选择CAD/CAM氧化锆基台和铸瓷全瓷冠。

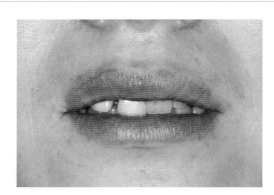

图1　初诊口外像

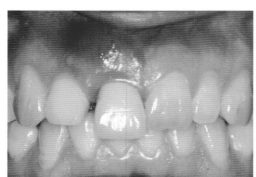

图2　初诊口内正面像

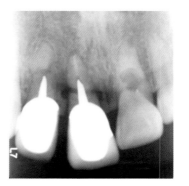

图3　初诊根尖片

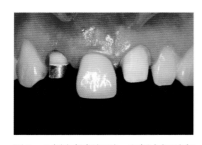

图4　上颌右侧侧切牙、左侧中切牙完成牙体预备

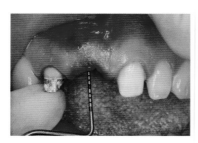

图5　拔除上颌右侧中切牙

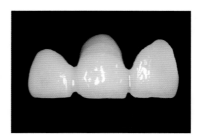

图6　卵圆形桥体

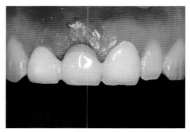

图7　卵圆形桥体粘接后正面像

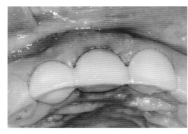

图8　卵圆形桥体粘接后𬌗面像

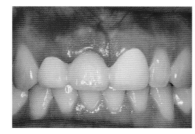

图9　卵圆形桥体修复后6个月正面像

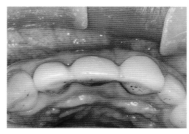

图10　卵圆形桥体修复后6个月𬌗面像

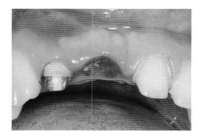

图11　卵圆形桥体修复后6个月𬌗面像（取下卵圆形桥体）

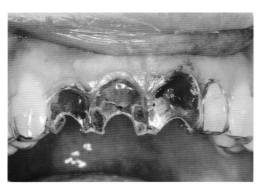

图12　种植导板在口内就位

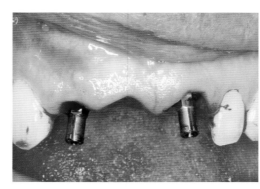

图13　植入种植体

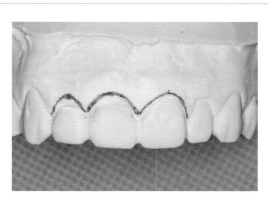

图14　模型分析，确定龈缘位置

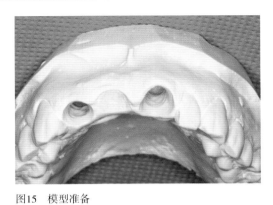

图15　模型准备

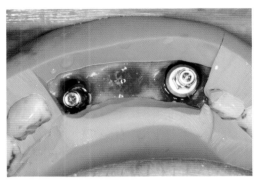

图16　取局部印模

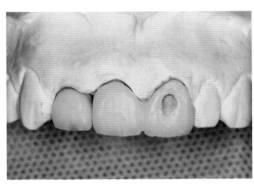

图17　制作种植临时冠

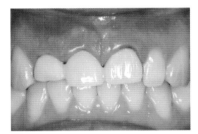

图18　种植临时冠在口内就位（正面像）

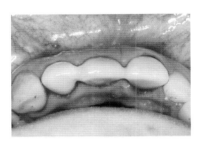

图19　种植临时冠在口内就位（殆面像）

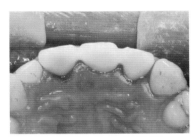

图20　种植临时冠在口内就位（腭侧像）

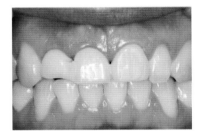

图21　骨结合4个月后（正面像）

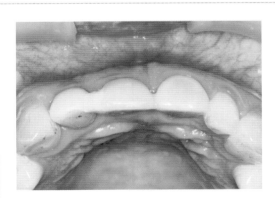

图22　骨结合4个月后（殆面像）

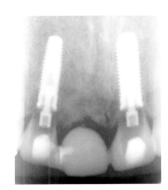

图23　骨结合4个月后根尖片

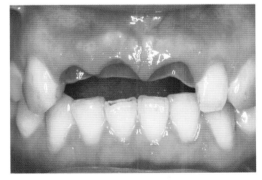

图24　骨结合4个月后穿龈轮廓形态

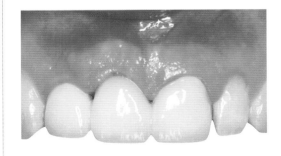

图25　最终修复完成后

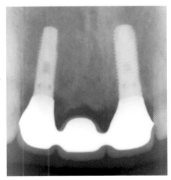

图26　最终修复完成后根尖片

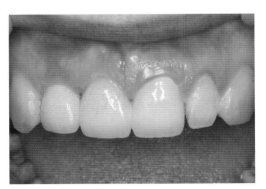

图27　1年后复诊

二、结果

拔牙6个月以后，拔牙位点软组织水平向吸收约1.2mm，垂直向吸收约0.8mm；牙槽骨水平向吸收约1.5mm，垂直向几乎没有吸收。最终修复体形态、颜色良好，与邻牙协调一致。穿龈轮廓形态良好，色粉、质韧；牙龈乳头几乎没有退缩，前牙区龈缘曲线协调。1年后复诊，修复体完好，无松动，叩诊清音，牙槽骨无明显吸收，牙龈无明显退缩。

三、讨论

龈乳头和龈缘是依靠牙槽嵴支撑的。拔牙之后机体通过骨吸收使软组织能更快地关闭愈合创口，这可能是拔牙后骨吸收的主要原因。除了骨吸收，拔牙之后软组织也会出现一定量的萎缩吸收。Iasella对12例患者拔牙后软硬组织进行测量发现，拔牙后6个月唇侧组织退缩量垂直向平均为0.9mm，垂直向为2.6mm。吸收最明显的是牙龈乳头。牙龈一旦退缩吸收，想再次诱导牙龈回到原来的高度难度很大。最好的办法是在拔牙的即刻即采取措施，防止或阻断牙龈乳头的吸收退缩。

早在1933年，就有学者提出拔牙后通过卵圆形桥体来维持软组织的高度。但该技术在当时并没有得到人们的广泛接受。很多学者对该技术提出质疑，认为卵圆形桥体不利于保持局部清洁，会导致卵圆形桥体下方软组织的长期慢性炎症。直到近年来，该技术才再次得到学者们的普遍关注。有学者通过体内组织学研究证明，卵圆形桥体下方的软组织表面为薄薄的一层角化上皮，并没有炎症表现。该实验结果为卵圆形桥体的广泛应用提供了有利的证据。文献报道卵圆形桥体技术可以有效地保持拔牙后软组织的高度，通过该技术可以获得近乎完美的"红色美学"。

本病例将传统的卵圆形桥体技术作为一种位点保存的手段应用于种植修复。结果提示卵圆形桥体不仅可以有效地保存软组织，而且可以有效地保存牙槽骨，从而起到位点保存的作用。卵圆形桥体技术能够有效保存软硬组织的可能机制包括：第一，卵圆形桥体通过其与天然牙相似的穿龈形态以及与相邻牙齿之间特殊的邻间隙外形使龈缘和龈乳头高度得以维持。第二，卵圆形桥体通过与天然牙相似的几何外形使拔牙后牙龈的张力得以维持，而且卵圆形桥体可以在拔牙的即刻封闭拔牙创，这些都有可能使拔牙后的牙槽骨不发生吸收或仅发生少量的吸收。

参考文献

[1] Tan WL. A systematic review of post-extractional alveolar hard and softtissue dimensional changes in humans. Clin Oral Implants Res, 2012, 23 Suppl 5: p. 1-21.
[2] Hammerle CH. Evidence-based knowledge on the biology and treatment of extraction sockets. Clin Oral Implants Res, 2012, 23 Suppl 5: p. 80-82.
[3] ZR DK. An experimental study of tissue reactions about porcelain roots. J Dent Res, 1933, 13: p. 459-472.
[4] Zitzmann NU, CP Marinello, T Berglundh. The ovate pontic design: a histologic observation in humans. J Prosthet Dent, 2002, 88(4): p. 375-380.
[5] Orsini G. Tissue healing under provisional restorations with ovate pontics: a pilot human histological study. J Prosthet Dent, 2006, 96(4): p. 252-257.
[6] Dylina TJ. Contour determination for ovate pontics. J Prosthet Dent, 1999, 82(2): p. 136-142.
[7] Spear FM. Maintenance of the interdental papilla following anterior tooth removal. Pract Periodontics Aesthet Dent, 1999, 11(1): p. 21-8; quiz 30.
[8] Trimpou G. Rationale for esthetic tissue preservation of a fresh extraction socket by an implant treatment concept simulating a tooth replantation. Dent Traumatol, 2010, 26(1): p. 105-111.

刘洪臣教授点评

以卵圆形桥体维持拔牙后软组织的形态，是针对牙列缺损修复特别是前牙缺失美容修复的一项技术，在人工种植牙美学修复中的应用报道较少。该文报道了1例将卵圆形桥体技术应用于上颌右侧中切牙、侧切牙和左侧中切牙拔牙后位点保存，完成人工种植牙美容修复病例。在治疗程序上，作者做了许多尝试，采取先拔除上颌右侧中切牙，以上颌右侧侧切牙和左侧中切牙作基牙，制备卵圆形桥体行牙槽骨、牙龈及龈乳头的保存及成形，6个月后再将上颌右侧侧切牙和左侧中切牙拔除，即刻种植即刻临时冠修复，之后4个月完成永久修复。作者报道显示，该方法可有效地保存软组织，保存牙槽骨，获得较好的位点保存。

作者将卵圆形桥体后维持软组织高度的技术应用位点保存和人工种植牙的修复是一种有益的尝试，对其方法和机制作了分析，从提供病例一年随诊效果是肯定的。建议作者在更多的病例中尝试，并设计对照组与常规位点保存方法对比，并进行长期的随诊观察，追踪其变化情况。

单颗上颌前牙缺失伴水平向骨缺损的种植美学修复

兰晶　于甜甜　王罡　刘晓菲　黄纯纯　王成泽　尹俊景　山东大学口腔医院种植中心

摘要

目的： 探讨单颗上颌前牙缺失伴明显水平向骨缺损病例，行骨劈开/骨挤压术，同期植入种植体、联合应用GBR技术进行骨增量的临床美学修复效果。**材料与方法：** 27岁女性患者，上颌左侧侧切牙缺失10余年，口内检查见缺牙区牙槽嵴狭窄，唇侧凹陷明显，牙龈颜色、质地良好。CBCT显示缺牙区牙槽嵴菲薄，嵴顶处3.62mm，唇侧皮质骨厚度为1.14mm，唇侧骨板中部略凹陷。综合评估各项检查结果，最终于上颌左侧侧切牙区行骨劈开/骨挤压术，同期植入Straumann®BL3.3mm×10mm种植体1颗，GBR技术进行骨增量。6个月后种植体达到良好的骨结合，行二期手术。2周后，种植体水平硅橡胶制取印模，全瓷单冠修复。**结果：** 术后，口内观唇侧丰满度恢复良好；CBCT示种植体位置方向良好，植骨量充足。种植体植入术后6个月复诊，CBCT示种植体骨结合良好，唇侧骨增量明显，植骨材料较术后有一定程度的吸收。修复体戴入当天，牙冠形态、色泽逼真，龈曲线自然协调，近远中龈乳头尚未充满龈外展隙，唇侧骨丰满度尚可。修复体戴入1年后复查，CBCT示骨结合良好，骨增量维持稳定无明显骨吸收，患者戴用义齿无任何不适，种植体及修复体无松动；咬合良好，未见明显早接触及咬合干扰。上颌左侧侧切牙牙龈颜色、质地正常，龈曲线更加自然、协调，近远中龈乳头完全充满龈外展隙。**结论：** 单颗上前牙缺失伴水平向骨缺损时，在严格把握适应证及规范操作的前提下，行骨劈开/骨挤压，同期植入种植体，联合应用GBR技术，可获得良好的骨增量及红白美学效果。

上颌前牙区受解剖、生理等因素影响，牙齿缺失后，唇侧骨板易吸收，常导致明显牙槽嵴水平（唇舌）向骨量缺损，进而影响种植修复的最终效果。

本病例采用骨劈开/骨挤压术，最大限度地保留和利用现存骨量，减少骨损失，同期结合GBR技术进行骨增量，获得良好而稳定的美学修复效果。

一、材料与方法

1. **病例简介**　27岁女性患者，上颌左侧侧切牙因发育异常，治疗效果不佳拔除10余年，曾行活动义齿修复。系统病史回顾及术前血液检查排除手术禁忌。临床检查见上颌左侧侧切牙缺失，近远中间隙同对侧同名牙牙冠的近远中宽度基本相同；唇舌向狭窄，唇侧根方凹陷明显，丰满度差；邻牙未见明显倾斜，对颌牙未见伸长。患者中线略右偏，高位笑线，牙龈颜色、质地良好，牙龈组织学类型为薄龈生物型、高弧线形。全口卫生状况一般，开口度、开口型正常。CBCT示缺牙区水平向缺损明显，牙槽嵴顶处骨厚度为3.62 mm，唇侧皮质骨厚度为1.14mm，唇侧根方骨板略凹陷；牙槽嵴高度尚可。

2. **诊断**　上颌牙列缺损。

3. **治疗计划**　根据临床和放射线检查并结合患者的美学期望值，进行美学风险评估。青年女性，美学期望值高，高笑线，牙龈生物型属于高弧线形、薄龈生物型，缺牙区牙槽嵴狭窄且伴有唇侧根方凹陷，水平向骨缺损明显，所以此病例具有中高度美学风险。

拟于上颌左侧侧切牙处植入Straumann® BL 3.3mm×10mm种植体1颗，同期应用骨劈开/骨挤压术+GBR技术进行骨增量，后期全瓷冠修复。

综合上述情况，此病例外科SAC分类为复杂型，修复SAC分类为中等复杂。

4. **治疗过程**

（1）**手术过程：** 常规消毒铺巾（仰卧位），上颌左侧侧切牙区阿替卡因肾上腺素（必兰）局部浸润麻醉，做保留近远中牙龈乳头的梯形切口，翻起黏骨膜瓣，充分暴露术区，牙槽嵴狭窄且伴有唇侧根方凹陷明显，平整骨面，于牙槽嵴顶劈开结合骨挤压，扩孔钻逐级预备种植窝，唇侧根方凹陷处穿通，于上颌左侧侧切牙植入Straumann® BL 3.3mm×10mm种植体1颗，初始稳定性良好，置覆盖螺丝，于种植体唇侧暴露处植入混合了患者自体血液的Bio-Oss®骨粉0.5g，覆盖C型（1.5cm×2cm）海奥生物膜1张行GBR，对位无张力单纯间断缝合严密封闭创口并固定生物膜。生理盐水冲洗，纱布块压迫止血。常规术后医嘱。

（2）**术后6个月：** CBCT示种植体骨结合良好，水平向骨增量明显，根方植骨材料较刚植入时有一定吸收，行二期手术，稳定性良好，置愈合基台。

（3）**2周后复诊：** 牙龈袖口形成，取种植体水平印模，全瓷冠修复。修复体戴入当天，牙冠形态、色泽逼真，龈曲线自然协调，近远中龈乳头尚未充满龈外展隙，唇侧骨丰满度尚可。

（4）**修复体戴入1年后复查：** CBCT示骨结合良好，骨增量维持稳定无明显骨吸收，患者戴用义齿无任何不适，种植体及修复体无松动；咬合良好，未见明显早接触及咬合干扰。上颌左侧侧切牙牙龈颜色、质地正常，龈

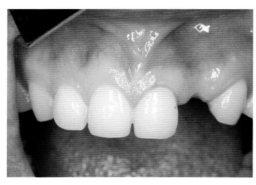
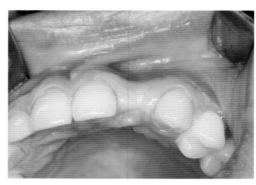
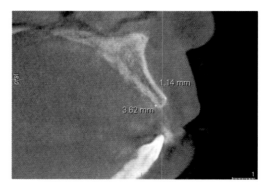

图1 正面像,上颌左侧侧切牙缺失,牙龈颜色、质地良好,牙龈组织学类型为薄龈生物型、高弧线形

图2 𬌗面像,缺牙区牙槽嵴丰满度差,唇舌向骨量明显不足,且唇侧根方略凹陷

图3 CBCT示缺牙区水平向骨缺损明显,牙槽嵴顶处骨厚度为3.62mm,唇侧皮质骨厚度为1.14mm,唇侧根方骨板略凹陷;牙槽嵴高度尚可

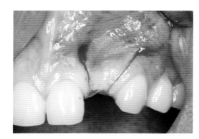
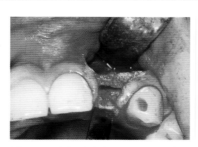
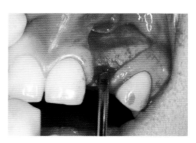
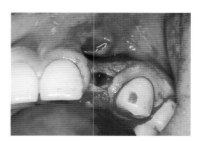

图4 牙槽嵴顶水平向切口和保留牙龈乳头的前庭沟松弛切口形成的倒梯形切口

图5 于上颌左侧切牙区行牙槽嵴顶行骨劈开术

图6 挤压劈开的牙槽嵴

图7 劈开挤压后的效果:唇侧骨板得到很好地保留

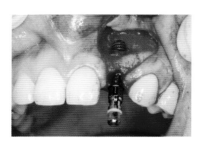
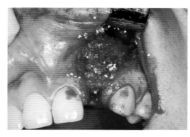
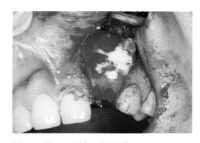
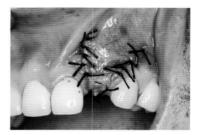

图8 逐级预备种植窝洞,植入种植体,植体三维位置及初始稳定性良好,植体根方部分暴露

图9 在植体暴露处和唇侧骨板外植入Bio-Oss®骨粉

图10 植骨区覆盖胶原膜

图11 无张力下严密合缝合创口,唇侧丰满度良好

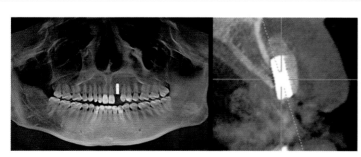
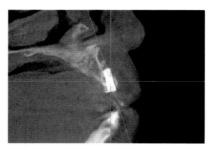
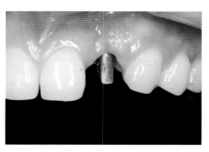

图12 术后CBCT示种植体三维方向良好(黄色虚线为邻牙牙体长轴方向),过量植骨

图13 术后6个月,CBCT示种植体骨结合良好,水平向骨增量明显,根方植骨材料较刚植入时有一定吸收

图14 口内接入修复基台

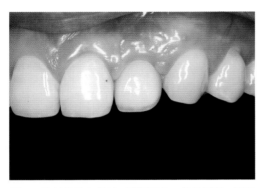

图15 修复体戴入当天，牙冠形态、色泽逼真，近远中龈乳头尚未充满龈外展隙

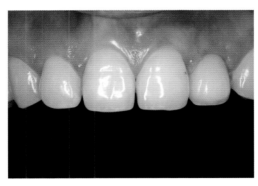

图16 修复体戴入当天，正面像，龈曲线自然协调

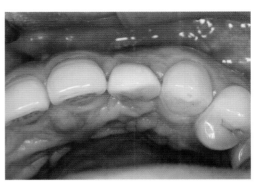

图17 修复体戴入当天，殆面像，唇侧丰满度得到明显改善

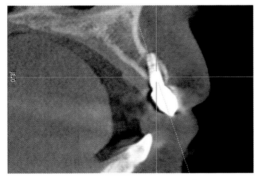

图18 修复体戴入1年后，CBCT示骨结合良好，骨增量维持稳定无明显骨吸收

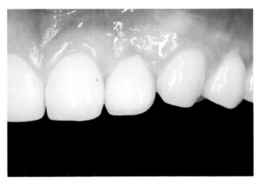

图19 修复体戴入1年后，上颌左侧侧切牙牙龈颜色、质地正常，点彩清晰，近远中龈乳头完全充满龈外展隙

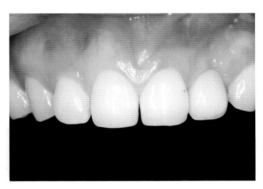

图20 修复体戴入1年后，正面像，龈曲线更加自然、协调

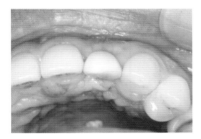

图21 修复体戴入1年后，殆面像，唇侧丰满度维持良好

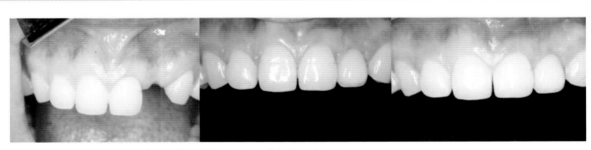

图22a~c 术前、修复体戴入当天、修复体戴入1年后，修复效果对比图

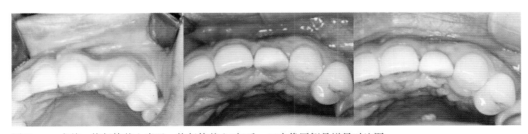

图23a~c 术前、修复体戴入当天、修复体戴入1年后，口内像唇侧骨增量对比图

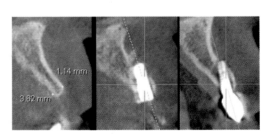

图24 术前、种植术后6个月、修复体戴入1年后，CBCT示骨增量对比图

曲线更加自然、协调，近远中龈乳头完全充满龈外展隙，唇侧丰满度维持良好。

（5）使用材料：Straumann® BL手术器械（Switzerland），Straumann® BL种植体（Switzerland）1颗，Bio-Oss®骨粉（Geistlich公司，Switzerland）0.5g，海奥生物胶原膜（烟台正海生物技术有限公司）。

二、结果

术后，口内观唇侧丰满度恢复良好；CBCT示种植体位置方向良好，过量植骨。种植体植入术后6个月复诊，CBCT示种植体骨结合良好，唇侧骨增量明显，植骨材料较术后有一定程度的吸收。临床检查见上颌左侧侧切牙唇侧丰满度部分恢复，软组织愈合良好。修复体戴入当天，牙冠形态、色泽逼真，龈曲线自然协调，近远中龈乳头尚未充满龈外展隙，唇侧丰满度尚可。修复体戴入1年后复查，CBCT示骨结合良好，唇侧骨板维持稳定，未见明显骨吸收，患者戴用义齿无任何不适，种植体及修复体无松动；咬合良好，未见明显早接触及咬合干扰。最终修复体的龈缘非常稳定，质量良好，角化龈宽度充足，龈乳头完全充满邻间隙，龈缘曲线自然对称，最终的美学效果非常理想，患者非常满意。

三、讨论

骨劈开/骨挤压联合GBR技术是一种综合有效的创伤较小的骨增量技术。当仅存在水平向骨缺损时，采用骨劈开/骨挤压术可以最大限度地保存和利用现存骨组织，减少骨量损失；还可以保证种植体同期植入，提高种植体的初期稳定性，缩短疗程。同时与GBR技术联合应用，在唇侧骨板外放置骨代用品，可以起到"三明治"植骨的效果，有效避免过度的骨吸收，但要保证唇侧骨板的血运和骨板外无残留的软组织。

术中唇侧应过量植骨，因为成骨过程中骨粉会一定程度的吸收，考虑其原因可能是：（1）骨劈开时，唇侧骨板血运受到破坏，激活破骨机制导致破骨活动活跃。（2）植体根方皮质骨厚，血运差，虽然手术中予以去皮质化，但仍难避免骨粉的吸收。

参考文献

[1] den Hartog L, Slater JJ, Vissink A, et al. Treatment outcome ofimmediate, early and conventional single-tooth implants in the aesthetic zone: a systematic review to survival, bone level, soft-tissue, aesthetics and patient satisfaction. J Clin Periodontol, 2008, 35(12)：1073-1086.

[2] Chen S, Buser D. Implant placement in post-extraction sites: treatment options. Berlin: Quintessence Publishing Co, 2008: 9-13.

[3] Schopp L, Kostopoulos L, Wenzel A. Bone healing following immediate versus delayed placement of titanium implants into extractionsockets: a prospective clinical study. Int J Oral MaxillofacImplant, 2003, 18(2)：189-199.

[4] Buser D, Halbritter S, Hart C, et al. Early implant placementwith simultaneous guided bone regeneration following single-toothextraction in the esthetic zone: 12-month results of a prospectivestudy with 20 consecutive patients. J Periodontol, 2009, 80(1)：152-162.

[5] Buser D, Wittneben J, Bornstein MM, et al. Stability of contour augmentation and esthetic outcomes of implant-supported singlecrowns in the esthetic zone: 3-year results of a prospective studywith early implant placement postextraction. J Periodontol, 2011, 82(3)：342-349.

柳忠豪教授点评

种植修复的长期稳定与美观，需要种植体周围足够量的软硬组织支持。上颌前牙区牙齿缺失后，由于唇侧束状骨的吸收，常常导致明显的牙槽嵴水平（或垂直）向的骨缺损，影响种植体植入的准确位点及种植修复的效果。上颌前牙区种植骨增量病例占到了80%以上。本文病例中采用了"骨劈开＋GBR"的骨增量手术，经过1年随访，最终美学修复效果比较满意。两个建议与术者探讨，一是本例因需要骨增量，建议上颌右侧中切牙至左侧第一前磨牙龈沟内切口结合上颌左侧第一前磨牙远中垂直切口，更有利于术中操作、术后早期愈合与生物学封闭，也可避免术后美学区牙龈的瘢痕；其二，若骨劈开术中把唇侧骨板垂直切口向根方延展、种植体完全植入唇腭骨板之间，形成四壁骨缺损而不是根端暴露于唇侧骨板之外，GBR的远期效果会更加确切，美学效果会更好。

前牙美学区即刻种植联合引导骨再生术临床报道1例

何晶 邓春富 张翀 中国医科大学附属口腔医院种植中心

摘要

随着种植技术的不断更新与完善，即刻种植手术得到越来越多患者与临床医生的青睐。它凭借微创拔牙技术最大限度地减少损伤、保存骨量，凭借即刻植入技术取代常规拔牙术后3个月才能种植的旧观念，缩短了手术疗程，减少了患者就诊的次数，同时为患者节省了费用。由于前牙区拔牙窝往往较为粗大，大于拟植入种植体的直径，于是在种植体与拔牙窝骨壁间存在较明显的骨缝隙。对于此处骨缝隙植骨与否，学者们往往存在不同的观点，认为可以不植骨的学者坚持拔牙窝处的骨改建处于最旺盛的时期，不植骨同样可以在种植体周围形成良好的骨愈合效果，封闭骨缝隙；另有学者认为，若骨缺隙>2mm，则应采取引导骨再生术，植入适当的骨粉与生物膜，促进局部更好更快的骨结合过程。为了获得令人满意的美学效果，前牙美学区对种植体的植入位置有较高的要求。在唇腭侧方向上，若种植体过于偏向唇侧，则唇侧骨板极易吸收；若种植体过于偏向腭侧，种植修复冠则需要更换为盖嵴式设计，否则不利于种植体周围组织的健康维护。在近远中方向上，若种植体过于靠近邻牙，易发生"蝶形骨吸收"。在垂直方向上，若种植体位置过深，同样易引起种植体周围骨吸收与黏膜萎缩；若种植体位置过浅，则易透出种植体和基台的颜色，严重影响前牙区的美观。本病例涉及的是前牙外伤1周的患者，经术前口内与CT片的检查、测量以及计算机上模拟种植，确定为其行微创拔牙同期植入2颗Straumann®种植体的方案，同时在种植体与拔牙窝骨壁间骨缺隙处植入Bio-Oss®骨粉，覆盖Bio-Gide®生物膜后严密缝合。术后半年行上部结构修复，获得了令医患双方均满意的临床效果。

为了不断满足牙列缺损患者的实际需求，拔牙同期植入种植体的即刻种植技术已经成为修复缺失牙的一种治疗趋势。即刻种植以疗程短、手术次数少、手术创伤小、最大限度地保存硬组织同时有利于软组织的美学效果、成功率与延期种植治疗相近等优势，备受广大患者和临床医生的青睐。然而，即刻种植同样存在一定程度的风险，如骨吸收和软组织愈合不良等，需要临床医生丰富的临床经验、恰当的术前设计以及术中术后对美学风险的严格把控。本文针对1例前牙美学区残根的病例，行即刻种植手术，并联合应用Bio-Oss®骨粉与Bio-Gide®生物膜行引导骨再生术，观察修复后短期的临床效果。

一、材料与方法

1. 病例简介 24岁男性患者，既往体健。患者1周前由于上前牙外伤折断，于我院修复科会诊后诊断其中两颗无保留价值，要求种植修复。患者临床专科检查见上颌左侧中切牙、侧切牙残根，断端唇侧位于龈上0.5~1mm，舌侧位于龈下2~3mm，缺牙区剩余牙槽骨厚度良好，近远中距离良好，黏膜健康，附着龈高度良好。上颌右侧中切牙残冠，已行光固化树脂充填修复。咬合关系良好，咬合距离为5~6mm。术前CBCT显示，上颌左侧中切牙、侧切牙残根，上颌左侧中切牙处骨厚度8.0mm，上颌左侧侧切牙处骨厚度7.5mm，颊侧骨壁薄，骨密度良好，上颌左侧中切牙可用骨高度15.9mm，上颌左侧侧切牙可用骨高度17.4mm。

2. 诊断 上颌左侧中切牙、侧切牙残根。

3. 治疗计划 征求患者意见后制订如下治疗计划：拔除上颌左侧中切牙、侧切牙残根同期植入Straumann®种植体2颗，于种植体周围骨缺损处行引导骨再生术，植入Bio-Oss®生物骨粉，覆盖Bio-Gide®生物膜。

4. 治疗过程

（1）残根拔除联合种植体植入术：常规消毒、铺巾，局麻下于上颌左侧中切牙、上颌左侧侧切牙缺牙区牙槽嵴顶处直线切开牙龈，翻瓣，暴露上颌前牙牙槽嵴顶，拔除上颌左侧中切牙、侧切牙残根。于拔牙窝内定点，逐级制备种植窝，植入Straumann®种植体2颗（4.1mm×14mm），初始稳定性良好，安置封闭螺丝。

（2）引导骨再生术：于上颌左侧中切牙、侧切牙位点种植体与拔牙窝骨壁间植入Bio-Oss®骨粉，覆盖Bio-Gide®生物膜后严密缝合创口。术后当天数字化牙片显示，上颌左侧中切牙、侧切牙位点种植体植入位置与方向良好，未损伤邻近重要解剖结构。

（3）二期手术：7个月后复诊，常规消毒、铺巾，局麻下切开牙龈，将封闭螺丝更换为愈合基台。

（4）上部结构修复：3周后，聚醚取模。后行上颌左侧中切牙、侧切牙位点氧化锆单冠修复，患者对修复效果满意。

（5）材料及器械：Straumann®种植体及种植器械（Straumann®公司，Switzerland）；Bio-Oss®骨粉、Bio-Gide®可吸收胶原膜（盖式制药有限公司，Switzerland）。

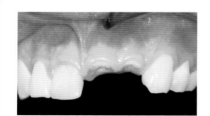

a. 局部像

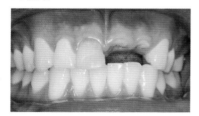

b. 正面像

图1 前牙区术前口内像

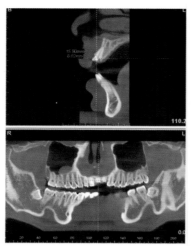

a. 上颌左侧中切牙残根处

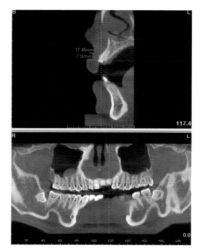

b. 上颌左侧侧切牙残根处

图2 上颌左侧中切牙、侧切牙术前CT测量片

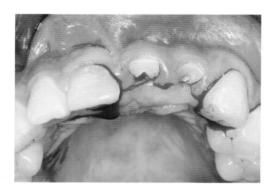

a. 术前口内像

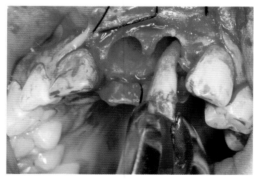

b. 微创拔牙

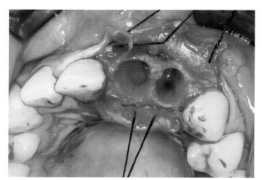

c. 拔牙窝形态

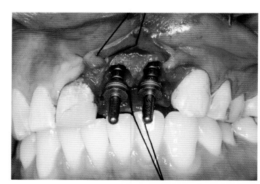

d. 导向杆定位

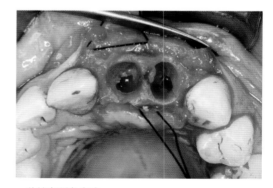

e. 种植窝预备完成

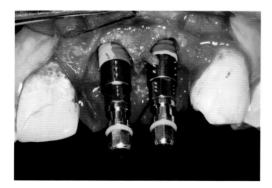

f. 植入种植体

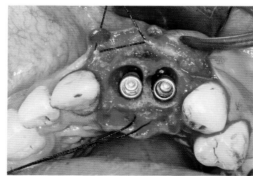

g. 植入种植体后𬌗面像

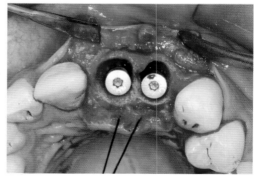

h. 安置封闭螺丝

图3 微创拔牙及种植体植入术

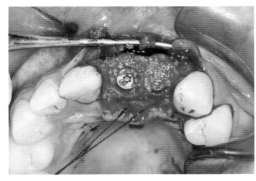

a. 于种植体与骨壁间缺牙间隙植入Bio-Oss®骨粉

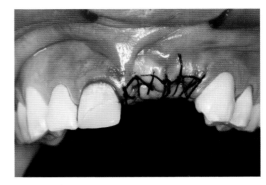

b. 盖Bio-Gide®生物膜

c. 严密缝合

图4　引导骨再生术

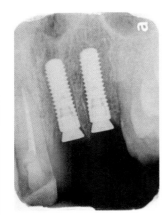

图5　种植术后当天数字化牙片

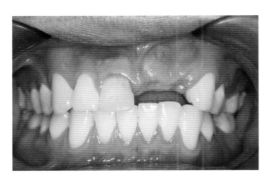

a. 二期手术前口内像

图6　二期手术

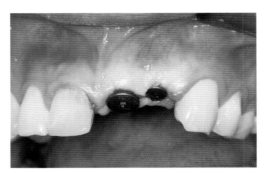

b. 将封闭螺丝更换为愈合基台

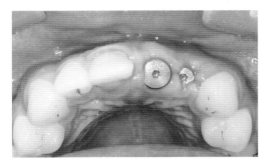

a. 修复前口内像

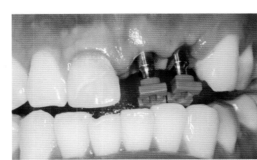

b. 安置取模工具

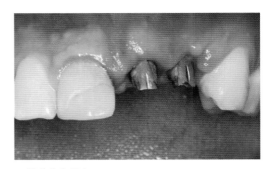

c. 转移永久基台

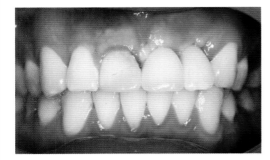

d. 戴牙

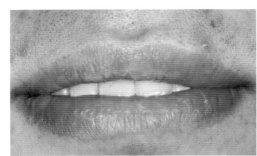

e. 戴牙

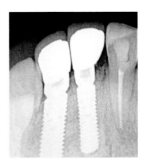

f. 戴牙后数字化牙片

图7　取模及局部结构修复

二、结果

该病例针对上颌前牙美学区残根牙采用了即刻种植手术，联合Bio-Oss®骨粉同期植骨的治疗方案，种植体获得了良好的骨结合，影像学检查未见明显的种植体周围骨吸收，上部结构修复后取得了满意的美学效果。

三、讨论

当患牙可以保留时，可以根据其严重程度，分别采用牙冠延长术和正畸牵引的方法使断端暴露于龈上，经过恰当的根管治疗后，行桩冠修复治疗。当患牙根折断端深在，已经失去修复价值需要拔除的时候，可以先拔除牙齿，待3~6个月骨改建基本结束的时候进行种植手术，这种方法的预后更可靠，但3~6个月的时间内骨组织易于出现较多吸收，影响种植体周围骨量，对后期红白美学修复存在较大影响。拔牙后6~8周种植称为早期种植，即在骨改建尚未结束但软组织基本愈合的时期，这时种植的好处在于不用过多考虑软组织量不足所产生的影响，同时骨组织也尚未发生较多量的骨吸收。还有一种方法，就是在拔牙的同时即刻植入种植体，即刻种植的优势在于缩短了疗程同时也减少了患者的痛苦，但存在骨量和软组织同时缺如的风险，需要进行植骨手术，若缺骨量较大无法进行种植手术的情况下，可先进行拔牙位点保存，待3~6个月后再行种植体植入术。本病例采用了即刻种植的方法，最大限度地保留了种植体周围骨量，缩短了疗程，采用了引导骨再生术，填补了种植体周围骨缺损空隙，维持了美学区骨厚度，取得了满意的修复效果。

目前，有关骨缺损间隙的处理尚无定论。许多学者认为，当即刻种植后周围骨缺损间隙＞2mm时，不植入任何骨粉及膜，骨缺损间隙内均有新骨生成，与延期种植相比差异无统计学意义。同样，肖慧娟等对比研究了即刻种植后较大骨缺损（3~4mm）植骨与否种植体周的骨结合情况，结果表明，3个月后，无论植骨与否，种植体周的骨缺损间隙均被新骨充填。然而，卢丙仑等强调种植体周围骨缺损的大小与其完全修复所需的时间成正比，并且当骨缺损间隙＞1mm时应采取引导骨再生。本病例中，种植体植入后，种植体与唇侧骨板间存在＞2mm的间隙，此时选择了行引导骨再生术，植入Bio-Oss®骨粉，覆盖Bio-Gide®生物膜，更好地促进了骨结合的形成。

当唇腭向位置不佳时，若种植体位置过于靠唇侧，则唇侧余留的菲薄骨板极易于吸收，同时黏膜随之退缩，种植修复冠上缘容易透出种植体的金属色，甚至部分暴露，严重影响美观效果。若种植体位置过于靠腭侧，种植修复冠则需要更换为盖嵴式设计，否则不利于种植体周围组织的健康维护。当近远中向位置不佳时：当种植体过于靠近邻牙，不但会发生"蝶形骨吸收"，即1~1.5mm的水平向骨吸收和2~3mm的垂直向骨吸收，加之软组织也会缺乏下端骨组织的支持与生长空间，导致龈乳头丧失，出现"黑三角"。当垂直向位置不佳时：最常见的并发症是美学区种植体植入位置过深，此时牙槽骨会出现明显的吸收，往往会吸收至种植体顶端的光滑颈圈以下，并伴随明显的牙龈萎缩，出现"黑三角"。另外，单颗牙种植体与邻牙共同拥有牙槽间隔骨，如果出现水平骨吸收，将对邻牙造成不利影响。若种植体植入位置过浅，则会增加美学风险，透出种植体和基台的颜色。那么为避免并发症的发生，种植体的理想深度应控制在邻牙釉牙骨质界下2mm，也就是种植体游离龈边缘下3mm。

参考文献

[1] Kuchler U, Chappuis V, Gruber R, et al.Immediate implant placement with simultaneous guided bone regeneration in the esthetic zone: 10-year clinicaland radiographic outcomes. Clin Oral Implants Res, 2016, 27(2): 253–257.

[2] Xu L, Wang X, Zhang Q, et al.Immediate versus early loading of flapless placed dental implants: a systematic review. J Prosthet Dent, 2014,112(4):760–769.

[3] 刘勇，杨晓玄，卢燕波，等. 上颌前牙即刻种植修复8例报道. 中国美容医学，2015, 24(13): 60–63.

[4] Botticelli D, Berglundh T, Lindhe J.Hard–tissue alterations following immediate implant placement in extraction sites.J Clin Periodontol, 2004, 31(10):820–828.

[5] Wilson TG Jr1, Carnio J, Schenk R, et al. Immediate implants covered with connective tissue membranes: human biopsies.J Periodontol, 2003, 74(3):402–409.

[6] 肖慧娟，柳忠豪，杨云东，等. 即刻种植后植骨与否对骨结合影响的动物实验研究. 实用口腔医学杂志，2014, 30(4): 500–504.

[7] 卢丙仑，刘宝林，洪咏龙，等. 牙种植体即刻种植骨合过程的组织学观察. 实用口腔医学杂志，1998, 14(4): 277–278.

[8] Misch C. 现代口腔种植学. 北京：人民军医出版社，2015.

宿玉成教授点评

该病例为前牙美学区即刻种植延期修复的种植修复病例。作者通过微创拔牙的方法最大程度地保留了拔牙窝唇侧骨壁的完整性。通过偏腭侧定点和严格的种植体三维位置的追求，最终获得了相对理想的三维位置，并于唇侧骨间隙植入骨粉行GBR程序，术后可见牙槽嵴唇侧骨厚度得到了良好的恢复。本病例未采取临时修复体行软组织塑形，这可能与临床实际情况有关系，但是本病例的遗憾之处。另外建议作者在美学区种植病例中，术后常规拍摄CBCT进行唇侧骨壁厚度的评估，稳定的唇侧骨厚度是获得长期美学效果的关键。

重度四环素牙患者美学区连续多牙缺失伴鼻腭管囊肿的种植修复

吕江 何姣君 杭州口腔医院义乌分院种植中心

摘 要

目的：介绍重度四环素牙患者美学区连续多牙缺失伴鼻腭管囊肿的种植修复的手术及修复过程。**材料与方法**：38岁女性患者，无不良嗜好，全身情况良好，重度四环素牙，半年前上前牙缺失，要求恢复缺牙，改善美观。口内上颌双侧中切牙缺失，缺牙区近远中距约14mm，唇侧牙槽嵴有凹陷，牙槽嵴顶宽度不足5mm。上颌双侧侧切牙、尖牙唇侧部分牙体组织被磨除，下前牙排列不齐。CBCT检查显示：上颌双侧中切牙缺失，缺牙区牙槽骨呈"柱状"，牙槽突唇侧近基骨区骨密度偏低。牙槽骨嵴顶唇舌向厚度上颌双侧中切牙约4.5mm；上颌右侧中切牙牙槽嵴顶根方6.5mm处，有一直径4mm左右的圆形囊肿，囊肿腭侧边缘与鼻腭管相通，上颌右侧侧切牙牙槽骨嵴顶至鼻底距离约16mm。上颌双侧侧切牙、尖牙牙根无异常。前牙骨增量（GBR），恢复牙槽骨宽度；种植义齿恢复双侧上颌中切牙，其中上颌右侧中切牙短种植体种植后与上颌右侧侧切牙联冠修复；上颌双侧侧切牙、尖牙建议冠修复。**结果**：①GBR植骨6个月骨愈合，X线影像显示种植体骨结合完成，上颌右侧中切牙、侧切牙ISQ数值74~78。②患者考虑经济因素和时间因素，放弃上颌双侧尖牙冠修复和临时冠牙龈塑形，种植6个月后给予正式修复，修复完成后牙龈形态良好，色泽健康，患者满意。③患者戴牙后3个月复诊，种植修复体完好，种植区牙龈健康，牙龈乳头充盈，唇侧牙龈缘高度稳定，美学效果良好。影像学检查种植体骨结合良好，种植体周围牙槽嵴骨高度正常骨改建。

美学区的种植修复一直是种植领域的最具挑战性的工作。充足的骨量是美学区种植成功的基础，充足并且健康的软组织确是能否完成红色美学成功的关键。然而由于拔牙后牙槽骨萎缩、外伤、囊肿、根尖周病变通常会导致牙槽骨骨量不足，针对种植修复的骨增量的方法有多种，如引导骨再生、骨劈开、外置式植骨术等。本病例采用引导骨再生恢复患者骨宽度，并利用Bego®短植体的优势，避开上颌右侧中切牙区鼻腭管囊肿，最后采取联冠修复保证远期稳定，兼顾美学和功能，获得了成功。

一、材料与方法

1. 病例简介 38岁女性患者，无不良嗜好，全身情况良好，重度四环素牙。上颌前牙缺失半年。患者自诉上颌前牙齿半年前缺失，影响美观、社交、发音和咀嚼，来我院就诊，希望恢复缺牙，改善美观。患者平素体健，否认其他疾病史，否认药物过敏史和传染病史。检查：口内上颌双侧中切牙缺失，缺牙区近远中距约14mm，唇侧牙槽嵴凹陷明显，牙槽嵴顶宽度不足5mm。上颌右侧侧切牙、右侧尖牙、左侧侧切牙、左侧尖牙唇侧部分牙体组织被磨除，下前牙排列不齐。影像学检查：CBCT检查显示，上颌双侧中切牙缺失，缺牙区牙槽骨呈"柱状"，牙槽突唇侧近基骨区骨密度偏低。牙槽骨嵴顶唇舌向厚度上颌双侧中切牙约4.5mm；上颌右侧中切牙牙槽嵴顶根方6.5mm处，有一直径4mm左右的圆形囊肿，囊肿腭侧边缘与鼻腭管相通，上颌左侧中切牙牙槽骨嵴顶至鼻底距离约16mm。上颌右侧侧切牙、右

侧尖牙、左侧侧切牙、左侧尖牙牙根无异常。

2. 诊断 牙列缺损（上颌双侧中切牙缺失）。

3. 治疗计划 （1）前牙骨增量（GBR），恢复牙槽骨宽度。（2）种植义齿恢复双侧上颌中切牙，其中上颌右侧中切牙位点短种植体种植后与上颌左侧中切牙联冠修复（Bego植体最短长度为7mm，除去光滑颈部0.8mm，有效长度为6.2mm，接近上颌右侧中切牙牙槽嵴顶根方6.5mm极限距离，为增加骨结合面积，上颌右侧中切牙种植体采用4.1mm直径）。（3）上颌右侧侧切牙、右侧尖牙、左侧侧切牙、左侧尖牙建议冠修复。

4. 治疗过程

（1）第一阶段种植体植入，同期行GBR手术。

①手术翻瓣暴露前牙区，增加上颌右侧侧切牙和上颌左侧侧切牙唇侧附加切口，唇侧翻瓣。②定位，逐级备孔，上颌右侧中切牙牙槽嵴精准备孔约6mm，上颌左侧中切牙牙槽嵴备孔约12mm。③常规植入2颗种植体（Bego）。上颌右侧中切牙位点4.1mm×7mm；上颌左侧中切牙位点3.25mm×11.5mm，覆盖封闭螺丝。④上颌右侧中切牙和上颌左侧中切牙位点颊侧植骨（Bio-Oss®0.5g），覆盖单层生物膜（Bio-Gide®25mm×25mm），减张严密缝合。⑤术后根尖放射线片显示，种植体植入位置良好。

（2）第二阶段二期手术

①6个月骨愈合后，X线片显示种植体骨结合完成，上颌双侧中切牙ISQ数值74~78。②上颌双侧中切牙牙槽嵴顶，"U"形瓣切口，暴露种植体螺丝帽，更换愈合帽，进行牙龈初步塑形。

（3）第三阶段修复阶段

①患者考虑经济因素和时间因素，放弃上颌双侧尖牙牙冠修复和种植牙上部临时冠牙龈塑形。愈合帽塑形2周后，必兰局麻下上颌双侧侧切牙预备，排龈，和上颌双侧中切牙种植牙开窗取模，比色，临时冠牙修复。②最终修复：上颌双侧中切牙制作个性化全瓷基台和全瓷联冠修复体，上颌双侧侧切牙全瓷单冠修复体。准确地戴入口内，咬合调整，种植体保护殆，主要消除种植体系统所受侧向力。

（4）第四阶段术后回访

患者戴牙后3个月复诊，种植修复体完好，种植区牙龈健康，牙龈乳头充盈，唇侧牙龈缘高度稳定，美学效果良好。

二、结果

1. GBR植骨6个月骨愈合，X线影像显示种植体骨结合完成，上颌双侧中切牙ISQ数值74~78。

2. 患者考虑经济因素和时间因素，放弃上颌双侧尖牙牙冠修复和种植牙上部临时冠牙龈塑形，种植6个月后给予正式修复，修复完成后牙龈形态良好，色泽健康，患者满意。

3. 患者戴牙后3个月复诊，种植修复体完好，种植区牙龈健康，牙龈乳头充盈，唇侧牙龈缘高度稳定，美学效果良好。影像学检查种植体骨结合良好，种植体周围牙槽嵴骨高度正常骨改建。

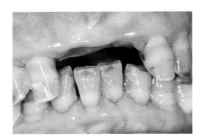
图1 术前口内正面像

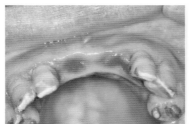
图2 术前口内殆面像

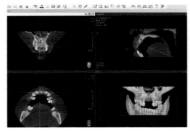
图3 术前CBCT

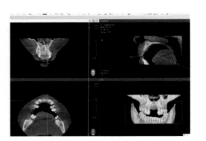
图4 上颌右侧中切牙术前CBCT

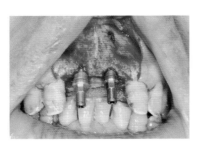
图5 种植体植入

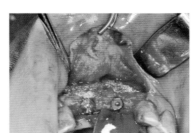
图6 GBR

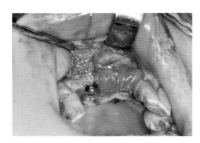
图7 GBR

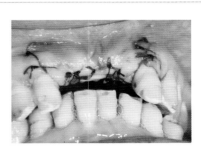
图8 减张严密缝合

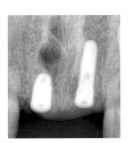
图9 术后X线片

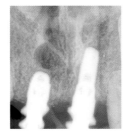
图10 6个月后上取模杆X线片

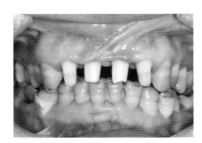
图11 全瓷基台戴入正面像

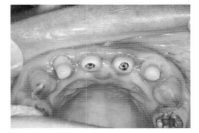
图12 全瓷基台戴入殆面像

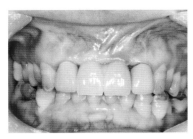

图13　最终修复体戴入（正面像）

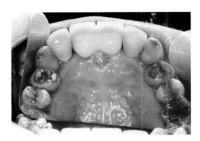

图14　最终修复体戴入（腭侧像）

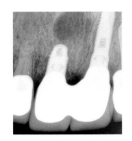

图15　最终修复体戴入后X线片

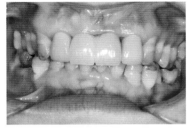

图16　3个月后复查（正面像）

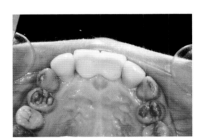

图17　3个月后复查（腭侧像）

三、讨论

美学区种植修复一直是种植修复学的一个难点，美学区连续缺牙间隙的种植修复又是其中最为困难的一类治疗。本病例的另一个难点是连续多牙缺失伴鼻腭管囊肿，种植条件有限，这就要求术前方案设计合理、手术过程精准无误、术后维护及时有效。修复阶段制作个性化全瓷基台和全瓷联冠修复体，良好地恢复了患者的前牙美学效果。修复体戴入口内后，仔细调整咬合，消除种植体系统所受侧向力，保证长期稳定的修复效果，如患者能进行上颌右侧尖牙，上颌左侧尖牙牙冠修复和种植牙上部临时冠牙龈塑形，此病例会更加完美。

参考文献

[1] Buser D, Martin W, Belser UC. Optimizing estheics for implant restorations in anterior maxilla: anatomic and surgical considerations. Int J Oral Maxillofac Implant, 2004, 19(Suppl): 43–61.

[2] Garber DA. The esthetic dental implant: letting restoration be the guide. J Oral Implant, 1996, 22(1): 45–50.

[3] BelserU, Buser D, Higginbottom F. Consensus statements and recommended clinical procedures regarding esthetics in implant dentistry. Int J Oral Implants, 2004, 19(Suppl): 73–74.

吴轶群教授点评

该病例为1例美学区连续多牙缺失的病例，同时患者伴有上前牙区水平向骨量不足、右侧中切牙区鼻腭管囊肿以及重度四环素牙，进一步增加了治疗难度和美学风险。作者使用短种植体避让了鼻腭管囊肿，避免将治疗复杂化，并且采取联冠修复以保证短种植体的远期成功。该病例照片收集完整，拍摄角度、图片剪裁处理如能进一步规范，本病例将更加完美。随访时间为3个月，希望在今后加强随访，以获得该病例的远期疗效。

即刻种植联合引导骨再生术美学修复

王娜　关昌俊　大连市口腔医院种植科

摘要

目的：观察前牙外伤折断后即刻种植美学修复的临床效果。**材料与方法**：本病例因外伤导致上颌双侧中切牙受伤，临床检查牙冠完整，松动Ⅱ°，叩痛（++），冷诊敏感，牙龈无红肿。曲面断层放射线片检查显示上颌双侧中切牙根中与根尖1/3处有斜行根折影像。诊断为上颌中切牙根折。治疗方法为拔除上颌中切牙，探查拔牙窝骨壁完整，即刻植入Bego3.75mm×13mm种植体，同期进行GBR引导性骨再生。**结果**：术后5个月行二期手术，并制作临时修复体进行软组织成形，1个月后行永久修复，修复后2个月复查显示，牙周及种植体周围组织健康，软组织位置稳定并与邻牙协调，患者对治疗效果满意。CBCT显示种植三维位置，唇侧骨板厚度大于2mm，成骨效果好。**结论**：前牙即刻种植的美学效果有赖于局部牙槽骨的完整性，恰当的种植体植入三维位置及规范的治疗流程。本病例的长期效果有待于进一步观察。

前牙及上颌牙槽骨因处于突出部位极易受到损伤，而前牙区是对美学效果要求较高的区域。近年来，伴随着美学种植原则的确立和美学种植修复技术的成熟，口腔种植进入注重美学修复的阶段。同时，随着人们生活水平的提高，多数患者十分重视前牙种植修复的美学效果。本病例即刻植入种植体并进行GBR完成骨增量，达到满意的美学修复效果。

一、材料与方法

1. **病例简介**　34岁男性患者，上颌前牙外伤，自觉松动要求修复。检查：上颌双侧中切牙牙体完好，松动Ⅱ°，叩痛（++），冷诊敏感，上颌双侧中切牙牙龈健康无炎症，上颌双侧侧切牙牙体纤维桩，不松，叩（－），牙周健康，咬合紧。中厚龈生物型。CBCT线显示：上颌双侧中切牙根根尖1/3处有斜行根折影像，唇侧骨板连续完整，上颌双侧侧切牙牙体牙根充完全，根尖无暗影。

2. **诊断**　上颌双侧中切牙牙体缺损。

3. **治疗计划**　种植修复上颌双侧中切牙。

4. **治疗过程**　制作上颌双侧侧切牙临时冠，常规消毒，铺巾，局麻下微创拔除上颌中切牙，清理拔牙窝，远中唇侧辅助切口，翻瓣，暴露牙槽嵴唇侧，偏腭侧定点，备洞，检查种植体方向，探及唇侧骨板完整，植入Bego

（3.75mm×13mm）种植体，初始稳定性30N·CM扭矩，上覆盖螺丝，在种植体与唇侧骨板缝隙内添加Bio-Oss®骨粉，覆盖Bio-Gide®生物膜，严密缝合。CBCT显示，种植体位置良好，种植体唇侧骨板厚度大于2mm。

术后10天复查，牙龈无红肿，拆线后，以上颌双侧侧切牙为基牙，制作上颌右侧侧切牙至左侧侧切牙固定桥临时修复体，上颌右侧侧切牙、中切牙盖嵴部为软圆形突起，愈合5个月，根尖片显示骨结合良好，二期手术，测定ISQ值分别为80、81，制作螺丝固位临时修复体。由于患者时间紧，术后1个月复查，牙龈健康，与邻牙龈缘曲线及龈缘高度基本一致、位置定、开始正式修复。个性化转移牙龈袖口穿龈轮廓外形，制作氧化锆个性化基台，全瓷冠修复。

戴牙后2个月复查，种植修复体及牙龈外观满意。CBCT显示术后种植体三维位置佳，唇侧骨板厚度大于2mm，新骨形成良好，骨增量明显。

材料：德国Bego种植体3.25mm×13mm；Bio-Oss®骨粉；Bio-Gide®生物膜。

二、结果

修复后2个月，患者种植体稳定，修复体无松动，牙龈无红肿，种植修复体咀嚼功能良好，种植体周围骨增量明显，患者对治疗效果满意。

表1　患者个人的美学评估表

美学风险因素	低	中	高
健康状态	健康，免疫功能正常		
吸烟习惯	不吸烟		
患者的美学期望值			高
唇线		中位	
牙龈生物型		中线弧形，中厚龈生物型	
牙冠形态	方圆形		
位点感染情况	无		
邻牙牙槽嵴高度		到接触点5.5~6.5mm	
邻牙修复状态	无修复体		
邻牙间隙的宽度	单颗牙（≥5.5mm）		
软组织解剖			软组织缺损
牙槽嵴解剖		水平向骨缺损	

根据Belser等提出的种植体红色美学分值（Pink esthetic score, PES）和白色美学分值（White esthetic score, WES）对种植体修复后的软组织和修复体的美学结果进行评估。PES和WES的各项评分标准见表2和表3

表2　白色美学分值（WES）各变量及评分标准

WES变量	较大差异	较小差异	无差异
1 牙冠形态	0	1	2
2 牙冠外形轮廓	0	1	2
3 牙冠颜色	0	1	2
4 牙冠表面质地	0	1	2
5 透明度/个性化	0	1	2
WES 总分	10		

表3　红色美学分值（PES）各变量及评分标准

PES变量	缺失	不完整	完整
1 近中龈乳头	0	1	2
2 远中龈乳头	0	1	2
PES变量	较大差异	较小差异	无差异
3 唇侧龈缘曲度	0	1	2
4 唇侧龈缘高度	0	1	2
5 根部突度/软组织的颜色和质地	0	1	2
PES 总分	9		

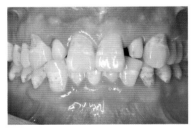

图1　术前口内正面像

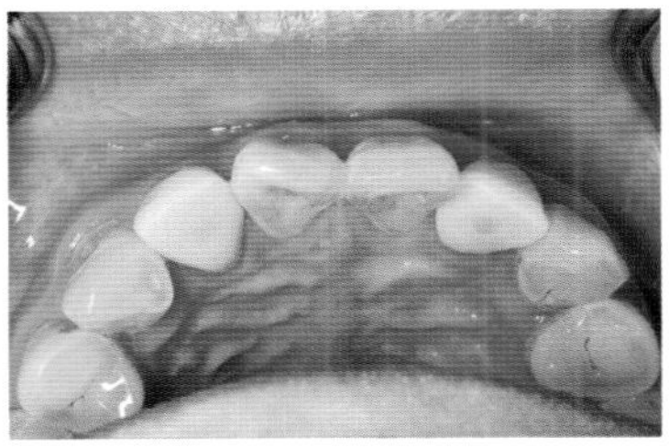

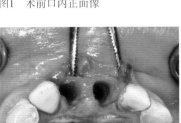

图4　拔牙窝完整

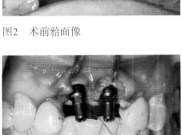

图5　种植体位于理想的三维空间

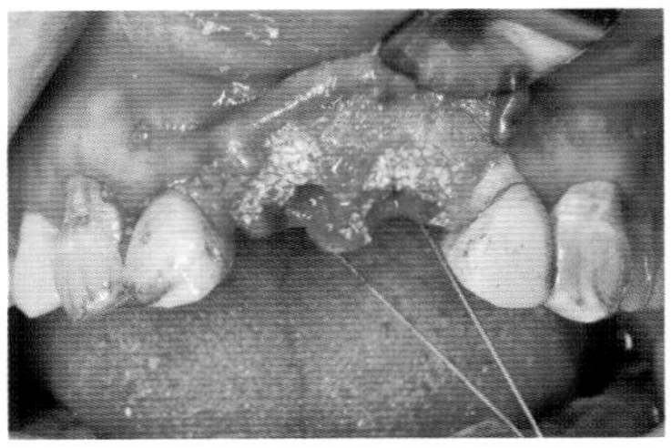

图2　术前𬌗面像

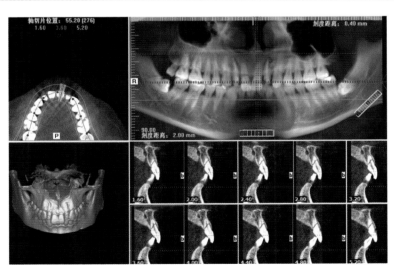

图3　术前CBCT

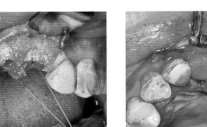

图6　在种植体与唇侧骨板间隙内填满骨粉

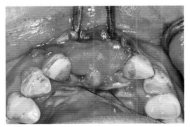

图7　覆盖Bio-Gide®膜𬌗面像

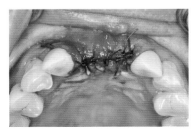

图8　缝合𬌗面像

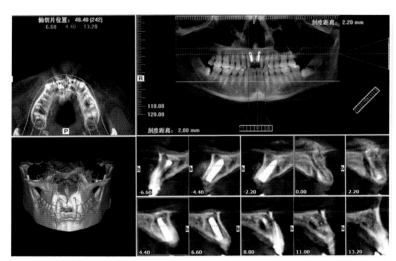

图9 术后当天CBCT

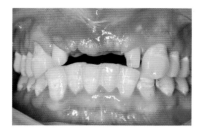

图10 拆线当天，牙龈愈合良好

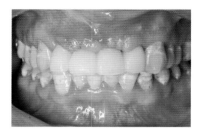

图11 以邻牙为基牙制作临时义齿

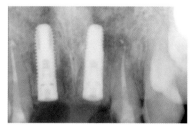

图12 二期手术根尖片

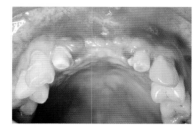

图13 二期术前𬌗面像

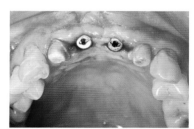

图14 二期手术

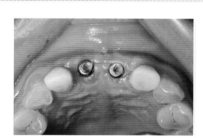

图15 二期术后2周𬌗面像

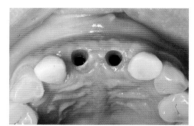

图16 穿龈袖口

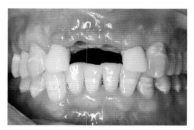

图17 唇侧可见龈缘高度

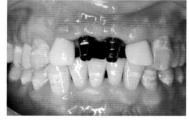

图18 放置转移杆

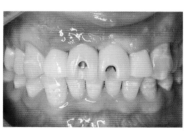

图19 戴入临时修复体

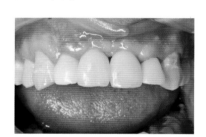

图20 临时义齿完成

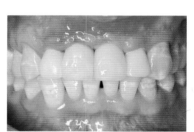

图21 临时义齿1个月后复查，龈乳头充满间隙

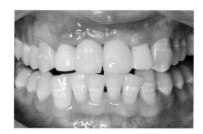

图22 前伸𬌗检查有无干扰

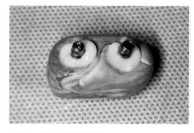

图23 注入流动树脂

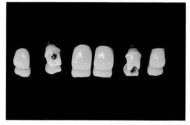

图24 修复体

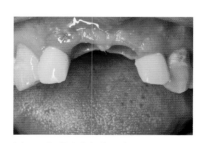

图25 塑形后的龈缘形态

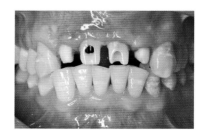

图26 基牙与基台预留修复空间

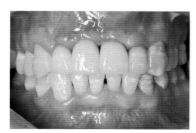

图27 最终修复体完成

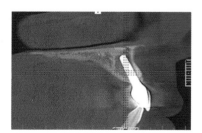

图28 术后CBCT

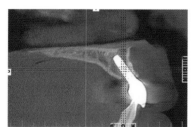

图29 术后CBCT

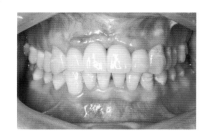

图30 2个月后复查

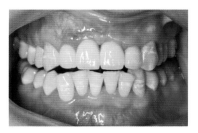

图31 复查前伸殆检查，颜色协调

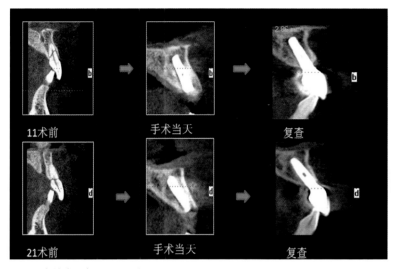

图32 术前术后复查CBCT对比

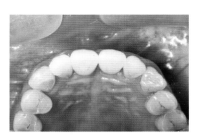

图33 口内舌侧像

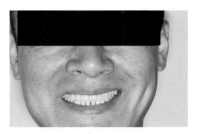

图34 患者微笑像

三、讨论

1. 微创拔牙技术使牙槽窝受到微小创伤，能够最大限度保障牙槽窝的完整性，从而使即刻植入的种植体可获得和早期种植、延期种植相似的初始稳定性和成功率。文献证明，拔牙后牙槽骨的改建不会因为即刻植入种植体而发生改变。即刻种植可能面临更高的修复体软组织退缩风险。

2. 对于前牙即刻种植在种植体和唇侧骨壁之间往往存在间隙，称为水平缺损宽度（HDD）。HDD<1mm时不需要植骨，间隙大时在HDD内植骨，可显著减少唇侧龈缘的退缩量。在骨缺损区，使用膜盖住骨缺损，此膜起屏障作用，阻止软组织中的成纤维细胞及上皮细胞长入及产生竞争性抑制。同时又可保护血凝块的稳定，维持血凝块充填的间隙，允许具有骨生成能力的细胞缓慢进入骨缺损区继而修复骨缺损。

3. 本病例患者即刻种植延期修复后牙龈位置协调，纵向观察2个月后中切牙龈乳头有增加，根据以往文献分析其原因包括拔牙后唇侧骨壁完整，种植体偏腭侧种植，三维位置适当，规范化的临时修复体软组织成形及个性化印模帽转移软组织形态等因素，患者能够维持良好的自我口腔卫生对于稳定的长期疗效也有重要作用。此病例最终修复体上颌右侧中切牙龈缘位置略高0.1~0.2mm，回顾病例与上颌右侧中切牙种植体的三维位置有轻度唇倾有关，2个月复查CBCT显示唇侧骨板厚度均大于2mm，唇侧龈缘位置稳定性良好，更加长期的效果有待进一步观察。

参考文献

[1] PaolantonioM, DolciM, ScaranoA, et al. Immediate implantation in fresh extracyionsockets. A controlled clinical and histological study in man. J Periodontol, 2001, 72:1560–1571.

[2] Evans CD, ChenST. Esthetic outcomes of immediateimpantplacements. Clin Oral Implants Res, 2008, 19(1):73–80.

[3] Chen ST, DarbyIB, Reynolds EC. A prospective clinical study of tje non–submerged immediate implants: Clinical outcomes and esthetic results. Clin Oral Implants Res, 2007, 18, 552–562.

[4] 宿玉成. 种植外科中的软组织处理及其美学效果中华口腔医学杂志, 2006, 41（3）：148–150.

[5] 邸萍, 林野. 上颌前单牙种植修复中过度义齿对软组织成形作用的临床研究北京大学学报, 2013, 44（1）：59–64.

[6] 冯琳琳, 王芳娟, 胡秀莲, 等. 种植个性化转移杆在上颌前牙种植美学修复中的应用.现代口腔医学杂志, 2012, 26（2）：80–82.

周延民教授点评

本病例设计思路合理。上前牙拔除之后常常会产生唇侧骨壁缺损，本病例中采用微创拔牙拔除上颌双侧中切牙，随后进行即刻种植，联合了GBR技术引导骨再生，种植体植入位置准确，术后CBCT复查显示上颌右侧中切牙唇侧骨壁≥2mm，上颌左侧中切牙的GBR效果欠佳，建议长期随访，观察骨增量及软组织增量的效果。

下颌前牙区骨损缺GBR种植美学修复1例

王娜　关昌俊　大连市口腔医院种植科

摘要

目的：探讨下颌前牙区三维骨缺损的情况下，应用Bio-Oss®骨粉，Bio-Gide®生物膜行GBR同期植入种植体的临床效果。**材料与方法**：在下颌前牙区，由于根尖慢性病变继发的三维骨缺损，植入2颗Bego 3.25mm×13mm种植体，骨缺损处添加Bio-Oss®骨粉，覆盖Bio-Gide®生物膜，对三维骨缺损进行水平向和垂直向的骨增量。埋入式愈合6个月后行二期手术，氧化锆个性化基台，全瓷冠修复。**结果**：下颌前牙区新骨形成及种植体愈合良好，牙龈和牙冠形态及色泽良好，美学效果满意。**结论**：使用Bio-Oss®骨粉，Bio-Gide®生物膜修复三壁骨缺损可以取得理想的修复效果。

三维骨缺损，即伴有垂直向和水平向骨缺损，在经典的种植修复难易度评价体系——SAC分类当中，是属于C分类的较高难度的复杂情况。本病例特点：在前牙美学区三维骨缺损的情况下，采用了种植体植入，同时进行种植体周围的三维骨缺损区域的骨重建，术后获得满意的治疗效果。

一、材料与方法

1.**病例简介**　42岁男性患者，以下颌前牙拔除4个月为主诉，近1年来前牙反复肿痛流脓，4个月前在外院拔除。曾隐形义齿修复，不舒服，影响功能和美观，来诊要求种植修复。不吸烟，否认系统疾病及药物过敏史。口内检查可见下颌双侧中切牙缺失，缺牙区牙龈愈合良好，无炎症，唇侧有凹陷，前牙区咬合空间可，牙周健康。CBCT检查：下颌双侧中切牙均缺失，缺牙区唇侧大量骨凹陷缺损，低密度影像，下颌左侧中切牙区域可用骨高度20.49mm，可用骨宽度5.57mm。下颌左侧中切牙区域可用骨高度20mm，可用骨宽度4.47mm。骨密度良好。

2.**诊断**　下颌牙列缺损。

3.**治疗计划**　种植修复下颌双侧中切牙。

4.**治疗过程**　常规消毒，铺巾，局麻下在下颌中切牙偏腭侧"一"形切口，近远中唇侧辅助切口，翻瓣，暴露牙槽嵴唇侧，清理牙槽窝，偏腭侧定点，备洞，检查种植体方向，探及唇侧骨板完整，植入种植体（Bego Semando®柱形种植体）3.25mm×13mm，初始稳定性35N·cm扭矩，上覆盖螺丝，唇侧部分种植螺纹暴露，添加Bio-Oss®骨粉，Bio-Gide®生物膜，严密缝合。术后6个月二期手术，测定ISQ值分别为81、80，根尖片骨结合良好，患者拒绝制作临时义齿，考虑牙龈色粉、质韧、点彩清晰，龈缘曲线基本与邻牙协调，未做临时冠牙龈诱导，氧化锆个性化基台，全瓷修复，个性化染色。

戴牙后2周，3个月，1年复查，种植修复体及牙龈外观满意。术后CBCT显示种植体三维位置，新骨形成良好，稳定，骨增量明显。

材料：德国Bego种植体3.25mm×13mm；Bio-Oss®骨粉；Bio-Gide®生物膜。

表1　患者个人的美学评估表

美学风险因素	风险等级		
			高
健康状态	健康，免疫功能正常		
吸烟习惯	不吸烟		
患者的美学期望值			高
唇线		中位	
牙龈生物型		中线弧形，中厚龈生物型	
牙冠形态	方圆形		
位点感染情况		慢性	
邻牙牙槽嵴高度		到接触点5.5~6.5mm	
邻牙修复状态	无修复体		
邻牙间隙的宽度	单颗牙（≥5.5mm）		
软组织解剖	软组织完整		
牙槽嵴解剖		水平向骨缺损	垂直向骨缺损

根据Belser等提出的种植体红色美学分值（pink esthetic score, PES）和白色美学分值（white esthetic score, WES）对种植体修复后的软组织和修复体的美学结果进行评估。PES和WES的各项评分标准见表2和表3。

表2 红色美学分值（PES）各变量及评分标准

PES变量	缺失	不完整	完整
1 近中龈乳头	0	1	2
2 远中龈乳头	0	1	2
PES变量	较大差异	较小差异	无差异
3 唇侧龈缘曲度	0	1	2
4 唇侧龈缘高度	0	1	2
5 根部突度/软组织的颜色和质地	0	1	2
PES 总分	9		

表3 白色美学分值（WES）各变量及评分标准

WES变量	较大差异	较小差异	无差异
1 牙冠形态	0	1	2
2 牙冠外形轮廓	0	1	2
3 牙冠颜色	0	1	2
4 牙冠表面质地	0	1	2
5 透明度/个性化	0	1	2
WES 总分	10		

二、结果

下颌前牙区三维骨缺损的情况下美学修复，应用Bio-Oss®骨粉，Bio-Gide®生物膜行GBR同期植入种植体，术后1年CBCT复查新骨形成良好，稳定。骨增量明显。应用个性化氧化锆基台，全瓷冠个性化染色，牙龈和牙冠形态及色泽良好，美学效果满意。

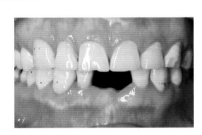

图1 术前口内咬合像

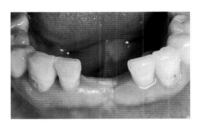

图2 术前口内殆面像

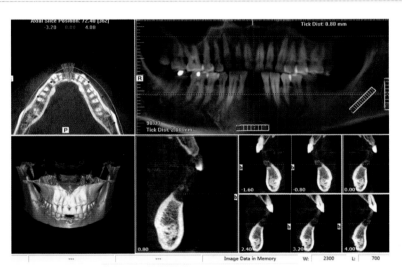

图3 术前CBCT

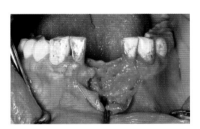

图4 翻瓣暴露下颌骨缺损区

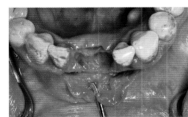

图5 骨缺损区殆面像

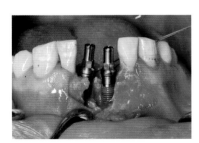

图6 种植体植入

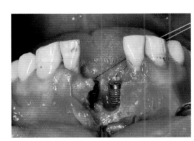

图7 种植体植入后的骨缺损

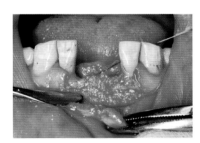

图8 添加Bio-Oss®骨粉

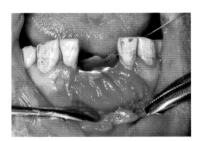

图9 覆盖Bio-Gide®生物膜

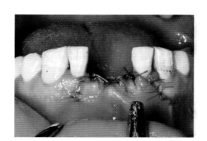

图10　严密缝合

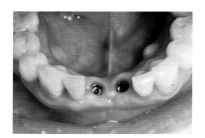

图14　穿龈袖口

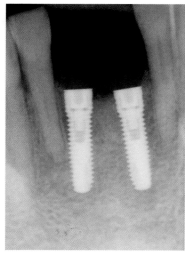

图11　术后根尖片

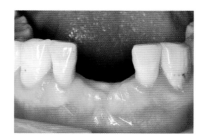

图12　二期术前

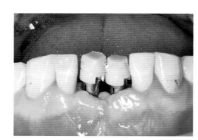

图15　制取模型

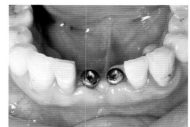

图13　二期术后2周

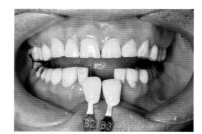

图16　个性化比色

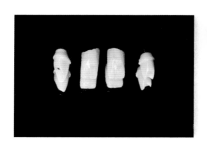

图17　修复体完成

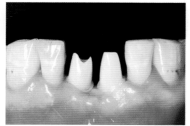

图18　基台口内就位

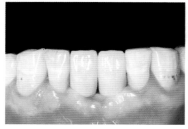

图19　完成修复体

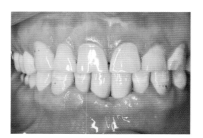

图20　戴牙后正面像

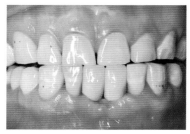

图21　复查前伸颌检查

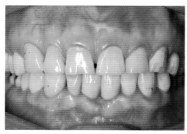

图22　3个月复查正面像

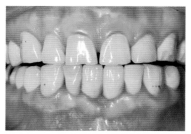

图23　1年复查正面像

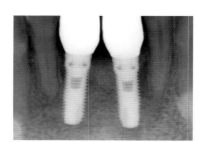

图24　戴牙当天根尖片

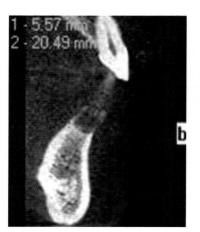
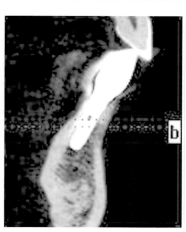
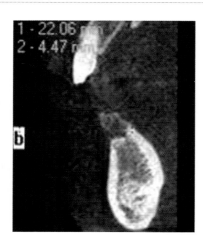
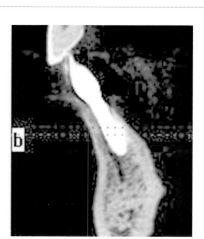

图25a~d　术前术后CBCT对比

三、讨论

1. 骨增量方式的选择及其利弊。Grunder等认为，种植体植入区牙槽嵴的厚度至少应为5.5mm，唇腭侧骨厚度至少为1mm。在本病例中选择的骨增量方式有两种，即取自体骨块行Onlay植骨或GBR，Onlay植骨主要具有安全可靠、无免疫排斥、有骨引导和骨诱导潜力等优点，但易造成取骨部位的继发损伤，存在供骨区并发症的可能，手术时间较长。1993年Buser等提出了引导骨再生（guided bone regeneration，GBR）的概念，其原理是根据各类组织细胞迁移速度不同，将屏障膜置于软组织和骨缺损之间建立生物屏障，创造一个相对封闭的组织环境，阻止结缔组织细胞和上皮细胞进入骨缺损区，允许有潜在生长能力、迁移速度较慢的前体成骨细胞优先进入骨缺损区，优势生长，同时保护血凝块，减缓压力，实现缺损区的骨修复性再生。在本病例中，患者垂直向、水平向均有骨缺损，但考虑缺损周围有骨支架，种植体可获得周围三壁骨壁支持，因此采用GBR技术，减少Onlay植骨患者手术痛苦。

2. 前牙区连续缺失单冠修复，设计单冠修复，方便后期清洁维护，不压迫牙龈乳头。

3. 软组织成形，在上颌前牙区美学修复，临时冠诱导牙龈成形基本已成治疗中常规程序，效果显著。但在下颌前牙区，由于下颌前牙穿龈轮廓小，穿龈深度浅，牙龈诱导空间小，效果不明显，患者没有强烈意愿的情况下，可以直接进行最终修复，远期美学效果无明显差异。

参考文献

[1] U Grunder, S Gracis, M Capelli.Influence of the 3-D bone-to-implant relationship on estheyics. Int J Periodontics Restorative Dent, 2005, 25：113-119.

[2] D Buser, K Dula, U C Belser, et al.Localized ridge augmentation using guided bine regeneration, II, Sugical procedure in the mandible.Int J Periodontics Restorative Dent, 1995.

[3] Klinge B, Flemmig TF, Working G.Tissue augmentation and esthetics. Clin Oral Impants Res, 2009, 20Suppl 4：166-170.

[4] A Shor, R Schuler, Y Goto.Indirect implant-supported fixed provisional restoin the esthetic zone:fabrication technique and treatment workflow.J Esthet Restor Dent, 2008, 20:82-95, discussion96-97.

[5] Barzilay I. Immediate implants: their current status. Int J Prosthodont, 1993, 6（2）：169-175.

周延民教授点评

整个病例思路正确，图片清晰。本病例中利用GBR对下前牙严重骨缺损的患者进行了组织增量，相对于Onlay植骨法减轻了患者的痛苦，降低了手术风险，严格按照骨结合的周期6个月后进行二期手术，术后根尖片可见下颌右侧中切牙处种植体与下颌右侧侧切牙牙根距离过近，本病例中建议二期术前拍摄X线片以观察骨愈合情况，最终完成修复体颈部略微缩窄或者通过改变部分修复体颜色以达到更好的美学效果。

上颌前牙区根尖周囊肿处延期种植与美学修复

陈靓雯　李峥嵘　孙为　曾浩　施斌　武汉大学口腔医学院·口腔医院种植科

摘要

目的：本病例旨在分享1例上颌前牙区根尖周囊肿处延期种植与美学修复的案例，讨论美学区根尖周囊肿的种植治疗临床技术特点。**材料与方法**：51岁女性患者，术前CBCT见上颌右侧侧切牙根部2mm×2.5mm低密度影。局麻下切开翻瓣，拔除上颌右侧侧切牙，行根尖周囊肿刮治术，植入Bio-Oss®骨粉及骨优导（BMP-2），覆盖Bio-Gide®骨膜，行引导骨再生（GBR），严密缝合切口。植骨手术后即刻使用马里兰桥恢复美观、发音并维持龈缘及龈乳头位置、维持缺牙处近远中间隙。6个月后行种植一期手术，4个月后行二期手术。1周后取模制作临时修复体诱导牙龈成形，3个月后使用个性化转移杆技术取模，全瓷冠最终修复。**结果**：最终种植体与周围骨结合良好，美学效果稳定，患者满意。**结论**：通过根尖囊肿刮治术可去除根尖炎症；使用含骨优导的GBR术能更好地恢复牙槽骨的骨质骨量；马里兰桥能一定程度上恢复美学效果，发音功能及维持近远中间隙；临时修复体可引导和成形软组织外形，使其具备良好的穿龈轮廓；个性化转移杆技术精确地转移了牙颈部软组织形态；全瓷冠使最终修复达到了更好的美学效果。

上颌前牙对于患者的美观及发音功能非常重要，因此在其缺失后行种植义齿修复时，不仅要求恢复功能，还要求达到美学修复的效果。种植美学包括：白色美学、轮廓美学和红色美学。前牙美学修复的基础是充足的骨量及足够的软组织量。充足的骨量是足够软组织量的基础。因此，拔牙后如何保证骨组织量最大限度留存，从而为种植体的植入提供足够的三维空间，成为能否实现种植美学的关键。

当前牙美学区发生根尖周囊肿时，根尖周牙槽骨吸收，患牙拔出后，骨缺损较大，根尖区慢性炎症，容易形成Ⅳ~Ⅵ类牙槽嵴，无法实施即刻种植，并且拔牙窝的自然愈合不能实现牙槽骨的恢复，往往需要进行骨增量治疗。美学区常用的方法包括GBR、外置法块状自体骨移植（Onlay植骨）等。因本例中植骨区去除纤维结缔组织后，残余骨组织能够固定骨移植材料，因此选择GBR方法。

临时修复方式分为过渡义齿，或称非种植体支持式修复体，及临时修复体，或称种植体支持式临时修复体。通过过渡义齿维持牙龈及龈乳头位置；最终修复前使用临时修复体形成良好的牙龈轮廓及软组织外形，这是前牙美学区修复的重要保障。

一、材料与方法

1. 病例简介　51岁女性患者，主诉上颌右侧牙龈肿胀流脓2个月。自述有囊肿治疗史，根管治疗及烤瓷冠修复史。临床检查：上颌右侧侧切牙烤瓷冠存，Ⅱ°松动，探诊深度8~10mm；上颌右侧中切牙无松动，无叩痛，牙龈红肿无溢脓。CBCT显示上颌右侧中切牙、侧切牙根尖暗影，直径2cm×2.5cm，波及上颌右侧中切牙、侧切牙根尖1/2处。患者上颌右侧侧切牙位点的美学风险评估见表1。

2. 诊断　上颌右侧侧切牙根尖周囊肿。

表1　患者上颌右侧侧切牙位点的美学风险评估*

美学风险因素	低	中	高
健康状态	健康，免疫功能正常		
吸烟习惯	不吸烟		
患者的美学期望值			高
笑线		中位	
牙龈生物型			高弧线形，薄龈生物型
牙冠形态	方圆形		
位点感染情况		慢性炎症	
邻牙牙槽嵴高度		到接触点5.5~6.5mm	
邻牙修复状态	无修复体		
缺牙间隙的宽度	单颗牙（≥7mm）		
软组织解剖	软组织完整		
牙槽嵴解剖			垂直向骨缺损

*基于《国际口腔种植学会（ITI）口腔种植临床指南第三卷》第20页，宿玉成译，北京：人民军医出版社，2009年

3. 治疗计划　拔除上颌右侧侧切牙，根尖周囊肿刮治，结合骨优导的GBR技术保存牙槽骨量，马里兰桥即刻修复。6个月后延期种植（Ⅳ型种植），潜入式愈合。4个月后种植体支持式临时义齿常规负荷（12~24周），成形种植体周围软组织，最终修复体印模方式为个性化印模，全瓷全

瓷冠修复，粘接固位。

4.治疗过程

（1）术前准备：术前1周行全口洁治。

（2）植骨手术：①拔除上颌右侧侧切牙；②行根尖囊肿刮治术；③使用骨优导、Bio-Oss®骨粉、Bio-Gide®胶原屏障膜行GBR手术；④严密缝合创口；⑤即刻行马里兰桥过渡义齿修复术。

（3）种植手术：植骨手术6个月后在上颌右侧侧切牙位点植入Zimmer® 3.7mm×16mm骨水平种植体，一期手术4个月后行二期手术。

（4）二期术后1个月，将马里兰桥更换为临时修复体，诱导牙龈成形。

（5）戴牙：3个月后应用个性化取模桩制取最终印模后全瓷冠修复。

（6）复查：戴牙后1个月、6个月、1年复查。

（7）材料：上前牙拔牙相关器械，骨优导，Bio-Oss®骨粉，Bio-Gide®胶原屏障膜，马里兰桥（自凝塑料+玻璃纤维网），Zimmer®公司3.7mm×16mm种植体及相关种植器械，临时修复体，个性化取模桩，全瓷冠修复体，X线检查仪。

二、结果

患者戴牙时，口内软硬组织及咬合情况良好。拍摄根尖放射线片见种植体周围骨结合良好，骨组织水平稳定。达到了种植红白美学及轮廓美学的要求，获得了满意的临床效果。半年后复查CBCT显示种植体颈部骨组织未见明显吸收，种植牙稳固，具有良好的美观及咀嚼功能。

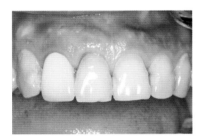

图1　术前正面观可见，上颌右侧侧切牙牙龈变色，牙龈高弧线形，薄龈生物型

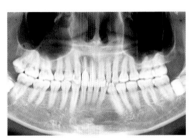

图2　曲面断层片可见，上颌右侧中切牙根尖2cm×2.5cm低密度影，边界清晰

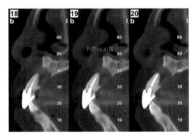

图3　CT片可见，上颌右侧侧切牙根方垂直向骨缺损严重

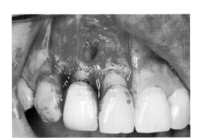

图4　局麻下翻瓣切开

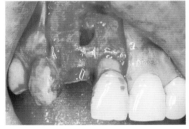

图5　拔除上颌右侧侧切牙

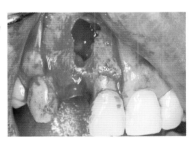

图6　行根尖周囊肿刮治术

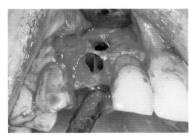

图7　去除附着的纤维结缔组织，可见明显的牙槽骨缺损

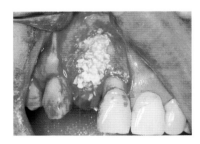

图8　填充大量骨移植材料（Bio-Oss®，DBBM，Gestlich，Switzerland）

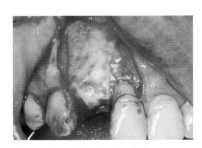

图9　表面覆盖胶原屏障膜（Bio-Gide®，Gestlich，Switzerland）

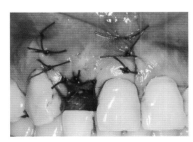

图10　严密缝合创口

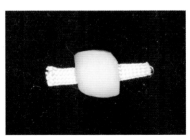

图11　马里兰桥，用自凝塑料及玻璃纤维自制

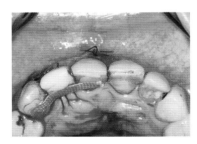

图12　椅旁操作，戴马里兰桥

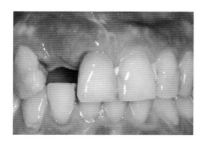

图13　马里兰桥能维持龈缘龈乳头位置

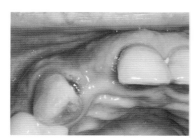

图14　拔牙位点的牙槽骨厚度得到良好保存

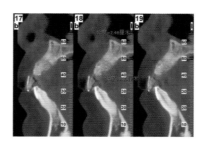

图15　植骨6个月后，牙槽骨高度及宽度重建，骨密度与自体骨相近

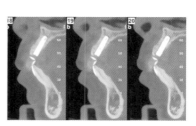

图16　植入种植体（3.7mm×16mm，Zimmer®），初始稳定性好，潜入式愈合

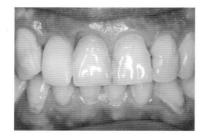

图17　二期术后，取模、制作临时修复体，戴入口内，成形牙龈

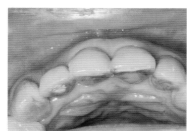

图18　氧化锌暂封临时牙螺丝孔

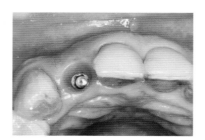

图19　临时修复体塑形牙龈3个月后，形成最终的龈缘形态。穿龈轮廓满意，过渡带的沟内上皮成熟、稳定

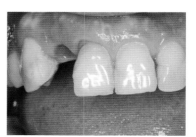

图20　龈乳头无退缩，有龈桥形成

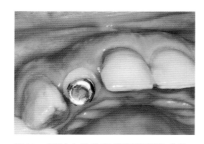

图21　通过个性化印模帽把新形成的穿龈轮廓和软组织外形复制到最终工作模型上

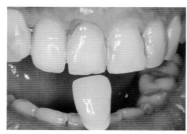

图22　比色

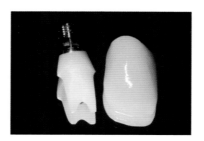

图23　最终修复体，全瓷基台，全瓷冠

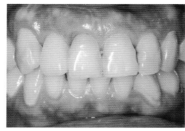

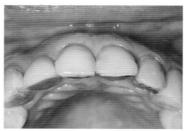

图24～图26　最终修复体粘接固位，种植牙龈缘形态良好，龈乳头无退缩，患者满意

图27　根尖放射线片示种植体骨结合良好，邻面牙槽嵴高度无退缩，基台与牙冠就位良好

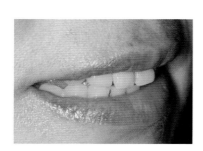

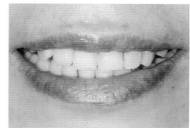

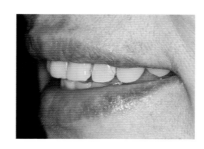

图28～图30　戴牙后口外像示，修复体与邻牙协调，达到了理想的美学修复效果

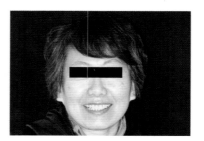

图31　修复体与患者面容协调，患者对修复效果非常满意

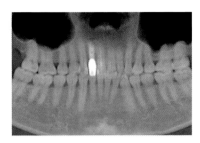
图32　半年后复查，CBCT片显示种植牙颈部骨组织水平稳定，与邻牙协调

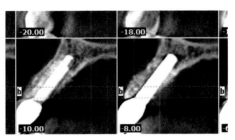
图33　X线片显示种植体被骨组织包绕，唇侧骨量充足

三、讨论

1. **根尖周囊肿对种植治疗计划的影响**　在根尖周囊肿病例中，根尖周骨组织广泛破坏，且伴随有急慢性炎症，不利于即刻种植。根尖囊肿去除后，拔牙窝的自然愈合不能实现骨和软组织的恢复，为保证种植手术所需的充足骨量，拔牙后行骨增量术。常用的美学区骨增量方法有：GBR、Onlay植骨等。在剩余骨组织能固定住骨移植材料的情况下，为避免产生新的创口区，本案例选择了GBR技术。

2. **骨优导在种植治疗中的作用**　本案例中所使用的骨优导的主要成分是rhBMP-2，已有大量研究证明rhBMP-2对于细胞的骨向分化具有显著的促进作用。因牙周囊肿所破坏的骨组织范围较大，因此配合使用的骨优导的GBR技术能达到更好地进行骨增量和骨弓轮廓扩增。这也是本案例的一个亮点之处。

3. **临时修复体的分类及应用**　临床上所使用的临时修复体包括两类，一类称为过渡义齿，又称非种植体支持式临时修复体；一类称为临时修复体，又称种植体支持式临时修复体。本病例的另一个亮点就是两种修复体都得到了运用。过渡义齿选用的马里兰桥，除临时维持缺牙区美观、咀嚼和发音之外，在第一修复体阶段还可以起到维持龈缘和龈乳头位置的作用。临时修复体的作用主要是形成和改善种植体周围软组织，再现已缺失的牙周组织轮廓，包括穿龈轮廓和龈缘轮廓，获得良好的远期疗效。通过临时修复体评估整体美学效果，包括临床冠长度、宽度和形态以及在牙列中的协调程度。完成软组织成形后，必须通过个性化印模帽把新形成的穿龈轮廓和软组织外形复制到最终工作模型上，制作理想穿龈轮廓的修复体。

4. **最终修复体的选择**　最终修复体材料包括全瓷修复体、金属烤瓷修复体和金属烤塑修复体三大类。结合美学、病史及修复体空间来选择合适的修复体。在本病例中，最终修复体位于美学区，并且患者无磨牙病史，有足够修复空间，因此选择了全瓷基台全瓷冠修复，相对于其他修复体而言，能提供更好的美学效果，避免牙龈变色。

参考文献

[1] Cawood JI, Howell RA. A classification of the edentulous jaws. International journal of oral and maxillofacial surgery, 1988, 17(4):232-236.
[2] Di Stefano DA, Andreasi Bassi M, Cinci L, Pieri L, Ammirabile G. Treatment of a bone defect consequent to the removal of a periapical cyst with equine bone and equine membranes: clinical and histological outcome. Minerva stomatologica, 2012, 61(11-12):477-490.
[3] Liapatas S, Nakou M, Rontogianni D. Inflammatory infiltrate of chronic periradicular lesions: an immunohistochemical study. International endodontic journal, 2003, 36(7):464-471.
[4] Ryoo HM, Lee MH, Kim YJ. Critical molecular switches involved in BMP-2-induced osteogenic differentiation of mesenchymal cells. Gene, 2006, 366(1):51-57.
[5] Livada R, Hottel TL, Shiloah J. Provisional prostheses during ridge augmentation and implant dentistry. The Journal of the Tennessee Dental Association, 2013, 93(2):13-6; quiz 6-7.
[6] 宿玉成. 口腔种植学. 2版. 北京:人民卫生出版社, 2015.

施斌教授点评

种植美学包括白色美学、轮廓美学和红色美学。前牙美学修复的基础是充足的骨量及足够的软组织量。当前牙美学区发生根尖周囊肿时，根尖周牙槽骨严重吸收，无法实施即刻种植。而拔牙窝的自然愈合不能实现牙槽骨形态的恢复，往往需要进行骨增量治疗。本病例残余骨组织能够固定骨移植材料，因此选择牙槽窝位点保存术。6个月后行种植体植入术。通过过渡义齿维持牙龈及龈乳头位置；最终修复前使用临时修复体形成良好的牙龈轮廓及软组织外形。

本病例根尖囊肿所产生的骨组织缺损较大，为了促进骨组织的再生，加入了含生长因子bmp2的材料，确保了缺损牙槽嵴良好的形态恢复。在骨组织量充分恢复的条件下，在精确的位点植入种植体，二期手术后用临时过渡修复体诱导牙龈组织成形。最终获得了满意的美学效果。

CAD/CAM个性化基台用于美学区种植修复1例

朱青青　吴豪阳　冯小琼　河南省口腔医院种植科

摘要

目的：探讨CAD/CAM基台应用于种植临时冠进行牙龈诱导成形及永久修复，以获得更为满意的临床美学效果。**材料与方法**：26岁女性患者，主诉：右侧上颌前牙缺失2个月，要求修复。临床检查：上颌右侧中切牙缺失，缺牙区黏膜正常，高弧线形，薄龈生物型，牙槽嵴高度降低，唇侧见明显骨凹陷，近远中间隙比对侧同名宽约1mm，殆龈距正常，薄龈生物型。CBCT示：上颌右侧中切牙缺失，拔牙窝可见，位点无感染，唇侧骨壁垂直骨缺损约5mm，牙槽骨高度约22mm。治疗过程：种植外科阶段：通过GBR骨增量手术11个月后，行种植体植入手术，植入Nobel Active® NP 3.5mm×13mm种植体，安放内置螺丝，埋入式愈合，3个月后行二期手术更换愈合帽。种植修复阶段：通过临时冠对牙龈塑形，龈袖口稳定后，个性化印模转移穿龈轮廓，最终CAD/CAM个性化钛基底全瓷基台及全瓷冠永久修复。**结果**：种植体周围无明显牙槽骨吸收，未见明显"黑三角"，种植修复功能及美学效果理想。**结论**：（1）GBR骨增量手术有效地增加骨量，为种植体植入的三维空间位置提供的有利条件。（2）采用临时冠进行软组织的引导和塑形，制取个性化印模以最大限度地转移复制龈袖口的轮廓及形态，可以减少种植修复美学风险。（3）CAD/CAM个性化钛基底全瓷基台及全瓷冠的使用，使修复美学结果更加具有可预期性。

随着新技术及新材料的应用，医患双方对种植美学效果的期望在不断提高，尤其在上颌前牙美学区。日益增强的美学和功能目标是建立与邻牙协调的软组织轮廓及牙冠形态，完整的龈乳头。长期而稳定的美学效果，是种植修复成功的重要指标。美学效果影响因素诸多，如完善治疗方案的制订，充足的骨量和软组织，正确的三维空间位置，合适的临时冠制作及软组织引导塑形，逼真协调的修复体，良好的修复体维护等。拔牙后位点及牙槽嵴的保存在种植治疗前对软硬组织量有重大影响。在制订治疗方案前进行美学风险因素评估，了解患者的期望值并告知预期效果是必要的。高风险患者美学效果的稳定性较差，治疗时应谨慎从事。本病例通过GBR尝试最大限度恢复缺失骨量，临时冠对牙龈引导塑形、个性化取模及CAD/CAM个性化金属基底全瓷基台及全瓷冠的使用以期获得最佳的美学效果。

一、材料与方法

1. 病例简介　26岁女性患者，主诉：右侧上颌前牙缺失2个月，要求修复。现病史：患者2个月前因外伤拔除右侧上颌前牙，自觉影响美观，遂来我院就诊，要求修复。平素体健。否认高血压、心脏病、糖尿病等系统疾病史。否认乙肝等传染病史。否认药物过敏史。无吸烟习惯。未见颞下颌关节病症及磨牙症。临床检查：上颌右侧中切牙缺失，缺牙区黏膜正常，高弧线形，薄龈生物型，牙槽嵴高度降低，唇侧见明显骨凹陷，近远中间隙比对侧同名宽约1mm，殆龈距正常。CBCT示：上颌右侧中切牙缺失，拔牙窝可见，位点无感染，唇侧骨壁垂直骨缺损约5mm，牙槽骨高度约22mm。

2. 诊断　上颌牙列缺损（上颌右侧中切牙缺失）。

3. 治疗计划　（1）向患者介绍可选择的修复类型（①活动义齿；②固

定修复；③种植修复）及其优缺点，患者选择种植修复。（2）由于骨量不足，牙龈为薄龈生物型，告知患者种植相关风险，尤其是美学风险，患者知情同意。（3）制订最终治疗方案：①GBR骨增量手术；②视骨量恢复情况行种植体植入手术，必要时同期行GBR；③种植美学修复。

4. 治疗过程

（1）术前准备阶段：术前1h预防性使用抗菌药物（阿莫西林胶囊1.0g；甲硝唑片0.2g）。

（2）种植外科阶段：①GBR手术：按照种植外科基本原则和操作流程，常规消毒铺巾，局麻后切开，翻瓣，可见拔牙窝及唇侧凹陷型骨缺损，Bio-Oss®Collagen骨胶原置于骨缺损区，Bio-Oss®骨粉充填间隙，Bio-Gide®胶原膜覆盖，龈瓣复位，严密缝合，术后常规抗菌消炎。②拆线：术后10天，伤口愈合良好，拆除缝线。③手术后2周制作过渡义齿。④种植体植入术：GBR术后11个月，复查CBCT示骨增量效果良好，模拟种植体三维位置，行上颌右侧中切牙种植体植入手术。常规消毒和铺巾，局麻下切开，做略偏腭侧的牙槽嵴顶切口，附加远中松弛切口，翻瓣，逐级备洞，植入Nobel Active® NP3.5mm×13mm种植体，安放内置螺丝，同期行GBR骨增量手术，龈瓣复位，严密缝合，术后常规抗菌消炎。⑤二期手术：种植体植入术后3个月，取出内置螺丝，更换5mm×5mm愈合帽，诱导成形牙龈。

（3）种植修复阶段：①制作临时冠：二期手术2周后复诊，取下愈合帽，龈袖口良好无渗出，Osstell测种植体动度（ISQ值）：近颊侧、颊侧正中、远颊侧、近腭侧、腭侧正中及远腭侧均为77。硅橡胶开窗法取种植体水平印模，CAD/CAM制作一体化基台树脂冠。1周后复诊戴临时冠，基台加力至≤15N·cm，棉球+暂封材料+树脂封闭螺丝孔，充分调殆，使正中、前伸、侧方𬌗均无咬合接触,抛光。每2周复诊,修改临时冠颈部外形,使牙龈曲线、穿龈轮廓、唇侧软组织丰满度达到较理想状态并稳定后进行永久修复。②制取个性化印模:种植体周围软组织轮廓稳定,为转移临时冠诱导成形的穿龈轮廓,在Nobel Active® NP原装开窗式取模配件基础上,用自凝树脂制作个性化取模配件,硅橡胶开窗法制取个性化印模,完成后用原装取模配件再次取模,藻酸盐取对颌,比色:颈1/3 2M3,切2/3 2M2。比较两种取模方法牙龈袖口轮廓,可见个性化取模模型龈袖口轮廓更接近临时冠颈部形态。拟制作CAD/CAM个性化钛基底全瓷基台,氧化锆全瓷冠。③戴终冠:取下临时冠,龈袖口轮廓良好,消毒,安放基台,就位良好,试戴全瓷冠,冠边缘密合,修复体形态及颜色与邻牙及患者面型协调一致,调整触点及咬合至适宜,患者满意,基台加力至35N·cm,棉球+暂封材料封闭螺丝孔,玻璃离子永久粘接全瓷冠。平行投照根尖放射片显示:上颌右侧中切牙牙冠与基台边缘密合,无粘接剂残留。④戴牙3个月后复查:种植体

无松动,修复体无螺丝松动、崩瓷等,周围软组织无红肿,龈乳头基本充填邻间隙,无明显"黑三角"。⑤戴牙6个月后复查:种植修复体未见异常,龈乳头充满邻间隙,美学效果较理想,患者满意。

(4)使用的材料:Nobel Active®种植体,Bio-Gide®胶原膜,Bio-Oss®骨粉,Bio-Oss® Collagen骨胶原,3M聚乙醚硅橡胶、可乐丽树脂等。

二、结果

本病例上颌前牙区骨量不足,通过GBR骨增量手术有效地增加骨量,CBCT示牙槽嵴宽度增加约1.5mm,保证种植体的三维空间位置。通过临时冠进行牙龈诱导塑形,配合使用个性化转移体制取模型,最大限度地复制种植体周围软组织轮廓,减少种植修复美学风险。同时使用CAD/CAM个性化钛基底全瓷基台及全瓷冠修复,最终获得了良好的美学修复效果。

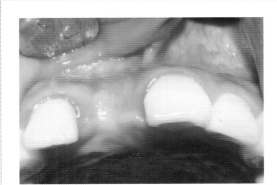
图1 植骨术前口内像

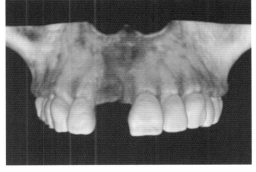
图2 植骨前CT(正面)

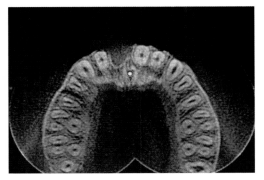
图3 植骨前CT(水平面)

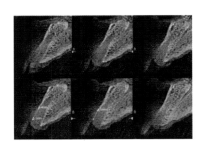
图4 植骨前CT(矢状面)

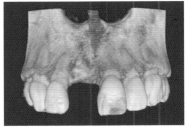
图5 植骨后CT(正面)

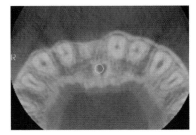
图6 植骨后CT(水平面)

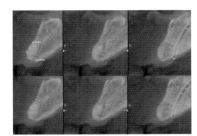
图7 植骨后CT(矢状面)

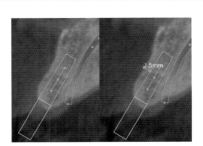
图8 模拟种植体位置

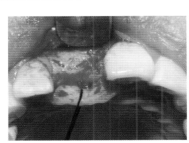
图9 切开翻瓣

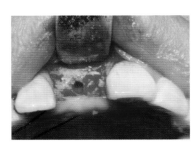
图10 备洞

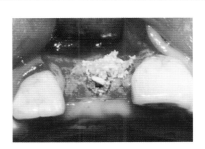
图11 植入种植体,唇侧置Bio-Oss®骨粉

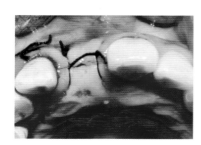

图12　缝合

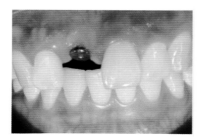

图13　制作临时冠前正面像

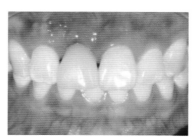

图14　临时冠当天

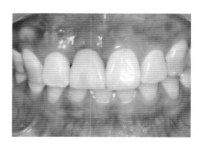

图15　戴临时冠2个月

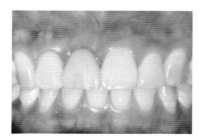

图16　戴临时冠3个月

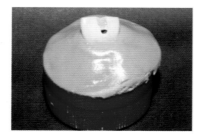

图17　制作个性化取模配件a

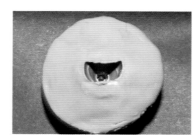

图18　制作个性化取模配件b

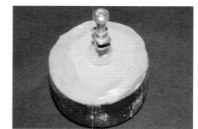

图19　制作个性化取模配件c

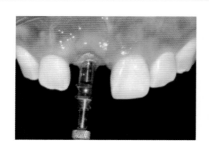

图20　个性化取模

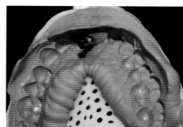

图21　个性化印模

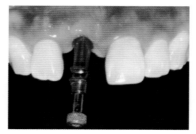

图22　常规取模

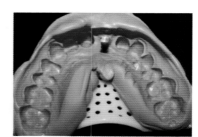

图23　常规取模方法印模

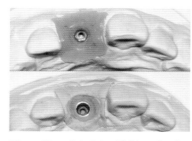

图24　袖口对比（上面常规，下面个性化）

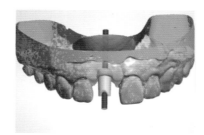

图25　CAD/CAM设计基台a

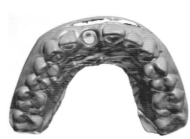

图26　CAD/CAM设计基台b

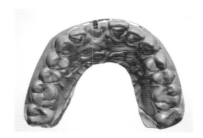

图27　CAD/CAM设计基台c

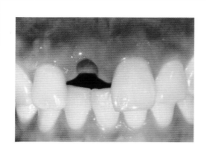

图28　戴牙前袖口轮廓

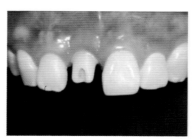

图29　基台位于口内

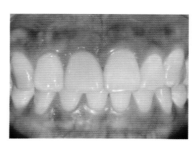

图30　戴牙当天正面像

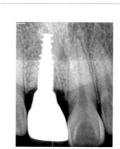

图31　戴牙当天X线

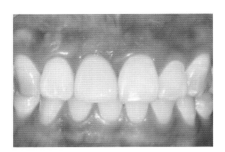

图32　3个月后复查

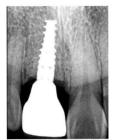

图33　3个月后复查X线

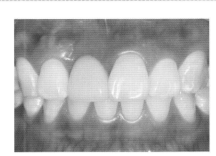

图34　6个月后复查

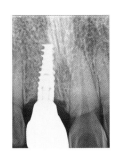

图35　6个月后复查X线

三、讨论

本病例是1例美学区种植修复病例，故种植修复的成功不仅限于取得长期而稳定的骨结合，良好的美学效果也是美学区种植修复成功的一项重要标准。影响美学区种植修复效果的因素诸多：美学风险评估、种植方案的设计、充足的骨量，种植体植入的三维空间位置，种植体的选择，临时冠的应用、个性化印模技术、基台的选择、患者自身的口腔维护等。种植体周围软组织的诱导塑形及骨增量技术在口腔种植中的应用，大大提高了美学区种植修复的美学效果。

该患者初诊时外伤后拔牙2个月，拔牙窝可见，唇侧骨壁缺损大于5mm，牙槽嵴高度降低，骨量明显不足，故采用位点保存后延期种植。GBR技术作为一种骨增量技术，能够可靠的恢复骨量，同时具有创伤小、无须开辟新术区等的优点。相关文献报道，通过使用Bio-Oss®骨粉和Bio-Gide®胶原膜行的GBR手术中，成功率高达95%以上。在该病例中，通过CBCT可见，牙槽嵴宽度增加约1.5mm，嵴顶高度增加约1mm，可见GBR骨增量手术效果良好。

临时冠修复对牙龈的塑形和个性化印模的制取是前牙美学修复的重要步骤。采用临时冠进行软组织的引导和塑形，缩短患者缺牙时间，并能提前适应最终永久修复体。在椅旁使用先前的临时冠，制取个性化印模帽，修改后的印模帽与临时冠相比，显示具备相似的穿龈轮廓，从而将临时冠引导的牙龈袖口转移到模型上。本病例采用个性化和常规取模两种方法，灌注石膏模型，比较两者穿龈袖口，前者更清晰并接近口内龈袖口，佐证个性化取模优势。结合CAD/CAM技术和个性化基台的使用，使技工能够精确的设计基台的肩台形态及位置、穿龈形态等。

前牙美学区的种植修复，如果选择钛基台，牙龈厚度3mm时仍能显现金属颜色，而瓷基台2mm厚度的牙龈即可不引起牙龈颜色的明显色差，但是脆性高、易崩瓷、与钛种植体的密合性较钛基台差。钛基底全瓷基台应运而生，综合两者优点：牙龈美学效果佳，可使牙龈不透或者少透出金属颜色，特别是薄龈生物型患者，显著提高了美学效果；基台所承受的固位扭力由金属基底承担，避免了全瓷结构因承受扭力而破损、崩瓷等风险，而且金属基底与种植体密合性和全瓷材料相比更高；全瓷基台的生物相容性好，细菌黏附率低，有利于种植体周围软组织的健康；CAD/CAM可以设计制作出与患者龈袖口协调一致的基台穿龈轮廓，且加工完成后不需要再次调改研磨。该患者美学要求高，且牙龈为高弧形，薄龈生物型，为兼顾美学效果和机械性能，选择使用CAD/CAM个性化钛基底全瓷基台。

本病例在随访期内，近远中龈乳头充盈度增加，龈缘轮廓无明显改变，但随访时间尚短，长期效果有待进一步观察。

参考文献

[1] Sailer I, Zembic A, Jung RE, et al. Single-toothimplantreconstructions: esthetic factors influencing the decision betweentitanium and zirconia abutments in anterior regions. Eur J Esthet Dent, 2007, 2:296－310.

[2] Ekfeldt A, Fürst B, Carlsson GE. Zirconia abutments for single-toothimplant restorations: a retrospective and clinical follow-up study. Clin OralImplants Res, 2011, 22:1308－1314.

[3] Kerstein RB, Radke J. A comparison of fabrication precision andmechanical reliability of 2 zirconia implant abutments. Int J Oral MaxillofacImplants, 2008, 23:1029－1036.

[4] Stimmelmayr M, Edelhoff D, Güth JF, et al. Wear at the titaniumtitanium and the titanium-zirconia implant-abutment interface: a comparativein vitro study. Dent Mater, 2012, 28:1215－1220.

[5] Lang LA, Sierraalta M, Hoffensperger M, Wang RF. Evaluation of theprecision of fit between the Procera custom abutment and various implantsystems. Int J Oral Maxillofac Implants, 2003, 18:652－658.

[6] Carrillo de Albornoz A, Vignoletti F, Ferrantino L,et al.A randomized trial on the aesthetic outcomes of implant-supported restorations with zirconia or titanium abutments.J Clin Periodontol, 2014, 41(12):1161-1169.

[7] Hinds K F. Custom impression coping for an exact registration of the healed tissue in the esthetic implant restoration. International Journal of Periodontics & Restorative Dentistry, 1997, 17(17):584-591.

邱立新教授点评

此病例为上颌中切牙植骨种植美学修复病例，临床资料相对完整，美学区采取种植体支撑的临时修复体整塑牙龈袖口以及个性化印模技术、选择CAD/CAM个性化全瓷基台，这些措施整塑种植修复体周软组织形状，以及保证种植修复体周软组织稳定起至关重要作用。

不足之处：此病例选择一期植骨、二期种植及再次植骨，且二次植骨没有用膜覆盖（没有提供照片，文字中也没有说明用膜覆盖），移植骨不稳定，成骨效果差，可能造成唇侧原有骨板的进一步吸收。植骨术前的CBCT影像资料显示，骨缺损并不严重，应该进行一期种植体植入及同期GBR植骨，避免二次植骨，造成疗程加长，费用增多。缺少修复后殆面观照片，观察种植修复后唇侧丰满度。从提供的照片显示种植修复体唇侧软组织丰满度不足，龈缘曲线与邻牙牙龈曲线协调性差些。这与软硬组织增量不足有关。观察时间仅6个月，时间短，还不能预测种植美学修复的长期效果。

上颌中切牙微创拔牙即刻种植延期美学修复的病例报道

曾浩　夏婷　李峥嵘　施斌　武汉大学口腔医学院·口腔医院种植科

摘　要

目的：探究微创拔除上颌中切牙，即刻种植延期修复的美学效果。**材料与方法：**25岁女性患者，前牙因外伤致冠折1个月。临床检查见上颌左侧中切牙残根。CBCT示上颌左侧中切牙残根唇侧骨壁厚度约为0.8mm，可用牙槽骨高度约为18mm，牙槽嵴唇腭向宽度约为8mm。采用不翻瓣下微创拔除残根的方法以保留唇侧骨壁及血供，即刻植入1颗Zimmer®3.7mm×13mm的种植体，且同期于种植体与牙槽窝之间的间隙内植入Bio-Oss®骨粉，由于种植体抗旋转的扭矩＜35N·cm，选择延期修复，上愈合基台，周围以吸收性明胶海绵充填。1个月复查可见愈合基台周围牙龈愈合良好。6个月后行种植体支持的临时冠修复，对软组织进行引导和塑形。经过4个月的牙龈诱导成形，牙龈形态较为美观、稳定，个性化取制终印模。最后用个性化氧化锆全瓷基台和氧化锆全瓷冠修复。**结果：**种植体骨整合较好，牙槽窝内植骨完整地保留了唇侧骨板的丰满度，种植体唇侧骨壁厚度充足（＞2mm），为后期牙龈诱导成形打下了基础。经过临时牙的诱导，缺牙区的牙龈乳头形态逐渐变得与邻牙牙龈形态对称，且充满邻牙间隙，整个牙龈塑形过程牙龈颜色正常，未见牙龈退缩，选择全瓷冠粘接固位以保证前牙的美观度，最终患者对美学效果满意。**结论：**前牙区即刻种植后延期修复可以通过严格把握即刻种植适应证、制备精确的种植窝以及选择恰当的固位方式来获得良好的美学效果。

上颌中切牙对患者颌面部的美观和发音有着重要的作用，但是由于其位于整个牙列的前部，上颌中切牙发生牙外伤的概率也是最大的。一旦上颌中切牙发生牙外伤，快速而美观的修复缺损是医患双方的共同目标。即刻种植采取在新鲜的拔牙窝内植入种植体的方法，能极大地缩短治疗时间并最大程度地保留现存的软硬组织，长期的临床观察证实了即刻种植的种植体存留率很高且美学效果较好。因而当上颌中切牙因牙外伤没有保留价值时，即刻种植是一种值得考虑的治疗选择。然而，对于即刻种植能否维持骨量和牙龈轮廓及高度从而获得良好的美学修复效果，不同学者的持有不同的意见。本文旨在展示1例上前牙不翻瓣微创拔牙后行即刻种植，且于种植体与牙槽窝内骨壁的间隙植骨、延期修复的病例来评价即刻种植延期修复的美学效果。

一、材料与方法

1. **病例简介**　26岁女性患者，主诉：左上门牙外伤10年余，要求种植修复。现病史：患者上颌左侧中切牙10年前因外伤曾于当地医院行根管治疗并行隐形义齿修复。2年前，患者于外院行正畸治疗。1天前，患者于我院牙体牙髓科咨询上颌左侧中切牙能否行桩核冠修复，牙体医生建议患者拔除患牙。系统病史：患者否认系统病史。口内检查：上颌左侧中切牙残根且牙体变成褐色，周围有大量软垢，I°松动，叩（±），探（-），冷刺激（-），PD≈5mm，BOP（+）。上颌左侧中切牙位点可用间隙较为正常（唇腭向间隙约为6mm，近远中间隙约为7mm）。口内可见正畸托槽与弓丝。全口卫生状况较差。辅助检查：CBCT示上颌左侧中切牙残根根管欠充，根尖无明显暗影；牙槽骨唇腭向宽度约7mm，高度17~18mm，残根根方可用牙槽骨高度约为6mm；上颌左侧中切牙唇侧骨壁厚度为

0.8~1.0mm。患者缺牙位点的美学风险评估见表1。

表1　患者缺牙位点的美学风险评估

美学风险因素	低	中	高
健康状态	健康，免疫功能正常		
吸烟习惯	不吸烟		
患者的美学期望值		中	
唇线		中位	
牙龈生物型	厚龈生物型		
牙冠形态	方圆形		
位点感染情况	无		
邻牙牙槽嵴高度	到接触点≤5mm		
邻牙修复状态	无修复体		
缺牙间隙的宽度	单颗牙（≥7mm）		
软组织解剖			软组织缺损
牙槽嵴解剖	无骨缺损		

2. **诊断**　上颌左侧中切牙残根。

3. **治疗计划**　微创拔除上颌左侧中切牙残根后采用不翻瓣技术行即刻种植,同期于种植体与牙槽骨之间的间隙植骨,视种植体初期性决定是否即刻修复,临时牙诱导牙龈成形,待牙龈形态美观、稳定后应用个性化取模桩制取最终修复体印模,全瓷基台全瓷冠修复缺失牙。

4. **治疗过程**

（1）术前准备:术前1周行全口洁治。血常规,凝血功能检查,梅毒、HIV、乙肝传染病3项检查。

（2）一期手术:常规消毒铺巾,局部麻醉下使用特殊拔牙器械微创拔除上颌左侧中切牙残根,在不翻瓣的情况下,于上颌左侧中切牙新鲜拔牙窝逐步制备种植窝,植入1颗Zimmer®3.7mm×13mm种植体,术中探查牙槽窝唇侧骨壁完整后于种植体与牙槽窝之间的间隙内植入Bio-Oss®骨粉,由于种植体抗旋转扭<35N·cm,决定行延期修复,上愈合基台后,以吸收性明胶海绵充填愈合基台与牙龈之间的间隙。

（3）临时牙诱导牙龈成形:一期术后6个月,使用Zimmer®种植体携带器制作临时基台制作上颌左侧中切牙临时修复体;戴临时牙时,修整其颈缘形态,高度抛光,聚四氟乙烯薄膜,光固化树脂封闭螺丝孔,检查咬合,抛光。临时牙修复后1个月、3个月复查,根据牙龈成形情况调整临时修复体颈缘形态。

（4）制取最终印模:待牙龈形态较为美观、稳定后应用个性化取模桩制取最终印模。

（5）戴牙:8周后戴全瓷基台全瓷冠,制作代型以便去除过多粘接剂。

（6）复查:戴牙后1个月口内软硬组织及咬合情况良好,拍摄根尖放射线片见种植体周围骨整合良好,骨组织水平稳定。

二、结果

戴牙后根尖片示种植体骨整合较好,牙槽窝内植骨完整地保留了唇侧骨板的丰满度,为后期牙龈诱导成形打下了基础。经过临时牙的诱导,缺牙区的牙龈乳头形态逐渐变得与邻牙牙龈形态对称,且充满邻牙间隙,整个牙龈塑形过程牙龈颜色正常,未见牙龈退缩,选择全瓷冠粘接固位以保证前牙的美观度,最终患者对美学效果满意。

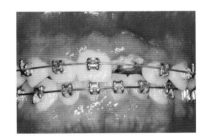

图1　一期术前口内咬合像

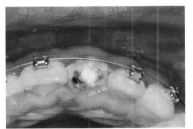

图2　一期术前口内殆面像,可见唇侧软硬组织饱满

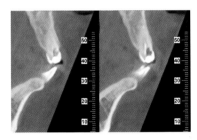

图3　术前CBCT矢状面

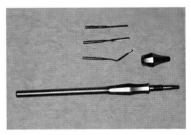

图4　微创拔牙器械

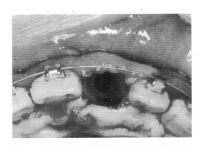

图5　不翻瓣下微创拔除上颌左侧中切牙残根后的牙槽窝

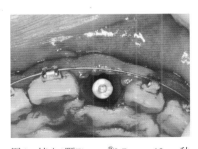

图6　植入1颗Zimmer®3.7mm×13mm种植体

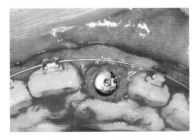

图7　上愈合基台,于周围间隙充填吸收性明胶海绵

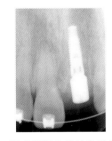

图8　一期术后根尖片示种植体位置良好

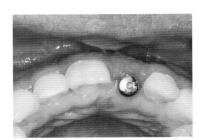

图9　一期术后6个月复查

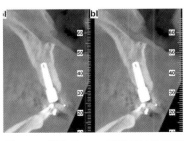

图10　一期术后CBCT示种植体位置理想,唇侧骨壁厚有3mm的厚度

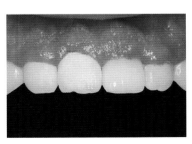

图11　临时牙1个月后复查唇面像

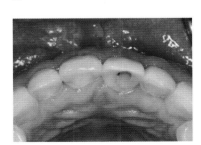

图12　临时牙1个月后复查殆面像

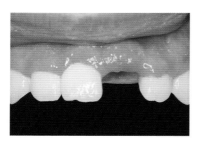

图13　戴用即刻修复体1个月后复查牙龈袖口唇面像

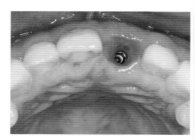

图14　戴用即刻修复体1个月后复查牙龈袖口𬌗面像

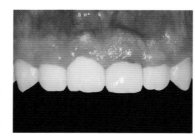

图15　临时牙3个月后复查唇面像

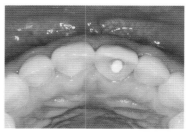

图16　临时牙3个月后复查𬌗面像

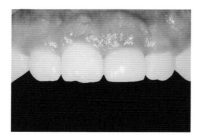

图17　临时牙4个月后复查唇面像

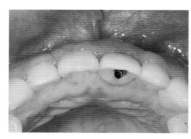

图18　临时牙4个月后复查𬌗面像

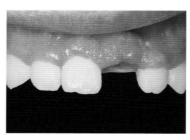

图19　戴用即刻修复体4个月后复查牙龈袖口唇面像

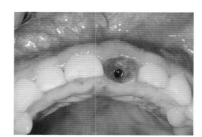

图20　戴用即刻修复体4个月后复查牙龈袖口𬌗面像

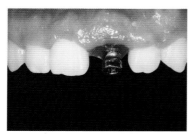

图21　个性化取模桩就位唇面像

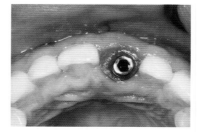

图22　个性化取模桩就位𬌗面像

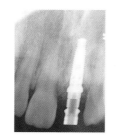

图23　个性化取模桩就位后根尖片

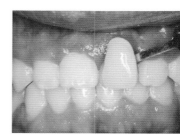

图24　比色1

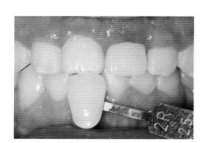

图25　比色2

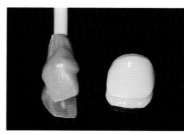

图26　代型完成

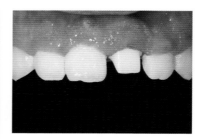

图27　戴入全瓷基台唇面像

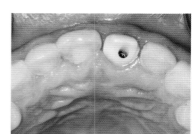

图28　戴入全瓷基台𬌗面像

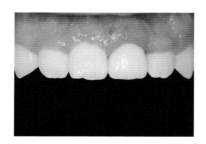

图29　戴入全瓷冠唇面像

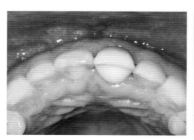

图30　戴入全瓷冠𬌗面像

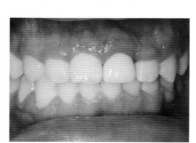

图31　全瓷冠戴牙当天口内咬合像

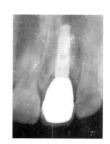

图32　戴牙当天根尖放射线片

三、讨论

1. 即刻种植的适应证与植入位点　国际口腔种植学会（ITI）第三届共识研讨会基于种植体植入时预计的拔牙窝愈合过程中的临床状态，将种植体植入时机分为Ⅰ型（即刻种植）、Ⅱ型（软组织愈合的早期种植）、Ⅲ型（部分骨愈合的早期种植）、Ⅳ型（延期种植）。即刻种植的适应证种植区局部无急性炎症，植入的种植体能获得良好的初始稳定性，可以采用GBR技术获得良好的骨组织重建、牙槽窝骨壁完整、美学风险低等。尽管即刻种植并不能避免拔牙后唇侧骨壁的吸收，但是即刻种植可以缩短疗程，降低费用，最大程度上地保留软硬组织的形态，获得良好的美学修复效果。在本例中，患者的牙龈生物型为厚龈型，美学风险较低。拍摄CBCT示上颌左侧中切牙残根无感染；上颌左侧中切牙牙槽窝唇侧皮质骨壁完整，采用不翻瓣技术能保留唇侧骨板的血供；拔牙窝底部牙槽骨腭向高度约6mm，宽度约7mm，预计有足够骨量及骨质保证种植体植入后的初始稳定性。因此，选择在拔牙后即刻种植。在预备种植窝时，需要注意其位置。为了完整地保存牙槽窝的形态，术中采用微创拔牙器械拔除残根。在预备种植窝时，为了保证唇侧骨壁的丰满度，需要在种植体植入位置与唇侧骨壁之间留出至少2mm的间隙以便充填骨替代材料，为了获得良好的初始稳定性，需要将种植窝根方的1/2位于牙槽窝内的腭侧骨板。同时，要满足种植体距邻牙牙根的距离≥1.5mm，种植体肩台位置位于种植体唇侧龈缘中点的根方约2mm。在本例中，为了保证患者的美学修复效果，严格按照要求制备种植体窝洞，在种植体与牙槽窝之间的间隙内充填骨粉，术后6个月影像学检查可见种植体的轴向较为合理，且唇侧有大于2mm的骨板，种植体唇侧骨壁的丰满度较好。因而，严格把握即刻种植的适应证和精确的植入位点在即刻种植中显得极为重要。

2. 螺丝固位与粘接固位的选择　螺丝固位和粘接固位是种植义齿常见的两种固位方式。螺丝固位通常是指利用中央螺丝将基台冠与种植体紧密连接从而使修复体固位，其部件为中央螺丝和基台冠。粘接固位是指利用粘接剂提供的粘接力将牙冠和修复基台紧密结合，其部件通常包括金属基底、中央螺丝、瓷体。在选择种植修复的固位方式时，需要对两种固位方式的特点有所了解。从对修复空间的要求来看，粘接固位所需的𬌗龈距离不能低于6mm，而螺丝固位对修复空间的要求则更低。从最终修复的美学效果来看，粘接固位的修复体𬌗面形态完整、生动，美学效果非常好；同时粘接固位的修复体窝沟点隙清楚，便于行使咬合功能。而螺丝固位由于需要保留𬌗面中央螺丝通道，常常需要破坏修复体形态，既影响美观又不利于正常咬合的建立。从修复体的就位与维护上看，粘接固位能够获得良好的被动就位，有良好的封闭性，但是粘接固位不好确定是否完全就位。粘接固位的戴牙操作较为麻烦，主要是难以保证完全清除多余的粘接剂。粘接固位修复体不易拆卸，维修常常易损坏牙冠。而螺丝固位螺丝固位能够通过X线片确定是否完全就位，维护较为容易，拆卸牙冠比较方便，但往往不易获得良好的被动就位，而且螺丝固位的固位螺丝与基台存在微间隙，易使细菌渗入。从长期效果看，Sailer等的研究表明使用粘接固位或螺丝固位的种植修复的临床效果之间没有显著性差异，粘接固位更容易出现生物学上的并发症，而螺丝固位更容易出现修复技术上的并发症。本例中，由于缺牙区位于中切牙，美观要求较高，为患者采用粘接固位的方式制作修复体，为了避免粘接剂残留，用硅橡胶制作代型以便去除过多的粘接剂，这样既能满足患者对前牙美学的要求，又能尽量避免粘接剂残留的危害。

总之，前牙区即刻种植后延期修复可以通过严格把握即刻种植适应证、制备精确的种植窝以及选择恰当的固位方式来获得良好的美学效果。

参考文献

[1] 蒋备战,王佐林.110例儿童恒前牙外伤的临床分析.牙体牙髓牙周病学杂志,2007,17(3):164-166.
[2] Hammerle CH, Chen ST, Wilson TG. Consensus statements and recommended clinical procedures regarding the placement of implants in extraction sockets. Int J Oral Maxillofac Implants, 2004, 19 Suppl: 26-28.
[3] Blanco J, Nunez V, Aracil L, et al. Ridge alterations following immediate implant placement in the dog: flap versus flapless surgery. J Clin Periodontol, 2008, 35: 640-648.
[4] Crespi R, Cappare P, Gherlone E, et al. Immediate provisionalization of dental implants placed in fresh extraction sockets using a flapless technique. Int J Periodontics Restorative Dent, 2012, 32: 29-37.
[5] Winter W, Karl M. Screw loading and gap formation in implant supported fixed restorations: Procera implant bridge vs. conventionally cast screw-retained restorations. Quintessence Int, 2013, 44(3): p. 263-266.
[6] Sailer I. "Cemented and screw-retained implant reconstructions: a systematic review of the survival and complication rates." Clinical Oral Implants Research, 2012, 23: 163-201.

施斌教授点评

即刻种植的适应证是种植区局部无急性炎症，植入的种植体能获得良好的初始稳定性。

采用GBR技术获得骨组织重建，牙槽窝骨壁完整。尽管即刻种植并不能避免拔牙后唇侧骨壁的吸收，但是即刻种植可以缩短疗程，降低费用，最大程度地保留软硬组织的形态。

在本例中，上颌左侧中切牙牙槽窝唇侧皮质骨壁完整，采用不翻瓣技术能保留唇侧骨板的血供；有足够骨量及骨质保证种植体植入后的初始稳定性。选择在拔牙后即刻种植。在预备种植窝时，满足种植体距邻牙牙根的距离≥1.5mm，种植体与牙槽窝唇侧骨板之间有2mm的间隙，种植体肩台位置位于种植体唇侧龈缘中点的根方约2mm。因而，严格把握即刻种植的适应证和精确的植入位点在即刻种植中显得极为重要。

由于缺牙区位于中切牙，美观要求较高，为患者制作临时修复体诱导牙龈成形。采用粘接固位的方式制作修复体时，为了避免粘接剂残留，用硅橡胶制作代型以便去除过多的粘接剂，这样既能满足患者对前牙美学的要求，又能避免粘接剂残留的危害。

CAD/CAM个性化全瓷基台全瓷单端桥在前牙美学区的应用

张艳靖　吴豪阳　冯小琼　河南省口腔医院种植科

摘要

目的：探讨CAD/CAM个性化全瓷基台全瓷单端桥用于上颌前牙美学区修复的临床效果。**材料与方法**：25岁女性患者，以"双侧上前牙先天缺失，要求修复"为主诉来我院就诊。检查：双侧上颌乳尖牙滞留，切切牙缺失，近远中间隙约8mm，唇侧骨凹陷明显，左侧牙槽骨高度约7.3mm，右侧牙槽骨高度约7.9mm。治疗过程：行双侧上颌滞留乳尖牙拔除，在该位点各植入Straumann® SP RN 4.1mm×10mm种植体，同期行上颌窦内提升及GBR，6个月后CAD/CAM个性化氧化锆全瓷基台及全瓷单端桥修复，随访4年后复查，美学修复效果理想。**结果**：本病例采用CAD/CAM个性化氧化锆全瓷基台及全瓷单端桥修复上颌前牙美学区，永久修复1年后唇侧牙龈冠方迁徙约1mm，获得良好的软组织塑形效果。随访4年中，美学效果理想稳定，但是CAD/CAM个性化全瓷基台长期效果有待进一步观察研究。

随着口腔种植技术的飞速发展，美学已经成为口腔种植越来越重要的因素。美学在上颌前牙区种植修复中尤其重要，上颌前牙区因其独特解剖学结构，患者对该区域期望值高，因此上颌前牙区获得良好的美学效果具有极大的挑战性。

口腔种植的最终目标是正确的解剖位置植入种植体，并获得良好的骨结合及满意的美学效果。在种植修复时，由于成品标准基台的规格和种类有限，不能满足临床的多样性需求。计算机辅助设计/计算机辅助制作CAD/CAM（computer-aided design/computer-aided manufacturing）技术的发展克服了传统成品基台的不足，扩大了种植修复的适应证。CAD/CAM个性化基台因其能满足患者的"个性化修复"的需求而得到快速发展。CAD/CAM个性化基台可以使医生改善种植修复体的轮廓，获得与天然牙解剖形态一致的颈部龈缘，并且可以弥补不良的种植角度。

CAD/CAM技术提供精密的适合性，使基台达到良好的被动就位，避免铸造过程中的误差，并且避免微间造成螺丝松动，使细菌渗透到种植体－基台接缝内，降低了制作成本，消除了传统熔蜡和铸造技术的固有的尺寸不精确性。个性化基台精确的适合性提高了种植体的寿命和修复的成功，并且简化了修复过程。其中个性化基台又分为氧化锆基台与钛基台。氧化锆基台和钛基台的强度具有可比性（281N，305N），两者的强度都足以承受口腔内静态和动态负荷。氧化锆基台的抗弯强度与钛基台相似，两者的抗弯强度都足以用在悬臂结构中。钛或氧化锆基台的内部连接系统的微观评价显示：在无负重情况下，种植体－基台连接界面密合性非常好。密合的种植体－基台连接界面可以将基台和修复体的机械稳定性最大化。

CAD/CAM个性化基台使修复体设计更加精细，精细的修复设计将使种植体支持的修复体更加美观，更好的生物相容性和经久耐用。本病例通过使用CAD/CAM个性化氧化锆全瓷基台及全瓷单端桥修复上颌前牙美学区，达到了较理想的美学效果。

一、材料与方法

1. 病例简介　25岁女性患者，双侧上颌前牙先天缺失，要求修复。患者双侧上颌前牙先天缺失，伴上颌乳牙滞留，无松动，未治疗，自觉影响美观，要求修复。平素体健。否认高血压、心脏病、糖尿病等系统疾病史。否认乙肝等传染病史。否认手术、输血史等。否认药物过敏史。无吸烟习惯。未见颞下颌关节病症及磨牙症。检查：上颌右侧乳尖牙、上颌左侧乳尖牙、下颌左侧第二乳磨牙、下颌右侧第二乳磨牙滞留，无明显松动。上颌右侧切牙、上颌右侧尖牙、上颌左侧侧切牙、上颌左侧尖牙、下颌左侧第二前磨牙、下颌右侧第二前磨牙缺失，牙龈为薄龈生物型，中位笑线，近远中间隙约7mm，唇侧凹陷明显，咬合空间约6mm。曲面断层片示：上颌右侧尖牙窦嵴距约7.9mm，上颌左侧尖牙窦嵴距约7.3mm。

2. 诊断　（1）上颌牙列缺损。（2）上颌双侧乳尖牙及下颌第二乳磨牙滞留。

3. 治疗计划　（1）拔除上颌双侧乳尖牙。（2）同期尖牙位置各植入种植体1颗＋上颌窦内提升＋GBR。（3）6个月后全瓷单端桥修复。

4. 治疗过程

（1）种植体植入术（2011-10-25）：常规消毒铺巾，局麻下，牙槽嵴顶略偏腭侧切口，附加垂直切口，翻起黏骨膜瓣，见唇侧骨壁凹陷，拔除双侧上颌滞留乳尖牙，清理牙槽窝，备洞，行上颌窦内提升，各植入Straumann® SP RN 4.1mm×10mm种植体，安放愈合帽，唇侧骨缺损区使用使用Bio-Oss®骨粉、Bio-Gide®膜进行骨增量术，严密缝合创口，术后常规抗菌消炎。

（2）第一次复诊（2011-11-5）：拆线，伤口愈合良好，组织无明显水肿，嘱保持口腔卫生。

（3）第二次复诊（2012-4-27）：种植术后取模，试基台后，成品金属基台穿龈部分效果不佳，硅橡胶开窗取种植体水平印模，藻酸盐取对颌，比色（颈1/3 2L/2.5，切2/3 2M/2）。拟采用CAD/CAM个性化氧化锆全瓷基台及全瓷单端桥修复。

（4）第三次复诊（2012-5-10）：种植术后戴牙，口内戴入CAD/CAM氧化锆个性化基台，基台加力至35N·cm，棉球及Cervitron氧化锌暂时封闭材料封闭螺丝孔，然后试戴氧化锆单端桥，右侧全瓷基台肩台边缘位于牙龈冠方1mm处，左侧全瓷基台肩台边缘平齐牙龈，整体美学效果可，患者对修复体外形及颜色满意，调整咬合关系及邻接面后抛光牙冠，制作硅橡胶舌侧定位单端桥固位体，将固位体放置于单端桥舌侧，防止粘接牙冠时单端桥旋转，然后使用3M ESPE玻璃离子粘接单端桥，清理多余粘接剂，

拍摄根尖片确认全瓷基台及单端桥完全就位且无粘接剂残留，嘱患者勿咬硬物，定期复诊。

（5）第四次复诊（2012-8-14）：种植术后第1次复查，右侧龈缘处牙龈向牙冠冠方迁徙约1mm，左侧龈缘处牙龈向牙冠冠方迁移约0.5mm，龈乳头充盈，且牙龈点彩可见，探诊无出血。

（6）使用材料：Straumann® SP RN 4.1mm×10mm种植体，Bio-Oss®骨粉，Bio-Gide®胶原膜，美佳印加聚型硅胶印模材料等。

二、结果

上颌双侧尖牙使用CAD/CAM个性化氧化锆全瓷基台及全瓷单端桥修复，永久修复当天右侧全瓷基台肩台边缘位于牙龈冠方1mm处，左侧全瓷基台肩台边缘平齐牙龈，3个月复诊时右侧龈缘处牙龈向牙冠冠方迁徙约1mm，左侧龈缘处牙龈向牙冠冠方迁移约0.5mm，龈乳头充盈，牙龈点彩可见，探诊无出血。

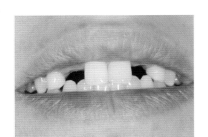

图1 正面像

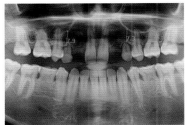

图2 术前曲面断层片

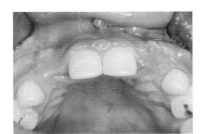

图3 术前口内像

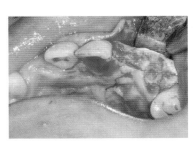

图4 拔除左侧滞留乳牙，切开翻瓣

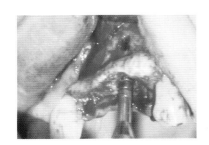

图5 左侧内提升

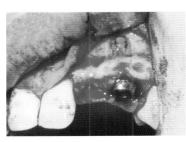

图6 左侧植入种植体

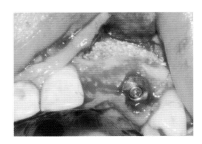

图7 左侧GBR

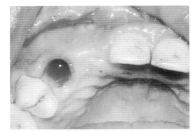

图8 拔除右侧滞留乳牙

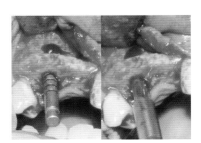

图9 右侧备洞及内提升

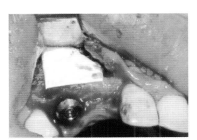

图10 右侧GBR

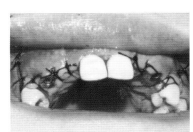

图11 缝合

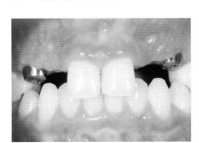

图12 取模前口内像

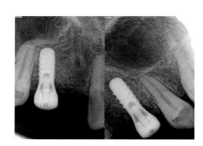

图13 取模时根尖片

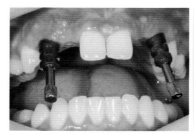

图14 开窗取模

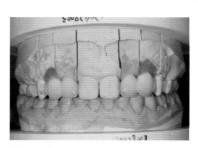

图15 模型（牙冠）

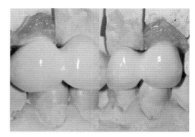

图16 模型（右侧、左侧）

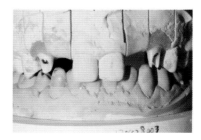

图17 模型（基台1）

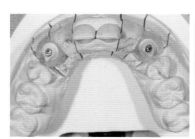

图18 模型（基台2）

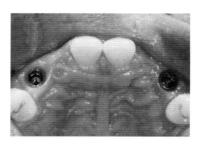

图19 戴牙前袖口

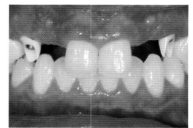

图20 基台口内像

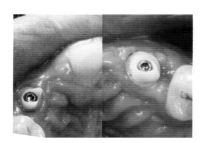

图21 基台口内像（右侧、左侧）

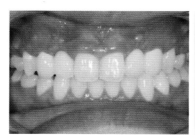

图22 永久修复当天

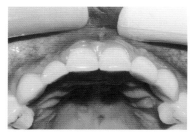

图23 永久修复当天

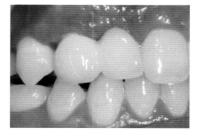

图24 永久修复当天（右侧）

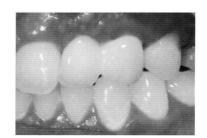

图25 永久修复当天（左侧）

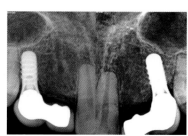

图26 永久修复后X线片

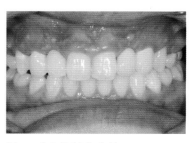

图27 永久修复后3个月

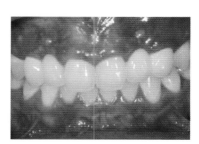

图28 永久修复后1年

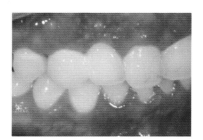

图29 永久修复后1年（右侧）

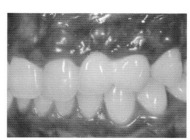

图30 永久修复后1年（左侧）

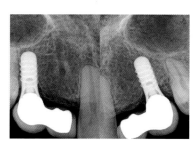

图31 永久修复后1年X线

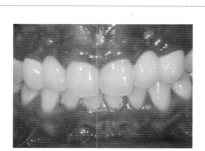

图32 永久修复后4年

三、讨论

随着种植医生和患者对前牙美学区修复的美观要求越来越高，而氧化锆个性化基台可以按照具体病例设计出不同外形、角度、穿龈高度以及穿龈轮廓，达到临床多样性的要求，并且氧化锆瓷基台具有良好的光学特性，进行种植体全瓷修复时其可获得理想的美观效果。因此CAD/CAM个性化全瓷基台在前牙美学区应用也日益增多。

Tymstra对比研究了1颗种植体支持1个悬臂修复体和2颗种植体独立支持2个修复体，发现骨组织高度和软组织高度并无实质性差异。在本病例中上颌前牙区缺失的牙齿为相邻牙段的尖牙和侧切牙，尖牙和侧切牙近远中间隙约11mm，若选择植入2颗种植体，很难满足牙槽嵴顶种植体之间的距离大于3mm，此外侧切牙处由于先天缺牙牙槽骨发育有一定程度的不足，因此于尖牙位点植入1颗种植体后单端桥修复。

该患者薄龈生物型，美学期望值高。若使用成品金属基台，可能存在龈缘处透金属色等问题，且成品基台型号单一，角度和高度可以调改的范围有限，穿龈轮廓和患者袖口不协调，全瓷基台在美观方面明显优于金属基台，强度满足临床需求。故本病例采用CAD/CAM个性化全瓷基台来修复。

CAD/CAM个性化基台可以根据患者的牙龈袖口形态，制作与之协调的穿龈高度及穿龈轮廓，与自然牙根的解剖外形相似，同时可以根据修复需要，调整所需的基台角度，穿龈高度能与种植体周围的牙龈完美地协调一致而达到最理想的解剖形态，还可将种植体周围的牙龈袖口完美的塑形。Scarano研究发现，纯钛基台细菌黏附率为19.3%±2.9%，而全瓷基台为

12.1%±1.96%，全瓷基台的细菌黏附率明显低于钛基台。全瓷基台具有良好的生物相容性，不存在因金属离子的溶解和释放而引起牙龈过敏等问题。在永久修复后3个月随访时，发现患者上颌右侧尖牙修复体牙龈向冠方迁徙约1mm，全瓷基台边缘已被牙龈覆盖，说明氧化锆全瓷基台具有良好的生物相容性，这与CAD/CAM个性化基台表面高度抛光也有密不可分的关系。

CAD/CAM技术设计制作的基台精度高，与种植体接触精密，表面高度抛光，细菌附着量少，CAM加工后基台仅需少量抛光，避免了过度打磨对基台造成的损伤，特别是避免打磨引起氧化锆表面的微裂纹造成基台的折裂。CAD/CAM氧化锆全瓷冠与氧化锆基台之间的平均适合性为64μm，优于钛基台与全瓷冠之间的适合性。但是氧化锆全瓷基台脆性高，有折裂的风险，基台在加力时缓慢一次性加至35N·cm，避免反复加力，调𬌗时要避免尖牙保护𬌗，将咬合调整为组牙保护𬌗避免种植体支持的尖牙受力，无早接触以及侧方正中𬌗干扰。

但是，全瓷基台与金属基台相比，强度低、脆性高、易于崩断折裂。全瓷基台与种植体之间无法达到和金属基台一样的密合性，全瓷基台和金属种植体之间的配合差异会导致螺丝的松动，口腔微生物的定植等，从而引起骨丧失。因此，在临床种植修复中使用全瓷基台时应严格把握适应证，避免用于𬌗力过大的后牙区或者种植体与基台角度大于30°的种植修复，建议患者定期复诊。

本病例采用CAD/CAM个性化氧化锆全瓷基台及全瓷单端桥修复上颌前牙美学区，美观性高、生物相容性更佳、获得良好的软组织塑形效果。与成品基台相比，更符合个性化治疗的理念，满足不同患者的美学和功能需求，符合生物机械原理，具有良好的发展前景，但是在临床应用时一定要严格把握适应证，避免出现基台折裂螺丝松动等并发症。

参考文献

[1] Sailer I, Philipp A, Zembic A, et al.A systematic review of the performanceof ceramic and metal implantabutments supporting fixed implantreconstructions.Clin Oral Implants Res, 2009, 20:4-31.

[2] Kutkut A, Abu-Hammad O, Mitchell R.Esthetic Considerations for Reconstructing ImplantEmergence Profile UsingTitanium and Zirconia CustomImplant Abutments: Fifty Case Series Report.J Oral Implantol, 2015, 41(5):554-561.

[3] Patzelt SB, Spies BC, Kohal RJ. CAD/CAM-fabricated implantsupportedrestorations: a systematicreview.Clin Oral Implants Res, 2015, 26Suppl 11:77-85.

[4] Buser D, Martin W, Belser UC.optimizing esthetics for implant restorations in the anterior maxilla:anatomic and surgical considerations.Int J Oral Maxillofac Implants, 2004, 19 Suppl:43-61.

[5] Choquet V, Hermans M, Adriaenssens P,et al.Clinical and radiographic evaluation of the papilla level adjacent to single-tooth dental implants. A retrospective study in the maxillary anterior region.J Periodontol, 2001 Oct, 72(10):1364-1371.

[6] Scarano A, Piattelli M, Caputi S,et al. Bacterial adhesion on commercially pure titanium and zirconium oxide disks: an in vivo human study.JPeriodontol, 2004, 75(2):292-296.

[7] Al-Radha A S D, Dymock D, Younes C, et al. Surface properties of titanium and zirconia dental implant materials and their effect on bacterial adhesion. Journal of Dentistry, 2012, 40(2):146-153.

[8] PaphangkorakitJ, Osborn J W. The effect of pressure on a maximum incisal bite force in man.. Archives of Oral Biology, 1997, 42(1):11-17.

[9] WaelAtt DDS DR MED DENT, Dds T H. Marginal Adaptation of All-Ceramic Crowns on Implant Abutments. Clinical Implant Dentistry & Related Research, 2008, 10(10):218-225.

[10] Att W, Kurun S T, Strub J R. Fracture resistance of single-tooth implant-supported all-ceramic restorations: an in vitro study. Journal of Prosthetic Dentistry, 2006, 95(2):111-116.

[11] Tymstra N, Raghoebar G M, Vissink A, et al. Dental implant treatment for two adjacent missing teeth in the maxillary aesthetic zone: a comparative pilot study and test of principle. Clinical Oral Implants Research, 2011, 22(2):207-213.

邱立新教授点评

此病例为上颌前牙区连续两牙缺失（左右侧切牙与尖牙连续缺失）种植美学修复病例，作者选择尖牙区种植体植入，侧切牙采取种植单端桥体修复的办法是合理的。最终修复效果是较好的。连续两牙缺失，若近远中距离小（多见于上颌中切牙与侧切牙缺失；或尖牙与侧切牙缺失），不能保证植入两颗植体之间有3mm以上的距离，种植修复后两颗植体之间无牙间乳头，出现"黑三角"，严重影响美学效果。

不足之处：

（1）侧切牙桥体区因没有植骨及软组织增量，导致侧切牙牙冠略长，龈缘曲线不协调。

（2）X线拍照缺乏规范，图片的大小、角度不一致。

美学区多单位连续缺失牙即刻种植修复

范海东[1]　何姗丹[2]　黄盛兴[1]　孙海鹏[1]　1.深圳市人民医院口腔医学中心种植科　2.深圳市人民医院口腔医学中心修复科

摘要

目的：本文将报道1例上前牙多单位不良修复体拆除并拔除患牙后即刻种植，同期GBR行硬组织增量，二期永久基台一次植入，行临时冠桥诱导牙龈成形，最终修复实现患者上前牙美学和功能的病例。**材料与方法：**患者上颌右侧侧切牙至左侧第一前磨牙、上颌右侧尖牙至上颌右侧第一磨牙均为烤瓷桥，边缘外露牙龈红肿。拆除上颌右侧侧切牙至左侧第一前磨牙烤瓷桥，检查CBCT，确定基牙上颌右侧中切牙、上颌右侧侧切牙、上颌左侧中切牙、上颌左侧尖牙均需拔除，拟微创拔除即刻种植及行GBR硬组织增量，选择潜入式种植，拔牙创口部分胶原膜暴露引导附着牙龈形成。暂时保留上颌右侧尖牙至上颌右侧第一磨牙固定桥以维持稳定的颌位关系。3个月后行二期手术，2周后戴入永久基台及临时冠桥上颌右侧侧切牙至上颌左侧中切牙、上颌左侧侧切牙至上颌左侧第一前磨牙修复诱导牙龈成形。同时拆除上颌右侧尖牙至上颌右侧第一磨牙不良修复体，行完善根管治疗后重新烤瓷冠桥分别修复上颌右侧尖牙、上颌右侧第一前磨牙至右侧第一磨牙、上颌左侧第二前磨牙至左侧第二磨牙。临时冠戴用3个月期间经过反复调改，最终获得良好的美学效果，再行永久冠修复。**结果：**术后定期复查，患者美学效果得以维持，咀嚼功能良好，影像学检查示种植体周骨结合良好，未见明显骨质吸收。**结论：**上颌前牙区采用微创拔牙技术，即刻种植同期行GBR实现硬组织增量，拔牙创口直接拉拢缝合，暴露部分胶原膜，能最大限度地保存牙槽骨原有外形及附着龈的宽度，为最终修复体的制作提供良好的软硬组织基础；通过临时冠桥诱导牙龈乳头形成及桥体端卵圆窝形态，获得良好的美学效果；同时基台一次戴入，避免反复拆换基台及多次印模，最大限度地保持了种植体周穿龈袖口结合上皮的稳定，实现最终修复体良好的红白美学及长期的功能和美学协调稳定。

因外伤、炎症等引起上前牙缺失的临床病例十分常见，通常，牙齿拔除后牙槽骨在1个月内迅速萎缩，而美学区种植体周围软组织健康、稳定则包括建立健康的种植体周围附着龈、美学的龈缘和龈乳头位置与形态以及协调软组织轮廓。上颌前牙位点即刻种植的主要风险是美学问题，尤其是软组织的红色美学和骨弓的轮廓美学。目前，随着种植技术的发展，以及患者对美观要求的提高，获得种植体周围软硬组织的健康、稳定和美学效果已经成为前牙区种植治疗的关键组成部分。

一、材料与方法

1.病例简介　51岁女性患者，主诉为上颌前牙区假牙异味，不美观，牙龈出血，上颌后牙区假牙脱落，要求重新修复。患者既往体健、否认系统病史、传染病史、药物过敏史，无吸烟史，无口服双膦酸盐药物史。专科检查：颜面部基本对称，开口型、开口度正常，双侧颞下颌关节区无压痛及弹响。低位笑线，上前牙切缘与上唇关系协调。口内检查：上颌右侧侧切牙至左侧第一前磨牙为烤瓷固定桥，基牙上颌右侧中切牙、上颌右侧侧切牙、上颌左侧中切牙、上颌左侧尖牙与冠边缘不密合，可探及悬突及继发龋坏，牙龈红肿，探诊出血。上颌右侧尖牙至右侧第一磨牙烤瓷固定桥，上颌右侧第一前磨牙、上颌右侧第二前磨牙烤瓷冠颌面不同程度崩瓷，上颌右侧第一磨牙烤瓷冠形态异常。上颌右侧第二磨牙近中邻殆面大面积树脂充填物。上颌左侧第一磨牙缺失，原上颌左侧第二前磨牙至左侧第二磨牙烤瓷桥已脱落，

上颌左侧第二前磨牙、上颌左侧第二磨牙基牙预备体外形，近中邻殆面均为充填物。咬合关系正常，上颌殆曲线正常。拆除上颌右侧侧切牙至左侧第一前磨牙烤瓷固定桥后拍CBCT示：基牙上颌右侧中切牙、上颌右侧侧切牙、上颌左侧中切牙、上颌左侧尖牙均为残根，剩余牙根长度不足，根尖暗影。上颌右侧尖牙至右侧第一磨牙烤瓷桥，上颌右侧第一前磨牙根周膜完整，上颌右侧第二前磨牙埋伏阻生，与上颌右侧第一前磨牙、上颌右侧第一磨牙界限清晰。上颌右侧第二磨牙充填物及髓，未行完善RCT。上颌左侧第二前磨牙至左侧第二磨牙烤瓷桥，根尖暗影。

2.诊断　（1）上颌右侧侧切牙至左侧第一前磨牙、上颌右侧尖牙至右侧第一磨牙不良修复体；（2）上牙列缺损；（3）上颌右侧中切牙、上颌右侧侧切牙、上颌左侧中切牙、上颌左侧尖牙残根；（4）上颌右侧第一磨牙、上颌右侧第二前磨牙、上颌左侧第二前磨牙、上颌左侧第二磨牙根尖周炎；（5）上颌右侧第二前磨牙埋伏阻生牙。

3.治疗计划

（1）拆除上颌右侧侧切牙至左侧第一前磨牙不良修复体，拔除上颌右侧中切牙、上颌右侧侧切牙、上颌左侧中切牙、上颌左侧尖牙残根，行即刻种植及GBR硬组织增量。3个月后行临时冠修复，牙龈成形后行最终修复。

（2）拆除上颌右侧尖牙至右侧第一磨牙不良修复体，上颌右侧第一磨牙根管治疗，重新冠修复上颌右侧尖牙、固定桥修复上颌右侧第一前磨牙

至右侧第一磨牙。上颌右侧第二前磨牙埋伏牙定期随诊观察。

（3）上颌右侧第二磨牙、上颌左侧第二前磨牙、上颌左侧第二磨牙行根管治疗后固定桥修复上颌左侧第二前磨牙至左侧第二磨牙，全冠修复上颌左侧第二磨牙。

4. 治疗过程

（1）2013年11月：初诊，检查、设计制订治疗方案。制取研究模型，记录原有颌位关系，相机记录前牙区牙齿与上唇的位置关系。同时制作上颌右侧侧切牙至左侧第一前磨牙活动临时过渡义齿。拆除上颌右侧侧切牙至左侧第一前磨牙烤瓷桥，拍CBCT检查剩余牙体及牙槽骨情况。制订治疗方案，拟拔除上颌右侧中切牙、右侧侧切牙、左侧中切牙、左侧尖牙残根，种植位点按照修复设计的原则，选择上颌右侧侧切牙、左侧中切牙、左侧侧切牙、左侧第一前磨牙，CBCT测量种植位点骨量。

（2）2013年12月：上颌前牙区局部浸润麻醉，微创拔除上颌右侧中切牙、右侧侧切牙、左侧中切牙、左侧尖牙残根，按照最终修复体的位置选择种植位点上颌右侧侧切牙、左侧中切牙、左侧侧切牙、左侧第一前磨牙，逐级预备，分别植入种植体（上颌右侧侧切牙、左侧中切牙、左侧侧切牙位点：3.5mm×11mm；上颌左侧第一前磨牙位点：3.5mm×14mm；Ankylos® plus），所有种植体初始稳定性均达到35N·cm。行最小创口的翻瓣术，未行黏骨膜松解，在骨质缺损区植入Bio-Oss®骨粉，覆盖Bio-Gide®胶原膜，拔牙创口牙龈拉拢缝合，胶原膜部分暴露，引导牙槽窝顶部附着龈的形成。10天后复诊拆线，牙龈愈合良好。

（3）2014年1—3月：上颌左侧第二前磨牙、左侧第二磨牙行根管治疗后烤瓷桥固定修复；拆除上颌右侧尖牙至右侧第一磨牙烤瓷固定桥，右侧第一磨牙根管治疗，右侧尖牙全瓷冠修复、右侧第一磨牙至右侧第一磨牙烤瓷固定桥修复；右侧第二磨牙行根管治疗后烤瓷冠修复。

（4）2014年4月：上颌右侧侧切牙、左侧中切牙、左侧侧切牙、左侧第一前磨牙行二期手术，放置愈合帽；2周软组织初步愈合后，聚醚橡胶制取种植体水平开放式印模，上颌右侧侧切牙、左侧中切牙、左侧侧切牙选

取成品全瓷基台、左侧第一前磨牙选取成品角度基台，制作上颌右侧侧切牙至左侧第一前磨牙临时冠桥。同时制作上颌右侧侧切牙至左侧中切牙、上颌左侧侧切牙至左侧第一前磨牙氧化锆全瓷桥内冠，以备最终修复时使用。口内戴入成品全瓷基台并加力锁紧，临时冠桥少量临时粘接剂粘固。

（5）2014年5—10月：临时冠桥的调改。反复多次复诊调改上颌右侧侧切牙至左侧第一前磨牙临时冠桥，引导牙龈乳头的形成和稳定，同时形成上颌右侧中切牙、左侧尖牙良好的卵圆窝形态。

（6）2014年10月：最终修复。上颌右侧侧切牙至左侧第一前磨牙去除临时冠桥，戴入事先制作的上颌右侧侧切牙至左侧中切牙、上颌左侧侧切牙至左侧第一前磨牙氧化锆桥内冠，聚醚橡胶制取印模。此操作过程在6min内完成，保证牙龈袖口及卵圆窝形态依然存在，咬合记录硅橡胶记录颌位关系。最终修复体上颌右侧侧切牙至左侧中切牙、左侧侧切牙至左侧第一前磨牙分段式氧化锆全瓷桥分别粘固。认真清理冠边缘保证无粘接剂残留，反复检查咬合，形成良好的正中𬌗接触及前伸侧方平衡𬌗接触。拍X线检查冠就位情况。

（7）2014年11月：复查。最终修复后2周复查，牙龈形态、色泽良好，患者美观及功能均得到了恢复。1年半后复查：上颌所有修复体均完好无损，牙龈色泽、形态良好，骨弓轮廓良好。患者上前牙区美学效果满意，X线示上颌右侧侧切牙、左侧中切牙、左侧侧切牙、左侧第一前磨牙种植体周骨质良好，未见明显吸收。

二、结果

上前牙区微创拔牙后即刻种植，同期GBR行硬组织增量，使用胶原膜覆盖拔牙创面，能最大限度保存牙槽骨的丰满度和唇侧足够的附着龈宽度；二期手术后，一次戴入永久基台，通过临时冠桥修复引导牙龈乳头形成及桥体端卵圆窝形态的形成，最大限度保护种植体牙龈袖口结合上皮的稳定，并最终形成良好且稳定的牙龈红色美学。

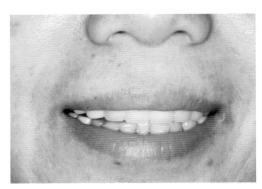
图1　患者正面微笑像

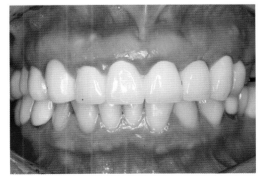
图2　患者口内正面像

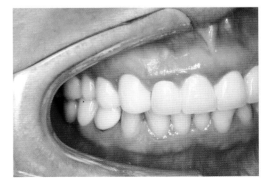
图3　口内右侧咬合像

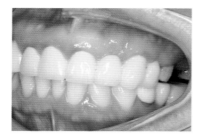
图4　左侧咬合像

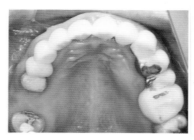
图5　上颌殆面像

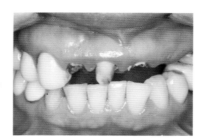
图6　拆除烤瓷冠后正面像

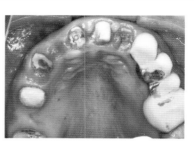
图7　拆除烤瓷冠后殆面像

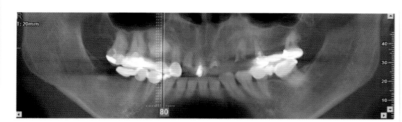
图8　拆除上颌右侧侧切牙至左侧第一前磨牙烤瓷桥后CBCT

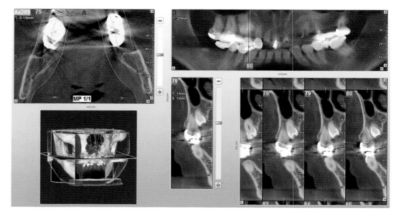
图9　CBCT示上颌右侧第二前磨牙埋伏牙界限清晰，上颌右侧第一前磨牙根尖周膜完整

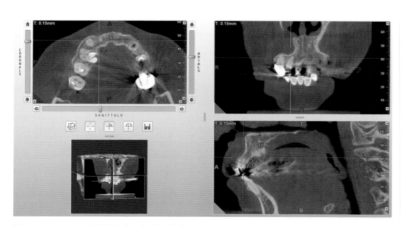
图10　CBCT示上颌右侧侧牙种植位点骨量

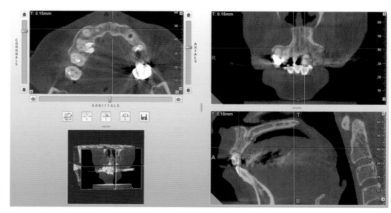
图11　CBCT示上颌左侧中切牙种植位点骨量

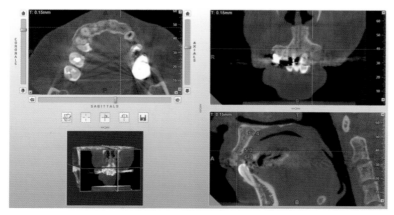
图12　示上颌左侧侧切牙种植位点骨量

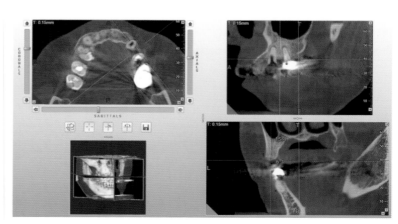
图13　示上颌左侧第一前磨牙种植位点骨量

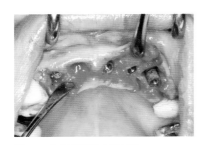

图14　术中同期植入种植体

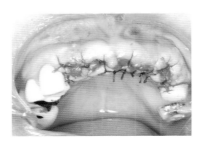

图15　拔牙创口部分胶原膜暴露

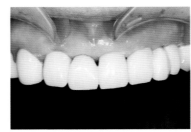

图16　二期手术后戴入永久基台和临时冠桥即刻

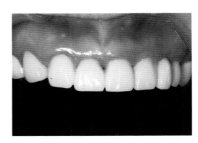

图17　临时冠桥行牙龈诱导4个月后正面像

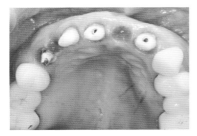

图18　临时冠桥行牙龈诱导4个月后𬌗面像

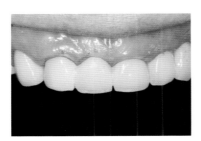

图19　戴牙后即刻正面像

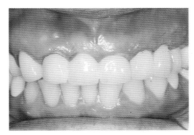

图20　戴牙即刻正中咬合像

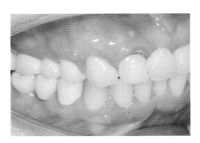

图21　戴牙后右侧咬合像

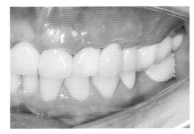

图22　戴牙后左侧咬合像

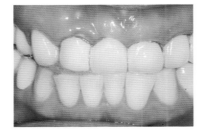

图23　戴牙后前伸𬌗

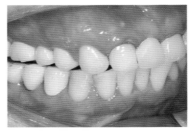

图24　戴牙后侧方𬌗（右）

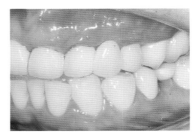

图25　戴牙后侧方𬌗（左）

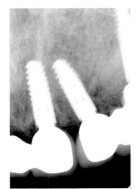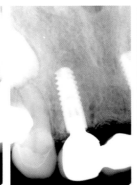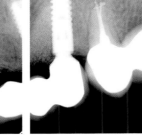

图26a~c　戴牙后X线

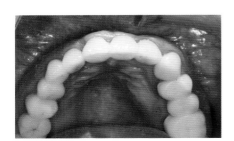

图29　戴牙1.5年后𬌗面像

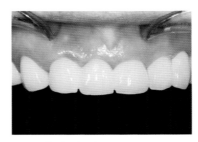

图27　戴牙2周后复查

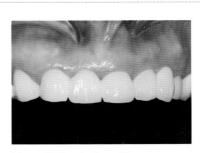

图28　戴牙1.5年后正面像

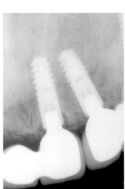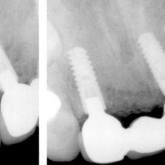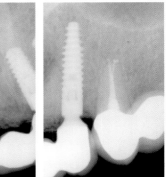

图30a~c　戴牙1.5年后复查X线片

三、讨论

口腔种植技术已经成为修复牙列缺损的一项常规且成熟的临床技术，如何获得最佳的种植修复美学效果是近年来研究的热点。即刻种植具有无须等待拔牙后3个月的愈合期、植入位置准确，预防牙槽骨由于缺牙引起的吸收和萎缩，骨损伤小、避免患者承受长期缺牙的痛苦等优点。上颌前牙区行即刻种植及引导骨再生术能最大限度保存缺牙区唇侧牙槽骨的丰满度，维持骨弓的弧度。要实现最终的美学效果，本病例遵循以下原则：（1）采用微创拔牙，尽可能保留牙槽骨唇侧骨板的完整性。（2）选择合适的种植位点：偏腭侧种植，使种植体唇侧边缘距离未来牙冠外形高点线约2mm；种植深度位于未来牙龈缘下方约3mm；上颌左侧中切牙、侧切牙位点这两颗相邻的种植体之间保留3mm间隔。（3）采用引导骨再生技术对骨缺损区行硬组织增量。（4）采取最小翻瓣，未行黏骨膜松解，避免了唇侧附着龈往冠方移位；拔牙同期即刻种植及硬组织增量，保存了牙槽骨的丰满度及骨弓的弧度；拔牙创直接拉拢缝合，小面积胶原膜暴露，引导牙槽窝顶部附着龈形成，增加了结缔组织量，为牙龈外形的恢复及最终美学修复打下了良好的软硬组织基础。

龈乳头的存在以及其外形是影响种植义齿周围软组织美观的最重要因素。Choquet等研究发现，当两牙冠之间的邻接区至牙槽嵴顶的距离

≤5mm时，乳头存在率为100％；＞5mm时，牙乳头存在率则低于50％；外形方面，牙龈乳头的高度及大小主要取决于骨高度、结缔组织厚度以及有无修复体的邻面支撑。骨高度充足、角化龈充足的牙间楔状间隙一般会被龈乳头充满。本病例中，采用即刻种植技术，选择合适的种植位点植入种植体，保证了后期修复拥有良好红色美学的骨基础。同时术中使用最小翻瓣行GBR，未行黏骨膜松解，拔牙创牙龈直接拉拢缝合，小面积胶原膜暴露，引导牙槽窝顶部附着龈形成，增加了结缔组织量，也为后期牙龈乳头的形成提供了足够的结缔组织厚度。二期手术后行临时冠诱导牙龈形成，通过不断调改临时冠的穿龈形态及邻面接触点位置，有效诱导了牙龈乳头的形成；同时桥体位置通过临时冠压迫形成卵圆桥体形态，使最终修复体具有良好的外形及自洁作用。

研究表明：唇侧牙龈厚度＞2mm时，选择金属基台与瓷基台对软组织色泽无特别明显的影响；唇侧牙龈厚度＜2mm时，选择瓷基台和全瓷冠可使牙龈颜色更加美观。多次印模、试基台和基底冠会造成唇侧牙龈退缩，对种植义齿的红色美观有不利影响。本病例中在美学区（上颌右侧侧切牙、左侧中切牙、左侧尖牙）选择全瓷基台及全瓷冠桥，保证了穿龈区良好的牙龈色泽。同时，基台一次戴入，避免了临时冠诱导成形后多次印模、更换基台等对穿龈袖口上皮附着的破坏，最大限度保证了种植体周围软组织的稳定性。

参考文献

[1] 宿玉成.美学区即刻种植的临床程序探讨.中国口腔种植学杂志, 2013, 18（2）.

[2] 李琼, 王佐林.口腔即刻种植的研究进展. 口腔颌面外科杂志, 2011, 21（1）：55-58.

[3] Bhola M, Neely AL, Kdhatkar S. Immediate impant placement: clinicaldecisions, advantages, and disadvantages. JProsthodont, 2008, 17（7）：576-581.

[4] 宿玉成. 口腔种植学. 2版. 北京：人民卫生出版社, 2014.

[5] C hoquet V, Hermans M. Clinicaland radiographic evaluationof the papilla level adjacent to single-tooth dental implants. A retro- spective study in the maxillary anterior region. J Periodontol, 2001, 72(10)：1364-1371.

[6] 魏泽宁, 李亚男. 种植义齿的红色美学进展. 口腔颌面修复学杂志, 2015, 11(06):363-367.

高永波教授点评

上颌前牙区连续多颗牙缺失的种植修复，通常难以预期其美学修复的效果，特别是相邻种植体间的牙龈乳头形态。本病例行上颌前牙区跨中线的连续多颗牙即刻种植，软组织良好美学效果的获得具有较大难度。作者采用微创拔牙及小切口翻瓣术，以尽可能地保存软硬组织；通过GBR及小面积暴露胶原膜的方法，增加了种植体周围骨组织及附着龈含量，合理设计临时义齿龈端形态，诱导龈乳头的有效形成，1.5年后随访观察牙龈美学效果稳定。

但本病例术后缺乏CBCT影像检查，建议增加，可对比修复及随访后的种植体周围骨组织变化，尤其是唇侧骨壁；对于美学区的种植病例，唇侧骨壁厚度是需要关注的重点，也是能否获得长期美学效果的关键。该病例的远期效果也有待于进一步观察。

上颌左侧侧切牙先天缺失的美学种植修复

何冰浩 方玉柱 张升平 张家港玉蕙口腔医院种植修复科

摘要

目的：上颌前牙先天缺失伴骨缺损时，正畸排列其余牙齿位置，应用GBR技术完成水平骨增量同期植入种植体，二期根向复位瓣修复少量牙龈不足，获得满意临床效果。**材料与方法**：18岁女性患者，上颌左侧侧切牙先天缺失，中线偏左，前牙散在间隙，上颌左侧侧切牙区域骨量水平向不足。正畸1年后，上下颌牙列排齐，咬合关系良好。行种植一期手术，上颌左侧中切牙远中、尖牙近中做垂直切口，翻瓣，植入Ankylos®3.5mm×9.5mm种植体1颗，去皮质骨化，在颊侧骨缺损区域铺盖混合患者自体血的Bio-Oss®骨粉0.5g，缝线固定可吸收胶原膜，完成软组织无张力缝合。术后CBCT检查。术后1年，拆除正畸固定矫治器，见颊侧少量软组织缺损。根向复位瓣，解决软组织不足，2周行临时冠牙龈成形，2个月后取模完成最终修复。**结果**：修复完成半年复诊，牙冠良好，骨量稳定，牙龈稳定，角化龈充足。**结论**：上颌前牙区先天缺失，一般伴有中线倾斜，水平骨量不足，应用正畸种植联合修复，可以获得满意修复效果。

先天性牙齿缺失多见于上颌侧切牙以及下颌中切牙、侧切牙，上颌侧切牙的缺失一般会导致牙列中线向一侧倾斜，面型不对称。可以通过正畸方式来将牙列重新排列成正常咬合关系，对于缺失牙的修复，可以通过桥体修复，也可通知种植牙修复。种植牙是目前作为缺失牙修复的最好方式，不损伤邻牙，美学可预期。先天缺失牙齿位点，多数会造成骨量不足，可通过GBR、骨块移植、骨劈开等方式完成骨增量。种植修复时，骨量多少很重要，软组织量与形态也是种植最终是否成功的重要因素。本文通过研究1例上颌左侧侧切牙先天缺失，正畸与种植联合治疗，过程中完成水平骨增量以及牙龈的成形，探讨上颌美学区域的正畸种植修复治疗效果。

一、材料与方法

1. 病例简介 18岁女性患者，上颌左侧侧切牙先天缺失，中线偏左，前牙散在间隙，上颌右侧侧切牙为过小牙，呈扁锥形，近远中皆有1mm缝隙，上颌左侧尖牙近中向倾斜，上颌左侧尖牙近远中有1mm缝隙。后牙咬合关系良好，无深覆𬌗、深覆盖。患者全省健康状况良好，不抽烟，牙周健康。

2. 诊断 上颌牙列缺损；上颌左侧侧切牙先天缺失；上前牙稀疏；上颌右侧侧切牙过小牙。

3. 治疗计划 （1）通过正畸方法恢复正常牙列关系，预留上颌左侧侧切牙近远中空间；（2）种植修复上颌左侧侧切牙；（3）上颌右侧侧切牙贴面修复。

4. 治疗过程

（1）通过固定矫治器，正畸治疗1年后，牙列关系排列恢复到正常关系，上颌左侧侧切牙近远中空间约7mm。

（2）CBCT检查，上颌左侧侧切牙位点牙槽骨可用宽度约5mm，可用高度约19mm。

（3）阿替卡因盐酸肾上腺素（必兰）1.7mL局部浸润麻醉下，切开，翻瓣，植入Ankylos®3.5mm×11.5mm种植体1颗，同期GBR。上颌左侧侧切牙唇侧骨缺损处，覆盖0.25gBio-Oss®骨粉，覆盖Bio-Gide®25mm×25mm可吸收胶原膜，用缝线固定胶原膜，减张缝合。

（4）1年后拆除固定矫治器，口内见上颌左侧侧切牙位点牙龈水平向垂直向皆有少量不足。局麻下，水平偏腭侧切口，唇侧做垂直切口延伸至黏膜转折处，根向复位瓣，缝合。

（5）2周后，拆除缝线，取模制作临时冠，种植体相对邻牙为中央位置，因此临时冠颈部形态选择浅凹型。

（6）临时冠就位后，牙龈成形2个月时间，复诊，见牙龈稳定，上颌左侧侧切牙唇侧有点彩形成。

（7）制作个性化转移杆，取模，制作个性化基台，模型上扫描基台。

（8）基台试戴合适，15N·cm拧紧，遵循one abutment one time原则。

（9）设计最终修复体形态，切割emax瓷块，上釉，烧结，调𬌗。

（10）粘接emax冠，完成修复。

（11）材料：正畸用固定矫治器；Ankylos®种植体3.5mm×11.5mm 1颗；Bio-Oss®骨粉0.25g、Bio-Gide®可吸收胶原膜25mm×25mm。

二、结果

患者通过正畸治疗，将上颌左侧侧切牙位点近远中向保持在7mm左右，符合中国人上颌侧切牙平均值。上颌左侧侧切牙种植同期GBR术后唇侧骨量约3.3mm，1年后，正畸治疗结束，上颌左侧侧切牙位点唇侧骨量依然保持在3mm左右，GBR成骨效果理想。牙龈组织少量不足，造成垂直向不足的原因是GBR手术时，减张缝合，将角化龈冠向移位。行根向复位

瓣，2个月后牙龈稳定充足。修复完成半年后复诊，软硬组织量充足并稳定，效果理想。

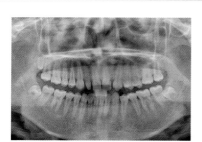
图1 术前全景

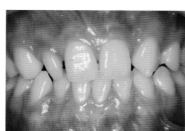
图2 口内正面像

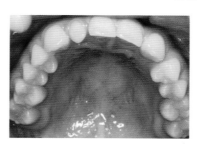
图3 口内殆面像

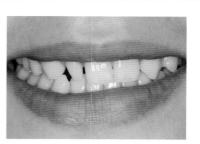
图4 正面像可见中线明显倾斜

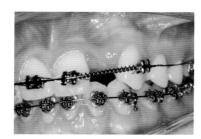
图5 正畸1年后牙齿关系基本协调

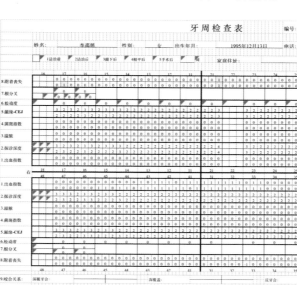
图6 种植前牙周检查表

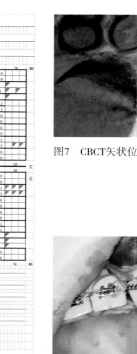
图7 CBCT矢状位

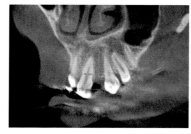
图8 CBCT冠状位

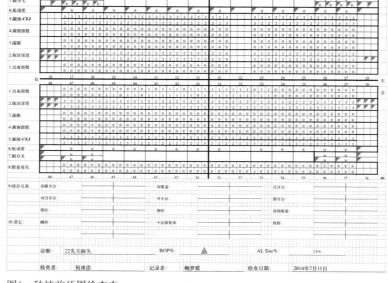
图9 植入Ankylos®3.5mm×11.5mm种植体1颗

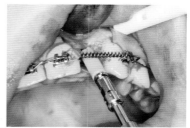

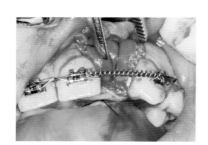
图10 同期GBR

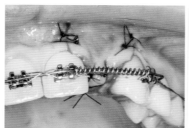
图11 减张缝合

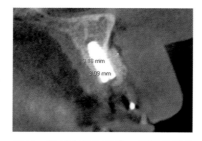
图12 种植术后矢状位，唇侧骨量约3mm

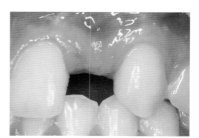
图13 种植术后1年拆除固定矫治器，见上颌左侧切牙牙龈垂直向、水平向皆有少量不足

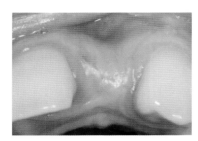

图14　殆面像

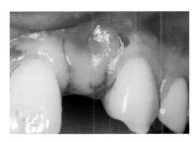

图15　保留牙龈乳头，偏腭侧水平切口，垂直切口延伸至黏膜转折处

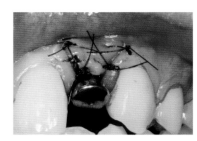

图16　根向复位瓣，缝合

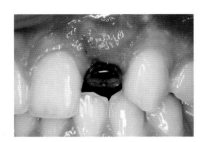

图17　2周后，上颌左侧侧切牙牙龈组织丰满（唇面像）

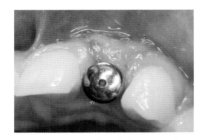

图18　2周后，上颌左侧侧切牙牙龈组织丰满（殆面像）

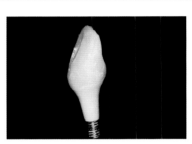

图19　Ankylos®临时基台颈部形态为浅凹型

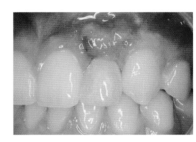

图20　临时冠戴入（唇面像）

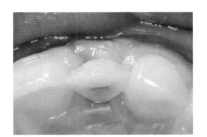

图21　临时冠戴入（殆面像）

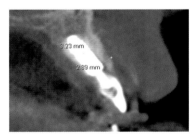

图22　临时冠戴入CBCT显示上颌左侧侧切牙唇侧骨板稳定约3mm

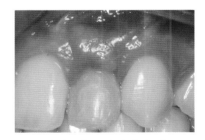

图23　临时冠戴入2个月后唇面像

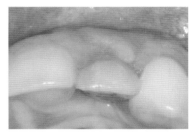

图24　临时冠戴入2个月后殆面像

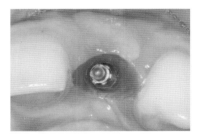

图25　取下临时冠，可见形态良好的牙龈袖口

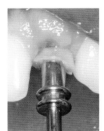
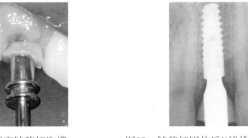

图26　个性化开窗转移杆取模

图27　转移杆固位后X线检查就位情况

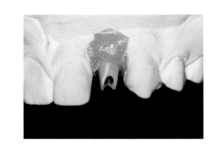

图28　模型上检查修复基台

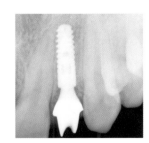

图29　基台就位后，X线片检查无误

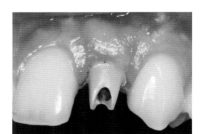

图30　基台就位后唇面像

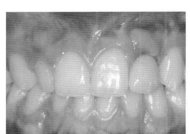

图31　牙冠粘接完成正面像

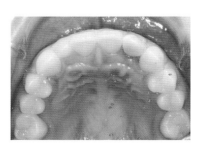

图32　牙冠粘接完成殆面像

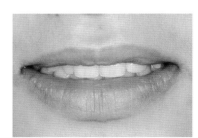

图33　修复完成口部正面像

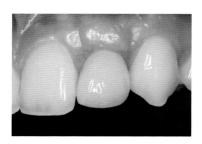 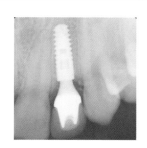 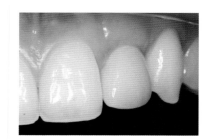 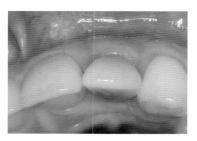

图34 半年后复诊，软硬组织稳定　　图35 X线片　　　　图36 唇面像　　　　图37 牙合面像

三、讨论

1. **骨量不足**　上颌前牙区骨量不足一般以水平向骨量不足为多见，对于此类骨量不足，临床常用的有GBR和骨块移植。此病例中，水平向骨量约5mm，GBR成功率高，当然亦可行骨块移植，但是骨块移植相对创伤大，综合考虑，选择GBR，最终达到约3mm颊侧稳定骨量。

2. **软组织不足**　此病例中，软组织少量不足，水平向主要由于GBR术后骨粉少量吸收造成的；垂直向不足，可见膜龈联合明显冠向移位，此现象源于GBR术后减张缝合将角化龈冠向移位以无张力关闭伤口。对于软组织不足，可通过转瓣、移植瓣、根向复位瓣来解决，转瓣和移植瓣可以解决水平向不足，但是无法还原膜龈联合位置与邻牙协调。根向复位瓣，操作简单，术后水平向和垂直向不足问题皆得以解决。此病例不足是，缝线选用4-0，造成对位不佳，创口明显，近远中两个切口需要约2年时间才可完全恢复一致。应该选用6-0美容线，可对牙龈缝合效果更佳。

参考文献

[1] 郭苏伟,赵保东,刘凤芝,郭力强,肖菲,冯爱菊.平台转换技术对上颌前牙区单枚种植修复影响的临床观察中国口腔种植学杂志.成都:卫生部口腔种植科技中心,2011年02期.
[2] 汤春波.种植体–基台连接结构的有限元分析及计算机研磨基台的设计研究.南京医科大学,口腔医学,博士论文,2009年5月1日.
[3] 郑军,赵保东,李宁毅,王艳辉.前牙美学区即刻种植的临床疗效观察.山东医药.济南:山东卫生报刊社,2007年07期.
[4] 郑刚,刘希云.种植术后软组织瓣早期裂开或穿孔的原因初探及处理.牙体牙髓牙周病学杂志.西安:第四军医大口腔医学院,2010年02期.
[5] 张强.不同骨质中平台转换种植体植入深度对种植体周围骨应力的影响.山西医科大学硕士论文,2013.

陈宁教授点评

这是1例上颌前牙先天缺失伴骨缺损的病例，首先正畸排列其余牙齿位置，再应用GBR技术完成骨增量同期植入种植体，二期根向复位瓣修复少量牙龈不足，并采用临时冠牙龈成形，最终获得满意临床效果。文章整体表现出作者诊断正确，治疗计划全面，设计合理，治疗规范。多种种植治疗技术联合应用，达到了理想的美学效果，值得一读和推广应用。

一段式细颈种植体美学修复前牙小间隙缺损

朱桂莲　杭州口腔医院种植中心

摘要

目的：探讨前牙区小间隙的牙缺损，用一段式细颈种植体修复的临床效果及意义。**材料与方法**：18岁女性患者，上颌2颗侧切牙先天缺失。已经历并完成正畸治疗。两侧切牙近远中间隙偏小，唇侧丰满度欠佳，CBCT检查上颌两中切牙之间有1颗低位埋伏多生牙未拔除。因多生牙关系，两中切牙根尖向远中倾斜，而两尖牙根尖向近中倾斜，致缺牙区牙槽嵴在根尖位置近远中径严重狭窄，最窄处仅3.8mm左右。患者拒绝拔除埋伏牙，拒绝再次正畸治疗，要求种植美容修复，并且要求尽量简单操作，减少就诊次数，减小手术反应。针对患者情况，术前制订一段式细颈种植体种植修复方案，患者同意。外科手术时备洞至1.8mm，应用骨挤压技术尽量使唇侧膨隆。术后X线片显示种植体植入路径符合要求。术后当时适量调磨口内基台，即刻椅旁树脂临时冠修复。术后拆线，患者反馈感觉良好，无不适反应。为得到良好的牙龈曲线，最后修复前复诊一次调整临时冠形态。术后约4个月，牙龈形态基本达到要求，应患者要求完成永久修复，定期随访。**结果**：X线片显示植体植入位置良好，临时冠牙龈诱导较成功，修复过程及修复体效果患者满意。修复后随访，美学效果稳定。**结论**：对于前牙区明显小于正常间隙、不能植入常规直径种植体，或者植入常规直径种植体条件非常差而咬合力又较小的情况下，可选择一段式细颈种植体美学修复，不但大大简化治疗过程，减少患者就诊时间，减少治疗不适，降低治疗费用，并且治疗效果良好，美学效果稳定。

种植牙的成功需要足够的三维骨量，足够的种植三维空间。在小间隙种植容易损伤邻牙，造成牙槽骨吸收，也很难获得较好的美学效果。一般对于间隙过小（<5.5mm）的缺失牙间隙，临床常规正畸治疗扩大间隙后再行种植修复，或采用活动义齿和固定桥修复。但在咬合力较小的前牙区，余牙牙列整齐、咬合关系良好的情况下，采用三维空间要求相对较小的一段式细颈种植体修复缺失牙，不失为一种简单方便并且美学效果令人满意的修复方法。本病例中，患者缺牙间隙偏小，尤其牙槽嵴内邻牙间距过窄，无法用常规种植体修复，故设计使用一段式细颈种植体修复上颌缺失侧切牙，大大缩短了疗程，减小了创伤，并且获得了稳定、良好的美学效果。

一、材料与方法

1. 病例简介　18岁女性患者，上颌2颗侧切牙先天缺失，已完成正畸治疗1年余。牙列整齐，余牙咬合关系正常。缺牙区近远中径略偏小，牙槽嵴唇侧有少量凹陷，薄龈型，低笑线，高风险病例。CBCT显示，上颌两中切牙之间有1低位多生牙，两中切牙根尖向远中倾斜，两尖牙根尖向近中倾斜，造成缺牙区在牙槽嵴内根尖位置特别狭窄，在根尖最窄处近远中径仅4mm左右，牙槽嵴唇舌径最窄处约5.5mm。患者已经历过拔牙、正畸治疗，加上日常课业繁重，拒绝拔除多生牙，拒绝再次正畸治疗。要求尽量简化手术过程，减少创伤，减少就诊次数，治疗不影响日常生活。查体，患者口腔卫生及牙周健康状况良好，局部牙面上有粘过正畸托槽痕迹，否认全身及局部禁忌证。

2. 诊断　上颌牙列缺损。

3. 治疗计划　一段式细颈种植体种植修复上颌缺失侧切牙。

4. 治疗过程

（1）外科过程：术前根据患者研究模型、CBCT，设计种植路径，确定种植体直径、植入长度，及颈部位置。手术在盐酸阿替卡因局部浸润麻醉下进行。在上颌右侧侧切牙、上颌左侧侧切牙牙槽嵴顶横切口，松弛邻牙牙龈，不翻瓣以减少术后牙龈萎缩，避免瘢痕生成。按照术前三维设计在缺牙区常规级差预备种植窝，预备时尽量将骨向唇侧挤压，预备至1.8mm，植入Osstem MiNi s2.5mm×10mm一段式细颈种植体1颗，两侧植入种植体一样。种植时注意方向和深度，避免损伤邻牙，种植体牙颈部缩窄部位在牙槽嵴顶以下0.5~1.0mm。初始稳定性30N·cm，近远中龈乳头对位缝合。本病例中为尽量避免牙龈萎缩，缝线采用4-0一段式缝线，术后1周拆线。术后X线片确认植入路径符合预期。术后口服抗生素3天，同时使用西吡氯铵含漱液漱口1周。术后1周拆线时，患者反映几乎无不适反应。术区伤口无明显红肿，愈合良好。

（2）修复过程：为保证良好的种植体植入位置，保证种植体颈部缩窄处在牙槽嵴内的深度，手术后发现种植体口内基台与对颌牙间修复空隙过小。术后即刻椅旁适量调磨基台，以获得足够修复空间，同时制作树脂临时牙。为减少患者不适，临时牙唇侧不紧压牙龈。舌侧调殆，确保在任何咬合关系时与对颌牙无接触。Fuji I玻璃离子粘接剂粘接临时冠，硬固后去除多余粘接剂，并拍X线片验证没有残余粘接剂。术后3个月左右，重新修整树脂牙，以达到更好的牙龈形态。术后16周左右，基本达到与邻牙协调的龈缘曲线，完成永久修复。修复时不但制取种植体水平印模，并且在充分排龈

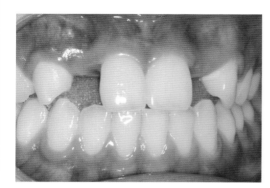
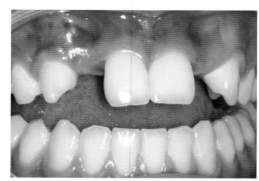
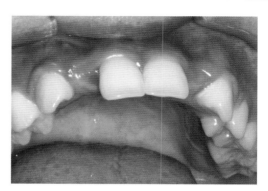

图1　术前口内咬合像　　　　　　　图2　术前口内开殆像　　　　　　　图3　术前口内殆面像

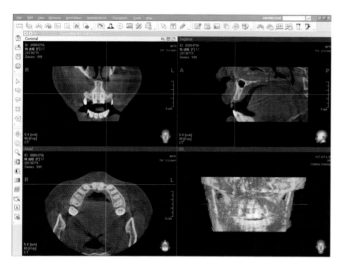
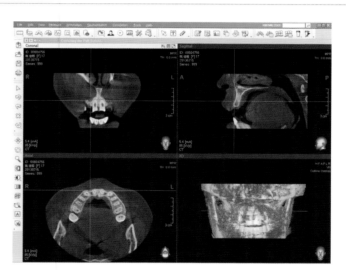

图4、图5　术前CBCT显示缺牙区牙槽骨情况

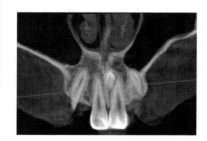
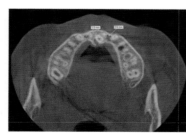
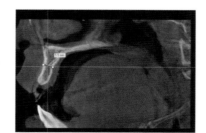
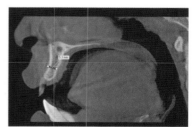

图6　术前CBCT显示上颌两中切牙间根尖处埋伏多生牙　图7　术前CBCT显示缺牙区根尖处近远中径极度狭窄　图8　术前CBCT显示上颌右侧侧切牙缺牙区牙槽骨唇腭向宽度仅5.5mm　图9　术前CBCT显示上颌左侧侧切牙缺牙区牙槽骨唇腭向宽度仅5.3mm

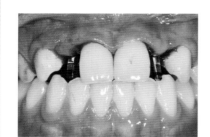
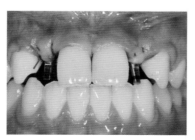
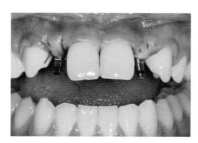
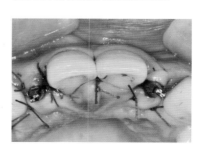

图10　术中口内咬合像　图11　术后口内咬合像，口内基台与对颌牙间空间较小　图12　术后口内开殆像　图13　术后口内殆面像

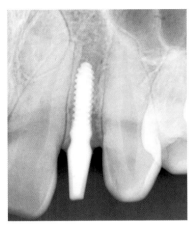
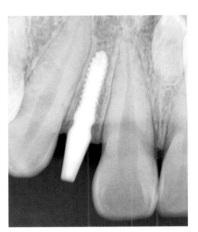

图14、图15　术后X线片确认种植体植入路径良好

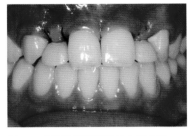

图16　术后即刻修复后口内咬合像

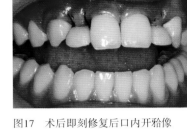

图17　术后即刻修复后口内开殆像

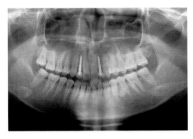

图18　临时冠粘固后，全景曲面断层片确认没有残余粘接剂滞留

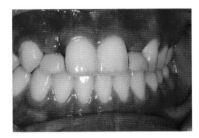

图19　1周后拆线时口内咬合像，伤口愈合良好

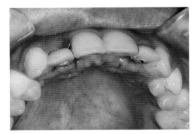

图20　拆线时口内殆面像

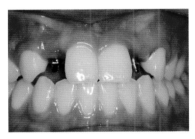

图21　术后约3个月复诊时口内咬合像，牙龈无红肿，但形态尚欠佳

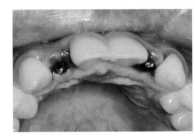

图22　术后约3个月复诊时口内殆面像

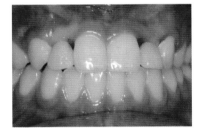

图23　术后约3个月复诊时重新修整临时牙

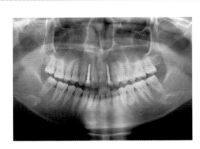

图24　术后约3个月复诊时临时牙粘固后全景曲面断层片，显示种植体周围无明显骨吸收，骨结合良好，粘接剂无滞留

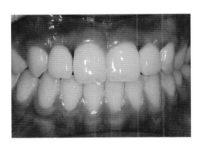

图25　术后4个月最终修复完成时口内咬合像

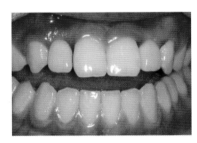

图26　最终修复完成时口内开殆像

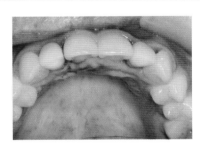

图27　最终修复完成时口内殆面像

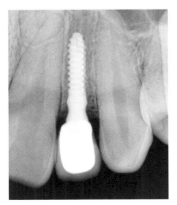
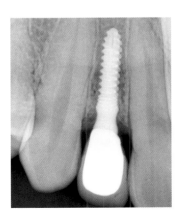

图28、图29　最终修复完成时X线片，无粘接剂滞留

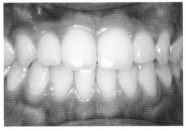

图30　术后2年复查时口内咬合像，美学效果稳定，牙龈更自然

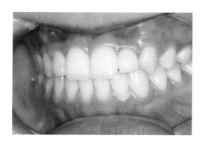

图31 术后2年复查时口内咬合侧面像

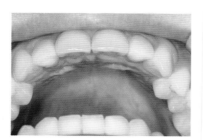

图32 术后2年复查时口内殆面像，显示唇侧丰满度似乎比戴牙时有好转，可能为最终修复冠对牙龈塑形的功劳

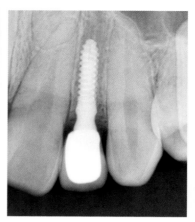

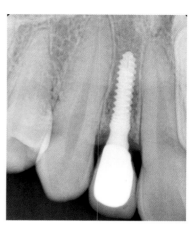

图33、图34 术后2年复查时X线片，显示种植体稳定，周围未见明显牙槽骨吸收

后，制取基台水平印模，印模要求取到完整清晰的颈部缩窄部分上缘。最终修复体红白美学基本符合要求，美学效果患者满意。

（3）随访：最终修复完成后1年、2年复查，种植体周围牙槽骨无明显吸收，种植牙美学效果稳定，龈缘曲线更自然，唇侧丰满度有增加。

二、结果

X线片显示植体植入位置良好，临时冠牙龈诱导较成功，修复过程及修复体效果患者满意。修复后随访，美学效果稳定。

前牙区小间隙缺牙采用一段式细颈种植体修复可大大简化治疗，并取得稳定可靠的修复效果。本病例中微创式治疗减少患者不适，缩短疗程，大幅度提升了患者满意度。

三、讨论

治疗的成功，不仅在于病痛本身的解除或减少，同时应关注在此过程

中，患者的舒适度、满意度。在本病例中，患者是功课紧张的学生，并且已经历痛苦的拔牙和冗长繁复的正畸过程，就诊时拒绝再次拔牙和正畸治疗，要求治疗修复过程舒适无痛，不影响日常生活。针对患者要求和缺牙区牙槽嵴窄、咬合力小的特点，制订一段式细颈种植体修复的方案。在无法植入常规种植体的前牙小间隙，植入一段式细颈种植体修复，临床运用、效果已被大量文献报道和证实。细颈种植体对种植区三维要求相对宽容，其穿龈的细颈形态设计有助于种植体颈部保留尽可能多的骨质，保存足够的软组织，从而形成良好的牙冠、牙龈美学。但也因其操作空间小，故要求术者术前精密设计，术中术后严格谨慎操作。本病例中，患者采用一段式细颈种植体修复上颌侧切牙，简化了治疗，美学效果也令人满意。

本病例在修复时，为获得良好牙龈形态，修改了1次临时冠，取得较好牙龈塑形效果。

但唇侧丰满度仍有欠缺。考虑若实行唇侧GBR或牙龈软组织移植术，最后修复时的美观效果或能再少些遗憾。

参考文献

[1] HebelKS,Gajjar R. Analomic basis for implant selection and positioning. Babbush CA. Dental implants. Philadelphia: W.B. Saunders Company,2001:85–103.

[2] Renouard F, Nisand D. Impact of implant length ang diameter on survival rates. Clin Oral Implants Res，2006，17（Suppl2）：35–51.

[3] KhouryF,Happe A. Soft tissue management in oral implantology : A review of surgical techniques for shaping an esthetic and functional peri–implant soft tissue structure.Quintessence Int, 2000, 31(7):483–499.

[4] 黄建生，赵建江，刘琼，等. 一段式小直径种植体在小缺牙间隙即刻修复种植的临床研究.华西口腔医学杂志，2010，28（4）：412–416.

顾亚军教授点评

前牙美学区小间隙缺失的种植修复一直是临床上处理比较困难的问题。一段式细颈种植体虽然在一定程度上可以解决一部分病例，但手术难度相对增加，包括如何避免邻牙损伤、如何获得理想的初始稳定性和最终美学效果。该病例作者充分利用了有限的三维空间，术中精确控制植体的三维位置，体现出精准的外科操作手法和良好的修复理念，最终获得了令人满意的美学效果。

但是一段式种植体因为无法调整基台方向，所以植入时要严格按照理想的修复方向植入种植体，这对缺牙区牙槽骨的唇腭向厚度提出较高要求，术前CBCT显得尤为重要。

上前牙显微GBR手术种植美学修复

杨柳[1] 张玉峰[2] 曹正国[1] 1.武汉大学口腔医院牙周科 2.武汉大学口腔医院种植科

摘要

目的：针对1例上颌前牙区单牙缺失伴软硬组织缺损的牙周炎患者的综合治疗，探讨显微GBR手术在上前牙种植美学修复中的效果。**材料与方法**：25岁女性患者，因前牙疼痛数日前来就诊，临床检查发现上颌左侧中切牙松动Ⅱ°，并唇向移位，近中深牙周袋，根尖片显示上颌左侧中切牙近中牙槽骨吸收至根尖，向患者介绍病情及治疗方案后，先行牙周系统治疗并拔除上颌左侧中切牙，3个月后，牙周状况稳定，患者选择采用种植义齿修复上颌左侧缺失牙，缺牙区唇侧凹陷，近远中径略大，殆龈距离正常，CBCT显示缺牙区牙槽骨及软组织重度缺损。鉴于缺牙区骨组织缺损严重，在种植术前采用显微GBR手术行骨增量，半年后行种植一期手术，再次行GBR并同期植入种植体，6个月后复诊，行二期手术。4周后取模行临时过渡义齿修复，6个月后牙龈塑形完成，个性化取模后完成最终修复。**结果**：患者牙周情况稳定，种植体稳定，修复体无松动，牙龈无红肿，龈乳头形态恢复良好，患者对修复效果满意。**结论**：前牙区因重度牙周炎导致唇侧骨板吸收明显，GBR技术与微创理念相结合应用为种植体提供了足够的骨量，在软组织处理上，临时过渡义齿的使用一定程度上改良了龈乳头形态，降低了前牙"黑三角"的严重度，提高了种植美学效果。

牙周炎是导致成人牙齿丧失的重要原因，而种植治疗是目前缺失牙齿治疗的首选方式之一。对前牙区重度牙周炎患者的种植治疗主要考虑以下两个方面：（1）牙周炎的控制。研究表明，牙周炎患者种植体的存留率更低，牙槽骨吸收更多，种植体周围炎发生率更高。规范的系统性牙周治疗和牙周维护可以为种植体提供长期稳定的牙周环境，是种植治疗的前提。（2）前牙区的美学修复。前牙因重度牙周炎而缺失会导致牙槽骨吸收严重，天然牙的软组织形态丧失，尤其是龈乳头形态的丧失为后续的美学修复带来了障碍。良好的美学效果包括红白美学两部分，红色美学的获得主要取决于骨量和软组织量是否充足。目前对于前牙区种植修复的骨增量方法有多种，如GBR、骨劈开术、Onlay植骨术等。本病例中采用显微GBR手术来增加术区骨量的方式避免了运用Onlay植骨等大创伤的术式，减少了患者的术后反应，缩短了手术时间同时也成功地解决了前牙区牙槽骨严重萎缩的问题。在软组织不足的处理上，目前主要有结缔组织瓣移植术来增加角化龈的宽度，本病例中由于患者拒绝该手术，故在本例中仅使用临时的过渡义齿来塑形种植体与邻牙之间的龈乳头，经多次调改使龈缘位置和邻牙一致，龈乳头形态最终达到满意效果。

一、材料与方法

1. 病例简介 25岁女性患者，初诊以"前牙疼痛数日余"为主诉前来我科就诊。否认全身系统疾病，无烟酒不良嗜好。口腔检查发现口腔卫生一般，牙石（+），菌斑少量。全口牙龈稍红肿，BOP60%。上颌左侧中切牙唇向移位，松动Ⅱ°，探诊出血，近中牙周袋深10mm，叩（++），冷（+），上颌左侧磨牙牙周袋3～10mm。根尖片显示上颌左侧中切牙近中牙槽骨吸收至根尖。患者缺牙位点的美学风险评估见表1。

2. 诊断 上颌左侧中切牙牙周牙髓联合病变；慢性牙周炎。

3. 治疗计划 （1）口腔卫生宣教；（2）牙周系统治疗；（3）拔除上颌左侧中切牙并择期行种植修复；（4）定期牙周维护。

4. 治疗过程

（1）第一阶段：牙周系统治疗 2014年2—5月。①X线片显示上颌左侧中切牙近中牙槽骨吸收至根尖，根尖明显暗影，告知患者预后极差，建议拔除，患者考虑暂不处理。牙周检查用Florida探针探诊。②龈上、龈下洁治。③刮治和根面平整：刮治中发现上颌左侧中切牙颊侧及近中牙槽骨吸收至根尖，告知患者预后极差，拔除上颌左侧中切牙，拔出后可见患牙根面凹陷，

表1 患者缺牙位点的美学风险评估表

美学风险因素	低	中	高
健康状态	健康，免疫功能正常		
吸烟习惯	不吸烟		
患者的美学期望值			高
唇线	低位		
牙龈生物型		中线弧形 中厚龈生物型	
牙冠形态	方圆形		
位点感染情况		慢性	
邻牙牙槽嵴高度		到接触点5.5～6.5mm	到接触点≥7mm
邻牙修复状态	无修复体		有修复体
缺牙间隙的宽度	单牙（≥7mm）		
软组织解剖	软组织完整		
牙槽嵴解剖		水平向骨缺损	垂直向骨缺损

择期行种植修复。④1个月后行左侧后牙区牙周翻瓣术。⑤3个月后复诊，Florida探诊记录牙周状况表，行牙周维护，牙周状况稳定。

（2）第二阶段：上颌左侧中切牙显微GBR植骨术。①3个月后，拔牙创愈合良好，牙龈颜色正常。术前CBCT检查，测量术区的骨量。②常规消毒，无菌操作下局部浸润麻醉。在显微镜辅助下，运用显微器械于缺牙区行牙槽嵴顶横行切口及两侧附加切口。翻开黏骨膜瓣，可见缺牙区有大量的肉芽组织，唇侧骨板凹陷伴有不规则的骨吸收，于显微镜下彻底清除肉芽组织后用球钻进行皮质骨备洞，后于骨板唇侧面植入Bio-Oss®骨粉，表面再覆盖Bio-Gide®生物膜，松弛唇侧黏膜，冠向复位，由于该患者唇系带比较短，在修整唇系带后，显微缝合，牙周塞治剂塞治。2周后拆线，伤口愈合良好。

（3）第三阶段：种植体植入并同期GBR。①显微GBR术后半年，缺失间隙近远中及殆龈距离正常，颊舌向宽度约8mm，邻牙无明显异常及倾斜，术前针对术后可能出现的牙龈退缩与患者商讨是否接受结缔组织瓣移植术来恢复软组织的量，但患者考虑手术创伤较大，拒绝此术式。拍摄CBCT，测量上颌左侧中切牙区牙槽骨宽度和高度后决定植入种植体并同期行二次GBR手术。②常规消毒，无菌操作下局部浸润麻醉。缺牙区行牙槽嵴顶横行切口及两侧附加切口。翻开黏骨膜瓣，发现唇侧骨板宽度较之前有明显的增加，牙槽骨宽约8mm，用小球钻为种植体植入位置定位，先锋钻定深，放置标示杆确定种植体的方向，方向无误后，用扩孔钻逐级预备种植窝洞，并行骨挤压术，攻丝钻成形窝洞螺纹，将一颗Straumann®3.3mm×12mm种植体用35N·cm植入窝洞中，上封闭螺丝，由于缺牙区垂直高度不足，于是在种植体周围及唇侧植入Bio-Oss®骨粉，上覆Bio-Gide®生物膜，松弛唇侧黏膜，冠向复位，严密缝合伤口。术后2周拆线，X线片显示种植体在牙槽骨内位置良好。

（4）第四阶段：二期手术。种植体植入半年后，行二期手术成形牙龈，更换愈合基台，术前拍摄X线片示种植体骨结合良好，二期术后2周拆线，上颌左侧中切牙唇侧丰满度良好。

（5）第五阶段：修复阶段。二期手术1个月后取模行过渡性临时义齿修复以诱导牙龈成形，7个月后应用个性化印模桩取最终印模，全瓷冠修复缺失牙。

（6）第六阶段：维护阶段。种植修复后2个月复查，拍摄上颌左侧中切牙根尖片，示修复体就位良好，种植体周骨密度良好，种植体颈部无明显的弧形吸收，Florida牙周探诊种植牙周围牙龈情况，无探诊出血，牙龈颜色正常，龈缘无明显退缩。

二、结果

种植体植入后愈合良好，无松动，咬合关系良好，牙龈无红肿、压痛，牙龈颜色正常，探诊无出血，牙周状况，种植体周围未见明显的牙槽骨吸收。根据Fürhauser等的种植体红色美学分值（pink esthetic score，PES）和Belser等提出的白色美学分值（white esthetic score，WES）对种植体修复后的软组织和修复体的美学结果进行评估，最终评估的PES指数总分为13分（满分为14分），WES指数总分为7分（满分为10分）。

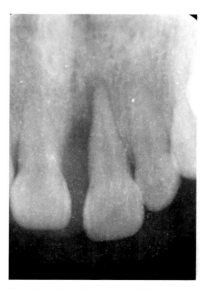

图1 初诊根尖片：显示上颌左侧中切牙近中牙槽骨吸收至根尖，根尖有明显暗影

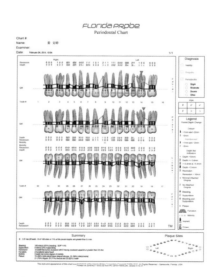

图2 初诊Florida牙周探针探诊，示上颌左侧中切牙、第二前磨牙、第一磨牙存在深牙周袋

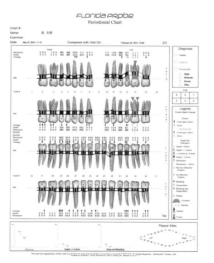

图3 牙周系统治疗完成后Florida牙周探针探诊，已拔除上颌左侧中切牙，第二前磨牙、第一磨牙深牙周袋降至4mm以下

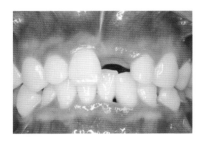

图4　显微GBR术前口内正面像，示拔牙创愈合良好，牙龈颜色正常，殆龈距离正常

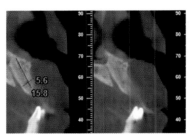

图5　显微GBR术前CBCT测量显示上颌左侧中切牙牙槽嵴顶宽度约为5.6mm，高15.6mm，牙槽嵴宽度不足

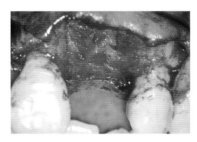

图6　显微GBR手术翻开黏骨膜瓣，可见大量肉芽组织

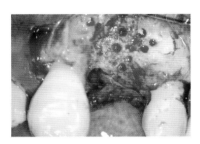

图7　显微镜下用球钻进行唇侧骨板皮质骨备洞

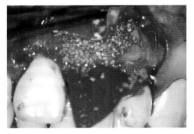

图8　在唇侧植入Bio-Oss®骨粉，上覆Bio-Gide®生物膜

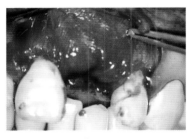

图9　将Bio-Gide®生物膜完全覆盖Bio-Oss®骨粉，冠向复位

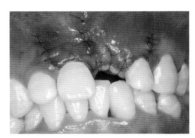

图10　显微严密缝合伤口

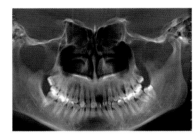

图11　种植体植入术术前曲面断层片，示上颌左侧中切牙牙槽骨有明显增量

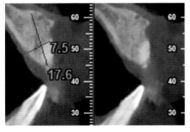

图12　种植体植入术术前CBCT显示上颌左侧中切牙牙槽嵴顶宽度约为7.5mm，高17.6mm

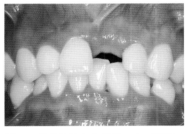

图13　种植体植入术术前口内正面像

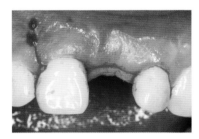

图14　种植体植入术切口

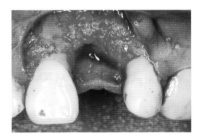

图15　翻开黏骨膜，可见唇侧骨板仍有吸收，但唇侧骨板宽度较显微GBR术前有明显增加

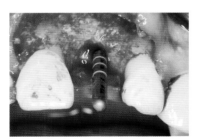

图16　标示杆确定种植体方向

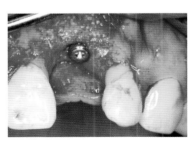

图17　植体植入后上覆盖螺丝

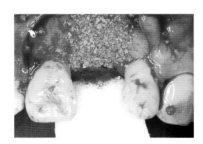

图18　在唇侧及种植体周围植入Bio-Oss®骨粉，行二次植骨

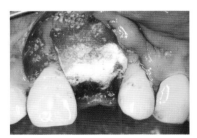

图19　覆盖生物膜

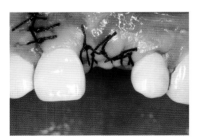

图20　严密缝合伤口

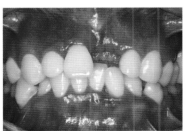

图21　种植术后2周拆线，伤口愈合良好

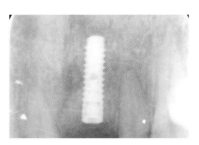

图22　种植体植入后2周X线片显示种植体周围牙槽骨密度良好

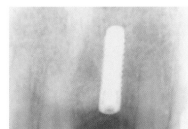

图23　种植体植入后半年显示种植体周围牙槽骨密度良好

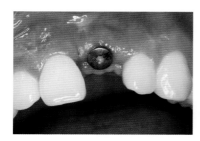

图24　种植二期手术拆线后殆面像

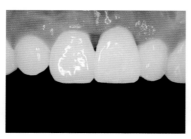

图25　二期手术1个月后佩戴过渡性临时义齿唇面像，可见上颌中切牙之间"黑三角"明显，上颌左侧中切牙近中龈乳头缺失

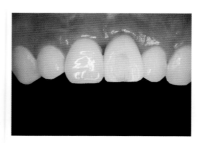

图26　过渡性临时义齿佩戴4个月时的口内正面像

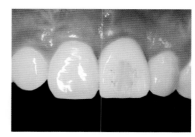

图27　过渡性临时义齿佩戴5个月后的唇面像

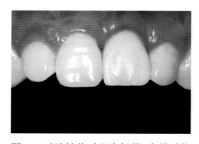

图28　过渡性临时义齿佩戴6个月后的唇面像，显示上颌中切牙之间的"黑三角"缩小

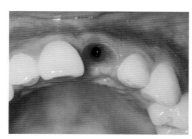

图29　殆面像，示良好的穿龈轮廓

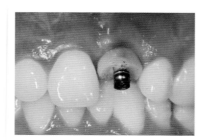

图30　制作个性化转移杆正面像

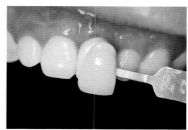

图31　永久修复体比色

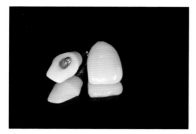

图32　全瓷冠口外影像

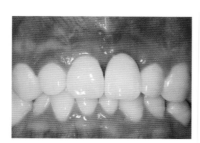

图33　永久修复当天戴牙咬合正面像

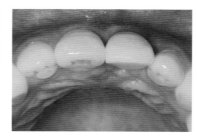

图34　永久修复当天戴牙殆面像

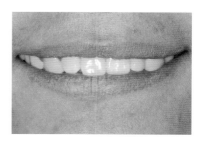

图35　最终修复后正面微笑像显示牙冠色泽形态良好，与邻牙协调，美学效果良好

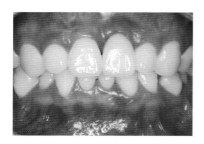

图36　戴牙后3个月的口内正面像

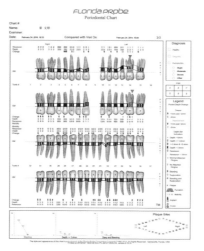

图37　戴牙3个月后Florida牙周探诊，示，牙周状况稳定，无深袋

三、讨论

上颌前牙美学区的种植治疗是一个高级而复杂的程序，患者对其修复后的美学效果要求较高，种植体的成功不仅包括成功地获得长期稳定的骨结合，还包括稳定的美学效果。对于美学区的种植，主要考虑以下几个方面：术前评估，风险评估，术区软硬组织缺损情况，邻牙情况，种植体植入的三维位点，种植体的选择，过渡临时义齿的牙龈诱导，个性化印模，基台的选择，修复体的制作等。以下将从4个方面对本病例进行讨论。

1. 牙周炎患者种植修复　与健康人相比，患有慢性牙周炎的患者种植体周围黏膜炎和种植体围炎的发生率要高于健康人，且有文献报道牙周炎患者种植体远期成功率要低于健康人，牙周高易感性、进展性牙周病美学风险因素也增大。因此，对于牙周炎患者而言，在术前行规范系统的牙周治疗，定期牙周维护对于种植体的长期稳定性有着重要的意义。本病例中，患者上颌左侧中切牙近中牙周袋深10mm，松动II°，唇向移位，且有明显的叩痛，根尖片显示牙槽骨吸收至根尖，经过评估后判定该牙预后极差，无保留价值，建议拔除。除此之外，患者左侧上颌后牙区也存在深牙周袋，因此，在整体评估后，先行规范的系统性牙周治疗，待牙周状况稳定后再修复上颌左侧中切牙，这对后期种植修复的稳定及美学效果有着重要的意义。

2. 显微手术 本病例在行第一次GBR时使用了显微镜及显微器械，与传统手术相比，在显微镜下操作有以下几个特点：（1）清晰明亮的视觉；（2）可视化操作；（3）符合人体工程学；（4）可更好地实现手术中的合作。显微手术在前牙美学区的应用，其对软组织的损伤小，更大程度地保存软组织，清晰的视野可以达到彻底的清创，显微缝合对组织损伤小，更加精准，且术后组织愈合更好，炎症较轻。

3. GBR骨增量 对于患有牙周炎的患者，因牙周病导致失牙的区域其唇侧和邻面的牙槽嵴高度均会降低，且唇侧骨板的吸收比舌侧明显，宽度吸收可达60%，高度吸收可达40%，通常牙槽嵴吸收成刃状，导致缺牙区的骨量不足。在这种情况下，需要种植医生附加各种骨增量技术来恢复牙槽骨的厚度及宽度，从而保证种植体周围有足够的骨组织。目前，骨增量技术主要有GBR术、骨劈开、Onlay植骨术等。在本病例中，患者拒绝使用Onlay植骨术等创伤较大的方法，接受了GBR术。拔牙后3个月发现唇侧骨板严重不足，若直接植入植体并同期GBR，初始稳定性得不到保证，因此选择在种植术前行显微GBR术。显微GBR术后半年可见术区牙槽骨宽度明显增加，但唇侧骨板仍有所凹陷，垂直高度略有不足，因此决定在种植术同期行二次GBR以保证植入种植体后唇侧骨板的厚度至少有1mm，从而为后期的美学效果提供了保障。

4. 牙龈诱导成形 由于该患者为低位笑线，微笑及大笑时均不会露出上颌前牙牙龈，所以在种植修复后发现上颌左侧中切牙牙龈顶点略高于上颌右侧中切牙，患者表示可以接受。

美学区种植需同时考虑红白美学。文献报道发现邻面牙槽嵴顶点至邻面接触点之间的距离是影响牙龈乳头形态的一个重要因素，当接触点至牙槽嵴顶的距离≤5mm时，龈乳头将100%充盈，若为6mm，则只有56%；若为7mm，则只有27%。种植体周围软组织的成形主要包括愈合帽成形和过渡义齿成形，愈合帽成形操作简便，然而对于上颌前牙美学区而言，其美学效果不如临时过渡义齿。临时过渡义齿不仅起到美学上的缓解作用，还可以获得良好的穿龈轮廓和过渡带形态，本病例中佩戴过渡性临时义齿7个月，种植体周围的黏膜趋于稳定和成熟，并通过2次调改过渡性临时义齿与邻牙的接触点，逐步建立理想的修复体形态，对最终的修复体外形具有诊断价值。

参考文献

[1] 宿玉成. 种植外科中的软组织处理及其美学效果.中华口腔医学杂志,2006, 41(3):148–150.

[2] 宿玉成, 戈怡, 耿威. 牙种植的美学风险因素与对策.中国实用口腔科杂志, 2009, 2(11)：650–653.

[3] Roccuzzo M. Ten-year results of a three arms prospective cohort study on implants in periodontally compromised patients. Part 2: clinical results. Clinical Oral Implants Research, 2012, 23(4):p. 389–395.

[4] Dierens M, de Bruecker E, Vandeweghe S, et al. Alterations in soft tissue levels and aesthetics over a 16–22 year period following single implant treatment in periodontally–healthy patients: a retrospective case series.J Clin Petiodontol, 2013,40（3）:311–318.

[5] Fürhauser R , Florescu D, Benesch T, et al. Evaluation of soft tissue around single–tooth implant crowns: the pink esthetic score.Clin Oral Implants Res, 2005, 16(6)：639–644.

[6] Chrcanovic BR. A History of Periodontitis Suggests a Higher Risk for Implant Loss. Journal of Evidence Based Dental Practice, 2015, 15(4): p. 185–186.

[7] Chrcanovic BR, T Albrektsson, A Wennerberg. Periodontally compromised vs. periodontally healthy patients and dental implants: A systematic review and meta–analysis. Journal of Dentistry, 2014. 42(12): p. 1509–1527.

[8] Fürhauser R. Evaluation of soft tissue around single–tooth implant crowns: the pink esthetic score. Clinical Oral Implants Research, 2005, 16(6): p. 639–644.

施斌教授点评

上颌前牙美学区的种植治疗是一个高级而复杂的程序，成功的种植修复体不仅包括获得长期稳定的骨结合，还包括稳定的美学效果。对于美学区的种植，其治疗过程包括：术前评估，风险评估，术区软硬组织缺损情况，邻牙情况，种植体植入的三维位点，种植体的选择，过渡临时义齿的牙龈诱导，个性化印模，基台的选择，修复体的制作等。本病例为牙周炎患者，在术前行规范系统的牙周治疗，修复后需定期牙周维护；GBR骨增量能恢复牙槽骨的厚度及宽度，从而保证种植体周围有足够的骨组织。美学区种植需同时考虑红白美学。临时过渡义齿不仅起到美学上的缓解作用，还可以获得良好的穿龈轮廓和过渡带形态，本病例中佩戴过渡性临时义齿7个月，种植体周围的黏膜趋于稳定和成熟，并通过2次调改过渡性临时义齿与邻牙的接触点，逐步建立理想的修复体形态，对最终的修复体外形具有诊断价值。

骨劈开术联合GBR同期植入种植体后CAD/CAM个性化全瓷修复在上颌前牙美学修复中的应用

赵鹏　周弘　吴东　刘华杰　郑州大学口腔医学院

摘要

目的：本文通过回顾1病例探讨骨劈开术联合GBR同期植入种植体后CAD/CAM个性化全瓷修复在上颌前牙美学修复中的治疗效果。**材料与方法：**选取上颌前牙美学区牙槽嵴宽度不足且高度充足的病例1例，术中从牙槽嵴顶偏腭侧切开，翻全厚瓣，超声骨刀切开唇侧骨皮质，专用骨劈开工具完成骨劈开，专用骨扩张工具配合相应成型钻逐级预备种植窝，植入Ankylos®3.5mm×14mm种植体，安放覆盖螺丝，唇侧植入Bio-Oss® Collagen，种植体与唇侧骨板间隙填入Bio-Oss®，覆盖Bio-Gide®生物膜，严密缝合，术后6个月CBCT复查并二期手术，戴临时冠行牙龈塑形，3个月后行个性化取模行Ti Base +CAD/CAM个性化全瓷基台全瓷冠完成永久修复，3个月后复查，观察种植体周围牙槽骨的变化并评估种植体周围牙龈的变化。**结果：**种植体周围骨结合良好，骨劈开联合GBR技术可诱导骨组织再生，成骨效果理想，牙槽嵴宽度及丰满度增加，牙槽突外形明显改善，"根样突起"恢复明显，临时冠塑形后，牙龈形态恢复良好，颜色健康，最终修复体取得良好的美学效果，3个月后复查种植体周围牙槽骨无明显变化，种植体周围牙龈的美学效果进一步提升。**结论：**在上颌牙槽嵴宽度不足且有足够垂直骨量时，应用骨劈开术联合GBR同期植入种植体后，有效地增加牙槽嵴宽度，成骨效果理想，特别是牙槽突丰满度恢复效果良好，并且种植体能够与周围骨形成良好的骨结合。戴用临时冠对牙龈组织有效塑形，最后采用CAD/CAM个性化全瓷基台全瓷冠完成修复，种植体周围牙龈形态丰满自然，颜色健康，在上颌前牙获得了理想的美学效果。

牙齿缺失后牙槽窝在生理性愈合过程中必然发生形态变化，牙槽骨的吸收是不可避免的，并且会持续性进行。Lekovic等研究发现拔牙术后6个月，平均水平向骨吸收约4.4mm，垂直向骨吸收约1.2mm，表现为高度和宽度吸收萎缩相互重叠的过程。因此，对于上颌前牙区的种植，牙槽骨在水平向的重建会导致牙槽嵴唇舌向宽度的不足。

此种上颌前牙缺失后导致的牙槽嵴的吸收，出现牙槽嵴唇舌向宽度不足，会对上颌前牙的种植治疗造成困难。前牙美学区的骨增量技术包括有GBR、骨挤压、骨劈开、Onlay植骨、牵张成骨等，这些方法各有优缺点。其中骨劈开技术可以有效地增加牙槽嵴的宽度，更大限度地恢复唇侧牙槽突的突度，接近天然牙的"根样突起"，最终增加软组织的美学效果。

本病例中，患者即为牙槽骨宽度不足而垂直高度足够，术中采用骨劈开技术配合骨扩张工具联合GBR，完成骨增量，植入种植体，骨结合后二期手术，螺丝固位临时冠塑形牙龈形态，最后采用个性化取模行Ti Base +CAD/CAM个性化全瓷基台全瓷冠完成永久修复，CAD/CAM个性化全瓷基台与牙龈袖口形态完美吻合。修复后3个月复查，种植体周围牙龈形态丰满自然，颜色健康，在上颌前牙获得了理想的美学效果。

一、材料与方法

1. 病例简介　24岁男性患者，主诉：上前牙缺失1年，要求修复治疗。现病史：1年前因外伤致上前牙缺失，一直未治疗，现要求修复缺失牙。

无种植手术全身禁忌证。口腔检查：上颌左侧中切牙缺失，唇侧有明显凹陷，上颌左侧中切牙近远中间隙略大于上颌右侧中切牙约1mm，上颌右侧中切牙唇倾伴近中扭转，下颌双侧中切牙均唇倾，I度深覆𬌗，中位笑线，中厚龈生物型，局部黏膜无红肿，口腔卫生一般，牙周健康，吸烟3~5根/天，牙面有少许烟渍和大面积白垩色斑块。CBCT示：上颌左侧中切牙牙位处牙槽嵴高度约16mm，牙槽嵴顶宽度约4.7mm。结合患者基本情况及主观意愿，参照国际口腔种植学会（ITI）口腔种植临床指南——美学区种植治疗的缺牙位点的美学风险评估表评估为中度美学风险。

2. 诊断　牙列缺损。

3. 治疗计划　手术拟采用超声骨刀行骨劈开术，同期植入Ankylos®3.5mm×14mm种植体，填入Bio-Oss® Collagen+Bio-Oss®，覆盖Bio-Gide®生物膜，计划术后6个月行二期手术，拟二期手术后2周行螺丝固位临时冠修复，整塑牙龈外形，戴用临时冠3个月后个性化取模行Ti Base +CAD/CAM个性化全瓷基台全瓷冠完成永久修复。

4. 治疗过程

（1）初诊：完成口内检查及影像检查，完成相关的术前检查。

（2）种植手术：常规消毒铺巾后，必兰局部浸润麻醉，于上颌左侧中切牙牙槽嵴顶正中稍偏腭侧1mm处做横切口，在唇侧做前庭沟向附加切口后向唇侧剥离全厚黏骨膜瓣至黏膜转折处，向舌侧剥离全厚黏骨膜瓣约3mm，可见牙槽嵴垂直高度尚可，牙槽嵴顶处宽度＜5mm，唇侧有明显凹陷。大球钻修整骨面，去掉骨尖及刃状骨嵴，先锋钻初步预备，利用超声骨刀做近远中向水平切口，深度约8mm，之后用超声骨刀于唇侧做𬌗龈向的垂直切口，切透骨皮质全层，达骨松质。使用Straumann®公司的专用骨劈开工具完成骨劈开，完成后用先锋钻在劈开形成的骨板间隙内，按所需的角度、方向和深度制备洞形，利用韩国MCT公司的螺旋骨挤压器逐级挤压，配合使用Ankylos®相应的成型钻完成种植体窝洞的制备，植入Ankylos®3.5mm×14mm，初始稳定性良好，种植体植入后将唇侧骨瓣适当塑形复位，在唇侧骨板之间的间隙内充填Bio-Oss®，于唇侧缺损处填入Bio-Oss®Collagen，覆盖Bio-Gide®生物膜，于黏膜瓣基底部行松弛切口，减张严密缝合，局部注射地塞米松磷酸钠注射液1mL。术后静脉点滴抗生素5天，10天后拆线。

（3）二期手术：种植术后6个月完成CBCT复查，种植体骨结合良好，牙槽嵴宽度增加明显，采用小"U"形切口，取出覆盖螺丝，换愈合帽，将部分牙龈组织推至唇侧，增加唇侧软组织量，唇侧牙槽突外形良好，"根样突起"恢复良好，伤口无明显创伤，嘱2周后复查制作临时冠。

（4）戴用临时冠：二期手术2周后，用Osstell ISQ测量种植体骨结合情况，ISQ为75，取模型，2周后戴螺丝固位临时冠，螺丝孔用树脂充填，整塑牙龈外形，拍根尖放射线片，检查牙冠就位情况。

（5）复查临时冠：3个月后复查，检查牙龈整塑情况，并适时做出必要调整。

（6）个性化取模：临时冠戴用3个月后，结合患者主观意愿和口腔内情况，准备开始永久修复。采用和临时冠塑造的牙龈袖口形态相适应的个性化取模配件开窗取模，同时也采用常规取模配件取模以备用，比色。

（7）加工厂制作：使用成品Ti Base，并制作CAD/CAM个性化全瓷基台，CAD/CAM个性化全瓷基台与牙龈袖口形态完美吻合，同时制作CAD/CAM全瓷冠。

（8）戴用全瓷冠：取下临时冠，戴入全瓷基台，试牙冠，调整咬合及邻接，基台加力15N·cm，3M玻璃离子水门汀粘接，拍根尖放射线片观察种植体就位情况及粘接剂的存留。

（9）复查：3个月后复查种植牙，拍CBCT，观察种植体周围牙龈状况和种植体周围牙槽骨情况，比较软硬组织的变化情况。

二、结果

10天后拆线，伤口愈合良好，6个月后复查根尖放射线片和CBCT，显示骨替代材料成骨效果良好，种植体与周围骨形成良好的骨结合，周围无暗影，人工骨区域骨密度增强，牙槽嵴顶平面宽度由劈开前约4.7mm增加至6.7mm，种植体中央螺丝孔底部平面的牙槽嵴宽度由劈开前约6.1mm增加至7.6mm，骨维持良好。

二期手术后2周测ISQ值，均值约75，取模制作临时冠，戴螺丝固位临时冠，3个月后个性化取模完成CAD/CAM个性化全瓷基台全瓷冠修复，全瓷冠形态、色泽与真牙基本一致，功能良好。戴最终修复体后3个月后复查，种植体周围的软组织形态良好，龈乳头丰满，牙龈色泽健康，拍CBCT示：牙槽嵴顶平面宽度约6.5mm，种植体中央螺丝孔底部平面的牙槽嵴宽度约7.6mm，种植体周围牙槽骨无明显变化，唇舌侧骨板稳定连续，骨维持良好，种植体周围牙龈的美学效果进一步提升，患者对修复效果非常满意。

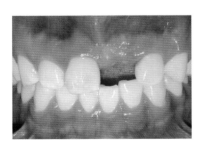

图1　术前正面像

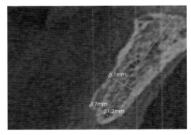

图2　术前CBCT矢状面测量值

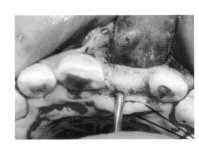

图3　切开翻瓣后可见唇侧牙槽骨缺损明显

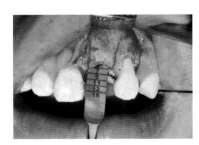

图4　先锋钻初步预备后用超声骨刀做牙槽嵴顶和近远中向切口，并用Straumann®的专用骨劈开工具完成骨劈开

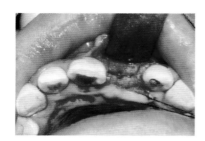

图5 劈开后骀面像

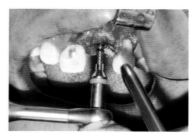

图6 先锋钻预备到14mm后用MCT公司的螺旋骨挤压器扩张牙槽骨

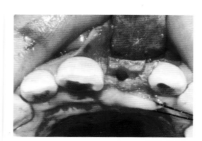

图7 Ankylos®成型钻预备后最终种植窝

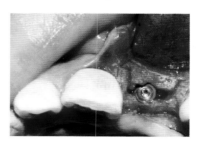

图8 植入Ankylos®3.5mm×14mm，上覆盖螺丝，初始稳定性可

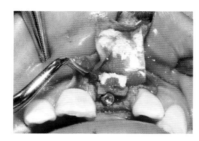

图9 唇侧骨板的间隙充填Bio-Oss®骨粉，唇侧倒凹处填入Bio-Oss®Collagen并覆盖Bio-Gide®生物膜

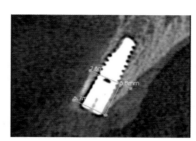

图10 6个月后二期时CBCT矢状面

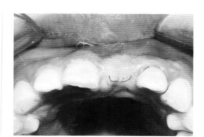

图11 二期时骀面，软硬组织愈合良好，采用小"U"形切口

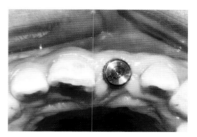

图12 取出覆盖螺丝，将切口处牙龈挤向唇侧

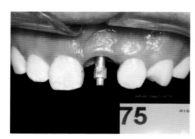

图13 二期后2周测ISQ为75，计划行临时冠修复

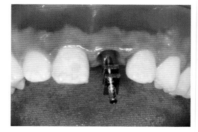

图14 常规开窗取模

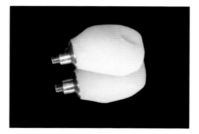

图15 螺丝固位临时冠

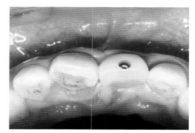

图16 骀面像

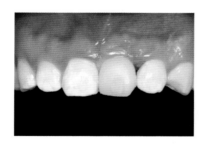

图17 戴入口内正面像，螺丝孔用树脂充填

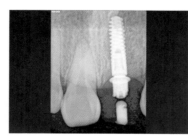

图18 临时冠根尖放射线片

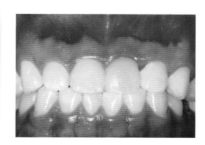

图19 临时冠戴入后3个月，软组织稳定，计划最终修复

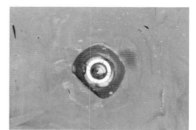

图20 临时冠制作的穿龈轮廓

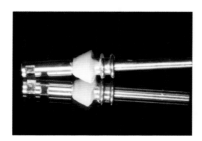

图21 个性化取模配件制作

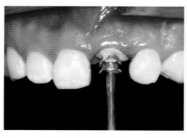

图22 个性化取模配件就位，开窗取模

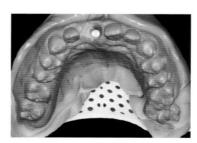

图23 制取印模

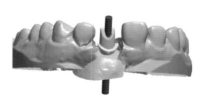

图24 技工室扫描模型，设计个性化全瓷基台全瓷冠

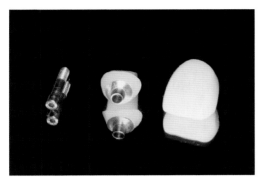

图25 Ti Base +CAD/CAM个性化全瓷基台全瓷冠

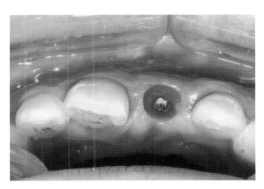

图26 全瓷冠戴入前袖口正面像

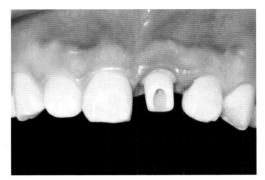

图27 全瓷基台口内就位

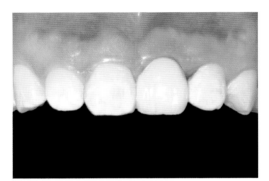

图28 全瓷冠戴入正面像

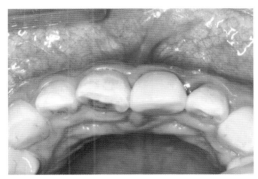

图29 全瓷冠戴入殆面像

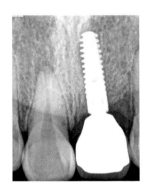

图30 全瓷冠戴入根尖放射线片

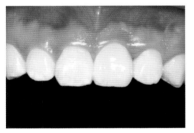

图31 3个月后复查正面像

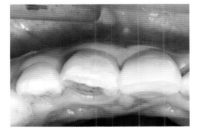

图32 3个月后复查殆面像

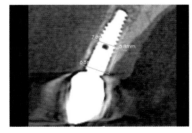

图33 3个月后CBCT矢状面

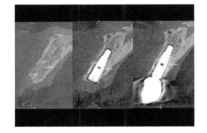

图34 术前、二期、戴牙后3个月矢状面对比

三、讨论

由于牙槽骨是依托于牙齿而存在的组织，牙齿缺失后，缺牙区牙槽骨会出现水平向和垂直向的生理性吸收。尤其在前牙区，唇侧骨壁都是非常薄的束状骨板，没有骨松质，缺牙后常常发生明显的水平向吸收，限制了种植体的植入。我们在很多情况下，对于牙槽嵴水平宽度尚可，可以不采用任何骨增量措施植入稍小直径的植体的病例，但唇侧牙槽突的突度与邻近牙齿相差太大，有塌陷的情况出现，不能类似天然牙的"根样突起"，不能最大限度地恢复软硬组织的美学效果。

骨劈开术是目前常用的水平向骨增量方法之一，这项技术通过使牙槽嵴顶的骨板形成"青枝骨折"，通过扩张骨折区，形成容纳种植体的空间。骨劈开术在骨增量的同时，可以同期植入种植体，因此具有手术创伤小、治疗周期短、临床成功率较高等优点。牙槽嵴骨劈开术在前牙美学区可以帮助恢复理想的牙槽骨、黏膜、牙龈形态。因此本病例采用骨劈开技术联合GBR增加唇侧牙槽骨的丰满度，为今后修复的美学打下良好的基础。同时使用超声骨刀将唇侧骨皮质切透至骨松质，能更方便控制骨劈开的力度，避免造成不必要的骨裂和骨折，在使用器械进行骨劈开时，可以渐进性加力，确保唇侧骨板的完整性。骨劈开中种植体的植入位点和方向是非常关键，要在骨劈开的同时保持良好的植入位点和方向，本病例中由于患者天然牙的轴向问题和局部解剖条件，若采用螺丝孔舌隆突穿出时，种植体根方会突出牙槽骨，所以本病例依据牙槽骨形态决定植入方向，最终从临时冠开孔可见螺丝孔开口于唇面接近切缘。同时又采用GBR技术，增加骨增量的可靠性。

种植义齿的临时冠过渡为最终的美学效果奠定良好的基础，个性化整塑牙龈，个性化取模仿真于天然牙的颈部形态，使用成品Ti Base，并制作CAD/CAM个性化全瓷基台，利用CAD/CAM技术制作的个性化基台的形态由技师根据不同患者的牙龈形态进行设计，穿龈高度能与种植体周围的牙龈完美地协调一致而达到最理想的解剖形态，还可将种植体的牙龈袖口完美地塑形，同时可制作出适合种植区域颌骨外形的修复基台，实现力学强度与美学的良好结合。CAD/CAM个性化全瓷基台与牙龈袖口形态完美吻合，全瓷基台全瓷冠与牙龈的生物相容性极佳，美观程度高，美学风险低，而且有利于种植体牙周组织的健康。最终行全瓷冠修复，极大地改善了种植义齿修复后龈缘的美观问题，使冠颈部龈缘接近天然牙形态，龈缘光滑、美观，与邻牙协调一致，取得较为满意的前牙美学修复效果。3个月后随访，证实了种植体周围软硬组织健康稳定。骨劈开术联合GBR同期植入种植体后CAD/CAM个性化全瓷修复在上颌前牙美学修复取得了成功，但长期的临床效果还需进一步长时间的随访观察。

参考文献

[1] Araújo M G, Lindhe J. Dimensional ridge alterations following tooth extraction. An experimental study in the dog. J Clin Periodontol, 2005, 32(2): 212-218.
[2] Lekovic V, Camargo P M, Klokkevold P R, et al. Preservation of alveolar bone in extraction sockets using bioabsorbable membranes. J Periodontol, 1998, 69(9): 1044-1049.
[3] 宿玉成. 拔牙位点保存和种植修复的实验及临床研究.吉林大学, 2008.
[4] Camargo P M, Lekovic V, Weinlaender M, et al. Influence of bioactive glass on changes in alveolar process dimensions after exodontia. Oral Surg Oral Med Oral Pathol Oral Radiol Endod, 2000, 90(5): 581-586.
[5] 戴文雍, 汤春波. 种植体修复个性化基台研究现状及展望. 口腔医学, 2012, 32(11): 685-687.

吴豪阳教授点评

该病例是1例美学区骨量不足的患者，利用超声骨刀进行骨劈开术，有效地增加了牙槽嵴的宽度，同期植入种植体。具有手术创伤小、治疗周期短、临床成功率较高等优点。同时采用螺丝固位临时修复体进行牙龈诱导塑形，再采用个性化的印模技术，最后配合使用全瓷基台制作出最佳软组织美学效果的修复体，取得满意的临床效果。本病例唇侧放置植骨材料时没有看到在唇侧骨板开放滋养孔，同时看到放置Bio-Oss® collagen，这种情况可否只用Bio-Oss®即可达到满意效果。前牙区的美学修复的病例，由于个体差异和美学的多因素性，仍需长期追踪，综合评估。

Roxolid锆钛种植体应用于前牙美学即刻种植修复以及精细软组织处理

刘铁　程志鹏　浙江大学医学院附属口腔医院种植科

摘要

目的： 针对1例美学区门牙外伤患者的治疗，探讨使用最新Roxolid种植体在前牙美学区的种植修复的方法及临床效果，以及前牙美学区软组织处理的方法。**材料与方法：** 20岁女性患者，上颌右侧中切牙外伤后3个月，松动，采用即刻种植，微创拔除患牙，最大限度保存唇侧骨量，联合人工骨粉（Bio-Oss®），同期植入种植体（Straumann®，Roxolid SLActive BL）。半年后，种植体骨结合完成，二期手术，利用愈合基台与临时牙诱导牙龈塑形，进行软组织压迫塑形4周，以及对邻牙牙龈进行精细修整，获得协调的软组织外形。最终，制作个性化基台与全瓷冠，完成最终修复。**结果：** 采用更加坚固的最新的Roxolid亲水性骨水平种植体，充分的GBR植骨，在拔牙窝里精准的定位，保证了种植体在理想的位置植入，很好地增加了骨量，恢复了缺牙区严重骨缺损。ISQ种植体稳定性定期监测发现，Roxolid种植体的稳定度不断增加，最终达到高稳定度。利用暂时冠的非手术式的软组织压迫塑形获得了与邻牙协调一致的软组织外形，采用个性化基台与全瓷冠设计达到理想修复效果。最终修复体外形自然，色泽逼真，牙龈形态自然、健康。通过精细的牙龈修整，患者对于最终的修复效果十分满意。**结论：** 利用最新的Roxolid亲水性骨水平种植体，种植体稳定度好强度高，针对美学区前牙外伤的治疗，制订缜密的治疗计划，有计划、有目的地实施相应的骨增量手段与修复方案，应用GBR骨增量技术，精细的牙龈修整，可以获得美学的成功、功能的恢复。

目前，临床上会遇到各式各样的需要前牙美学区修复的患者。造成的原因又很多：外伤、囊肿、根尖周病变、先天缺失等。外伤后即刻种植成为保存唇侧骨板的最佳选择。通常这些患者都会伴随着牙槽骨骨量不足。对种植修复的骨增量的方法有多种，如引导骨再生、骨劈开、Onlay植骨等。这些方法可以使得萎缩牙槽骨在水平向和（或）垂直向上骨量增加，因此成为解决牙槽骨严重缺损的行之有效的方法。充足的骨量是美学区种植成功的基础。除此之外，目前美学区软组织的处理亦是重中之重。因此，获得充足的骨量、健康的软组织形态与颜色，是达到最终红白美学的关键。本病例采用最新Roxolid锆钛种植体即刻种植修复与精细软组织修整治疗美学区单牙外伤的患者，获得了种植美学修复的成功。

一、材料与方法

1. **病例简介**　20岁女性患者，上颌右侧中切牙外伤后2.5个月伴根折。患者一般情况良好，中等厚度牙龈。CBCT显示：上颌右侧中切牙根折，唇侧骨板保留，牙槽嵴丰满度可。全口口腔卫生良好。

2. **诊断**　上颌右侧中切牙根折。

3. **治疗计划**　一期：即刻种植，微创拔除患牙后，植入Roxolid亲水性种植体，植入大量骨粉，保证唇侧足够的丰满度，减张严密缝合。二期方案描述：待6个月后进行二期手术放置愈合基台。2周后，制作临时牙进行牙龈成形与诱导，1个月后行最终取模，戴最终修复体，2周后复查。

表1　局部症状、牙科病史以及临床检查

疼痛	X	颞下颌关节紊乱	X
感染，炎症	X	缺失牙	X
牙龈出血	X	牙齿修复	X
食物嵌塞	X	口腔卫生	良好
味觉变差	X	过敏	X
牙齿松动，移位	X	风湿病	X
影响咀嚼功能	X	心血管疾病	X
足够的牙齿	X	糖尿病	X
美学考虑	√	怀孕	X
上一次看牙	5年前	肺病	X
牙周治疗	X	感染	X
正畸治疗	X	其他	X

4. **治疗过程**　（1）局部麻醉，切开翻瓣，做角形切口，松弛黏膜瓣，定位，预备种植窝，逐级扩增后做颈部成形，攻丝到位。50N·cm的植入扭力下，植入Roxolid SLActive BL3.3mm×14mm1颗，放置封闭螺丝，填入Bio-Oss®骨粉于唇侧骨板与种植体之间，填充严实，唇侧继续铺上足量的Bio-Oss®骨粉，覆盖Bio-Gide®骨膜，减张严密缝合。6个月期间，简易美

表2　种植体稳定度监测

	植入后的植入后的 初始稳定性	6个月后 二期手术时	8个月后 戴最终修复体时
ISQ种植体稳定度	60.00 ± 14.14	71.25 ± 2.06	71.75 ± 1.50

学活托暂时修复。

（2）二期手术：种植体植入6个月后，行二期手术成形牙龈。

（3）修复阶段：二期手术后 2 周取模行过渡性临时桥修复以诱导牙龈成形。1个月后应用个性化印模桩，制取最终印模，全瓷牙修复。2周后行牙龈精细修整。

二、结果

治疗完成后，上颌右侧中切牙种植修复体外形自然，色泽逼真，牙龈形态自然、健康，与左侧中切牙牙龈弧度对称。患者对于最终的修复效果十分满意。

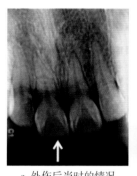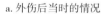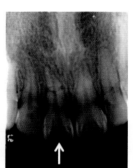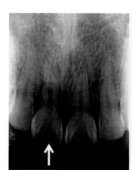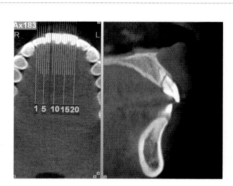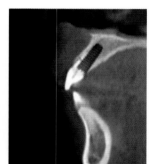

a. 外伤后当时的情况　　b. 外伤后1个月的情况　　c. 外伤后2.5个月的情况

图1　外伤后经过2.5个月的观察　　　　　　　　　　　　图2　术前CBCT　　　　图3　术前模拟种植体植入方向

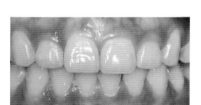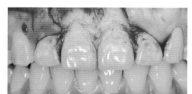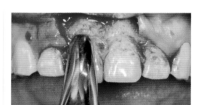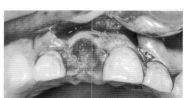

图4　术前正面像　　　图5　剥离、翻开黏膜瓣　　　图6　微创拔除折断的上部　　　图7　微创挺松残根后，拖拽残根

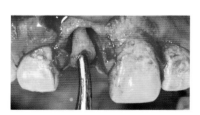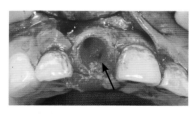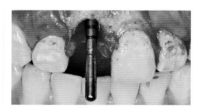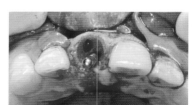

图8　拔除上部后，可见剩余残根　　　图9　定位，确定植入位置　　　图10　确定植入方向　　　图11　确定植入方向

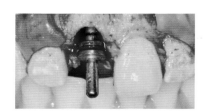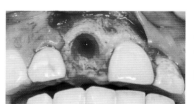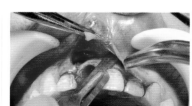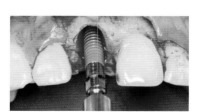

图12　扩大种植窝洞与把握种植方向　　　图13　颈部成形，攻丝到位，种植窝预备完成　　　图14　松弛黏膜瓣，为最终的减张缝合做准备　　　图15　植入Roxolid SLActive种植体

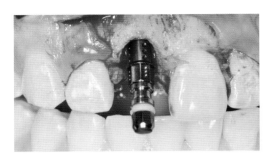

图16 植入Roxolid SLActive种植体后的情况

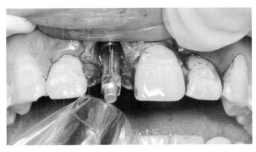

图17 ISQ种植体初始稳定性测定，结果为70，初始稳定性好

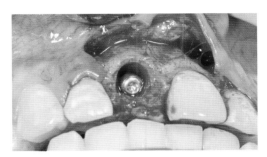

图18 种植体植入后，放置封闭螺丝，此时种植体的位置情况

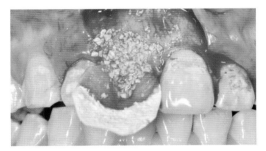

图19 GBR，填入Bio-Oss®骨粉于唇侧骨板与种植体之间，填充严实，唇侧继续铺上Bio-Oss®骨粉，覆盖Bio-Gide®骨膜

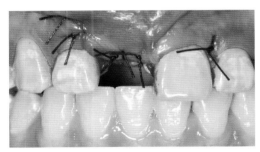

图20 减张后，无张力严密缝合

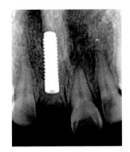

图21 术后X线片

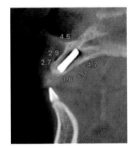

图22 术后CBCT

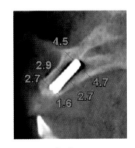

a. 术后CBCT

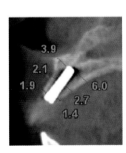

b. 术后3个月CBCT

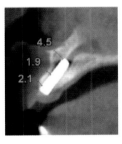

c. 术后6个月CBCT

图23 术后CBCT跟踪监测

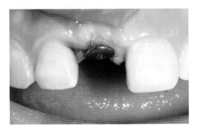

图24 局麻下二期微创切口，放置愈合帽

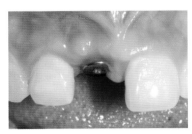

图25 二期手术2周后牙龈愈合情况

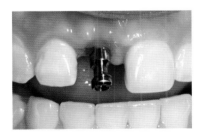

图26 取模制作临时牙

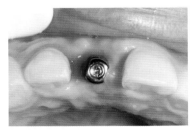

图27 取模制作临时牙

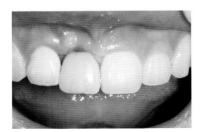

图28 临时牙诱导牙龈形态

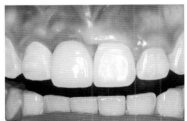

图29 戴牙，上颌左侧中切牙的牙龈较厚，且位置较低

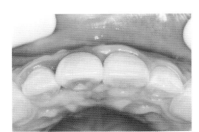

图30 唇侧骨丰满度满意

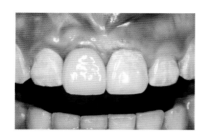

图31　局麻下，精细牙龈修整，牙龈缘基本对称，上颌左侧中切牙较厚的牙龈区削薄

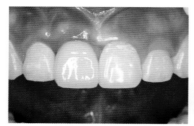

图32　牙龈修整后3周，牙龈缘基本对称，色泽较好，健康；修整区变薄；牙龈乳头充满三角区

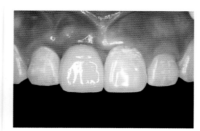

图33　最终修复效果

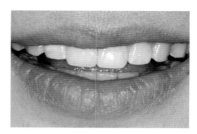

图34　微笑像

三、讨论

Roxolid锆钛种植体是目前最新的种植体之一，植体强大比之前的钛种植体明显提高。对于即刻种植病例，微创拔牙、最大限度保留唇侧骨板至关重要。充足的唇侧植骨，保留唇侧骨板，保证了唇侧的轮廓与丰满度。在拔牙窝内预备种植窝时，尽可能贴近腭侧。CBCT的术前术后的监测，能够帮助模拟即刻种植时种植体方向，从而保证了最终种植体植入的精准方向。通过CBCT监测发现，唇侧植骨区域在术后6个月时区域稳定，吸收率30%~40%。因此尽可能在唇侧植入充足的骨量是获得最终丰满度的保证。

本病例从接诊到最终完成，一共历时8个月多。步骤紧凑，尽可能缩短了患者缺牙时间。

文献报道，二期手术采用过渡义齿引导种植体间龈乳头，牙龈成形效果优于单一放置愈合帽，并且有利于种植体周围软组织免受咀嚼损伤，引导软组织愈合并维持其高度。修复阶段使用暂时冠进行牙龈塑形，然后制作个性化基台和全瓷冠修复体，良好地恢复了患者的前牙美学效果。通过精细的软组织修整，改善了邻牙的牙龈外形，使中切牙牙龈对称，最终取得患者满意的效果。

参考文献

[1] McArdle B. Aesthetic restoration of an immediate implant. Dentistry today, 2007, 26(4):112, 114.

[2] Lang NP, Tonetti MS, Suvan JE, Pierre Bernard J, Botticelli D, Fourmousis I, Hallund M, Jung R, Laurell L, Salvi GE, et al. Immediate implant placement with transmucosal healing in areas of aesthetic priority. A multicentre randomized–controlled clinical trial I. Surgical outcomes. Clinical oral implants research, 2007, 18(2):188–196.

[3] Freitas Junior AC, Goiato MC, Pellizzer EP, Rocha EP, de Almeida EO. Aesthetic approach in single immediate implant–supported restoration. The Journal of craniofacial surgery, 2010, 21(3):792–796.

[4] Karl M, Krafft T, Kelly JR. Fracture of a narrow–diameter roxolid implant: clinical and fractographic considerations. The International journal of oral & maxillofacial implants, 2014, 29(5):1193–1196.

[5] Chiapasco M, Casentini P, Zaniboni M, Corsi E, Anello T. Titanium–zirconium alloy narrow–diameter implants (Straumann Roxolid((R))) for the rehabilitation of horizontally deficient edentulous ridges: prospective study on 18 consecutive patients. Clinical oral implants research, 2012, 23(10):1136–1141.

[6] Schoenbaum TR, Klokkevold R, Chanq YY, Kang MK. Success With Interdisciplinary Dentistry Immediate Implant Treatment in the Aesthetic Zone. Dentistry today, 2015, 34(2):110, 112, 114–115.

[7] Joshi V, Gupta S. Immediate Implant Placement in Anterior Aesthetic Region and Assessment using Cone–Beam Computed Tomography Scan Technology. Journal of international oral health : JIOH, 2015, 7(Suppl 2):99–102.

[8] Adolfi D, de Freitas AJ, Groisman M. Achieving aesthetic success with an immediate–function implant and customized abutment and coping. Practical procedures & aesthetic dentistry : PPAD, 2005, 17(9):649–654; quiz 656.

余优成教授点评

该病例采用最新的钛锆种植体获得了良好的种植美学和功能效果，病例的资料收集完整，上前牙外伤患者常伴有牙槽骨的缺失或者牙槽骨骨折，如何有效地保存唇侧的牙槽骨是前牙美学种植的重点和热点之一。该病例中，术者做出了准确的术前诊断和完善的治疗计划，采用翻瓣治疗，有利于创口的关闭，术后采用种植体支持的临时修复体塑形软组织，获得了良好的美学效果，但该病例是否可以采用不翻瓣治疗，在初始稳定性良好的情况下，该病例是否可以采取即刻修复，减少患者的缺牙时间，有利于软组织的成形，术后的临时修复是否可以改为其他方式，避免后期邻牙的牙龈修整，术前的美学评估量表是否可以完善，有待探讨。

前牙美学区牙列缺损早期修复1例报道

王博　王忠群　大连忠群口腔

摘 要

目的： 观察上颌前牙美学区早期种植，早期加载的红白美学效果。**材料与方法：** 上颌前牙美学区拔牙术后4周，拔牙创黏膜完全愈合并伴有部分骨愈合时植入种植体，利用美学基台封闭创口，术中采用Ankylos®种植系统，种植体选用Ankylos®C/X，术后行临时义齿修复，维持牙龈形态，术后2个月行二氧化锆永久性修复。**结果：** 术后无并发症，术区无明显肿胀，术后8周复查CBCT，种植体骨结合良好，修复效果尚可，患者满意。**结论：** 该例患者上颌前牙早期，早期修复，手术操作疗程缩短，红白效果达到患者满意。

当今种植治疗的理念从单纯种植外科技术逐渐转变成以修复为主导的种植治疗，种植成功的标准也不仅是骨结合，还包括功能与美学效果的多方位评价系统。种植越来越趋于精准、微创的种植原则。上颌前牙区能够影响患者的面容和外观，同时对患者的生活、社交产生非常重要的影响。常规牙种植是在拔牙3~6个月后牙槽嵴吸收改建趋于稳定、牙槽嵴形态良好的状况下进行，常规种植后修复又多选择在种植术后3~6个月，并行二期手术后2~4周时进行。种植体早期加载缩短了种植修复的等待时间，适当的加载还可促进种植体的骨性愈合。

一、材料与方法

1. **病例简介** 47岁男性患者，上前牙因外伤拔除后1个月，要求种植。患者约1个月前因外伤致上前牙折断，于外院拔除残根，残根拔出后1个月，患者自觉影响美观，来我院要求种植修复。面型大致对称，开口型正常，开口度约三指，全口咬合关系尚可，殆运动正常，上颌双侧中切牙缺失，拔牙窝软组织初期愈合。上颌双侧侧切牙无叩痛，下颌牙无缺失、无松动。下颌前牙区牙龈缘略红，牙周探诊深度为1.5~2mm。辅助检查：CBCT示：上颌双侧中切牙拔牙窝未见残根，未见骨性充填物，唇侧骨板约1mm，牙槽突宽度约8mm。

2. **诊断：** 上颌双侧中切牙缺失；边缘性牙龈炎。

3. **治疗计划** （1）全身及局部检查，交代治疗过程及术后可能发生并发症。（2）牙周治疗。（3）根据CBCT检查设计种植点位及种植导板制作。（4）早期种植，早期修复。

4. **治疗过程** （1）全口常规牙周洁治。（2）常规消毒，无菌操作下局部浸润麻醉。原拔牙窝微创植入Ankylos®C/X A3.5mm×11mm 2颗，利用美学基台诱导及维持种植牙牙龈美学形态。（3）术后制作临时牙，进一步诱导牙龈乳头形成。（4）由于前牙无功能性咀嚼，定期拆除临时牙，作种植体及牙周护理。（5）术后2个月X线片，种植体骨性愈合良好。（6）术后2个月，种植体骨性愈合，软组织形成良好，制作个性化转移体，开窗取模。（7）分区比色，制作二氧化锆修复体。（8）修复体制作完成，试冠、调殆，调整邻接点，前伸殆、侧方殆。粘接前制备临时基台替代体，防止粘接剂过量造成粘接剂残留引起种植体周围炎。（9）修复体粘接完成。（10）材料：种植系统采用Ankylos®系统。种植体采用Ankylos® C/X骨水平种植体，A3.5mm×11mm，基台采用Ankylos® C/X 钛基台，修复材料选用二氧化锆冠。

二、结果

术后种植体初始稳定性佳，无松动及疼痛，种植体未出现周围炎，无瘘管、松动等临床症状，种植体形成良好的骨结合，袖口形成良好，达到早期种植、早期修复，缩短疗程，红白美学达到患者满意。

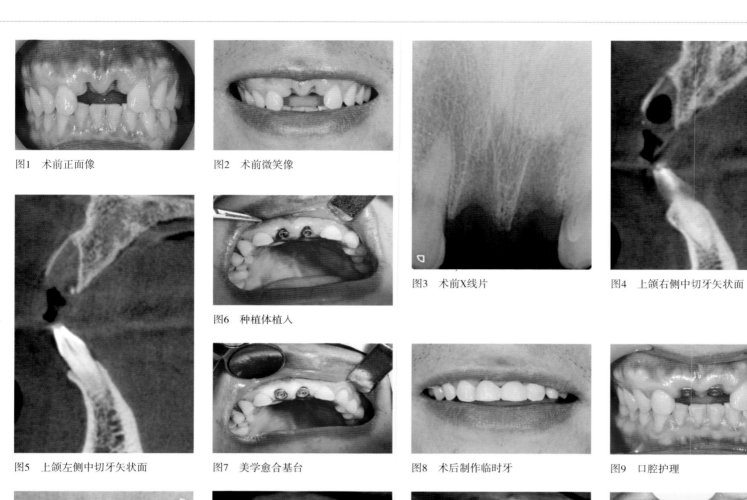

图1　术前正面像

图2　术前微笑像

图3　术前X线片

图4　上颌右侧中切牙矢状面

图5　上颌左侧中切牙矢状面

图6　种植体植入

图7　美学愈合基台

图8　术后制作临时牙

图9　口腔护理

图10　术后X线片

图11　上颌右侧中切牙矢状面

图12　上颌左侧中切牙矢状面

图13　种植袖口

图14　制作个性化转移体

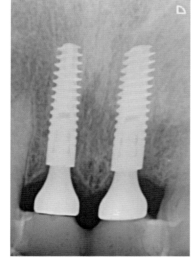

图15　开窗托盘

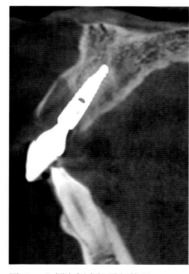

图16　硅橡胶取模

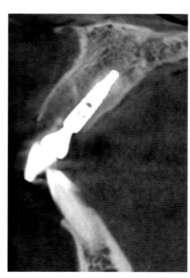

图17　比色

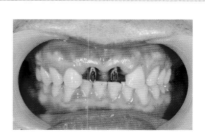

图18　安装修复基台

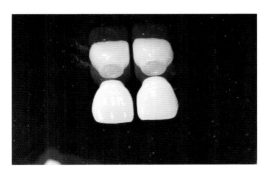

图19 二氧化锆冠

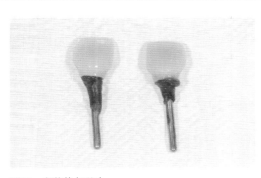

图20 安装修复基台

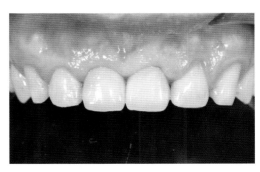

图21 粘接完成

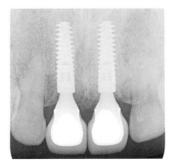

图22 修复后2年X线片

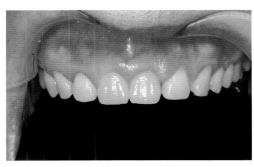

图23 修复后2年随访

三、讨论

1. 即刻种植对修复前牙因外伤而不能保留的牙齿是一种行之有效的方法。即刻种植可以节约2~3个月的牙槽窝骨性愈合时间，大大缩短疗程。即刻种植修复缺失牙可以有效保留软组织形态，最大程度地恢复患者美观和功能需求。

2. 早期种植时拔牙窝内侧骨壁已出现编织骨，此时植入种植体，易寻找牙根原来的方向，把握种植角度，可以获得较好且稳定的美学效果。咀嚼过程轻微的外力被认为是在生理范围内的力刺激，将利于种植体周围骨改建，促进种植体的早期愈合。

3. 为了最大程度保存种植体周围牙龈结构，不翻瓣手术可以加快术后愈合，且颊侧骨板吸收少于翻瓣手术，从而提高患者舒适度和满意度。但是不翻瓣手术难以发现唇侧牙槽骨不足、种植体螺纹暴露等情况，因此，不翻瓣手术适宜具有丰富临床经验的种植医生采用。

4. 通过术前数字化导板确保植入种植体的三维方向上准确植入，是必要的条件。为了保证种植牙最终修复的自然美观，建议选用瓷基台加全瓷冠修复。

5. 该患者因外伤于外院拔牙1个月，丧失了最佳即刻种植时机，本病例采用早期种植，最大限度减少前牙美学区软硬组织吸收，维持牙槽嵴及牙龈形态，防止唇侧轮廓美学的改变，达到了美学效果。

参考文献

[1] 刘薇丽，张颖齐.上前牙区即刻种植与早期种植软组织美学效果对比分析.第三军医大学学报，2015，37（14）：1497-1500.
[2] 柳忠豪，徐欣.即刻种植与种植体早期加载的临床研究.中华口腔医学杂志，2006，41（4）：196-199.
[3] 陈卓凡.上颌前牙区的即刻种植与即刻修复治疗.中华口腔医学杂志，2010，45（12）：730-733.

周延民教授点评

本病例中，对于前牙区骨缺损明显的患者，作者选取了早期种植的种植方式，并通过不翻瓣的方法减少手术创伤和术后并发症，本病例拔牙之后骨量欠佳，前牙区唇侧骨壁较薄，选取不翻瓣种植的方式尽可能地保存了剩余骨量，前牙区进行不翻瓣种植体现了作者种植团队丰富的临床经验，本病例中最终修复时上颌左侧中切牙远中龈乳头略退缩，建议延长修复时间做软组织塑形。整个病例的治疗思路清晰，方法科学，计划周密，但未见修复后的随访资料，建议作者注意资料收集。

数字化种植设计引导下的前牙美学区修复

李点典　劲松口腔医院蓝港分院

摘要

32岁女性患者，右上前牙折断3天，就诊要求修复折断牙。通过数字化种植设计、种植导板、种植治疗、软组织塑形及骨增量技术，获得较好的美学区种植修复效果。在美学区域，种植修复的成功不仅局限于成功的骨结合，美学效果更是评价临床成功的重要标准。区别于传统冠修复，种植修复的美学评价应当同时考虑修复体本身的逼真和周围软组织的和谐。

一、材料与方法

1. 病例简介　32岁女性患者，右侧上颌前牙折断3天，就诊要求修复折断牙。检查：右侧上颌见一残留牙根，折断面于牙龈下2mm，缺牙间隙不充足。CBCT检查：右侧上颌折断牙为乳尖牙，种植区骨高度尚可，宽度不足，骨密度略低。

2. 诊断　上颌右侧乳尖牙残根；上颌右侧乳尖牙乳牙滞留。

3. 治疗计划　上颌右侧乳尖牙拔除；择期行上颌右侧尖牙种植治疗。

4. 治疗过程　（1）拔除上颌右侧乳尖牙残留牙根。（2）上颌右侧乳尖牙拔除术后1个月取模型、拍CBCT，制订数字化种植治疗计划。（3）生成数字化种植导板，行上颌右侧尖牙种植治疗，术中植入Nobel Raplace®NP 13mm种植体，使用Bio-Oss®和Bio-Gide®行GBR骨增量，减张缝合。（4）术后3个月行种植二期手术和软组织诱导。（5）软组织诱导期间每个月复查1次，至诱导4个月时，行美学修复。（6）选用Nobel Procera个性化美学全瓷基台和Nobel Procera个性化美学全瓷冠修复。

二、结果

通过数字化诊前种植设计，更好地实现种植治疗的安全性、可预期性和以修复为导向的治疗理念。通过软组织塑形及骨增量技术在种植中的应用，更大地提高了美学区种植修复的美学效果。种植体冠使用期间未出现松动脱落现象，种植体也未出现松动及暴露；龈缘位置及龈乳头高度均有较好的塑形效果，游离龈位置佳且龈乳头高度丰满度良好。归纳了基于多因素的临床特征对于美学区种植修复的影响及应对方法。

表1　患者的个体美学风险评估表

美学风险因素	低	中	高
健康状态	健康、免疫功能正常		
吸烟习惯	不吸烟		
患者美学期望值			高
唇线		中位	
牙龈生物型			薄龈生物型
牙冠形态		卵圆形	
位点感染情况	无		
邻牙牙槽嵴高度		5~7mm	
邻牙修复状态	无		
缺失牙间隙宽度	单颗牙＜7mm		
软组织解剖		少量缺损	
牙槽嵴解剖		水平向骨缺损	

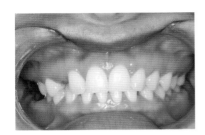

图1　初诊正位像

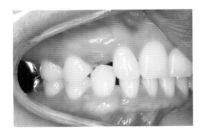

图2　初诊右侧咬合

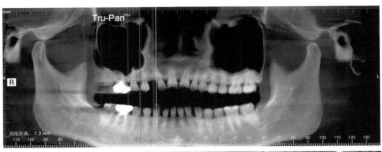

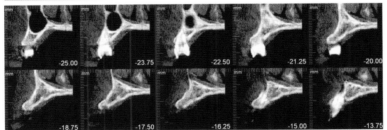

图3　拔牙后1个月CBCT

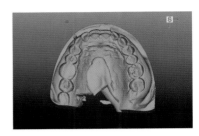

图4　GuideMia数字化预成牙冠模拟图

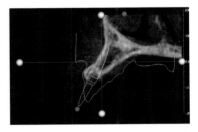

图5　GuideMia数字化设计下的种植体和牙冠关系

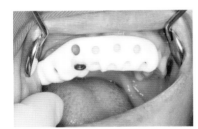

图6　术中安放种植导板

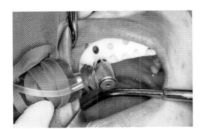

图7　导板引导下预备种植窝

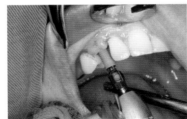

图8　植入种植体

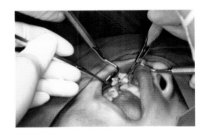

图9　GBR

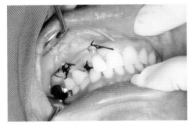

图10　无张力缝合

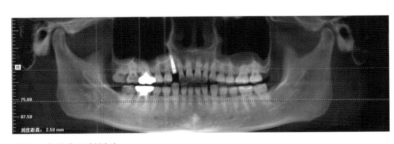

图11　术后曲面断层片

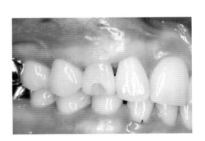

图12　术后3个月软组织诱导临时牙冠

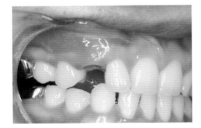

图13　软组织诱导1个月牙龈曲线

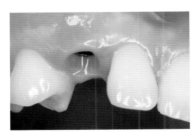

图14　软组织诱导4个月牙龈袖口颊面观

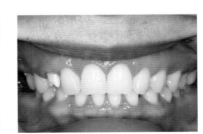

图15　Procera 基台试戴

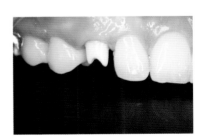

图16　Procera 基台

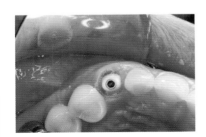

图17　Procera 基台殆面像

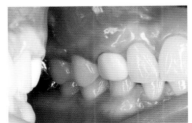

图18　美学诊断蜡牙侧面像

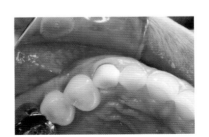

图19　美学诊断蜡牙殆面像

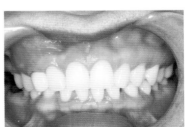

图20　戴牙当天正面像

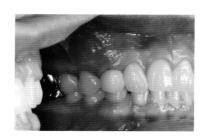

图21　戴牙当天侧面像

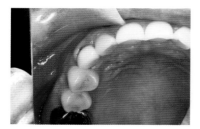

图22　戴牙当天殆面像

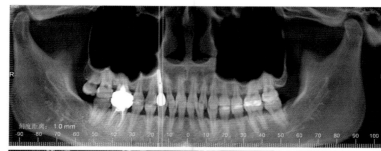

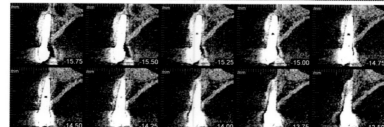

图23　戴牙当天CBCT

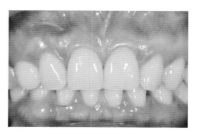

图24　8个月后随诊（正面像）

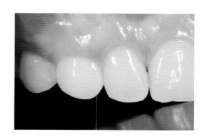

图25　8个月后随诊（局部像）

三、讨论

美学种植修复是患者的口腔及面部结构相互协调的修复，要求美学区种植体周围软组织在健康状态、高度、组织量、颜色和形态上与周围软组织协调，上部修复体在外观、色泽、质地、大小和光学上与周围天然牙协调。故而前牙上颌区的种植治疗是一个高级而复杂的程序，需要基于以修复为导向的治疗方案，制订完善的术前治疗计划和实施精确的外科操作；三维方向上准确植入种植体是获得美学种植效果绝对必要的条件；欲获得软组织美学的长期稳定，必须有充足的水平向和垂直向骨量，如存在不足，必须进行适当的硬组织和/或软组织增量治疗。

在选择患者方面也要进行位点分析和常规风险评估，全身状态、牙周、口腔卫生和咬合功能都是我们必须要去考虑的，甄别高风险患者，风险高的患者更要谨慎治疗。

种植修复的成功不应仅仅局限于实现成功的骨结合。尤其是在美学区域，修复的美学效果也是评价临床成功的重要标准。区别于传统冠修复，种植修复的美学评价应当同时考虑修复体本身的逼真和周围软组织的和谐。软组织美学效果对实现良好的种植美学修复具有重要意义：种植修复体唇侧正中的黏膜边缘相对于修复体切缘或种植体肩台的位置关系；龈乳头的顶端与临面接触区根方之间的距离；唇颊侧角化黏膜的宽度；黏膜状态的评价；美学效果的主管评价都是我们需要去考量的内容。

参考文献

[1] 宿玉成. 美学区即刻种植的临床程序探讨. 中国口腔种植学杂志, 2013年第18卷第2期.

[2] 宿玉成, 戈怡, 耿威. 牙种植的美学风险因素与对策. 中国实用口腔科杂志, 2009(11).

冯海兰教授点评

该病例修复间隙不足，尤其是垂直空间不足，作者经过数字化的测量和准备，精确的种植位置，以及临时冠的牙龈诱导，最后效果满意。不足之处：咬合紧，没有说明如何处理的。

拆换基台对单颗前牙种植修复的美学影响

潘娱　范海东　范挽亭　暨南大学附属第二临床医学院深圳市人民医院口腔医学中心

摘要

目的：研究多次拆换基台及永久基台一次就位对单颗前牙种植修复体周围软组织美学及稳定性的影响。**材料与方法**：选择单颗上前牙缺失的患者2名，分别通过即刻种植即刻修复，及延期种植常规修复，评估并随访种植修复体周围软组织形态、位置和丰满度。**结果**：即刻种植即刻永久基台暂时修复可获得更稳定的软组织美学效果。**结论**：即刻种植即刻修复并采用永久基台一次就位的修复方式可提高单颗种植前牙修复体周围软组织形态稳定性及美学效果。

随着种植体设计和表面处理技术的发展，单颗前牙缺失的种植修复体兼具优秀的美学性能和功能稳定性，越来越受到患者和口腔医生的青睐。根据经典的种植修复常规流程，种植体需在完全无干扰的环境中进行骨结合，以获得稳定的种植体骨结合界面。骨结合基本完成后可在种植体上部连接愈合帽或暂时基台，以达到牙龈成形的效果。在这一过程及常规的修复过程中，需要多次拆装愈合帽或暂时基台。有研究显示，5次以上的拆换基台可造成种植体周围骨吸收。这一研究结果提示临床操作中应尽量减少或避免拆换基台，提倡利用永久基台一次就位（one-abutment-one-time），不再替换或拆卸。但是，若在早期即放置永久基台，则难以预判牙龈退缩量及稳定后的位置，可能造成基台边缘外露，影响美学效果。有研究结果显示，对即刻种植病例进行3年随访，反复拆换基台组比永久基台一次就位边缘骨吸收量增加0.2mm，此差异具有统计学意义，但不具有临床应用意义。口腔医生仍会根据临床情况决定是否拆换基台。另一研究得出了不同的结论，认为4次拆换基台不会造成种植体边缘骨吸收。

本研究通过2例单颗前牙缺失种植修复临床病例，分别使用永久基台一次就位修复和反复拆换基台传统修复的方式，比较种植体周围软硬组织稳定性及美学效果，为探索可靠而高效的单个前牙缺失种植修复的方法提供参考。

一、材料与方法

选择2014年8月于深圳市人民医院口腔医学中心种植科就诊的单颗前牙缺失患者2名，分别进行牙种植术，暂时冠诱导牙龈成形后终修复，评估修复体周围牙龈组织形态，对称性及稳定性。

二、病例1

1. 病例简介　患者青年男性，上颌右侧中切牙因根尖周病变拔除后3个月。牙龈愈合良好，色质正常，缺隙长约10mm，宽约4mm，高约10mm，唇侧凹陷，2~3mm。上颌左侧中切牙、侧切牙树脂暂时冠，牙龈稍红肿，

BOP（＋），PD约3mm，牙龈属厚龈生物型。前牙中度深覆𬌗，咬合关系稳定，口腔卫生一般。CBCT，见上颌右侧中切牙缺牙区骨质密度良好，721~1300HU，测量种植位点骨量约4.1mm×16mm，唇侧最凹陷处宽度约3.9mm。

2. 治疗过程

（1）上颌右侧中切牙区常规翻瓣，植入Ankylos® 3.5mm×11mm种植体1颗，牙龈厚度3mm，骨质Ⅱ类，初始稳定性良好，植入扭矩25N·cm。唇侧凹陷处植入Bio-Oss®骨粉+Bio-Gide®单层膜，严密缝合，X线检查显示种植体近远中方向良好。

（2）3个月后行二期手术，见上颌右侧中切牙唇侧牙周组织丰满度有改善，创口愈合良好，牙龈质地正常。

（3）2周后开窗式印模，选择Ankylos®树脂暂时基台，热凝塑料制作临时冠，暂时粘接剂置入暂冠组织面后就位于暂时基台石膏模型，去除多余粘接剂后就位于口内，分别于10天、1个月、3个月复诊，流体树脂调整颈部穿龈形态，行牙龈诱导共4个月。

（4）观察软组织稳定后，制作个性化转移杆，开窗式印模，制作钛基底+lava氧化锆个性化基台+金钯合金PFM修复。上颌左侧中切牙、侧切牙金钯合金PFM全冠修复。

三、病例2

1. 病例简介　中年女性，左上前牙伸长松动1年。上颌左侧侧切牙伸长，切缘位于上颌𬌗平面下方约3mm，牙根暴露约3mm，松动Ⅲ°，龈缘位置正常，与对侧同名牙对称，薄龈生物型。X线检查显示上颌左侧侧切牙骨内根短，根尖区未见明显阴影。唇侧牙龈及牙槽骨丰满度良好，未见明显凹陷。

2. 治疗过程

（1）术前牙科高分辨CT检查结果显示，上颌左侧侧切牙牙槽脊吸收至根尖1/3，骨密度可，351~747HU，上颌左侧中切牙与左侧尖牙牙冠间距

5mm，牙龈厚3.5mm，上颌左侧侧切牙位点牙槽嵴6.3mm×16mm，唇侧牙槽骨最凹陷处宽约5.7mm。

（2）拟行上颌左侧侧切牙拔除术+即刻牙种植术。微创拔除上颌左侧侧切牙，见骨壁完整，唇侧骨壁厚约1.5mm，彻底清理牙槽窝，植入Ankylos®3.5mm×11mm种植体1颗，初始稳定性良好，骨质II类，植入扭矩35N·cm。种植体与唇侧骨壁之间留有间隙约1mm，Bio-Oss®充填间隙，吸收性明胶海绵填塞。Ankylos®标准A角度基台就位，检查咬合间隙适合，基台方向良好。

（3）利用Ankylos®修复蜡筒制作暂时冠：利用硅橡胶制取上颌左侧侧切牙诊断蜡型印模备用，将蜡筒就位于基台上，临时冠树脂材料植入硅胶阴模内（3M EPSE，Protem4），就位于口内，凝固后蜡筒与临时冠树脂结合为一体取下，流体树脂修整冠边缘，高度抛光，戴入口内调𬌗以避让咬合，使正中、前伸、侧方均无咬合接触。临时粘接剂植入临时冠，就位于基台替代体上，去除多余粘接剂，使冠组织面形成薄层粘接剂层，再就位于口内。

（4）口腔卫生宣教，指导患者使用牙线，并于术后2周、1个月、3个

月、6个月复诊，利用流体树脂调整暂时冠传龈形态，以诱导牙龈成形。

（5）术后6个月牙龈形态稳定，近远中龈乳头未见塌陷，与对侧同名牙龈缘高度一致，即行终修复，基台水平取模，见基台边缘位于龈下0.5mm，制作并戴入LAVA全瓷冠。

（6）术后1年复诊，见上颌左侧侧切牙牙龈形态稳定，颈部少量透金属灰色。

三、结果

2例病例均获得了较理想的美学修复效果。病例1采用传统修复方式，上颌右侧中切牙上部结构与上颌左侧中切牙、上颌左侧侧切牙为同期制作的金钯合金PFM，形态对称，颜色匹配。种植体周围牙龈经过4个月诱导生长，龈缘弧线与上颌左侧中切牙基本对称，但龈缘最高点比上颌左侧中切牙稍高。半年复诊见上颌右侧中切牙牙龈最高点已降至上颌左侧中切牙同一水平，龈乳头丰满未见退缩。病例2采用永久基台一次就位的修复概念，种植体周围软组织从植入到终修复期间均保持稳定水平，未见明显塌陷。由于患

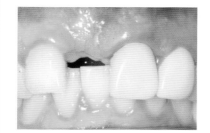
图1 术前正面像

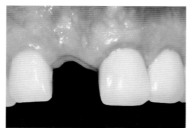
图2 术前上前牙区

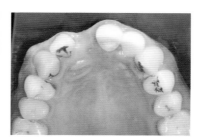
图3 术前𬌗面像

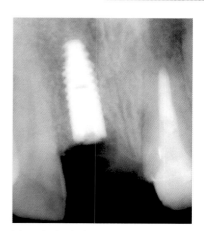
图8 术后X线检查

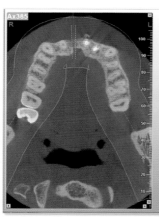
图4 术前CBCT分析种植体位置及方向

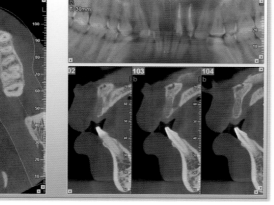
图5 术前CBCT测量种植位点骨量

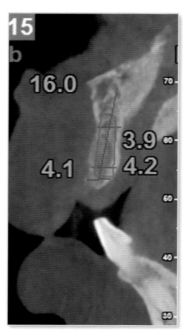

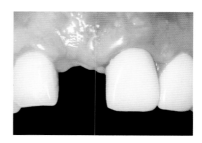
图9 3个月后上前牙区

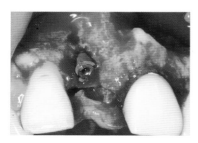
图6 种植体植入

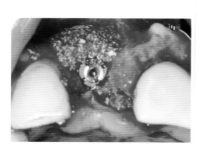
图7 唇侧行GBR

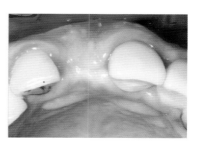
图10 3个月后上前牙区𬌗面像

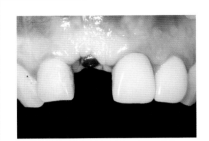

图11　二期手术后愈合帽唇面像

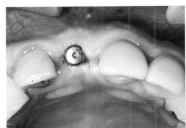

图12　二期手术后愈合帽殆面像

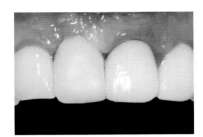

图13　临时修复体戴入

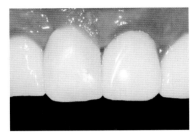

图14　临时修复体戴入10天后

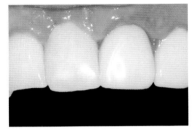

图15　临时修复体戴入1个月后

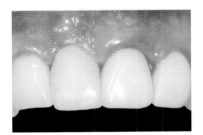

图16　临时修复体戴入3个月后

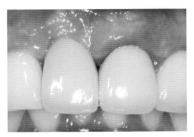

图17　钛基底+lava个性化基台+金钯合金PFM终修复

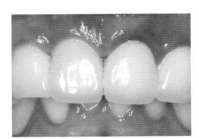

图18　终修复后6个月后复诊

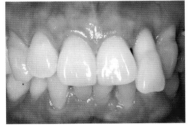

图19　术前唇面像

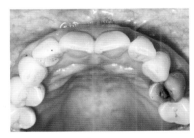

图20　术前殆面像

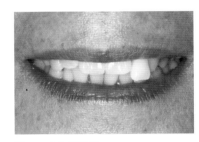

图21　术前微笑像

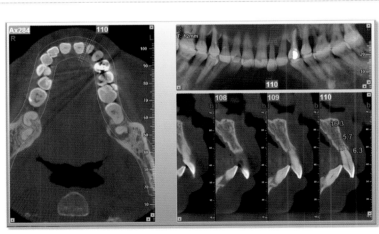

图22　术前牙科高分辨CT测量种植位点骨量

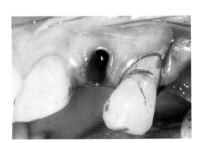

图23　微创拔除上颌左侧侧切牙

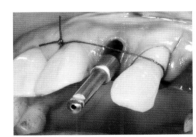

图24　检查种植体方向

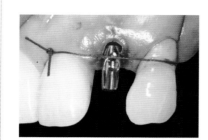

图25　永久基台就位

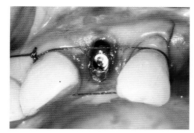

图26　永久基台𬌗面像

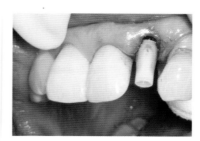

图27　修复蜡筒就位口内

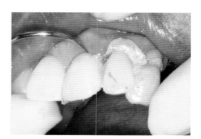

图28　硅胶翻制树脂临时冠

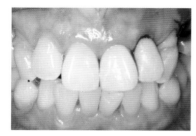

图29　临时冠粘接完成（2014-8-28）

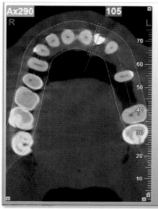
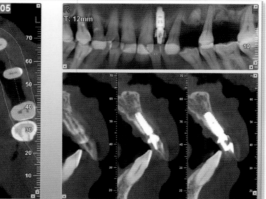

图30　术后牙科CT检查种植体方向

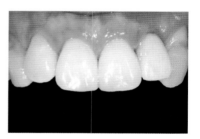

图31　临时冠戴入2周

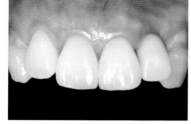

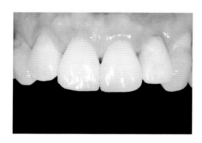

图32　临时冠戴入1个月

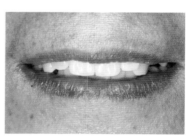

图33　临时冠戴入3个月

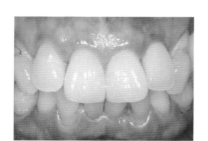

图34　临时冠戴入6个月

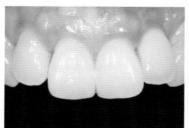

图35　终修复前基台边缘位于龈下0.5mm

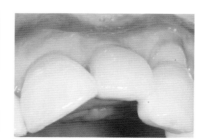

图36　终修复唇面像

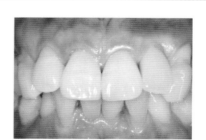

图37　终修复后微笑像

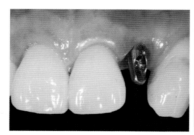

图38　终修复唇面像

图39　终修复1年复诊

图40　终修复1年复诊𬌗面像

者为薄龈生物型，上颌左侧侧切牙颈部牙龈微透金属基台颜色。1年复诊见牙龈形态对称，未见退缩。

四、讨论

病例2采用了即刻种植这种较微创的手术方式，并且结合永久基台一次就位的修复概念，尽量减少拆换基台对软组织造成的不利影响。即刻种植即刻修复已被大量研究结果证实可有效保存软组织，对维持种植术后牙龈形态有重要意义。患者为薄龈生物型，若采用延期种植传统修复方式可能造成不可逆转的软组织形态丧失与塌陷。Degidi等研究了锥形种植体采用永久基台一次就位并即刻修复，研究结果显示，种植手术中将永久基台一次就位可减少种植体平台以上的水平骨吸收量。这种骨吸收量的差异在终修复后6个月以上才具有统计学意义。拆换基台对软组织稳定性造成的影响，需经过长期临床观察才能确定。病例2随访1年后，牙龈位置稳定对称。病例1采用延期种植及传统修复方式，分别于第一次印模，戴入暂时基台，第二次印模，试戴个性化氧化锆基台及终修复共5次拆换上部结构，频繁改变上部结构形态，对软组织造成干扰作用，搅扰龈下菌群结构及牙龈附着。但分析患者牙龈属于厚龈生物型，所以具有较强的生长及抗退缩能力，最终修复后6个月牙龈处于对称的位置。但本研究缺乏更长时间的随访，仍不能确定病例1最终的美学预后。

即刻种植后的软硬组织改建具有较强的不可预见性。当永久基台一次就位后，基于预估牙龈可能出现一定程度退缩，要求将基台边缘置于龈下较深水平，这就可能导致暂时粘接剂残留于龈下组织中。检查残留粘接剂难度较大，有研究者报道采用拍X线检查的方法，但由于拍摄角度问题，常只能发现近远中向残留的粘接剂。而将探针伸入龈下深度有限，不能完全清除残余粘接剂。本研究采用基台替代体，事先去除多余粘接剂，使修复体组织面的粘接剂均匀涂布但不溢出，在保证边缘封闭的同时减少对软组织的刺激，是诱导牙龈成形的关键。

本研究的不足之处在于仅仅从软组织形态评估永久基台一次就位修复概念的优劣，缺乏CT测量牙槽嵴边缘骨吸收量的数据。有研究结果显示，对比永久基台一次就位的种植体，反复拆换基台的传统修复方式种植体水平边缘骨吸收量增加0.5mm，但此差异不具有临床应用意义。

即刻种植即刻修复并采用永久基台一次就位的修复方式可提高单颗种植前牙修复体周围软组织形态稳定性及美学效果。厚龈生物型患者采用延期种植常规修复方式，反复拆换基台后仍能获得较好的美学效果，但软组织的远期稳定性仍需长期随访观察。

参考文献

[1] Al., J.H.P.K. Immediate placement and provisional- ization of single-tooth implants involv- ing a definitive individual abutment: a clinical and radiographic retrospective study. Clin Oral Impl. Res, 2013, 3(24): p. 652-658.
[2] Luigi Canullo, I.B.R.C. Immediate positioning of a definitive abutment versus repeated abutment replacements in post-extractive implants: 3-year follow-up of a randomized clinical trial. Eur J Oral Implantol, 2010, 4(3): p. 285-296.
[3] TommasoGrandi, P.G.R.S. Immediate provisionalisation of single post- extractive implants versus implants placed in healed sites in the anterior maxilla: 1-year results from a multicentre controlled cohort. Eur J Oral Implantol, 2013, 3(6): p. 285-295.
[4] Becker K, M.I.G.V. Impact of abutment material and dis-/re-connection on soft and hard tissue changes at implants with platform-switching. J Clin Periodontol, 2012, 10(39): p. 774－780.
[5] Cantalapiedra, C.E.C.A. Marginal bone and soft tissue behavior following platform switching abutment connection/disconnection － a dog model study. Clin. Oral Impl. Res, 2015, 2(26): p. 983－991.
[6] Marco Degidi, D.N.G.D. Nonremoval of Immediate Abutments in Cases Involving Subcrestally Placed Postextractive Tapered Single Implants: A Randomized Controlled Clinical Study. Clin Imp Dent Rel Res, 2014, 6(16): p. 794-805.

高永波教授点评

美学区即刻种植后利用永久基台一次就位完成修复，较传统修复方式反复拆换基台可减少种植体-软组织界面上皮附着的破坏，更好地维持生物学封闭。但受术后牙龈退缩程度、牙龈厚度以及基台水平取模精确度等影响，修复后美学效果存在不确定性。本病例2即刻种植后利用永久基台完成即刻修复，术后不同阶段在原基台基础上使用流体树脂调整临时冠穿龈形态，且用基台替代体较好地解决粘接剂残留问题，获得了较好地软组织形态。对于薄龈生物型患者，可选用钛基底氧化锆基台，避免修复后出现的金属基台透色现象的发生。另外，作者通过2个病例对比，得出永久基台一次就位可提高种植后软组织形态稳定性及美学效果的结论尚显单薄，建议增加病例数及随访时间。

临时过渡义齿在上颌前牙连续3颗牙缺失延期种植中对牙龈的诱导

陈海霞　许胜　肖慧娟　张佳　滨州医学院附属烟台市口腔医院种植科

摘要

目的：对上颌前牙区连续3颗牙缺失接收种植修复的患者进行临时过渡义齿修复对牙龈进行诱导成形，并利用个性化转移杆把塑形的软组织外形转移至技师手中从而尽量达到满意的软组织美学效果。**材料与方法**：40余岁男性患者，1年前因外伤于我院拔除上颌右侧侧切牙至左侧中切牙，行即刻活动义齿修复，觉佩戴不适，要求种植义齿修复。口内检查缺牙区拔牙创愈合良好，牙槽骨丰满度一般，殆龈距尚可，口腔卫生状况一般。术前CBCT示骨宽度不足。种植一期手术于上颌2颗中切牙区植入种植体同期行GBR术，6个月后行种植二期手术，3周后取模行种植临时过渡义齿修复，4个月后牙龈塑形完成，个性化取模后完成最终修复。**结果**：上颌前牙区通过种植临时过渡义齿修复对牙龈进行诱导塑形，使其具备良好的穿龈轮廓及牙龈形态，并利用个性化转移杆进行牙龈的复制转移，最终修复效果良好，患者满意。**结论**：上颌前牙区种植临时过渡义齿的使用在一定程度上可以提高美学修复效果，在牙龈塑形过程中患者与医生可以预期最终的修复效果，降低美学及医疗风险。因此上颌前牙区使用过渡义齿修复是很有必要的。

上颌前牙缺失后进行种植义齿修复不仅应恢复功能，还要尽量达到患者对美学的要求，但前牙区往往存在软硬组织不足的情况。在本病例中患者因外伤致连续3颗上前牙缺失，且骨量不足，需行骨增量手术，本病例中行GBR手术同期植入种植体的方案，后期行种植临时过渡义齿修复后进行个性化转移完成最终修复，获得令患者满意的美学修复效果。

一、材料与方法

1. 病例简介　51岁男性患者，3个月前因外伤拔除上颌右侧侧切牙至左侧中切牙残根，行活动义齿修复，觉不适要求种植修复。自述有轻度高血压史，每日口服缬沙坦，无吸烟等不良习惯。上颌右侧侧切牙至左侧中切牙缺失，缺牙区牙龈愈合良好，无溃疡红肿，牙列不齐。口腔卫生状况较好，中位笑线。CT片示：高度约17mm，宽度4.5~5.4mm，唇侧骨密度减低。

2. 诊断　上牙列缺损（上颌右侧侧切牙至左侧中切牙缺失）。

3. 治疗计划　（1）制作诊断蜡型。（2）上颌右侧侧切牙至左侧中切牙种植义齿修复，需行GBR手术，行种植临时过渡义齿修复后利用个性化转移杆进行牙龈的复制转移行最终修复，最终修复效果良好。

4. 治疗过程

（1）术前准备：术前1周制作诊断蜡型。患者手术前口服布洛芬，复方氯己定漱口液漱口。

（2）种植体植入同期行骨增量手术：患者完全知情并同意的前提下行

牙种植术，取仰卧位，消毒，于上颌右侧侧切牙至左侧中切牙区阿替卡因肾上腺素（必兰）注射液局部浸润麻醉。于上颌右侧侧切牙至左侧中切牙牙槽嵴顶做横行切口，剥离术区黏骨膜，显露术野，见上颌右侧侧切牙颊侧凹陷，上颌左侧中切牙颊侧嵴顶缺损。生理盐水冲洗冷却下，导向杆反复查探种植体植入方向，于上颌右侧侧切牙、上颌左侧中切牙区植入Straumann®（BL）3.3mm×12mm种植体，植入扭矩为35N·cm，查种植体方向和间隙良好，安装覆盖螺丝，于骨缺损处植入Bio-Oss®骨粉，覆盖Bio-Gide®胶原膜+PRF膜。减张严密缝合创口。术后X线示种植体位置方向好。

（3）二期手术：种植体植入6个月后，行种植二期手术成形牙龈。

（4）行种植支持式临时过渡义齿修复：二期手术后3周取模行临时义齿修复，1周后戴临时义齿；戴牙后每隔1个月复查调整临时冠穿龈及邻接形态，诱导牙龈成形，3个月后行个性化转移杆转移，1个月后行全瓷固定桥修复。

二、结果

上颌前牙区种植修复多伴随骨量不足，本病例为上颌前牙连续3颗牙缺失的延期种植，术中采用植入种植体同时行GBR术，6个月后平行投照根尖片示种植体周围无暗影，通过临时过渡义齿修复可引导软组织成形，通过个性化转移杆取模技术精确转移了种植体软组织形态，修复效果良好，患者满意。

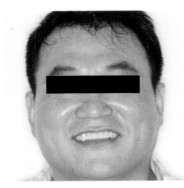

图1 术前正面微笑像（口内佩戴诊断蜡型）

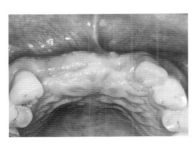

图2 术前𬌗面像

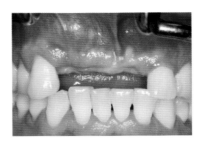

图3 术前正面咬合像

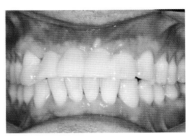

图4 术前正面咬合像（口内佩戴诊断蜡型）

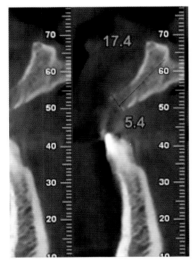

图5 术前上颌右侧中切牙CBCT影像学资料

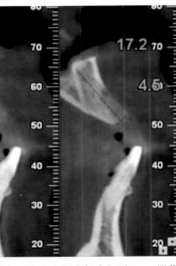

图6 术前上颌右侧中切牙CBCT影像学资料

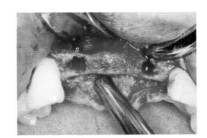

图7 种植一期种植窝预备完成

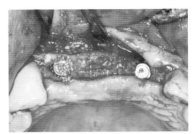

图8 种植一期植入种植体

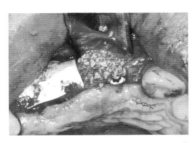

图9 种植一期植入种植体后植Bio-Oss®骨粉+Bio-Gide®生物膜

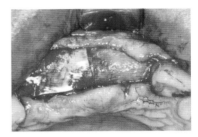

图10 种植一期植入种植体后植Bio-Oss®骨粉+Bio-Gide®生物膜+PRF膜

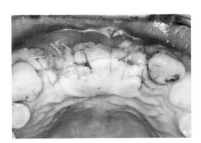

图11 种植一期减张严密缝合

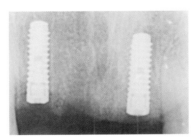

图12 种植体植入后平行投照根尖片示种植体位置方向好

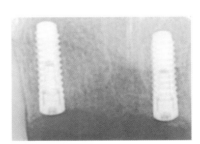

图13 6个月后复查平行投照根尖片示种植体周围骨愈合良好，无密度减低影像

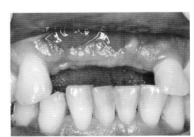

图14 种植二期手术术前咬合像

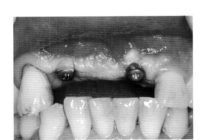

图15 种植二期手术术后咬合像

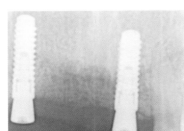

图16 种植二期手术术后平行投照根尖片示基台就位

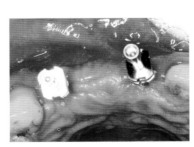

图17 3周后取模制作临时冠（唇腭向平行度）

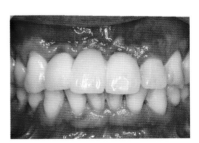

图18 1周后戴临时过渡义齿咬合像

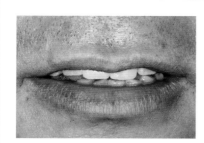

图19　1周后戴临时过渡义齿唇齿像

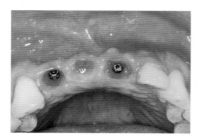

图20　临时修复1个月后牙龈塑形

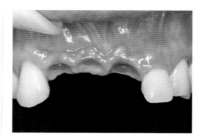

图21　临时修复1个月后牙龈塑形

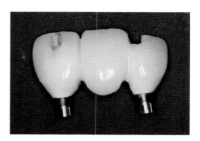

图22　临时冠形态

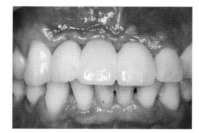

图23　临时修复2个月后正面咬合像

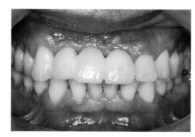

图24　临时修复3个月后正面咬合像

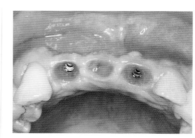

图25　临时修复3个月后牙龈形态

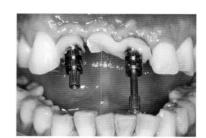

图26　个性化转移杆戴入口内取模

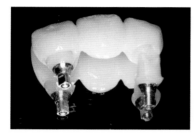

图27　个性化全瓷基台

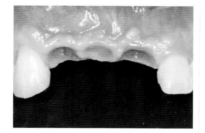

图28　戴入最终修复体前牙龈形态

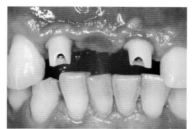

图29　口内戴入个性化基台

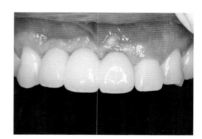

图30　戴入全瓷固定桥后唇面像

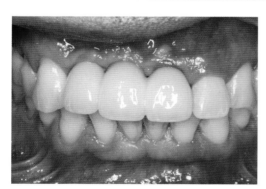

图31　戴入全瓷固定桥后咬合像

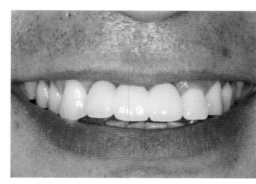

图32　戴入全瓷固定桥后微笑像

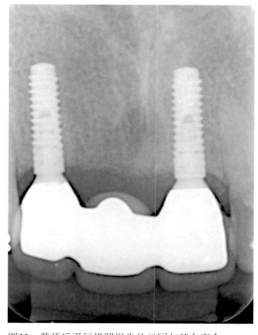

图33　戴牙后平行投照根尖片示冠与基台密合

三、讨论

1. 术前评估及手术方式的选择 美学区种植修复影响美学修复效果的影响因素有很多，其中包括常规风险评估和局部风险评估，常规风险评估包括全身健康状况、是否吸烟，患者对美学的预期等因素；局部风险评估包括种植术区骨质骨量情况、牙龈生物型、笑线高度等。在本病例中，患者有高血压病史但控制良好，不吸烟，中位笑线，牙龈生物型属于中厚型牙龈型，牙冠形态为方圆形，缺牙位点无感染情况，患者美学期望中，邻牙无修复体等，具有中低美学风险，但患者因外伤缺牙约3个月，期间佩戴活动义齿，种植区牙槽嵴宽度欠佳，且患者为连续多颗牙缺失，对恢复良好的红白美学带来一定的困难。种植治疗的基本要求为骨量充足，前牙美学区植入种植体后需要至少保证唇腭侧骨宽度各1mm，即种植体直径+至少2mm骨量，本病例中骨量明显不足，因此需行骨增量手术，术中联合应用Bio-Oss®骨粉+Bio-Gide®骨膜+自体血离心后的PRF膜，Bio-Oss®骨粉是目前引导骨组织再生术中应用最为广泛的骨移植材料，其降解率低、疏松多孔可较好地维持前牙区骨量；Bio-Gide®为一种可吸收性胶原膜，其朝向骨组织面排列疏松空隙多，有稳定血凝块的作用，有良好的引导组织再生的能力；自体血离心后的PRF膜含有多种生物活性因子可诱导骨髓基质干细胞分化为成骨细胞，并能促进创口愈合。

本病例为前牙延期种植病例。Van Kesteren等将26位患者随机分为即刻种植组和延期种植组，6个月后发现唇侧骨组织吸收很少，两组无统计学差异；邻面骨组织吸收较多，两组之间也无统计学差异。他们认为，即刻种植与延期种植术式对软组织没有明显影响。

2. 软组织诱导成形 龈乳头高度是影响种植修复美学效果的重要因素，若龈乳头不能充满邻间隙则会形成"黑三角"，影响美观。本病例中为减少"黑三角"，3颗缺失牙设计了2颗种植体，且进行了临时修复，引导软组织成形。Remeo（Remeo E，2008）等发现，种植体与邻牙的水平距离为2.5~4.0mm时，龈乳头能充满牙间隙。Tarnow（Tarnow DP，1992）等研究发现，两天然牙接触点到牙槽嵴顶的距离小于5mm，则牙龈乳头100%充满牙间隙；若距离为6mm，牙龈乳头充满邻间隙的可能性为56%；若超过7mm，则只有27%或更少。Gastaldo（Gastaldo JF 2004）等研究发现种植义齿与天然牙的接触区底部至牙槽嵴顶的距离最佳为3~5mm。本病例中为3颗牙连续缺失，牙槽骨垂直向骨量不足，临时过渡义齿与天然牙接触区可以进行调整，但仍无法达到完美的红白美学效果，但在治疗过程中可以通过椅旁增减光固化树脂调整临时冠外形来整塑牙龈形态，使其最终达到类似天然牙的轮廓，并应用个性化转移杆精确复制牙龈形态，为技师提供准确的牙龈信息，以达到良好的美学效果。

参考文献

[1] Van Kesteren CJ, Schoolfield J, et al. A prospective randomized clinical study of changes in soft tissue position following immediate and delayed implant placement.Int J Oral Maxillofac Implants, 2010, 25(3)：562-570.

[2] Remeo E, LopsD, Rossi A,et al. Surgical and prosthetic management of interproximal region with singal-implant restorations:1-year prospective study.J Periodontal, 2008, 19(6):1048-1055.

[3] Tarnow DP, Magner AW, Fletcher P. The effect of the distance from the contact point to the crest of bone on the precence of absence of the intemproximal dental papilla. J Periodontol, 1992, 63(12):995-996.

[4] Gastaldo JF, Gury PR, Sendyk WR. Effect of the vertical and horizontal distance between adjacent implants and between a tooth and an implant on the incidence of interproximal papilla. J Periodontol, 2004, 75(9):1242-1246.

柳忠豪教授点评

美学区外伤拔除后的牙种植修复，因为软硬组织缺损难以获得完美修复效果；而连续多牙缺失，更增加了美学修复风险。本例中作者试图采用种植骨增量（GBR）临时冠软组织引导成形等技术获得近似天然牙的软硬组织轮廓，取得一定效果但并不理想。两个方面与读者探讨：一是骨增量的方法，本例采用的是种植同期GBR，而二期术后即发现唇侧轮廓塌陷；若采用骨劈开，创造四壁骨缺损环境，或者单独GBR，二期种植附加再次GBR，骨增量效果应该会更确切。二是二期术中若增加游离结缔组织瓣唇侧移植，增量软组织轮廓，再结合临时冠诱导，也许会获得更好的美学效果。

上颌前牙即刻种植与美学修复

屠逸琳　朱羽婕　丁浩然　王庆　复旦大学附属中山医院口腔科

摘　要

目的：观察上颌前牙区多牙即刻种植与美学修复序列治疗的临床效果。**材料与方法**：选取上颌多颗前牙根折的病例，微创拔牙后即刻种植，同期植入人工骨粉骨膜。术后种植愈合期采取邻牙支持的粘接桥过渡义齿修复，并进行软组织形态维持。种植二期时采取种植体支持式临时义齿，进一步进行牙龈诱导成形，等牙龈形态相对稳定后，完成永久修复体。**结果**：在观察期内，美学区多牙即刻种植修复获得了良好的软硬组织稳定性和美学效果。**结论**：即刻种植与不同支持形式的过渡义齿序列治疗在保证种植体骨结合成功的基础上，可以维持多牙穿龈轮廓和牙龈乳头形态，获得令人满意的临床美学疗效。

一、材料与方法

1. 病例简介　46岁女性患者，上颌右侧中切牙至左侧侧切牙于外院桩核连冠修复后1年余，现主诉"修复体松动1周"。临床检查显示上颌右侧中切牙至左侧侧切牙全瓷连冠修复，修复体边缘与基牙不密合且已经脱位。牙龈缘充血，邻牙无松动。CBCT示均为根管治疗术后，其中上颌右侧中切牙和上颌左侧中切牙桩核修复，牙根根折，根尖阴影。术前评估患者为中位笑线，厚龈生物型。患者既往体健，否认系统病史、传染病史、药物过敏史，无吸烟史，无口服双膦酸盐药物史，口腔卫生情况良好。

2. 诊断　上颌右侧中切牙至左侧侧切牙不良修复体；上颌左右两侧中切牙根折。

3. 治疗设计　患者拒绝活动修复，若再行全（烤）瓷冠连桥修复，则需要磨除更多的邻牙，这一方案患者也不能接受。因此考虑为微创拔除后即刻种植修复。方案一：上颌右侧中切牙至左侧侧切牙拔除后，植入2颗种植体，采取种植体支持的连桥修复。方案二：上颌右侧中切牙至左侧侧切牙拔除后，植入3颗种植体，行单冠修复。患者最终选择了后一种治疗方案。

4. 治疗过程

（1）初诊并制订治疗方案：根据患者CBCT影像选择种植体，设计植入位点。

（2）即刻种植，同期GBR：局麻下不翻瓣微创拔除上颌右侧中切牙至左侧侧切牙，颊侧骨壁完整，选取牙槽窝偏腭侧植入位点，分别逐级备孔，依次植入Bego Semados® S3.75mm×11.5mm种植体2颗和S3.75mm×10mm种植体1颗。初始稳定性均达到35N·cm以上。种植体和拔牙窝之间植入Bio-Oss®人工骨粉，覆盖Bio-Gide®人工骨膜，采取膜开

放技术缝合固位。术后即刻CT显示种植体三维位置良好。

（3）过渡义齿修复：术后1周拆线，对患者旧义齿进行处理，去除冠桥内牙体组织和金属桩核，仅保留连冠修复体，其舌侧预备粘接槽，组织面堆塑树脂呈凸向牙槽窝的卵圆形。采取树脂增强型纤维带，将修复体粘接到邻牙上，调殆至正中位轻咬合，前伸殆无干扰，最终形成一个不干扰种植体愈合封闭性，同时又能维持种植区软组织形态的过渡义齿。

（4）二期手术：定期随访至6个月后，种植区黏膜无红肿，软组织形态维持良好，牙龈乳头形态清晰可见。CBCT检查显示种植体周围无阴影。进行二期微创手术，安放常规愈合基台，调改邻牙支持的过渡义齿后仍然作为临时牙。1周后常规开窗法取模，选择合适的成品基台调改后，制作CAD/CAM树脂临时冠，利用种植体支持的临时冠，对牙龈形态进一步引导塑形。

（5）取模与最终修复：种植体支持的临时冠修复3个月后，牙龈穿龈轮廓和牙龈乳头形态稳定，取下树脂临时冠，在基台上放置CAD/CAM的全瓷内冠后取模，技工室翻模后根据最终软组织形态，在内冠上堆瓷完成最终3个单冠修复体。临床试戴后粘接完成。

（6）随访：最终修复后3个月复查，患者咀嚼功能良好，牙龈乳头形态良好稳定，对外形满意。

二、结果

在观察期间内，种植体成功骨结合，依次采用不同支持形式的过渡义齿对软组织形态维持和引导效果明显，最终修复体美学效果良好，牙龈弧线自然和谐，牙龈乳头充盈邻间隙，无"黑三角"现象。

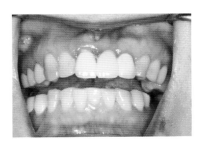

图1　初诊时口内情况

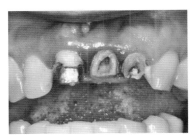

图2　修复体拆除后

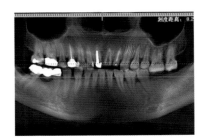

图3　术前CBCT

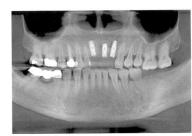

图4　术后CBCT

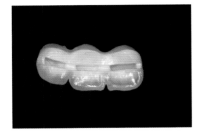

图5　过渡义齿舌面像

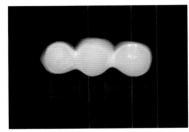

图6　过渡义齿组织面像

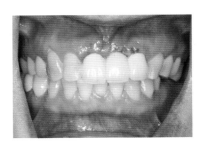

图7　粘接式过渡义齿戴入后正面像

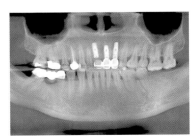

图8　粘接式过渡义齿戴入后CBCT

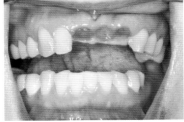

图9　二期手术前取下过渡义齿口内像

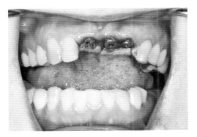

图10　二期手术置愈合基台

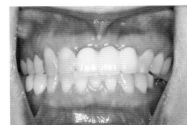

图11　取模前口内像

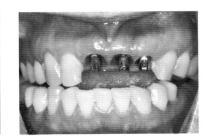

图12　成品修复基台戴入

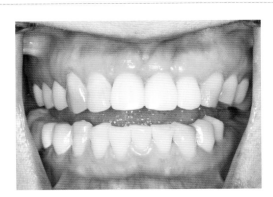

图13　种植体支持式过渡义齿戴入

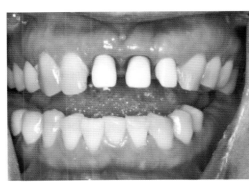

图14　内冠就位

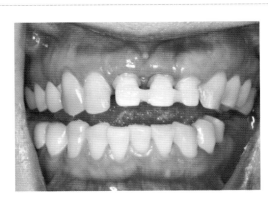

图15　固定内冠后取模

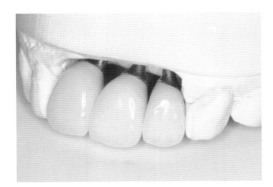

图16　最终修复体

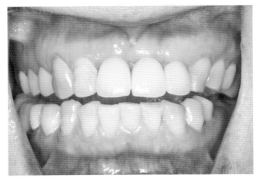

图17　最终完成像

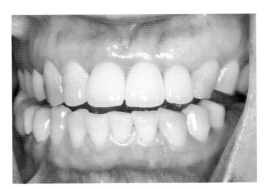

图18　3个月后随访像

三、讨论

多牙连续拔除后，常规延期种植要等待3个月拔牙创骨愈合后才能进行。而随着拔牙创愈合进程，牙槽嵴变平，牙龈乳头和穿龈轮廓丧失成为必然，因此如何维持牙龈乳头和穿龈轮廓形态是美学区多牙缺失种植修复的难点。该患者经美学风险评估后采取微创拔除患牙后即刻种植和同期GBR，最大程度地维持了硬组织的丰满度。为了不影响种植体骨结合，同时避免植入的人工骨材料暴露感染，我们采取了埋入式愈合的保守方案，同时为了满足患者暂时修复的美学需求，我们制作了邻牙支持式的过渡义齿。这种形式的过渡义齿也可以避免活动义齿可能导致的种植区受压、软硬组织萎缩等并发症。这个病例的过渡义齿是利用了患者原先的旧义齿，对颜色、形态患者都已习惯；组织面制成卵圆形凸向牙槽窝，以形成良好的牙龈形态。

修复时由于牙槽窝形态和牙龈乳头维持较好，我们采取了成品基台结合CAD/CAM树脂冠临时修复的方案，通过临时冠进一步引导和稳定穿龈轮廓和牙龈乳头。制作永久修复体时，我们采取了在基台上放置CAD/CAM全瓷内冠后取模的方法，这样可以避免基台更换和反复取戴，影响牙龈袖口结合与封闭的问题。通过这样序列治疗方法，最终修复体为单冠修复，牙冠形态和牙龈轮廓自然，牙龈乳头充盈邻间隙，患者对最终效果满意。由于过渡义齿采用的是患者的旧义齿和成品基台结合树脂冠，没有使用个性化临时基台，因此降低了患者的经济负担，也是一种有益的尝试。

即刻种植结合GBR技术可以最大限度地保存牙槽嵴的高度、宽度，过渡义齿序列治疗可维持软组织形态，能最有效地保存和恢复软硬组织的美学。

陈键教授点评

美学区连续多牙即刻种植，对术者的经验、技能及美学修复思维有较高的要求。该病例的难点同时也是其亮点在于软组织美学成形的过程：通过原固定桥加树脂纤维带完成过渡性义齿，实现种植区的封闭并维持软组织形态，种植体支持的CAD/CAM树脂临时冠进一步对软组织进行引导塑形及最终CAD/CAM全瓷冠的个性化精细制作，最终在连续缺牙区获得了较好的牙龈乳头形态及穿龈轮廓，总体上从外科到修复程序的细节考虑非常完整。

如果说此病例稍有美中不足的话：临时义齿的龈外展隙形态尚不够理想，可进一步修整开辟，或更有利于龈乳头的成形效果；最终修复体的色泽如进行个性化外染色处理，总体谐调性将更完美；种植体支持临时义齿采用了最终修复基台加粘接固位，粘接剂是否会有残留的问题值得我们关注。另外，病例中未附带术中照片稍有遗憾。

特殊骨量下运用Bicon窄种植体的前牙美学修复

文勇 贾婷婷 张云鹏 张冰 兰晶 姜宝岐 徐欣 山东大学口腔医院种植科

摘要

目的：上颌前牙区单颗牙缺失是种植美学修复的难点，同时伴有邻牙牙根弯向术区导致的根尖处近远中向骨量不足这一较为特殊的情况，更是对种植美学的巨大挑战。本病例通过运用Bicon™窄种植体并结合GBR技术，获得满意的临床修复效果。**材料与方法**：23岁男性患者，9年前因外伤拔除上颌左侧中切牙，行可摘活动义齿修复，为求固定修复至我科就诊。检查发现上颌左侧中切牙缺失，缺牙间隙正常，患者中线偏斜；X线示上颌左侧侧切牙牙根呈"S"形，根尖严重偏向近中，导致距牙槽嵴顶8mm处近远中向骨量仅为3mm。为避免损伤邻牙牙根，同时达到良好修复及美学效果，选用Bicon™直径3.5mm窄种植体进行种植修复。术中拍摄X线片精确定位扩孔，同时结合骨劈开、骨挤压技术及GBR技术，从而实现良好的骨增量、唇侧丰满度及美学效果。一期种植手术后6个月复诊，骨增量效果明显，种植体骨结合良好，邻牙无不适，行二期手术及后期修复程序，最终以盖嵴式一体化基台冠修复，修复效果良好，患者非常满意。**结论**：Bicon™窄种植可运用于近远中邻牙牙根间距过小的病例，在距离牙周膜非常近的情况下对其无损害，并可获得良好骨结合，结合GBR等技术能达到良好的美学修复效果。

随着人们对前牙美学的要求越来越高，上颌前牙区单颗牙缺失的种植修复治疗已经成为口腔医生面临的巨大挑战之一，同时也是近年来种植修复研究的热点。上颌前牙区由于唇侧骨板菲薄，拔牙后牙槽骨的吸收常常导致软硬组织的不足，为修复后取得良好的美学效果带来许多不利的因素，而本病例在具有上述不利因素的同时，还需面对邻牙牙根弯向术区导致的根尖处近远中向骨量不足这一较为特殊的情况。因此，本病例选择Bicon种植体，利用骨劈开和骨挤压术减少骨量损失，同期植入种植体并行GBR进行骨增量，以期获得满意的临床治疗效果。

一、材料与方法

1. 病例简介 23岁男性患者，9年前因外伤拔除上颌左侧中切牙，行可摘活动义齿修复，现为求固定修复至我科就诊。检查：上颌左侧中切牙缺失，口腔卫生良好，中线偏斜，邻牙未见明显倾斜，颊侧可见骨缺损形成的凹陷，咬合关系正常，患者的笑线呈中位高度，微笑时暴露上颌前牙部分牙冠及龈乳头，牙龈组织学类型为薄龈生物型和高弧线形，患者期望值不高，应属低度风险病例。CBCT显示：上颌左侧中切牙缺牙处骨密度尚可，牙槽嵴顶厚度约4mm，上颌左侧侧切牙牙根呈"S"形，根尖严重偏向近中，距牙槽嵴顶8mm处骨近远中宽度为3mm。

2. 诊断 上颌牙列缺损。

3. 治疗计划 选择Bicon™窄种植体（3.5mm×8mm），利用骨劈开和骨挤压术减少骨量损失，同期植入种植体并行GBR进行骨增量，后期运用Bicon™一体化基台冠进行修复。

4. 治疗过程

（1）手术过程：术前准备：患者术前口服头孢克洛缓释胶囊（0.1875g×2粒）、奥硝唑（0.25g×2片）、氨分双氢可待因（1粒），含漱复方氯己定漱口液（10mL×2次）。

（2）手术方法：①患者仰卧位，常规消毒、铺巾。②术区阿替卡因注射肾上腺素（必兰）（1.7mL）局部浸润麻醉，牙槽嵴顶切开，远中做附加切口，翻开黏骨膜瓣，先锋钻确定植入位置方向及深度，拍摄X线片确定扩孔方向，避免损伤牙根，微调方向后用骨劈开器械行骨劈开术及骨挤压术，扩孔至直径3.5mm，植入Bicon™3.5mm×8mm植体1颗，再次拍摄X线片确定种植体位置未伤及邻牙牙根；于唇侧骨板外及牙槽嵴顶植入混合了自体新鲜血液的Bio-Oss®骨粉0.5g，覆盖C型（1.5cm×2cm）海奥生物膜，缝合固定。黏膜瓣准确、无张力复位，单纯间断缝合法严密缝合；术后CBCT显示种植体三维位置良好，未伤及邻牙牙根，植骨效果良好。

（3）二期手术：种植体愈合6个月后，软组织愈合良好，拍摄CBCT及X线片均显示骨结合良好，骨增量效果明显，GBR处有新骨形成，常规行二期手术，放置愈合基台。

（4）种植修复：①二期手术后软组织愈合良好，种植体水平取印模。②戴牙，取下愈合基台，盖嵴式一体化基台冠试戴，调磨咬合，敲击就位。

二、结果

种植体植入6个月后形成良好骨结合，邻牙无任何不适，骨增量效果明显，行GBR手术处新骨形成良好，最终修复效果良好，牙冠形态颜色逼真，患者非常满意。

Bicon™窄种植可运用于近远中邻牙牙根间距过小的病例，在距离牙周膜非常近的情况下对其无损害，并可获得良好骨结合，结合GBR等技术能达到良好的骨增量及美学修复效果。

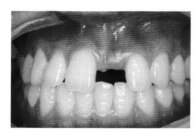

图1 术前正面像

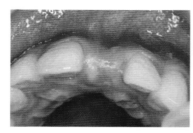

图2 术前殆面像，可见明显凹陷

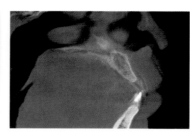

图3 术前CBCT示骨厚度为4mm

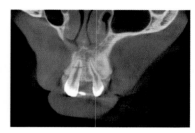

图4 术前CBCT示距牙槽嵴顶8mm处骨近远中宽度为3mm

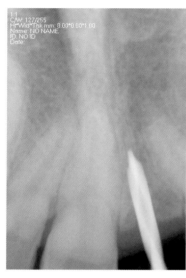

图5 先锋钻预备后拍摄X线片检查方向

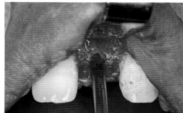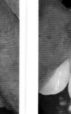

图6 骨劈开+骨挤压

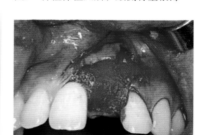

图7 种植体植入后，颊侧骨壁很薄

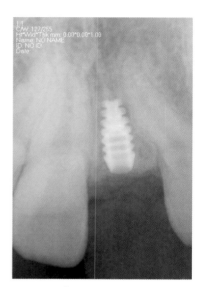

图8 种植体植入后拍摄X线片检查是否伤及邻牙牙根

图9 GBR植入骨粉

图10 GBR手术覆盖胶原膜

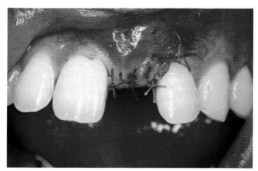

图11 无张力严密缝合创口

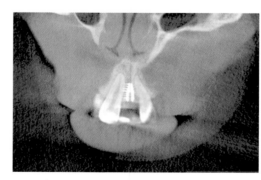

图12 术后CBCT示种植体三维位置良好

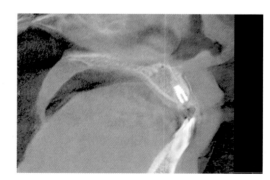

图13 术后CBCT示种植体三维位置良好，唇侧可见植骨材料

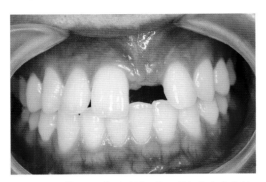

图14　种植体植入6个月后唇面像，软组织愈合良好

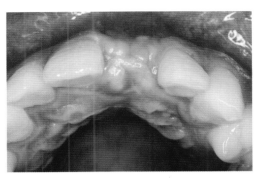

图15　种植体植入6个月后𬌗面像，软组织愈合良好，未见凹陷

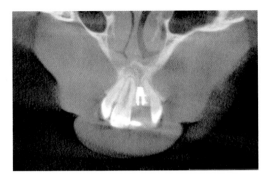

图16　CBCT示种植体骨结合良好，邻牙牙根正常

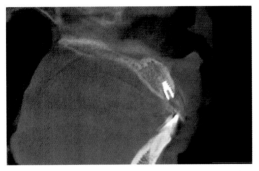

图17　CBCT示种植体唇侧有新骨形成，GBR效果良好

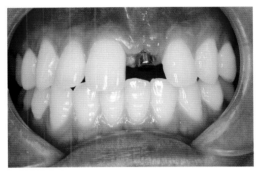

图18　二期手术后2周，牙龈愈合良好

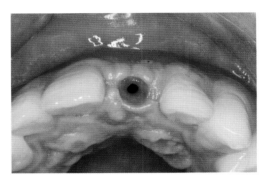

图19　二期手术后2周，穿龈袖口形成良好

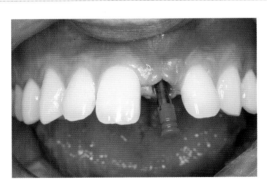

图20　种植体转移取印模

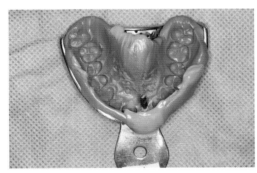

图21　工作模

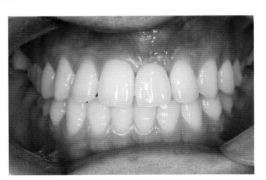

图22　牙冠戴入后，颜色形态逼真协调，效果良好

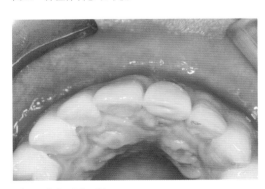

图23　修复后𬌗面像

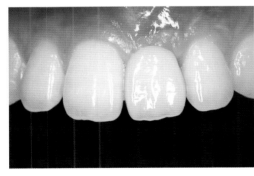

图24　修复后唇面像

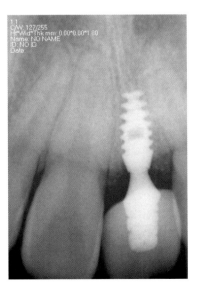

图25　修复完成后拍摄X线片示基台到位，种植体周围骨愈合良好

三、讨论

单颗前牙缺失后剩余牙槽嵴的骨量往往不足，欲获得长期稳定的美学效果，需进行适当的硬组织和（或）软组织增量治疗。有时单一技术的运用往往不能达到良好的效果，骨劈开、骨挤压联合GBR技术是一种有效的、综合性的、创伤较小的骨增量技术。骨劈开、骨挤压技术能够尽量多地保留原有骨组织，避免备孔时骨组织的浪费，而GBR技术则能有效增加唇侧骨量，对种植体的长期稳定及良好的美学效果而言均是必不可少的。因而本病例联合运用这3种骨增量技术，以便达到良好的治疗效果。

Bicon™种植体具有相对独特的设计，其直径3.5mm窄种植体根尖部缩窄，直径约为2.5mm，且其独特的鳍式设计使其具有更大的表面积，即使是3.5mm×8mm的窄短种植体也能有足够的表面积形成良好的骨结合；其设计特点使其不必遵循与邻牙间1.5mm距离的束缚，能够在不损伤的条件下无限接近牙周膜；其斜肩式设计在种植体植入时提供了更多的灵活性，并且对

骨量的维持有很大的作用，它还为骨在种植体肩部以上生长提供了空间，从而能够支撑牙间乳头，很容易就可以实现牙龈美学；Bicon™独特的低速备洞也大大降低了手术的风险性，并能够用钛合金扩孔钻收集患者的自体骨，从而能实现自体骨移植。这些原因都使它成为本病例中种植体的首选，结合术中X线片精确定位备孔，能使种植体完美地植入缺牙间隙，既获得成功的骨结合又不损伤邻牙。

Bicon™一体化基台冠（IAC）是一种不用螺丝、不用粘接剂的修复方法，是Bicon™的360°基台定位特点才使这一修复方式成为可能。因为Bicon™基台不需要靠螺丝角度或是小平面抗旋转设计来就位。IAC使牙医在每一次修复时都能得到美观的龈缘效果，而且对技工或是牙医来讲都没有额外的费用。本病例缺牙处牙龈缘相比较邻牙颈缘位置较靠下，使用常规穿龈式牙冠修复方式无法得到良好的龈缘高度，因此本病例设计采用盖嵴式牙冠，良好地解决了这一问题，获得了很好的牙龈曲线和龈乳头效果。

参考文献

[1] Farmer M, Darby I. Ridge dimensional changes following single tooth extraction in the aesthetic zone. Clin Oral Implants Res, 2014, 25:272–277.
[2] Simion M, Dahlin C, Rocchietta I, Stavropoulos A, Sanchez R, Karring T. Vertical ridge augmentation with guided bone regeneration in association with dental implants: an experimental study in dogs. Clin Oral Implants Res, 2007, 18:86–94.
[3] Azizi A, Moghadam SA. A study on the effect of Bio–Oss and collagen membrane on the repair of dental socket. J Isfahan Dent Sch, 2009, 5:133–139.
[4] Carmagnola D, Adriaens P, Berglundh T. Healing of human extraction sockets filled with Bio–Oss. Clin Oral Implants Res, 2003, 14:137–143.
[5] Schropp L, Isidor F. Papilla dimension and soft tissue level after early vs. delayed placement of single–tooth implants:10 year results from a randomized controlled clinical trial. Clin Oral Implants Res, 2015, 26:278–286.
[6] De Buitrago JG, Avila–Ortiz G, Elangovan S. Quality assessment of systematic reviews on alveolar ridge preservation. J Am Dent Assoc, 2013, 144:1349–1357.

柳忠豪教授点评

本病例中，因为种植骨量不足而且邻牙牙根近中倾斜，术者采用骨劈开技术进行骨增量，并种植特殊的Bicon窄种植体（3.5mm×8mm），应用一体化基台冠进行修复，获得了较好的修复效果。有以下建议与思考：邻牙牙根近中倾斜，最理想的治疗方案是通过正畸的方法予以矫正，获得种植需要的近远中间隙，种植效果将更加确切，应与患者讨论首选。GBR手术需要大于植骨区的切口与翻瓣设计，更容易获得早期的生物学封闭而保证植骨量效果；而本例因切口翻瓣过于局限，修复前已看到局部的轮廓塌陷及软组织瘢痕。Bicon窄种植体（3.5mm×8mm）应用于中切牙的报道并不多见，植体骨结合面积小、侧向咬合力、一体化基台冠敲击就位等因素，种植修复的远期效果有待跟踪观察。

以修复为导向的上颌美学区连续多牙缺失的种植修复

孙晓迪　张健　王庆福　天津市口腔医院（南开大学口腔医院）口腔种植中心

摘要

目的：以修复为导向的数字化种植外科导板在连续多颗牙缺失的上颌美学区的应用及临床效果。**材料与方法**：31岁男性患者，上颌双侧中切牙于3个月前外伤拔除。口内见拔牙窝嵴顶区域牙龈略凹陷，唇侧丰满度可。CBCT显示拔牙窝愈合较好，骨密度正常，骨厚度及高度可。术前将排牙后的修复信息与CBCT的颌骨信息整合，进行以修复为导向的种植体设计，并制作数字化种植外科导板。术中根据导板导向备洞，植入植体。术后3个月对其进行修复。**结果**：种植体实际植入位置及方向与术前种植方案设计一致，无偏差。患者对手术及修复效果满意。**结论**：数字化种植外科导板在前牙美学区连续多颗牙缺失的病例中可以实现术前设计以修复为导向，同时能够导向术中植体植入的位置、方向，减少术中及术后并发症的发生，使得复杂手术简单化。

上颌前牙美学区的缺失常常给患者带来更多的困扰，影响患者的美观、发音及社会活动。同时，美学区牙齿的缺失对于临床种植医生来说也存在很大的挑战，尤其是连续多颗牙的缺失。为了保证种植修复后的美学效果，前牙美学区对植体的植入位置及方向有更严格的要求，稍有偏差则难以弥补美学上的效果。数字化种植外科导板可以有效帮助临床医生达到完美种植的术中效果，同时以修复为导向的设计原则可以术前将修复信息一并纳入考量指标。

一、材料与方法

1.病例简介　31岁男性患者，外伤拔除上颌双侧中切牙，3个月后来我科要求种植修复。口内一般检查见上颌双侧中切牙缺失，缺牙部位牙龈略凹陷，牙龈愈合良好，缺牙间隙及咬合距离正常，全口口腔卫生良好。CBCT显示拔牙窝愈合良好，骨密度正常，上颌右侧中切牙牙槽骨厚度7.6mm，牙槽骨高度20mm，上颌左侧中切牙牙槽骨厚度7.8mm，牙槽骨高度20mm。

2.诊断　上颌双侧中切牙缺失。

3.治疗计划　为了达到理想的美学效果及理想的种植体植入位点及方向，采用数字化种植外科技术分别于左右中切牙植入骨水平种植体各1颗。

4.治疗过程

（1）患者拍摄CBCT，评估患者缺牙区牙槽骨的状况，判断种植及附加手术的可能性。

（2）制作数字化种植外科导板：取模、在石膏模型上排蜡牙并进行光学扫描。然后，将扫描模型蜡牙的影像同CT影像在三维种植设计软件中整合，获得具有骨组织信息和修复体信息的整合影像。根据整合后的骨信息和修复信息，设计种植体位置和方向，生成数字化导板并打印。

（3）外科手术：局部麻醉下，做嵴顶切口，翻瓣，将手术导板准确就位于口内。导板定位钻确定种植体植入的位点及方向。取下导板，根据定位钻预备的位点及方向逐级备孔，植入植体，安装覆盖螺丝，严密缝合。

（4）修复：种植术后3个月，对患者进行二次手术，1个月后进行修复。

（5）医嘱：修复体勿咬硬物及韧物，定期复查，有种植体松动、修复体折断等任何不适情况随诊。

二、结果

本病例修复后效果良好，患者对最终修复体美观效果十分满意，长期临床效果有待继续观察。

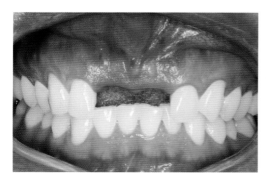

图1　患者口内正面像

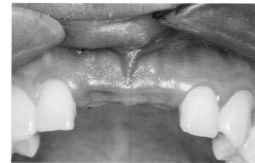

图2　患者口内唇面像

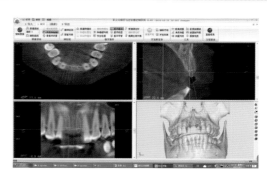

图3　种植设计软件中设计种植体植入的位置、方向等

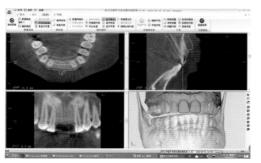

图4　以修复为导向的种植体设计

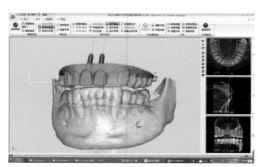

图5　种植体设计时充分考虑修复体的信息

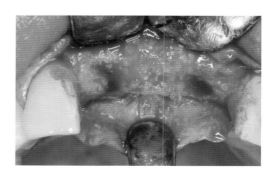

图6　翻瓣

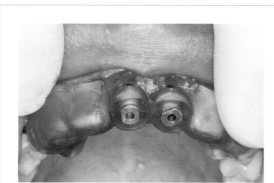

图7　数字化种植外科导板口内就位

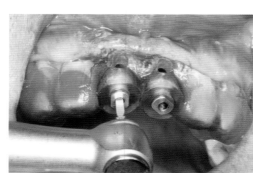

图8　导板钻确定种植体植入的位点及方向

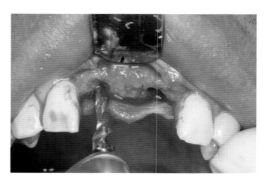

图9　沿导板钻预备的种植窝逐级扩孔

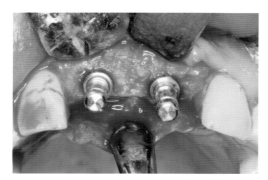

图10　平行杆检查种植窝的方向

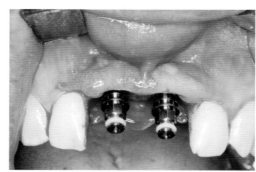

图11　植入种植体

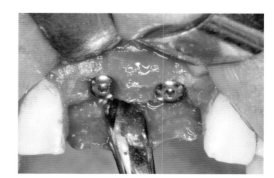

图12　安装覆盖螺丝

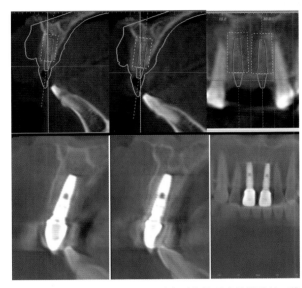

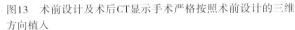

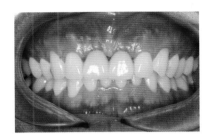

图14　最终修复体的口内正面像

图13　术前设计及术后CT显示手术严格按照术前设计的三维
方向植入

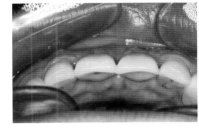

图15　最终修复体的口内𬌗面像

三、讨论

上颌前牙区为了保证修复后尽可能地达到美观要求，对种植体轴向上的位置及方向要求严格，稍有偏差就会引起最终美学效果上的差别，可能导致难以弥补的美学或其他修复并发症。数字化种植外科导板可以帮助临床医生在手术中精确地控制种植体植入的位置、方向、角度甚至深度，辅助医生的种植体植入，使最终的种植修复与术前的理想设计方案实现统一。其优势在于利用设计软件最大程度地整合了患者颌骨信息与临床医生的术前设计，并可以将患者的远期冠部修复信息与种植体设计信息、骨组织信息结合在一起，极大地提高了临床种植的精确度，减少了不必要的种植修复并发症的发生，缩短了手术时间、减少了手术创伤、提高了美学预期。采用数字化种植外科导板进行种植手术，充分结合了三维影像学和现代化数字设计加工技术，体现了以微创、修复为导向的种植修复理念。数字化导板的应用对于经验不足的医生尤为重要，避免了种植体植入位置、方向、角度不佳导致的手术及修复并发症的发生。

参考文献

[1] Scutella F, Weinstein T, Lazzara R, Testori T. Buccolingual implant position and vertical abutment finish line geometry: two strictly related factors that may influence the implant esthetic outcome. Implant Dent, 2015, 24(3):343–348.

[2] Kola MZ, Shah AH, Khalil HS, Rabah AM, Harby NM, Sabra SA, Raghav D. Surgical templates for dental implant positioning: current knowledge and clinical perspectives. Niger J Surg, 2015, 21(1):1–5.

[3] D'Souza KM, Aras MA. Types of implant surgical guides in dentistry: a review. J Oral Implantol, 2012, 38(5):643–652.

张健教授点评

病例采用术前排牙获得的修复信息制作数字化导板，并以数字化导板为引导完成了种植外科手术，确保了种植体在美学区的正确三维位置，保证了种植修复的美学效果和长期稳定性，患者软硬组织量尚佳，可以考虑不翻瓣种植及即刻修复，在最终修复前即完成牙龈诱导成形，会更加体现微创、精准并获得良好的美学修复效果。

前牙美学区拔牙位点保存、延期种植修复

岳喜龙　周文娟　任光辉　柳忠豪　烟台市口腔医院种植科

摘要

目的：观察前牙美学区拔牙位点保存后延期种植修复的临床效果。**材料与方法：**对一例上颌前牙根尖周炎患者行拔牙同期植入Bio-Col®，覆盖双层Bio-Gide®膜及CGF膜，采用软组织环切刀于上颌左侧第一前磨牙、上颌左侧第二前磨牙腭侧切取直径约5mm软组织半厚瓣，覆盖于上颌右侧中切牙拔牙窝嵴顶，严密缝合，软组织供区填塞吸收性明胶海绵，缝合。6个月后CBCT显示拔牙窝内新骨形成良好，简易导板确定种植体平台位置，常规植入Noble Active®种植体1颗，安装覆盖螺丝，唇侧骨缺损处覆盖自体骨屑及Bio-Oss®骨粉，覆盖双层Bio-Gide®膜、钛钉固定，表面覆盖CGF，充分减张后严密缝合。1个月后牙龈愈合良好，粘接桥临时修复恢复美观。6个月后行种植体二期手术，动度测量仪测量ISQ值，确认种植体稳定性达到修复标准，更换愈合基台，唇侧设计"U"形瓣，折入愈合基台唇侧增加唇侧软组织丰满度，严密缝合。1个月后更换临时基台及树脂临时冠进行牙龈整塑，期间调整临时冠外形，3个月后牙龈整塑至理想位置，种植体水平取模行最终修复。**结果：**此病例位点保存后牙槽骨轮廓丰满，牙龈色形质正常。6个月后CBCT示牙槽嵴顶骨量充足，未发生明显吸收，植入种植体6个月种植体骨结合良好，临时冠修复诱导龈乳头生长，有效整塑了牙龈轮廓，最终修复效果良好，患者满意。**结论：**拔牙位点保存技术在拔牙窝愈合的过程中有的阻止或减缓了牙槽嵴的吸收，为后期的美学修复提供了良好的基础，对种植体支持的固定修复，尤其是前牙区种植修复美观效果的改善、种植体使用寿命的延长等方面均有重要意义。

牙缺失后，牙槽骨所受到的正常生理性刺激也随之丧失，剩余的牙槽嵴将发生不可逆的吸收，导致牙槽嵴的高度和宽度降低，从而影响种植的美学修复效果，此种情况在前牙区尤为严重，虽然我们可通过Onlay植骨、GBR等骨增量方式恢复缺失骨量，但难以重建已吸收的牙槽嵴，引起"黑三角"的产生。随着拔牙位点保存技术被提出，有效地解决了这个难题，在拔牙同期给予干预性的植骨，有效地预防了牙槽嵴顶的吸收，为后期美学修复提供了良好的基础。本文就1例前牙拔除患者同期行位点保存技术延期种植，观察其临床效果及美学修复效果。

一、材料与方法

1. **病例简介**　24岁男性患者，主诉：上颌右侧中切牙牙龈肿痛3天。体健，无系统性疾病，不吸烟。临床检查：上颌右侧中切牙牙烤瓷冠修复，叩（+），松动度约Ⅰ°，牙龈状况一般，无溃疡红肿，牙龈生物型为薄龈，中位笑线，邻牙未见异常，口腔卫生一般。CBCT见：上颌右侧中切牙根尖吸收，周围呈现低密度影像，唇侧骨板吸收。

2. **诊断**　上颌右侧中切牙根尖周炎。

3. **治疗计划**　基于临床及影像检查，经术前风险评估归类为高度美学风险，与患者沟通后制订如下治疗计划：（1）上颌右侧中切牙行拔牙位点保存。（2）6个月后行延期种植。（3）临时冠诱导。（4）最终修复体戴入。

4. **治疗过程**

（1）拔牙位点保存手术阶段：常规消毒，铺巾，局麻下微创拔除上颌右侧中切牙，彻底搔刮肉芽组织，双氧水、生理盐水交替冲洗，庆大霉素

冲洗，探针探及唇侧骨壁缺损约10mm，将Bio-Gide®屏障膜插入拔牙窝唇侧，填塞Bio-Col®，压实，表面覆盖Bio-Gide®膜及CGF膜，采用软组织环切刀于上颌左侧第一前磨牙、上颌左侧第二前磨牙腭侧切取直径约5mm环形半厚软组织瓣，盖于上颌右侧中切牙牙槽嵴顶，严密缝合，软组织供区填塞吸收性明胶海绵止血，缝合。术后拍摄平行投照。

（2）延期种植手术阶段：6个月后，牙龈丰满度充足，牙弓轮廓未发生明显变化。CBCT显示：上颌右侧中切牙拔牙窝内新骨形成良好，骨密度可，达到种植手术标准，遂拟行上颌左侧中切牙牙种植体植入术。

常规消毒铺巾，局麻下沿上颌右侧尖牙至左侧侧切牙做龈缘切口，上颌右侧尖牙远中做辅助切口，彻底翻开黏骨膜瓣，见牙槽嵴顶宽度可，唇侧根方略凹陷，生理盐水冷却下，于上颌右侧中切牙唇侧预备出血孔，依据Nobel种植系统外科操作细则备洞，植入Nobel Active®（3.5mm×11.5mm）种植体1颗，植入扭矩约20N·cm，简易导板确定种植平台位置，确保平台位置位于未来修复体龈缘下方约3mm，安装覆盖螺丝，唇侧凹陷处种植体暴露约2个螺纹，刮骨器于前鼻嵴处收集自体骨屑覆盖于种植暴露处，表面覆盖Bio-Oss®骨粉，双层Bio-Gide®屏障膜覆盖，钛钉固定，最外层覆盖CGF膜，术区充分减张后，严密缝合。术后拍摄平行投照显示：种植体位置、方向可。常规口服抗生素3天，预防感染。1个月后患者复诊，牙龈愈合良好，色形质正常，患者要求临时修复，给予非种植体支持式粘接桥暂时恢复其美观。

6个月后，平行投照显示种植体骨结合良好，遂拟行二期手术。

常规消毒铺巾，局麻下于上颌右侧中切牙牙槽嵴顶做"一"字形切

口，翻瓣，ISQ动度测量仪测量上颌右侧中切牙种植体稳定性，结果显示分别为：72、72、78、78。种植体稳定性良好，达到修复标准，安装愈合基台，愈合基台唇侧做"U"形瓣，将"U"形瓣去角化后植入愈合基台唇侧，增加唇侧牙龈丰满度，严密缝合。术后拍摄平行投照愈合基台就位。

（3）临时修复体诱导阶段：1个月患者复诊，牙龈愈合良好，色形质正常，愈合基台无松动，取下愈合基台，牙龈袖口健康，戴入临时基台及树脂临时冠，改用种植体支持式临时修复体进行牙龈塑性。牙龈塑性3个月后，牙龈轮廓、龈缘外形达到预期位置，临时修复体与邻牙之间三角间隙被龈乳头充盈封闭，患者对临时修复效果满意，遂拟行最终修复。

（4）最终修复体戴入阶段：安装转移体聚醚开窗取模。2周后，去除愈合基台，安装氧化锆全瓷基台，拍摄X线示：基台就位，边缘密合，试戴上颌右侧中切牙钴铬烤瓷冠，邻接关系良好，修复效果良好。

（5）种植体材料及器械：Noble Active®种植体（3.5mm×11.5mm）、Bio-Oss®骨粉（瑞士盖氏制药有限公司）、Bio-Col®（Bio-Collagen®，瑞士盖氏制药有限公司）、Bio-Gide®膜（瑞士盖氏制药有限公司）、CGF膜（自体静脉血离心获得）、ISQ动度测量仪（Osstell公司，Sweden）、钛钉、软组织环切钻（Stoma公司，Germany）。

二、结果

位点保存后牙槽骨轮廓丰满，牙龈色形质正常，6个月后CBCT示牙槽嵴顶骨量充足，未发生明显吸收。植入种植体6个月后种植体骨结合良好，临时冠修复诱导龈乳头生长。有效整塑了牙龈轮廓，最终修复效果良好，患者满意。

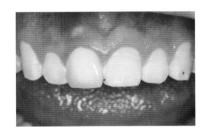

图1 上颌右侧中切牙烤瓷冠修复

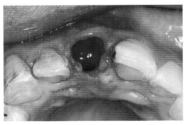

图4 冲洗拔牙窝

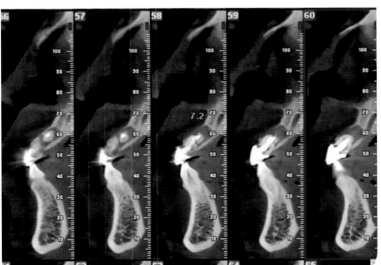

图2 CBCT示：上颌右侧中切牙唇侧骨板吸收

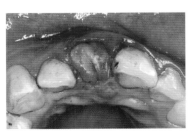

图3 取出断根

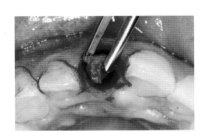

图5 填塞Bio-Col®

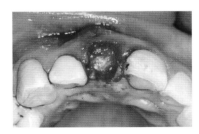

图6 覆盖CGF膜

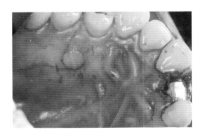

图7 覆盖Bio-Gide®膜

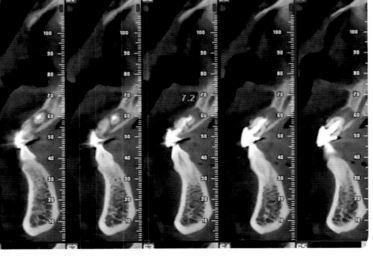

图8 严密缝合

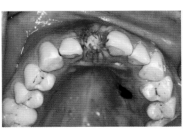

图9 术后咬合正面像

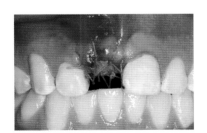

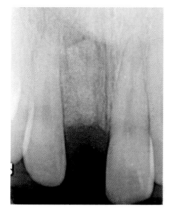
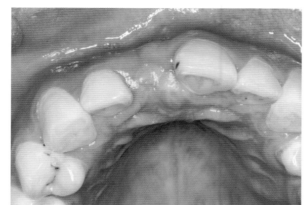
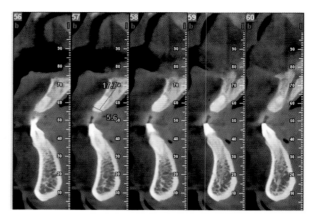

图10　术后平行投照　　　　　　图11　6个月后，牙槽骨轮廓丰满　　　　　　图12　CBCT示牙槽嵴顶宽度约6mm

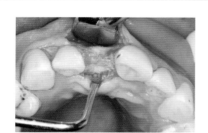
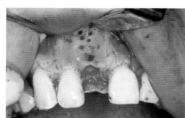
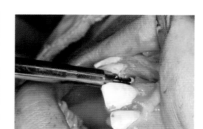
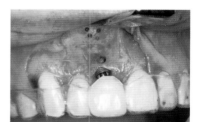

图13　牙槽嵴顶宽度充足　　图14　唇侧预备出血孔　　图15　植入Noble Active®种植体　　图16　确定种植体平台位置

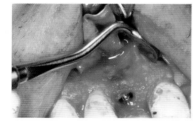
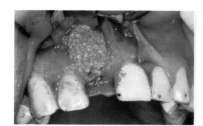
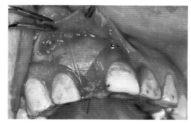
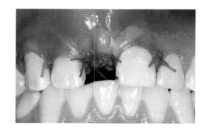

图17　刮骨器收集自体骨屑　　图18　覆盖Bio-Oss®骨粉　　图19　覆盖CGF膜　　图20　术后咬合正面像

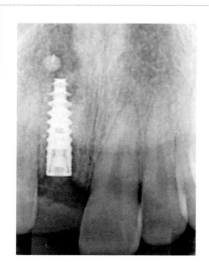

图21　术后平行投照

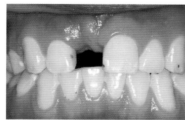

图22　1个月牙龈愈合良好

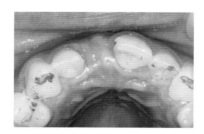

图23　牙槽骨丰满度良好

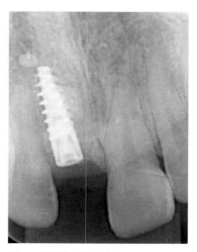

图26　种植体骨结合良好

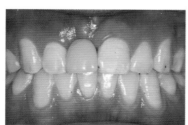

图24　粘接桥戴入

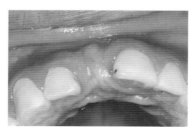

图25　6个月后，牙槽骨丰满度良好

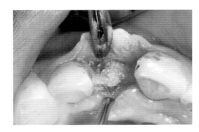

图27　牙槽嵴顶切开翻瓣行二期手术

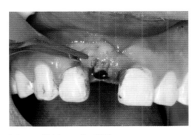

图28　设计"U"形瓣

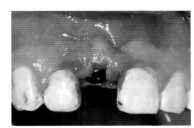

图29　折入愈合基台唇侧

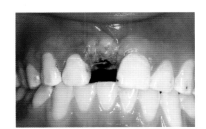

图30　严密缝合

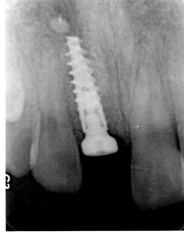

图31　术后平行投照，愈合基台就位

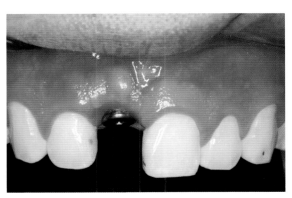

图32　术后1个月，牙龈愈合良好

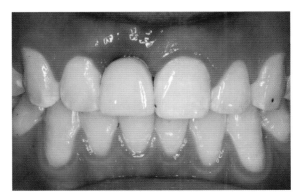

图33　牙龈整塑当天

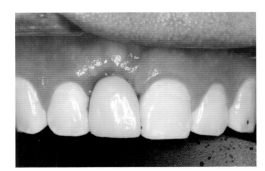

图34　牙龈整塑1个月后复诊

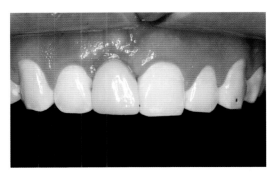

图35　牙龈整塑3个月后复诊

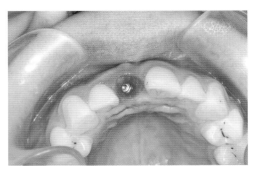

图36　龈袖口软组织颜色正常

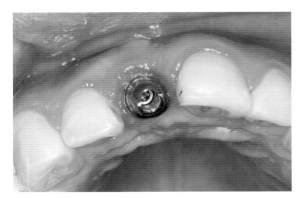

图37　戴入最终修复基台

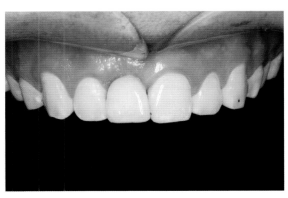

图38　最终修复体戴入

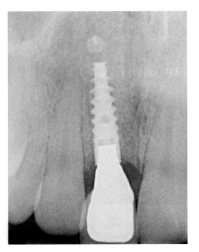

图39　平行投照显示冠边缘就位良好

三、讨论

　　牙缺失后牙槽嵴和牙龈乳头的生理学位置变化为种植的美学修复提出了新的挑战。随着牙槽嵴支撑和维持的丧失龈乳头及龈缘位置也随之变化，引起相邻修复体之间／修复体与相邻天然牙之间的"黑三角"，并影响龈缘与天然牙列的协调性，出现美学修复并发症。因此，研究拔牙窝愈合过程中的牙槽嵴变化和防止牙槽嵴吸收，保证后期种植手术的顺利进行和美学效果的实现，成为当今口腔种植学研究的热点之一。拔牙位点保存技术应运而生。从种植学角度出发，位点保存技术不仅要能够有效减缓剩余牙槽嵴吸收，为种植体的植入提供适宜的三维位置，还要为种植体的植入提供良好的骨质。国内外大量的基础及临床研究均认为其是一种有效地减少牙槽骨吸收的方法，位点保存技术在国外已使用数年，根据术中情况及临床需要，位点保存可用于即刻种植拔牙窝内保留拔牙位点，混合人工骨粉并覆盖胶原膜修复种植体周围骨缺损，应用各种骨量不足的情况，已使众多患者受益。目前该技术在国内的使用也在逐步上升。Araujo及 Daniele Cardaropoli等学者通过动物及临床实验指出 Bio-Oss®骨粉可以显著地减缓牙槽嵴吸收，并促进新骨形成，同时联合 Bio-Gide®膜可显著抑制牙槽骨垂直向及水平向的吸收。本研究中采用Bio-Col®作为拔牙位点保存的生物移植材料，其基本成分为去蛋白牛骨矿物质，其中包括90%的Bio-Oss®和10%胶原基质的混合材料。因为在Bio-Oss®中掺入了胶原基质，Bio-Collagen®具备引导上皮细胞的优势，使表面移植的黏膜能够快速血管化，游离移植的黏膜瓣与拔牙窝周围的黏膜直接愈合，而不是被新生的上皮结缔组织替代，保证了位点的附着

龈质量。同时含有胶原基质的Bio-Col®辅助移植的黏膜瓣更好地将拔牙窝与口腔环境隔离，有效地保护邻面牙槽嵴，在拔牙位点愈合过程中防止邻面牙槽嵴的生理性和病理性的吸收。

　　拔牙位点保存在拔牙同期进行拔牙窝占位，保存邻面牙槽嵴和牙龈乳头的高度及形态，防止拔牙后龈乳头和龈缘萎缩，为美学修复创造条件。就拔牙窝的占位方式而言，拔牙位点保存包括两种方式：即刻种植保存位点和生物材料移植保存位点。本病例采取的是生物材料移植保存拔牙位点的方法，在拔牙同期进行拔牙窝内引导骨再生材料移植，并用屏障膜及软组织瓣移植将拔牙位点与口腔隔离，保存邻面牙槽嵴，改善牙槽嵴唇颊侧骨弓形态和新形成的硬组织及软组织的形态和质量，使用过渡义齿支撑牙龈乳头，防止拔牙后龈乳头和龈缘塌陷和萎缩。因此，拔牙位点保存的作用是模拟牙根的解剖学占位，提供对牙槽嵴的解剖学支持，保持对邻面牙槽嵴最低限度的生理性刺激，防止牙槽嵴吸收，阻断拔牙后牙槽嵴吸收，防止龈乳头的萎缩，对龈乳头和龈缘提供机械性支撑，防止其塌陷和萎缩，改善新形成的硬组织及软组织的形态和质量。

　　此类病例通常适用于拔牙位点非急性或化脓性感染的所有拔牙位点，但为了获得更加的拔牙位点保存效果，在选择病例时更应注意如下因素：（1）牙周组织健康，牙槽嵴无病理性吸收的拔牙位点；（2）存在轻微牙槽嵴骨折和骨缺损的拔牙位点。（3）不适合于即刻种植时可以考虑进行生物材料和屏障膜及软组织瓣联合移植的方法，避免牙槽嵴的进一步吸收，恢复牙槽嵴的外形轮廓。本病例观察时间较短，其长期临床效果有待进一步观察。

参考文献

[1] Cardaropoli G, Araujo M, Lindhe J. Dynamics of bone tissue formation in tooth extraction sites. Journal of Clinical Periodontol -ogy 30；acteristics with Cone -beam CT, Spiral Tomgraphy, andmuti -Slice Spiral CT.The International Journalof Oral, 2007, 22（3）.

[2] Nair P, Schug J.Observations on healing of human tooth extraction sockets implanted with bioabsorbable PLGA copolymer root replicas：aclinical, radiographic, and histologic follow-up report of cases. OralSurg Oral Med Oral Pathol Oral Radio Endod, 2004, 97；559-569.

[3] Jung R, Siegenthaler D, Hammerle C. Postextraction tissue management：a soft tissue punch technique.Int J Periodontics Restorative Dent, 2004, 24；545-553.

柳忠豪教授点评

　　美学区种植修复对软硬组织增量、种植位点、唇侧轮廓以及龈乳头成形、牙冠形态与色泽等各个方面有更高的要求。本文病例中，作者应用了拔牙后位点保存技术、延期种植、窄种植体应用、种植同期GBR、双层膜技术、二期"U"形切口牙龈唇侧转瓣技术、临时冠诱导牙龈成形技术等一系列技术与方法，增量了软硬组织轮廓、诱导成形了近远中龈乳头，取得了较好的修复效果。两点缺憾与读者共享：一是种植位点偏了远中，如果再向近中移位1mm，最终修复的美学效果将会明显不同；二是最终牙冠的色泽、外形与邻牙相比不十分协调，可以进一步改善。

伴唇侧骨板缺失的上颌前牙即刻种植

兰晶　黄纯纯　王成泽　于甜甜　文勇　山东大学口腔医院种植中心

摘要

目的：探讨伴唇侧骨板大面积缺损的上颌前牙即刻种植的临床修复效果。**材料与方法**：50岁女性患者，上颌左侧侧切牙桩核冠修复体松动6个月余，临床检查上颌左侧侧切牙牙冠松动，牙龈略发红，唇侧龈缘高度与邻牙协调，龈乳头未见明显退缩；邻牙正常。CBCT示上颌左侧侧切牙根尖阴影明显，骨内根长度约8.76mm，唇侧骨壁几乎全部缺损，仅根尖剩余0.41mm厚骨壁；骨高度约为15.75mm，近远中宽度约7.6mm。上颌左侧侧切牙区拟行即刻种植；一期手术微创拔除上颌左侧侧切牙残根，刮出根尖炎性组织，植入Straumann® BLI 3.3mm×12mm种植体1颗，并于唇侧缺骨处植入Bio-Oss®骨粉，覆盖可吸收胶原膜，在软组织缺损处覆盖胶原海绵并缝合。6个月拍摄CBCT，做二期手术同期软组织成形，4周后取种植体水平印模，完成永久修复。**结果**：种植体植入6个月后CBCT示种植体骨结合良好，唇侧骨板厚度约1.4mm，完成修复体戴入，牙冠形态、色泽逼真，唇侧牙龈曲线正常，骨丰满度良好，近远中龈乳头充满邻间隙，美学效果满意。**结论**：上颌前牙美学区伴唇侧骨板大面积缺损的即刻种植，通过翻瓣手术、唇侧过量植骨、严密的软组织封闭等措施，可以获得良好而稳定的最终修复效果。

即刻种植是指拔牙的同时植入种植体，拔牙位点没有任何骨和软组织的愈合。由于即刻种植减少了手术次数，缩短了治疗疗程，且能获得较高的种植体存留率，一直受到临床医生和患者的青睐。

在2013年第五次ITI共识会议上，提出了即刻种植美学成功的基本条件：（1）拔牙窝骨壁完整；（2）颊侧骨壁至少有1mm厚度；（3）厚软组织生物学类型；（4）拔牙位点/种植位点无急性感染；（5）拔牙窝腭侧及根方的骨量能够为种植体提供足够的初期稳定性；（6）种植体植入在理想的三维位置；（7）当种植完全植入拔牙窝内时，其颈部平台需要与颊侧骨壁的内壁间至少有2mm的间距，此间隙中需植入低骨代谢率的骨替代材料。

然而能完全达到以上标准的患者甚少，严格的适应证使得许多人不得不放弃即刻种植。近年来，有学者对伴唇侧骨板缺损的即刻种植治疗进行了研究，并取得了一定进展。本病例即为伴有大面积唇侧骨板缺损的上颌前牙即刻种植病例。

一、材料与方法

1. 病例简介　50岁女性患者，上颌前牙桩核冠修复体松动6个月余，要求行种植修复。临床检查见全口卫生状况尚可；上颌左侧侧切牙牙冠松动，牙龈略发红，唇侧龈缘高度与邻牙协调，龈乳头未见明显退缩；唇侧丰满度一般，唇面稍有凹陷；邻牙正常，未见明显倾斜，对颌牙未见明显伸长；开口度、开口型正常，深覆𬌗；患者的笑线为中位笑线，牙龈组织学类型为薄龈生物型。CBCT示上颌左侧侧切牙牙根尖阴影明显，大小约6.2mm×7.6mm，骨内根长度约8.76mm，唇侧骨壁几乎全部缺损，仅根尖剩余0.41mm厚骨壁；骨高度约为15.75mm，近远中宽度约为7.6mm，邻面骨嵴高度尚可。邻牙未见明显异常。

2. 诊断　上颌左侧侧切牙牙体缺损。

3. 治疗计划　根据临床和放射线检查并结合患者的美学期望值，进行美学风险评估。患者美学期望值高，笑线为中位高度，牙龈生物型属于高弧线薄龈生物型，牙冠形态接近卵圆形，唇侧骨板缺失，所以此病例具有中高度美学风险。

拟于上颌左侧侧切牙行即刻种植，植入Straumann® BLI 3.3mm×12mm种植体1颗，并于唇侧缺骨处植入Bio-Oss®骨粉0.5g，覆盖可吸收胶原膜。

4. 治疗过程

（1）手术过程：常规消毒铺巾（仰卧位），上颌左侧侧切牙行阿替卡因肾上腺素（必兰）局部浸润麻醉，11号手术刀片锐性分离上颌左侧侧切牙牙周膜，上颌左侧尖牙远中做垂直附加切口，剥离术区黏骨膜，见唇侧骨板大面积缺损，微创拔牙工具拔除上颌左侧侧切牙残根，彻底刮除根尖肉芽组织，大球钻修整骨面。球钻略偏腭侧定点，先锋钻定深、定向，扩孔钻逐级扩孔，于上颌左侧侧切牙位点植入Straumann® BLI 3.3mm×12mm种植体1颗，植入扭矩35N·cm，初始稳定性良好。于唇侧骨缺损处植入Bio-Oss®骨粉0.5g（直径0.25~1mm），表面覆盖可吸收生物膜（C型，1.5cm×2cm），在软组织缺损处覆盖胶原海绵（50mm×25mm×2mm），不可吸收线严密缝合创口。常规术后医嘱。

（2）术后6个月复诊拍摄CBCT。患者唇侧软组织形态欠佳，有凹陷呈"V"形，故于二期手术同期行改良原位卷绕技术，在不损失软组织的条件下，改善牙龈形态。

（3）4周后做种植体水平印模。

（4）2周后试戴钴铬烤瓷冠，调整近远中邻接点及咬合接触，患者对烤瓷牙的形态、色泽满意后粘接，完成修复。

（5）材料：Straumann®手术器械，Straumann® BL种植体1颗，Bio-Oss®骨粉0.5g（Geistlich公司，Switzerland），海奥生物胶原膜（烟台正海生物技术有限公司），医用胶原蛋白海绵（无锡贝迪生物工程有限公司）。

二、结果

种植体植入6个月后CBCT示种植体骨结合良好，唇侧骨板厚度颈部

约为1.1mm，中部约1.5mm，根尖部约0.4mm。完成修复体戴入，牙冠形态、色泽逼真，唇侧牙龈曲线正常，骨丰满度良好，近远中龈乳头充满邻间隙，美学效果满意。

三、讨论

一般情况下，即刻种植术中要求术者尽量微创拔除患牙，并且做不翻瓣手术，此举可以保留黏骨膜的血供和保护残余唇侧骨板，最大程度减少颊

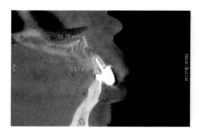

图1　术前CBCT矢状面像，显示上颌左侧侧切牙骨内根长度约8.76mm，唇侧骨壁几乎全部缺损

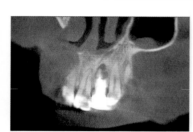

图2　术前CBCT冠状面像，可见上颌左侧侧切牙根尖阴影明显

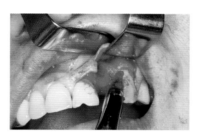

图3　术区做角形切口，翻瓣，微创拔牙工具拔除上颌左侧侧切牙残根，刮除炎性肉芽组织

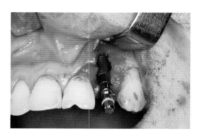

图4　植入Straumann® BLI 3.3mm×12mm种植体，可见植体唇侧骨板大部分缺损

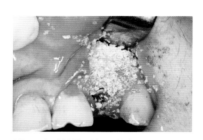

图5　在种植体唇侧骨缺损处植入Bio-Oss®骨粉0.5g

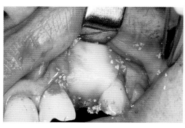

图6　将可吸收胶原屏障膜完全覆盖骨粉并贴合骨面

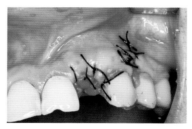

图7　胶原蛋白海绵辅助封闭拔牙窝，不可吸收线间断缝合，无张力关闭创口

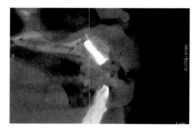

图8　术后CBCT示种植体方向理想，唇侧过量植骨明显

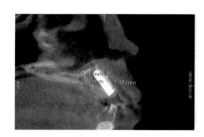

图9　术后6个月CBCT示，种植体骨结合良好，唇侧骨增量明显

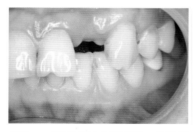

图10　二期术前口内正面像，见唇侧软组织正中处有一凹陷，近远中乳头高度尚可

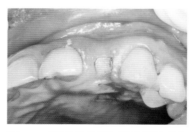

图11　于种植体顶部勾勒黏膜瓣形态及范围

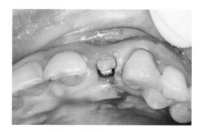

图12　去除黏膜瓣上皮，翻瓣，保留唇侧软组织蒂

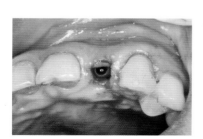

图13　将保留的软组织瓣填塞于唇侧

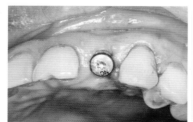

图14　术后旋入愈合基台

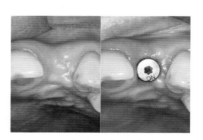

图15　二期术后4周与术前对比，可见唇侧软组织凹陷消失，丰满度明显改善

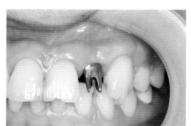

图16　2周后戴牙，口内就位永久基台

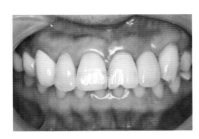

图17　戴冠正面像，牙冠形态、色泽逼真，唇侧牙龈曲线正常，近远中龈乳头充满邻间隙

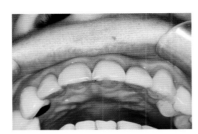

图18　殆面像，唇侧骨及软组织丰满度良好，牙冠位置与牙列协调

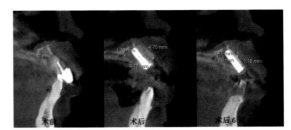

图19　术前、术后、术后6个月唇侧骨量CBCT对比

侧骨板的吸收。本病例中，患者唇侧骨板几乎完全缺失，并伴有根尖周炎，为了保证植骨的效果，实现充分的过量植骨，同时彻底清除根尖周炎症，我们采用了翻瓣手术来保证远期的成功率和美学效果。

一般种植体有骨水平种植体和软组织水平种植体，对于前牙的即刻种植，多选用骨水平种植体。有综述报道，美学区使用直径较小种植体比常规直径的种植体更易获得良好的美学效果。本病例结合患者自身的骨量条件、咬合力大小等，选择了直径较小的种植体。

有研究表明，伴有根尖周炎的位点即刻种植存活率96%~97%，其修复完成率、软硬组织水平以及2~3年存活率均与正常位点无明显差异。术前控制炎症，术中彻底清除炎症组织，亦能使伴根尖周炎的即刻种植病例获得良好的骨结合。

即刻种植常见问题之一是术区软组织量不足，创口无法关闭，或因张力过大，术后创口裂开，影响种植体愈合和引导骨再生效果。不翻瓣的情况下，伴有唇侧骨壁缺损的病例以往多选择个性化愈合基台来获得软组织封闭，但不能大量植骨。本病例采用翻瓣手术，通过软组织减张、胶原蛋白辅助封闭拔牙窝，不可吸收缝线严密缝合创口，保证过量植骨和良好的软组织封闭效果。

总之，通过翻瓣手术、术中清除炎性组织、过量唇侧植骨以及严密的软组织封闭，可以保证唇侧骨板大面积缺损并伴根尖周炎症的上前牙即刻种植的修复效果。

参考文献

[1] 宿玉成.口腔种植学. 第2版. 北京：人民卫生出版社，2014：676.

[2] SarnachiaroGO, ChuSJ.Immediate Implant Placement into Extraction Sockets with Labial Plate Dehiscence Defects: A ClinicalCase Series.Clin Implant Dent Relat Res, 2015 Apr 27.

[3] Tan-Chu JH-P, Tuminelli FJ, Kurtz KS, Tarnow DP. Analysis of buccolingual dimensional chnages of the extraction socket using the "ice cream cone" flapless grafting technique. Int J Periodontics Restorative Dent, 2014, 34:399 - 403.

[4] Noelken R, Kunkel M, Wagner W. Immediate implant place-ment and provisional restoration after long-axis root frac-ture and complete loss of the facial bony lamella. Int J Periodontics Restorative Dent, 2011, 31:175-183.

[5] da Rosa JCM, de Oliveira Rosa ACP, da Rosa DM, Zardo CM. Immediate dentoalveolar restoration of compro-mised sockets: a novel technique. Eur J Esthet Dent, 2013, 8:432-443.

[6] Lee EA, Gonzalez-Martin O, Fiorellini J. Lingualized flapless implant placement into fresh extraction sockets preserves buccal alveolar bone: a cone beam computed tomography study. Int J Periodontics Restorative Dent, 2014, 34:61 - 68.

[7] Tarnow D, Chu SJ, Salama MA, et al. Flapless postextraction socket implant placement in the esthetic zone: part 1. The effect of bone grafting and/or provisional restoration on facial-palatal ridge dimensional change - a retrospective cohort study. Int J Periodontics Restorative Dent, 2014, 34:323-331.

[8] 施斌、赖红昌、陈卓凡，等.关于即刻种植的思考.国际口腔医学杂志,2014(03):255-261.

[9] Lee CT, Chuang SK. Survival analysis and other clinical outcomes of immediate implant placement in sites with periapical lesions: systematic review.Int J Oral Maxillofac Implants, 2015 Mar-Apr, 30(2):268-278.

[10] Bell CL, Diehl D. The immediate placement of dental implants into extraction sites with periapical lesions: a retrospective chart review.J Oral Maxillofac Surg, 2011 Jun, 69(6):1623-7.

[11] Montoya-Salazar V,Outcome of single immediate implants placed in post-extraction infected and non-infected sites, restored with cemented crowns: a 3-year prospective study.J Dent, 2014 Jun, 42(6):645-652.

[12] Crespi R, Capparè P. Fresh-socket implants in periapical infected sites in humans.J Periodontol, 2010 Mar, 81(3):378-383.

陈波教授点评

近年来，有学者对伴唇侧骨板缺损的即刻种植治疗进行了研究。通过翻瓣手术、术中清除炎性组织、过量唇侧植骨以及严密的软组织封闭，以保证唇侧骨板大面积缺损并伴根尖周炎症的上前牙即刻种植的修复效果，获得比较成功的短期效果。

本病例即为伴有大面积唇侧骨板缺损的上颌前牙即刻种植病例。患者美学期望值高，笑线为中位高度，牙龈生物型属于高弧线薄龈生物型，牙冠形态接近卵圆形，唇侧骨板缺失，所以此病例具有中高度美学风险。二期手术微创下行唇侧软组织增量，通过改良原位卷绕技术，在不损失软组织的条件下，改善牙龈形态。

本病例采用翻瓣手术，通过软组织减张、胶原蛋白辅助封闭拔牙窝，不可吸收缝线严密缝合创口，保证过量植骨和良好的软组织封闭效果。作者对于文献回顾及讨论严谨。

埋伏牙拔除术后位点保存、导板下种植即刻修复

庄贤安　深圳爱康健齿科集团李川口腔诊所

摘要

目的：探讨右上埋伏尖牙微创拔除、位点保存技术、延期导板下精准种植即刻修复后的临床疗效。**材料与方法**：35岁患者女性。上颌右侧乳尖牙拔除、上颌右侧尖牙埋伏阻生，导致缺牙间隙产生，影响美观，建议微创拔除埋伏尖牙后行位点保存，即患者在拔牙同时在牙槽窝内即刻植入可吸收型羟基磷灰石生物陶瓷（天博齿固），覆盖海奥可吸收胶原膜，同时利用过渡义齿行软组织成形；6个月后数字化种植外科手术导板下不翻瓣精准植入DIO窄颈种植体，当天戴入个性化钛基台及种植体支持式临时修复体行种植体周软组织的成形，期间调整临时修复体穿龈以整塑软组织形态，4个月后行个性化钛基台及烤瓷单冠永久性修复，定期随访复查。**结果**：位点保存6个月后复查牙龈形态佳，位点处轮廓丰满，X线片显示缺牙区骨量充足，利用计算机设计、并在个性化导板辅助下，能确保种植体植入理想的三维位置，微创植入种植体4个月后种植体与周围骨组织结合良好，最终修复后患者对前牙美学区软组织及修复体色泽、外观、咀嚼功能恢复情况、整体美观效果满意。**结论**：（1）牙齿拔除后应用位点保存技术能预防或减少牙槽嵴的萎缩吸收。（2）可吸收型羟基磷灰石生物陶瓷、海奥可吸收性胶原膜对拔牙位点的保存具有良好的效果。（3）个性化基台能维持良好的软组织轮廓并降低粘接剂残留的可能性。（4）微创拔牙、拔牙位点保存、数字化种植外科手术导板下不翻瓣精准种植、种植体支持式临时修复体个性化钛基台均有助于获得种植修复的美学效果。

埋伏牙拔除常常导致患牙区硬组织的缺损以至于即刻种植种植体不能获得较好的初始稳定性，骨增量伴随的软组织处理难度常给美学效果的获得带来困难，各种原因常让术者放弃即刻种植。而牙齿一经拔除，随着时间推移，唇侧骨壁的吸收和改建引起多数牙槽窝的水平向外径变化。在牙槽嵴顶部，菲薄的唇侧骨板几乎全部由束状骨构成，由于阻断了来源于牙周膜的血液供应，唇侧骨壁迅速吸收。从而导致牙槽骨的高度降低、宽度变窄，增加种植体植入的难度。与此同时，龈乳头及龈缘由于缺乏硬组织的支持而发生退缩，往往导致"黑三角"的出现或龈缘曲线的不协调等美学问题。因此，在拔牙的同时，对拔牙位点的干预非常必要。

1971年，牙修复领域出现了CAD/CAM；1983年，世界上第一个CAD/CAM制作的牙冠问世，如今CAD/CAM系统已经被广泛应用于各种固定修复体，如嵌体、高嵌体、贴面和牙冠的制作。近几年，随着牙种植技术的不断发展和普及，CAD/CAM技术也逐渐应用到了牙种植的领域，主要表现为CAD/CAM制作种植外科手术导板和种植体上部结构，包括个性化基台、种植体支持临时修复体及永久修复体。

本病例所选用的全程数字化种植治疗系统为"DIO Surgical Guide System"，其工作的流程如下：（1）采集数字化的口内情况及CBCT扫描；（2）种植外科计划设计；（3）CAD/CAM种植外科导板及种植体支持式临时修复体设计与制作；（4）利用数字化种植外科导板引导种植体植入；（5）CAD/CAM技术制作最终修复体。

一、材料与方法

1. **病例简介**　35岁女性患者，上颌右侧乳尖牙半年前因松动于外院拔除，因惧怕看牙一直未予处理缺失牙，现觉影响美观，不敢露齿笑，遂来到我院就诊咨询修复缺失牙方式。患者体健、不吸烟。对患者进行详细的美学风险评估，从美学角度来看，患者对成功的治疗效果有较高期望。患者为中位唇线，微笑时上颌前部牙齿大部暴露，大笑时可见上颌前牙区部分牙龈。临床检查为：上颌右侧尖牙缺牙间隙可，黏膜质量尚可，龈缘的曲线稍向冠方，X线片示：缺失牙间隙对应骨内可见尖牙近远中向埋伏阻生，牙冠靠近牙槽嵴顶，CBCT显示埋伏尖牙冠部在上颌右侧侧切牙腭侧，未累及上颌右侧侧切牙牙周膜。埋伏尖牙腭侧骨板未见。

2. **诊断**　上颌右侧尖牙埋伏。

3. **治疗计划**　（1）正畸牵引。（2）拔除后续修复：①种植修复；②固定桥修复；③活动义齿修复。最终治疗方案：拔除上颌右侧埋伏尖牙后行位点保存术，6个月后行种植体植入术即刻或早期修复。

4. **治疗过程**　初诊当天，必兰局麻下常规消毒、铺巾，翻开腭侧黏骨膜瓣，截冠、微创拔除上颌右侧埋伏尖牙，大量生理盐水冲洗，往拔牙窝内植入可吸收型羟基磷灰石生物陶瓷0.25g（天博齿固），创口覆盖海奥可吸收胶原膜，严密关闭创口。术后X线片显示拔牙窝被高密度的可吸收型羟基磷灰石生物陶瓷充盈。术后嘱口服消炎药3天及使用漱口水1周。

位点保存术后2周，黏膜愈合良好，牙龈质量可，当天取模制作金属翼板树脂马里兰桥临时牙。

位点保存术后1个月，牙龈色质正常，龈缘曲线偏冠方，必兰局麻下修整牙龈，金属翼板马里兰桥树脂临时牙戴入。

位点保存术后半年，骨轮廓几乎与拔牙前一致，牙龈缘曲线较拔牙前谐调，附着龈及骨丰满度可。X线片显示之前透射影已有骨小梁影像，软硬组织已达到种植手术要求，决定进入数字化种植外科准备阶段。

数字化种植外科准备：CBCT扫描、硅橡胶取模制作石膏模型继而扫描，转化成可视化的数字化模型（若诊所有口扫设备此步骤可直接口内扫描），把数据一并发送到导板制作中心。大概1周后收到种植外科设计方案，如无异议，确定方案，2周后收到CAD/CAM制作的种植外科手术导板及个性化基台，树脂临时修复体。

手术当天，必兰无痛麻醉下，常规消毒、铺巾，数字化种植外科手术导板就位，牙龈环切，牙槽嵴顶骨修整，全程慢速备洞，种植体植入，个性化钛基台就位，临时牙粘固，调𬌗抛光。术后CBCT显示种植体位置与数字化设计位置几乎一致。

种植术后2周复查显示，临时牙不松，牙龈非常健康，牙龈缘曲线偏冠方。

种植术后1.5个月，取下临时牙，对临时牙颈部进行调改，整塑牙龈缘曲线。

种植体支持的树脂临时牙对牙龈塑形4个月后，可以看到骨轮廓、牙龈色质、龈缘外形都维持得非常好，龈乳头充盈封闭，X线片可见种植体周骨结合良好，骨量维持良好。此时无论软组织还是硬组织都达到了功能及美学

修复的要求，当天种植体水平取模，数码比色，拟个性化钛基台，烤瓷冠单冠修复，粘接固位。

取模后2周，个性化钛基台及永久修复烤瓷冠送回，基台口内就位顺利，肩台均龈下约1mm，冠就位顺利，覆𬌗覆盖正常，修复体协调地融入牙列之中。与邻牙在牙冠形态，颜色，质地上完美匹配。龈缘曲线及唇侧骨轮廓线协调对称，牙龈和黏膜的颜色自然，邻间隙牙龈乳头稍欠。调整咬合，与右侧前磨牙侧方同时引导，引导终止时终止冠咬合离开，抛光后排龈，修复体粘固，再次检查咬合。戴牙后即刻根尖片显示种植体周骨结合良好，牙槽嵴高度维持良好。因此，可以认为病例取得功能及美学上的成功。

戴牙后1年复查，邻间隙牙龈乳头状况改良，口腔卫生良好，红黄白美学稳定。

二、结果

上颌前牙拔牙后进行位点保存，最大限度地减少了缺牙区软硬组织的缺失，术后6个月复查牙龈形态佳，位点处轮廓丰满，X线片显示缺牙区骨量充足。数字化种植外科手术导板引导下微创精准植入种植体，即刻个性化基台加树脂临时修复体行牙龈外形整塑，本病例将CAD/CAM贯穿到整个种植治疗过程中，实现信息采集、计算机辅助设计和计算机辅助制作；以修复为导向，手术方案与术前设计吻合；"不翻瓣的数字化种植外科导板"引导下的种植外科手术，患者术后反应轻，舒适度高，满意度高；精准地植入种植体为进行可预期的即刻负荷提供了可靠的保障。4个月后显示种植体与周围骨组织结合良好，牙龈色形质良好。最终修复后患者对患牙区软组织及修复体色泽，外观，咀嚼功能恢复情况、整体效果满意。

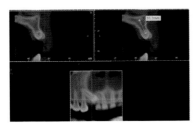
图1　术前CBCT

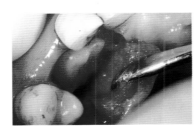
图2　暴露埋伏牙

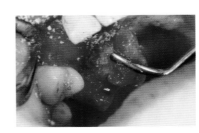
图3　植骨盖膜

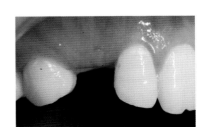
图4　拔牙后2周复查颊侧像

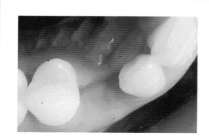
图5 拔牙后2周复查殆面像

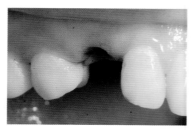
图6 马里兰桥牙戴入前切龈

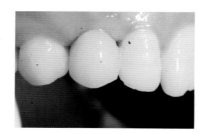
图7 马里兰桥戴入后颊侧像

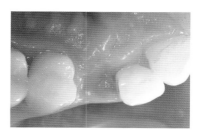
图8 位点保存术后半年殆面像

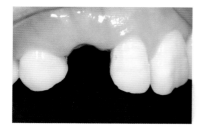
图9 位点保存术后半年颊侧像

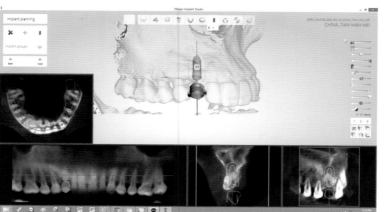
图10 数字化设计种植外科方案（植体位置）

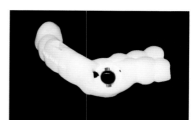
图11 种植手术外科导板

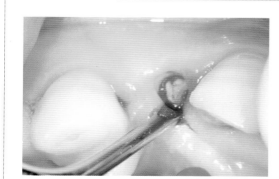
图12 软组织环切

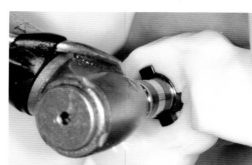
图13 牙槽嵴顶骨修整

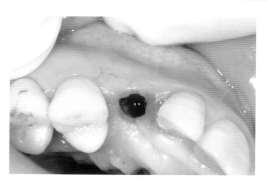
图14 种植床预备完成

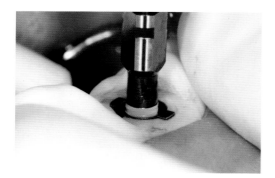
图15 种植体植入

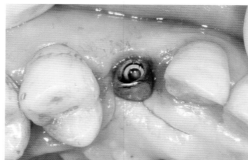
图16 个性化钛基台连接就位

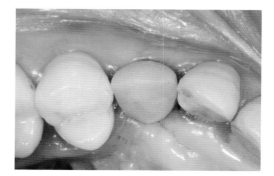
图17 临时牙戴入殆面像

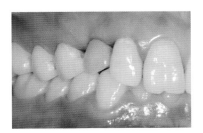

图18 临时牙戴入后咬合像

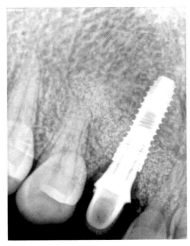

图19 种植术后即刻根尖片

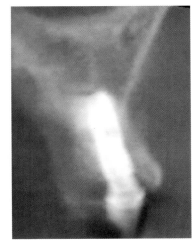

图20 种植术后即刻CBCT

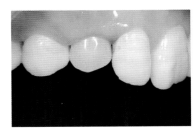

图21 即刻修复后2周临时牙颊侧像

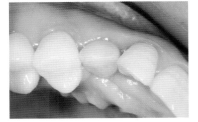

图22 即刻修复后2周临时牙颊殆面像

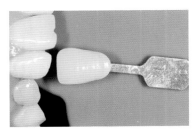

图23 永久修复取模数码比色

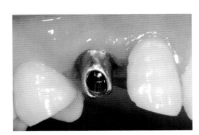

图24 基台就位后口内像

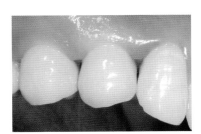

图25 永久修复体试戴就位

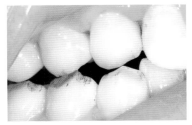

图26 侧方运动终止状态

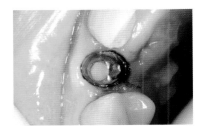

图27 排龈后口内像

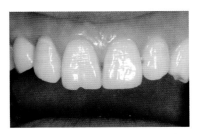

图28 永久修复体粘固后即刻正面像

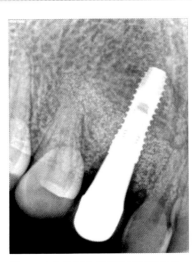

图29 永久修复体粘固后即刻根尖片

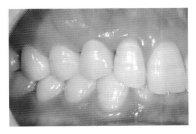

图30 戴牙后1年复查颊侧像

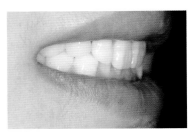

图31 戴牙后1年复查侧面微笑像

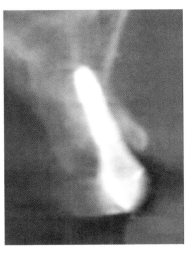

图32 戴牙后1年CBCT

三、讨论

1. 患牙保留与否　患牙若保留则需正畸牵引、难度大、过程复杂、时间长、费用不低，托槽影响美观，患者坚决不同意正畸治疗。

2. 种植时机的选择　患者的骨缺损较大，即刻种植方式种植体初始稳定性难以保证，而且患牙属腭侧骨缺损，若种植体植入加大量GBR，效果难以保障，加上患者属于中高笑线型，切口线的瘢痕还有膜龈联合线的位置变化都可能影响最终的美学效果，所以即刻种植的风险较大。早期种植的话，无论是二型还是三型，都得切开翻瓣进行大量的GBR，而且术前X线片显示邻牙牙槽嵴顶骨尖很细，在翻瓣的时候极有可能破坏嵴顶部位的骨，这样的后果是龈乳头的降低、"黑三角"的出现。同样的，切口的瘢痕也会影响最后的美学效果。因此最后，治疗方案确定为延期种植也就是4个月甚至更长时间后再种植。位点保存术后延期种植的优点是可以最大限度保存拔牙前软硬组织，包括骨轮廓、龈外形，外科程序简单，种植体植入时不需GBR或只需少量GBR，可采用不翻瓣的技术，避免了瘢痕的产生，种植体初始稳定性较好，有即刻修复或早期修复的可能性。

3. 拔牙位点保存术　拔牙同期对拔牙窝进行保护或修复性干预，在牙槽窝愈合过程中阻断和减少牙槽嵴的生理性或病理性骨吸收，保存邻面牙槽嵴和牙龈乳头的高度和形态，防止拔牙后龈乳头和龈缘萎缩，并改善新生骨和黏膜的质量，为美学修复创造条件。

此病例骨移植材料选择可吸收型羟基磷灰石生物陶瓷（CHA），它是无机支架材料中较为独特的一种，来源于天然珊瑚，具有良好的生物相容性、骨传导性和可缓慢降解等特点的多空生物陶瓷材料；它的主要成分是羟基磷灰石、磷酸三钙及碳酸钙，可通过调整水热转换反应的条件来调节终产物中碳酸钙和羟基磷灰石的比例，从而调节其降解率。骨粉植入后羟基磷灰石薄层会缓慢吸收，其下方的碳酸钙暴露后可被宿主骨替换，期降解速度可用材料中羟基磷灰石的含量来控制。本病例植入后6个月，可见有骨小梁生成，CHA部分吸收，永久修复后骨小梁量增加，种植体周骨结合良好。

本病例使用可吸收胶原膜（海奥）覆盖创口，褥式缝合使膜得到很好的固定，二者联合关闭创口起到很好的保护作用。

4. 数字化种植治疗　CAD/CAM将数字化引入了种植治疗领域，实现了精确的术前设计、精确的种植外科植入和精确的种植上部修复。本病例中，术前诊断评估、外科导板设计与制作、个性化钛基台、树脂临时牙、外科手术、种植上部修复均使用CAD/CAM技术进行设计与制作。但本病例有两个局限的地方：（1）由于硬件原因，无法实现口内扫描只能通过传统取模得到石膏模型继而送到导板设计种植扫描数据。（2）由于在设计及外科植入时没有准确预判断骨质，在预期深度时种植体稳定性不足以即刻修复，为了得到更好的初始稳定性，导致种植体植入深度过深，从而导致第一个个性化钛基台不能作为永久修复基台，实现不了one-abutment-one-time的理念。

5. 个性化钛基台　基台肩台位置设计在龈缘下约1mm，很好地维持牙龈形态，再加上排龈粘接，最大限度减少粘接的残留。

参考文献

[1] Schropp L1，Wenzel A，Kostopoulos L，Karring T.Bone healing and soft tissue contour changes following single-tooth extraction：a clinical and radiographic 12-month prospective study.Int J Periodontics Restorative Dent，2003 Aug, 23（4）：313-23.

[2] Roy DM，Linnehan SK. Hydroxyapatite formed from coral skeletal carbonate by hydrothermal exchange. Nature, 1974, 247（438）：220-222.

[3] 刘磊，李声伟，田卫东. 拔牙后即刻植入羟基磷灰石微粒人工骨的临床应用研究. 华西口腔医学杂志，2002，9（01）：42-44.

[4] Chiroff RT，White EW，Weber KN，et al. Tissue ingrowth of replamineform implants. J Biomed Mater Res，1975，9（4）：29.

[5] Schropp L，Wenzel A，et al. Bone healing and soft tissue contour changes following single-tooth extraction：a clinical and radiographic 12-month prospective study. Int J Periodontics Restorative Dent, 2003, 23（4）：313-323.

[6] Anson D. Maxillary anterior esthetic extractions with delayed single-stage implant placement. Compend Contin Educ Dent, 2002, 23（9）：829-830，833-836，838.

[7] 何文丹，陈建钢，帅李娅. 可吸收型羟基磷灰石生物陶瓷的临床应用评估. 临床口腔医学杂志，2011年03期.

[8] Duret F，Blouin JL，Duret B . CAD-CAM in dentistry. J Am Dent Assoc, 1988 Nov, 117（6）：715-720.

[9] Priest G. Virtual-designed and computer-milled implant abutments. J Oral Maxillofac Surg, 2005 Sep, 63（9 Suppl 2）：22-32.

张雪洋教授点评

本例病案是运用数字化技术进行种植治疗的一个典型病例。在外科植入手术时，较常规手术导板来说，数字化技术能将放射学数据、修复方案、外科骨量等因素较好地结合，更有利于医生进行基于修复为导向的手术评估，使得植入的位点和轴向更容易控制。但数字化技术并不等同于不翻瓣种植，是否翻瓣还应取决于软硬组织的质量，如果需要进行软硬组织增量的病例，一样可以进行翻瓣手术。该病例的骨量不足，限制了理想位点和轴向的种植体植入，最后出现唇侧龈缘退缩，如果能结合翻瓣骨增量手术，位点和轴向的选择将更游刃有余，更有利于最终的修复。

1例上颌右侧侧切牙种植美学修复的病例报道

董继佳 赵佳明 曲哲 周立冬 大连市口腔医院种植科

摘要

目的：对上颌右侧侧切牙种植修复的患者使用纵向螺丝固位临时修复体进行牙龈诱导成形，从而维持软硬组织形态，最终采用个性化转移技术、个性化氧化锆基台及氧化锆全瓷冠进行永久修复，以期达到更为满意的种植修复美学效果。**材料与方法**：选自大连医科大学附属大连市口腔医院种植中心就诊的上颌右侧侧切牙先天缺失的患者；术前CBCT进行检查，测量拟种植区的可用骨量，对患者客观存在的美学风险进行详尽的评估，告知患者可能存在的美学风险；种植区选择植入骨水平平台转移植体，待骨整合后，进行5.5个月牙龈诱导成形，待种植区软组织形态理想及稳定后，再利用个性化转移技术行开窗制取印模，复制穿龈轮廓，采用氧化锆个性化基台和氧化锆全瓷冠进行上部结构的永久修复，同期进行上颌左侧侧切牙瓷贴面修复。**结果**：种植后6个月对种植体周围软组织进行诱导成形，经过5.5个月的牙龈诱导成形，种植体周围牙龈形态及颜色理想且稳定，上颌右侧侧切牙采用个性化氧化锆基台及氧化锆全瓷冠和上颌左侧侧切牙采用瓷贴面进行永久修复，使患者获得较满意的美学效果；按照国际上常用的种植红白美学评价标准对上颌右侧侧切牙进行美学评价，PES评分为13分，WES评分为10分。**结论**：通过使用临时修复体对种植区周围软组织诱导成形，从而提高最终种植修复的美学效果。

随着种植存留率和成功率的不断提高，种植修复在恢复患者的咀嚼功能方面已经取得令人满意的临床效果。在种植高成功率的基础上，追求达到理想的种植美学效果逐渐成为国际种植修复领域关注的热点和难点。种植修复已经不仅满足于实现骨整合，而且要实现良好的美学修复，达到功能和美学兼顾。前牙区属于美学区域，患者的高期望、较高的美学要求和软硬组织的缺损情况增加了前牙修复治疗的难度。种植修复单颗上颌前牙是口腔种植修复中的难题。在术前应认真评估影响前牙修复的各种风险因素，制订完善的治疗计划，将种植体植入理想的三维位置，再通过临时修复体对软组织进行塑形，从而维持种植区软硬组织形态，获得理想且稳定的软组织形态后，进行个性化的全瓷美学修复，以期最终获得理想的美学效果。

一、材料与方法

1. 病例简介 18岁女性患者，因右上前牙先天缺失影响美观，现来我院要求种植修复。既往体健，无其他全身系统疾病，否认材料及药物过敏史；检查：患者开口度、开口型均正常，无关节弹响；上颌右侧侧切牙缺失，并带有保持器，邻牙无倾斜移位；上颌左侧侧切牙为过小牙；上颌右侧中切牙近中切角缺损；牙龈颜色正常；咬合关系：正常；口腔卫生：良好。术前CBCT检查显示：上颌右侧侧切牙可用牙槽骨高度约17.5mm，牙槽骨宽度约5.1mm，唇侧骨板完整且厚度约1.0mm，骨密度正常，骨质分类为Ⅲ类，无疏松影像。

2. 诊断 上颌牙列缺损（上颌右侧侧切牙缺失），上颌右侧中切牙牙体缺损；上颌左侧侧切牙过小牙。

3. 治疗计划 （1）CBCT测量上颌右侧侧切牙牙槽骨可用骨宽度及高度；（2）上颌右侧侧切牙植入1颗骨水平种植体；（3）6个月后，待种植体骨整合良好，戴入临时修复体进行牙龈诱导成形；（4）待软组织形态理想且稳定后，上颌右侧侧切牙拟个性化氧化锆基台及氧化锆全瓷冠进行永久修复，同期行上颌左侧侧切牙瓷贴面修复；（5）患者要求对上颌右侧中切牙不进行任何处理。

4. 治疗过程

（1）进行术前评估，术前进行CBCT检查，结果显示患者上颌右侧侧切牙牙槽骨可用骨高度为17.5mm，牙槽骨可用骨宽度为5.1mm，唇侧骨板厚度约为1.0mm，为了防止唇侧骨组织吸收，所以选择植入骨水平的种植体。

（2）局麻下，在上颌右侧侧切牙牙槽嵴顶行"一"字形切口，局部小翻瓣，暴露牙槽骨，逐级备洞植入骨水平种植体，严密缝合。

（3）待上颌右侧侧切牙种植体骨整合稳定后，制取DMG-Mono加聚硅橡胶印模，制作并戴入临时聚合瓷冠进行种植体周围软组织引导成形。

（4）每4~8周对患者复查1次，每次复诊，评估牙龈状况、咬合状况及口腔卫生情况，重要的是取下临时修复体观察穿龈轮廓的形状，必要时对临时修复体颈部外形进行1~2次调整，参照邻牙软组织曲线，为软组织创造空间或者提供支持，使临时修复体对种植区域牙龈软组织进行诱导成形。

（5）牙龈塑形5.5个月后，牙龈形态美观且稳定，制取终印模：在患者口内将开窗转移杆连接于种植体，在转移杆与牙龈袖口的空间内用流动树脂填充，制作个性化转移杆；用聚醚硅橡胶进行开窗取模；在取好的印模上使用分离剂和人工牙龈硅橡胶；将取得的聚醚硅胶印模送往技工室进行永久修复体的制作——氧化锆个性化基台、粘接固位的氧化锆全瓷冠及压铸瓷贴面。

（6）口内试戴上颌右侧侧切牙氧化锆个性化基台及全瓷冠，基台及全瓷冠被动就位，个性化基台加力至30N·cm，然后用聚四氟乙烯封条封闭全瓷基台纵向螺丝孔的下1/2，上1/2用DMG树脂封闭；用树脂粘接剂永久粘接氧化锆全瓷冠前进行预粘接，使多余的粘接剂溢出，避免刺激牙龈。同期戴入上颌左侧侧切牙瓷贴面并粘接。

（7）以国际种植红白美学标准对上颌右侧侧切牙种植体周围软组织进行红白美学评价。

（8）永久修复后6个月复查，拍摄上颌右侧侧切牙根尖放射线片显示种植体骨整合良好，种植体周围骨组织无明显吸收；种植体周围软组织形态良好且稳定。

（9）材料：上颌右侧侧切牙种植系统：Straumann®NC 3.3mm×12mm；临时修复材料：临时钛基台，聚合瓷冠；永久修复材料：个性化氧化锆基台和氧化锆全瓷冠；上颌左侧侧切牙瓷贴面：压铸瓷；印模材料：聚醚硅胶，DMG–Mono加聚硅橡胶；树脂材料：流动树脂填充（3M，USA），DMG双固化树脂（Germany）；树脂粘接剂：3M RelyXUnicem（3M，USA）。

二、结果

1. 种植后6个月对种植体周围软组织进行诱导成形，经过5.5个月的牙龈诱导成形，牙龈形态及颜色理想且稳定。

2. 永久修复当天测上颌右侧侧切牙种植体ISQ值为75，上颌右侧侧切牙拍摄RVG显示种植体骨整合良好，种植体周围骨组织无明显吸收，修复体与软组织之间无多余粘接剂，上颌右侧侧切牙采用个性化氧化锆基台及氧化锆全瓷冠和上颌左侧侧切牙采用瓷贴面进行永久修复，获得患者较满意的美学效果。

3. 永久修复后6个月复查，拍摄RVG显示上颌右侧侧切牙种植体周围骨组织无明显骨吸收；修复体无松动，牙龈无红肿，前伸𬌗无干扰，患者对治疗效果满意。按照国际上常用的种植美学评价标准对上颌右侧侧切牙进行美学评价，由于上颌右侧侧切牙颈部牙龈颜色不理想获得1分，其他评分均为2分；PES评分为13分，WES评分为10分。

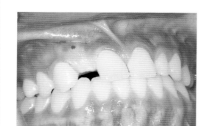
图1　术前口内像

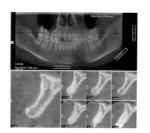
图2　术前CBCT

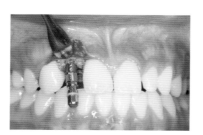
图3　上颌右侧侧切牙植入种植体

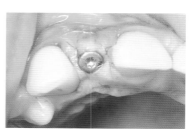
图4　严密缝合创口

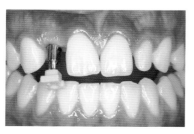
图5　种植术后6个月塑形前制取印模

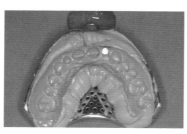
图6　牙龈塑形前制取的印模

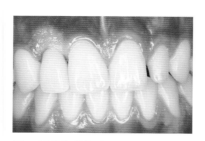
图7　牙龈塑形当天

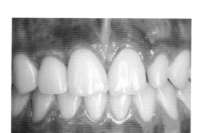
图8　牙龈塑形后1个月

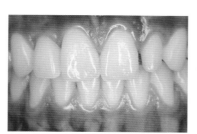
图9　牙龈塑形后2个月

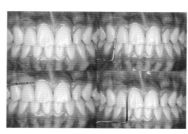
图10　牙龈塑形后3.5个月

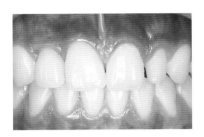

图11　牙龈塑形后4.5个月（局部正面像）

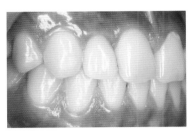

图12　牙龈塑形后4.5个月（局部右侧面像）

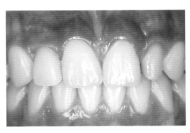

图13　牙龈塑形后5.5个月（咬合局部像）

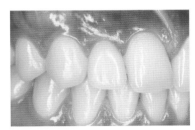

图14　牙龈塑形后5.5个月（局部右侧面像）

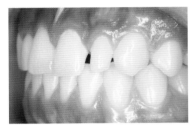

图15　牙龈塑形后5.5个月（局部左侧面像）

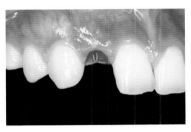

图16　永久修复前牙龈袖口形态

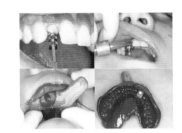

图17　永久修复取模

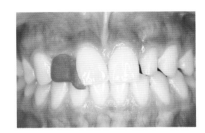

图18　Index引导下戴入个性化氧化锆基台

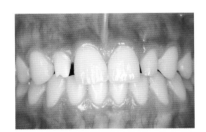

图19　戴入个性化氧化锆基台

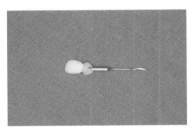

图20　上颌右侧侧切牙氧化锆全瓷冠预粘接

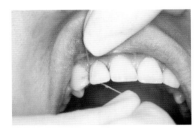

图21　牙线除去多余的粘接剂

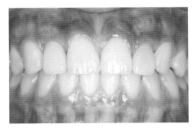

图22　口内戴入永久修复体（咬合全口像）

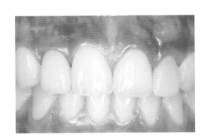

图23　口内戴入永久修复体（咬合局部像）

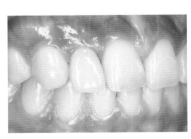

图24　口内戴入永久修复体（局部右侧面像）

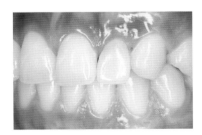

图25　口内戴入永久修复体（局部左侧面像）

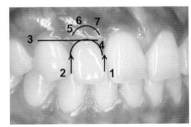

图26　上颌右侧侧切牙的红白美学评价图

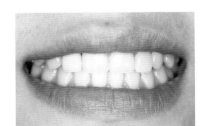

图27　微笑像

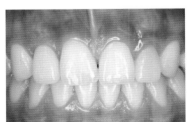

图28　永久修复后6个月复查（局部正面像）

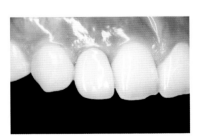

图29　永久修复后6个月复查（局部右侧面像）

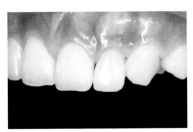

图30　永久修复后6个月复查（局部左侧面像）

三、讨论

上颌前牙美学区域种植修复的美学效果主要受到种植体周围是否有骨组织支持和修复体周围的软组织的质量影响。影响种植修复的美学效果五大因素：种植位点骨条件、种植体的选择和种植体植入的三维空间位置、软组织的轮廓外形、修复体对组织的支持及瓷修复体的美学设计，其中后三大因素对种植后修复的美学效果起到关键作用。

1. 纵向螺丝临时修复体牙龈塑形的操作要点　临时修复体能获得良好的种植体颈部牙龈外形，达到长期的美学效果。但操作时要注意以下几点：一是制作塑形冠应适当恢复唇面突度，减少对龈沟的刺激，对牙龈能进行有效的生理按摩，使其血液循环正常，保证牙龈组织的健康，便于牙龈袖口的形成。二是临时修复体颈部与牙龈密合，无悬突，无锐边，便于塑形创面愈合，同时维持牙龈乳头形态，为上部结构修复呈现红色美学效果。三是为了保持牙龈最佳美学效果，在牙龈塑形应延迟对最终的冠边缘进行定位，以使得牙龈完全恢复健康状态。

2. 氧化锆全瓷基台的维持牙龈形态作用　CAD/CAM全瓷基台是通过模型扫描录入计算机，通过计算机辅助设计、数控机床自动加工而成，操作容易，加工精度高，可根据塑形龈沟深度，制作相应穿龈高度基台。如果唇侧牙龈较薄，氧化锆基台不会透出金属基台颜色，牙龈不会出现返青不自然的情况。

3. 氧化锆全瓷冠的恢复美学作用　CAD/CAM全瓷冠通过计算机辅助设计，根据患者面型、对侧同名牙的形态、颜色进行计算机图像化与设计，高精度的加工而成。不仅与周围组织密切接触，有效地减少菌斑的聚集，而且逼真地恢复缺失牙形态、颜色，从而达到美学效果的作用。

要想获得理想的种植修复美学效果，术前充分对患者美学风险进行评估、考虑影响美学效果的因素是重要的。通过使用临时修复体对种植区周围软组织诱导成形，从而提高最终种植修复的美学效果。

参考文献

[1] Fürhauser R, Florescu D. Evaluation of soft tissue around single-tooth implant crowns: the pink esthetic score. Clin Oral Implants Res，2005，16 (6):639-644.
[2] Small P N, Tarnow D P. Gingival recession around implants: a 1-year longitudinal prospective study. Int J Oral Maxillofac Implnts，2000，15(4):527-532.
[3] Jemt T. Regeneration of gingival papillae after single-implant treatment. Int J Periodontics Restorative Dent，1997，17(4):326-333.
[4] 章加宇. 个性化牙龈塑形与美观基台应用于前牙种植修复的临床研究. 口腔颌面修复学杂志，2014，15(2):80-82.
[5] 林野. 单牙缺失的种植修复. 口腔种植学. 北京：北京大学出版社，2014.

马国武教授点评

由于牙齿缺失后会引起缺牙区软硬组织的丧失，这将为前牙区的种植修复带来更多的美学风险。为了获得上前牙区稳定的美学效果，种植医生要进行全面的评估，选择适合的植体，并且将植体植入理想的位置。修复医生在此基础上，才可以用临时牙进行牙龈诱导成形，应用二氧化锆基台及全瓷修复体，进行最终修复，以达到最佳的美学效果。本文的病例为年轻女性，对美学要求更高，但是由于其年轻，牙龈组织再生与改建能力大于吸收能力，虽然唇侧骨板厚度略有不足，但经过耐心的诱导成形，最终达到了理想的效果，为前牙区单颗牙种植修复、改善美学效果提供参考。

美学区单颗牙即刻种植

王鹤龄　孟维艳　吉林大学口腔医院种植科

摘要

目的：探讨上颌侧切牙缺失后即刻种植的美学效果。**材料与方法**：术前常规血液检查，查无禁忌。术前利用曲面断层（2008年，无CBCT）评估种植体植入位点的骨量，口内检查评估缺牙区唇腭向骨宽度。术中可见拔牙创口未愈合、唇侧可见瘘孔，充分搔刮拔牙窝后，即刻植入1颗Straumann®4.1mm×12.0mm软组织水平种植体，可探及唇侧有少量骨缺损，于种植体与唇侧骨壁之间的间隙处植入Bio-Oss®骨粉0.25g，旋入愈合基台，缝合。6个月后复查见软硬组织愈合良好，X线片见种植体周围骨组织结合良好，制取最终修复体印模，全瓷冠修复缺失牙。**结果**：该病例右侧上颌侧切牙种植体修复后，种植体周围骨整合良好，牙龈和牙冠形态及色泽良好，美学效果满意。**结论**：美学区单颗牙即刻种植，行骨增量技术，制作最终印模后永久修复可以取得理想的美学修复效果。

上颌前牙对于患者的美观极其重要。因此在缺失后进行种植义齿修复时不仅要求恢复功能，还要求达到美学修复的效果。美学种植的原则和目标是：（1）以修复体为导向的种植治疗理念；（2）获得长期稳定的骨结合；（3）种植体周围软组织外观与天然牙的牙周组织接近或一致，并长期稳定和健康；（4）修复体外观与天然牙的牙冠接近或一致；（5）美学效果与周围牙列协调、一致。在本例研究中，对患者行微创切口、即刻种植及骨增量技术，最大限度地保存了牙槽骨的骨量及龈乳头的形态。术后6个月制取最终修复印模，全瓷冠修复缺失牙。戴牙当天、戴牙后3.5年及5年复查所见，本例研究最终获得了良好的美学效果。

一、材料与方法

1.病例简介　25岁男性患者，右侧上颌前牙拔除1天，来我科就诊。口内检查见右侧上颌侧切牙缺失，周围软组织略红肿，唇侧可见瘘孔，缺牙间隙近远中距离：6.0mm，殆龈向距离：8.0mm。中位笑线，中厚龈生物型。全口卫生状况较差。曲面断层示：缺牙区牙槽骨可用骨高度为17.6mm，唇侧骨壁有少量缺损。患牙位点美学风险评估见表1。

2.诊断　右侧上颌侧切牙缺失。

3.治疗计划　行微创切口，采取即刻种植技术及骨增量技术。

4.治疗过程

（1）术前准备：常规血液检查，排除手术禁忌，氯己定漱口3分钟／次，共3次。

（2）一期手术：常规消毒、铺巾，局部麻醉下于右侧上颌侧切牙行微创切口，搔刮牙槽窝，生理盐水冲洗。枪钻定点，扩孔钻逐级扩孔，偏腭侧植入1颗Straumann®4.1mm×12.0mm软组织水平种植体，种植体位于龈缘下3mm，于种植体与唇侧骨壁之间的间隙处植入Bio-Oss®骨粉0.25g，旋

入愈合基台，缝合。

（3）制取最终印模：种植体植入6个月后复查见龈缘形态与对侧同名牙一致，牙龈颜色、质地较正常，近、远中龈乳头丰满，制取最终印模。

（4）永久修复：2周后戴全瓷冠。

（5）复查：永久修复后3年、4年及7年复查，口内检查见龈缘形态与对侧同名牙一致，与邻牙相协调，牙龈颜色、质地较正常，近、远中龈乳头

表1　患牙位点的美学风险评估

美学风险因素	低	中	高
健康状态	健康、免疫力正常		
吸烟习惯	不吸烟		
患者的美学期望值			高
唇线		中位笑线	
牙龈生物型		中弧线形、中厚龈生物型	
牙冠形态	方圆形		
位点感染情况			唇侧有一瘘孔
邻牙牙槽嵴高度	到接触点≤5mm		
邻牙修复状态			烤瓷冠修复
缺牙间隙宽度	单颗牙（≥7mm）		
软组织解剖			唇侧有少量软组织缺损
牙槽嵴解剖		唇侧有少量骨缺损	
风险等级			高度风险

丰满，无"黑三角"，牙槽骨突度良好，牙冠形态与对侧同名牙及邻牙相协调，无明显咬合干扰及早接触点。拍摄根尖X线片见种植体周围骨整合良好，骨组织水平稳定。CBCT见种植体颈部唇侧骨厚度为2.2mm。

（5）使用材料：Straumann®4.1mm×12.0mm软组织水平种植体、Bio-Oss®骨粉0.25g、Straumann®种植手术器械盒。

二、结果

1. 骨吸收情况　口内见种植体唇侧突度良好；永久修复后3年、4年及永久修复前的根尖放射线片对比，种植体周围骨结合良好，无明显骨吸收；永久修复后7年，CBCT见种植体颈部唇侧骨厚度为2.2mm且唇侧骨壁完整。

2. 软组织情况　永久修复后3年、4年及7年，口内检查可见近远中龈乳头丰满，龈缘形态良好，与邻牙相协调一致。红色美学效果满意。

3. 牙冠形态　永久修复体大小、形态及透光性与邻牙一致，有较好的白色美学效果。

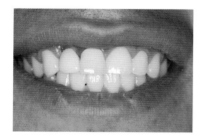

图1　拔牙前口外正面像

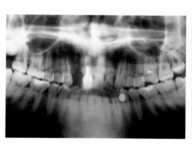

图2　术前曲面断层片显示：可用骨高度：17.6mm，缺牙间隙近远中距离：6.0mm，殆龈向距离：8.0mm

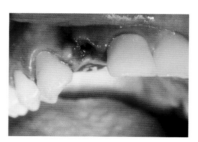

图3　术前口内殆面像，可见唇侧有一瘘孔

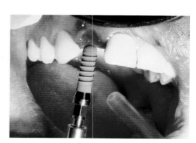

图4　植入1颗Straumann®4.1mm×12.0mm软组织水平种植体

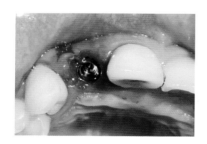

图5　种植体位于龈缘下3mm，三维位置良好，初始稳定性好

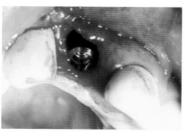

图6　种植体与唇侧骨壁之间有2mm间隙，唇侧骨壁有缺损

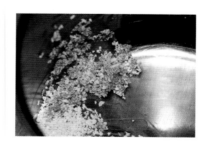

图7　于种植体与唇侧骨壁之间植入Bio-Oss®骨粉0.25g

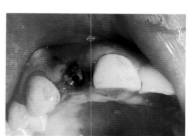

图8　旋入愈合基台，缝合

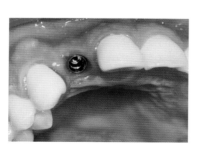

图9　术后半年口内殆面像，可见龈乳头丰满、上皮袖口良好

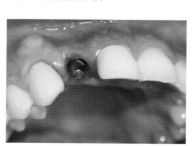

图10　旋入实心基台，制取最终印模

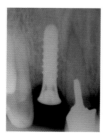

图11　取模当天根尖放射线片示：种植体周骨结合良好，与邻牙距离分别为2.0mm、2.5mm

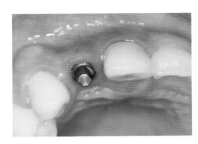

图12　永久修复当天，口内殆面像，可见上颌右侧侧切牙唇侧突度良好，与邻牙协调

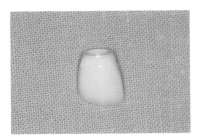

图13　永久修复体

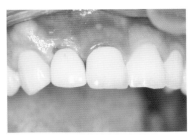

图14　永久修复当天，口内正面像，可见上颌右侧侧切牙龈缘形态、龈乳头丰满度 与邻牙协调一致，牙冠形态、颜色与邻牙一致

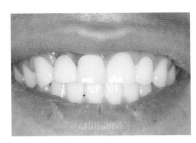

图15　永久修复当天，口外正面像

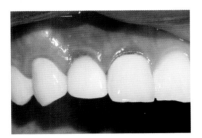

图16　永久修复后3年复诊，口内正面像，上颌右侧侧切牙龈缘形态良好，牙龈略红红肿（进行局部冲洗上药）

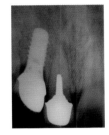

图17　永久修复后3年，根尖放射线片示：种植体周围骨结合良好，无明显骨吸收

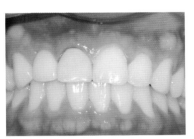

图18　永久修复后4年，口内正面像，红白美学效果满意

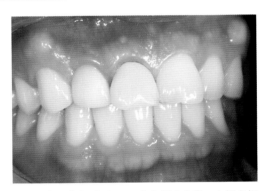

图19　永久修复后7年，口内右侧咬合像，上颌右侧侧切牙龈缘形态好，龈乳头丰满，与邻牙协调一致

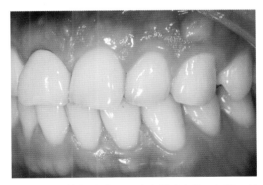

图20　永久修复后7年，口内左侧咬合像，与图19对比可见，上颌右侧侧切牙龈缘形态，唇侧突度与对侧同名牙一致

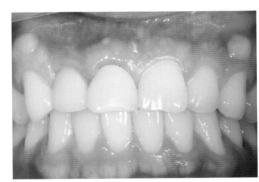

图21　永久修复后7年，口内正面像

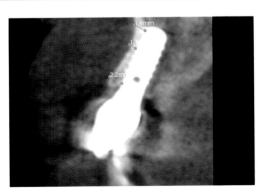

图22　CBCT矢状面断层显示：种植体唇侧骨壁完整，种植体颈部骨厚度为2.2mm，种植体根方骨厚度为1.9mm，最窄处为1.1mm

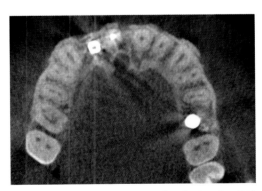

图23　永久修复后7年，CBCT冠状面断层显示：种植体根方唇侧骨壁连续

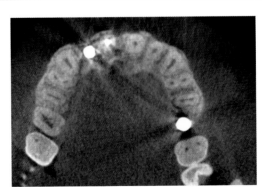

图24　永久修复后7年，CBCT冠状面断层显示：种植体颈部唇侧骨壁连续

三、讨论

前牙区种植手术为了获得理想的美学效果，种植体植入时机、修复时机及种植位点的软硬组织解剖条件尤为重要。

1. 种植时机的选择 国际口腔种植学会（ITI）第三届共识研讨会提出了拔牙位点种植体植入时机的新分类标准。种植外科手术依据拔牙后的时间分为：Ⅰ型：即刻种植；Ⅱ型：软组织愈合的早期种植；Ⅲ型：部分骨愈合的早期种植；Ⅳ型：延期种植。Cardaropoli等学者研究发现，天然牙缺失后的骨吸收主要发生在开始的前6个月到2年。拔牙后6个月，水平骨吸收3.80mm，垂直骨吸收1.24mm。而接近90%的上颌前牙，唇侧骨板厚度不超过1mm，没有任何骨髓的空间。牙缺失后的种植体植入最佳时机已发生改变。在严格掌握即刻种植适应证的前提下，美学区即刻种植降低了骨吸收程度，大大缩短了治疗时间，有助于够获得良好的美学效果。

本例研究中，患者右侧上颌侧切牙缺失1天，来我科就诊。术前曲面断层示：患牙牙槽骨可用骨高度为17.6mm，唇侧骨壁有少量缺损。患者骨量足够，可为种植体植入提供初始稳定性。口内检查见右侧上颌侧切牙周围软组织略红肿，唇侧有一瘘孔，中位笑线，中厚龈生物型，可预计达到无张力的创口初期关闭，并于后期牙龈成形阶段形成较好的红色美学效果。口内检查见，缺牙区龈间距离良好，预计后期修复可达到良好的白色美学效果。因此，给患者实行了即刻种植技术。术中用扭矩扳手检查种植体的初始稳定性（植入扭矩>35N·cm）。

2. 不翻瓣技术 牙周膜的血液供应主要来于牙周韧带、唇侧骨膜及骨髓。翻瓣术阻断了来自唇侧骨膜的血供，直到皮瓣血管再吻合，血供才恢复，这一过程一般需要2周。Blanco等学者的实验研究表明，不翻瓣即刻种组颊侧骨吸收（颊侧骨板吸收0.82mm，腭侧骨板吸收0.37mm）明显少于翻瓣组（颊侧骨板吸收1.33mm，腭侧骨板吸收0.33mm）。采取不翻瓣技术不仅减少了手术创伤、利于软组织的位点保存，且骨吸收明显减少。

3. 骨增量技术 天然牙拔除后会短期内会导致牙槽骨量丧失40%~60%，即刻种植时采用骨增量技术，可降低唇颊侧骨板吸收的风险，且骨粉的植入能够很好地维持所需空间。在缺牙区植入不吸收或吸收缓慢的骨替代材料，可以有效减少水平骨吸收。Araujo等学者研究表明，当前牙缺牙区不植入种植体时，其厚度减少56%，高度降低1mm，当即刻种植并植入骨替代材料时，水平骨吸收可减少到25%。本病例中，于种植体与唇侧骨壁之间的间隙处置入骨粉，以确保唇侧骨厚度及丰满度，利于种植体在牙槽骨内的长期稳定及后期修复的美学效果。

参考文献

[1] Cardaropoli G,Araujo M,Hayacibara R,Sukekava F,Lindhe J.Healing of extraction sockets and surgically produced – augmented and non–augmented – defects in the alveolar ridge.An experimental study in the dog.Journal Clinical Periodontol, 2005, 32(5):435–440.

[2] Araujo MG,Wennstrom JL,Lindhe J. Modeling of the buccal and lingual bone walls of fresh extraction sites following implant in-stallation[J]. Clinical Oral Implants Research, 2006, 17(6):606 – 614.

[3] Christoph H.F.Hammerle, Mauricio G.Araujo, Msddimo Simion, Mauricio G. Araujo.Evidence–based knowledge on the biology and treatment of extraction sockets.Clinical Oral Implants Research, 2012, 23(5):80–82.

[4] Phillip Roe, Joseph Y.K.Kan, Kitichai Rungcharassaeng, Joseph M.Caruso, Grenith Zimmerman,Juan Mesquida.Horizontal and vertical dimensional changes of peri-implant facial bone following immediate placement and provisionalization of maxillary anterior single implants:a 1-year cone beam computed tomography study.Int J Oral Maxillofac Implants,2012, 27(2):393–400.

[5] Kan JY,Rungcharassaeng K,Lozada JL,Zimmerman G.Facial gingival tissue stability following immediate placement and provisionlization of maxillary anterior single implants:a 2 to 8 year follow-up.International Journal of Oral & Maxillofacial Implants,2011,26(1):342.

[6] Rouck TD,Eghali R,Collys K,Bruyn HD,Cosyn J.The gingival biotype revisted:transparency of the periodontal probe through the gingival margin as a method to discriminate thin from thick gingival.Journal of Clinical Periodontology,2009,36(5):428–433.

[7] Bidez.Biomechanical mediators of the implant to tissue interface.Implant Dentistry,1996,5(4)

[8] Fickl S,Zuhr O,Wachtel H,Bolz W,Huerzeler M.Tissue alterations after tooth extraction with and without surgical trauma:a volumetric study in the beagle dog.Jouranl Clinical Periodontal,2008,35(4):356–363.

[9] Blanco J,Nunez V,Aracil L,et al. Ridge alterations following immediate implant placement in the dog: flap versus flapless surgery. Journal Clinical Periodontol,2008,35(7) : 640–648.

[10] Keith JD Jr, Salama MA. Ridge preservation and augmentation using regenerative materials to en– hance implant predictability and esthetics[J]. Compendium of Continuing Education in Dentistry, 2007, 28(11):614–624.

[11] OgunsaluC,EzeokoliC,ArchibaldA, et al.Comparative study of osteoblastic activity of same implants(Endopore) in the immedi-ate extraction site utilizing single photon emission computerized tomography:peri-implant autogeneous bone grafting with GTR versus no peri-implant bone grafting——experimental study in pig model[J]. West Indian Med J,2011,60(3):336 – 339.

[12] Rudolf Fürhauser,Dionisie Florescu,Thomas Benesch,Robert Haas,Georg Mailath,Georg Watzek.Evaluation of soft tissue around single-tooth implant crowns:the pink esthetic score.Clinical Oral Implant Research,2006,16(6):639–644.

[13] M Cunyhouchmand,S Renaudin,M Leroul,L Planche,et al.Gingival biotype assessement:visual inspection relevance and maxillary versus mandibular comparison.Open Dentistry Journal,2013,7(7):1–6.

李德超教授点评

美学区包括微笑时暴露的牙和修复体及其周围结构。美学区种植的成功必须在长期稳定的骨结合基础上获得自然协调的种植体周围软组织以及以假乱真的牙冠。为了获得理想的美学效果，种植体植入时机的选择、修复时机选择、如何利用软硬组织解剖条件获得骨结合和软组织稳定是至关重要的，该病例拔牙后即刻种植，缩短了治疗时间，同时有利于唇侧骨板的保存和良好美学效果的获得。该病例同时利用了不翻瓣技术，保留了来自唇侧骨膜的血供，不但减少了手术创伤，同时使骨吸收明显减少。该病例经历了长达7年的临床观察，达到了良好的功能和美学要求。

上前牙即刻种植延期修复1例

赵磊 吴寅生 朱云峰 义乌市口腔医院种植科

摘要

目的：探讨应用即刻种植技术美学修复上颌前牙缺损的种植修复效果。**材料与方法**：对1例上颌左侧中切牙缺损的患者进行临床检查，残根内有金属钉，唇侧断缘位于龈下，无法保留，牙槽嵴丰满度良好，无邻面附着丧失，CBCT显示残根根尖区无炎症，剩余牙槽骨量充足，拟行即刻种植。局麻起效后，不翻瓣，先用侧向切割钻按理想的三维方向在残根上定位并用平行杆检测方向，然后用扩孔钻逐级预备种植窝，直至倒数第2颗扩孔钻，微创拔除残根并彻底清创拔牙窝，最终扩孔钻和颈部成型钻成型种植窝，植入种植体并调整至理想的三维方向。植体初始稳定性大于35N·cm，与唇侧骨板间有2mm的间隙，该间隙内植入骨替代材料后非埋置式缝合创口。种植手术4个月后复查骨结合良好，制作临时冠进行软组织塑形，待软组织成熟后个性化取模，制作最终修复体，修复后患者满意，定期复查。**结果**：应用即刻种植技术美学修复前牙缺损，获得了理想的美学效果，修复后6个月复查，种植体唇侧牙槽骨厚度充足，美学效果稳定。**结论**：即刻种植美学修复前牙缺损成功的关键在于局部牙槽骨的完整性、种植体理想的三维方向和良好的初始稳定性以及规范化的操作流程。

即刻种植技术最早是由德国Tuebingen大学的Schulte等在1976年提出，从20世纪90年代逐渐被广泛应用，发展成为口腔种植中的常用技术手段，尤其在前牙美学区域单根牙的应用十分普遍。按照ITI第三届共识研讨会的分类，即刻种植是I型，是指在拔牙当天植入种植体，并且在同一次外科程序中完成，与其他类型种植时机相比较，即刻种植具有无可取代的优势，如缩短疗程、减少手术次数，从而减少患者痛苦程度。拔牙后的3个月或更久之后植入种植体，会造成种植位点的骨吸收，尤其是在上前牙区，即刻种植组织愈合时的优点在于降低了由于吸收造成的骨丧失，采用不翻瓣技术，同时在种植体的唇侧间隙内植入骨替代材料，可以最大程度地维持种植位点的骨量。大量文献证实即刻种植可获得同样高的成功率，通过对该技术的不断改进，在美学区的修复效果更为理想。

一、材料与方法

1. 病例简介 25岁男性患者，5年前行上颌左侧中切牙烤瓷冠修复，2周前咬硬物时折断脱落。口内检查见上颌左侧中切牙冠部缺失，断根唇侧于龈下约1mm，腭侧齐龈，根管口见一金属钉状物，无松动，无叩痛，牙槽嵴丰满度良好，高度无丧失，缺牙区黏膜未见明显异常。厚龈生物型，中位笑线。无全身及局部禁忌证。CBCT示残根长约13mm，牙槽骨内部分长约10mm，根管中上段见一高密度阻射影，根尖区无阴影，残根唇侧骨板厚度大于1mm，骨板完整，唇舌向骨宽度约8.5mm，邻牙无倾斜。患者口腔卫生与牙周健康状况良好。

2. 诊断 上颌左侧中切牙缺损。

3. 治疗计划 （1）种植外科：不翻瓣微创拔除残根，即刻植入种植体，植体唇侧间隙内植入骨替代材料，非埋置式缝合。（2）上部结构修复：种植手术4个月后用临时冠进行软组织塑形，软组织成形2个月后行最终上部结构修复。

4. 治疗过程

（1）用持针器小心取出根管内的金属钉状物并冲洗根管，用先锋钻在残根上按照理想的三维空间位置直接定位，平行杆检测方向，然后用扩孔钻逐级扩孔，待扩孔至倒数第2颗扩孔钻时，利用牙周刀及微创拔牙器械小心完整拔除残根，牙周探针探查拔牙窝唇侧骨板完整，0.9%生理盐水和0.12%复方氯己定交替冲洗拔牙窝3次，然后用最终扩孔钻预备种植窝，同时利用颈部成型钻颈部成形，植入Dentium superline种植体（4.5mm×12mm），植体深度距唇侧龈缘约3mm，唇侧距离骨板约2mm，初始稳定性大于35N·cm，植体与唇侧骨板间隙内填入Bio-Oss®骨粉0.25g，旋入愈合帽（直径5.5mm），缝合关闭创口。术后CBCT显示植体方向良好，唇侧骨量厚度>3mm，术后1周拆线，患者无疼痛肿胀反应，主诉有部分骨粉颗粒掉入口中。

（2）修复程序：术后4个月复查CBCT，种植体骨结合良好，唇侧骨板厚度>2mm，制作临时冠进行软组织塑形，2个月后软组织成熟，牙龈袖口内可见上皮形成。利用临时冠制作个性化印模柱，用硅橡胶和开窗托盘制取印模，技工中心制作粘接固位全瓷冠，腭侧留置螺丝孔通道，调整邻接关系及咬合后体外粘接，戴入口内，基台加力至35N·cm，并用树脂封堵腭侧开孔。

（3）随访：最终修复后6个月随访，CBCT显示植体唇侧骨板厚度>2mm，种植体颈部未见明显骨吸收，美学效果稳定。

二、结论

应用即刻种植技术修复前牙美学区域的单颗牙齿缺损，可以获得稳定的美学效果。

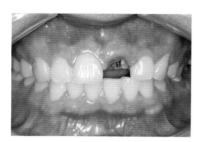
图1 术前情况：前牙咬合像，浅覆殆，邻面牙龈乳头高度正常

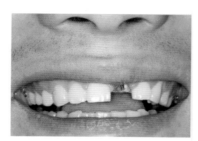
图2 面部微笑像，显示中位笑线

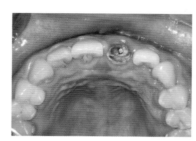
图3 上颌殆面像，显示唇侧丰满度良好

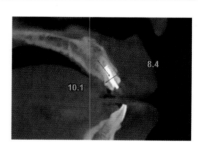
图4 术前矢状位CBCT，显示残根唇侧骨板厚度>1mm，根尖区无炎症影像

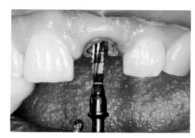
图5 种植手术过程：拔牙前侧向切割钻残根上直接定位

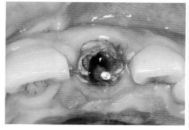
图6 平行杆检测唇舌向方向，偏腭侧定点

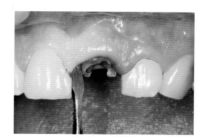
图7 微创拔牙器械微创拔牙

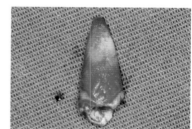
图8 完整拔除的残根

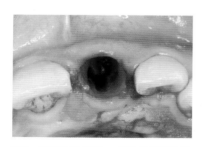
图9 拔牙窝的情况，可见偏腭侧的种植窝

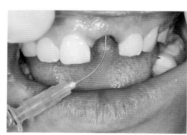
图10 0.9%生理盐水和0.12%复方氯己定交替冲洗拔牙窝

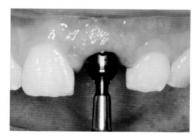
图11 预期的最后一颗扩孔钻及颈部成型钻预备种植窝

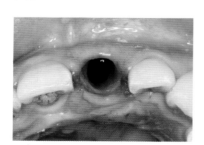
图12 种植体植入前的备孔情况

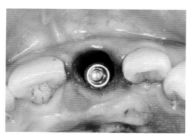
图13 种植体植入后，植体唇侧可见2mm的间隙

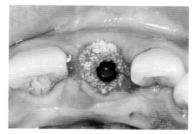
图14 骨粉完全充满植体周围间隙

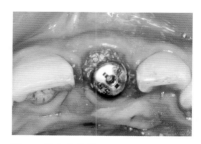
图15 旋入愈合帽

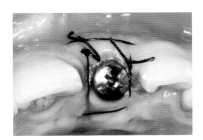

图16　缝合关闭创口

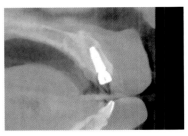

图17　术后矢状位CBCT显示植体唇侧骨板厚度充足

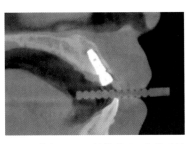

图18　修复过程：植体植入4个月后的矢状位CBCT

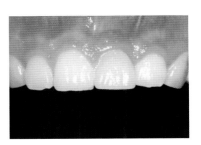

图19　临时冠黑背景影像

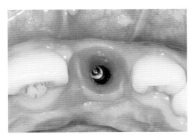

图20　牙龈袖口殆面像，袖口内可见角化上皮的形成

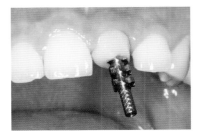

图21　个性化印模柱口内就位

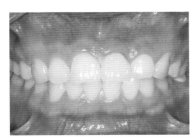

图22　修复完成后的咬合正面像

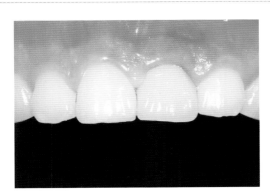

图23　修复后黑背景正面像

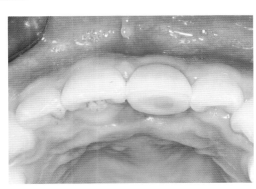

图24　修复后殆面像，唇侧丰满度良好

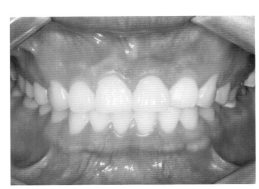

图26　修复后6个月复查情况：咬合正面像

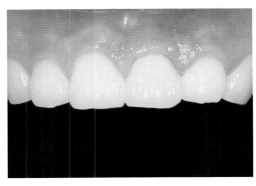

图27　黑背景正面像

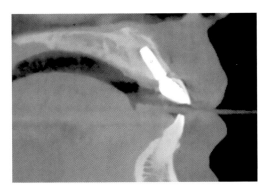

图28　复查CBCT矢状位影像

三、讨论

即刻种植已被大量文献证实是一项可靠的技术并被广泛地应用，临床成功率高达93.9%~100%，但是与常规种植相比有更高的技术敏感性，其成功的关键有赖于合适的病例选择以及熟练且规范化的外科技术。Ferrus等通过93例单颗上颌前牙即刻种植修复的患者在植入种植体时和16周后对种植区的研究发现：种植体的植入位置、唇侧骨板的厚度、种植体周围间隙的大小和植入骨替代材料的种类等，在种植体植入4个月后的愈合过程中对种植体周围软硬组织的改变有显著的影响。国际种植学会关于前牙区美学的共识性报道认为种植体的唇侧需要3mm左右的空间容纳骨组织才能保持良好且持久的美学效果，临床常常通过将种植体偏腭侧植入或选用窄直径种植体来达到这一目标。Araújo等通过动物实验发现，在即刻种植的同时颊侧间隙内植入Bio-Oss®骨胶原，与空白组相比较，植骨组可以显著降低种植体唇侧软硬组织的丧失。Tarnow等通过回顾性队列研究美学区不翻瓣即刻种植，植骨、即刻修复对牙槽嵴厚度变化的影响发现，即刻种植并不能阻止唇侧组织的萎缩，但即刻种植同期植入骨替代材料可以显著降低唇侧骨板厚度的丧失，同时研究中还表明是否采用即刻修复的方法对唇侧骨量的维持并没有显著的差别。本病例中患者的唇侧骨板厚度＞1mm，同时采用不翻瓣微创拔牙技术来保障局部牙槽骨的完整性，采用拔牙前定位的方法去获得理想的三维位置，种植体偏腭侧植入，唇侧获得了2mm以上的间隙，同时在间隙内植入骨替代材料，最大限度地降低了骨丧失的程度，保留了剩余牙槽骨的量，为种植修复后稳定的美学效果提供了有效的软硬组织支持。

种植体的初始稳定性对于即刻种植的成功至关重要，在即刻种植病例的选择中，拔牙窝的根方至少有3~5mm的剩余骨量才能够保证种植体获得良好的初始稳定性，因此通常我们需要选择较长的植体去满足即刻种植对于初始稳定性的要求。在该病例中我们选择了长度为12mm的植体获得了35N·cm以上的初始稳定性。

大量的研究表明，通过平台转移技术修复的种植体支持义齿具有更少的垂直向骨吸收。Maeda等的生物力学分析表明平台转移技术可以有效地分散颈部牙槽骨的应力，从而减少了颈部牙槽骨的吸收，为软硬组织提供更多的支持，最终获得理想的美学效果。因此平台转移技术被认为对于前牙缺损的美学修复效果是一个有贡献作用的因素。

采用不翻瓣微创拔牙技术，正确定位种植体的三维位置，种植体唇侧间隙内植入Bio-Oss®骨粉来最大限度低降低拔牙窝在愈合过程中的骨吸收，同时选用具有平台转移技术并且长度足够的种植体，获得了较为满意的美学修复效果。

参考文献

[1] Schulte W, Heimke G. The Tubinger immediate implant. Quintessenz, 1976, 27:17–23.

[2] Buser，D. 国际口腔种植学会口腔种植临床指南—拔牙位点种植：各种治疗方案. 1版. 宿玉成主译. 北京：人民军医出版社，2009.

[3] Mahesh L, Kurtzman GM, Schwartz D, Shukla S. Residual roots as an anatomical guide for implant placement - Case series with 2 year follow up. J Oral Implantol, 2016 Jun, 42(3):285–288.

[4] Rosa, J.C.M.D. 即刻牙槽嵴修复技术：受损牙槽嵴即刻种植. 1版. 闫俊主译. 北京：人民军医出版社，2015.

[5] Ferrus J, Cecchinato D, Pjetursson EB, Lang NP, Sanz M, Lindhe J. Fcators influencing ridge alteration following immediate implant placement into extraction sockets. Clin Oral Implants Res, 2010, 21:22–29.

[6] 谭震. 口腔种植关键技术实战图解.第1版. 北京：人民卫生出版社，2014.

[7] Araújo MG, Linder E, Lindhe J. Bio-Oss collagen in the buccal gap at immediate implants: a 6-month study in the dog. Clin Oral Implants Res, 2011 Jan, 22(1):1–8.

[8] Tarnow DP, Chu SJ, Salama MA, Stappert CF, Salama H, Garber DA, Sarnachiaro GO, Sarnachiaro E, Gotta SL, Saito H. Flapless postextraction socket implant placement in the esthetic zone: Part 1.The effect of bone grafting and/or provisional restoration on facial-palatal ridge dimensional change– A retrospective cohort study. Int J Periodontics Restorative Dent, 2014 May-Jun, 34(3):323–331.

[9] Po-Sung Fu，Yi-Min Wu，Ching-Fang Tsai，Jen-Chyan Wang，Ta-Ko Huang，Wen-Cheng Chen，Chun-Cheng Hung. Immediate implant placement following minimally invasive extraction: A case report with a 6-year follow-up. Kaohsiung Journal of Medical Sciences, 2011, 27:353–356.

顾亚军教授点评

上前牙美学区的即刻种植在给患者带来诸多便利的同时也带来了较高的风险性；对拟种植区域的软硬组织条件、医生手术及修复的操作、患者的配合意识都提出了很高的要求。该病例作者利用残根作为导向来引导种植外科手术的操作，最终获得了理想的三维位置。植体初始稳定性超过35N·cm，但作者并没有选择即刻修复，值得讨论。临时修复体软组织诱导成形时间偏短，最终修复效果令人基本满意，红色美学方面还存在改善空间。

上颌中切牙即刻种植与个性化全瓷基台修复的美学效果

张艳靖　周弘　付曼　马璞玉　河南省口腔医院种植科

摘要

目的：探讨CAD/CAM个性化全瓷基台在前牙美学区即刻种植中的临床应用效果。**材料与方法**：28岁男性患者，上颌前牙因外伤致牙冠折断1天。临床检查：上颌左侧中切牙牙颈部折断，断端位于龈下约3mm，叩痛（++），龈乳头和唇侧龈缘与邻牙平齐。局部浸润麻醉下微创拔除上颌左侧中切牙残根，于拔牙窝即刻植入Straumann SLA® SP.RN 3.3mm×12mm种植体，安放028愈合基台，同期Bio-Oss®、Bio-Gide®行GBR，缝合创口。术后6个月测试种植体稳定性，上颌左侧中切牙位点种植体的ISQ值平均为81，采用CAD/CAM个性化全瓷基台全瓷牙冠永久修复。修复后2年、4年复查，牙周及种植体周围组织健康，美学效果理想，X线片显示种植体与牙槽骨骨结合良好，患者对治疗效果满意。**结果**：CAD/CAM个性化全瓷基台全瓷牙冠修复上颌前牙，达到良好的美学效果。**结论**：CAD/CAM个性化全瓷基台修复上颌前牙美学区具有良好的美学和功能效果。

种植义齿修复因其良好的美学效果和极佳的功能性而被越来越多的患者接受。随着口腔种植技术，全瓷材料的不断进步以及患者美学意识的提高。前牙美学区的美学效果成为种植修复备受关注的热点之一。

影响前牙美学区种植牙美学效果的因素有许多，即刻种植是临床上被广泛接受的治疗方案，即刻种植可以减少手术次数，减轻患者痛苦，缩短患者就诊次数以及治疗时间，尤其在前牙美学区即刻种植手术可以更好地保留拔牙窝周围骨组织，减少骨吸收，有利于软组织的健康，有效地维持缺牙区的美学形态。

此外，随着相关全瓷材料学的进步，全瓷基台逐渐进入临床，提高了基台与种植体周围软组织的生物相容性和美学修复效果，成为目前种植修复基台设计中的一种方式。本病例采用即刻种植技术即刻植入上颌中切牙，并用CAD/CAM个性化全瓷基台全瓷牙冠永久修复，达到良好的美学效果。

一、材料与方法

1. 病例简介　男性28岁患者，全身状况良好，精神状况良好。主诉：上颌前牙因外伤断裂1天。现病史：患者自述上颌前牙1天前因外伤断裂，遂来我院，要求修复。既往史：否认夜磨牙、紧咬牙、颞下颌关节疾病。平素体健，否认其他系统性疾病史，否认药物过敏史和传染病史。专科检查：上颌左侧中切牙牙颈部折断，断端位于龈下约3mm，叩痛（++），龈乳头和唇侧龈缘与邻牙平齐，唇侧丰满度良好，未见明显骨凹陷。上颌左侧侧切牙牙冠折断，断端于牙冠颈1/3处，断端处可见白色充填物。上颌右侧中切牙近中邻舌面可见龋坏、色棕黑，探及龋坏至牙本质层，质地中等。对颌牙无伸长，颌间距离中等，开口度开口型正常。笑线为中位笑线，牙龈组织学类型为中厚龈生物型。口腔卫生状况一般。

2. 诊断　上颌左侧中切牙根折；上颌左侧侧切牙冠折；上颌右侧中切牙中龋。

表1　患者缺牙位点的美学风险评估

美学风险因素	低	中	高
健康状态	健康，免疫功能正常		
患者的美学期望值			高
吸烟习惯	不吸烟		
唇线		中位	
牙龈生物型		中弧线形 中厚龈生物型	
牙冠形态	方圆形		
位点感染情况	无		
邻牙牙槽嵴高度	到接触点≤5mm		
邻牙修复状态			有修复体
缺牙间隙的宽度	单颗牙		
软组织解剖	软组织完整		
牙槽嵴解剖	无骨缺损		

3. 治疗计划　（1）拔除上颌左侧中切牙，即刻植入Straumann SLA® SP.RN 3.3mm×12mm种植体，同期Bio-Oss®、Bio-Gide®植骨材料行GBR。（2）后期修复采用CAD/CAM个性化全瓷基台全瓷冠永久修复。（3）建议口内、修复会诊上颌左侧侧切牙、上颌右侧中切牙，视情况治疗。

4. 治疗过程

（1）术前拍摄口内像：以相邻牙齿的龈缘作连线，记录患牙的龈缘水平。

（2）手术过程常规消毒铺巾（仰卧位）：上颌左侧中切牙行阿替卡因

肾上腺素（必兰）局部浸润麻醉，上颌左侧中切牙位点处切开翻瓣，微创拔出上颌右侧中切牙残根，探查唇侧骨板保存完好，备洞，植入Straumann SLA® SP.RN 3.3mm×12mm种植体，测试种植体初始稳定性，ISQ测试值约50，遂不建议即刻修复，安放愈合基台。于唇侧牙槽窝间隙内填入Bio-Oss®骨粉，覆盖Bio-Gide®膜，减张缝合。术后常规抗菌消炎，术后10天拆线。

（3）术后6个月复查：见上颌右侧中切牙及上颌右侧侧切牙树脂修补，形态良好，颜色略不协调，告诉患者有可能后期出现颜色改变，且树脂收缩后种植牙周围邻接变松，建议行贴面修复，患者拟观察暂不修复。测试上颌左侧中切牙位点种植体稳定性，ISQ测试值约81，曲面断层片示牙槽骨与种植体愈合良好。通过个性化转移杆取种植体水平印模，CAD/CAM制作个性化全瓷基台，全瓷牙冠修复。

（4）2周后复诊：试戴个性化全瓷基台，标准加力至35N·cm，调整近远中邻接点及咬合接触，在正中𬌗时无咬合接触，前伸及侧方没有早接触。患者对全瓷牙形态色泽满意，棉球及暂封材料封闭螺丝孔，3M玻璃离子粘接完成全瓷冠修复。戴牙后建议3个月，6个月，12个月后常规复查。

（5）术后：患者因工作原因未按时复查，术后2年、4年复诊，上颌左侧中切牙形态良好，近远中乳头充盈良好，唇侧软组织丰满度良好，唇侧龈缘水平稳定，但是由于邻牙树脂充填材料的收缩邻接处见轻微间隙，患者表示不影响美观未做处理。

二、结果

本病例采用即刻种植技术即刻植入上颌中切牙，并用CAD/CAM个性化全瓷基台全瓷牙冠永久修复，达到良好的美学效果。术后2年、4年复诊上颌左侧中切牙形态良好，近远中乳头充盈良好，唇侧软组织丰满度良好，唇侧龈缘水平稳定。与戴牙当天牙龈状态一致。

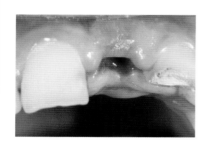
图1　术前口内像

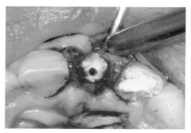
图2　微创拔除上颌左侧中切牙残根

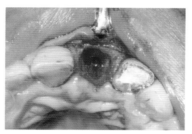
图3　清理牙槽窝后，腭侧骨壁定点

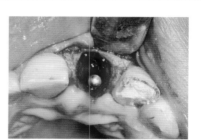
图4　逐级扩孔

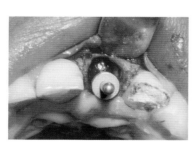
图5　种植的三维位置和轴向

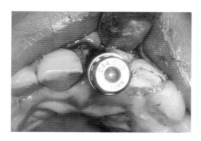
图6　种植体植入

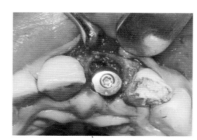
图7　安放愈合帽

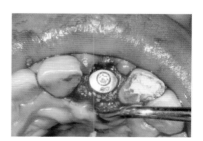
图8　填放Bio-Oss®

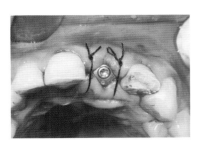
图9　严密缝合

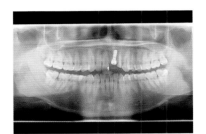
图10　术后当天X线片

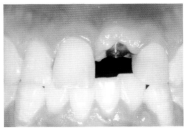
图11　术后6个月复查口内正面像

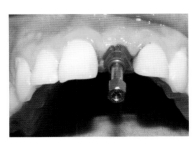
图12　开窗取模

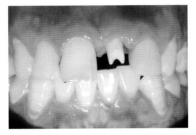
图13　全瓷基台口内正面像

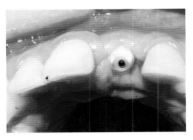
图14　全瓷基台口内𬌗面像

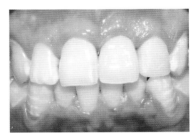
图15　戴牙当天口内正面像

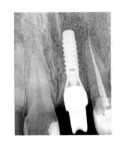
图16　戴牙当天X线片

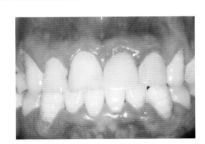
图17　2年后复查口内正面像

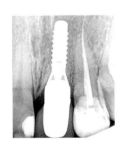
图18　2年后复查X线片

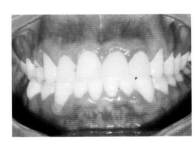
图19　4年后复查口内正面像

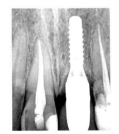
图20　4年后复查X线片

三、讨论

上颌前牙缺失后，往往伴随有唇侧骨板的水平向及垂直向吸收，导致缺牙区骨量不足。即刻种植是指拔牙的同时植入种植体，节约了2~3个月的牙槽窝骨性愈合时间，减少手术次数，减轻患者痛苦，同时有效保留软组织形态，最大限度恢复患者美观和功能需求，并可以达到与延期种植相同的成功率。该患者外伤后1天就诊，根尖部无炎症，为即刻种植的适应证。基于美学及时间考虑本病例采用了即刻种植，但是植入种植体后，测试种植体的初始稳定性，其ISQ值约50不适合行即刻修复遂延期修复。

即刻种植手术中尽量采用微创拔牙，在拔牙前对患者牙龈高度、龈缘形态、牙周进行检查，如果唇腭侧骨板完整，牙龈外形理想，龈乳头完整无牙周病变可以不翻瓣拔牙。但若残根周有牙周病变、肉芽组织等，则尽量翻瓣拔牙彻底清除牙槽窝内的肉芽坏死组织，充分冲洗后行即刻种植手术。选用微创拔牙专用器械，将挺子刃部放置牙齿的近远中位置，不得放置在唇舌侧，操作时动作轻柔不使用暴力，慢慢拔除患牙。专用拔牙挺有锋利的刀刃，可以切断牙周韧带，解除牙根脱位的阻力，使患牙脱位。

种植体的三维位置也是即刻种植成功及美学修复的重要条件，上颌前牙在上颌骨内的位置一般偏唇侧，种植体位置尽量靠腭侧种植，在唇侧留够1.5~2.0mm的骨组织，若不能保证足够的骨量建议同期行GBR，避免长期骨吸收影响美学效果。

一般前牙修复会采用全瓷材料，全瓷材料的美学效果要明显优于纯钛。目前种植修复基台分为成品基台及个性化基台两种。成品基台形态单一，基台可选角度较少，基台穿龈外形与天然牙差异较大，适应证的选择相对局限，无法满足所有患者的需求。个性化基台为定制基台，根据种植体的植入位置，角度及缺牙间隙的牙龈特点，而做出更合适的基台。CAD/CAM技术可制根据患者的口腔实际情况设计制作出适合种植体周围牙龈及种植区域牙槽外形的修复基台，同时将种植体袖口进行完美的塑形，穿龈部分能与牙龈协调一致达到理想的解剖形态恢复。制作简便、精度高，从而达到个性化修复的目的。患者为上前牙外伤即刻种植，由于上前牙唇侧骨板较薄，手术中种植体偏腭侧植入并同期行GBR，以保证唇侧具有2mm的骨板，为获得理想的美学修复效果，永久修复采用CAD/CAM个性化基台全瓷牙冠，更能满足美学需求。

前牙牙龈较薄，其种植美学修复一直面临这巨大的挑战。当牙龈黏膜的厚度<2mm时，钛基台的金属颜色将被肉眼可见。氧化锆基台不会透出金属基台颜色，牙龈不会出现泛青不自然的情况。Jung等在动物模型上研究了修复材料的颜色的穿透效果，利用分光光度计研究发现，牙龈颜色的厚度是影响修复体表面颜色改变的最重要因素。Watkin等在两个种植修复临床病例中分别应用钛基台和氧化锆基台，上部修复全瓷单冠，发现氧化锆基台颈部的牙龈颜色及形态相较钛基台有更优的美学效果。虽然氧化锆基台的强度低于钛基台，但两者的强度都足以承受口腔内静态和动态负荷。牙槽骨的稳定性和软组织的健康对于保证种植体支持的修复体的长期成功率具有重要的作用。种植体基台表面特性影响了菌斑的聚集，附着龈的生成有利于建立一个防止细菌迁移和毒素侵入生物体的生物屏障。Rimondini等认为相较于钛表面，氧化锆表面的细菌黏附量低于钛表面。氧化锆基台在对菌斑附着水平和软组织的影响方面要优于纯钛基台。氧化锆全瓷基台的生物相容性能优于钛基台，在临床试验中也显示出较好的结果。患者为薄龈生物型中高笑线，有一定的美学风险，选用CAM/CAM个性化全瓷基台全瓷牙冠能够更好地恢复其美观及功能。

本病例中，上颌左侧中切牙位点即刻植入Straumann®软组织水平种植体，并通过CAM/CAM个性化全瓷基台全瓷牙冠进行永久修复，获得了良好的美学效果，但由于全瓷基台强度的问题，因此在临床应用CAM/CAM个性化全瓷基台时要严格把握适应证。

参考文献

[1] Jung RE, Sailer I, Hämmerle CH, Attin T, Schmidlin P. In vitro color changes of soft tissues caused by restorative materials. Int J Periodontics Restorative Dent,2007,27(3):251-257.
[2] Kutkut A, Abu-Hammad O, Mitchell R. Esthetic Considerations for Reconstructing Implant Emergence Profile Using Titanium and Zirconia Custom Implant Abutments: Fifty Case Series Report. J Oral Implantol,2015,41(5):554-561.
[3] Spielman HP. Influence of the implant position on the aesthetics of the restoration. Pract Periodontics Aesthet Dent,1996,8(9):897-904.
[4] Bertolini Mde M, Kempen J, Lourenco EJ, TellesDde M. The use of CAD/CAM technology to fabricate a custom ceramic implant abutment: A clinical report. J Prosthet Dent,2014, 111(5):362-366.
[5] Att W, Kurun S, Gerds T, Strub JR. Fracture resistance of single-tooth implant-supported all-ceramic restorations: an in vitro study. J Prosthet Dent,2006,95(2):111-116.
[6] Paphangkorakit J, Osborn JW. The effect of pressure on a maximum incisal bite force in man. Arch Oral Biol,1997,42(1):11-17.
[7] Nakamura K, Kanno T, Milleding P, Ortengren U. Zirconia as a dental implant abutment material: a systematic review. Int J Prosthodont,2010,23(4):299-309.
[8] Chen ST, Buser D. Clinical and esthetic outcomes of implants placed in postextraction sites. Int J Oral Maxillofacial Implants,2009,24：186-217.

邱立新教授点评

此病例为上颌前牙区拔牙即刻种植非即刻修复病例，临床资料相对完整，种植修复后有长达4年的临床追踪观察，效果稳定。

优点：即刻种植非即刻修复也是一种临床常采用的技术，此技术的优势，避免种植体过早负重，保证种植体获得骨结合。种植体植入后直接安装愈合基台———一次性种植技术，且采用美学形状的愈合基台，防止唇侧牙龈退缩。此病例虽未做软组织增量，但是采用选择个性化全瓷基台，理想的穿龈形态，对最终获得较好的软组织美学效果起关键作用。小切口翻小瓣，利于观察唇侧骨板的完整性、厚度，同时利于种植体周围间隙的植骨。

不足之处：此病例正文中提到种植体与唇侧牙槽窝骨壁间隙内填入Bio-Oss®骨粉并覆盖Bio-Gide®膜，但没有提供盖膜的图片，如此小的翻瓣，如何放置膜？成为读者们的困惑。采取种植体支持的过渡义齿来塑性牙龈袖口，是美学区种植修复的关键步骤，此病例没有过渡义齿这一步骤，直接永久修复，最终种植修复体周软组织形态未达到最理想状态。

种植系统为Straumann®种植系统，此病例选择的植体为Straumann SLA® SP.RN 3.3mm×12mm，植体的直径与长度（不能充分利用根尖下5mm骨组织）不利于种植体获得良好的初始稳定性。另外，此种植系统植体螺纹细小、根尖2~3mm处无螺纹，这些均不利于获得良好初始稳定性，也就不能提供即刻种植体支撑的临时修复体，及时对牙龈组织的支撑与塑形。

上颌双侧中切牙缺失种植修复疗效观察1例

黄宝鑫　黄湘雅　陈卓凡　中山大学光华口腔医学院·附属口腔医院口腔种植科

摘要

在上颌前牙区应用种植支持式固定修复体修复连续多颗牙进行美学重建是目前口腔临床医生面临的一项挑战。本病例报道1例上颌双侧中切牙缺失患者的种植修复效果。20岁女性患者，外伤后导致上颌双侧中切牙缺失伴唇侧骨缺损，上颌右侧侧切牙冠折伴根尖周炎。患者于外伤后6个月就诊我科。术前进行常规临床检查、CBCT及根尖片检查骨量情况并进行美学风险评估制订治疗方案。上颌右侧侧切牙行根管治疗后在上颌双侧中切牙植入2颗Xive种植体同期采用低替代率的骨充填材料（Bio-Oss®, Geistlich）和生物可吸收性胶原膜（Bio-Gide®, Geistlich）进行引导骨再生，术后严密缝合术口。于术后8个月进行二期手术，采用种植体携带器连接杆进行螺丝固位临时树脂冠修复。临时修复后4个月进行上颌右侧侧切牙牙体预备及进行上颌双侧中切牙硅橡胶印模，采用金属基台及Lava全瓷单冠修复。修复后6个月复查，结果显示种植体周围软组织轮廓稳定，龈缘位置与远中龈乳头位置理想，双侧中切牙间龈乳头充盈超过1/2，获得较理想的美学效果，红色美学PES评分10分，白色美学WES评分8分，患者满意修复效果。

外伤、牙体牙髓疾病及牙周炎导致上颌前牙牙列缺损是临床上的常见病例。已有的证据表明，上颌前牙区种植修复可以获得与其他牙位点相似的种植体存留率。但是，由于上颌前牙区位于美学区域，患者的美学期望值高，对于种植成功的评价中必须包括美学参数。

目前，大量的研究显示，当相邻天然牙的软硬组织完整且严格遵循临床准则，将种植体植入和修复在正确的三维位置，种植修复上颌前牙单颗牙可以获得良好的美学效果。然而，在上颌前牙区连续多牙缺失时，由于通常伴有软组织和骨组织的缺损，种植体的软组织轮廓缺乏可预期性。因此，上颌连续多牙缺失被广泛地认为是治疗上的难题。需要临床医生进行完善的术前计划和精确的外科操作才能获得医患双方可接受的美学效果。

已有的研究表明，在拔牙后6个月，牙槽骨唇颊侧垂直骨吸收1.24mm，水平骨吸收3.79mm。而且上颌前牙区拔牙窝中高达87%的唇侧骨壁厚度≤1mm。菲薄的唇侧骨壁在拔牙后会发生吸收，其垂直高度和水平宽度发生明显改变。对于上前牙缺失超过6个月的患者，临床上可以观察到患者上前牙槽骨区域已存在明显的唇侧骨凹陷。如何进行此类患者的种植修复是口腔临床医生面临的一项挑战。因此，本病例报道1例双侧上前牙缺失6个月后行种植修复的临床疗效。

一、材料与方法

1. 病例简介　20岁女性患者，由于上前牙缺失来我科就诊。患者健康状况良好，6个月前由于外伤摔倒意外导致双侧中切牙脱落及邻牙缺损，未行进一步治疗处理。现有上前牙偶有不适感。临床检查时可见上颌双侧中切牙缺失。上颌右侧侧切牙牙体缺损，探及髓腔，无探痛。上颌右侧侧切牙牙体近中位于龈上约2mm，唇侧舌侧位于龈上约4mm。I度深覆𬌗。上颌右侧切牙、侧切牙唇侧牙槽骨凹陷。口腔卫生良好，全口牙周探诊深度

PD≤3mm，探诊出血指数BI：0~2。根尖片及CBCT检查结果显示：上颌双侧切牙骨密度中等，可用骨高度约16mm，牙槽骨宽度约为5.5mm。上颌右侧侧切牙根尖片低密度影，大小约2mm×2mm。

2. 诊断　（1）上颌双侧切牙牙列缺损；（2）上颌左侧侧切牙牙体缺损伴慢性根尖周炎。

3. 治疗计划

（1）首先进行美学风险评估，与美学相关的12项参数检测结果显示本患者有3项属于高风险类别：①2颗相邻的上颌中切牙缺失；②高美学期望值；③邻牙为修复体（右侧侧切牙需要冠修复）。有3项属于中风险类别：①中笑线；②中厚牙龈生物型；③水平向骨缺损。与患者沟通及讨论3种修复方案：上颌双侧切牙活动义齿修复；上颌右侧侧切牙至左侧尖牙固定义齿修复；上颌双侧切牙种植修复。患者选择种植修复。考虑修复费用，患者选择采用金属基台+全瓷冠修复方案。

（2）制订治疗方案：上颌右侧侧切牙进行根管预备与根管消毒，然后进行上颌双侧中切牙种植体植入同期唇侧进行水平骨增量。上颌右侧侧切牙根管消毒4周后进行根管充填完善根管治疗。种植术后4~6个月后延期单冠修复上颌双侧切牙和右侧侧切牙。

4. 治疗过程

（1）上颌右侧侧切牙就诊牙体牙髓科进行根管预备，根管内注射氢氧化钙糊剂进行根管消毒。

（2）种植手术：术前1h口服阿莫西林500mg。盐酸阿替卡因（必兰）局部浸润麻醉，做上颌双侧中切牙牙槽嵴顶水平切口附加双侧侧切牙远中垂直松弛切口，翻开黏骨膜瓣后搔刮去除牙槽骨嵴顶软组织。逐级窝洞预备，在理想的三维位置上植入2颗Xive种植体（3.4mm×13mm），植入扭矩30N·cm。2颗种植体唇侧骨壁薄，上颌左侧中切牙种植体唇侧骨嵴顶裂

开。采用小球钻于唇侧骨壁种植体周边制备数个小孔，再应用低替代率的骨充填材料（Bio-Oss®, Geistlich, Wolhusen, Switzerland），表面覆盖生物可吸收性胶原膜（Bio-Gide®, Geistlich）。最后，在唇侧黏骨膜瓣基底部做减张切口后间断缝合，无张力关闭创口。术后根尖片显示种植体位置理想，种植体间距超过3mm。术后戴入经调改的胶托局部可摘义齿，避免压迫牙槽嵴顶。术后3天常规口服阿莫西林（每次500mg，1天3次），使用西吡氯铵含漱液含漱2周。术后10天拆线。

（3）根管消毒后1月：上颌右侧侧切牙临床症状消失，无叩痛不适，予热牙胶行根管充填完善上颌右侧侧切牙根管治疗，流动树脂封闭根管口。

（4）二期手术与临时修复：外地患者无法按时复诊。种植体植入无干扰愈合8个月后，软组织完全愈合。影像学显示种植体周围未见低密度影。予盐酸阿替卡因（必兰）局部浸润麻醉下嵴顶水平切口获得到达种植体肩台入路，尽量保存种植体唇侧角化黏膜。同期予硅橡胶行闭合式印模，采用Xive种植体携带器制作种植体支持螺丝固位的临时树脂修复体。予印模后1周戴入临时修复体。上颌右侧侧切牙进行初步备牙，制作临时树脂修复体。建议1个月后复诊行牙冠外形及轮廓调改。

（5）制作永久修复体：外地患者无法按时复诊。于临时修复体戴入4个月后复诊时诉左上前牙轻度松动，要求尽快永久修复。临床检查见上颌左侧中切牙Ⅰ°松动，唇侧龈缘下2mm处见一瘘管口及少量渗出物。予卸下临时牙冠后行H₂O₂+N.S冲洗。卸下临时修复体时，可见种植体周围软组织轮廓基本稳定，种植体远中龈乳头位置、唇侧龈缘轮廓理想，种植体之间开放的楔状隙处龈乳头充盈超过1/2。遂进行上颌右侧侧切牙精细备牙，随后上颌双侧中切牙接入印模转移杆进行硅橡胶印模，将临时修复后建立的软组织轮廓形态及种植体三维位置转移到石膏模型上。选择美学直基台，送义齿制作中心制作Lava氧化锆全瓷单冠。

（6）修复体的试戴及粘接：印模后2周进行修复体戴入。试戴时予调改牙冠邻接及咬合获得理想的邻接关系及咬合关系。患者满意牙冠颜色，予锁紧基台螺丝后小棉球+临时嵌体树脂封口，多功能粘接树脂粘接牙冠。去多余粘接剂。戴牙后根尖片显示种植体边缘骨水平稳定，未见粘接剂滞留。

（7）永久修复6个月复查：患者于永久修复后6个月（种植术后18个月）复诊。进行常规临床检查（检查是否存在菌斑、邻接和咬合情况、牙周探诊深度和探诊出血情况），采用红色美学评分表和白色美学评分对修复美学效果进行评价。

二、结果

本病例报道中，患者上颌双侧中切牙缺失伴有水平骨缺损，种植2颗种植体同期采用低替代率的骨充填材料及可吸收胶原膜进行引导骨再生，延期采用氧化锆全瓷单冠修复。在临时修复时，临时冠松动导致唇侧牙龈形成瘘管，予对症处理后牙龈恢复健康。修复后6个月复诊结果显示，双侧中切牙种植修复后种植体周围软组织轮廓稳定，龈缘位置与远中龈乳头位置理想，双侧中切牙间龈乳头充盈超过1/2，获得较理想的美学效果，红色美学PES评分10分，白色美学WES评分8分，患者满意修复效果。

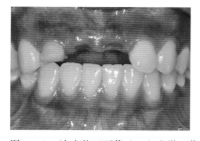
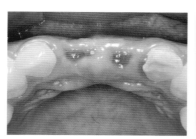
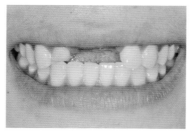
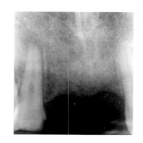

图1a、b　治疗前正面像（1a）和殆面像（1b）。20岁女性患者外伤致双侧上颌中切牙脱落、上颌右侧侧切牙缺损来就诊

图2　患者为中笑线。龈乳头暴露

图3　初诊时根尖片显示上颌双侧中切牙骨密度中等，上颌右侧侧切牙根尖周低密度影

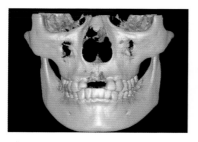
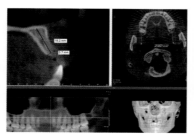
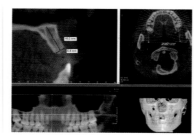
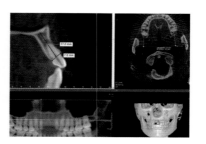

图4a~d　初诊时CBCT检查结果显示唇侧骨凹陷，骨宽度约5.5mm，骨高度约16mm

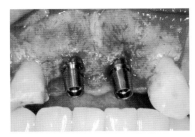
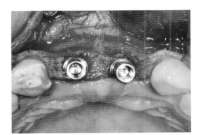
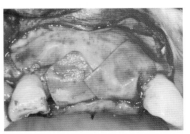
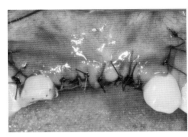

图5a、b　上颌中切牙区正确的三维位置植入2颗Xive种植体（3.4mm×13mm），上颌左侧中切牙位点种植体唇侧骨开裂

图6　利用低替代率的骨充填材料（Bio-Oss®，Geistlich）进行唇侧骨增量，覆盖可吸收性胶原膜进行引导骨再生

图7　在唇侧瓣组织面根方做骨膜松弛切口，无张力间断缝合关闭创口

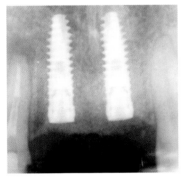
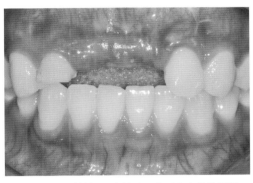
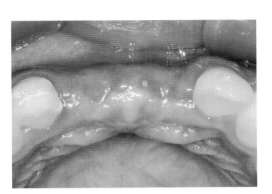

图8　种植体植入后即刻拍摄根尖片

图9a、b　种植体植入8个月后，术区愈合的软组织

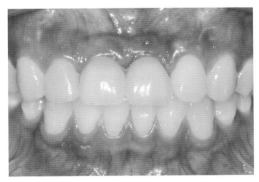
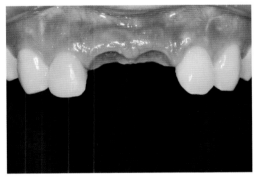
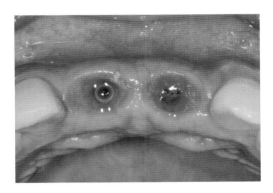

图10　上颌双侧中切牙戴入2颗种植体支持式螺丝固位的临时树脂修复体后4个月拍摄的临床照片。上颌左侧中切牙唇侧龈缘下2mm存在一瘘管口

图11a、b　取下临时修复体的后牙龈轮廓情况

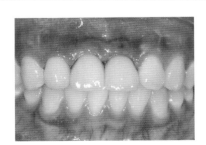
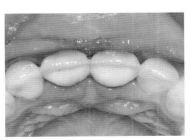
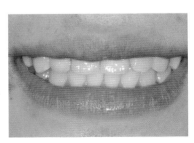
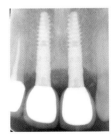

图12　最终修复体戴入后的正面像

图13　最终修复体戴入后的𬌗面像

图14　患者治疗结束后的微笑像

图15　最终修复体（氧化锆全瓷冠）戴入后即刻根尖片

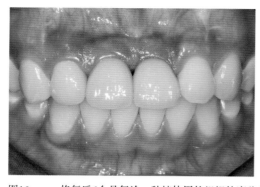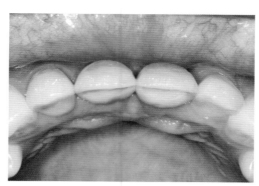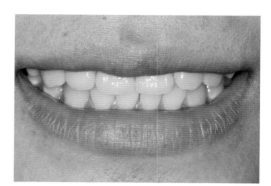

图16a～c　修复后6个月复诊，种植体周软组织轮廓稳定，获得较理想的美学效果

三、讨论

本病例中，上颌右侧侧切牙的根管治疗必须在种植治疗前进行，这是必须遵循的治疗原则，可以显著降低双侧上前牙种植术后出现感染风险。上颌前牙区连续多颗牙缺失存在的主要问题是美学风险，包括龈乳头和龈缘的高度、轮廓和形态。因此，在进行此类患者的种植治疗前，需要考虑以下几个主要方面内容。

第一，需要进行患者的美学评估。这一点尤为重要。采用美学风险评估表对种植位点进行美学风险评估可以有针对性地与患者沟通，使医患双方对修复效果的预期趋向一致。本病例中，患者存在两颗连续牙缺失伴有唇侧骨吸收和轻度的垂直骨吸收。Tarnow等的研究结果显示，90%的患者两颗相邻种植修复体后龈乳头高度≤4mm。为了避免"黑三角"的存在，种植修复体邻接点可以适当向根方延伸。但是，当种植修复体邻接点过度偏向根方，容易出现修复体形态不美观，与邻牙不协调。因此，本病例中，为了获得美观的牙冠形态，双侧中切牙间龈乳头未能获得完全充盈，这在术前的美学评估中已经预测到并与患者进行充分沟通。

第二，种植体植入在正确的三维位置是上颌前牙区获得可接受的美学效果的前提。2颗种植修复体之间的龈乳头高度取决于种植体间的骨宽度和骨高度。由于患者牙缺失后6个月才就诊，双侧中切牙原有的牙槽骨嵴基本吸收，呈现扁平的骨面。为了获得可接受的美学效果，需要遵循已有的美学准则。唇颊侧方向上种植体的唇侧边缘距邻牙唇侧骨壁连线至少2mm，轴向略偏腭侧；近远中方向上种植体距邻牙至少1.5mm，种植体间距离至少3mm；𬌗龈向上种植体顶部平台位置位于邻牙釉牙骨质界根方2~3mm。Tarnow等的研究显示，如果2颗种植体-基台平台对接式种植体植入距离＜3mm时，相邻的吸收性骨缺损会重叠导致种植体间的骨高度降低，继而龈乳头降低。Chen等的研究报道显示，上颌前牙区种植体轴向偏唇颊侧是龈退缩的重要风险因素。因此，正确的种植体三维位置是本病例获得较理想美学效果的前提。

第三，采用低替代率的骨充填材料（Bio-Oss®，Geistlich）和生物可吸收性胶原膜（Bio-Gide®，Geistlich）进行引导骨再生是维持软组织稳定的重要保障。充分的水平和垂直向骨量对于软组织美学的长期效果至关重要。目前，有多种骨治疗技术可以有效且可预期地增加牙槽骨宽度，包括采用自体骨块移植、不可吸收钛膜或聚四氟乙烯膜结合使用各种类型骨替代材料以及采用进行低替代率的骨充填材料和生物可吸收性胶原膜引导骨再生。本病例中，选择Bio-Oss®和Bio-Gide®进行水平骨增量后唇侧软组织保持稳定。与自体骨块移植相比，减少了开辟第二术区潜在的并发症，减少患者痛苦。与使用不可吸收钛膜或聚四氟乙烯膜相比，使用生物可吸收性胶原膜无须二次手术取出，避免了膜暴露后可能出现的感染并发症。

第四，临时固定修复体的使用有助于形成稳定的软组织轮廓，预测永久修复体的边缘位置，更准确地完成永久修复体。已有研究证实在最终修复前需要采用临时修复体形成种植体周围软组织轮廓以获得理想的美学效果。本病例中，采用Xive系统种植体携带器连接杆进行临时冠修复是一种经济有效的临时修复方式。但是，由于临时修复体与种植体间仅是手动扭紧，在受到侧向力时会发生螺丝松动导致种植体-基台界面的微动。种植体-基台界面的微动比种植体-基台间隙大小更显著地影响种植体周围骨吸收。因此，对于采用此类方式进行临时修复时，需要每月定期检查临时冠情况并同期进行冠形态调改。本病例外地患者无法定期复诊，导致在临时修复后4个月出现临时修复体松动、种植体-基台界面处唇侧牙龈处瘘管。予对症处理后，永久修复后6个月，牙龈恢复健康，瘘管消失。

第五，根据患者的实际情况选择合适的基台材料与冠修复材料。本病例中，考虑患者为中笑线，没有显露唇侧龈端位置，与患者充分沟通后，选择金属基台结合氧化锆全瓷冠进行修复。因此，该病例在永久修复后6个月龈端位置金属基台颜色轻度透过牙龈，导致此处牙龈略偏灰暗，但牙龈健康，轮廓理想。采用氧化锆基台可以避免金属色穿透牙龈，美学效果更佳。然而，该直径种植体缺乏成品的氧化锆基台，虽然可以制作非原厂CAD/CAM氧化锆基台且价格上有优势，但精密度欠佳。在进行美学区种植修复时，需要充分考虑患者的条件与需求，获得医患一致的可预期修复效果。

参考文献

[1] Belser UC, Schmid B, Higginbottom F, Buser D. Outcome analysis of implant restorations located in the anterior maxilla: a review of the recent literature. Int J Oral Maxillofac Implants, 2004, 19 Suppl:30–42.

[2] Belser UC, Grütter L, Vailati F, Bornstein MM, Weber HP, Buser D. Outcome evaluation of early placed maxillary anterior single–tooth implants using objective esthetic criteria: a cross–sectional, retrospective study in 45 patients with a 2– to 4–year follow–up using pink and white esthetic scores. J Periodontol, 2009, 80(1):140–151.

[3] Buser D, Martin W, Belser UC. Optimizing esthetics for implant restorations in the anterior maxilla: anatomic and surgical considerations. Int J Oral Maxillofac Implants, 2004, 19 Suppl:43–61.

[4] Wismeijer D, Chen S, Buser D. ITI treatment Guide, Vol 6, extended edentulous spaces in the esthetic zone. Berlin: Quintessence Publishing, 2009.

[5] Tan WL, Wong TLT, Wong MCM, Lang NP. A systematic review of post–extractional alveolar hard and soft tissue dimensional changes in humans. Clin Oral Implants Res, 2012, 23 Suppl:1–21.

[6] Huynh–Ba G, Pjetursson BE, Sanz M, Cecchinato D, Ferrus J, Lindhe J, Lang NP. Analysis of the socket bone wall dimensions in the upper maxilla in relation to immediate implant placement. Clin Oral Implants Res, 2010, 21(1):37–42.

[7] Dawson T, Chen ST. The SAC classification in implant dentistry. Berlin: Quintessence Publishing, 2009.

[8] Tarnow D, Elian N, Fletcher P, Froum S, Magner A, Cho SC, Salama M, Salama H, Garber DA. Vertical distance from the crest of bone to the height of the interproximal papilla between adjacent implants. J Periodontol 2003, 74(12):1785–1788.

[9] Tarnow DP, Cho SC, Wallace SS. The effect of inter–implant distance on the height of inter–implant bone crest. J Periodontol, 2000, 71(4):546–549.

[10] Chen ST, Buser D. Clinical and Esthetic Outcomes of Implants Placed in Postextraction Sites. Int J Oral Maxillofac Implants, 2009, 24 Suppl:186–217.

[11] Higginbottom F, Belser U, Jones JD, Keith SE. Prosthetic management of implants in the esthetic zone. Int J Oral Maxillofac Implants, 2004, 19 Suppl:62–72.

[12] Gigandet M, Bigolin G, Faoro F, Burgin W, Bragger U. Implants with original and non–original abutment connections. Clin Implant Dent Relat Res, 2014, 16(2):303–311.

张雪洋教授点评

该病例术前评估充分，种植时机选择正确，GBR手术操作规范，最终修复效果满意。但美中不足的是，最终修复体的牙龈顶点位置偏近中，这是由于在前牙美学区的种植修复治疗中，种植体的位点非常重要，位点一旦有少许的偏差，后期很难用修复手段来弥补，如果种植体植入时，运用手术导板的指引，植入位点可能会更加准确。另外，最终修复体的牙龈乳头仍然有退缩和"黑三角"，如果在临时冠诱导后能使用个性化转移印模，技师就能获得较准确的软组织外形，白色美学的把控就更容易与红色美学相协调。

数字化三维微笑设计及实现辅助上前牙种植修复

叶红强[1]　葛严军[1]　彭东[1,2]　柳玉树[1]　贾璐[1]　周永胜[1]　1. 北京大学口腔医院修复科　2. 北京佰斯康口腔门诊部

摘要

目的：探索数字化三维微笑设计及实现辅助上前牙种植修复的应用及效果。**材料与方法**：选择上颌左侧中切牙外伤缺失及上颌右侧中切牙扭转病例，通过三维微笑设计，提供多种可视化修复方案供患者选择，确定方案后，通过早期种植、GBR、软组织增量、临时修复体塑形牙龈等技术获得良好的牙龈轮廓，最后用数字化方法把设计好的修复体形态完全转移到正式修复体上，实现"术前所见"即"术后所得"，完成正式修复。**结果**：在上前牙种植修复中，实现了术前三维设计并用数字化技术将设计好的修复体形态完全转移到正式修复体上的全数字化设计和修复的技术流程，再通过种植修复技术，获得良好的修复效果和患者满意度。**结论**：通过数字化三维微笑设计及实现技术并结合种植修复技术手段，可良好地修复上前牙缺损，达到虚拟预测出的种植修复效果。

在美学区的种植修复中，为满足患者对美观的要求，术前的美学效果预测显得尤为重要。临床上，诊断蜡型、Mock up和临时修复体等传统方法可用于前牙美学修复效果的预测，但均存在各自的不足之处。随着数字化技术的发展，数字化虚拟预测技术也逐步应用关于修复效果的虚拟预测。DSD是目前较为流行的数字化虚拟预测方法，但其仅为二维的术前设计，且预测结果无法完全转移到最终修复体上。一些椅旁CAD/CAM系统，如Cerec、3Shape等，也逐步推出一些三维设计功能，但尚未实现真正的术前三维虚拟预测及实现。本病例将结合三维面部扫描、逆向工程软件、多种牙科CAD/CAM系统和三维打印等多种数字化技术，以及GBR、软组织增量、牙龈塑形等种植修复技术手段，实现美学区种植修复术前预测三维修复效果以选择修复方案，并将三维预测效果完全转移到正式修复体上，同时结合种植修复技术手段，实现"术前所见"即"术后所得"，提高患者对美学区种植修复的满意度。

一、材料与方法

1. 病例简介　29岁女性患者，上颌左侧中切牙外伤脱落3周，否认外伤时晕厥、头晕、恶性等症状，要求修复，恢复美观。检查：上颌左侧中切牙缺失，黏膜已基本愈合，黏膜无渗出及溢脓，唇侧凹陷，近远中间距和颌间间距可。上颌右侧中切牙远中唇侧扭转，前突，叩痛（－），不松。上颌右侧中切牙和左侧侧切牙牙髓活力正常。下前牙轻微不齐。低位笑线。CBCT示：上颌左侧中切牙骨宽度约5.8mm，骨可用高度18mm，牙槽骨内根间距离7.8mm。

2. 诊断　上颌牙列缺损。

3. 治疗计划　（1）数字化三维微笑设计；（2）上颌左侧中切牙GBR+软组织移植+种植修复；（3）上颌右侧中切牙RCT+桩核冠修复。

4. 治疗过程

（1）修复方案选择：患者左上前牙外伤缺失，右上前牙前突扭转，下前牙轻度牙列拥挤，患者表示不考虑正畸治疗。修复方案有3种：

方案一：上颌左侧中切牙种植修复+上颌右侧中切牙桩核冠修复：上颌右侧中切牙桩核冠修复回收，恢复上前牙正常牙尖曲线。

方案二：上颌左侧中切牙种植修复：上颌左侧中切牙冠部远中唇侧扭转，与上颌右侧中切牙对称。

方案三：上颌左侧中切牙种植修复：上颌左侧中切牙冠部近远中无扭转，恢复上颌左侧中切牙正常曲线。

患者表示想形象地了解3种不同方案的修复效果后再做决定。

（2）三维微笑设计：用口内扫描仪（Trios，3Shape，Denmark）获得修复前口内牙列图像，用三维面部扫描仪（FaceScan，Germany）获得患者微笑、大笑和暴露牙列时候的面部三维图像。把面部三维图像和口内牙列图像导入Geomagic Studio软件，并进行配准，获得修复前，复合了面部软组织和牙列的三维图像，即术前三维像。在牙科CAD/CAM软件（Dental System，3Shape，Denmark）中，分别按照3种方案进行修复体设计，并将结果导出到Geomagic Studio中，分别配准，得到3种方案不同的修复后效果，即3种不同方案的微笑设计。

对比3种不同的可视化三维修复效果，患者选择修复方案一。

（3）种植外科手术：牙周治疗完成，外伤后7周，行早期种植。常规消毒、铺巾，翻瓣，逐级备洞植入Straumann® 4.1mm×12mm 骨水平种植体，唇侧植入Bio-Oss®骨粉，盖Bio-Gide®膜，减张缝合，关闭创口。X线片示：种植体方向、位置良好。

（4）软组织增量：术后3个月复查，唇侧仍有少许凹陷，植体周围未见异常，上颌右侧中切牙行根管治疗，行游离结缔组织移植术。牙槽嵴顶暴露种植体，印模杆+流动树脂转移种植体位置。于上颌前磨牙区腭侧取游离

结缔组织，约15mm×8mm大小，植于上颌左侧中切牙唇侧偏牙槽嵴顶黏膜下，严密缝合。

（5）二期手术+临时修复体戴入：把印模杆转移的种植体位置转移到石膏模型上，并制作临时冠。将微笑设计时设计好的三维牙列通过三维打印获得树脂诊断模型，并按照该诊断模型制作index，指导上颌右侧中切牙纤维桩树脂核修复后的牙体预备，行上颌右侧中切牙临时修复。结缔组织移植后1个月，行上颌左侧中切牙二期手术。牙槽嵴顶"U"形切口暴露种植体，上前牙区用隧道刀黏膜下潜行分离附着龈，"U"形瓣去上皮化后植入唇侧黏膜下，戴入上颌左侧中切牙临时修复体，在上颌左侧中切牙近远中、上颌右侧中切牙远中改良悬吊缝合，以增加牙龈乳头高度。上颌左侧中切牙临时修复体较上颌右侧中切牙短，以避开咬合接触。

（6）临时修复体塑形牙龈：临时修复体戴入后2周、6周、9周、12周复查，用流动树脂调整修复体的颈部外形，对软组织进行引导和塑形。

（7）正式修复：临时修复体戴入后3个月（种植术后9个月），牙龈健康、龈缘形态满意、位置稳定，采用数字化方法，开始正式修复，复制术前设计好的修复体形态。用Cerec Ominicam进行口内扫描，获取数字印模。取下临时修复体，精修上颌右侧中切牙预备体形态，上颌左侧中切牙置入扫描杆和扫描帽，扫描上前牙牙列，再扫描下颌牙列、颊侧图像。将上颌牙列扫描图像复制到牙龈取像处，删除上颌左侧中切牙处扫描图像。口内将上颌左侧中切牙临时修复体戴入，压迫牙龈一定时间后，取下上颌左侧中切牙

临时修复体，迅速扫描上颌左侧中切牙牙龈轮廓，3~5s，获取临时冠塑形后的牙龈轮廓，从而获得数字化工作模型，再扫描三维打印的树脂诊断模型，作为复制模型。在Cerec中，采用复制模式，设计上颌双侧切牙修复体的形态，上颌左侧中切牙设计为钛Base+全瓷个性化基台+粘接固位全瓷冠形式。上颌左侧中切牙颈部突度与同名牙对称，以维持临时修复体塑形获得的牙龈轮廓，全瓷基台轴面微凹，全瓷冠的边缘，唇侧位于龈下1mm，舌侧平齐牙龈。然后用数字化切削方式获得最终的正式修复体。修复体戴入口内。将修复前后上颌三维图像进行偏差分析，可见上颌左侧中切牙唇侧组织增量达2.3~3mm，良好恢复了上颌左侧中切牙唇侧的软硬组织缺损，达到良好的美学效果。

术后2个月复查，牙龈健康、稳定，修复效果良好。

二、结果

1. 通过数字化三维微笑设计，提供多种三维可视化修复设计方案，为患者选择修复方案提供直观基础。

2. 通过GBR、软组织增量、临时修复体塑形牙龈等技术，恢复缺牙区骨和软组织缺损，形成良好的牙龈轮廓，恢复了患者的美观和功能。

3. 通过多种数字化软件和设备的整合，实现了术前虚拟预测和修复实施的全数字化流程，将三维设计和预测效果完全复制到正式修复体上，达到了"所见即所得"的目标。

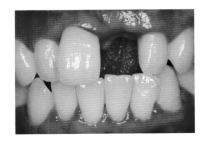

图1　术前口内像a

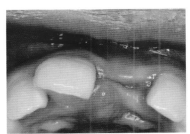

图2　术前口内像b

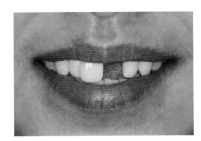

图3　术前微笑像

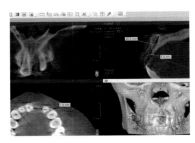

图4　术前CBCT

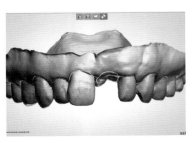

图5　术前牙列三维图像

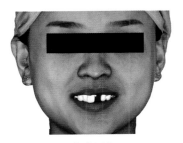

图6　术前三维复合图像

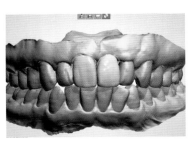

图7　方案一：术前牙列设计a

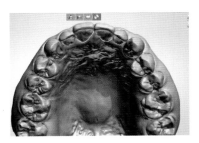

图8　方案一：术前牙列设计b

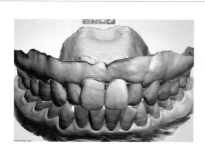
图9 方案二：术前牙列设计a

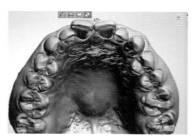
图10 方案二：术前牙列设计b

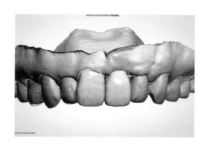
图11 方案三：术前牙列设计a

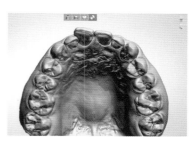
图12 方案三：术前牙列设计b

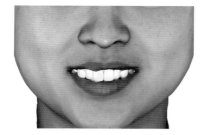
图13 方案一：三维微笑设计

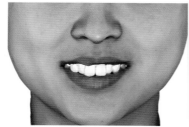
图14 方案二：三维微笑设计

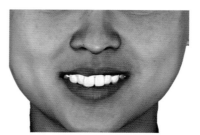
图15 方案三：三维微笑设计

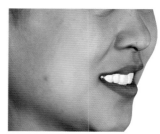
图16 方案一：微笑设计侧面

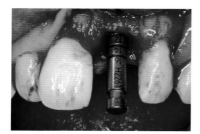
图17 备洞深度和方向

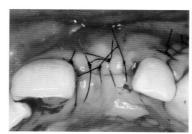
图18 无张力严密缝合

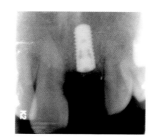
图19 种植术后根尖片

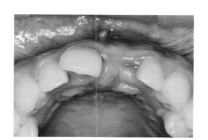
图20 术后3个月复查

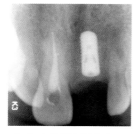
图21 术后3个月复查根尖片

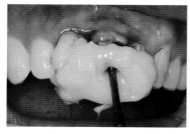
图22 印模杆+流动树脂转移种植体位置

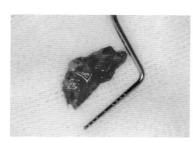
图23 取游离结缔组织

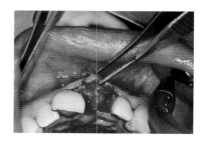
图24 唇侧黏膜下结缔组织植入

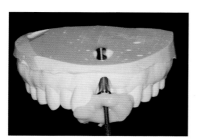
图25 种植体位置转移

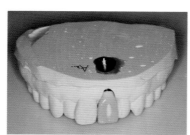
图26 临时修复体制作

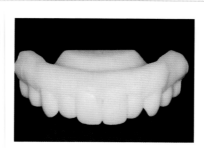
图27 三维打印诊断模型

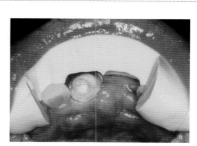
图28 Index指导上颌右侧中切牙牙体预备

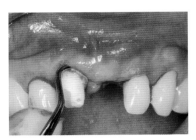

图29　隧道刀潜行分离附着龈

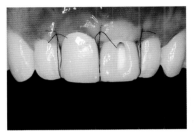

图30　临时修复体戴入后改良悬吊缝合

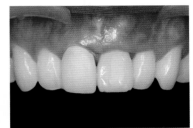

图31　临时修复体戴入2周

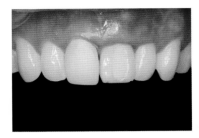

图32　临时修复体戴入6周

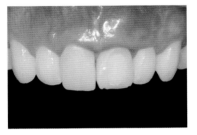

图33　临时修复体戴入9周

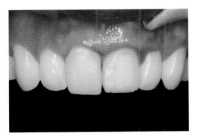

图34　临时修复体戴入12周

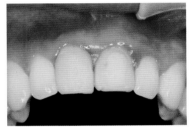

图35　牙龈塑形后获得对称稳定的牙龈轮廓a

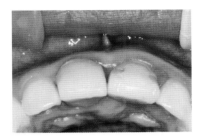

图36　牙龈塑形后获得对称稳定的牙龈轮廓b

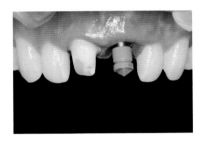

图37　上颌左侧中切牙置入扫描杆和扫描帽

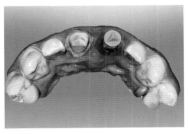

图38　Cerec口内扫描图像a

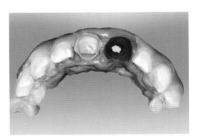

图39　Cerec口内扫描图像b

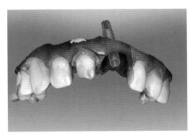

图40　Cerec工作模型

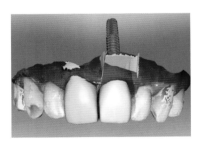

图41　复制模式设计修复体形态

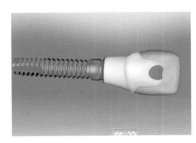

图42　上颌左侧中切牙修复体设计

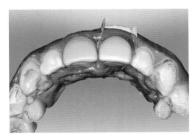

图43　上颌左侧中切牙颈部形态与上颌右侧中切牙对称

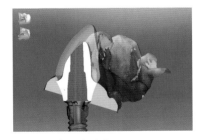

图44　基台边缘设计

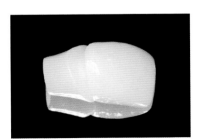

图45　上颌左侧中切牙全瓷修复体

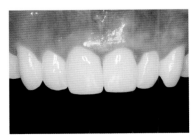

图46　修复体戴入口内像a

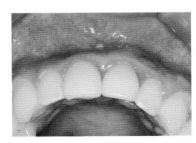

图47　修复体戴入口内像b

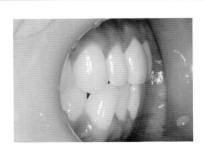

图48　修复体戴入口内像c

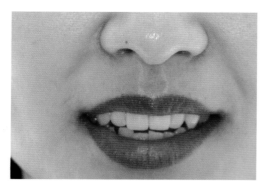

图49 修复后微笑像

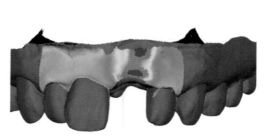

图50 唇侧组织增量偏差分析

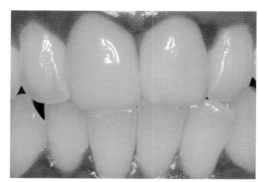

图51 戴牙后2个月复查

三、讨论

年轻女性患者，外伤后上颌左侧中切牙缺失，上颌右侧中切牙扭转前突。患者有多个修复方案可选择。在术前预测方法中，诊断蜡型法仅为牙齿大小、形态的模拟，患者难以直观想象该修复体在口内的美观效果，且诊断蜡型与最终制作的修复之间仍然会存在偏差。Mock up法有有时需要进行一定量的牙体预备后才能实施（如本病例方案一），不完全属于术前预测。

DSD技术仅为二维形态的设计和预测，同样设计的效果仅能作为正式修复体制作时的参考，无法完全将设计的形态完全转移到正式修复体上。本病例中结合多种数字化软件和设备，实现术前三维微笑设计，提供多种修复方案的设计效果，并将设计的修复体形态完全的复制和转移到正式修复体上，实现"所见即所得"的数字化三维微笑设计和实施流程。在种植修复中，采用早期种植、GBR、软组织增量和临时修复体牙塑形牙龈等技术手段，获得良好的牙龈外形轮廓，从而确保能获得良好的美学效果。

参考文献

[1] 谭建国. 牙齿美学修复的美学分析与设计. 中国实用口腔科杂志,2011,4(8) : 7 - 8.

[2] Wong NK,Kassim AA,Foong KW. Analysis of esthetic smiles by using computer vision techniques. Am J Orthod Dentofacial Orthop,2005,128(3) : 404 - 411.

[3] Rosati R,De Menezes M,Rossetti A,et al. Digital dental cast placement in 3-dimensional,full-face reconstruction: a technical evaluation. Am J Orthod Dentofacial Orthop,2010,138(1) : 84 -88.

[4] Weinlander M,Lekovic V,Spadijer-Gostovic S,et al. Gingivo- morphometry-esthetic evaluation of the crown-mucogingival com- plex: a new method for collection and measurement of standardized and reproducible data in oral photography. Clin Oral Implants Res,2009,20(5) : 526 - 530.

冯海兰教授点评

该病例通过三维数字化的预测，希望实现"所见即所得"。探讨了一个很好的方法，便于医患交流，考虑了牙列面容微笑等多方面因素，是今后可以推广的方法。不足之处：病例略显简单，题目不够简单明了。

上颌前牙区CAD/CAM导板指导下的种植美学修复

张翔　曲哲　马岚　李晓健　石姗　大连市口腔医院种植科

摘要

目的： 本病例介绍上颌前牙区CAD/CAM种植导板的种植术，观察使用种植体支持的临时冠行牙龈塑形的效果。**材料与方法：** 上颌前牙区缺失的患者，中年男性，要求种植修复。排除系统性疾病及磨牙症。在CBCT指导下制作数字化种植导板，在导板的指导下植入2颗种植体，种植体获得骨结合后，使用种植体支持的临时冠进行牙龈诱导成形。待牙龈成形结束后，更换为永久修复体。**结果：** 在计算机引导下，种植体获得理想的三维位置。在上颌前牙的种植美学修复中采用种植体支持的临时冠对牙龈进行成形的技术，可以较好地改善种植体周围的牙龈组织形态。**结论：** 通过计算机引导的牙种植术及牙龈诱导成形术，使用氧化锆全瓷冠修复，能达到种植体稳定、牙冠和软组织双重美观的良好效果。

外科导板应用于种植手术由来已久。早期的传统导板为压膜式手术导板，虽然充分考虑了修复效果，但由于该方法只是在诊断模型上制作，不能参考骨组织信息，无法明确植入区的颌骨三维结构。近10年间，随着三维影像成像技术和计算机技术的不断进步，数字化种植技术得到极大的发展。数字化种植技术利用计算机断层扫描和三维种植设计软件，结合解剖结构和修复体的参数，从而获得三维数字化种植信息。同时利用快速成型技术，如计算机数控研磨、3D打印、光固化成型等制成临床操作中所需的数字化种植导板。

一、材料与方法

1. 病例简介　42岁男性患者，数年前因外伤拔除上颌部分牙齿，要求种植修复。患者无不良嗜好及磨牙症。检查：上颌双侧中切牙和侧切牙缺失，唇侧可见明显凹陷，牙龈未见明显异常。CBCT显示：上颌双侧侧切牙可用骨高度约19mm，可用骨宽度约5.5mm。

2. 诊断　上颌牙列缺损。

3. 治疗计划　（1）在计算机引导下于上颌双侧侧切牙位点植入2颗种植体。（2）种植体获得骨结合后，采用种植体支持的临时冠进行牙龈诱导成形。（3）牙龈诱导结束后，行永久修复。（4）材料为种植系统（BEGO, Germany）；成型树脂（PATTERN RESIN, Japan）；Bio-Oss®骨粉和Bio-Gide®胶原膜（Geistlich Pharma, Switzerland）。

4. 治疗过程

（1）术前常规种植检查，通过CBCT对骨量进行测量及评估，利用计算机断层扫描和三维种植设计软件，结合解剖结构和修复体的参数，制作数字化种植导板，确定拟植入种植体的规格。术前放入口内检查导板无翘动。导板放入75%酒精浸泡备用。

（2）在口腔内固定导板，局部麻醉下在种植导板的指导下精确定位，按照BEGO种植系统的操作规范，于右侧上颌侧切牙和左侧上颌侧切牙位点分别植入3.75mm×13mm的种植体，种植体共振频率测量ISQ为75，唇侧凹陷处植入骨粉，增加唇侧丰满度，胶原膜固定。缝合手术切口。

（3）6个月后，种植体获得良好的骨结合，行二期手术，安装愈合基台。

（4）制作种植体支持的临时冠，进行牙龈诱导成形，定期复查，用树脂调整修复体颈部外形，以对软组织进行塑形。

（5）牙龈诱导结束时，牙龈健康，与邻牙龈缘曲线及龈缘高度基本一致、位置稳定。开始永久修复程序，闭窗取模法制取印模，制作并戴入全瓷基台及全瓷冠。

二、结果

在计算机引导下，种植体获得理想的三维位置。术后2年复查，种植体周围未见明显骨吸收，颊侧骨板充足。在上颌前牙的种植美学修复中采用种植体支持的临时冠对牙龈进行成形的技术，可以较好地改善种植体周围的牙龈组织形态。以下根据Belser等提出的种植体红色美学分值和白色美学分值对种植体修复后的软组织和修复体的美学结果进行评估。

1. 评价方法　根据Fürhauser等的种植体红色美学分值（pink esthetic score，PES）和Belser等提出的白色美学分值（white esthetic score，WES）对种植体修复后的软组织和修复体的美学结果进行评估，PES和WES的各项评分标准见表1和表2。

2. 结果分析

（1）永久修复戴牙当天，红色美学评分如下：近中龈乳头为2分，远中龈乳头为2分，龈缘形态为2分，软组织形态为2分，软组织颜色为2分，软组织质地为2分，牙槽突外形为2分，总分为14分（满分14分）。白色美学分值（WES）评分如下：牙冠形态为2分，牙冠外形轮廓为2分，牙冠颜色为2分，牙冠表面质地为2分，透明度/个性化为2分，总分10分（满分10分）。

表1　红色美学分值（PES）各变量及评分标准

PES检查指标	缺失	不完整	完整
1.近中龈乳头	0	1	2
2.远中龈乳头	0	1	2
3.龈缘形态	0	1	2
4.软组织形态	0	1	2
5.软组织颜色	0	1	2
6.软组织质地	0	1	2
7.牙槽突形态	0	1	2
PES总分		14	

表2　白色美学分值（WES）各变量及评分标准

WES检查指标	较大差异	较小差异	无差异
1.牙冠形状	0	1	2
2.牙冠外形轮廓	0	1	2
3.牙冠颜色	0	1	2
4.牙冠表面质地	0	1	2
5.透明度/个性化	0	1	2
WES总分		10	

（2）患者对修复体形态、颜色、质地，牙龈形态均表示满意。

三、讨论

1.计算机引导的种植术　（1）可以通过优化种植体在剩余骨中的植入位置，减少或避免骨增量手术，同时有效避开危险区。（2）可以给医生提供解剖结构和修复体轮廓信息，从而实现以修复为导向的种植体植入，获得最终理想的修复效果。（3）可以实现不翻瓣的微创种植手术，缩短手术时间，减少术后不适、肿胀和疼痛。此外，预先设计的种植体植入位置信息和

上部修复结构信息也可帮助口腔医生更容易、更准确地实现种植即刻修复。

2.前牙美学要求　评价上颌前牙区种植成功的标准，除了长期地稳定性和理想的功能外，更重要的就是美学效果，涉及修复体的美学效果因素有种植系统的选择、种植手术位置与轴向、种植周围软组织的美学处理技术、比色技术、精密的修复体制作技术等。影响上颌前牙美学区域种植修复美学效果的主要因素是种植体周围是否有足够的骨组织支持及其周围软组织的质与量的状态。应用种植体支持的临时修复体进行种植体穿龈部分软组织形态轮廓的精确塑形，对最终的美学效果起着至关重要的影响。

通过CAD/CAM种植导板引导的牙种植术并行牙龈诱导成形术，使用氧化锆全瓷冠修复，能达到种植体稳定、牙冠和软组织双重美观的良好效果。

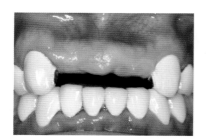

图1　初诊时口腔正面像

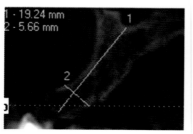

图2　上颌右侧侧切牙位点CBCT显示可用骨高度19mm,可用骨宽度5.6mm,在唇侧有骨凹陷

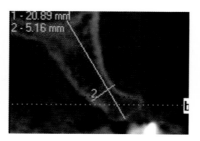

图3　上颌左侧侧切牙位点CBCT显示可用骨高度20mm,可用骨宽度5.1mm,在唇侧有骨凹陷

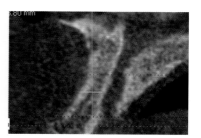

图4　CBCT影像显示上颌右侧中切牙位点可用骨厚度约3.8mm

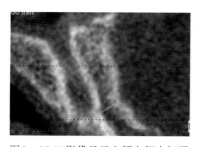

图5　CBCT影像显示上颌左侧中切牙区可用骨厚度约2.88mm

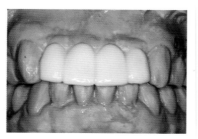

图6　Wax-up正面像

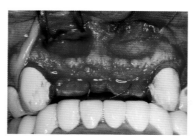

图7　翻开黏骨膜瓣，见种植区唇侧骨凹陷

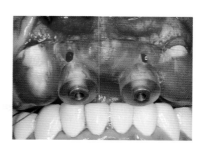

图8　种植导板在口腔内就位

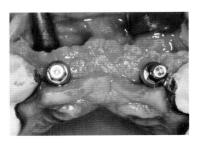

图9　种植体植入后殆面像，偏腭侧

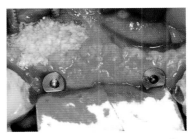

图10　在唇侧骨凹陷区放置Bio-Oss®骨粉

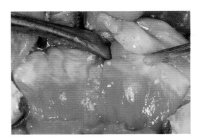

图11　在骨粉表面放置Bio-Gide®膜

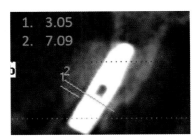

图12　术后CBCT显示上颌右侧侧切牙位点唇侧骨厚度约3mm

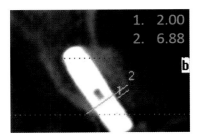

图13　术后CBCT显示上颌左侧侧切牙位点唇侧骨厚度约2.5mm

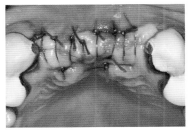

图14　严密缝合手术创口

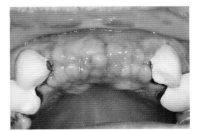

图15　10天后拆线见手术创口无裂开，愈合良好

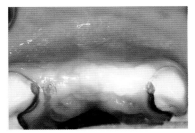

图16　术后6个月见手术区唇侧无明显凹陷

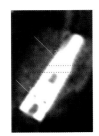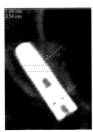

图17　术后6个月唇侧骨板厚度上颌右侧侧切牙为2.55～3.96mm　　图18　术后6个月上颌左侧侧切牙唇侧骨板厚度为1.84～3.54mm

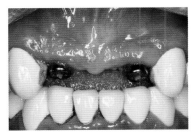

图19　安装愈合基台

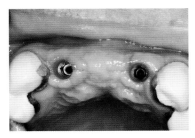

图20　愈合基台安装3周后牙龈袖口呈圆柱状，无明显牙龈乳头形状

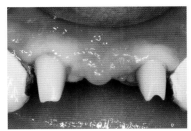

图21　二氧化锆基台在口内就位，撑开牙龈袖口

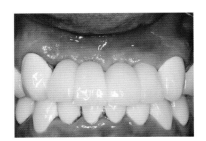

图22　临时树脂冠桥在口内就位

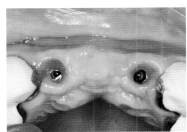

图23　戴临时冠桥1个月，牙龈袖口呈圆锥状

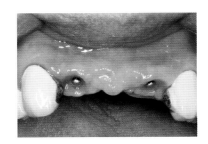

图24　戴临时冠桥1个月，出现牙龈乳头形状及龈缘圆弧曲线

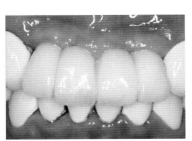

图25　戴临时冠桥3个月，牙龈乳头充满已经扩大的三角间隙

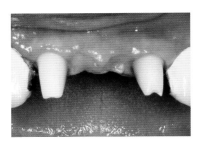

图26　戴临时冠桥3个月，牙间乳头及龈缘圆弧形状明显

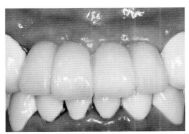

图27　戴临时冠桥4个月，牙龈乳头充满已经扩大的三角间隙

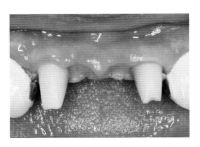

图28　戴临时冠桥4个月，牙间乳头及龈缘圆弧形状更加明显

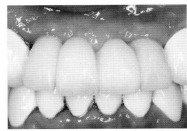

图29　戴临时冠桥11个月，牙龈乳头充满三角间隙

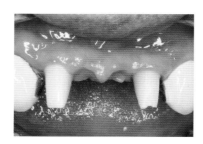
图30　戴临时冠桥11个月，牙间乳头及龈缘圆弧形状更加明显

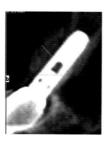
图31　取印模前上颌右侧侧切牙植体CBCT影像

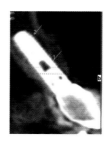
图32　取印模前上颌左侧侧切牙植体CBCT影像

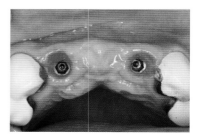
图33　取印模前牙龈袖口呈圆锥状

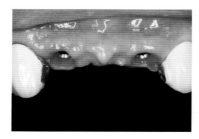
图34　取印模前软组织已经形成比较美观的牙间乳头及龈缘圆弧形状

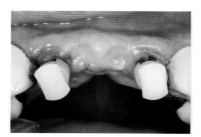
图35　制作个性化转移杆后取印模

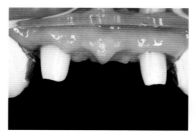
图36　全瓷基台在口内就位

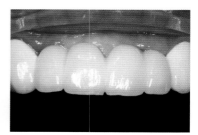
图37　全瓷冠桥在口内就位

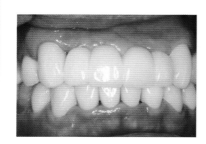
图38　邻牙及对颌牙更换为氧化锆烤瓷冠，美观性更好

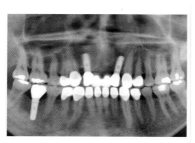
图39　永久修复完成后影像片

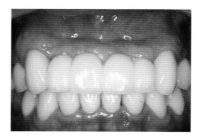
图40　种植后30个月复查，修复体无损坏，牙周卫生良好

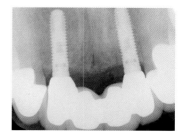
图41　术后30个月复查影像，种植体周围无病变影像，无明显骨吸收

参考文献

[1] Belser U C, Schmid B, Higginbottom F, et al. outcome analysis of implant restorations located in the anterior maxilla: A review if the recent literature. J Oral Maxillofac Implants, 2014, 19: 30–42.

[2] Dierens M, de Bruecker E, Vandeweghe S, et al. Alterations in soft tissue levels and aesthetics over a 16–22 year periodfollowing single implant treatment in periodontally-healthy patient: a retrospective case series. J Clin Petiodontol, 2013, 40(3):311–318.

[3] Jemt T. Restoring the gingival contour by means of Provisional Resin Crowns after single-implant treatment. Int J Periodontics Restorative Dent, 1999, 19(1): 20–29.

[4]Small PN,Tarnow DP.Gingival recession around implants: a 1-year longitudinal prospective study. International Journal of Oral & Maxillofacial Implants,2000,15(4):527–532.

李德超教授点评

　　口腔种植技术随着科学发展已经进入数字化时代，数字化导板技术应用已经成为技术创新的代表，上颌前牙区对患者的美观及功能极其重要，尤其对于前牙区多颗牙缺失的患者，对医生提出了更高的要求和挑战，该病例在种植导板指导下，在上颌双侧侧切牙的位置合理植入2颗Bego种植体，种植体位置轴向理想，达到了理想的初始稳定性，术后6个月进行了牙龈诱导，达到了理想的穿龈轮廓，对美学效果起着非常重要的作用，该病例利用先进的CAD/CAM引导的种植技术并配合牙龈诱导成形术达到理想修复效果。

单颗牙即刻种植早期修复伴牙龈诱导成形的美学效果

赵佳明　曲哲　李昕　董继佳　大连市口腔医院种植科

摘要

目的：探讨一例美学区单颗牙即刻种植后早期修复进行牙龈诱导成形对美学种植修复的作用。**材料与方法**：选取大连市口腔医院种植中心就诊的上颌右侧中切牙外伤致冠根折需拔除的患者为研究对象；术前进行全面的口腔检查及CBCT检查，测量拟种植区可用骨量及唇侧骨板厚度，对患者客观存在的美学风险进行详尽的评估，与患者充分交流，告知患者术中需要植骨和可能存在的美学风险，最终制订种植方案；1个月后进行早期修复，使用临时基台制作纵向螺丝固位的临时修复体；进行10个月牙龈诱导成形，采用个性化印模复制穿龈轮廓；永久修复采取氧化锆个性化基台及氧化锆全瓷冠以期获得最终的美学种植效果。**结果**：应用微创拔牙即刻种植同期GBR技术有效缩短了患者缺牙时间；种植1个月后早期修复，经过10个月的软组织成形，获得了理想的穿龈形态及协调的龈缘曲线；最终通过戴入个性化基台及全瓷冠获得理想的美学效果，患者非常满意。按照国际上常用的红白美学评价标准进行评价，PES评分为14分，WES评分为10分。**结论**：采用恰当的外科技术如微创拔牙，即刻种植同期GBR等；术后利用临时修复体进行软组织诱导成形可获得理想的软组织穿龈形态；个性化制作的全瓷修复有助于获得理想的美学修复效果。

随着种植外科技术的改良和植骨材料性能的不断完善，人们对种植修复提出了更高的要求，尤其是前牙美学区，越来越多的患者由于美观的因素要求缩短缺牙时间，即刻种植可在拔除患牙后即刻在牙槽窝内植入种植体后进行修复，已越来越多地被运用于临床。即刻种植后由于种植体的直径与拔牙窝不符，使得拔牙后即刻种植的种植体与拔牙窝内壁之间存在一定的间隙，往往需要同期进行引导骨再生术。在永久修复前通常需要采用临时修复体进行软组织诱导成形，有助于改善种植体周围软组织的美观效果。永久修复时选择个性化氧化锆基台及全瓷冠，有助于获得比较理想的种植修复美学效果，满足了患者对美学修复的要求。

一、材料与方法

1. **病例简介**　25岁女性患者，艺术工作者。上前牙外伤3周，要求种植修复。患者3周前因前牙受到外伤，牙齿折断疼痛伴松动，于急诊科就诊，行牙体治疗后疼痛缓解，后于修复科就诊，建议其行正畸牵引后修复治疗，或拔除后种植治疗，患者至我科要求种植修复，希望尽早恢复前牙美观。平素体健，无全身系统性疾病，无药物、材料等过敏史，无特殊牙科治疗史，无吸烟、夜磨牙等不良习惯。口腔颌面部对称，张口度正常，中位唇线，中位笑线。检查：上颌右侧中切牙和侧切牙冠根折，上颌左侧中切牙为冠修复，根尖X线片显示：上颌右侧中切牙和侧切牙均已行根管治疗，上颌右侧中切牙腭侧断至龈下4mm。咬合关系良好，口腔卫生状况较好。CBCT示上颌右侧中切牙可用牙槽骨高度约20.24mm，牙槽骨宽度约7.64mm，骨密度正常，骨质分类为Ⅲ类，无疏松影像。

2. **诊断**　上颌右侧中切牙和侧切牙牙体缺损。

3. **治疗计划**　患者为年轻女性，希望尽量缩短空牙期，由于上颌右侧中切牙腭侧断至龈下4mm需拔除，患者要求种植治疗，并尽快恢复美观，考虑上颌右侧中切牙骨量充足，唇侧骨板完整且有一定厚度，拟微创拔牙后即刻种植同期进行GBR；待种植体骨结合稳定后，利用临时修复体进行软组织诱导成形，最终选用个性化氧化锆基台与氧化锆全瓷冠进行上部结构的永久修复以期达到良好的红白美学效果。对患者进行美学风险评估，患者身体健康，无吸烟等不良习惯，患者为中位唇线、中位笑线，牙龈生物型为中厚型，但美学期望值高，且邻牙均为修复体，美学风险较大。

（1）上颌右侧中切牙微创拔牙后即刻种植，同期行GBR。

（2）视种植体的稳定性情况，利用临时修复体进行软组织诱导成形。

（3）待种植体骨结合良好，软组织形态稳定后，上颌右侧中切牙拟个性化氧化锆基台及全瓷冠进行永久修复；同时上颌右侧侧切牙和左侧中切牙全瓷冠修复。

4. **治疗过程**

（1）术前检查：对患者进行详细的口腔专科检查以及影像学检查：上颌右侧中切牙和侧切牙为冠根折，上颌左侧中切牙已行冠修复，上颌右侧中切牙断至龈下4mm需拔除，CBCT示上颌右侧中切牙位点可用骨量充足，骨密度正常，骨质分类为Ⅲ类，唇侧骨板较完整且有一定厚度，考虑进行即刻种植，上颌右侧侧切牙先行临时冠修复，待上颌右侧中切牙位点种植体骨结合良好，软组织形态稳定后，上颌双侧中切牙和右侧侧切牙位点同时永久修复，遂确定治疗计划。

（2）微创拔牙后即刻种植同期GBR：术前验血等常规检查，使用0.12%的复方氯己定漱口液含漱3次，每次15mL，含漱1min。采用无痛麻醉机（STA），局麻下进行上颌右侧中切牙微创拔牙，使用微创拔牙器械将患牙完整拔出，尽量减少对骨的损伤。使用Straumann®骨水平种植体及其配套器械（Straumann®公司，Switzerland），用球钻在上颌右侧中切牙位点的牙槽窝内偏腭侧定点，根据拟植入种植体长度以及直径大小，逐级备洞，植入1颗骨水平种植体（Straumann®，SLA，4.1mm×12mm，RC，BL，Switzerland），由于根尖部存在少许凹陷，因此在翻瓣下于根尖部进行GBR以扩增硬组织；同时由于即刻种植为偏腭侧种植，且种植体颈部直径小于拔牙窝洞口直径，因此，在种植体与唇侧骨壁间存在>2mm的跳跃间隙，用骨粉（Geistlich Bio-Oss®，Switzerland）充填并覆盖胶原膜（Geistlich Bio-Gide®，Switzerland）。术后上愈合基台并严密缝合创口。

（3）早期修复伴软组织诱导成形：即刻种植后1个月，用种植体稳定性测量仪Osstell ISQ（Osstell公司，Sweden）测量ISQ值：上颌右侧中切牙位点种植体ISQ为75；上颌右侧侧切牙纤维桩修复后进行牙体预备，制取印模，上颌右侧中切牙使用硬质树脂聚合瓷（Ceramage，SHOFU松风，Japan）在临时基台上制作纵向螺丝固位的临时修复体，上颌右侧中切牙、侧切牙戴入临时修复体，调整咬合，对牙龈软组织进行诱导成形，螺丝固位的临时修复体便于拆卸调改形态，嘱患者勿用临时修复体咬物，注意口腔卫生，用牙线或冲牙器等将种植体周围清洁干净，每月进行复查，不断调改临时冠的穿龈形态，让出软组织生长空间，直至诱导牙龈形成类似于天然牙的穿龈袖口形态。其中在牙龈塑形后5个月复查见上颌双侧中切牙位点龈缘高度差较大，上颌左侧中切牙牙龈退缩，将上颌右侧中切牙修复体取下后对其颈部突度进行降低并高度抛光形成小斜面以利于牙龈向下生长，同时拆除上颌左侧中切牙原修复体后重新预备牙体并制作临时冠；牙龈塑形6个月时，见上颌双侧中切牙龈缘高度差降低；塑形8个月时，再次重新制作上颌左侧中切牙临时修复体，对其龈缘进行合理的干预，以期获得上颌双侧中切牙协调的龈缘高度。

（4）软组织塑形10个月后：牙龈形态稳定，制作个性化印模帽并制取终印模，行美学全瓷修复。①制取个性化印模帽：首先将临时修复体取下后，将开窗转移杆就位于口内，将流动树脂（3M，USA）注入转移杆以及

牙龈袖口间的间隙内，光固化后即获得了较精确的穿龈袖口形态。②制取开窗印模：用DMG Light+Heavy加聚型硅橡胶（DMG，Germany）制取开窗式印模，比色，检查印模制取情况，确认准确无误后，连接替代体，涂布分离剂，注入人工牙龈材料（Coltene，Switzerland），灌注超硬石膏。修复工艺中心运用CAD/CAM计算机辅助技术进行设计，制作个性化的氧化锆基台以及氧化锆全瓷修复体（Wieland公司，Germany）。③Index引导下试戴个性化氧化锆基台，检查基台就位情况，咬合状况，基台边缘位于龈缘下<1mm，完成永久修复体的制作。2周后，试戴氧化锆全瓷修复体，患者主诉"左上前牙牙冠有点歪"，经仔细检查，上颌双侧中切牙牙体长轴方向稍有偏差，由于患者美学要求较高，遂重新制作上颌左侧中切牙全瓷修复体；2周后再次试戴氧化锆全瓷修复体，检查冠边缘与基台边缘紧密接触，与周围软硬组织相协调，确认邻接以及修复体颜色形态良好，患者满意，咬合调整完毕后高度抛光，口外用硅橡胶制备预粘接代型，超声振荡修复体，消毒后气枪吹干。口内戴入氧化锆基台后，扭矩扳手加力至30N·cm后，聚四氟乙烯封闭螺丝通道，树脂封孔，使用自粘接树脂水门汀于口外预粘接后戴入口内，牙线去除多余粘接剂。拍摄X线片，确认基台和牙冠完全就位。

二、结果

上颌右侧中切牙位点种植体植入后骨结合良好，未见明显病理性骨吸收，无种植体周围炎，软组织健康，经临时修复体塑形后，获得了理想的穿龈形态及协调的龈缘曲线，全瓷修复体美学效果良好，患者对最终的修复效果非常满意。按照国际上常用的红白美学评价标准进行评价，PES为14分，WES为10分。

三、讨论

1. **即刻种植技术**　根据拔牙创愈合的生物学情况，国际口腔种植学会提出了拔牙后种植体植入时机的分类：即刻种植（Ⅰ类种植）：将种植体植

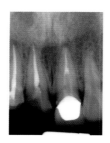
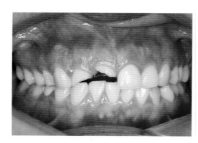
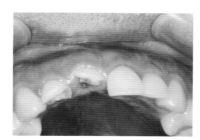
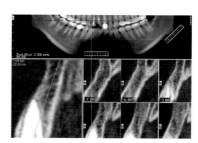

图1　外伤后20天种植科就诊　　图2　术前正面像　　图3　术前腭侧像　　图4　术前CBCT

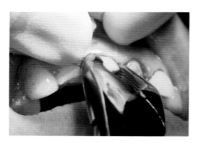
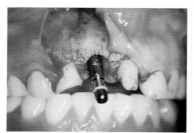
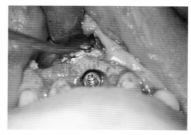
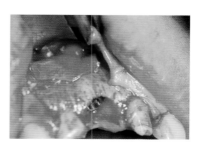

图5　微创拔除上颌右侧中切牙　　图6　翻瓣后即刻种植　　图7　根尖缺损区置骨粉　　图8　覆盖胶原膜

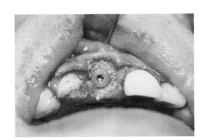

图9 跳跃间隙内植骨

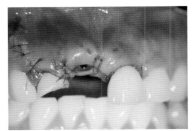

图10 严密缝合创口

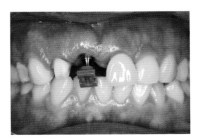

图11 种植后1月早修塑形前制取印模

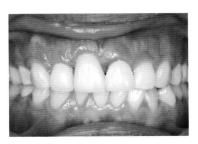

图12 种植后6周口内戴入上颌右侧中切牙、侧切牙临时修复体

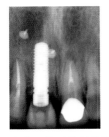

图13 口内戴入临时修复体根尖放射线片

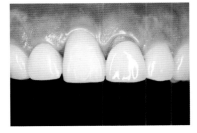

图14 牙龈塑形5月上颌右侧中切牙、侧切牙颈缘高度差较大

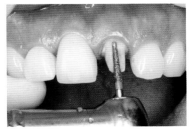

图15 牙龈塑形5个月重新制作上颌左侧中切牙临时冠

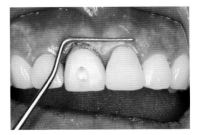

图16 降低上颌右侧中切牙颈部突度

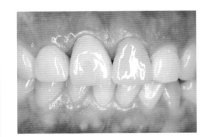

图17 降低上颌右侧中切牙颈部突度后

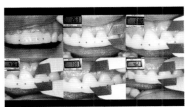

图18 塑形6个月尝试进行数据的测量

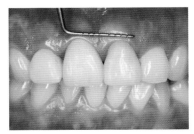

图19 塑形7个月

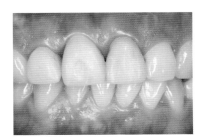

图20 塑形8个月

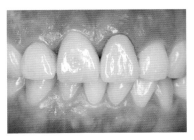

图21 塑形8个月重新制作上颌左侧中切牙临时冠后

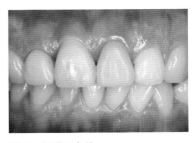

图22 塑形10个月

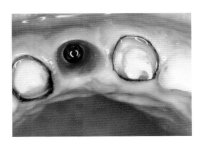

图23 永久修复前袖口形态

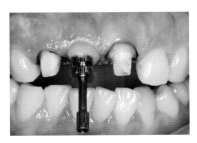

图24 制作个性化转移杆

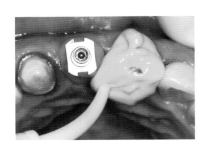

图25 制取开窗印模

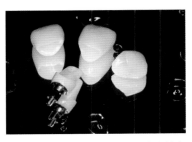

图26 CAD/CAM制作完成的全瓷修复体

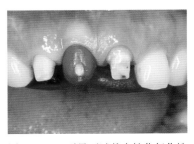

图27 Index引导下试戴个性化氧化锆基台

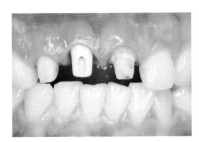

图28 口内戴入个性化氧化锆基台

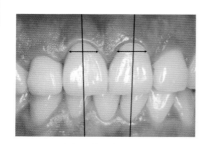

图29 试戴全瓷修复体（第二次）

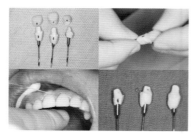

图30 预粘接

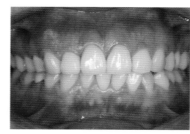

图31 戴入全瓷冠正面像

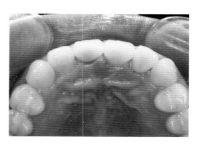

图32 戴入全瓷冠腭侧像

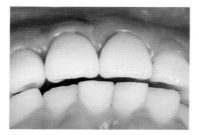

图33 咬合无接触

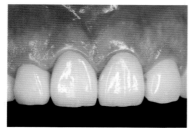

图34 戴入全瓷冠局部放大观

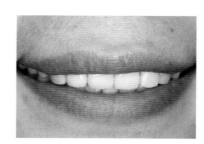

图35 微笑像

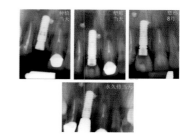

图36 根尖放射线片前后对比

入没有骨组织及软组织愈合的新鲜拔牙窝内；软组织愈合的早期种植（Ⅱ类种植）：一般指拔牙后4~8周；部分骨愈合的早期种植（Ⅲ类种植）；延期种植（Ⅳ类种植）：种植体植入到完全愈合的牙槽嵴中。即刻种植可以使牙槽窝的骨改建和种植体的骨结合同期进行，从而减少了患者的缺牙时间及复诊次数、减轻手术创伤等。

2. 牙龈诱导成形技术　种植外科尽最大可能保存或重建种植区的软硬组织后，并将种植体植入理想的三维位置，种植修复如何通过种植体支持式的临时修复体对种植体周围牙龈软组织形态进行塑形，为最终永久修复获得美学效果奠定基础，仍是美学区种植修复中具有挑战性的工作。

聚合瓷是一种硬度较强的树脂材料，可操作性强，其透光性与天然牙接近，已经被用来制作大量的临时修复体，戴入临时修复体后，定期进行复诊，医生评估种植体周围软组织成形状况，必要时取下临时修复体，在口外对其颈部形态进行调磨或增添，高度抛光后戴回口内，下次复诊时观察其变

化，目的是获得理想的种植体穿龈形态，建立与邻牙牙龈相协调且和谐的外形轮廓；本病例临时修复体是采用了专用的金属临时基台，纵向螺丝固位的方式制作，并高度抛光形成光滑表面，从而减少菌斑的形成，螺丝固位的临时修复体便于拆卸，有效地避免了粘接固位时粘接剂的残留造成种植体周围软组织炎症，也为后期复诊时修复体的调磨改形提供了便利。经过塑形，待牙龈软组织形态稳定后，最终制作个性化转移杆，将种植体周围软组织的外形轮廓精确地转移到工作模型上，为永久修复体的制作完成提供最精确的印模信息，这样制作的个性化转移杆完全复制了临时修复体的穿龈形态，制取的模型上袖口形态清晰完整，效果可靠，利于植体周围牙龈软组织的健康和长期稳定。

本病例植入的是骨水平的种植体，能够建立个性化的穿龈轮廓，自行控制修复体边缘的最终位置，选择CAD/CAM制作的个性化氧化锆基台及全瓷冠，生物相容性好，经牙龈塑形后软组织形态稳定，美学效果良好。

参考文献

[1] 吴展，李婧，陈卓凡.上颌前牙即刻种植即刻修复的临床应用研究.中国口腔种植学杂志，2012, 17(2): 67–71.

[2] Benic GI, Mir-Mari J, Hammerle CH. Loading protocols for single-implant crowns: a systematic review and meta-analysis. Int J Oral Maxillofacial Implants, 2014, 29(Suppl): 222–238.

[3] Alt V, Hannig M, Wostmann B, et al. Fracture strength of temporary fixed partial dentures: CAD/CAM versus directly fabricated restorations. Dent Mater, 2011, 27(4): 339–347.

[4] Wittneben J-G, Buser D, Belser UC, Brägger U. Peri-implant soft tissue conditioning with provisional restorations in the esthetic zone: the dynamic compression technique. The International journal of periodontics & restorative dentistry, 2013, 33(4): 447–455.

[5] Diego Lops, Eugenio Romeo, Dental Clinic, Eriberto Bressan, Luca Sbricoli, Andrea Parpaiola, Denis Cecchinato. Soft tissues stability of cad-cam and stock abutments in anterior regions: 2-year prospective multicentric cohort study. Clinical Oral Implant Research, 2015, 26, 1436–1442.

李德超教授点评

美学区牙齿缺失患者要求缩短治疗时间，早期修复，该病例微创拔牙后即刻种植，植入1颗Straumann®骨水平种植体，同期GBR，将种植体植入到理想三维位置。作者使用了早期修复并对牙龈诱导成形，经历了18个月的牙龈塑形，获得了理想的穿龈轮廓和龈缘曲线。为最终美学效果起到重要作用，选择氧化锆基台和全瓷冠，获得了理想的美学效果。

上前牙即刻种植病例

完正　广西南宁市完氏口腔诊所种植中心

摘要

即刻种植即指拔出患牙后，立即在拔牙窝植入牙根替代体——牙种植体的方法。拔牙后即刻种植，有利于减少手术次数，以及利于牙槽嵴骨量的保存，减少治疗费用及修复时间，更易被患者接受。本病例滞留乳牙排除后牙槽窝完整，骨高度未下降，可以通过拔牙后即刻种植，同期GBR，较好地维持牙槽骨的高度，避免牙龈萎缩，日后修复可以得到较好的美学效果。

即刻种植手术优点，牙拔除后牙槽骨未出现吸收，及时种植手术可以减少种植难度。但拔牙窝与种植体外形不一致，在即刻种植体周围常存在影响种植体骨整合的骨缺损区，根据目前国内外相关研究结果，临床上在骨缺损区较多应用骨替代品充填这一间隙，比如：Bio-Oss®胶原骨粉这样吸收缓慢的骨代用品。这样能有效地保存骨量，保证种植牙的功能及美学效果。

一、材料与方法

1. **病例简介**　33岁男性患者，左上牙龋坏且松动就诊，口内检查，上颌左侧乳尖牙滞留，牙冠变色，表面龋坏，松动Ⅱ°。患者不吸烟；牙龈为中厚龈生物型，邻牙无修复体。CBCT检查示：上颌左侧乳尖牙牙根吸收，根尖区可见上颌左侧尖牙埋伏阻生。上颌左侧尖牙自上颌左侧侧切牙远中舌侧向上颌左侧第一前磨牙近中颊侧向阻生。正畸科会诊后，患者考虑时太长而拒绝正畸治疗。

2. **诊断**　上颌左侧乳尖牙滞留，上颌左侧尖牙埋伏阻生。

3. **治疗计划**　上颌左侧乳尖牙、上颌左侧尖牙拔除后上颌左侧尖牙区种植牙修复。

4. **治疗过程**　上颌左侧乳尖牙滞留、上颌左侧尖牙拔除后即刻种植手术，同期行GBR，6个月后视骨愈合情况行冠部修复。使用材料：NSK种植机、Ankylos® C/X种植体、Ankylos®专用种植工具盒、Bio-Oss®胶原骨粉及胶原膜。

二、结果

本病例中，患者不吸烟，中厚龈生物型牙龈，上颌左侧乳尖牙拔除后唇侧上段完整的骨壁，上颌左侧尖牙埋伏牙拔除后在种植体中段出现骨缺损，但对于种植体植入后可通过上段及下段获得初始稳定性，以及牙根无感染位点，这些是即刻种植的有利临床条件，也是考虑即刻种植的参考因素。在拔除上颌左侧尖牙时使用微创拔牙是尽可能减小唇侧拔牙创造成骨缺损；合理的种植位点保证了种植体的初始稳定性；在唇侧前庭沟处拔牙窝骨缺损区域植入骨替代品，起到支架作用，维持种植体唇侧骨的稳定，最终保证了种植体唇侧较好的美观效果。

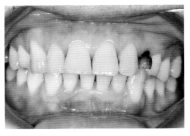

图1　口内检查：上颌左侧乳尖牙滞留，牙冠变色，表面龋坏，松动Ⅱ°。

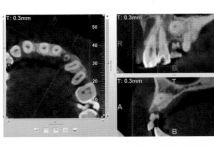

图2　CBCT检查：上颌左侧乳尖牙牙根吸收，根尖区可见上颌左侧尖牙埋伏阻生

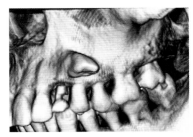

图3　CBCT三维影像：上颌左侧尖牙自侧切牙远中舌侧向第一前磨牙近中颊侧向阻生

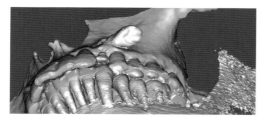
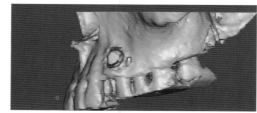
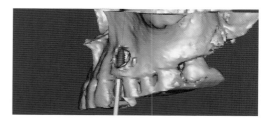

图4a、b　三维模拟软件方案设计：三维模拟拔除上颌左侧乳尖牙、上颌左侧尖牙后拔牙创骨缺损严重　　　　图5　三维模拟软件方案设计：上颌左侧尖牙位点植入Ankylos® 3.5mm×14mm种植体

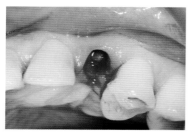
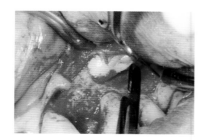
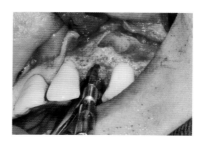
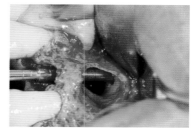

图6　上颌左侧乳尖牙拔除　　　　图7　切开翻瓣后上颌左侧尖牙牙冠外露　　　　图8　上颌左侧尖牙位点预备植牙窝　　　　图9　置方向指示器检查植入位点及方向

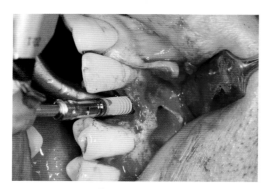
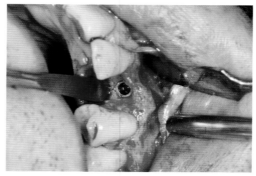
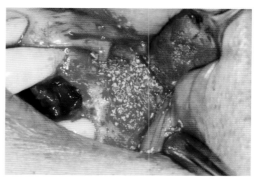

图10　植入Ankylos® 3.5mm×14mm种植体　　　　图11　植入种植体后，骨缺损部位填入Bio-Oss®胶原骨粉　　　　图12　骨缺损部位填入Bio-Oss®胶原骨粉

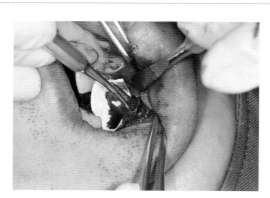
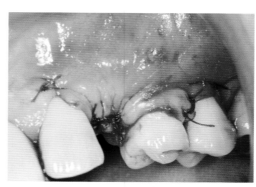
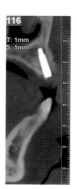

图13　表面覆盖Bio-Gide®胶原骨膜，减张　　　　图14　缝合术区　　　　图15　术后CBCT检查

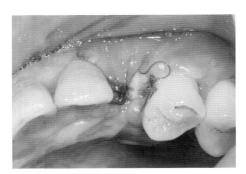

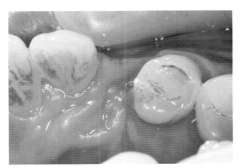

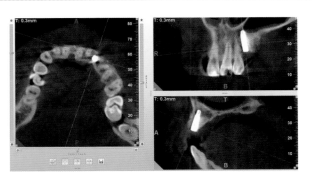

图16　术后2周：术区缝线松脱，伤口部分裂开　　图17　术后6个月口内检查：软组织愈合良好　　图18　术后6个月CBCT检查：骨结合良好，未见明显骨吸收

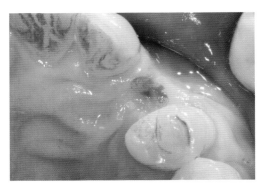

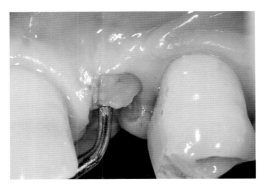

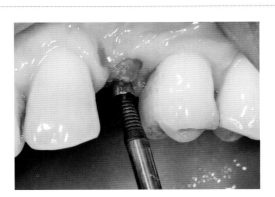

图19　修复过程：去除结合上皮，切开　　图20a、b　取出覆盖螺丝

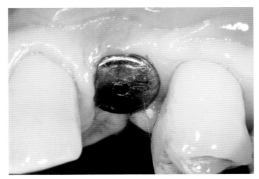

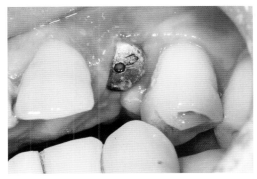

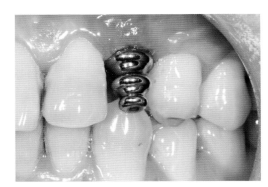

图21　上紧愈合基台　　图22a、b　1周后：上紧转移杆取修复印模

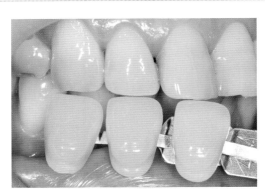

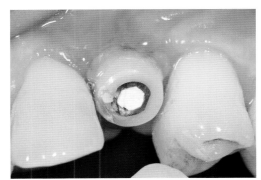

图23　比色，上紧个性化愈合基台　　图24　修复印模

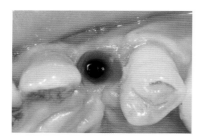
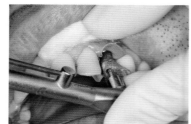
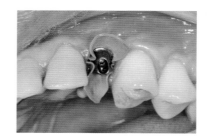
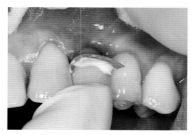

图25a、b   戴入修复基台   图26a、b   固定修复体

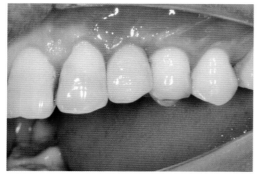
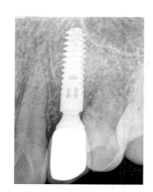

图27a、b   戴入修复体、X线片检查

三、讨论

拔牙后何时植入种植体，可以是即刻（Ⅰ型）种植，软组织愈合的早期（Ⅱ型）种植，或部分骨愈合的早期（Ⅲ型）种植，在某些情况，还可以在牙槽窝完全愈合后进行延期（Ⅳ型）种植。在美学区，厚龈生物型、唇侧骨壁较厚（≥1mm）的单颗牙位点，可以考虑即刻种植，并且可以获得种植体的初始稳定性。本病例的患者条件符合，所以选择即刻（Ⅰ型）种植。拔牙后来自唇颊侧肌肉的压力会促进唇侧骨板的过度吸收，在种植体与骨壁之间以及唇侧骨板外侧植入骨替代品，形成一个骨引导生长进入的支架作用，在唇侧骨板吸收前就有新骨形成，并且人工骨替代品不易吸收，其可与附着于其上的新骨一起维持唇侧的骨量。除上述两个因数外，采用微创外科手术是获得临床成功的关键。

参考文献

[1] Schulte W, Heimke G..The Tubinger immediate implant.Quintes-senz, 1976, 27:17-23.

[2] Berker W,Becker BE.Guided tissue regeneration for implants placed into extraction sockets and for implant dehiscences Restorative Dent,1990,10:376-391.

[3] 宫苹. 前牙即刻种植. 中国实用口腔科杂志, 2012, 5（3）193-196.

[4] Ogunsalu C,Ezeokoli C. Comparative study of osteoblastic activity of same implants(Endopore)in the immediate extraction site utilizing single photon emission computerized tomography: peri-immplant autogeneous bone grafting with GTR versus no peri-immplant bone grafting-experimental study in pigmodel, 2011, 60(3)：336-339.

[5] S.Chen,D Buser. Implant Placement in Post-Extraction Sites, 2009,11:29-38.

[6] 周磊. 即刻种植术中引导骨增量技术的应用. 中国实用口腔科杂志, 2012, 5（3）：197-202.

张雪洋教授点评

该病例术前评估充分，操作规范，最终的修复效果不错。但整个治疗过程中还有一些细节可以改进。比如垂直切口的设计位置，尽量避开龈乳头，但也不能放在天然牙的唇侧最突处，最好放在天然牙的轴角处，否则易导致天然牙的牙龈退缩。在最终修复前，最好能用临时义齿进行牙龈塑形，这样技师能基于最终的牙龈轮廓来把控义齿的制作，以达到最理想的修复效果。另外，对于种植时机的把握来说，即刻种植同期行轮廓扩增（contour augmentation），需要充足的软组织量，精湛的外科减张和缝合技巧，否则术后易发生切口裂开，影响骨增量的效果，所以一般情况下，选择在早期种植时进行轮廓扩增更为适宜。

上颌前牙区骨缺损即刻种植延期修复

金柱坤　王丽萍　李军　陈馥淳　韦丽芬　陈希立　广州医科大学附属口腔医院种植科

摘要

目的： 观察上颌前牙区骨缺损采用CGF联合生物胶原膜在即刻种植中的临床效果，并探讨其中种植修复的方法及注意事项。**材料与方法：** 对患牙进行微创拔牙，在三维方向上进行种植体窝洞的制备，采取三明治植骨，并放置浓缩生长因子（CGF）用于诱导软组织的快速愈合。6个月后进行二期手术，采用改良信封瓣增加唇侧牙龈厚度及增加近远中软组织的量，同时通过椅旁CAD/CAM制作塑料暂冠，进行牙龈塑形3个月，获得与邻牙相协调的软组织轮廓。通过个性化印模将种植体颈部穿龈轮廓转移到修复模型上，最后通过粘接固位完成最终修复。定期随访和影像学检查，观察牙龈乳头的充盈情况，龈缘是否退缩，口腔卫生的维护。**结果：** 患者在即刻种植术后9个月完成永久修复，种植体与骨组织整合良好，牙龈形态色泽均正常，牙龈乳头充盈修复体邻间隙，牙龈龈缘维持在稳定的水平。半年后复查软硬、组织稳定。**结论：** 上颌前牙即刻种植应用GBR技术联合CGF可以达到良好的修复效果。

在前牙区种植修复，不仅要恢复功能，更要关注过程及最终的修复效果。近年来，骨引导再生技术在临床骨缺损种植方面得到广泛应用，大大提高种植成功率，扩大种植适应证，对修复效果及种植体周围软组织状态起到积极的作用。

一、材料与方法

1. 病例简介　43岁女性患者，左侧上颌前牙变色、松动要求修复。患者数年前左侧上颌前牙在外院行根管治疗及树脂修补（具体不详），近期因自觉牙龈红肿不适来诊。否认系统疾病史、否认药物过敏史。无吸烟习惯。检查：口腔卫生一般，下颌前牙区有较多牙石；口内牙齿颜色发暗，在切1/3处有明显的带状条纹，其中上颌左侧中切牙表面为树脂修复体，色泽不佳，边缘不密合，龈缘有轻微红肿，牙龈生物型为薄龈型，唇侧龈缘中点低于邻牙颈牙唇侧龈缘中点连线。咬合关系正常，开口度佳。CBCT检查，上颌左侧中切牙近中牙体缺损，根管内有高密度充填影像，根尖见低密度影像，唇侧骨板部分缺失。

2. 诊断　根尖周炎；轻度四环素。

3. 治疗计划　建议拔除上颌左侧中切牙后进一步修复，并介绍了种植修复、烤瓷桥及活动修复，患者选择种植修复，并要求尽快恢复缺失牙齿。鉴于患者唇侧骨板缺失并且是薄龈生物型，存在修复后龈缘退缩的风险，患者知情同意即刻种植治疗。因此方案设计为：上颌左侧中切牙即刻种植延期修复。

4. 治疗过程

（1）即刻种植：患者术前氯己定含漱3min×3，常规消毒、铺巾，必兰局麻下进行角形瓣设计，翻瓣后微创拔除患牙，仔细搔刮拔牙窝，清理残余肉芽组织，并用大号球钻清理拔牙窝内感染的骨壁，庆大霉素+甲硝唑冲洗拔牙窝。球钻定位，在拔牙窝的腭侧壁通过将来修复体的舌隆突的位点上定位，先锋钻及扩孔钻逐级扩孔，植入Zimmer®（TSV, bone level）3.7mm×13mm种植体1颗，植入扭矩30N·cm，旋入覆盖螺丝；使用骨刮刀在根尖部位刮取自体骨放置在种植体唇侧暴露的部位用于骨诱导，在外层填入Bio-Oss®骨粉与CGF的混合物，然后放置CGF膜，最外层放置海澳生物膜（烟台正海生物），减张缝合，并使用粘接桥固定生物膜。术后拍摄CBCT验证种植体植入的位置。

（2）二期手术及暂冠制作：种植体植入4个月后，拆除过渡粘接桥，牙龈愈合良好，粘接桥的龈端对牙龈的挤压维持了牙龈乳头的形态，避免塌陷。采用改良"信封瓣"将顶部软组织去上皮化，然后固定在唇侧，以增加唇侧丰满度，同时近远中保留了部分软组织有利于挤压龈乳头，维持龈乳头形态。口内试戴临时基台，口外调磨多余的部分，调磨合适后，采用3shape（USA）CAD/CAM口内扫描仪采集数据并设计塑料暂冠，采用螺丝固位。2周后复诊，软组织愈合良好，无红肿。将暂冠拆除下来，进行调改，挤压软组织来获得理想的穿龈轮廓及牙龈曲线。在暂冠塑形2个月后获得较理想的效果，牙龈龈缘曲线与邻牙协调一致，龈乳头充盈牙间隙，牙龈过渡带稳定。

（3）最终修复：①个性化印模：口外采用GC自凝塑料复制种植体支持式暂冠穿龈部分形态，制作个性化取模柱，通过个性化的印模技术准确地转移种植体位置关系以及口内牙龈的穿龈形态到工作模型上。②口外预粘接：本例病例中由于厂家没有螺丝固位的基台，因而采用的是粘接固位。为避免粘接剂的残留，我们使用3D打印技术将最终基台的形态另外打印一个复制品，同在口外预粘接，将多余的粘接剂排出，从而最终粘接，咬合调整，抛光。

（4）术后随访：患者最终戴牙后6个月复查，菌斑控制良好，探诊无深牙周袋及出血，唇侧丰满度可，种植牙周软组织与邻牙健康，种植牙冠近远中龈乳头充盈，唇侧龈缘高度稳定并与邻牙协调一致，美学效果良好。影像片显示种植体骨整合良好，骨水平维持在稳定的状态，无明显吸收。

过暂冠塑形获得比较满意的穿龈轮廓，戴入永久冠后牙龈轮廓和形态得到较好的维持，龈缘无明显退缩，龈乳头获得较好的充盈。外观笑容美观协调，患者满意度高。影像片检查显示种植体形成了良好的骨整合，牙槽骨维持在稳定的水平。

二、结果

上颌左侧中切牙即刻种植并同期植入CGF膜后，软组织愈合良好，通

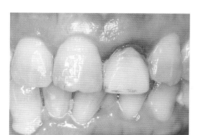

图1　术前口内像

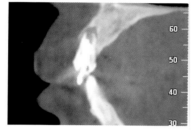

图2　术前CBCT矢状像

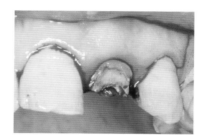

图3　切口设计

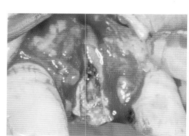

图4　翻瓣后暴露牙根

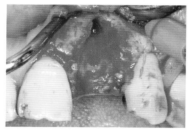

图5　拔除牙根后唇侧观，骨开裂型缺损

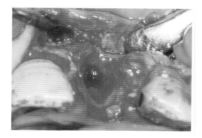

图6　拔除牙根后殆面像

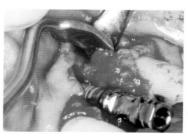

图7　使用骨刮刀刮取自体骨泥覆盖在暴露的种植体表面

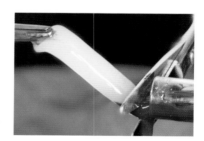

图8　将CGF与红细胞分离

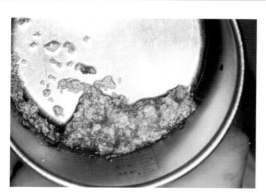

图9　CGF与Bio-Oss®混合

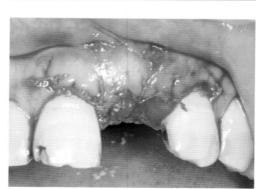

图10　覆盖双层胶原膜，减张缝合

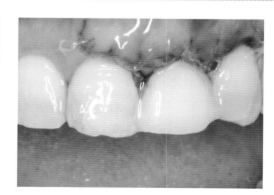

图11　将临时冠粘接在邻牙上

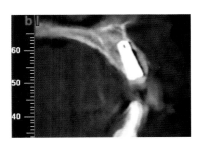

图12　术后CBCT矢状像

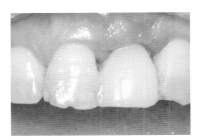

图13　术后1个月复查唇侧像

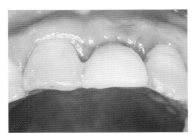

图14　术后1个月复查骀面像

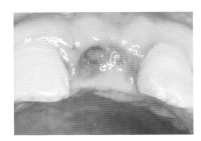

图15　术后3个月，将临时冠拆除后骀面像

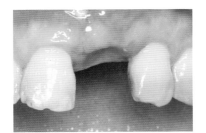

图16　唇侧像

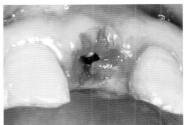

图17　做改良信封切口，去上皮化

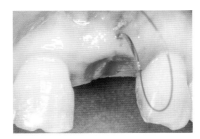

图18　采用5-0尼龙线将软组织固定在唇侧

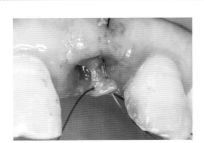

图19　将软组织固定在唇侧

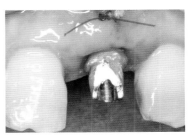

图20　在口外调磨临时基台多余部分后在口内就位，唇侧像

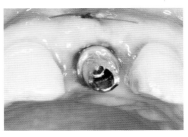

图21　在口外调磨临时基台多余部分后在口内就位，骀面像

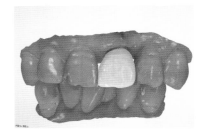

图22　外形拷贝邻牙的形态

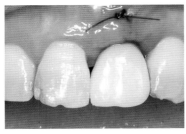

图23　临时冠在口内就位后唇侧像

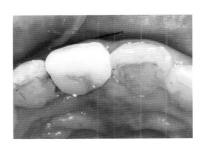

图24　临时冠在口内就位后骀面像

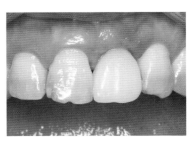

图25　2周后临时冠在口内情况

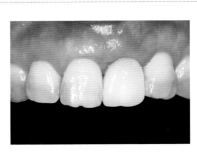

图26　使用临时冠塑形2个月后口内情况

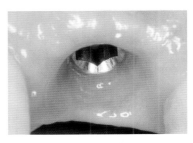

图27　健康的牙龈过渡带

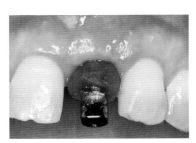

图28　个性化取模柱在口内就位

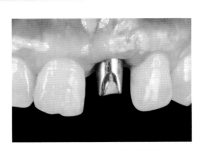

图29　基台在口内就位后唇侧像

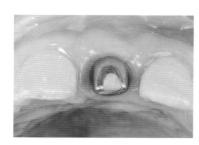

图30　基台在口内就位后殆面像

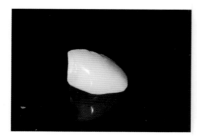

图31　最终修复体

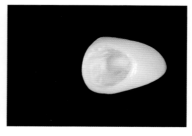

图32　冠内分布一层薄薄的粘接剂

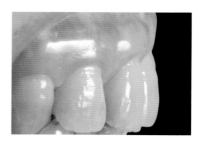

图33　右侧口内咬合侧面像

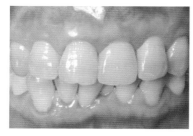

图34　口内正面像

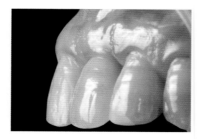

图35　左侧口内咬合侧面像

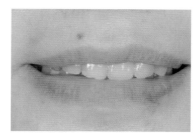

图36　微笑像

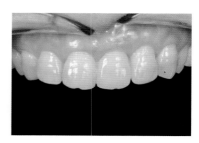

图37　半年后回访，口内正面像

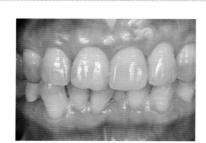

图38　正面咬合像

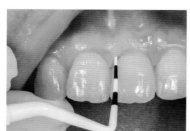

图39　使用牙周探针在上颌左侧中切牙近中探查

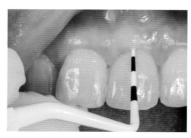

图40　使用牙周探针在上颌左侧中切牙正中探查

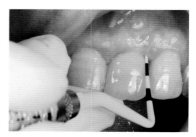

图41　使用牙周探针在上颌左侧中切牙远中探查

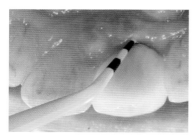

图42　使用牙周探针在上颌左侧中切牙腭侧探查

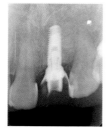

图43　术后3个月根尖片

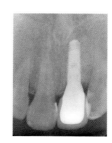

图44　术后8个月根尖片

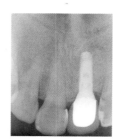

图45　术后14个月根尖片

三、讨论

即刻种植具有治疗周期短，种植体在窝洞预备过程中容易获得理想的长轴位置，保持牙龈组织的自然形态，获得了理想的美学效果。但是拔牙窝软硬组织的生理变化往往是难以精确估计的，这将给即刻种植的长期稳定带来难以预测的效果。也有研究表明即种植并不能延缓拔牙后牙槽骨的三维改建，但是通过GBR技术来弥补拔牙后骨改建带来的不良影响也能取得较好的效果。本例病例中，患者为薄龈型并且唇侧骨板有缺失采用即刻种植风险很大，但是患者要求尽快镶复缺失牙同时也愿意承担牙龈后期退缩的风险。我们发现这个病例中的患者为低位笑线，龈缘比邻牙要低，这是一些有利的因素，鉴于以上因素我们选择了即刻种植这个方案。

在该病例中我们采用三明治植骨法，即最里面一层放置自体骨，中间一层为低替代率的骨移植材料，最外一层覆盖可吸收生物膜。这种技术的优点在于，最内层的自体骨具有骨诱导性，它能诱导成骨细胞往种植体表面迁移，从而转化成骨细胞，加速形成骨整合，同时外层的低替代的骨移植材料又能维持良好的轮廓，尤其是在前牙美学区具有重要的意义，最外层的可吸收生物膜起屏障作用，将上皮样细胞隔离开来从而为内层的骨改建提供空间。

在GBR中我们也利用了浓缩生长因子（CGF），它作为最新一代自体浓缩生长因子由Sacco首先研发，CGF由静脉血从2400～2700r/min下分离制备，其制备过程中无须添加任何化学或过敏性添加剂，因此具有优异的生物相容性。CGF作用的发挥有赖于其高浓度的各类生长因子及纤维蛋白原所形成的纤维网状支架，制备CGF过程中特殊的变速离心使得血小板被激活，其中的血小板α颗粒释放出各种生长因子，主要包括血小板衍生生长因子、转移生长因子-β、类胰岛素生长因子、血管内皮生长因子、表皮生长因子以及成纤维细胞生长因子、骨形成蛋白等，它们能促进细胞增殖、基质合成和血管生成；而CGF纤维网状支架又能为生长因子所诱导生成的新生组织提供空间。在临床上我们也观察到了CGF对软组织的愈合促进作用，减少患者术后不良反应。

在美学区种植常规推荐螺丝固位的修复方式，但是在临床上存在局限性，首先是中国人的上颌前牙区的牙槽骨通常具有骨性凹陷，通过舌隆突进行螺丝固位修复的种植位点通常会导致种植体侧穿，因此很多时候为了兼顾种植体的骨整合从而会选择粘接固位。另外从另外一个角度来说，螺丝固位通常比粘接固位成本要高很多，在患者经济并不充裕的情况下，选择螺丝固位的修复方式，患者难以承受额外的费用，因此很难普及。在本病例中，因为患者经济方面的愿意我们采用了粘接固位的修复方式，但是我们制作了个性化的预粘接棒，可以在最终粘接之前将使用预粘接棒将牙冠内多余的粘接剂排挤出去，从而避免粘接剂残留龈沟，导致种植体周围炎。临床上我们也发现这种方法效果良好，粘接力与常规相比无明显差异。综上所述，在严格选择适应证、精细临床操作及患者积极保持口腔卫生的情况下，上颌单颗前牙即刻种植联合GBR技术在短期内可获得较满意的修复效果，其长期临床治疗效果有待进一步观察。

参考文献

[1] Araujo M, Sukekava F, Wennstrom J&Lindhe J.Ridge alterations following implant placement in fresh extraction socket: an experimental study in the dog. Journal of Clinical Periodontology, 2005,32,645–652

[2] Chen ST, Wilson TG Jr, Hammerle CH. Immediate or early placement of implants following tooth extraction: review of biologic basis, clinical procedures, and outcomes. Int J Oral Maxillofac Implants, 2004, 19(Suppl) :12–25.

[3] Yu B, Wang Z.Effect of concentrated growth factors on beagle periodontal ligament stem cells in vitro. Mol Med Rep, 2014, 9(1): 235–242.

[4] Sohn DS, Moon JW, LeeWH, et al. Comparison of new bone formation in the maxillary sinus with and without bone grafts: Immunochemical rabbit study. Int J Oral Maxillofac Implants, 2011, 26(5):1033–1042.

王丽萍教授点评

即刻种植具有治疗周期短、外科手术次数少等优势，使得医生和患者更多地选择这种治疗方式。在临床操作中因为存在生理型骨弓轮廓，有利于种植体植入理想的位置，即使存在骨缺损，多数情况下为二壁或三壁骨缺损，易于通过GBR技术获得理想的骨增量效果，但存在创口软组织封闭困难的问题。

本病例中采用了GBR联合CGF，很好地解决了软组织的封闭问题。在植体表层植入自体骨，自体骨能加速形成骨整合，然后放置CGF和低替代率的骨移植材料，并在唇侧表面覆盖可吸收屏障膜和CGF膜，由于CGF富含各种生长因子、成纤维细胞生长因子以及骨形成蛋白，它们能促进细胞增殖，血管生成，对软硬组织的愈合都有促进作用。

二期术后采用数字化技术制作临时修复体诱导龈组织，取得理想的牙龈轮廓和牙龈曲线，同时为了避免粘接剂的残留，采用口外预粘接的方式，是一个设计合理、操作规范、疗效满意的病例。

正畸治疗过程中前牙种植美学修复

文勇　郭倩倩　山东大学口腔医院种植科

摘要

目的：正畸治疗过程中前牙种植美学修复的临床效果。 **材料与方法**：20岁女性患者，上颌右侧中切牙先天缺失，滞留乳牙拔除2年。口内检查见上颌右侧中切牙缺失，牙槽骨丰满度一般。术前拍摄CBCT。上颌右侧中切牙拟种植修复同期行GBR；一期手术于上颌右侧中切牙植入Astra3.5mm×13mm种植体1颗，于种植体骨壁间隙及唇侧植入贝奥露骨粉0.25g，可吸收性C型胶原膜覆盖，充分减张，严密缝合。5个月后行二期手术，上愈合基台；2周后制取种植体水平闭口式印模，试戴诊断蜡型，行全瓷基台全瓷冠修复。**结果**：种植体植入术后5个月复查，CBCT显示种植体骨结合良好，效果肯定，最终完成冠修复。牙冠形态、色泽逼真，唇侧骨丰满度良好，龈乳头未完全充满邻间隙，牙龈颜色、质地正常，龈缘形态与邻近天然牙相协调，美学效果令患者满意。**结论**：正畸治疗过程中前牙采用种植修复，可缩短患者的治疗周期，早期恢复功能及美观等，是一种良好的修复方法。

前牙美学区种植是种植修复的难点，因为缺牙后，常出现唇侧骨板吸收而导致骨量不足、软组织形态欠佳等问题。近年来，伴随着美学种植原则的确立和美学种植修复技术的成熟，口腔种植进入注重美学修复的阶段。同时，随着人们生活水平的提高，多数患者十分重视前牙种植修复的美学效果。因此，上颌前牙区的美学效果是种植修复面临的重大挑战之一。

一、材料与方法

1.**病例简介**　20岁女性患者，上颌右侧中切牙先天缺失，滞留乳牙拔除2年。既往体健，否认其他重大疾病史及药物过敏史。专科检查：口腔卫生良，咬合关系为正常𬌗，开口度正常，牙体及牙周组织健康。患者笑线为中位高度，牙龈组织类型为中厚龈生物型；牙冠类似于方圆形。

2.**诊断**　上颌牙列缺损（上颌右侧中切牙缺失）。

3.**治疗计划**　拟于上颌右侧中切牙缺牙区行种植修复同期GBR；一期手术于上颌右侧中切牙位点植入Astra 3.5mm×13mm种植体1颗，于种植体骨壁间隙及唇侧植入贝奥露骨粉0.25g，可吸收性B型胶原膜覆盖，充分减张，严密缝合。5个月后行二期手术，上愈合基台；2周后制取种植体水平闭口式印模，试戴诊断蜡型，行全瓷基台全瓷冠修复，完成最终修复。

4.**治疗过程**

（1）手术过程。常规消毒、铺巾，必兰局麻下，于上颌右侧中切牙牙槽嵴顶做角形切口。翻瓣，先锋钻定深及方向，导向杆反复探查方向，扩孔钻逐级备洞，生理盐水冲洗，植入Astra 3.5mm×13mm植体，扭矩40N·cm。于种植体骨壁间隙及唇侧植入贝奥露骨粉0.25g，可吸收性C型

胶原膜覆盖（1.5cm×2cm，海奥生物膜）覆盖，充分减张严密缝合。生理盐水冲洗，纱布块压迫止血。常规术后医嘱。术后当天拍摄CBCT示，种植体植入位置方向合适，唇侧骨粉填充良好，腭侧存有骨壁。

（2）术后5个月复诊，拍摄CBCT，见种植体骨结合良好，骨质密度均匀。行种植二期手术，"一字"形切口，翻瓣取出覆盖螺丝，放置愈合基台。

（3）2周后复诊，形成良好的牙龈袖口，取种植体水平闭口式印模，试戴诊断蜡型，行全瓷基台全瓷冠修复，完成最终修复。上颌右侧中切牙牙龈颜色、质地正常，附着龈良好，点彩清晰可见；龈缘形态与邻近天然牙相协调，近远中龈乳头未完全充满邻间隙。患者对修复体美学效果满意。

（4）材料：Astra手术器械（Sweden），Astra种植体（Sweden）1颗，β-磷酸三钙生物陶瓷（上海贝奥露生物材料有限公司）0.25g，海奥生物胶原膜（烟台正海生物技术有限公司）。

二、结果

种植体植入5个月后复诊，X线显示种植体周围骨结合良好，植体周牙槽嵴维持了良好的骨量。临床检查见上颌右侧中切牙唇侧牙槽骨丰满，软组织愈合良好。全瓷冠戴入当天，龈袖口形态良好；近远中龈乳头略未完全充满邻间隙；牙龈颜色、质地正常，附着龈良好，点彩清晰可见。患者对修复体美学效果满意。应用引导骨再生术进行前牙种植修复，解决了前牙拔除后唇侧骨缺损的不足，同时也缩短治疗疗程，获得满意效果。

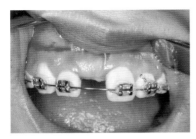

图1 口内正面像，显示缺牙区

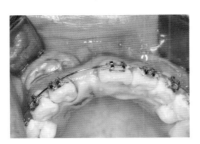

图2 口内殆面像，显示缺牙区唇腭向厚度

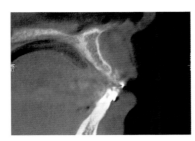

图3 术前CBCT矢状面

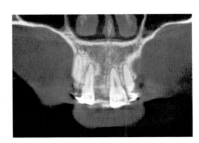

图4 术前CBCT冠状面

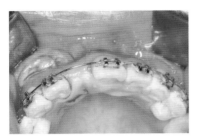

图5 术前口内像，示缺牙区

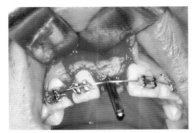

图6 导向杆示植入方向

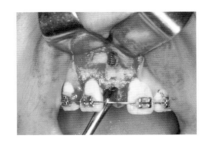

图7 植入种植体

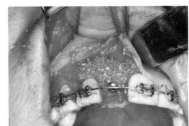

图8 植入骨粉

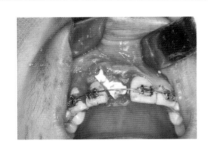

图9 行GBR

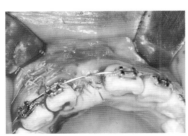

图10 充分减张，严密缝合

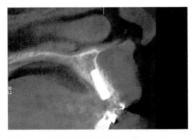

图11 术后CBCT示种植体唇腭向位置，唇侧骨粉填充良好，腭侧存有骨壁

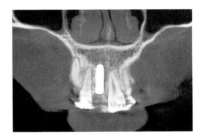

图12 术后CBCT示种植体近远中向位置

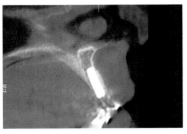

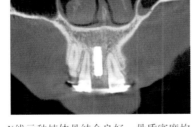

图13、图14 术后5个月，二期手术前，X线示种植体骨结合良好，骨质密度均匀，植骨区骨质密度与周围骨质密度接近

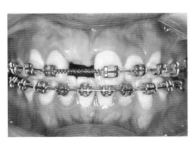

图15 术后5个月，口内情况，牙槽骨丰满度良好

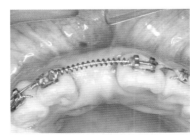

图16 殆面像

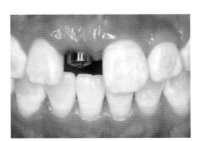

图17 二期手术后情况

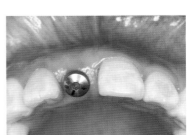

图18 殆面像

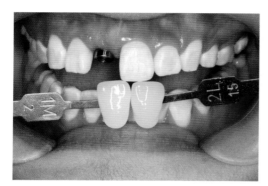

图19　数字化比色

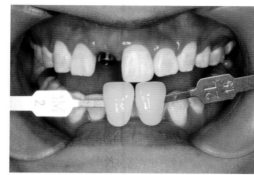

图20　数字化比色

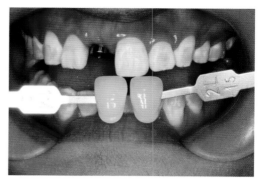

图21　数字化比色

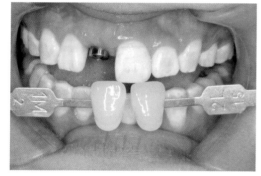

图22　数字化比色

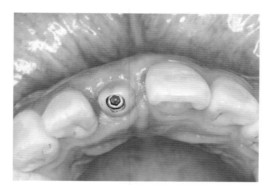

图23　全瓷基台就位殆面像

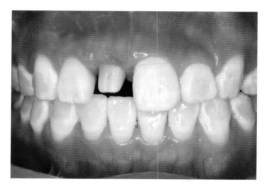

图24　全瓷基台就位正面像

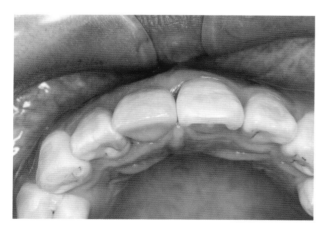

图25　全瓷冠就位殆面像

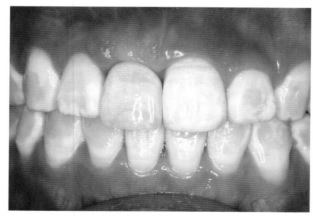

图26　全瓷冠就位正面像

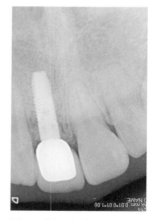

图27　戴冠后X线示牙冠及基台完全就位，边缘密合

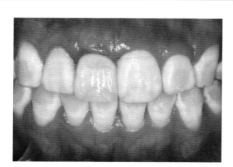

图28　戴冠后正面像

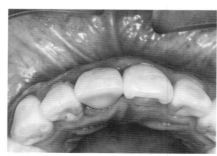

图29　殆面像

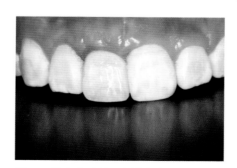

图30　戴牙后2个月上颌右侧中切牙牙龈颜色、形态更为自然协调，近远中龈乳头已基本充满邻间隙

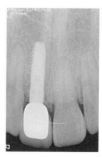

图31　戴冠后2个月X线示全瓷基台全瓷冠就位良好，近远中牙槽嵴未见明显骨吸收

三、讨论

拔牙后的种植时机分为即刻种植、软组织愈合的早期种植、部分骨愈合的早期种植、延期种植4类，分别于拔牙后即刻、4~8周、12~16周、6个月或更长的时间段进行。

选择即刻种植虽然可以有效防止骨吸收，但即刻种植常见的并发症之一是术区软组织量不足，创口无法关闭，或因张力过大，术后创口裂开，影响种植体愈合，甚至导致种植治疗失败。然而上颌前牙长时间缺失后，往往伴随有唇侧骨板的水平向及垂直向骨吸收，导致缺牙区骨量不足，为了获得良好的治疗效果，通常需要进行创伤较大的骨增量手术，如自体骨移植等。且为了避免种植体从唇侧穿出，常需改变种植方向，会导致种植体位置不理想。

为了弥补拔牙后唇侧骨量不足而导致的美学风险，很多学者提出采用GBR技术来增加唇侧骨板厚度，以达到预期的修复效果。GBR植骨的目标主要是在美学区建立起能够为黏膜附着提供充分支持的牙槽骨轮廓。由于植骨后牙槽骨轮廓增大，包围牙槽骨的黏骨膜瓣需要进行减张和提拉，才能包裹住植骨后的牙槽骨。而如果选择即刻种植同期行GBR进行骨增量，会大大增加软组织瓣关闭的难度。

本病例患者2年前正畸治疗时发现上颌右侧中切牙先天缺失，上颌右侧乳中切牙滞留，正畸医生与种植医生评估后，在患者知情同意下，拔除上颌右侧乳中切牙正畸治疗，在上颌右侧中切牙位置间隙合适后行上颌右侧中切牙种植修复。上颌右侧中切牙位点略偏腭侧种植，可以很好地保证种植体的植入位置和方向；联合GBR技术，获得了理想的骨增量效果和充足的软组织支持。

种植术后5个月复查，获得了理想的骨增量效果。全瓷冠戴入当天正面观：因牙龈受压缺血，龈缘暂时性发白；近远中龈乳头未充满邻间隙。牙冠形态、颜色逼真，牙龈曲线略低；面观：上颌右侧中切牙唇侧牙槽骨丰满度和骨轮廓良好。考虑到前期手术骨增量效果很好，患者已获得充足的软硬组织，后期的美学效果可以预测，所以此病例未做临时冠塑形牙龈，直接永久冠修复，减少了患者的复诊次数和椅旁时间。而且后期完全达到了预期的美学效果。而对于唇侧骨是否能够长期维持，还需后期观察。

参考文献

[1] 宿玉成. 美学区即刻种植的临床程序探讨. 中国口腔种植学杂志, 18 (2) :61.

[2] Belser UC，Grütter L，Vailati F, et al. Outcome evaluation of early placed maxillary anterior single–tooth implants using objective esthetic criteria：A cross–sectional，retrospective study in 45 patients with a 2–to 4–year follow–up using pink and white esthetic scores. JPeriodontol, 2009, 80(1):140–151.

[3] Farmer M，Darby I. Ridge dimensional changes following single - tooth extraction in the aesthetic zone. Clin Oral Implant Res, 2014, 25(2):272–277.

[4] De Rouck T，Collys K，Cosyn J. Immediate single - tooth implants in the anterior maxilla：A 1 - year case cohort study on hard and soft tissue response. J Clin Periodontol, 2008, 35(7):649–657.

[5] Fu PS，Wu YM，Tsai CF, et al. Immediate implant placement following minimally invasive extraction：A case report with a 6–year follow–up. Kaohsiung J Med Sci, 2011, 27(8):353–356.

[6] Cosyn J，De Rouck T. Aesthetic outcome of single–tooth implant restorations following early implant placement and guided bone regeneration：Crown and soft tissue dimensions compared with contralateral teeth. Clin Oral Implants Res, 2009, 20(10):1063–1069.

[7] Buser D，Halbritter S，Hart C，et al. Early implant placement with simultaneous guided bone regeneration following single–tooth extraction in the esthetic zone: 12–month results of a prospective study with 20 consecutive patients. J Periodontol, 2009, 80(1):152–162.

[8] Barry K. Extraction Site Reconstruction for Alveolar Ridge Preservation. J Oral Implantology, 2001, 27(4) : 187–192.

柳忠豪教授点评

本病例中，作者对先天上颌右侧中切牙缺失、乳牙滞留患者，在正畸治疗过程中，拔除乳牙并植入种植体，联合GBR技术，获得了理想的骨增量效果和充足的软组织支持；采用临时冠诱导牙龈成形技术，取得了较好的修复效果。由于该病例中种植位点略偏了远中，最终牙冠的色泽、外形与邻牙相比不十分协调，影响了最终修复的美学效果，可以进一步改善。

1例先天性上颌双侧侧切牙缺失患者的正畸-种植联合治疗

李保胜　孟维艳　周延民　吉林大学口腔医院种植科

摘要

目的：采用正畸-种植联合治疗修复先天性上颌侧切牙的缺失，术前使用Simplant®软件准确评估最佳植入位置及植骨方案，二期术后分阶段塑形牙龈，以期获得最佳美学效果。**材料与方法**：22岁女性患者，先天性双侧上颌侧切牙缺失，2年前来就诊，检查见缺牙区邻牙向缺隙侧倾斜，近远中向的骨量及修复空间均不满足种植条件，颌面部左右对称，颞下颌关节无压痛及弹响，开口度及开口型正常，安氏I类错𬌗。行正畸治疗，拓展缺牙间隙。正畸12个月后CBCT显示上颌双侧侧切牙缺失间隙邻牙牙根颈部间距分别为6.0mm、6.1mm，上颌双侧侧切牙唇腭向骨厚度最薄处分别为4.1mm、3.1mm。使用Simplant®软件模拟种植体三维位置，评估上颌左侧侧切牙植入后骨壁开裂及根方植体暴露风险，设计GBR植骨方案。经美学风险及外科SAC分类评估可知美学为高美学风险，外科分类均为高度复杂类。术后采取封闭式愈合，正畸保持间隙。术后7个月行二期手术，2周后在愈合基台周围加固复合树脂，诱导牙龈成形。1个月后放置成品基台，制作树脂临时冠，进一步整塑牙龈乳头及龈缘曲线，并逐次调整。2个月后行个性化取模，结束正畸治疗，行氧化锆全瓷冠修复。**结果**：正畸治疗有效地拓展及维持了理想的种植空间，临时冠的塑形获得了理想稳定的牙龈轮廓和龈缘曲线，永久修复后达到了理想的美学效果。**结论**：正畸-种植的联合治疗有利于临床达到理想的修复效果，个性化愈合基台及临时冠的合理应用对牙龈轮廓和龈缘曲线的调整尤为重要。

上颌侧切牙是先天性恒牙缺失中最常见的牙位，其缺失不仅显著地影响患者的美观和发音功能，同时由于其长时间的缺失也会导致牙列移位及局部牙槽骨的发育不足等。因此临床上应考虑采取正畸种植联合治疗，在修复缺牙间隙的同时恢复牙槽骨的正常形态及良好的咬合关系，以达到良好稳定的美学效果。

一、材料与方法

1. 病例简介　22岁女性患者，先天性双侧上颌侧切牙缺失，2年前来就诊要求种植。检查：颌面部左右对称，颞下颌关节无压痛及弹响，开口度及开口型正常。双侧上颌侧切牙缺失，邻牙均向缺隙侧倾斜，口内缺牙间隙近远中向距离分别为：2.5mm（上颌右侧侧切牙）、2.8mm（上颌左侧侧切牙），颌间距良好，上颌左侧侧切牙唇侧膜龈联合区域凹陷明显，双侧磨牙呈中性关系。全景片显示双侧上颌尖牙长轴明显向近中倾斜，双侧中切牙牙根略向远中倾斜。上颌双侧侧切牙缺牙区近远中向邻牙牙根最窄处距离分别为3.1mm、4.2mm。修复空间及骨量均不满足种植条件。全口卫生良好。患者否认全身系统性疾病，否认吸烟史及不良咬合习惯。

2. 诊断　（1）上颌牙列缺损。（2）安氏I类错𬌗。

3. 治疗计划　（1）正畸治疗拓展缺牙间隙。（2）维持正畸间隙，行种植手术。（3）种植二期手术。（4）个性化愈合基台及临时修复体塑形牙龈。（5）永久修复。

4. 治疗过程

（1）正畸治疗扩大缺牙间隙：行头影测量，排齐整平上下牙列，拓展

上颌双侧侧切牙间隙（由吉林大学口腔医院正畸科完成）。

（2）维持正畸间隙，行种植手术：正畸治疗12个月后咬合关系良好，缺牙区邻牙长轴基本正常，缺牙间隙近远中向距离均为4.8mm。CBCT显示上颌双侧侧切牙缺失间隙邻牙牙根颈部间距分别为6.0mm、6.1mm，上颌双侧侧切牙唇腭向骨厚度最薄处分别为4.1mm、3.1mm。使用Simplant®软件模拟种植体植入位点和三维方向，及未来修复体位置形态，选择Astra Tech®3.0mm×11.0mm植体。评估上颌左侧侧切牙植入后骨壁开裂及根方植体暴露风险，设计骨劈开、GBR方案。基于SAC分类，评估美学风险和外科SAC分类（表1、表2）：经分析可知美学为高美学风险，外科分类均为高度复杂类。术前拆除正畸弓丝，术中沿上颌右侧侧切牙牙槽顶偏腭侧"一"字形切口，翻瓣，见牙槽嵴顶唇侧局部凹陷，沿术前设计方向预备种植窝，植入Astra Tech®3.0mm×11.0mm植体，见近远中向及唇腭向位置良好，植体最终垂直向位于骨下0.5mm，颈部唇侧近中骨弓轮廓凹陷，制备PRF，并将PRF膜填塞至骨凹陷处，引导骨再生。上颌左侧侧切牙沿牙槽嵴顶偏腭侧及上颌左侧尖牙远中呈角形切口，翻瓣，见骨壁菲薄，唇侧根方骨倒凹明显，沿牙槽嵴顶近远中向行骨劈开术，增加唇腭向骨宽度，植入Astra Tech®3.0mm×11.0mm植体，见根方骨弓轮廓欠丰满，骨倒凹及种植体颈部周围放置Bio-Oss®胶原块，由深至浅分层覆盖PRF膜2颗、Bio-Gide®膜。减张黏骨膜，严密缝合。

（3）种植二期手术：一期术后3个月见骨结合良好，于术后7个月时见唇侧组织丰满，行种植二期手术，于上颌右侧侧切牙行"U"形小切口，保留牙龈乳头，于上颌左侧侧切牙行偏腭侧切口，增加唇侧颈部软组织量。

（4）个性化愈合基台及临时修复体塑形牙龈：二期术后2周于愈合基台周围放置复合树脂，形成个性化愈合基台，诱导牙龈成形。牙龈塑形1个月后见上颌右侧侧切牙唇侧根方黏膜见暗红色瘘管，扪诊未见脓液溢出，下颌龈乳头充血红肿。牙龈轮廓、上皮袖口形态初步形成，旋下愈合基台未见异物，全景片未见骨质吸收，骨结合稳定。放置永久基台，粘接树脂临时冠，见唇侧软组织丰满度充足，拆除正畸弓丝，进一步整塑牙龈，每隔4周复诊调整牙冠形态。

（5）永久修复：12临时冠引导牙龈塑形2个月见牙龈形态、龈缘曲线

良好、点彩清晰，瘘管消失。行个性化取模，制作并粘接上颌双侧侧切牙氧化锆全瓷冠，见牙龈轮廓、龈缘曲线及牙冠形态颜色与邻牙协调。

二、结果

经过总计22个月的正畸–种植序列治疗，最终获得了理想的美学效果，患者对最终效果满意。术后2个月电话随诊，患者牙冠无松动，牙龈质地形态良好。

表1　美学风险评估

美学风险因素	风险水平		
	低	中	高
吸烟习惯	不吸烟		
患者的美学期望值			高
唇线		中位笑线	
牙龈生物型			高弧线形、薄厚龈生物型
牙冠形态			尖圆形
位点感染情况	无		
邻牙牙槽嵴高度	到接触点 ≤5mm		
邻牙修复状态	无修复体		
缺牙间隙宽度		单颗牙（≤7mm）	
软组织解剖			软组织缺损
牙槽嵴解剖		水平向骨缺损	
风险等级评估			高等风险

表2　外科SAC分类评估

因素		评估	备注
全身因素	全身禁忌证	无	
	吸烟	无	
	发育因素	无	
位点因素	骨量	不足	牙根唇侧倒凹明显，宽度不足
	解剖风险	高	·倒凹明显，有骨壁穿通风险 ·邻近邻牙牙根
	美学风险	高	·患者的高美学要求 ·复杂植骨术后的成骨效果及软组织形态
	复杂程度	高	骨劈开术，GBR
	并发症风险	中	术后感染引起GBR失败的风险
	负荷方案	延期修复	种植体形成稳定骨结合后负荷
	SAC分类	高度复杂	

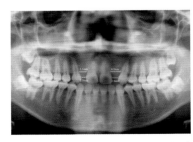

图1　正畸治疗前全景片显示缺牙间隙不足

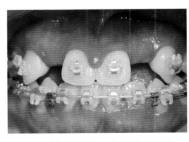

图2　正畸拓展间隙12个月后正面像

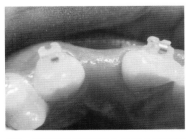

图3　正畸拓展间隙12个月后上颌右侧侧切牙𬌗面像

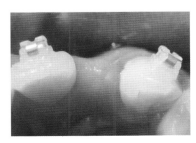

图4　正畸拓展间隙12个月后上颌左侧侧切牙𬌗面像

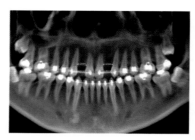

图5　正畸12个月CBCT显示上颌右侧侧切牙、上颌左侧侧切牙位点近远中向最小骨间隙均为6.0mm，近远中向修复最小空间均为4.8mm

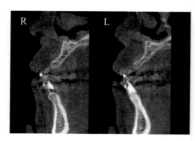

图6　CBCT显示上颌右侧侧切牙、上颌左侧侧切牙位点可用骨宽度分别为3.1mm、4.1mm

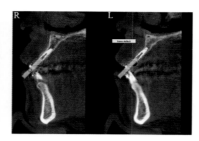

图7　分别设计植入Astra Tech® 3.0mm×11.0mm植体，见上颌左侧侧切牙位点植体顶部唇侧骨缺损

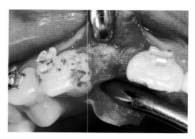

图8　上颌右侧侧切牙位点切开黏骨膜翻瓣，见唇侧局部凹陷

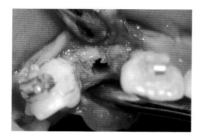

图9　沿术前设计方向预备种植窝

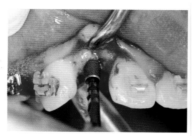

图10　植入Astra Tech® 3.0mm×11.0mm植体，见近远中及唇腭向位置良好

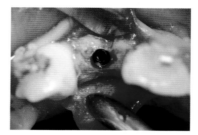

图11　植体最终垂直向位于骨下0.5mm，颈部唇侧近中骨弓轮廓凹陷

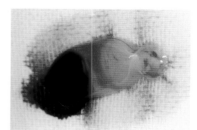

图12　制备PRF

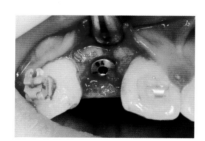

图13　旋入愈合基台

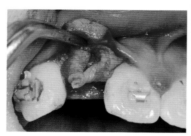

图14　将PRF膜填塞至骨凹陷处，引导骨再生，恢复骨弓形态

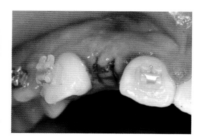

图15　严密缝合

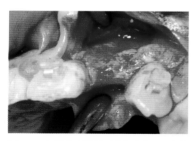

图16　上颌右侧侧切牙位点切开黏骨膜翻瓣，见骨壁菲薄，唇侧根方骨倒凹明显

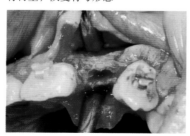

图17　沿牙槽嵴顶近远中向行骨劈开术，增加唇腭向骨宽度

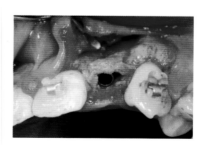

图18　植入Astra Tech® 3.0mm×11.0mm植体，见根方骨弓轮廓欠丰满

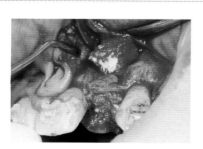

图19　骨倒凹处放置Bio-Oss®胶原块

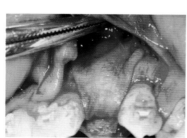

图20　均匀覆盖2片PRF膜

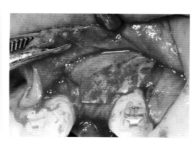

图21　修剪Bio-Gide®膜，覆盖于PRF表面

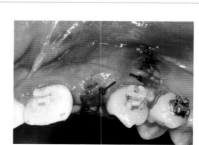

图22　减张黏骨膜，间断缝合

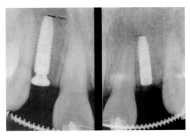

图23 一期术后3个月根尖片显示上颌右侧侧切牙、上颌左侧侧切牙位点骨结合良好

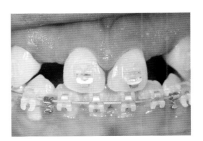

图24 一期术后7个月正面像

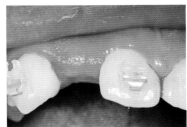

图25 上颌右侧侧切牙位点殆面像

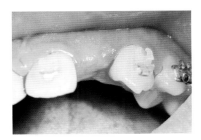

图26 上颌左侧侧切牙位点殆面像，唇侧丰满

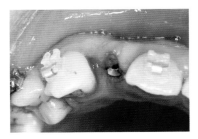

图27 上颌右侧侧切牙位点局部小切口，保留牙龈乳头

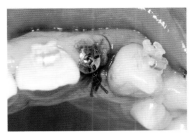

图28 上颌左侧侧切牙位点偏腭侧切口，增加唇侧颈部软组织量

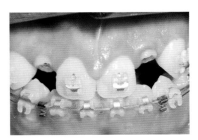

图29 正面像牙龈轮廓及龈缘曲线

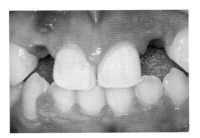

图30 牙龈塑形1个月，龈缘轮廓

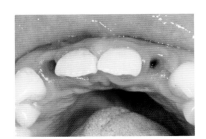

图31 牙龈塑形1个月，上皮袖口

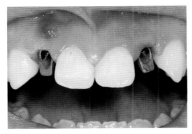

图32 放置永久基台

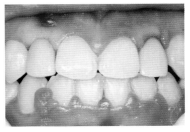

图33 粘接树脂临时冠，见龈缘曲线良好，拆除正畸弓丝

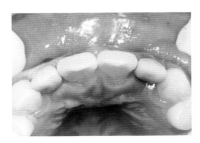

图34 殆面观软组织丰满度充足

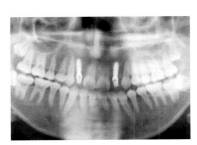

图35 全景片显示骨结合稳定

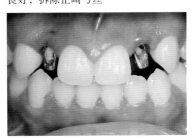

图36 正面观龈缘轮廓、曲线良好

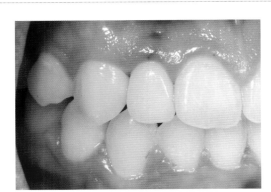

图37 上颌右侧侧切牙氧化锆全瓷冠修复

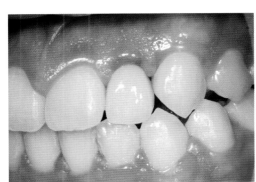

图38 上颌左侧侧切牙氧化锆全瓷冠修复

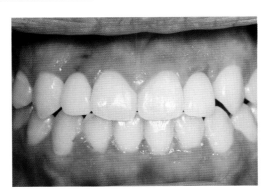

图39 上颌双侧侧切牙正面像，牙龈轮廓、龈缘曲线及牙冠形态颜色与邻牙协调

三、讨论

1. 恒牙先天缺失　先天性恒牙缺失一般与遗传因素关系密切，也可能是由于胚胎早期受外界因素的影响。先天性恒牙缺失较多发生于上颌侧切牙，该牙位虽然对咀嚼功能影响较小，但是会显著影响患者的美观和发音功能。因此患者对美观的要求迫切，期望值也较高。临床上可采用传统的固定桥修复技术达到治疗目的，但是在多数情况下由于邻牙在萌出过程及萌出后长期的咬合调整过程中缺少该缺失牙的作用影响，往往导致上颌中切牙和尖牙向缺隙侧移位而使其长轴倾斜，且修复后的牙冠形态比例不协调，因此临床上常常需要正畸拓展间隙来解决上述问题。另外由于缺牙区牙槽骨长期缺乏基骨传导的咬合应力刺激，通常导致局部骨量不同程度的发育不足，临床表现为牙槽嵴欠丰满，甚至成刃状，这为种植治疗带来一定的复杂性。

2. 术前评估　术前第三方种植设计软件的应用可以有效模拟理想的种植体位置和三维方向，使得术前可以确定种植体的规格，以及拟植入后可能存在的风险等，指导术中的骨增量技术。临床大量文献及ITI口腔种植临床指南中均认为种植体与邻牙的最小距离为1.5mm，在本病例中，正畸后的骨量间隙为6.0~6.1mm，因此为了防止距离过近而导致骨组织吸收等风险，术中两侧均选用3.0mm直径的种植体。术前的美学风险评估和SAC分类确定可有效指导治疗方案的进行与修正。

3. GBR与PRF　种植位点充足的骨量是获得骨结合及维持长期稳定的关键因素，在上颌前牙区牙槽突唇侧根尖常存在生理性凹陷，当倒凹较大时如果为了避免倒凹区穿孔而改变种植体长轴时会导致其过度唇倾而引发美学并发症。本病例中，上颌左侧切牙植入种植体后根尖区骨壁虽未穿通，但骨壁被挤压后略向唇侧隆起，骨质菲薄，提示骨量不足，应采取GBR术以获得长期稳定性。屏障膜在GBR术中起着至关重要的作用，用以维护骨缺损空间的稳定，以及隔离结缔组织细胞等影响骨再生的细胞。PRF是自身静脉血经离心分层后富含血小板的纤维蛋白凝胶。其作为屏障膜不仅具有上述特点，而且由于其富含高浓度的血小板、TGF-β、VEGF、PDGF等生长因子和纤维蛋白原，因此能显著促进骨再生的进程，并有效抑制局部炎症反应的发生。

4. 个性化基台及临时冠的牙龈塑形作用　种植永久修复前愈合基台的作用是在基台周围形成清晰圆滑的龈缘，以期修复体戴入后呈现理想的牙龈轮廓。然而临床上成品愈合基台具有诸如以下问题：美学欠佳，成品愈合基台外形大多为圆柱形或圆锥形，而自然牙颈部在不同牙位不同人群中呈现不规则形态和特性；直径偏细，尤其用于前牙美学区的愈合基台直径一般均小于自然牙冠颈部的直径。因此愈合基台的单独使用通常达不到永久修复前理想的牙龈外形轮廓。本病例中，阶段性地在愈合基台周围添加树脂和使用临时冠进一步塑形牙龈。但个性化愈合基台戴入后1个月时出现唇侧瘘管，分析其原因如下，愈合基台添加的树脂唇腭侧及近远中厚度不同，导致旋入时牙龈阻力较大，影响完全就位；另外患者该时期口腔卫生维护较差，全口牙龈呈炎性增生。在永久修复前，即临时冠戴入2个月时已形成成熟的上皮袖口，点彩清晰，龈缘与邻牙协调，这为永久修复提供了可靠的美学预期，有利于最终修复体戴入后与牙龈的生理性结合，获得红白美学的长期稳定。本病例长期临床修复效果是否稳定仍需定期随访观察。

参考文献

[1] Vahid Rakhshan.Congenitally missing teeth (hypodontia): A review of the literature concerning the etiology, prevalence, risk factors, patterns and treatment.Dent Res J (Isfahan), 2015 Jan–Feb, 12(1): 1 - 13.
[2] Rodriguez-Recio O, Rodriguez-Recio C,et al. Computed tomography and computer–aided design for locating available palatal bone for grafting: two case reports. Int J Oral Maxillofac Implants, 2010 Jan–Feb, 25(1):197–200.
[3] 宿玉成. 美学种植修复的评价和临床程序. 口腔医学研究，2008（3）：241-244.
[4] Li Q, Pan S,et al. Platelet–rich fibrin promotes periodontal regeneration and enhances alveolar bone augmentation. Biomed Res Int, 2013, 638043.
[5] Macintosh DC, Sutherland M. Method for developing an optimal emergence profile using heat–polymerized provisional restorations for single–tooth implant–supported restorations. J Prosthet Dent, 2004 Mar, 91(3):289–292.

周延民教授点评

该病例先天性恒牙缺失、缺牙间隙和唇腭向骨量均不足，是涉及种植修复和正畸联合治疗的复杂病例。在正畸拓展至理想间隙时进行种植体的植入，同期行GBR术，在戴入临时修复体后完成正畸治疗，体现了该病例序列治疗的时间合理性和顺序严谨性。该病例中使用PRF不仅起到了生物膜的作用，同时也显著地增加了术区唇侧软组织的丰满度，最终修复效果稳定。后期修复阶段分别采用个性化愈合基台及临时冠逐步对软组织成形，良好地实现了牙龈的美学塑形。但缺少术后长期的CBCT影像学观察，美学的长期稳定性有待进一步观察。

即刻种植联合GBR在多颗前牙外伤种植修复中的应用

李昕　赵佳明　曲哲　大连市口腔医院种植科

摘要

目的：本文是1例多颗前牙外伤的患者采用种植修复的病例，详细介绍其具体治疗过程，探讨其中使用的相关种植外科及修复技术，总结能够在此类病例中获得良好种植美学效果的临床经验，为今后的临床治疗提供参考。**材料与方法**：以2014年5月来大连市口腔医院种植科就诊的多颗前牙外伤的一位年轻女性患者为研究对象，对患者进行病史询问及口腔检查，拍摄CBCT，测量拟种植区的可用骨量，对患者客观存在的美学风险进行评估，与患者充分交流沟通后，告知可能存在的美学风险，最终制订种植治疗方案。本病例应用了即刻种植、引导骨组织再生（GBR）、位点保存、早期修复伴软组织诱导成形等技术，最终完成个性化的美学修复。**结果**：2颗种植体植入后的12个月内，均无感染、松动，骨结合良好，未见明显病理性骨吸收，无种植体周围炎，软组织健康，美学效果良好，患者对最终修复效果非常满意。**结论**：美学区连续多颗牙缺失的种植修复常常伴有软硬组织的不足，而成为最具挑战的临床治疗程序之一。治疗前需对患者进行全面的风险评估，并制订谨慎的治疗计划；即刻种植可有效减少手术次数，使牙槽窝的骨改建和种植体的骨结合同期进行；GBR以及位点保存技术可有效保存或扩增硬组织量；采用不翻瓣的隧道潜入式植骨最大程度上保存了唇侧黏骨膜的血供；采用临时修复体进行早期修复，缩短了患者空牙期的同时进行软组织塑形可获得理想的龈缘曲线，最终通过个性化的美学修复技术，可达到理想的美学修复效果。

一、材料与方法

1. 病例简介　39岁女性患者，上前牙外伤1周，要求种植修复。患者于1周前因前牙受到外伤，牙齿折断疼痛伴松动，于急诊科就诊，行牙体治疗后疼痛缓解，后于修复科就诊，考虑外伤患牙治疗预后较差，建议种植修复，患者要求尽量避免空牙期，至我科要求尽早恢复前牙美观。平素体健，无全身系统性疾病，无药物、材料等过敏史。患者既往无特殊牙科治疗史，无吸烟、夜磨牙等不良习惯。口腔颌面部对称，张口度正常，中位唇线，中位笑线。上颌右侧中切牙冠根折，近中断至龈下约4mm，I°松动，上颌左侧侧切牙冠根折，腭侧断至龈下约4mm，I°松动，上颌右侧中切牙、左侧侧切牙均已行根管治疗，上颌左侧中切牙I°松动，叩诊不适。咬合关系良好，覆𬌗覆盖浅，口腔卫生状况较好。CBCT示：可用骨高度：上颌右侧中切牙为15mm，上颌左侧中切牙为12.8mm，上颌左侧侧切牙为15.1mm；可用骨宽度：上颌右侧中切牙为5mm，上颌左侧中切牙为7.5mm，上颌左侧侧切牙为6.6mm；唇侧骨板厚度：上颌右侧中切牙为1mm，上颌左侧中切牙为0.7mm，上颌左侧侧切牙为0.6mm；上颌左侧中切牙唇侧骨板可见折裂线。

2. 诊断　上颌右侧中切牙、左侧中切牙、左侧侧切牙外伤。

3. 治疗计划

（1）上颌右侧中切牙、左侧中切牙、左侧侧切牙微创拔牙后，于上颌右侧中切牙、左侧侧切牙位点进行即刻种植，同期进行GBR以及上颌左侧中切牙位点保存。（2）视种植体植入后稳定性情况，拟行早期修复，进行软组织诱导成形。（3）待软组织形态良好且稳定后，拟行个性化氧化锆基台和全瓷桥永久修复。

4. 治疗过程

（1）2015年5月初，初诊：详细的口腔专科检查后确定治疗计划。

（2）2015年5月：微创拔牙、即刻种植、GBR。术前常规准备。首先进行微创拔牙，使用微创拔牙器械将患牙完整拔出，尽量减少对骨的损伤。使用Bego骨水平种植体及其配套器械（Bego公司，Germany），用球钻在上颌右侧中切牙、左侧侧切牙位点的牙槽窝内偏腭侧定点，根据拟植入种植体长度以及直径大小，逐级备洞，植入2颗种植体，均为Bego，RSX植体，3.75mm×15mm，获得35N·cm以上植入扭矩，用种植体稳定性测量仪Osstell ISQ（Osstell公司，Sweden）测量ISQ值：上颌右侧中切牙位点种植体ISQ为70，上颌左侧侧切牙位点种植体ISQ为72。由于根尖部存在少许凹陷，因此上颌右侧中切牙、左侧侧切牙种植位点根尖部骨缺损区可见部分植体暴露，此时，为尽量保存唇侧黏骨膜的血供，未进行大翻瓣，而是于上颌右侧中切牙、左侧侧切牙种植位点行前庭沟切口，于根尖部进行隧道潜入式植骨行GBR。同时由于即刻种植为偏腭侧种植，且种植体颈部直径小于拔牙窝洞口直径，因此，在种植体与唇侧骨壁间存在＞2mm的跳跃间隙，用骨粉（Geistlich Bio-Oss®，Switzerland）充填并覆盖胶原膜（Geistlich Bio-Gide®，Switzerland），上颌左侧中切牙拔牙位点行位点保存。术后上愈合基台并严密缝合创口。

（3）2015年7月：早期修复伴软组织诱导成形。即刻种植后2个月，对患者制取开窗印模后，使用桥用金属临时基台，制作聚甲基丙烯酸甲酯

（PMMA，登士柏公司，Germany）经CAD/CAM切削的临时修复桥体，戴入临时修复体对牙龈软组织进行诱导成形，采用动态加压技术，最初缓慢戴入临时修复体，撑开牙龈软组织袖口，挤压黏膜，黏膜受到挤压后缺血变白，15min内恢复为粉红色。临时修复体为纵向螺丝固位，便于拆卸调改形态，嘱患者勿用临时修复体咬物，注意口腔卫生，用牙线或冲牙器等将种植体周围清洁干净，每月进行复查，不断调改临时冠的穿龈形态，让出软组织生长空间，直至诱导牙龈形成类似于天然牙的穿龈袖口形态。其中在早期修复2个月，调改上颌左侧中切牙桥体部的颈部形态，将上颌左侧中切牙盖嵴部磨改成模仿天然牙形态的卵圆形并高度抛光，以获得良好的桥体部软组织形态，形成健康、连续且协调的软组织轮廓。

（4）2015年12月：软组织塑形5个月后，牙龈形态稳定，制作个性化印模帽并制取终印模，行美学全瓷修复。①制取个性化印模帽：首先将临时修复桥体取下后，酒精棉球擦拭干净，连接相应替代体，将该装置整体插入流动性较好的硅橡胶中，待其完全固化后，将临时修复桥体拧松并取下，将硅橡胶内的替代体连接开窗转移杆，在硅橡胶制取的穿龈轮廓与转移杆之间用Pattern Resin成型树脂（GC公司，Japan）充填，待成型树脂凝固后取下进行修整抛光。②制取开窗印模：首先将个性化转移杆切断后于口内完全就位，并于口内进行硬性连接，用DMG Light+Heavy加聚型硅橡胶

（DMG，Germany）制取开窗式印模，比色，检查印模制取情况，确认准确无误后，连接替代体，涂布分离剂，注入人工牙龈材料，灌注超硬石膏。修复工艺中心运用CAD/CAM计算机辅助技术进行设计，制作个性化的氧化锆基台以及氧化锆全瓷修复体（Wieland公司，Germany）。③Index引导下试戴个性化氧化锆基台，检查基台就位情况，咬合状况，基台边缘位于龈缘下＜1mm，完成永久修复体的制作。2周后，试戴氧化锆全瓷修复桥，确认桥体盖嵴部的卵圆形态与软组织形态一致，检查冠边缘与基台边缘紧密接触，与周围软硬组织相协调，确认邻接以及修复体颜色良好，咬合调整完毕后高度抛光，口外用硅橡胶制备预粘接代型，超声振荡修复体，消毒后气枪吹干。口内戴入氧化锆基台后，扭矩扳手加力至30N·cm后，聚四氟乙烯封闭螺丝通道，树脂封孔，试戴全瓷修复桥体，使用自粘接树脂水门汀于口外预粘接后戴入口内，牙线去除多余粘接剂。拍摄X线片，确认基台和牙冠完全就位。

二、结果

种植体植入后12个月内，2颗种植体均无感染、松动，骨结合良好，未见明显病理性骨吸收，无种植体周围炎，软组织健康，美学效果良好，患者对修复效果满意。远期效果还需进一步观察随访。

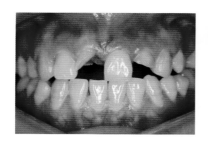

图1 术前正面像

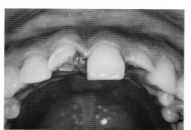

图2 术前殆面像

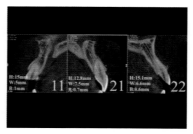

图3 术前CBCT检查

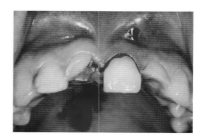

图4 微创拔牙

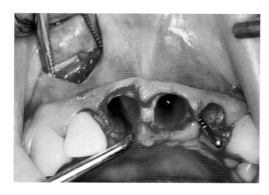

图5 备洞后探及上颌右侧中切牙根尖部缺损并做前庭沟切口

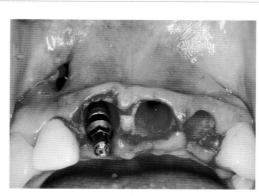

图6 上颌右侧中切牙位点即刻种植

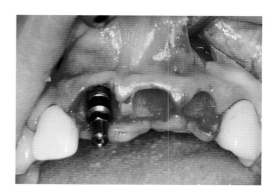

图7 上颌左侧侧切牙根尖部切口

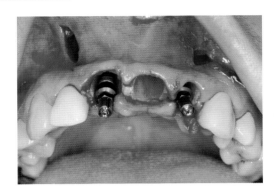

图8 上颌左侧侧切牙位点即刻种植

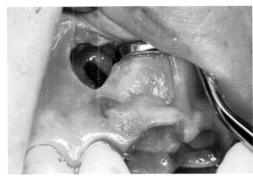

图9 上颌右侧中切牙位点根尖部分植体螺纹暴露

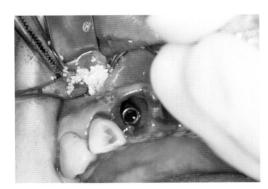

图10 上颌右侧中切牙位点GBR

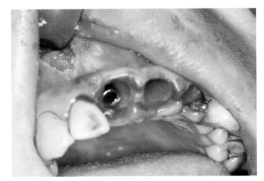

图11 上颌右侧中切牙位点GBR后

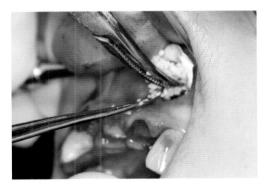

图12 上颌左侧侧切牙位点GBR

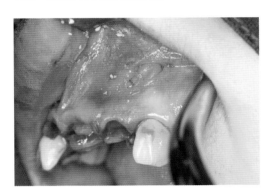

图13 上颌左侧侧切牙位点GBR后

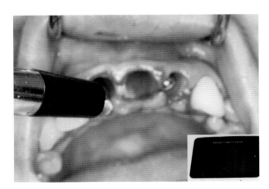

图14 即刻种植上颌右侧中切牙位点测ISQ为70

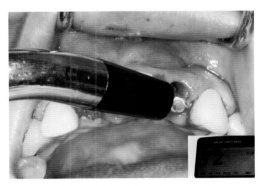

图15 即刻种植上颌左侧侧切牙位点测ISQ为72

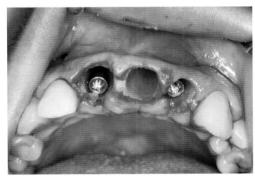

图16 可见上颌右侧中切牙、左侧侧切牙位点跳跃间隙

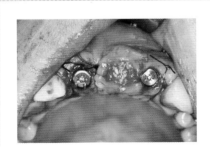

图17 上颌右侧中切牙、左侧侧切牙位点跳跃间隙及上颌左侧中切牙拔牙窝内植骨

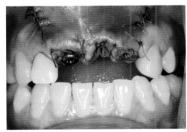

图18 严密缝合创口

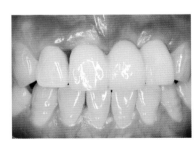

图19 早期修复戴牙当天

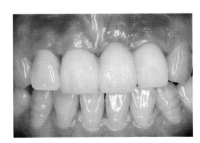

图20 塑形1个月复查

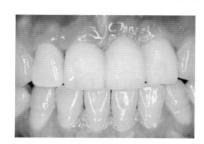
图21 塑形2个月复查

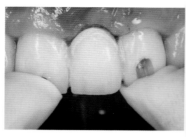
图22 上颌左侧中切牙龈缘偏高将其颈部进行磨改

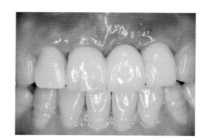
图23 调改后唇面局部观

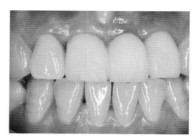
图24 塑形3个月复查

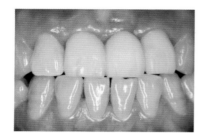
图25 塑形4个月复查

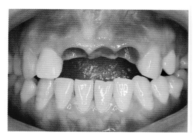
图26 塑形5个月袖口形态良好

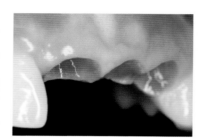
图27 永久修复前袖口形态

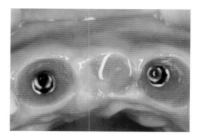
图28 永久修复前袖口形态

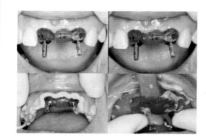
图29 制取开窗印模

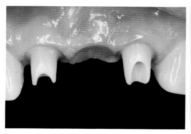
图30 个性化氧化锆基台于口内就位

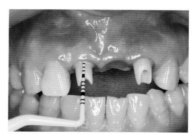
图31 确认上颌右侧中切牙位点基台边缘位于龈下小于1mm

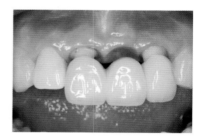
图32 修复体颈部形态与龈缘曲线一致

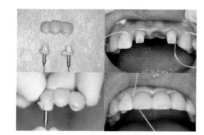
图33 制作预粘接代型并行预粘接

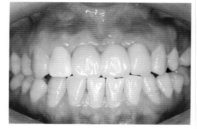
图34 戴入全瓷修复体咬合正面像

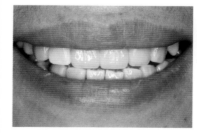
图35 戴入全瓷修复体后微笑像

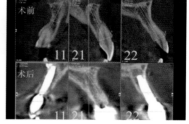
图36 术前术后CBCT骨量对比

三、讨论

1. 种植外科技术

（1）即刻种植技术：根据拔牙创愈合的生物学情况，国际口腔种植学会提出了拔牙后种植体植入时机的分类：即刻种植（Ⅰ类种植），将种植体植入没有骨组织及软组织愈合的新鲜拔牙窝内；软组织愈合的早期种植（Ⅱ类种植），一般指拔牙后4~8周、仅有软组织愈合；部分骨愈合的早期种植（Ⅲ类种植）；延期种植（Ⅳ类种植），种植体植入到完全愈合的牙槽嵴中。以上4种种植时机，各有利弊，应根据患者具体软硬组织情况进行选择。对于多数病例，适宜选择软组织愈合的早期种植，因为角化软组织的量会随着软组织的充分愈合而增多，这对于良好的美学效果至关重要。本文病例采用了即刻种植，该技术减少了拔牙后骨组织重建的次数，使牙槽窝的骨改建和种植体的骨结合同期进行，也减少患者的复诊次数、减轻手术创伤等。另外本病例3个拔牙位点均采用了微创拔牙技术，尽可能地保持种植骨床的连续性。

（2）不翻瓣技术：传统的翻瓣手术创伤较大，患者术后反应明显，而不翻瓣技术可以保存缺牙部位唇侧黏骨膜较完整的血供，尤其在美学区可取得较好的美学效果，因而得到了广泛的认可。本病例在上颌前牙区行不翻瓣下的微创拔牙后，偏腭侧植入种植体后，可见根尖部及唇侧部分种植体螺纹暴露，此时没有进行整体的翻瓣，而是于前庭沟根尖部做切口，隧道潜入式植骨，行GBR，从而最大程度地保存龈乳头形态，保留更多血供，种植术后进行了早期修复诱导软组织成形，5个月后软组织形态稳定遂行永久修复，美学效果良好，最终获得了连续和谐的龈缘曲线。

（3）位点保存技术：通常情况下，拔牙后由于牙槽骨的修复和改建，不可避免地造成唇侧牙槽骨的吸收，近而牙龈软组织的保存、维持更加困难。拔牙后位点保存技术的应用，可以在牙齿拔除后即刻在拔牙窝内充填骨代用品，本病例中上颌左侧中切牙位点即是使用此技术，通过其支撑和促成骨作用，支撑前牙唇侧薄质牙槽骨板，降低唇侧骨板的改建和吸收，辅以临时修复体对软组织进行形态干预和成形，从而尽可能地维持了未来永久修复的桥体部位软硬组织的丰满度。

根据Tarnow等指出在制订治疗计划确定种植体植入数目时，应避免植入2颗相邻的植体，因为2颗相邻的植体之间，在一定程度上，骨水平总是会降低至平，最终导致中间的牙龈乳头高度降低。因此，理想的情况下是任何2颗植体之间应间隔一个桥体单位，本病例缺失3颗前牙，选择于上颌右侧中切牙、上颌左侧侧切牙位点植入2颗植体后行固定桥修复是合理的方案。

2. 美学修复技术

种植外科尽最大可能保存或重建种植区的软硬组织后，并将种植体植入理想的三维位置，种植修复如何通过种植体支持式的临时修复体对种植体周围牙龈软组织形态进行塑形，为最终永久修复获得美学效果奠定基础，仍是美学区种植修复中具有挑战性的工作。

（1）临时修复体：本病例采用聚甲基丙烯酸甲酯（PMMA）经CAD/CAM技术进行直接切削来制作临时修复体，既有效节省技师操作的时间，也缩短了患者的戴牙时间，由于 PMMA具有强度高、生物相容性好、外形美观等方面的优势，近年来在口腔种植中，运用CAD/CAM技术对PMMA树脂块切削并制作临时修复体，并应用于即刻修复及牙龈塑形中越来越普遍。

（2）桥体部的设计：对于美学区连续缺失的患者，牙龈组织获得和谐连续的牙龈曲线非常重要。有学者在临床上将固定桥修复的桥体部设计为卵圆形，经卵圆形龈端设计的临时修复固定桥塑形后，软组织可以形成连续波浪的龈缘形态，美学效果良好。本病例在软硬组织充足的条件下，采用卵圆形的桥体设计用于改善桥体龈端乳头的形态，形成了仿佛修复体从牙龈中萌出的视觉效果。

（3）个性化转移：完成牙龈软组织诱导成形后，如何将新形成的穿龈形态和桥体部的软组织形态转移到最终的工作模型上是非常关键的。本病例是在口外用硅橡胶制取临时修复体的颈部形态后制作个性化转移杆，这样制作的个性化转移杆完全复制了临时修复体的穿龈形态，制取的模型上袖口形态清晰完整，效果可靠，利于植体周围牙龈软组织的健康与长期稳定。

（4）基台的选择：种植基台是连接种植体与修复体的桥梁，对修复体起到支持和固位的作用。本病例使用了骨水平的种植体，能够建立个性化的穿龈轮廓，自行控制修复体边缘的最终位置，选择CAD/CAM制作的个性化氧化锆基台，生物相容性好，经牙龈塑形后软组织形态稳定，医生可以根据具体情况自由调整修复体的角度、位置及最终边缘，美学效果良好。

参考文献

[1] Schuhe W, Kleineikenscheidt H. Concept and testing of the Thbingen immediate implant. Dtsch Zahnarztl Z, 1978, 33(5):319–325.
[2] Kan JYK, Rungcharassaeng K, Fillman M, Caruso J. Tissue architecture modification for anterior implant esthetics: an interdisciplinary approach. The European journal of esthetic dentistry: official journal of the European Academy of Esthetic Dentistry, 2009, 4(2): 104–117.
[3] Tarnow DP, Cho SC, Wallace SS. The effect of inter–implant distance on the height of inter–implant bone crest. J Periodontol, 2000, 71(4): 546–549.
[4] Alt V, Hannig M, Wostmann B, et al. Fracture strength of temporary fixed partial dentures: CAD/CAM versus directly fabricated restorations. Dent Mater, 2011, 27(4): 339–347.
[5] 刘伟, 周志强, 文爱杰. 上颌前牙缺失应用卵圆形桥体固定修复2年观察. 北京口腔医学, 2014, 22(2):107–109.
[6] 冯琳琳, 王芳娟, 胡秀莲, 林野. 种植个性化转移杆在上颌前牙种植美学修复中的应用. 现代口腔医学杂志, 2012, 26 (2):80–82.
[7] Wittneben J–G, Buser D, Belser UC, Brägger U. Peri–implant soft tissue conditioning with provisional restorations in the esthetic zone: the dynamic compression technique. The International journal of periodontics & restorative dentistry, 2013, 33(4): 447–455.
[8] 冯琳琳, 王芳娟, 胡秀莲, 林野. 种植个性化转移杆在上颌前牙种植美学修复中的应用. 现代口腔医学杂志, 2012, 26 (2):80–82.
[9] Diego Lops, Eugenio Romeo, Dental Clinic, Eriberto Bressan, Luca Sbricoli, Andrea Parpaiola, Denis Cecchinato. Soft tissues stability of cad–cam and stock abutments in anterior regions: 2–year prospective multicentric cohort study. Clinical Oral Implant Research, 2015, 26: 1436–1442.

李德超教授点评

前牙外伤的相关种植外科及修复技术的使用尚无明确的指导，必须根据患者的自身情况及要求制订个性化的方案。本病例患者上颌多颗前牙外伤，要求尽早恢复前牙美观，医生根据患者情况于外伤牙拔除后行上颌左侧侧切牙、右侧中切牙即刻种植，同时联合GBR及左侧中切牙位点保存。术中由于左侧中切牙、右侧中切牙植入位点根尖部骨缺损，在其根尖部行隧道潜入式植骨，行GBR。本病例通过即刻种植极大地缩短了患者的缺牙修复时间，利用不翻瓣技术及位点保存技术减少对软硬组织的损害，有利于前牙区的美学修复。临时修复体不仅缩短了空牙期，也有利于软组织的塑形。本病例为前牙外伤修复获得良好的种植美学效果提供了宝贵的经验。

美学区连续多牙缺失伴骨缺损的种植修复

赵佳明　曲哲　周立冬　李昕　大连市口腔医院种植科

摘要

目的：本文介绍1例美学区多颗牙连续缺失并存在水平向骨缺损的病例，采用种植修复的治疗过程，探讨其中使用的相关种植外科及修复技术，总结能够在此类病例中获得良好种植美学效果的临床经验，为今后的临床治疗提供参考。**材料与方法：**以2014年1月来大连市口腔医院种植科就诊的多颗上前牙缺失的1位年轻女性患者为研究对象，首先对患者进行病史询问及口腔检查，拍摄CBCT，测量拟种植区的可用骨量，明确患者为1例上前牙区存在较严重骨缺损（骨宽度最薄处仅为3.2mm）的病例，对患者客观存在的美学风险进行评估，与患者充分交流沟通后，告知可能存在的美学风险，最终制订种植治疗方案。采用外置式植骨（Onlay植骨）进行骨增量以恢复牙槽嵴宽度，待骨块愈合后行种植手术，拟于上颌双侧侧切牙位点植入2颗种植体后行4单位桥体修复，视初始稳定性采用纵向螺丝固位的临时修复体通过动态加压技术进行早期修复伴软组织成形，以期获得与周围牙龈软组织相协调的穿龈轮廓；待种植体骨结合良好、牙龈软组织健康、形态良好且稳定后，通过制作个性化转移杆，制取最终理想的穿龈轮廓；选择个性化制作的氧化锆基台以及全瓷修复体进行永久修复。**结果：**Onlay植骨骨增量效果可靠；采用临时修复体进行软组织诱导成形后，通过个性化转移杆，可以精确地转移种植体周围软组织形态，患者对最终美学修复效果满意。**结论：**美学区连续多颗牙缺失的种植修复按照国际口腔种植学会的SAC分类属于"复杂"或"高度复杂"类型，通常伴有软硬组织不足，是最具挑战的临床治疗程序之一。对于存在较大骨缺损的病例，术前进行Onlay植骨可有效扩增骨量，为种植体植入理想的三维位置提供硬组织基础；采用临时修复体进行软组织塑形，以及个性化制作的氧化锆全瓷修复体等美学修复技术，可达到最终较为理想的美学修复效果。

美学区的种植治疗一直以来被视为是复杂的临床程序，在美学区，如果缺失牙相邻天然牙的软硬组织完整，且符合种植适应证，并依照以修复为导向的理念，将种植体植入准确的三维位置，那么种植体支持的单颗修复体获得成功的美学和功能性治疗效果证据确凿。然而，连续多颗牙缺失的美学区常存在软硬组织在垂直向或水平向的缺损，这些都大大增加了种植修复的美学风险。本文通过介绍1例美学区连续多颗牙缺失的种植修复典型病例，讨论为获得上颌前牙区连续缺失病例的美学修复效果而采取的相应技术，包括通过完善的术前评估和治疗计划，对存在软硬组织缺损的病例进行组织增量，尽可能地以修复为导向，将种植体植入理想的三维位置，再通过临时修复体对软组织进行塑形，获得良好的软组织形态后进行个性化的美学全瓷修复，最终获得理想的美学效果。

一、材料与方法

1. 病例简介　23岁女性患者，患者于1年前因外伤导致上前牙缺失，期间行可摘局部义齿修复，自觉每天摘戴不便，且影响正常发音及美观，至我科要求种植修复。平素体健，无全身系统性疾病，无特殊药物服用史，无药物、材料等过敏史，无吸烟、夜磨牙等不良习惯。口外检查见口腔颌面部对称，张口度正常，中位唇线，中位笑线。口内检查见上颌右侧侧切牙、右侧中切牙、左侧中切牙、左侧侧切牙缺失，缺牙区牙槽嵴薄。覆𬌗覆盖浅，上颌左侧尖牙反𬌗。口腔卫生状况良好。CBCT示：上颌右侧侧切牙位点可用

牙槽骨高度为16.4mm，宽度为3.6mm；上颌左侧侧切牙位点可用牙槽骨高度为19.5mm，宽度为3.2mm。

2. 诊断　上颌牙列缺损（上颌右侧侧切牙、右侧中切牙、左侧中切牙、左侧侧切牙缺失）。

3. 治疗计划　（1）髂骨取骨，Onlay植骨；（2）待自体骨块愈合且稳定后行上颌双侧侧切牙位点种植；（3）视种植体植入后稳定性情况，拟行早期修复，同期软组织诱导成形；（4）待种植体骨结合良好，软组织形态稳定后，拟行全瓷美学修复。

4. 治疗过程

（1）2014年1月：初诊。明确诊断为上颌右侧侧切牙、右侧中切牙、左侧中切牙、左侧侧切牙缺失，缺牙区牙槽嵴较薄，拍摄CBCT（Kavo卡瓦，Germany）显示：缺牙区存在水平向骨缺损，上颌右侧侧切牙位点可用牙槽骨高度为16.4mm、宽度为3.6mm；上颌左侧侧切牙位点可用牙槽骨高度为19.5mm、宽度为3.2mm，唇侧骨板稍有凹陷，明确治疗计划。

（2）2014年7月：行髂骨取骨，水平向Onlay植骨。全麻下患者取平卧位，将取骨侧的髂嵴垫高。标记髂前上棘，在髂嵴下方2cm处做切口，将局部的皮肤紧绷，使其位于髂嵴上方，切口方向同髂嵴，切开髂嵴中线外缘腱膜，剥离骨面附着肌肉至暴露足够骨面，使用骨凿等取骨器械制取骨块，填塞吸收性明胶海绵，分层缝合。口内切开植骨区黏膜，翻瓣，充分暴露待植骨区，用裂钻在受骨区骨面预备若干滋养孔，修整骨块，以器械夹持骨块

置于手术受植骨区并紧贴骨床,使用钛钉牢固地固定骨块,植骨块间的间隙用自体骨屑及少量骨粉(Geistlich Bio-Oss®,Switzerland)混合后充填,充分减张后严密缝合创口。告医嘱,嘱患者术后几天尽量卧床休息,10天后拆线。拍摄CBCT示:牙槽嵴宽度扩增明显:上颌右侧侧切牙位点扩增至7.4~12.4mm,上颌左侧侧切牙位点扩增至7.4~12.2mm。

(3)2015年2月:Onlay植骨后6个月行种植手术,术前再次拍摄CBCT,显示牙槽嵴宽度较植骨当天有一定量的吸收,测量可用骨宽度,上颌右侧侧切牙位点为3.7~10.9mm,上颌左侧侧切牙位点为5~10.9mm。做术前准备,用0.12%的复方氯己定漱口液含漱3次,每次15mL,含漱1min。采用无痛麻醉机(STA),必兰进行口内局部浸润麻醉,将麻醉药物缓慢注入术区的牙槽嵴骨膜下方。翻瓣并剥离黏骨膜后充分暴露牙槽骨,取出先前固定骨块的钛钉,确认植入位点,小球钻定点,使用Bego骨水平种植体及其配套器械(Bego公司,Germany),根据拟植入种植体长度以及直径大小,逐级备洞,植入2颗种植体,均为Bego,3.75mm×15mm,获得35N·cm以上植入扭矩,用种植体稳定性测量仪Osstell ISQ(Osstell公司,Sweden)测量ISQ值:上颌右侧侧切牙、左侧侧切牙位点种植体均为79,种植体平台位于骨下约1mm,术后上愈合基台,严密缝合创口。

(4)2015年3—12月:早期修复伴软组织诱导成形。对患者制取开窗印模后,使用桥用金属临时基台,制作聚甲基丙烯酸甲酯(PMMA,登士柏公司,Germany)经CAD/CAM切削的临时修复桥体,戴入临时修复体对牙龈软组织进行诱导成形,采用动态加压技术,最初缓慢戴入临时修复体,撑开牙龈软组织袖口,挤压黏膜,黏膜受到挤压后缺血变白,10min内可恢复为粉红色。临时修复体为纵向螺丝固位,便于拆卸调改形态,嘱患者勿用临时修复体咬物,注意口腔卫生,用牙线或冲牙器等将种植体周围清洁干净,每月进行复查,不断调改临时冠的穿龈形态,让出软组织生长空间,直至诱导牙龈形成类似于天然牙的穿龈袖口形态。其中在早期修复3个月时,通过打开修复体间的三角间隙,以让出龈乳头生长的空间;在早期修复7个月时对上颌左侧侧切牙位点唇侧牙龈根方的软组织增生物进行刮除并缝合,同时将修复体的桥体部位调磨成卵圆形的盖嵴部并高度抛光,以获得良好的桥体部软组织形态,形成健康、连续且协调的软组织轮廓。

(5)2016年1月:软组织塑形10个月后,牙龈形态稳定,制取终印模

行个性化全瓷修复。①制取个性化印模帽:首先将临时修复桥体取下后,酒精棉球擦拭干净,连接相应替代体,将该装置整体插入流动性较好的硅橡胶中,待其完全固化后,将临时修复桥体拧松并取下,将硅橡胶内的替代体连接开窗转移杆,在硅橡胶制取的穿龈轮廓与转移杆之间用Pattern Resin成型树脂(GC公司,Japan)充填,待成型树脂凝固后取下进行修整抛光,用于最终连于口内后制取印模。②制取开窗印模:上颌右侧尖牙行纤维桩修复后牙体预备,排龈后采用DMG Light+Heavy加聚型硅橡胶(DMG,Germany)制取开窗式印模,比色,检查印模制取情况,确认准确无误后,连接替代体,涂布分离剂,注入人工牙龈材料,灌注超硬石膏。修复工艺中心运用CAD/CAM计算机辅助技术进行设计,制作个性化的氧化锆基台以及氧化锆全瓷修复体(Wieland公司,Germany)。③患者试戴个性化氧化锆基台,检查基台就位情况,咬合状况,基台边缘位于龈缘下<1mm,试戴氧化锆基底,确认基底就位良好,边缘密合,完成永久修复体的制作。口内戴入氧化锆基台后,扭矩扳手加力至30N·cm后,聚四氟乙烯封闭螺丝通道,树脂封孔。试戴全瓷修复桥体,检查冠边缘与基台边缘紧密接触,与周围软硬组织相协调,确认邻接以及修复体颜色良好。调整咬合,静态咬合:正中咬合时后牙区均匀接触,轻咬合时前牙区无接触,重咬合时轻接触,无𬌗干扰或早接触;动态咬合:侧方运动时尖牙引导或前牙组牙功能的交错保护𬌗,前伸运动是切牙引导𬌗,工作侧和非工作侧无𬌗干扰。咬合调整完毕后高度抛光,口外用硅橡胶制备预粘接代型,超声振荡修复体,消毒后使用自粘接树脂水门汀于口外预粘接并戴入口内,使用牙线去除多余粘接剂。拍摄X线片,确认基台和牙冠完全就位。

二、结果

1. Onlay植骨后6个月骨块愈合良好,骨增量效果可靠。

2. 通过戴入种植体支持的临时修复体,采用动态加压技术,获得了较好的软组织穿龈轮廓。

3. 通过制作个性化转移杆,将种植体周围软组织的形态轮廓精确地复制并转移到模型上,个性化制作的氧化锆基台及全瓷修复体,生物相容性及美学效果良好,患者对最终修复效果满意。

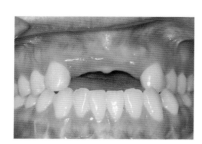

图1　植骨术前口内正面像

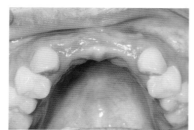

图2　植骨术前口内殆面像

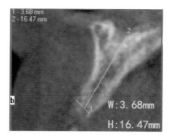

图3　术前测量上颌右侧侧切牙位点骨量

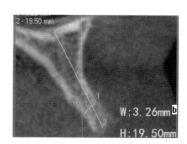

图4　术前测量上颌右侧侧切牙位点骨量

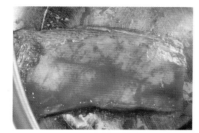

图5　制取的髂嵴部骨块

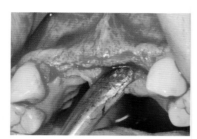

图6　植骨术前牙槽嵴顶切开翻瓣

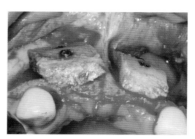

图7　受植区固定髂骨骨块

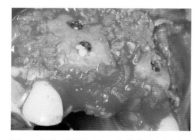

图8　自体骨屑与人工骨粉混合后充填植骨间隙

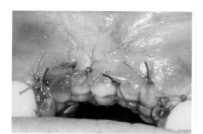

图9　严密缝合创口

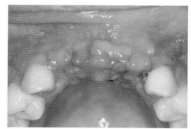

图10　植骨后拆线

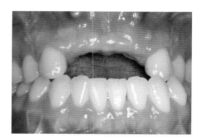

图11　植骨后6个月种植术前

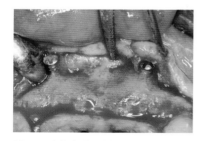

图12　种植术前翻瓣后见少量钛钉螺纹暴露

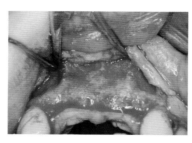

图13　取出钛钉后

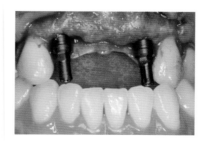

图14　携带体示植体位置方向良好

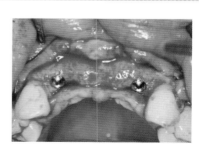

图15　种植术后

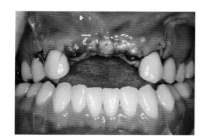

图16　种植后严密缝合创口

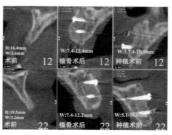

图17　CBCT测量骨量变化

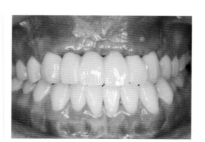

图18　早期修复戴牙当天

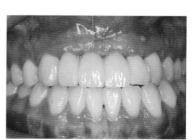

图19　早期修复1个月

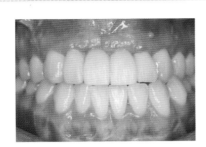

图20　早期修复2个月

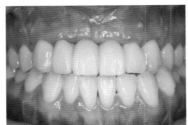

图21　早期修复3个月

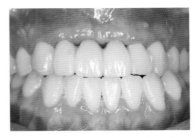

图22　早期修复3个月打开三角间隙

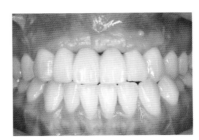

图23　早期修复4个月

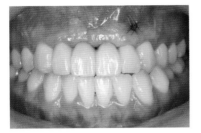

图24　早期修复7个月切除软组织增生后

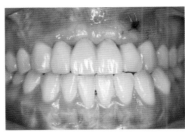

图25　早期修复7个月调改桥体部形态为卵圆形并高度抛光

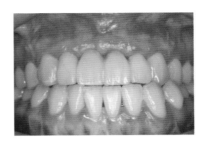

图26　早期修复8个月

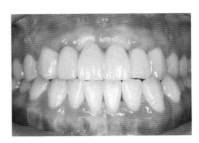

图27　早期修复8个月调改后

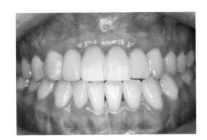

图28　早期修复10个月

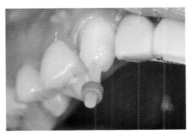

图29　根管治疗后的上颌右侧尖牙行纤维桩修复

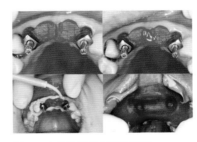

图30　个性化转移杆开窗取模

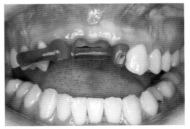

图31　Index引导下试戴个性化氧化锆基台

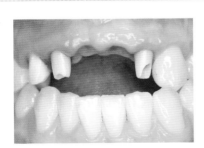

图32　个性化氧化锆基台于口内就位

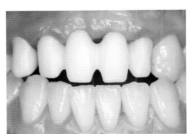

图33　氧化锆基底于口内就位咬合正面像

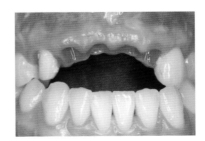

图34　袖口正面像

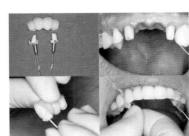

图35　预粘接

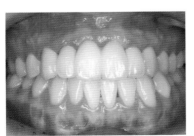

图36　戴入全瓷修复体正面像

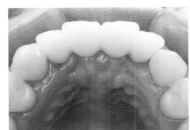

图37　戴入全瓷修复体局部舌侧像

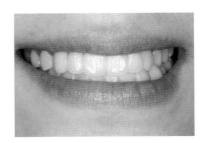

图38　永久修复后微笑像

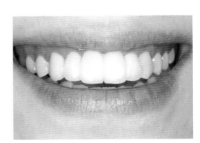

图39　永久修复后大笑像

三、讨论

1. **硬组织扩增**　连续多颗牙缺失的美学区常存在软硬组织在垂直向或水平向的缺损,当前有多种骨增量手术,包括:GBR技术、骨劈开术、自体块状骨移植技术等。GBR技术是种植外科常用的骨增量技术,但是,GBR技术对于严重骨缺损患者的骨增量效果是有限的。自体骨移植被认为是植骨的金标准,可以较好地解决此类患者骨量不足的问题,取骨部位可以是下颌骨外斜线、颏部、髂骨、颅骨等。下颌骨外斜线以皮质骨为主,比颏部可取得更多骨量,该区域骨块致密,强度大,是理想的取骨部位,但由于患者偏瘦,下颌骨骨板较薄,取骨后容易发生下颌骨骨折等并发症,因此考虑在髂嵴前部取骨。对于植骨量要求较大的上颌前部严重骨缺损,髂骨移植可获得较大骨量。植骨后6个月骨块愈合良好,没有发生骨坏死、骨暴露、软组织裂开等并发症。有学者报道使用且仅使用自体骨的移植,其半年内骨的吸收率最高可达60%,而Bio-Oss®骨粉可显著缩短成骨的时间及愈合期,自体骨可提供成骨细胞,从而诱导Bio-Oss®颗粒周围的新骨形成。

2. **临时修复体与个性化转移**　种植外科尽最大可能保存或重建种植区的软硬组织后,种植修复如何通过种植体支持式的临时修复体对种植体周围牙龈软组织形态进行塑形,为最终永久修复获得美学效果奠定基础,仍是美学区种植修复中具有挑战性的工作。

本病例采用聚甲基丙烯酸甲酯(PMMA)经CAD/CAM技术进行直接切削来制作临时修复体,既有效节省技师操作的时间,也缩短了患者的戴牙时间,PMMA是一种具有强度高、韧性大、抗折断和不易脆裂等特性的高分子聚合物。Labban等报道这种材料刺激产生的促炎性细胞因子最少,适合制作临时修复体,其在强度、美观、生物相容性等方面具有一定优势,有利于

牙龈的恢复,对牙龈乳头的生长具有一定促进作用。

本病例采用了动态加压技术来处理软组织,在正确的位置施加一定压力进行挤压与引导,再通过周期性的复诊,调磨临时修复桥,创建软组织充填的空间,最终获得了较为理想的与周围软组织相和谐的连续的龈缘曲线。

完成牙龈软组织诱导成形后,如何将新形成的穿龈形态和桥体部的软组织形态转移到最终的工作模型上是非常关键的。已知有以下三种常见方法:一是直接在口内于转移杆与袖口间注入流动树脂并固化制取印模;二是在口外用硅橡胶制取临时修复体颈部形态并制作个性化转移杆制取印模;三是在口内临时修复体上制作固位沟,直接制取印模。本病例采用了方法二,这样制作的个性化转移杆完全复制了临时修复体的穿龈形态,制取的模型上袖口形态清晰完整,效果可靠,提示该方法的可行性。有学者也指出了该方法较在患者口内直接制作个性化转移杆而言,避免了树脂凝固时产热对牙龈软组织的损伤,利于植体周围牙龈软组织的健康与长期稳定。

3. **永久修复**　在美学区的种植治疗,基台选择也是非常关键的,本病例选择了骨水平的种植体,其优点在于能够建立个性化的穿龈轮廓,自行控制修复体边缘的最终位置,永久修复体选择了个性化氧化锆基台,生物相容性好,经牙龈塑形后软组织形态稳定,医生可以根据具体情况自由调整修复体的角度、位置及最终边缘,美学效果良好。Welander等学者在2008年根据一项动物实验发现,金合金基台周围的上皮屏障和边缘骨向根方移位,而钛和氧化锆基台的周围软组织较稳定。Passos等学者在2016年报道了一项长达12年随访的回顾性研究,指出使用平台转移技术以及氧化锆基台的种植修复可以在很长一段观察时间内获得成功,并指出这种修复方式在前牙美学区是一种可行的治疗选项。

参考文献

[1] 周磊,徐世同,徐淑兰,等.自体骨移植术中引导骨再生技术的应用研究.实用口腔医学杂志,2008,24(4):544-546.

[2] Labban N, Song F, Al-Shibani N, Windsor LJ. Effects of provisional acrylic resins on gingival fibroblast cytokine/growth factor expression. The Journal of Prosthetic Dentistry, 2008, 100(5): 390-397.

[3] Wittneben J-G, Buser D, Belser UC, Brägger U. Peri-implant soft tissue conditioning with provisional restorations in the esthetic zone: the dynamic compression technique. The International journal of periodontics & restorative dentistry, 2013, 33(4): 447-455.

[4] 冯琳琳,王芳娟,胡秀莲,林野.种植个性化转移杆在上颌前牙种植美学修复中的应用.现代口腔医学杂志,2012, 26 (2):80-82.

[5] Welander M, Abrahamsson I, Berglundh T. The mucosal barrier at implant abuments of different materials. Clin Oral Implant Res, 2008, 19(7):635-641.

[6] Sheila Pestana Passos, Bernie Linke, Hannu Larjava, David French. Performance of zirconia abutments for implant-supported single-tooth crowns in esthetic areas: a retrospective study up to 12-year follow-up. Clinical Oral Implant Research, 2016, 27: 47 - 54.

李德超教授点评

美学区连续多颗牙缺失常存在垂直向或水平向软硬组织的缺损,这些都大大增加了种植修复的美学风险。为了减少这些风险,该病例硬组织应用了自体骨块和人工骨粉混合移植,减少了移植骨的吸收率。软组织通过对临时冠进行动态加压来获得理想的牙龈外形。为获得良好的美学效果,基台的选择也至关重要,该病例选择了个性化氧化锆基台,减少了后期由于牙龈萎缩而带来的美学问题。

上颌左侧尖牙种植美学修复1例

谢智敏 赵佳明 曲哲 周立冬 大连市口腔医院种植科

摘要

目的：前牙缺失后，软硬组织美学要求高是前牙缺失种植美学修复需解决的重难点问题。本病例通过对上颌左侧尖牙缺失的患者应用即刻修复及牙龈诱导成形技术，探讨其临床美学、功能效果。**材料与方法**：24岁男性患者，左上前牙缺失半年，要求修复。检查见上颌左侧尖牙缺失，缺失区牙槽嵴略萎缩。CBCT检查示根尖区骨宽度尚可。常规种植后获得良好的初始稳定性，行聚合瓷临时修复体即刻修复，进行牙龈诱导成形，6个月后获得良好的牙龈形态以及与邻牙协调的穿龈轮廓，最终行个性化全瓷基台、全瓷冠永久修复，以期获得较好的美学及功能效果。**结果**：永久修复后，种植体骨结合良好，上颌前牙唇侧丰满。红色美学PES评分为满分14分，白色美学WES评分为满分10分，患者对种植体周围软组织及永久修复体的颜色、形态表示满意，咀嚼功能良好。**结论**：种植后获得良好的初始稳定性，使用聚合瓷临时修复体进行牙龈诱导成形，能够获得良好的牙龈形态以及与邻牙协调的穿龈轮廓，最终采用个性化全瓷基台、全瓷冠永久修复，具有较好的美学、功能效果，患者满意。

前牙缺失对患者美观及功能影响较大，而普通种植修复常存在有空牙期或需摘戴局部活动义齿、软硬组织美学要求高的问题，因此前牙区的美学种植修复是当下的研究热点。本文为对上颌单颗前牙种植美学修复的病例。

一、材料与方法

1. **病例简介** 24岁男性患者，左上前牙缺失半年，要求无空牙期种植修复。口内检查见上颌左侧尖牙缺失，缺失区牙槽嵴萎缩，表面黏膜不平整。中等笑线，牙龈生物型：中，牙龈乳头丰满度：中度，邻牙无倾斜移位，轻度深覆𬌗。口腔卫生：良好。CBCT检查显示：骨高度17.46mm，根尖区骨宽度尚可（6.80mm）。骨密度：一般，骨质分类：Ⅱ类，无疏松影像，邻牙根尖无暗影，根尖与牙周组织未见异常。既往体健，无材料、药物过敏史，无心脏病、高血压、糖尿病等系统性疾病病史。患者要求无空牙期，美学效果好，修复体使用年限长。

2. **诊断** 上颌牙列缺损（上颌左侧尖牙缺失）。

3. **治疗计划** （1）上颌左侧尖牙位点常规种植，聚合瓷临时修复体即刻修复。（2）定期复诊，检测种植体周围软硬组织状态，同时诱导软组织成形。（3）6个月后，种植体无松动，软硬组织稳定，软组织诱导成形后永久修复，拟行个性化全瓷基台和全瓷冠修复。

4. **治疗过程**

（1）术前准备（2015年9月）：初诊，完善口内检查及辅助检查，拍摄CBCT（Kavo 卡瓦，Germany）示：牙槽骨高度为17.46mm，骨宽度为4.33mm。明确诊断，进行美学风险评估，患者与外科医生、修复医生共同制订种植修复方案。

（2）外科手术（2015年9月）：消毒、局麻下于上颌左侧尖牙区牙槽嵴顶水平切口，翻瓣，常规植入1颗种植体（Straumann®，3.3mm×14mm，NC BL，Switzerland），植入扭矩大于35N·cm，获得良好的初始稳定性，严密对位缝合。

（3）即刻修复：用成型树脂制作的key转移种植体三维位置，在临时基台上制作硬质树脂聚合瓷（Ceramage，SHOFU松风，Japan）冠临时修复，进行软组织诱导成形。

（4）拆线、复查：术后7天拆线，见软组织愈合良好。定期复查，监测种植体和软组织的稳定性和口腔卫生状态，并进行卫生维护和指导。

（5）永久修复（2016年3月）：临时修复6个月后种植体周围软硬组织协调、稳定，牙龈袖口形成，以Filtek TM Z350 XT流动树脂（3M ESPE，USA）个性化转移牙龈袖口形态、种植体三维位置，DMG哈尼格二代轻体＋重体制备个别托盘开窗取模，制作个性化CAD/CAM Zenostar全瓷基台、全瓷冠（Wieland，Germany）。用成型树脂制作的key引导基台就位，最终安装纵向螺丝固位全瓷基台。将RelyXTM Unicem自粘接通用树脂水门汀（3M ESPE，USA）注入全瓷冠，应用椅旁制作的硅橡胶粘接代型，去除多余粘接剂，使之在全瓷冠内均匀覆盖，粘接全瓷冠，完成永久修复。

二、结果

永久修复后，种植体骨结合良好，上颌前牙唇侧丰满。患者对种植体周围软组织及永久修复体的颜色、形态表示满意，咀嚼功能良好，无明显不适。永久修复后对红色美学PES评分：近中龈乳头、远中龈乳头、牙槽突外形、软组织颜色、软组织质地、软组织形态、唇侧龈缘水平均为满分2分，总分为14分（满分14分）；白色美学WES评分为满分10分，具体为：牙冠形态、牙冠外形轮廓、牙冠颜色、牙冠表面质地、透明度/个性化均为满分2分。患者对最终修复效果表示满意。

种植后获得良好的初始稳定性，行即刻修复，使用聚合瓷临时修复体进行牙龈诱导成形，能够获得良好的牙龈形态以及与邻牙协调的穿龈轮廓，最终采用个性化全瓷基台、全瓷冠永久修复，具有较好的美学、功能效果，患者满意。

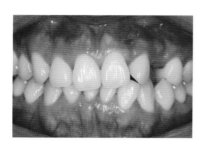

图1　术前正面像

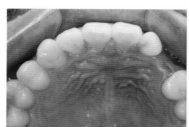

图2　术前殆面像

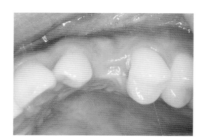

图3　术前殆面局部像

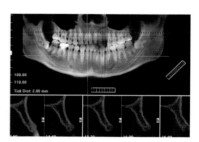

图4　术前CBCT

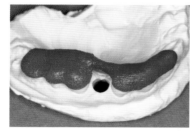

图5　模型上制作key

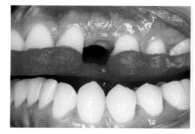

图6　术前口内试戴key

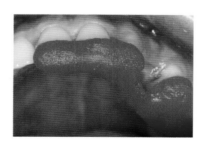

图7　术前口内试戴key

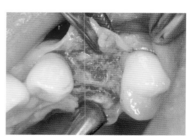

图8　牙槽嵴顶切口、翻瓣

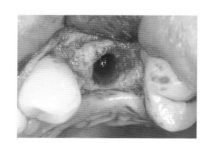

图9　制备种植窝

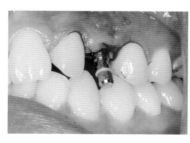

图10　植入种植体

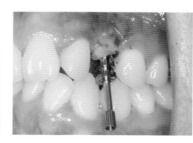

图11　安装开窗印模转移杆

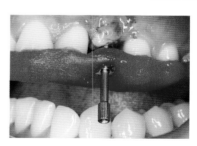

图12　成型树脂连接转移杆，转移种植体三维位置

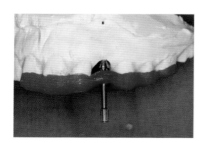

图13　转移种植体三维位置到石膏模型上

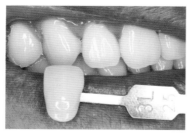

图14　对侧同名牙比色

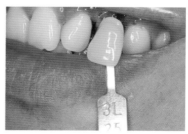

图15　邻牙比色

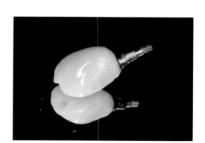

图16　聚合瓷临时修复体

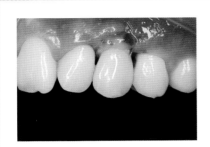

图17 戴临时修复体

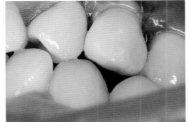

图18 戴临时修复体（局部像）

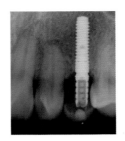

图19 临时修复体X线片

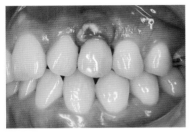

图20 术后7天拆线

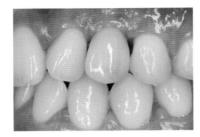

图21 术后1个月复查

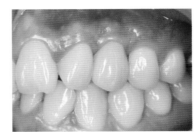

图22 术后2个月复查

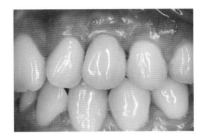

图23 术后3个月复查

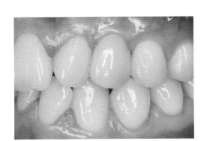

图24 术后4.5个月复查

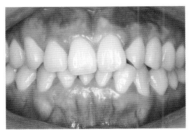

图25 术后6个月（正面像）

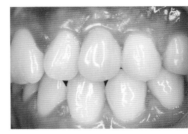

图26 术后6个月（局部像）

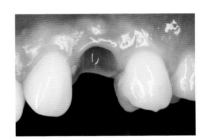

图27 牙龈塑形6个月后牙龈袖口

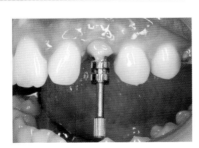

图28 转移杆就位后，流动树脂转移牙龈袖口

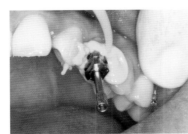

图29 转移杆颈部注入DMG轻体

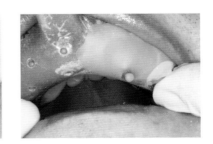

图30 DMG轻体+重体个别托盘开窗印模

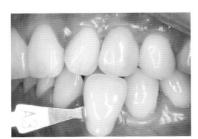

图31 比色

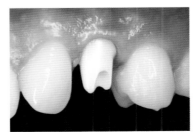

图32 戴入全瓷基台（正面像）

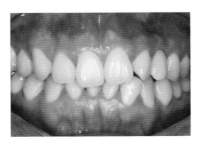

图33 戴入永久修复体（正面像）

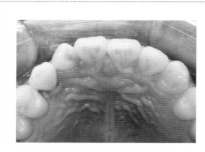
图34　戴入永久修复体（殆面像）

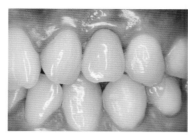
图35　戴入永久修复体（局部像）

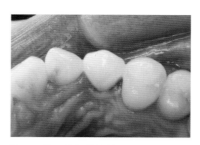
图36　戴入永久修复体（殆面局部像）

三、讨论

种植后具有良好的初始稳定性，可当天戴入聚合瓷临时修复体即刻负荷。聚合瓷具有高透明度、与天然牙体相近的强度和弹性模量，可后期加瓷及椅旁调磨，因此选用聚合瓷制作的临时冠对牙龈诱导成形。定期复诊，监测种植体稳定性、牙龈形态。6个月后，获得稳定、良好的牙龈形态以及与邻牙协调的穿龈轮廓，最终在成型树脂key的引导下，安装纵向螺丝固位个性化全瓷基台，戴入全瓷冠进行永久修复；为防止粘接剂溢出到牙龈下，借助粘接代型粘接全瓷冠，保障美学效果及避免种植体周围炎。

参考文献

[1] 刘宝林.口腔种植学.北京：人民卫生出版社，2011.

[2] Buser D, Dura K. Localized ridge augmentation using guided bone regeneration. II .Surgical procedure in J Periodontics Restorative Dent, 1995, 15(1):10–29.

[3] Teixeira MF,Ramalho SA,de Mattias Sartori IA,Lehmann RB.Finite element analysis of 2 immediate loading systems in edentulous mandible: rigid and semirigid splinting of implants.Implant Dent, 2010 Feb, 19(1):39–49.

[4] Maiorana C, Speroni S, Herford AS, Cicciù M.Slow Orthodontic Teeth Extrusion to Enhance Hard and Soft Periodontal Tissue Quality before Implant Positioning in Aesthetic Area.Open Dent J, 2012, 6:137–142.

[5] Fürhauser R,Florescu D.Evaluation of soft tissue around single–tooth implamt crowns:the pink esthetic score.Clin Oral Implants Res,2005,16(6):639–644.

周延民教授点评

本病例采用延期种植的方式，植入种植体后制备临时牙，临时修复6个月，期间对软组织进行诱导从而达到牙龈塑形的目的，最终使牙间乳头完全充满邻间隙，戴入永久修复体后美学效果好，建议在戴入永久修复体之前拍摄根尖片对骨结合情况进行评估，本病例设计合理、图片清晰、文字描述准确，最终达到的修复效果较好，是理想的种植范例。建议长期随访以观察疗效。

美学区分期种植单冠修复病例1例

钱姝娇　上海交通大学医学院附属第九人民医院口腔种植科

摘要

前牙区单牙种植骨量不足的病例属于种植治疗中较为复杂的病例。本病例中患者因左上缺牙区牙槽骨缺损程度较严重，通过GBR骨增量+分期种植的方式，获得了理想的美学修复效果。

口腔种植已经成为牙列缺损（失）的重要治疗方式。相比较后牙区的种植治疗，前牙美学区的种植治疗对医生而言是更大的挑战。除了达到理想的骨结合状态，前牙区的种植还需要满足患者对美观、发音等方面的要求。同时，前牙区拔牙后的牙槽骨会经历明显的吸收，从而造成种植区域骨量不足，难以达到以修复为导向的种植效果。而部分前牙缺失患者，骨量缺失的程度尤为严重，造成种植体植入的初始稳定性欠缺，就需要进行分期的种植体植入。

一、材料与方法

1. 病例简介　25岁患者男性，左上前牙因外伤而拔除6个月，曾于外院行活动义齿治疗。希望采用种植修复方法恢复左上前牙。全身情况良好，无手术禁忌证，无嗜烟酒史。初诊检查发现上颌左侧侧切牙缺失，近远中间隙较大，唇侧牙槽嵴轮廓凹陷，角化龈宽度可，笑线中等，厚龈型，前牙III度深覆𬌗，上颌左侧中切牙及尖牙无松动、无龋损、无叩痛，牙龈无红肿，BOP（－）。X线示上颌左侧侧切牙牙槽骨密度影较低。

2. 诊断　牙列缺损（上颌左侧侧切牙）、深覆𬌗。

3. 治疗计划　针对该患者上颌左侧侧切牙牙槽骨量不足的情况，治疗设计为上颌左侧侧切牙区行种植术+GBR骨增量术。根据术中翻瓣情况，确定是否需要分期种植。

4. 治疗过程

（1）局部必兰浸润麻醉下，切开上颌左侧侧切牙区牙槽嵴顶黏骨膜，并于上颌左侧尖牙远中做垂直切开。翻开全厚瓣，拔牙窝未完全愈合，腭侧牙槽骨缺损，见大量肉芽组织，牙槽骨唇侧亦见明显凹陷，唇侧骨壁约1mm。判断剩余骨量不足以提供种植体初始稳定性，决定采用GBR进行一期植骨术。植入Bio-Oss®骨粉0.5g（0.25~1.0mm）+0.25g（1.0~2.0mm），覆盖Bio-Gide®生物膜25mm×25mm。行黏骨膜减张，拉拢黏膜无张力缝合。

（2）术后9个月，患者至我处行种植体植入术。检查示牙槽骨宽度较术前有明显的改善，软组织愈合可。局麻下切开上颌左侧侧切牙牙槽嵴顶黏骨膜翻开。球钻定点，逐级备洞。植入Straumann® tissue-level SLA 种植体，初始稳定性可，拉拢缝合埋入式愈合。

（3）种植体植入术后3个月，行二期手术，更换愈合帽，并取模制作临时冠。戴入临时冠软组织塑形，因近远中间隙较大，上颌左侧侧切牙、尖牙间留有间隙，患者对牙冠和软组织形态较为满意。每2~3个月复查，椅旁调整穿龈轮廓。

（4）戴入临时冠6个月后，个性化取模制作全瓷修复体。

（5）24个月后复查，牙冠完整，牙龈水平和邻牙较为协调，龈乳头充填状况可，患者满意。

二、结果

本病例中，前牙区骨量不足，且不提供种植体初始稳定性。经过一期GBR植骨，获得理想的骨量条件；再于二期行修复导向的种植体植入；通过与患者的沟通，保留了上颌左侧侧切牙与尖牙的间隙，最后获得了长期的、理想的美学修复效果。

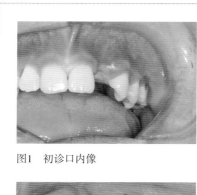

图1　初诊口内像

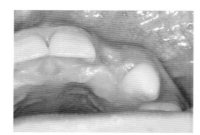

图2　初诊殆面像

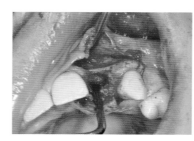

图3　一期手术翻瓣

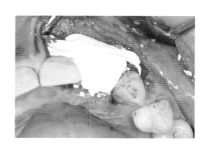

图4　一期GBR

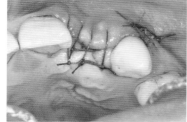

图5　一期手术缝合

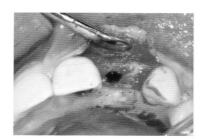

图6　二期翻瓣备洞

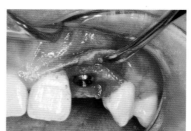

图7　二期种植体植入

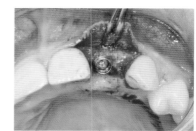

图8　二期种植体植入殆面像

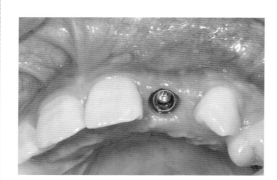

图9　种植体植入术后8周

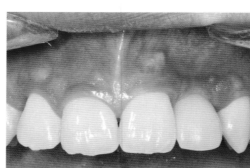

图10　临时冠戴入

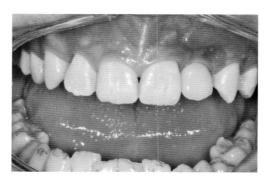

图11　最终修复体戴入

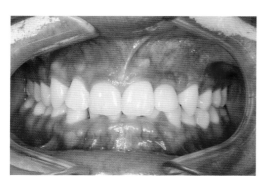

图12　2年后复查口内像

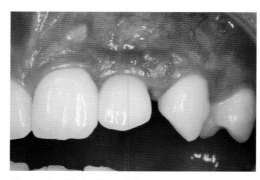

图13　2年后复查局部放大像

三、讨论

前牙区单牙种植骨量不足的病例属于种植治疗中较为复杂的病例。本病例患者解剖条件、口腔卫生习惯，是最终获得理想美学修复效果的重要因素之一。患者中等笑线、厚龈型，不吸烟，口腔卫生较为理想。同时，如何把握同期种植体植入的适应证也十分重要。如果无法获得种植体的初始稳定性，或者牙槽骨宽度4mm以下则需要行分期种植体植入术。而在行GBR骨增量术时，至少两壁骨袋的骨增量效果比较好。在本病例的一期植骨过程中，患者的骨缺损形态分可分类为三壁骨袋，良好的空间维持和血供条件，是保证植入人工材料获得理想成骨效果的重要因素。另外，由于缺牙近远中间隙较大，本病例选择保留了上颌左侧侧切牙远中间隙，此时，与患者的沟通尤其重要。

参考文献

[1] Buser D. 20 Years of Guided Bone Regeneration in Implant Dentistry.2nd Ed. Hanover Park:Quintessence Pub, 2009.

[2] Sculean A, Nikolidakis D, Schwarz F. Regeneration of periodontal tissues:Combinations of barrier membranes and grafting materials–Biological foundation and preclincial evidence: A systematic review. J Clin Periodontal, 2008,35:106–116.

[3] Cochran DL, Buser D,ten Bruggenkate CM. The use of reduced healing times on ITI implants with a sandblasted and acid–etched (SLA) surface: early results from clinical trials on ITI SLA implants. Clin Oral Implants Res, 2002,13:144–153.

陈键教授点评

美学区单牙种植修复合并骨量不足的病例，对术者的外科骨增量技术及美学设计思路均有较高的要求。美学区单颗牙缺失后往往伴随唇侧骨壁的吸收，给种植体理想的三维位置及初始稳定性获得造成一定困难，该病例术者通过一期GBR术形成良好的骨床条件后，再二期行种植体植入，可以获得理想的初始稳定性及三维位置。在修复方面，利用临时义齿引导成形牙龈，形成良好的牙龈乳头、穿龈轮廓，最终的全瓷冠也取得了较好的白色美学效果。但是，在临时冠成形牙龈的过程中，是否可通过适当调整临时冠颈部形态形成更理想的龈线效果，从而获得更完美的红色美学。以修复为导向的美学区种植治疗已成为临床关注的热点及难点，该病例整体设计及临床程序均较完善。

数字化种植外科导板辅助美学区连续多牙缺失的种植修复

王庆福[1]　张健[1]　马晓丽[2]　1. 天津市口腔医院（南开大学口腔医院）口腔种植中心　2. 天津市口腔医院（南开大学口腔医院）国际诊疗中心

摘 要

目的：利用数字化种植外科导板辅助美学区连续多牙缺失的种植，保证种植体三维位置的同时减小手术创伤，实现理想的修复效果。**材料与方法**：患者为年轻女性，外伤导致上颌上颌右侧侧切牙至左侧侧切牙连续缺失。术前CBCT显示上颌右侧侧切牙至左侧侧切牙均伴随不同程度骨缺损，其中上颌右侧侧切牙骨量严重不足，骨宽度约3mm。制订种植修复方案：首先制取诊断模型，并完善修复信息。在数字化种植外科导板的设计软件中精确安放种植体位置，设计种植位点为上颌双侧中切牙、侧切牙设计为悬臂。术中在数字化种植外科导板的辅助下植入种植体，并同期行引导骨组织再生术。上部结构修复采用上颌右侧侧切牙至左侧侧切牙连冠修复。**结果**：种植体植入顺利，三维位置符合术前设计，最终修复效果理想。**结论**：数字化种植外科导板保证了种植体之间的足够骨量，又减少了复杂植骨的创伤。利用数字化导板可轻松实现种植体位置的理想，并保证了最终的修复效果。

上颌前牙区具有特殊的位置和解剖结构，是高风险美学区。在实际的临床操作中，前牙区种植会面临骨量不足、种植体位置要求高、解剖条件特殊、美学要求高等困难因素。因此，上颌前牙区种植对于种植医生的要求更高。由于临床医生经验不足、局部骨量不理想等常常会导致严重的美学并发症。建议种植经验尚浅的临床医生在面临前牙区种植时，无论是单颗还是多颗缺失，都应制作数字化导板，来帮助实现种植体位置的精确，降低种植外科或修复并发症发生率。

一、材料与方法

1. 病例简介　女性患者，外伤导致上颌上颌右侧侧切牙至左侧侧切牙缺失。术前CBCT显示缺牙区骨高度理想，其中上颌右侧中切牙至左侧侧切牙骨宽度为5~6mm，而上颌右侧侧切牙骨宽度约3mm，骨量严重不足。

2. 治疗计划　与患者制订最终修复方案为上颌双侧中切牙、左侧侧切牙植入种植体，同期行引导骨组织再生术。修复设计采用上颌右侧侧切牙至左侧侧切牙联冠修复，上颌右侧侧切牙为悬端。

3. 治疗过程

（1）术前拍摄CBCT。制取模型，并在模型中诊断排牙。

（2）将具有修复信息的诊断模型扫描影像与术前CBCT整合。在彩立方数字化导板设计软件中精确设计种植体位置。

（3）在修复信息引导下，于上颌双侧中切牙、左侧侧切牙位点设计种植体，保证种植体三维位置的理想。

（4）牙支持式数字化种植外科导板制备完成后，术前进行口内试戴。

（5）术中全层翻瓣，在数字化种植外科导板辅助下预备种植体窝洞。植入种植体，并同期行引导骨组织再生术。

（6）二期术后行上部结构修复。上颌右侧侧切牙至左侧侧切牙为联冠修复。

二、结果

种植体三维位置符合术前设计，植骨成骨理想。最终修复效果符合术前设计。种植术前设计数字化种植外科导板，保证了种植体三维位置的精确，为后期修复效果的长期稳定提供了根本保障。

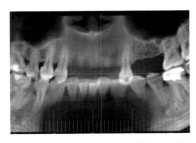

图1 上颌右侧侧切牙至左侧侧切牙缺失，骨高度理想

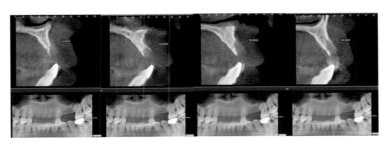

图2 CBCT显示上颌右侧侧切牙骨宽度明显低于其他缺失牙

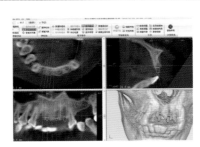

图3 精准放置种植体位置

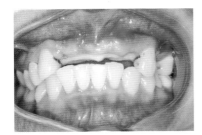

图4 术前口内像

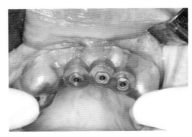

图5 彩立方数字化种植外科导板就位

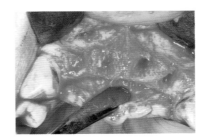

图6 术中翻瓣

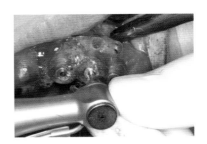

图7 数字化导板引导备洞

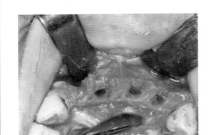

图8 备洞完成

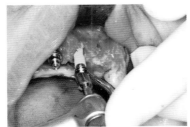

图9 植入种植体

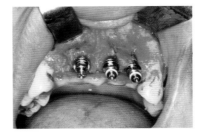

图10 种植体（Osstem）植入完成

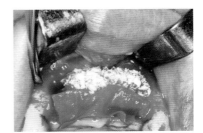

图11 利用Bio-Oss®恢复唇侧骨量

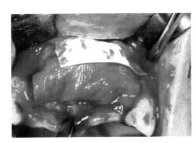

图12 覆盖Bio-Gide®可吸收生物膜

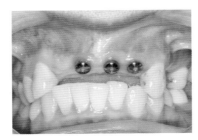

图13 二期术后更换愈合基台

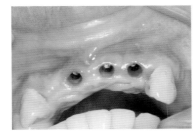

图14 软组织成形理想

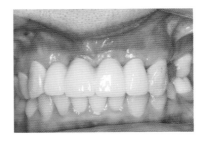

图15 修复体载入

三、结论

1. 美学区的种植治疗被视为高度复杂的临床程序，需要按照已修复为导向的理念进行完善的术前计划和精确的临床操作。通常将美学区定义为大笑时可见的任何牙–牙槽骨部分。一般对于单颗牙缺失而言，如果相邻的天然牙的硬组织和软组织完整，在严格遵循临床准则的前提下植入种植体，种植修复的美学和远期效果都是可以保证的。但对于美学区连续多牙缺失，则很难对最终效果进行预期，主要是由于连续多牙缺失的缺损区骨和软组织通常都存在垂直向和水平向缺损。

2. 美学区修复的主要目标是尽可能多地保存种植体周围的骨高度。就相邻种植体而言，必须保证相邻种植体在牙槽嵴顶之间的距离至少为3mm。在种植体之间的距离受限时，可采用种植体支持的桥体或悬臂。与连续植入多颗种植体的潜在不良后果相比，桥体或悬臂可能会产生更理想的修复效果。

3. 当连续多牙缺失时，临床操作中术者缺乏直观的植入参考标志。因此，数字化种植外科导板的应用显得非常必要。种植术前设计数字化种植外科导板，保证了种植体三维位置的精确，为后期修复效果的长期稳定提供了根本保障。

参考文献

[1] 宿玉成. 口腔种植学 第2版. 北京：人民卫生出版社，2014.

[2] Reyes A, Turkyilmaz I, Prihoda TJ.Accuracy of surgical guides made from conventional and a combination of digital scanning and rapid prototyping techniques. J Prosthet Dent, 2015, 113(4): p. 295–303.

[3] 刘宝林. 口腔种植学. 北京：人民卫生出版社，2011.

唐志辉教授点评

种植体三维位置是影响美学区种植修复效果的重要因素，术者运用数字化种植外科导板，保证了种植体位置的精确，降低了种植并发症的发生率，取得了较好的修复效果。如果在植入种植体之前通过结缔组织移植来弥补唇侧软组织量不足，在修复阶段应用临时冠逐步塑形牙龈，美学效果可能还能更好。

即刻种植联合GBR在外伤前牙的种植美学修复

姜宝岐　郭倩倩　哈力代·东木拉提　袁洁　李麒　山东大学口腔医院种植科

摘要

目的：观察前牙外伤后正畸治疗过程中即刻种植美学修复的临床效果。**材料与方法**：31岁女性患者，上颌右侧中切牙外伤后牙冠变色，口内检查见上颌右侧中切牙牙冠变色，牙槽骨丰满度良好。术前CBCT示上颌右侧中切牙唇侧骨壁菲薄，上颌右侧中切牙牙根内吸收。上颌右侧中切牙拟微创拔除后种植修复同期行GBR；一期手术于上颌右侧中切牙植入Osstem TS 4.0mm×13mm种植体1颗，于种植体骨壁间隙及唇侧植入Bio-Oss®骨粉0.5g，可吸收性B型胶原膜覆盖，充分减张，严密缝合。5个月后行二期手术，上愈合基台；2周后制取种植体水平闭口式印模，试戴诊断蜡型，行全瓷基台全瓷冠修复。**结果**：种植体植入术后5个月复查，X线片显示种植体骨结合良好，效果肯定，最终完成冠修复。牙冠形态、色泽逼真，唇侧骨丰满度良好，龈乳头未完全充满邻间隙，牙龈颜色、质地正常，龈缘形态与邻近天然牙相协调美学效果令患者满意。**结论**：前牙外伤后正畸治疗过程中采用即刻种植修复，可缩短患者的治疗周期，早期恢复功能及美观等，是一种良好的修复方法。

前牙及上颌牙槽骨因处于突出部位极易受到损伤，而前牙区是对美学效果要求较高的区域。近年来，伴随着美学种植原则的确立和美学种植修复技术的成熟，口腔种植进入注重美学修复的阶段。同时，随着人们生活水平的提高，多数患者十分重视前牙种植修复的美学效果。因此，上颌前牙区的美学效果是种植修复面临的重大挑战之一。本病例在前牙外伤后正畸治疗过程中，即刻植入种植体并行GBR完成骨增量，达到满意的美学修复效果。

一、材料与方法

1. 病例简介　31岁女性患者，上颌右侧中切牙外伤后牙冠变色。既往体健，否认其他重大疾病史及药物过敏史。专科检查：口腔卫生良，咬合关系为正常𬌗，开口度正常，牙体及牙周组织健康。中位笑线，中厚龈生物型，牙冠类似于方圆形。CBCT示上颌右侧中切牙唇侧骨壁菲薄，上颌右侧中切牙牙根吸收。

2. 诊断　上颌右侧中切牙牙根吸收。

3. 治疗计划　拟于上颌右侧中切牙缺牙区拟行种植修复同期行GBR；一期手术于上颌右侧中切牙植入Osstem TS 4.0mm×13mm种植体1颗，于种植体骨壁间隙及唇侧植入Bio-Oss®骨粉0.5g，可吸收性B型胶原膜覆盖，充分减张，严密缝合。5个月后行二期手术，上愈合基台；2周后制取种植体水平闭口式印模，试戴诊断蜡型，行全瓷基台全瓷冠修复，完成最终修复。

4. 治疗过程

（1）手术过程：常规消毒、铺巾，必兰局麻下，微创拔除上颌右侧中切牙，于上颌右侧侧切牙近中做斜行附加切口。翻瓣，刮匙搔刮去除牙槽窝内血凝块。先锋钻定深及方向，导向杆反复探查方向，扩孔钻逐级备洞，生理盐水冲洗，植入Osstem TS 4.0mm×13mm植体，扭矩40N·cm。于种植体骨壁间隙及唇侧植入Bio-Oss®骨粉0.5g，可吸收性B型胶原膜覆盖（1.5cm×2cm，海奥生物膜）覆盖，充分减张严密缝合。生理盐水冲洗，纱布块压迫止血。常规术后医嘱。术后当天拍摄CBCT示，种植体植入位置方向合适，唇侧骨粉填充良好，腭侧存有骨壁。

（2）术后5个月复诊：拍摄X线片，见种植体骨结合良好，骨质密度均匀。行种植二期手术，"一"字形切口，翻瓣取出覆盖螺丝，放置愈合基台。

（3）2周后复诊：形成良好的牙龈袖口，取种植体水平闭口式印模，试戴诊断蜡型，行全瓷基台全瓷冠修复，完成最终修复。上颌右侧中切牙龈颜色、质地正常，附着龈良好，点彩清晰可见；龈缘形态与邻近天然牙相协调，近远中龈乳头未完全充满邻间隙。患者对修复体美学效果满意。

（4）材料：Osstem TS手术器械（Korea），Osstem TS种植体（Korea）1颗，Bio-Oss®骨粉（Geistlich）0.5g，海奥生物胶原膜（烟台正海生物技术有限公司）。

二、结果

种植体植入5个月后复诊，X线显示种植体周围骨结合良好，植体周牙槽嵴维持了良好的骨量。临床检查见上颌右侧中切牙唇侧牙槽骨丰满，软组织愈合良好。全瓷冠戴入当天，龈袖口形态良好；牙龈曲线基本正常，与邻近天然牙相协调；近远中龈乳头略未完全充满邻间隙；牙龈颜色、质地正常，附着龈良好，点彩清晰可见。患者对修复体美学效果满意。前牙外伤后正畸治疗过程中采用即刻种植修复，可缩短患者的治疗周期，早期恢复功能及美观等，是一种良好的修复方法。

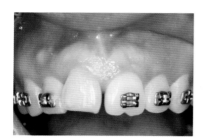

图1 术前口内正面像，显示变色牙

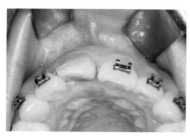

图2 术前口内殆面像，显示上颌右侧中切牙唇腭向厚度

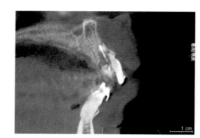

图3 术前CBCT矢状面

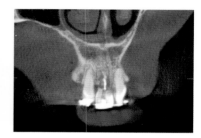

图4 术前CBCT冠状面

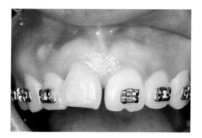

图5 术前口内像

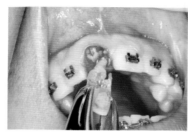

图6 术中微创拔除上颌右侧中切牙

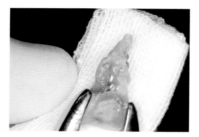

图7 显示术中拔除的上颌右侧中切牙，牙根已吸收

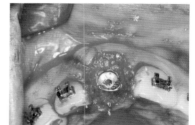

图8 种植体植入，植入骨粉，行GBR

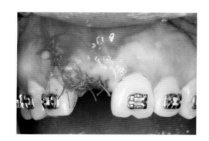

图9 充分减张，严密缝合

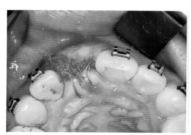

图10 充分减张，严密缝合

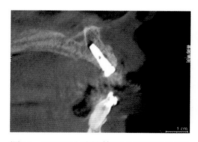

图11 CBCT示种植体植入的唇腭向位置

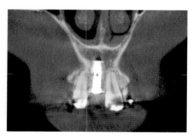

图12 CBCT示种植体植入的近远中向位置

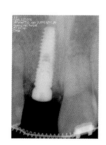

图13 术后5个月，二期手术前，X线示种植体骨结合良好

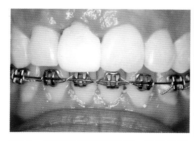

图14 二期手术后2周取模，试戴诊断蜡型

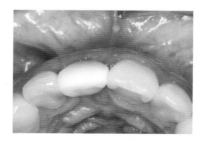

图15 二期手术后2周取模，试戴诊断蜡型

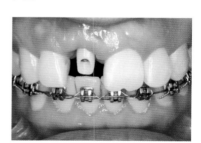

图16 口内戴入永久基台

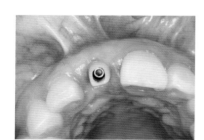

图17 口内戴入永久基台

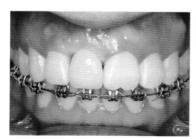

图18 口内戴入全瓷冠（正面像）

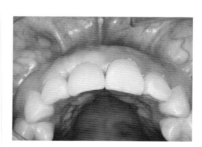

图19 口内戴入全瓷冠（殆面像）

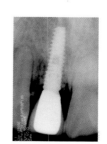

图20 戴冠后X线示牙冠及基台完全就位，边缘密合

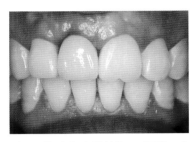
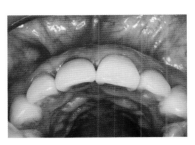
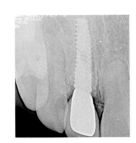

图21　戴牙后1个月复诊，正面像，上颌右侧中切牙牙龈颜色、质地正常，龈缘形态良好，近远中龈乳头高度有明显改变

图22　戴牙后1个月复诊殆面像，骨轮廓未见明显改变

图23　戴牙后1个月复诊X线片，示全瓷基台全瓷冠就位良好，近远中牙槽嵴未见明显骨吸收

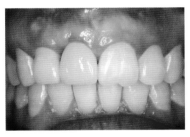
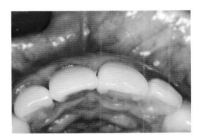
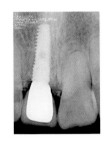

图24　戴牙后3个月复诊正面像，上颌右侧中切牙牙龈颜色、形态更为自然协调，近远中龈乳头已基本充满邻间隙

图25　戴牙后3个月复诊殆面像，殆面观骨轮廓稍有改变

图26　戴牙后3个月复诊X线片，示全瓷基台全瓷冠就位良好，近远中牙槽嵴未见明显骨吸收

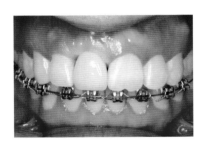
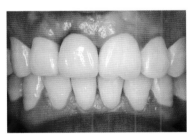
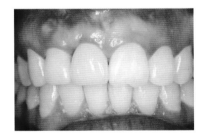

图27～图29　戴牙后当天、1个月、3个月，正面像上颌右侧中切牙牙龈颜色、质地正常，龈缘形态良好，近远中龈乳头高度有明显改变

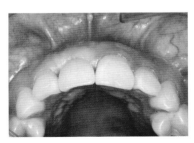
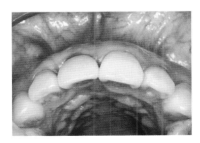
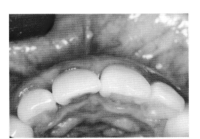

图30～图32　戴牙后当天、1个月、3个月殆面像，骨轮廓稍有改变

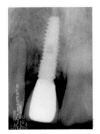
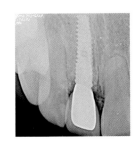
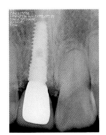

图33～图35　戴牙后当天、1个月、3个月X线片，示全瓷基台全瓷冠就位良好，近远中牙槽嵴未见明显骨吸收

应用引导骨再生术进行前牙即刻种植，解决了前牙拔除后唇侧骨缺损的不足，同时也缩短治疗疗程，获得满意效果。

三、讨论

即刻种植可有效防止牙槽嵴吸收，减少了由于牙槽骨生理性吸收造成的缺牙区骨量不足，较好地保存了牙槽嵴的高度和宽度。患者失牙后，牙槽嵴存在一个吸收过程，导致延迟种植时骨量不足，为迁就种植体不穿破骨壁而改变种植体长轴方向，最终导致后期修复时冠轴和根轴间存在角度，影响修复效果。

外伤性即刻种植同期植骨有利于恢复牙槽嵴的高度和宽度，其优点是植骨时可遵循拔牙窝周围的骨壁，使骨粉充填于种植体与骨壁之间的间隙以及增加骨高度。一般情况下，为防止唇颊侧牙槽骨的吸收及获得良好的美学修复效果，即刻种植时常将种植体沿腭侧骨壁植入，这样种植体与骨壁间常存在一定的间隙，通常认为，间隙<1mm时不需植骨，但间隙较大时，需要进行骨增量手术。GBR（引导骨再生术）是目前最常用的骨增量技术，它利用膜材料的生物屏障作用，将骨组织与周围组织隔离，使成骨细胞在膜的作用下获得优势生长，形成新骨，最大限度地发挥骨组织再生能力。

本病例微创拔除变色牙行种植术，搔刮去除血凝块后，偏腭侧备洞植入种植体，同期行GBR。从修复当天效果看外伤前牙缺失后即刻种植联合GBR可获得较理想的临床效果。对于牙龈乳头的高度及唇侧骨的维持还需要后期的观察。

参考文献

[1] 宿玉成. 美学去即刻种植的临床程序探讨. 中国口腔种植学杂志, 18 (2) :61.

[2] Belser UC，Grütter L，Vailati F, et al. Outcome evaluation of early placed maxillary anterior single-tooth implants using objective esthetic criteria: A cross-sectional, retrospective study in 45 patients with a 2-to 4-year follow-up using pink and white esthetic scores. JPeriodontol, 2009, 80(1):140-151.

[3] Farmer M，Darby I. Ridge dimensional changes following single - tooth extraction in the aesthetic zone. Clin Oral Implant Res, 2014, 25(2):272-277.

[4] De Rouck T，Collys K，Cosyn J. Immediate single - tooth implants in the anterior maxilla: A 1-year case cohort study on hard and soft tissue response. J Clin Periodontol, 2008, 35(7):649-657.

[5] Fu PS，Wu YM，Tsai CF, et al. Immediate implant placement following minimally invasive extraction: A case report with a 6-year follow-up. Kaohsiung J Med Sci, 2011, 27(8):353-356.

[6] Cosyn J，De Rouck T. Aesthetic outcome of single-tooth implant restorations following early implant placement and guided bone regeneration: Crown and soft tissue dimensions compared with contralateral teeth. Clin Oral Implants Res, 2009, 20(10):1063-1069.

[7] Buser D，Halbritter S，Hart C, et al. Early implant placement with simultaneous guided bone regeneration following single-tooth extraction in the esthetic zone: 12-month results of a prospective study with 20 consecutive patients. J Periodontol, 2009, 80(1):152-162.

[8] Barry K. Extraction Site Reconstruction for Alveolar Ridge Preservation. J Oral Implantology, 2001, 27(4) :187-192.

陈波教授点评

作者在讨论中关于即刻种植的理解有不足。在2013年第五次ITI共识会议提出了即刻种植美学成功的基本条件：（1）拔牙窝骨壁完整；（2）颊侧骨壁至少有1mm厚度；（3）厚软组织生物学类型；（4）拔牙位点/种植位点无急性感染；（5）拔牙窝腭侧及根方的骨量能够为种植体提供足够的初始稳定性；（6）种植体植入在理想的三维位置；（7）当种植完全植入拔牙窝内时，其颈部平台需要与颊侧骨壁内壁间至少有2mm的间距，此间隙中需植入低骨代谢率的骨替代材料。

临床符合上述条件可行不翻瓣即刻种植的患者比例很少。该病例为中位笑线，中厚龈生物型；牙冠类似于方圆形。CBCT示上颌右侧中切牙唇侧骨壁菲薄。采用微创拔牙翻瓣下即刻种植，结合唇侧GBR轮廓增量，获得了较为美观的效果。

但该病例切口设计，采用上颌右侧侧切牙的近中切口，瘢痕位于美学敏感部位，而且不利于增大翻瓣面积，增加了软组织减张关闭的压力。建议将附加切口设计于侧切牙或尖牙的远中。另外病例随访时间尚短，缺乏修复后CBCT唇侧骨板的影像。

上颌前牙美学区种植体取出后位点保存，延期（Ⅳ型）种植并行牙龈诱导

王彬晨　于惠　姜焕焕　柳忠豪　烟台市口腔医院

摘要

目的： 探讨上颌前牙美学区种植体因种植体周围炎取出后并行位点保存技术后行延期种植并行牙龈诱导的临床疗效。**材料与方法：** 45岁女性患者，上颌右侧侧切牙、左侧中切牙种植修复后种植体周围炎，探查后建议上颌右侧侧切牙完全刮除种植体周围肉芽组织，上颌左侧中切牙种植体取出后行位点保存，在取出种植体后完全刮除种植窝内肉芽组织，取出种植体，植入盖氏公司Bio-Collagen®胶原骨块。并于上颌右侧第一前磨牙、左侧第一前磨牙植入Ankylos®种植体各1颗，1个月后戴入上颌右侧第一前磨牙至左侧第一前磨牙过渡义齿，术后9个月行上颌左侧中切牙种植术，植入Ankylos®种植体各1颗，上颌左侧中切牙种植术后1个月，戴入上颌左侧尖牙至右侧尖牙临时固定桥，上颌左侧中切牙种植术后4个月戴入上颌右侧尖牙至右侧中切牙、左侧中切牙至左侧尖牙临时冠，诱导牙龈成形，上颌左侧中切牙种植术后14个月，上颌右侧尖牙至左侧尖牙氧化锆固定桥永久修复，定期随访复查。**结果：** 上颌左侧中切牙种植体取出并行位点保存5个月后复查，牙龈形态良好，上颌左侧中切牙区轮廓丰满，X线片示：上颌左侧中切牙区骨量充足。4个月后行种植手术，术中可见受植区骨量尚可，颊侧植入少量盖氏公司Bio-Oss®骨粉。4个月后复查，见种植体骨结合良好，戴临时冠诱导牙龈成形，9个月后最终修复，患者对前牙区美观效果满意。**结论：** 种植体取出后行位点保存技术同样能够预防牙槽嵴的吸收，并能在一定程度上增加牙槽嵴顶的骨量；盖氏公司胶原骨块对于位点保存具有很好的效果；适当地保留原有种植体，能减少手术创伤并减轻患者经济压力。

种植体周围炎使种植体周围骨质吸收并可能最终导致种植体松动取出，而种植体取出后的后续治疗显得尤为重要，种植体取出后，势必造成种植窝周围骨量的水平向和垂直向吸收，大大增加了未来种植体再植入的难度。与之伴行的是由于骨质吸收导致的软组织量的减少，包括龈缘和龈乳头的退缩，导致修复后出现"黑三角"、美学区牙龈丰满度差等美学问题，所以，在种植体取出的同时，保存甚至增加剩余的骨量及周围软组织显得尤为重要。

一、材料与方法

1. 病例简介　45岁女性患者，上颌右侧侧切牙、左侧中切牙曾于外院行种植修复治疗，并行上颌右侧第一磨牙至左侧第一磨牙烤瓷联冠修复，1个月前出现做上前牙牙龈溢脓、出血症状，未曾行牙周治疗，因影响美观及咀嚼，遂来我院种植科就诊。患者体健、不吸烟，无长期服用药物。患者对成功治疗的效果有较高的期望。患者为高位笑线，微笑时上颌前部牙齿及部分牙龈暴露。检查：上颌左侧中切牙种植体周围黏膜凹陷，挤压有脓。上颌右侧第一磨牙至左侧第一磨牙固定义齿（金属烤瓷桥）修复（上颌右侧第一磨牙、右侧第二前磨牙、右侧侧切牙、左侧中切牙、左侧第一磨牙为基牙，左侧中切牙、右侧侧切牙为种植修复），边缘密合不良，形态一般，咬合一般，𬌗面无破损，牙龈红肿。全口卫生状况一般，牙石（+）。X线片示：上颌右侧侧切牙、左侧中切牙种植体周围骨吸收明显，上颌左侧中切牙

槽骨广泛性水平吸收约2/3。上颌右侧第一磨牙至左侧第一磨牙拆除金属烤瓷桥后，见桥体下牙龈有红肿创面。该患者为中厚龈生物型。归为高度美学风险。

2. 诊断　上颌右侧第一磨牙至左侧第一磨牙不良修复体；上颌右侧侧切牙、左侧中切牙种植体周围炎；慢性牙周炎；上颌右侧第一磨牙至左侧第一磨牙牙龈炎。

3. 治疗计划　（1）牙周基础治疗。（2）拆除上颌双侧第一磨牙区间不良修复体。（3）上颌右侧第一前磨牙、左侧第一前磨牙种植术同期取出上颌左侧中切牙种植体行位点保存并治疗上颌右侧侧切牙种植体周围炎。（4）9个月后行上颌左侧中切牙延期种植并择期修复。

4. 治疗过程

（1）初诊当天，制订告知患者治疗计划，行牙周洁治。

（2）1个月后拆除不良修复体。

（3）2天后上颌右侧第一前磨牙、左侧第一前磨牙种植术同期取出上颌左侧中切牙种植体行位点保存并治疗上颌右侧侧切牙种植体周围炎。患者完全知情同意下行，常规消毒、铺巾，于上颌右侧第一前磨牙至左侧第一前磨牙阿替卡因肾上腺素（必兰）局部浸润麻醉。上颌右侧第一磨牙至左侧第一前磨牙牙槽嵴顶做横行切口，剥离术区黏骨膜，暴露术野，上颌左侧中切牙种植体周围大量肉芽组织，刮除肉芽组织，取出种植体，盖氏公司Bio-Collagen®胶原骨块。上颌右侧侧切牙种植体颈部见肉芽组织，彻底刮

除后生理盐水冲洗。生理盐水冲洗下，大球钻修整骨面。小球钻定位，扩孔钻逐级预备种植窝。导向杆反复查探种植体植入方向，最终于上颌右侧第一前磨牙、左侧第一前磨牙取植入Ankylos®种植体各1颗，植入扭矩为：25N·cm，查种植体方向和间隙良好，旋入覆盖螺丝。严密缝合创口。术后X线示：种植体位置方向好。术后嘱口服抗生素2天。

（4）术后1个月制作上颌右侧第一磨牙至左侧第一磨牙DMG临时冠修复体，桥体龈端加强丝加固。检查术区见上颌双侧第一前磨牙、左侧中切牙种植区伤口愈合良好，无红肿，口腔卫生状况一般。

（5）术后5个月行二期手术，见种植区牙龈愈合良好，愈合基台无松动。X线示：种植体周围骨结合好。消毒，阿替卡因肾上腺素（必兰）注射液局麻下行种植体二期手术，见上颌左侧中切牙区牙龈形态良好，上颌左侧中切牙区轮廓丰满，于上颌右侧第一前磨牙、左侧第一前磨牙牙槽嵴顶切开，旋下原覆盖螺丝，更换愈合基台（高度：4.5mm），缝合，术后X线示：愈合基台完全就位，上颌左侧中切牙区骨量充足。

（6）二期手术后2个月，上颌右侧第一前磨牙至左侧第一前磨牙行种植临时固定桥修复，检查见上颌右侧第一前磨牙、左侧第一前磨牙愈合基台不松，牙龈未见明显红肿，上颌右侧第一前磨牙ISQ值：颊侧腭侧70，近中远中80；上颌左侧第一前磨牙ISQ值：颊侧腭侧71，近中远中78。上颌左侧中切牙区牙龈形态良好，上颌左侧中切牙区轮廓丰满。X线片示：上颌右侧第一前磨牙、左侧第一前磨牙种植体与周围骨结合可，上颌左侧中切牙区骨量充足。上颌右侧第一前磨牙、左侧第一前磨牙种植体水平聚醚开窗取模，愈合基台消毒后安放到位。约日戴冠。

（7）取模1个月后试戴诊断蜡型，患者表示满意。愈合基台消毒后安放到位。

（8）试戴诊断蜡型后2周戴临时修复体，检查见：上颌左侧中切牙区牙龈形态良好，上颌左侧中切牙区轮廓丰满。去除上颌右侧第一前磨牙、左侧第一前磨牙临时基台，戴上颌右侧第一前磨牙至左侧第一前磨牙固定桥修复体，鉴于2周后还需行全压去种植体植入，遂桥体龈端预留间隙。

（9）手术后9个月行上颌左侧中切牙种植体植入术。检查见：上颌左侧中切牙牙龈状况好，无溃疡红肿，牙槽骨丰满度可，颊舌向宽度约7mm，对颌牙未伸长，𬌗龈高度约5mm，口腔卫生一般。患者完全知情同意下行，常规消毒、铺巾，于上颌左侧中切牙阿替卡因肾上腺素（必兰）局部浸润麻醉。上颌左侧中切牙牙槽嵴顶做横行切口，剥离术区黏骨膜，暴露术野，见术区骨量尚可。生理盐水冲洗下，大球钻修整骨面。小球钻定位，扩孔钻逐级预备种植窝。导向杆反复查探种植体植入方向，最终于上颌左侧中切牙区植入Ankylos®种植体1颗，植入扭矩为：25N·cm，查种植体方向和间隙良好，唇侧暴露1个螺纹，植入少量Bio-Oss®骨粉，盖Bio-Gide®膜，旋入愈合基台。严密缝合创口。术后X线示：种植体位置方向好。术后嘱口服抗生素2天。

（10）上颌左侧中切牙种植术后1个月，检查示：上颌左侧中切牙黏膜愈合良好，愈合基台无松动，上颌左侧中切牙区牙龈形态良好，上颌左侧中切牙区轮廓丰满。上颌右侧第一前磨牙至左侧第一前磨牙临时固定桥戴入口内，上颌左侧中切牙愈合基台与固定桥无接触。

（11）上颌左侧中切牙种植术后3个月，制取研究模型，制作诊断蜡型。

（12）上颌左侧中切牙种植术后4个月，检查见：上颌左侧中切牙种植区牙龈状况良好，无溃疡红肿。牙槽骨丰满度好，取下上颌左侧中切牙、双侧尖牙愈合基台，清理消毒种植体上部，安放转移体，行种植体水平聚醚开窗取模，安放愈合基台。

（13）2周后复诊戴牙，检查示：上颌左侧中切牙ISQ值：腭侧75，余78。旋除上颌右侧尖牙、左侧中切牙、左侧尖牙愈合帽，清理消毒。直基台试戴，就位后查方向和间隙良好。扭力扳手加力至15N·cm，置聚四氟乙烯膜。上颌右侧尖牙至右侧中切牙、左侧中切牙至左侧尖牙临时冠桥试戴，就位顺利，邻接紧边缘密合，稍调𬌗，抛光，患者满意后DMG临时粘固。清理多余粘接剂，以诱导牙龈成形。X线片示：边缘密合。

（14）术后半年来复查，检查示：上颌右侧尖牙至右侧中切牙、左侧中切牙至左侧尖牙临时冠桥完整，无明显松动，邻接点合适，边缘密合良好，咬合无高点及干扰，牙龈未见明显红肿，上颌左侧中切牙区轮廓丰满，牙龈外形良好，口腔卫生状况好。

（15）术后13个月，患者要求行种植体上部结构修复，检查示：上颌左侧中切牙区轮廓丰满，聚醚开窗取模，人工比色4R1.5。

（16）1个月后，试戴氧化锆支架，边缘密合，就位良好。

（17）术后14个月，戴永久修复体。上颌右侧尖牙、左侧中切牙、左侧尖牙直基台试戴，就位后查方向和间隙良好，扭矩15N·cm，封置聚四氟乙烯膜。上颌右侧尖牙至左侧尖牙氧化锆固定桥试戴，就位顺利，邻接紧边缘密合，稍调𬌗，抛光，患者满意后玻璃离子粘固。清理多余粘接剂。1周后复诊。

（18）戴牙后1个月后复诊，检查示：上颌右侧尖牙至左侧尖牙冠完整，无明显松动，邻接点合适，边缘密合良好，咬𬌗无高点及干扰，牙龈未见明显红肿。口腔卫生状况好，龈缘正常。上颌左侧中切牙区轮廓尚丰满。

二、结果

上颌左侧中切牙种植体取出后进行位点保存，不仅减少了缺牙区骨量及软组织的吸收，甚至起到了增加骨量的效果，5个月后复查，牙龈形态良好，上颌左侧中切牙区轮廓丰满，X线片示：上颌左侧中切牙区骨量充足。9个月后植入种植体后与骨结合好，戴临时冠诱导牙龈成形，减少了软组织的退缩，最终形成了良好的龈袖口。14个月后最终修复，患者对前牙区美观效果满意。

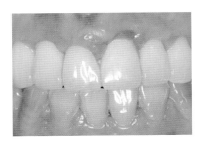

图1 初诊上颌左侧中切牙位点种植体周围黏膜凹陷，挤压有脓（2013-11-10）

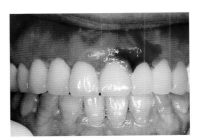

图2 初诊上颌左侧中切牙位点种植体周围探诊出血（2013-11-10）

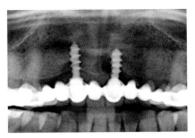

图3 初诊区段：上颌左侧中切牙位点牙槽骨广泛性水平吸收约2/3

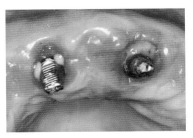

图4 术前像，牙龈红肿（2013-12-10）

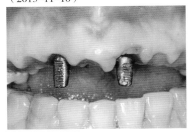

图5 术前像，牙龈红肿（2013-12-10）

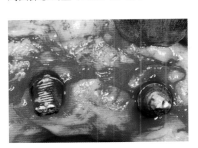

图6 术中像，拨开黏骨膜瓣，见大量肉芽组织（2013-12-12）

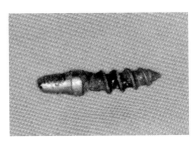

图7 术中像，取出种植体，见种植体已形变（2013-12-12）

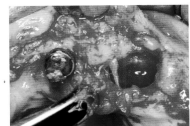

图8 术中像，刮除种植窝，见血供丰富（2013-12-12）

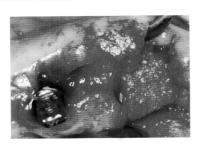

图9 术中像，植入胶原骨块（2013-12-12）

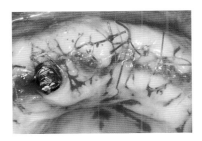

图10 术中像，严密缝合（2013-12-12）

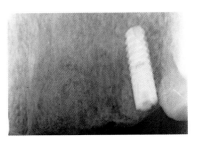

图11 术后根尖片，上颌左侧中切牙位点胶原骨块充满原种植窝（2013-12-12）

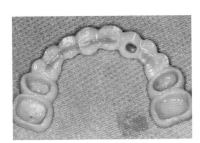

图12 临时冠（2014-11-3）

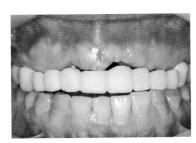

图13 戴入临时冠，临时牙对上颌左侧中切牙位点无接触（2014-11-3）

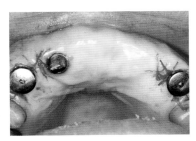

图14 二期手术完成（2014-5-17）

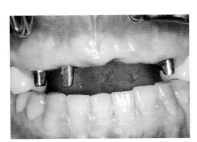

图15 上颌左侧中切牙位点种植手术前，该位点骨高度好，轮廓丰满（2014-9-7）

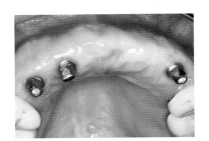

图16 上颌左侧中切牙位点种植手术前，该位点骨宽度好，轮廓丰满（2014-9-7）

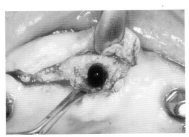

图17 上颌左侧中切牙位点种植手术，翻开黏骨膜瓣见骨量尚可（2014-9-7）

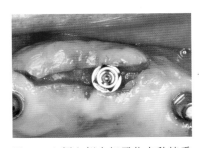

图18 上颌左侧中切牙位点种植手术，植入种植体（2014-9-7）

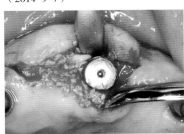

图19 上颌左侧中切牙位点种植手术，颈部颊侧植入少量骨粉（2014-9-7）

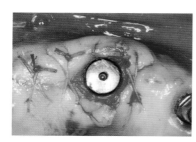

图20　上颌左侧中切牙位点种植手术，严密缝合（2014-9-7）

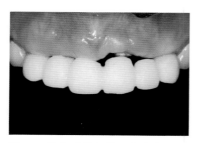

图21　戴临时修复体，修复体与上颌左侧中切牙位点愈合基台无接触（2014-10-26）

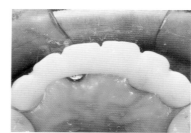

图22　戴临时修复体（2014-10-26）

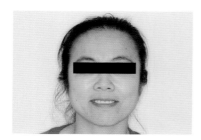

图23　戴临时修复体，患者微笑正面不暴露愈合基台（2014-10-26）

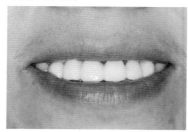

图24　戴临时修复体，患者微笑正面不暴露愈合基台（2014-10-26）

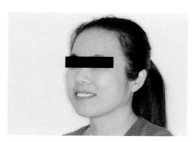

图25　戴临时修复体，患者微笑侧面不暴露愈合基台（2014-10-26）

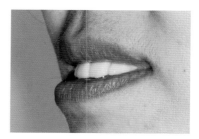

图26　戴临时修复体，患者微笑侧面不暴露愈合基台（2014-10-26）

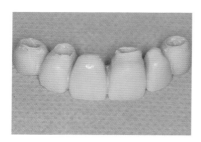

图27　戴牙龈诱导的临时修复体（2015-1-26）

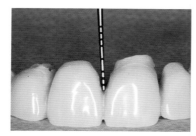

图28　戴牙龈诱导的临时修复体，上颌左侧中切牙位点近中留出适宜的空间（2015-1-26）

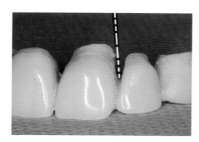

图29　戴牙龈诱导的临时修复体，上颌左侧中切牙位点远中留出适宜的空间（2015-1-26）

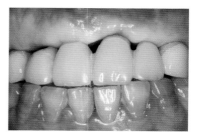

图30　戴牙龈诱导的临时修复体，上颌左侧中切牙位点近中远中有较明显的"黑三角"（2015-1-26）

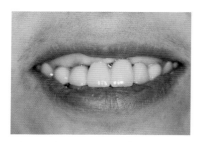

图31　戴牙龈诱导的临时修复体，患者微笑可见较明显的"黑三角"（2015-1-26）

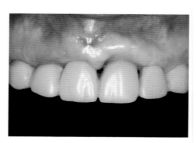

图32　复查，可见"黑三角"明显减小，唇侧牙龈较丰满（2015-12-6）

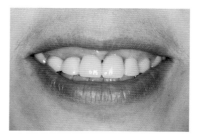

图33　复查，大笑时可见"黑三角"明显减小，唇侧牙龈较丰满（2015-12-6）

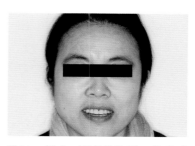

图34　复查，面相较协调，几乎无"黑三角"（2015-12-6）

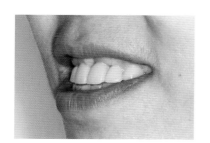

图35　复查，侧像"黑三角"不可见，唇侧牙龈较丰满（2015-12-6）

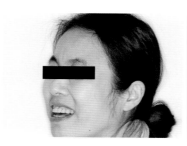

图36　复查，侧像"黑三角"不可见，唇侧牙龈较丰满（2015-12-6）

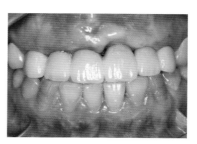

图37　戴最终修复体，"黑三角"不明显，唇侧牙龈丰满，色泽好（2015-12-20）

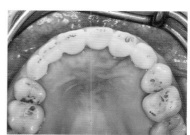

图38　戴最终修复体（2015-12-20）

三、讨论

1. 种植体取出后，再植种植体的选择。种植体取出后，我们没有选择处理原种植体再植入的方案，原因是之前有报道指出：新的粗糙的种植体表面与受过污染的种植体表面相比，发生再次骨结合的比例相差很多（22%）。其次，取出的种植体已发生弯曲对种植体应力会产生很大影响不利于骨结合及后期长期负重，最后，种植体植入时间较早，与现在的种植体无论是在表面处理还是材料使用都有较大的差距，综上所述，从长远角度考虑我们选择取出种植体从新种植。

2. 种植体取出后，手术位点的处理方法。种植体取出后，由于位点本身存在炎症并且涉及前牙美学区及患者对美学的要求较高，我们选择了保存种植体取出位点并行延期种植的治疗方案。术中照片可见，经过处理后的位点与拔牙位点有很多相似之处，如：骨壁疏松多孔，血循环丰富，使材料颗粒位置稳固，加快诱导成骨及材料降解的速度。Buser D研究表明此类方法不仅为以后的种植修复保留了充足的骨量，而且另一优势是增加了软组织量。

3. 临时冠的牙龈诱导成形的处理及时间：Grunder建议至少使用6个月的临时修复体以减少种植软组织退缩并达到软组织的美学需要。本病例中我们使用临时冠对牙龈进行了6个月以上的牙龈诱导，并将修复体穿龈部分外形设计成缩窄或呈凹形，为术后的龈缘肿胀反应提供空间并引导术后龈乳头成形，使得修复体戴入后软组织的厚度有所增加，从而提高唇侧软组织的稳定性和美学效果。

参考文献

[1] Person LG, Berglundh T, Sennerby L, et al. R e-osseointegration after treatment of peri-implantitis at different implant surfaces. An experimental study in the dog. Clin Oral Implants Res, 2001, 12(6) : 595-603.

[2] Buser D, Halbritter S, Hart C, et al. Early implant placement with simultaneous GBR following single-tooth extraction in the esthetic zone. 12-month results of a prospective study with 20 consecutive patients. J Periodontol, 2009, 80(1) : 152-162.

[3] Grunder U,TarnowD P.Gingival recession around implants:a1-year longitudinal prospective study.Int J Periodontics Restorative Dent, 2000, 20(1):11-17.

[4] Mankoo T. single-tooth implant restorations in the esthetic zone-contemporary concepts for optimization and maintenance of soft tissue esthetics in the replacement of failing teeth in compromised site.Eur J Esthet Dent,2007,2(3):274-295.

徐欣教授点评

种植体取出后的二次种植，风险较高。本病例取出感染种植体后未进行即刻种植，通过位点保留后再进行种植体植入，降低了种植风险，同时修复前的牙龈诱导也起了一定的作用。整体来说，除了种植区域的部分牙龈退缩，再次的种植修复是比较成功的。

上前牙唇侧骨缺损感染位点即刻种植同期GBR

刘明丽　曲哲　大连市口腔医院种植科

摘要

目的：上前牙残根唇侧骨板缺损合并感染位点，经彻底清创后选用即刻种植并联合GBR技术，进行前牙美学修复的病例1例。**材料与方法**：40岁女性患者，因上前牙松动疼痛要求种植修复就诊。检查上颌双侧中切牙烤瓷联冠修复，基牙松动，唇侧附着龈区红肿，上颌右侧中切牙根折，唇侧垂直向骨缺损>3mm，上颌左侧中切牙已金属桩核修复，根尖区界线清晰骨缺损，累及唇侧骨板。计划微创拔除上颌双侧中切牙患牙，清创，即刻植入2颗Straumann® 3.3mm直径骨水平种植体，种植体稳定性系数ISQ值75，同期GBR，完成唇侧骨缺损轮廓扩增。种植体植入3个月完成骨结合后应用临时基台，聚合瓷冠牙龈塑形，塑形4个月，牙龈形态相对稳定后进行氧化锆个性化基台与氧化锆全瓷冠修复。**结果**：完成骨结合后种植体稳定，种植体唇侧骨壁完整，厚度>3mm。牙龈丰满，两中切牙龈曲线对称，修复效果较为满意。**结论**：前牙唇侧骨板缺损的感染位点，经彻底清创，在能够获得良好初始稳定性的前提下，采用即刻种植，同期GBR轮廓扩增并结合临时修复体牙龈塑形技术，在前牙美学区重建牙槽嵴高度与唇侧骨壁完整性，重建适宜的牙龈丰满度与龈缘曲线形态具有可行性。

即刻种植可以减少手术次数，缩短治疗疗程，手术创伤小，患者痛苦少，一直受到临床医师与患者的青睐。大量的临床研究也证明，即刻种植能获得很好的种植体存留率。但同时也发现，即刻种植伴随着较高的唇侧牙龈退缩风险，此病例中2颗上中切牙松动，1颗唇侧骨壁垂直向缺损，另1颗因慢性根尖炎根尖区唇侧骨壁缺损，患牙微创拔除，经彻底清创，通过GBR技术完成骨增量，并同期种植，完成骨结合后临时修复体牙龈塑形，探讨即刻种植联合GBR技术，结合临时修复体牙龈塑形技术，重建缺损的唇侧骨壁，维持缺牙区唇侧牙龈丰满度，获得种植修复后良好的牙龈曲线形态的可行性。

一、材料与方法

1. **病例简介**　40岁女性患者，因上前牙松动来诊，要求种植修复。无系统性疾病，无过敏史，不吸烟，无口腔副功能。临床检查：上颌双侧中切牙烤瓷联冠，基牙III°松动，唇侧附着龈红肿，波动感。前牙安氏II类2分类内倾型深覆𬌗。口腔卫生良好，薄龈生物型，低位笑线。辅助检查：CBCT提示上颌右侧中切牙根中部斜折，唇侧骨壁缺损。上颌左侧中切牙已金属桩核修复，根尖区3mm×3mm直径骨缺损暗影，累及唇侧骨壁。上颌双侧中切牙根尖至鼻底可用骨量充足。

2. **诊断**　上颌双侧中切牙牙体缺损。

3. **治疗过程**

（1）上颌双侧中切牙微创拔除，清创，同期GBR（骨替代材料DBBM：Bio-Oss®，可吸收胶原膜：Bio-Gide®，Geistlich Pharma，Switzerland），即刻种植，骨水平种植体偏腭侧植入（3.3mm×14mm,SLA NCBL, Straumann®, Switzerland）。

（2）术后3个月种植体稳定性系数ISQ=75（Osstell ISQ, Sweden），完成骨结合，取模，应用临时基台，制作聚合瓷螺丝固位临时修复体牙龈塑形。

（3）塑形4个月后个性化转移杆聚醚橡胶（3M, USA）开窗取模，氧化锆个性化基台氧化锆全瓷冠修复。

（4）修复后1个月、3个月、每6个月复查。

二、结果

种植体骨结合稳定，唇侧骨壁完整，厚度>3mm。修复完成后牙龈丰满，两中切牙龈曲线对称，修复效果较为满意。

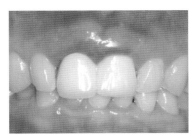

图1　术前口内像唇侧附着龈红肿

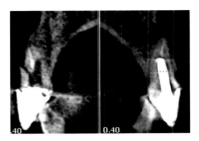

图2　术前CBCT提示上颌右侧中切牙唇侧根中斜折，唇侧骨板缺如，上颌左侧中切牙根尖炎，唇侧根尖区骨板吸收（2015-08-11）

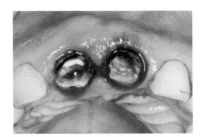

图3　局麻

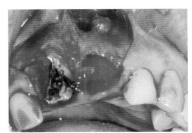

图4　上颌右侧中切牙唇侧骨板缺损多，上颌左侧中切牙根尖区根尖囊肿骨缺损

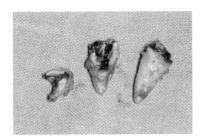

图5　拔除的患牙

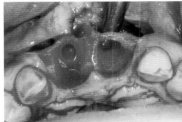

图6　清创

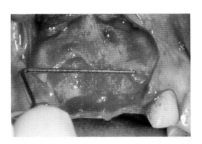

图7　上颌右侧中切牙较上颌左侧中切牙唇侧骨板垂直向高度缺损3mm

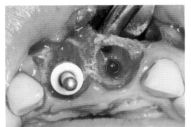

图8　偏腭侧制备种植窝

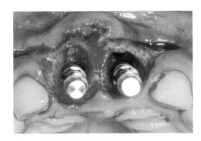

图9　种植体偏腭侧植入

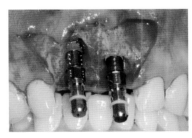

图10　植入方向

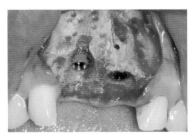

图11　骨面制备出血孔以利于骨改建新骨形成

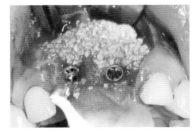

图12　填入Bio-Oss®骨粉

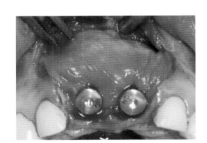

图13　膜钉固定Bio-Gide®膜

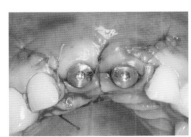

图14　缝合创口

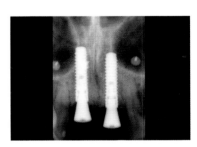

图15　术后3个月X线片示种植体周围骨愈合良好（2015-11-16）

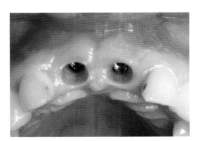

图16　种植术后3个月牙龈无炎症

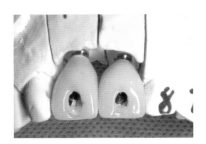

图17　模型上制作螺丝固位临时修复体

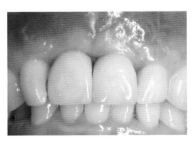

图18　临时修复体戴入牙龈塑形

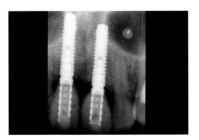

图19　X线片示临时基台就位完全（2015-11-24）

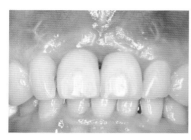

图20 牙龈塑形4个月

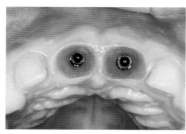

图21 牙龈塑形4个月后形成圆锥形牙龈袖口

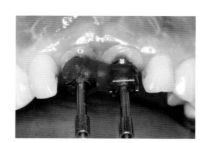

图22 个性化转移杆开窗取模

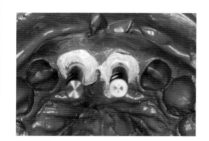

图23 聚醚橡胶印模

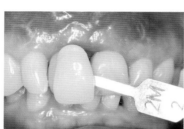

图24 比色2M2，颈部颜色加深

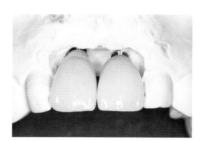

图25 氧化锆个性化基台与氧化锆全瓷冠模型上完成

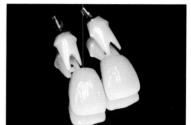

图26 氧化锆个性化基台与氧化锆全瓷冠

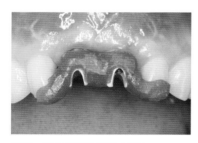

图27 定位器引导下戴入基台

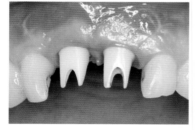

图28 个性化氧化锆基台肩台位置合适

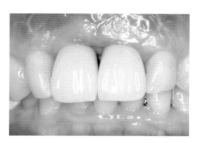

图29 氧化锆全瓷冠粘接修复完成

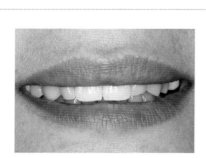

图30 修复完成微笑像

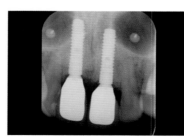

图31 X线片示修复体就位完全，边缘无粘接剂滞留（2015-4-14）

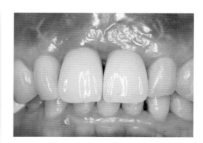

图32 修复完成2周复查

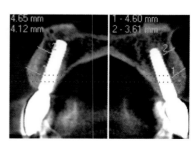

图33 种植术后8个月CBCT示种植体唇侧骨板厚度大于3mm（2015-4-28）

三 讨论

即刻种植能够有效缩短患者治疗周期，手术创伤小，可获得较高的种植体存留率，得到临床医生与患者的青睐，但即刻种植也伴随着较高的唇侧牙龈退缩美学风险。影响前牙美学区种植修复效果的因素包括多方面，包括：种植术前的检查设计，风险评估，与患者的良好沟通，拔牙位点的保存，种植体良好的三维空间位置，种植体的选择与表面处理，临时修复体的合理应用，个性化印模技术及修复后的维护等。

本病例上颌双侧中切牙位点因根折，上前牙发育性内倾型深覆𬌗，上颌右侧中切牙唇侧骨板垂直向骨缺损，上颌左侧中切牙因根尖囊肿根尖区唇侧骨壁缺损，经过微创拔除患牙，选择3.3mm直径骨水平Straumann®种植体偏腭侧植入，联合GBR技术，进行唇侧骨缺损区轮廓护增，术后8个月，骨改建完成后，获得3~4mm厚完整的种植体唇侧骨壁，从而为修复后牙龈形态的稳定性提供了骨支持保障。种植术后3个月应用螺丝固位临时修复体进行牙龈塑形，塑形4个月氧化锆个性化基台氧化锆全瓷冠修复，修复后牙龈丰满，龈曲线对称，效果较为满意，修复的远期效果还有待更长时间复查。

参考文献

[1] Grunder U, Polizzi G, Goen é R, Hatano N, Henry P, Jackson WJ, Kawamura K, Köhler S, Renouard F, Rosenberg R, Triplett G, Werbitt M, Lithner B. A 3-year prospective multicenter follow-up report on the immediate and delayed-immediate placement of implants. Int J Oral Maxillofac Implants, 1999,14(2):210-216.
[2] 林野.即刻种植的是与非.中华口腔医学杂志,2013,48(4):193-199.
[3] 周磊.上前牙区即刻种植的临床体会.中华口腔医学杂志,2013,48(4):207-210.
[4] Elian N1, Tabourian G, Jalbout ZN, Classi A, Cho SC, Froum S, Tarnow DP. Accurate transfer of peri-implant soft tissue emergence profile from the provisional crown to the final prosthesis using an emergence profile cast. J Esthet Restor Dent, 2007, 19(6):306-314.

李德超教授点评

上前牙区即刻种植多为复杂病例，同时该病例伴有唇侧骨缺损及感染位点，使该病例充满挑战性。该病例在微创拔牙的同时，清创非常到位，未出现术后感染症状，展示了扎实的口腔颌面外科基本功。在上前牙区同期植入两颗相邻的种植体，在牙龈诱导方面下了一番功夫，达到了良好的牙龈丰满度，两中切牙龈曲线对称，达到了患者满意的修复效果。该病例应用了多种技术，重建了缺损的唇侧骨壁，观察了8个月，显示唇侧骨壁仍大于3mm，重建了健康的牙龈，建议更长时间观察远期效果，为同行提供可靠的临床数据。

前牙美学区即刻种植早期修复后继发种植体周围炎1例

杨晶　朱甄慧　张健　天津市口腔医院（南开大学口腔医院）口腔种植中心

摘要

目的：本病例为对前牙外伤的患者进行即刻种植早期修复1个月后继发种植体周围炎，进行邻牙的根管治疗和种植区二次植骨手术后做最终修复的临床观察。**材料与方法**：25岁女性患者，外伤致上颌左侧中切牙根折，因患者对美学要求较高，希望尽快修复缺牙，对该患者进行口内检查和影像学检查后制订具体治疗计划，行不翻瓣种植技术植入种植体，2周后行早期临时修复，拟4个月后行最终修复。**结果**：戴入临时冠1个月后唇侧牙龈出现红肿瘘管，根尖放射线片见相邻侧切牙根尖区暗影，拆除临时冠后冲洗上药置换愈合基台，上颌左侧侧切牙行根管治疗。2周后牙龈恢复健康重新安装临时牙冠，种植4个月后拍摄CT，种植体唇舌侧骨厚度足够，上颌左侧侧切牙根尖区可见明显暗影，唇侧骨板不连续。因患者上颌左侧中切牙、侧切牙根尖区有压痛未行永久修复仍然以临时修复体观察。1个月后唇侧再次出现瘘管，拆除临时牙冠后翻瓣手术，植体颈部周围和上颌左侧侧切牙根尖区可见骨缺损，行GBR植骨。6个月后根尖区压痛消失、软硬组织稳定，行全瓷基台和全瓷冠永久修复。**结论**：对于前牙外伤病例采用不翻瓣即刻种植技术能最大限度保存周围软硬组织的稳定，在植体初始稳定性佳时尽量采用即刻修复，并保证临时冠戴入时的扭矩不小于15N·cm，防止临时冠松动增加种植体周围炎风险。另外对于外伤失牙患者需要密切注意相邻牙状态，必要时行根管治疗。

当患者因为意外伤害而致牙齿无法保留时，突发的失牙状态往往令患者很难接受，因此其对重建牙列的美观和咀嚼功能的需求是非常迫切的。上颌前牙区因为其处于突出的部位极易受到损伤，且该区域也是对美学要求较高的区域。近年来随着人们生活水平的提高，对于上颌前牙区的突发失牙，当满足条件时更倾向于即刻种植治疗并行即刻修复或早期修复以缩短患者缺牙时间，并维持软硬组织的稳定。然而在进行上述治疗时，修复的时机和操作以及对邻牙状态的观察和判断都将影响整个治疗的成败。

一、材料与方法

1. 病例简介　25岁女性患者，左上前牙外伤1天。临床检查：患者口腔卫生良好，牙周健康；上颌左侧中切牙III°松动，叩痛（＋），牙冠颈1/3处可见折裂线深入龈下，龈缘红肿有轻度渗血；上颌左侧侧切牙松动（－），叩痛（＋）。根尖放射线片显示上颌左侧中切牙颈部横向根折，邻近侧切牙根尖区牙周膜影像不清晰。CBCT显示患牙折裂线位于骨下2mm，牙根长度约为9mm，颊舌侧骨宽度为7.7mm，唇侧骨壁清晰连续。近远中牙槽嵴高度佳。

2. 诊断　上颌左侧中切牙冠根折；上颌左侧侧切牙震荡。

3. 治疗计划　根据临床检查和影像学检查，结合患者对美学和尽快恢复失牙的期望，拟微创拔除上颌左侧中切牙后进行不翻瓣即刻种植并即刻修复。

4. 治疗过程

（1）手术过程：常规消毒、铺巾后，采用必兰行局部浸润麻醉，微创拔除上颌左侧中切牙，注意在拔除断根时完整保留唇侧骨壁，仔细搔刮

冲洗拔牙窝，确定唇侧骨壁完整无穿通。在拔牙窝腭侧壁球钻定点，先锋钻逐级备洞，植入Straumann® BL 4.1mm×12mm种植体1颗，植入扭矩35N·cm，植入深度位于邻牙釉牙骨质界下2mm，唇侧余留约2mm间隙内植入Bio-Collagen®胶原，旋入愈合帽，严密缝合创口。术后7天拆线。

（2）临时修复：原计划于术后7天拆线时进行临时修复，由于特殊原因改为2周后行临时修复。研磨临时基台后在其上制作聚合瓷临时冠，戴入患者口内，调整咬合至无殆接触，树脂封闭螺丝孔。

（3）种植体周围炎：临时冠戴入1个月后，唇侧牙龈出现红肿、瘘管，挤压有脓液排出。临床检查见牙冠轻度松动，瘘管与牙龈袖口相通；相邻侧切牙叩痛（＋），根尖放射线片显示有明显暗影。拆除临时冠，搔刮牙龈袖口，反复冲洗后上碘甘油，置换愈合基台，同时行上颌左侧侧切牙一次性根管治疗。1周后复诊见牙龈颜色恢复健康，瘘管口闭合。2周后复查见牙龈状态稳定，但复查根尖片显示上颌左侧侧切牙根尖区暗影范围波及种植体远中，因此暂缓永久修复体制作，安装临时牙冠继续观察。1个月后拍摄CBCT复查见植体周围骨组织稳定，侧切牙根尖区可见唇侧有骨壁不连续影像，嘱患者继续观察。

（4）植骨：1.5个月后患者复诊检查发现原瘘孔处出现白色突起，触质软，有波动感。拆除临时冠，局麻下做龈缘切口和上颌左侧尖牙近中附加切口，翻开黏骨膜瓣。搔刮后可见植体颈部环形骨缺损约1.5mm，上颌左侧侧切牙根尖区可见开窗型骨缺损，牙根1/2暴露。反复冲洗后植Bio-Oss®骨粉覆盖骨缺损区，并用Bio-Gide®生物膜覆盖，严密缝合创口。常规术后医嘱。7天后拆线。3个月后患者复诊拍根尖片复查见植体和相邻侧切牙根尖区暗影消失。

（5）永久修复：3个月后暨植骨6个月后，复查见种植体周围牙龈状态稳定，患者无主观不适感。硅橡胶种植体水平制取印模，数码比色后，制作复合全瓷基台和Cercon美学氧化锆冠戴入患者口内进行咬合调整，最终以玻璃离子粘接剂进行粘接。

二、结果

全瓷冠永久修复后美学效果佳，龈缘形态与邻牙相协调，患者对修复效果满意。

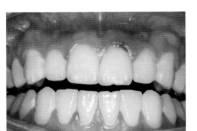

图1　术前口内像

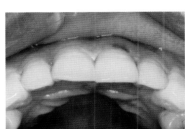

图2　术前口内像

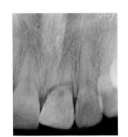

图3　术前根尖放射片

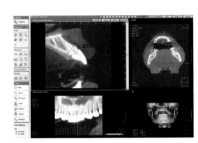

图4　术前CBCT

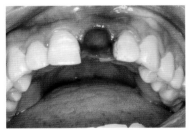

图5　小心拔除患牙后的牙窝情况

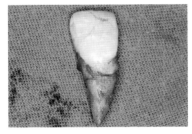

图6　拔出的患牙

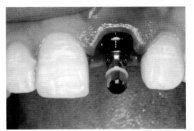

图7　植体植入后唇面像

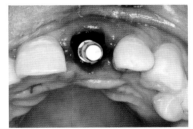

图8　植体植入后殆面像

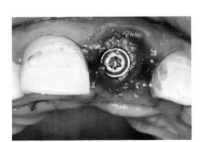

图9　放置封闭螺丝后唇侧植入骨胶原

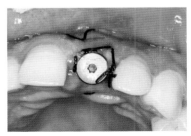

图10　7天后拆线

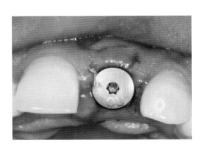

图11　7天后拆线局部放大像

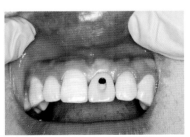

图12　临时冠戴入

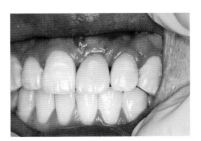

图13　树脂封闭螺丝孔

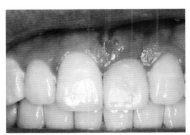

图14　临时冠戴入1个月后唇侧瘘管

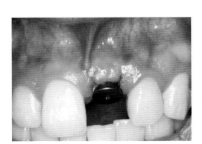

图15　拆除临时冠后1周

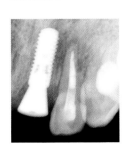

图16　侧切牙行根管治疗后2周

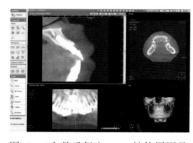

图17 1个月后复查CBCT植体周围骨量充足

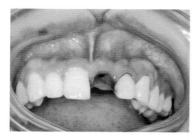

图18、图19 2个月后唇侧又出现脓肿突起

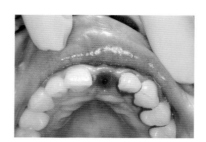

图20 翻瓣后见植体颈部环形骨缺损、侧切牙根尖区开窗样骨缺损

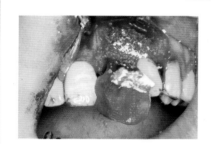

图21 两处骨缺损区覆盖骨粉

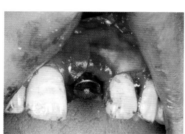

图22 覆盖可吸收生物膜

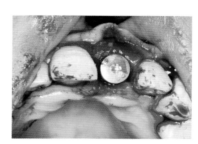

图23 覆盖可吸收生物膜殆面像

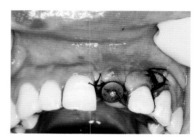

图24 严密缝合

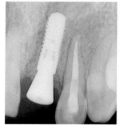

图25 3个月后复诊见植体和侧切牙根尖周围暗影消失

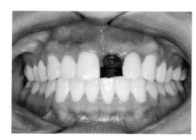

图26 3个月后牙龈状态稳定

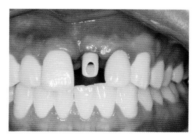

图27 复合全瓷基台

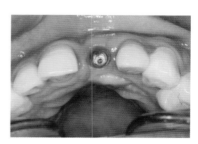

图28 牙龈袖口

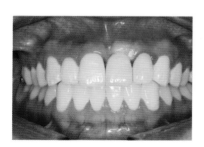

图29 全瓷冠调整咬合后戴入（正面像）

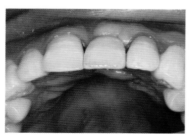

图30 全瓷冠调整咬合后戴入（切端像）

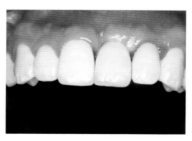

图31 全瓷冠调整咬合后戴入（唇面黑背景像）

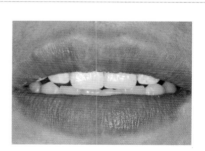

图33 戴牙后唇像

三、讨论

1. 即刻修复是在种植体植入后1周内进行的临时修复。在本病例中患者骨量足够，牙龈为中厚生物型，种植体植入扭矩达到35N·cm，可以实施即刻修复，但由于突发原因致使2周后才戴入临时牙冠。

2. 由于改为早期修复，种植体初始稳定性较植入时有所降低，因此在代入临时牙冠时扭力控制在15N·cm，然而在1个月后出现牙冠松动，形成微渗漏，导致种植体周围炎的发生。近几年国内外学者比较关注种植体-基台连结界面的微间隙，认为这种微间隙的存在导致了植体内部细菌的繁殖进而引发种植体周围炎。种植体-基台间隙平均为4~15μm，而病原微生物的直径多为1~10μm，这说明微间隙是病原体入侵的途径。咀嚼时基台的微动度是微间隙形成的另一个原因。这种微动度可产生泵吸作用，使种植体空腔内容物与外界不断地进行交换。在本病例中种植体周围炎的发生分析原因可能是由于临时牙冠的松动扩大了这种微间隙，使得细菌聚集而使牙槽骨受到破坏。

3. 为避免由于加力扭矩过小造成的临时冠松动，可以应用共振频率分析仪来测定植体的稳定性，尽量使临时冠的戴入扭矩加大。

4. 对于外伤导致失牙的病例需要密切关注相邻牙的情况。在本病例中上颌左侧侧切牙在外伤中受到震荡，根尖片显示根尖区牙周膜影像不清晰，但由于患者无主观症状，因此在治疗初期未进行根管治疗。但1个月后患者出现主观症状，复查根尖片显示暗影明显并与种植体远中关系密切，及时进行了完善的根管治疗并手术植骨后，患者主观症状消失，根尖片显示暗影消失，种植体和该患牙周围的骨组织稳定。

参考文献

[1] 宿玉成. 美学区即刻种植的临床程序探讨.中国口腔种植学杂志，2013，18（2）：61.
[2] Esposito M, Grusovin MG, Worthington HV, Interventions for replacing missing teeth: treatment of peri-implantitis. Cochrane Database Syst Rev, 2012, 1: p. CD004970.
[3] Rimondini L. Internal contamination of a 2-component implant system after occlusal loading and provisionally luted reconstruction with or without a washer device. Journal of Periodontology, 2001, 72(12):1652-1657.
[4] Rack A. In vitro synchrotron-based radiography of micro-gap formation at the implant-abutment interface of two-piece dental implants. J Synchrotron Radiat, 2010, 17(2):289-294.

唐志辉教授点评

患者唇侧骨板完整且有一定厚度，牙龈生物型偏厚，角化龈宽度>4mm，选择即刻拔牙即刻种植方案是可行的。该种植体放置的实际位置可能比预计的深，过深的植体位置可能会引起以下问题：一是临时冠就位时软组织阻力大，冠易松动，造成患者愈合期的感染；二是容易形成深牙周袋，与该患者二次感染有一定关系；三是由于生物学宽度的要求，近远中和唇舌侧的牙槽骨随之改建吸收、降低高度，与最终修复后的邻面"黑三角"间隙有关。该种植体的方向偏唇侧，与唇侧的牙龈退缩有一定关系。手术翻瓣时，在种植体嵴顶区和侧切牙根尖处植骨的效果待观察。目前对种植体周围炎的定义是已获得骨结合并行使功能的种植体周围组织发生的破坏性炎症过程，应与上部结构安装后的正常牙槽嵴顶骨改建相区别，该患者在愈合期的炎症感染与医源性因素关系较大。

牙槽嵴保存延期种植前牙美学修复

张玮[1]　倪杰[2]　1. 南京医科大学附属口腔医院·江苏省口腔医院特诊科　2. 南京医科大学附属口腔医院·江苏省口腔医院牙周科

摘要

目的：探讨牙槽嵴保存技术在前牙美学区种植中的临床应用价值。**材料与方法**：前牙外伤患者（17岁）通过引导骨再生方法行拔牙位点保存，18个月后植入种植体，最终上部修复后随访半年，观察种植效果。**结果**：前牙区牙槽嵴保存实现了良好的骨增量，修复后达到了满意的美学效果。**结论**：拔牙后采用牙槽窝占位、胶原膜隔离与引导骨再生结合使用，术后软组织通过临时义齿的塑形，能达到拔牙牙槽嵴的保存，是前牙美学区种植成功的重要保障。

拔牙后牙槽嵴的高度、宽度及周围软组织的保存对于缺牙部位进行种植修复有着非常重要的意义。牙齿拔除后，拔牙窝内新生骨一般无法达到原牙槽嵴的水平，唇颊侧骨板受到的损害尤其严重，造成种植体植入时骨量不足。牙槽嵴保存的目的是在拔牙窝内植入生物材料，有效地保存剩余牙槽嵴的高度、宽度以及相应软组织量，为随后的种植手术和修复提供足够的骨量和美学基础。本文报道1例未成年前牙外伤患者在行拔牙牙槽嵴保存后，延期种植前牙美学修复的病例，经2年的临床观察，证实对于前牙外伤后唇侧骨板严重缺失的患者，采用牙槽窝占位、胶原膜隔离的引导骨再生术可以实现稳定的骨增量，能满足后期种植牙修复的美观与功能要求。

一、材料与方法

1. 病例简介　17岁女性患者，因外伤致上颌左侧中切牙脱位，上颌右侧中切牙大面积缺损，来我院就诊，CBCT摄片检查发现中切牙唇侧骨板菲薄，折裂移位。开口度正常，上颌左侧中切牙完全脱位，上颌右侧中切牙冠根折至龈下4mm，牙周渗血，探及颈部根折面，邻牙稳固。

2. 诊断　牙脱位，牙冠根折。

3. 治疗计划　局麻下行"中切牙拔除+牙槽嵴保存术"。术后软组织通过临时义齿塑形，待成年后种植，采用骨水平植体，进行美学修复。

4. 治疗过程

首先局部麻醉下翻瓣，分割牙根，拔除患牙。探查牙槽窝完整性，可见唇侧骨板完全缺失，软组织菲薄。术中搔刮拔牙窝，待拔牙窝充满血液时同期植入Bio-Oss®和采用Bio-Gide®膜，唇、腭侧牙龈略做剥离松解，直接

拉拢，减张缝合伤口。压迫止血，2周后复诊拆线，可见软组织愈合良好，术后制作临时义齿进行软组织塑形。

患者18个月后来我院复诊，查见上颌中切牙区牙龈愈合良好，牙槽骨丰满，唇侧无明显塌陷，软硬组织均充足，无垂直向及水平向组织丧失，显示牙槽窝位点保存良好。CBCT检查示：拔牙窝内填塞人工骨粉呈不透射高密度影像，与原有骨桥融合完整。骨宽度保存良好，牙槽嵴顶宽约6.5mm，基底渐宽，嵴顶至鼻底约18mm。局麻下行上颌中切牙种植体植入术，植入ITI 3.3mm×13mm 骨水平种植体2颗，植体唇向按标准方向，偏腭侧植入。2颗植体尽量平行植入，植入深度为骨下1.0mm，行程扭矩15N·cm，最终扭矩达35N·cm。1周后复诊拆除缝线，见术区牙龈愈合良好，局部无红肿渗出。

3个月后复诊，种植体周围牙龈形态良好，组织量稳定，无垂直向及水平向组织丧失。放射片显示增量人工骨稳定无流失。行二期手术，换用愈合帽诱导软组织。2周后行最终修复，取模转移，模型上制作全瓷修复体，螺丝固位，完成永久修复。修复体固定扭矩为30N·cm。

二、结果

修复后1个月复查，中切牙正中"黑三角"完全消失，牙弓曲线基本和谐，患者表示十分满意。修复后半年复查，放射线片显示增量骨稳定，植牙区近远中邻牙间牙槽嵴顶无退缩。患者种植牙稳定，牙龈丰满，功能与美观良好。

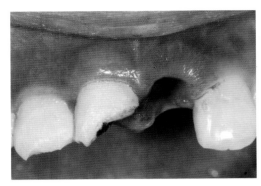

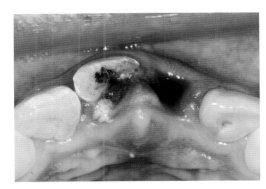

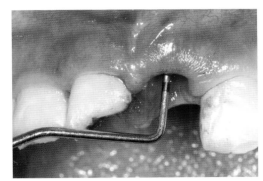

a. 外伤唇面像

b. 外伤殆面像

c. 牙槽窝深度探查

图1　术前分析，上颌中切牙外伤，上颌右侧中切牙冠根折至龈下，上颌左侧中切牙脱位

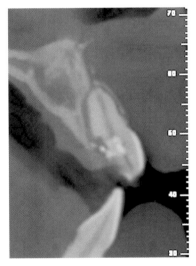

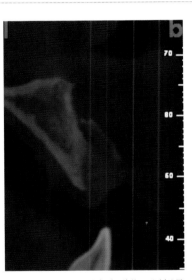

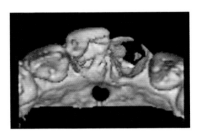

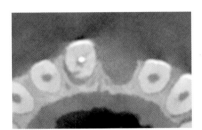

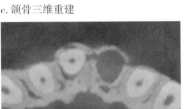

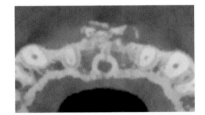

a. 上颌右侧中切牙移位，唇侧骨板折裂

b. 上颌左侧中切牙完全脱位，唇侧骨板折裂

c. 颌骨三维重建

d. 牙槽嵴顶断面

e. 根中断面

f. 根尖断面

图2　影像学检查，CBCT提示中切牙唇侧骨板折裂移位

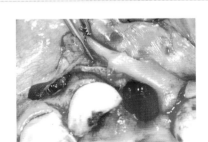

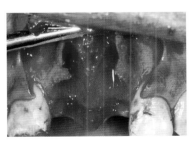

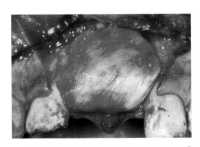

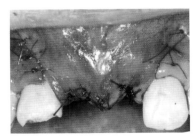

a. 翻瓣下拔除上颌右侧中切牙

b. 上颌中切牙唇侧骨板完全缺失

c. 上颌中切牙牙槽嵴保存术（Bio-Oss® 骨粉+Bio-Gide®骨膜）

d. 术后减张缝合

图3　翻瓣下拔除上颌右侧中切牙，见唇侧骨板完全缺失，软组织菲薄。采用牙槽窝占位、胶原膜隔离与引导骨再生完成拔牙窝牙槽嵴保存。为预防增龄性的牙周组织萎缩，在垂直方向上做了略过量的骨增量

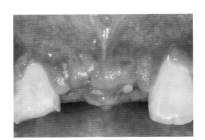

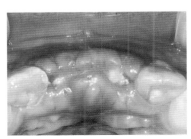

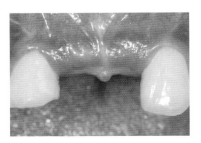

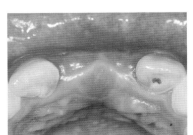

图4　术后2周术区唇面像

图5　术后2周术区殆面像

图6　术后18个月术区唇面像

图7　术后18个月术区殆面像

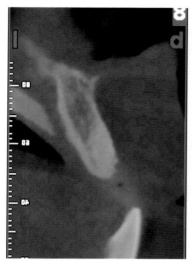 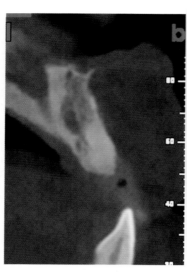

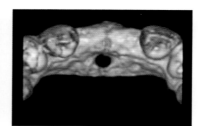

c. 颌骨三维重建

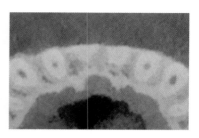

d. 牙槽嵴顶断面

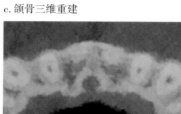

e. 根中断面

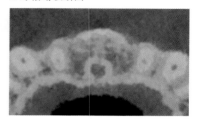

f. 根尖断面

a. 上颌右侧中切牙增量骨稳定

b. 上颌左侧中切牙增量骨稳定

图8　18个月后复诊，外观骨量稳定无塌陷，CBCT显示增量骨稳定

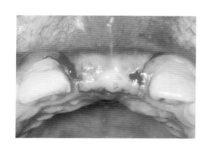 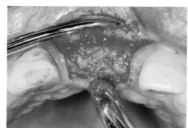 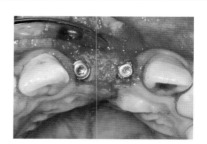

图9a~d　种植一期手术，骨水平植体唇向按标准方向，偏腭侧植入

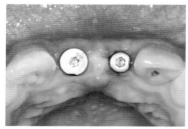 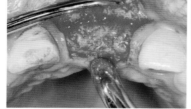 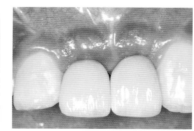 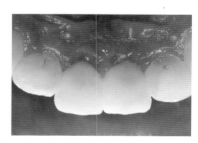

图10a、b　二期手术，愈合帽诱导软组织成形，放射片显示种植体骨结合良好

a. 修复体唇侧像

b. 修复体腭侧像

图11　最终修复，可见唇腭侧组织健康稳定，中切牙间尚有小"黑三角"

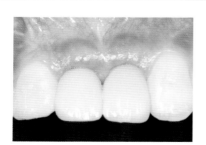 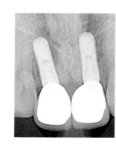 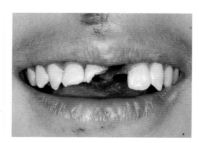 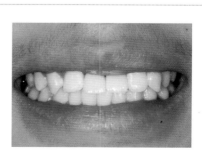

图12　修复后1个月，中切牙正中"黑三角"完全消失，牙弓曲线基本和谐，患者对修复效果表示十分满意

图13　修复后半年，放射线片显示种植体间增量骨稳定，未出现流失

图14　患者术前微笑像

图15　患者术后微笑像

三、讨论

随着种植成功率的提高，前牙美学区种植治疗在要求修复缺失功能的同时，更加注重恢复和改善因牙齿缺失造成的美观缺陷。要实现最佳的美学修复效果，必须考虑以下因素：最佳的种植体三维植入方向，种植区充足的骨量和理想的软组织稳定性。然而，牙拔除后牙槽骨及软组织均会有较明显的萎缩，拔牙窝牙槽嵴保存技术能明显减少牙槽嵴萎缩吸收程度，为后期的种植提供良好的位点条件。

本病例患者于术前制订合理完善的治疗计划，充分应用了牙槽嵴保存、GBR技术、骨水平植体、软组织处理等多种技术，最终取得了较为稳定美观的修复效果。本病例中应用Bio-Oss®骨粉填塞牙槽窝并在上方覆盖Bio-Gide®骨胶原膜，结果证明这种方法不仅能有效地减轻牙槽骨吸收的程度，实现稳定的骨增量，而且能促进牙龈上皮的爬行覆盖。Nevins等的研究也证实拔牙位点使用Bio-Oss®进行骨移植相对于未使用的移植位点，能够有效阻止颊侧骨板吸收，保留并改善牙槽嵴的外形和体积，有利于后期种植体的植入。

据统计，85%以上的前牙美学区种植病例需要行骨增量手术。其中以GBR技术使用最为广泛，该技术在牙龈软组织与骨缺损之间建立一道生物屏障，一方面可以防止充填材料溢出，使其在骨缺损处形成占位，利于新骨完全充填；另一方面也可以阻止软组织中成纤维细胞及上皮细胞长入骨缺损区，确保成骨过程在无成纤维细胞的干扰下完成骨修复。本病例患者因外伤，导致前牙区骨量严重不足，特别是唇侧骨板大量缺失，我们采用了GBR技术成功实现了种植区位点保存，有效地解决了骨量不足的问题，恢复了牙槽骨的高度和丰满度，提高了种植修复的远期成功率并获得了理想的美学效果。由于患者较年轻，考虑到随增龄变化，未来种植体周牙槽骨及软组织适量萎缩的可能性，我们在GBR中做了稍微过量垂直向骨增量，导致在最终修复后种植修复体龈缘位置与邻牙稍有不协调，但由于患者是低笑线，其对美观效果影响不大，同时，也为未来骨及软组织生理性萎缩提供了可调改的空间。

参考文献

[1] 宿玉成. 拔牙位点保存和种植修复的实验及临床研究.2008,4: 6.
[2] Kim YK,Yun PY,Um IW,et al.Alveolar ridge preservation of an extraction socket using autogenous tooth bone graft material for implant sitedevelopment:prospective case series. J Adv Prosthodont, 2014, 6(6):521-527.
[3] Nevins M, Camelo M, De Paoli S, et al. A study of the fate of the buccal wall of extraction sockets of teeth with prominent roots. Int J Periodontics Restorative Dent, 2006, 26（1）:19-29.
[4] Rominger JW, Triplett RG. The use of guided tissue regeneration to improve implant osseointegration. J Oral Maxillofac Surg, 1994, 52(2):106-113.
[5] Chiapasco M, Casentini P, Zaniboni M. Bone augmentation procedures in implant dentistry. Int J Oral Maxillofac Implants, 2009, 24:237-259.
[6] Avila-Ortiz G , Elangovan S, Kramer KW, et al. Effect of alveolar ridge preservation after tooth extraction: a systematic review and meta-analysis. J Dent Res, 2014, 93(10): 950-958.
[7] Valentini P , Abensur D. Maxillary sinus floor elevation for implant placement with demineralized freeze- dried bone and bovine bone (Bio-Oss): a clinical study of 20 patients. Int J Periodontics Restorative Dent, 1997, 17(3):232-241.

陈宁教授点评

本文报道了1例未成年患者上前牙外伤并有牙槽嵴唇侧骨板骨折，在行拔牙同时进行拔牙窝位点保存和GBR，进过18个月后牙槽嵴高度和宽度得以保存。延期植入骨水平美学种植体，3个月后完成二期手术和前牙全瓷冠美学修复。经2年的临床观察，表明对于上前牙外伤后唇侧骨板严重缺失的患者，及时采用牙槽窝位点保存、GBR等骨增量技术，可以实现可靠的骨增量，能满足后期种植牙修复的美观与功能要求。

种植体–基牙桩联合固定修复上前牙区缺失牙的病例讨论

杜全高　付钢　重庆医科大学附属口腔医院种植科

摘要

目的： 探讨种植体–基牙桩联合固定修复上前牙区缺失牙的临床效果。**材料与方法：** 50岁男性患者，以"上前牙烤瓷桥松动，要求重新修复"为主诉于我院就诊。因上颌右侧中切牙牙体牙髓联合病变并有Ⅲ°松动，且根方有一骨内埋伏阻生的多生牙，位置深，跨度大，与上颌右侧侧切牙关系密切，而患者不愿手术拔除该埋伏多生牙，故该区不宜植入种植体；上颌左侧侧切牙于牙颈部横行冠折，上颌左侧中切牙缺失，唇侧骨板吸收导致种植骨量不足。综合微创原则和患者意愿，结合临床检查、CBCT及前牙区美学原则，治疗计划为拟行摘除原烤瓷桥后，拔除松动的上颌右侧中切牙，上颌左侧侧切牙行彻底的根管治疗后桩冠修复，上颌左侧中切牙植入种植体（Anthorgyr®，Bone Level，3.4mm×12mm），同期采用异体骨引导骨组织再生（GBR，Bio-Oss®骨粉，Bio-Gide®生物膜）进行缺牙区的骨增量。种植体植入半年后，种植体骨结合完成，二期牙龈手术，于种植体位点的牙槽嵴顶做"U"形瓣小切口，将软组织瓣向唇侧翻起并切除角化上皮后反折唇侧卷入的方法完成唇侧的软组织增量，使用光固化的流体树脂制作个性化的愈合基台维持唇侧牙槽嵴的丰满度并获得满意的穿龈轮廓，制作个性化的印模桩个性化取模，最终修复体采用种植体–基牙桩共同支持式单端桥固定修复体。骨整合期以及载入最终修复体前的整个过程均使用过渡活动义齿以及金属桩支持的临时树脂冠对软组织进行压迫塑形，获得与邻牙协调的软组织外形。**结果：** 种植体植入后成功形成了种植体骨结合，GBR引导骨组织再生，个性化的愈合基台成功维持了唇侧牙槽嵴的丰满度并获得满意的穿龈轮廓，过渡义齿和金属桩支持的临时树脂冠对软组织的压迫塑形，获得与邻牙协调的软组织外形，增加了最终修复的红色美学效果。种植体联合基牙桩共同支持的固定修复体减轻了单颗种植体的支撑负荷，成功关闭"黑三角"间隙。最终修复体外形自然，色泽逼真，牙龈形态自然、健康。**结论：** 针对上颌前牙区连续2颗牙缺失且只有一个位点适合种植体植入并伴有邻牙残根及软硬组织缺损的患者，采用种植体–基牙桩联合支持的固定修复方式，以及软硬组织增量技术可以获得稳定牢固的修复和满意持久的美学效果。

上颌前牙区多牙缺失多因牙周病或外伤引起，常伴有牙槽骨严重吸收或骨缺损，邻牙有牙体牙髓病变或牙周病变，基牙分布不均，患者的美观、言语和咀嚼功能受到不同程度的影响。因此，上颌前牙区是患者迫切要求修复，同时也是美容修复要求较高、难度较大的部位。因某些客观原因的存在，常常需要天然牙与种植体联合修复。由于单纯种植体支持式修复体与单纯天然牙支持式修复体一样都是均衡承受殆力的，种植体–天然牙联合支持的修复体中天然牙和种植体由于生理动度与生物力学特征不同，应力在修复体和牙槽骨中的分布都与前两者不同。虽然这是一种有争议的方案，有很多研究报道了它的临床并发症和不足之处；但同时也有很多研究表明其具有很好的临床效果。本例针对上颌前牙区连续2颗牙缺失且只有一个位点适合种植体植入并伴有邻牙残根及软硬组织缺损患者的种植修复，采用种植体联合基牙桩共同支持的固定修复方式，以及软硬组织增量技术可以获得稳定牢固的修复和满意持久的美学效果。

一、材料与方法

1. 病例简介 50岁男性患者，吸烟，全身情况良好。上前牙烤瓷桥松动1个月余，要求重新修复。患者诉上前牙烤瓷桥松动1个月余，有自发痛，有冷热刺激性痛，有咬合痛，影响进食，影响发音，未见明显好转，特来口腔医院就诊，要求重新修复。患者平素体健，否认其他疾病史，否认药

物过敏史和传染病史。口内检查：上颌右侧中切牙至左侧侧切牙金属烤瓷桥，修复体松动Ⅲ°。上颌左侧中切牙缺失，唇侧软组织塌陷明显，上颌右侧中切牙唇侧牙龈退缩致牙根暴露，探及深牙周袋，叩（±），冷（−），松Ⅲ°；上颌左侧侧切牙于牙颈部横行冠折，叩（±），冷（−），前牙Ⅰ度覆𬌗、覆盖。口腔卫生不佳，轻度红肿，触之出血。颌面部对称，开口度正常，开口型正常，无关节弹响，无黏膜病损。前牙美学情况：牙龈生物型为中厚型，微笑像呈中位笑线。CBCT示：上颌右侧中切牙根管粗大，牙周膜间隙明显增宽，根尖有暗影，根尖腭侧见一埋伏多生牙，距嵴顶约7mm；上颌左侧中切牙牙槽嵴宽度约3.5mm，鼻嵴距约20mm；上颌左侧侧切牙颈部冠折，有根尖暗影。

2. 诊断 （1）上颌前牙区不良修复体；（2）牙列部分缺失；（3）上颌右侧中切牙牙周牙髓联合病变；（4）上颌左侧侧切牙冠折（慢性根尖周炎）；（5）上颌前牙区埋伏多生牙。

3. 治疗计划 结合临床检查、CBCT影像学检查及前牙区美学原则，综合微创原则和患者意愿，拟行上颌左侧中切牙种植体+上颌左侧侧切牙基牙桩联合支持式的上颌右侧切牙–上颌左侧侧切牙单端修复，引导骨组织再生术（GBR）进行骨增量，过渡活动义齿和金属桩支持临时树脂冠进行软组织塑形，患者知情同意，具体治疗步骤如下：①摘除不良修复体；②拔出上颌右侧中切牙松动牙；③上颌左侧侧切牙行彻底的根管治疗后桩冠临时修

复；④上颌左侧中切牙种植体植入术+GBR术；⑤上颌左侧中切牙种植体+上颌左侧侧切牙基牙桩联合支持的上颌右侧中切牙-上颌左侧侧切牙单端固定桥桥修复。

4. 治疗过程

（1）种植前治疗：①藻酸盐印模材料进行口内印模，灌制石膏模型，送义齿加工中心制作过渡义齿。②必兰局部浸润麻醉下摘除上颌右侧中切牙至左侧侧切牙烤瓷桥，同时拔除松动的上颌右侧中切牙，见上颌左侧侧切牙冠折断端平齐牙龈，可见穿髓孔，残根无松动度。拔牙后即刻戴入已制作完成过渡活动义齿，使用光固化的流动树脂调整义齿颈部外形，对软组织压迫塑形。③上颌左侧侧切牙行彻底的根管治疗（根管治疗由牙体牙髓科医生完成）。④上颌左侧侧切牙根管治疗结束后，备桩，取模，完成临时树脂冠修复。

（2）种植手术：拔牙后1个月，软组织拔牙创已愈合。①切口、翻瓣。常规消毒、铺巾后，必兰局部浸润麻醉下，上颌缺牙区牙槽嵴顶稍偏腭侧行横行切口，全层翻瓣，显露术区和唇侧植骨床，见唇侧牙槽骨吸收凹陷明显，种植区骨量不足，彻底刮除骨表面的软组织。②种植窝洞预备。在过渡活动义齿制作的简易外科导板引导下稍偏腭侧定点，种植窝洞逐级预备至直径3.4mm，深度12mm，窝洞预备完成后，唇侧骨壁大部分缺失。③植骨床准备。于植骨区周围使用刮骨器刮取适量自体骨组织，植骨区使用高速球钻去皮质骨化。种植体植入。常规植入种植体（Anthorgyr®，Bone Level，3.4mm×12mm），唇侧骨壁缺失，种植体裸露，封闭螺丝封闭种植体。④植骨。将刮取下来的自体骨覆盖于唇侧裸露的种植体表面，骨缺损区植入Bio-Oss®骨粉0.5g，Bio-Gide®双层胶原膜覆盖骨粉，恢复唇侧牙槽嵴缺损。⑤缝合。唇侧软组织瓣做减张切口，严密缝合关闭创口。⑥术后拍摄CBCT示种植体位置方向恰当，深度合适，种植体唇侧骨板满足2mm以上要求，种植体方向基本与修复方向一致。⑦种植术后10天拆线，见牙龈仍有轻度肿胀，伤口未完全愈合。待伤口愈合后继续戴入过渡活动义齿对软组织进行塑形。

（3）二期手术：种植术后6个月后复查，术区伤口已愈合，缺牙区牙槽嵴丰满，上颌左侧切牙唇侧远中软组织轻度塌陷，龈乳头保存良好，软组织外形与邻牙协调。拍摄CBCT见种植体周新骨形成骨结合良好，唇侧骨壁完整。必兰局部浸润麻醉下于上颌左侧中切牙牙槽嵴顶做"U"形瓣小切口，全层翻瓣，显露其下的种植体，旋出封闭螺丝，切除软组织瓣表面的牙龈角化上皮，向内卷入穿龈袖口唇侧，放入高愈合基台，光固化流动树脂注入愈合基台与软组织间隙，光照固化。继续戴入过渡活动义齿对软组织进行塑形。

（4）个性化取模：二期手术后2周，见牙龈愈合良好，牙龈袖口较为理想，种植体无松动。缺牙区牙槽嵴丰满，龈乳头保存良好，软组织外形与邻牙协调。取出愈合基台，取下上颌左侧侧切牙临时树脂冠，转移杆戴入口内，光固化的流动树脂沿转移杆周围注入与软组织之间的间隙，光照固化，制作个性化的印模桩，取下印模桩，使用流动树脂进一步成形，光照固化。将印模桩戴回口内，硅橡胶取模。取模完成后，比色（切2/3 4R1.5，颈1/3 4R2.5），戴回愈合基台和临时树脂冠。灌注石膏模型。

（5）戴牙：取模后2周，复诊戴牙。蜡型导板引导下金属切削基台就位，试戴最终修复体（晶瓷单端桥修复体），调殆，修复完成戴牙后拍根尖片（DR）显示基台和上部结构已完全就位。

（6）使用材料：Anthorgyr®种植器械，Anthorgyr®骨水平种植体1颗（3.4mm×12mm，Bone Level），Bio-Oss®骨粉，Bio-Gide®生物膜，金属桩1颗，过渡活动义齿1副，临时树脂冠1颗，晶瓷单端桥修复体1副。

二、结果

种植体植入后成功形成了种植体骨结合，GBR引导骨组织再生，个性化的愈合基台成功维持了唇侧牙槽嵴的丰满度并获得满意的穿龈轮廓，过渡义齿和金属桩支持的临时树脂冠对软组织的压迫塑形，获得与邻牙协调的软组织外形，增加了最终修复的红色美学效果。种植体联合基牙桩共同支持的联冠修复体减轻了单颗种植体的支撑负荷，成功关闭"黑三角"间隙。最终修复体外形自然，色泽逼真，牙龈形态自然、健康。

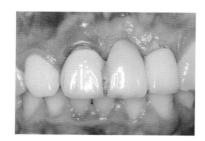

图1　初诊时，口内唇面像

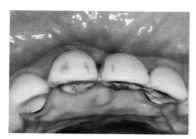

图2　初诊时，口内切端像

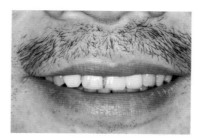

图3　初诊正面微笑像。呈中位笑线

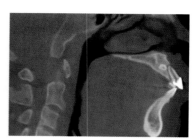

图4　初诊CBCT

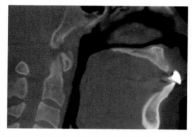

图5　上颌左侧中切牙牙槽嵴宽度约3.5mm，鼻嵴距约20mm

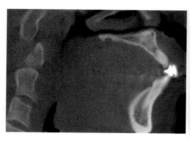

图6　上颌左侧侧切牙颈部冠折，有根尖暗影

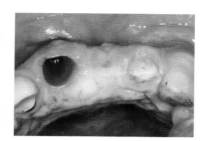

图7　摘除上颌右侧中切牙至左侧侧切牙烤瓷桥，拔出上颌右侧中切牙，上颌左侧侧切牙冠折断端平齐牙龈，见穿髓孔

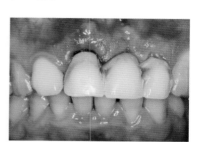

图8　拔牙后即刻戴入过度活动义齿对软组织进行压迫塑形

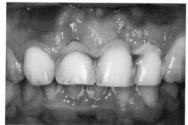

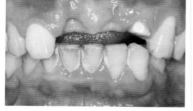

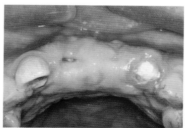

图9～图11　拔牙后1个月，拔牙创已愈合，唇侧软组织有塌陷，龈缘曲线与邻牙协调

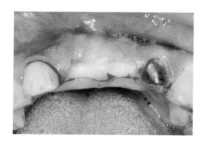

图12　术前口内像

图13　缺牙区牙槽嵴顶做横行切口

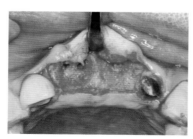

图14　全层翻瓣，显露术区和唇侧骨面，见唇侧牙槽骨吸收凹陷明显

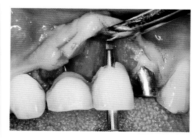

图15　过渡义齿制作的简易导板，并在导板引导下定点

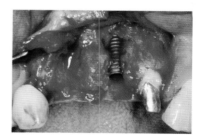

图16　种植体唇侧骨壁缺失，唇面裸露

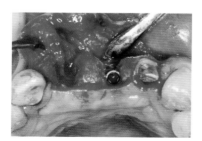

图17　𬌗面像

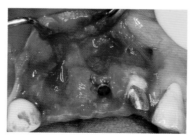

图18　将刮取的自体骨覆盖在裸露的种植体表面

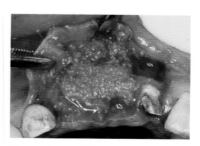

图19、图20　引导骨组织再生术（GBR）骨缺损区植入Bio-Oss®骨粉 0.5g，Bio-Gide®双层胶原膜覆盖骨粉

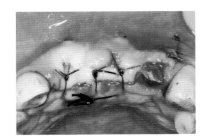

图21　严密缝合关闭创口

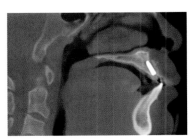

图22　种植体植入术后，CBCT矢状面显示种植体位置方向恰当，深度合适，种植体唇侧骨板满足 2mm 以上要求，种植体方向基本与修复方向一致

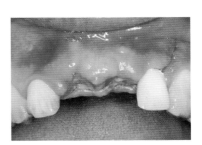

图23　术后10天拆线，牙龈仍有轻度肿胀，伤口未完全愈合

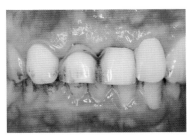

图24　过渡义齿对软组织塑形

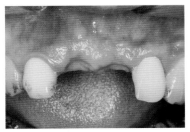

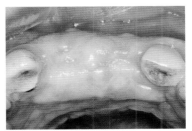

图25、图26　种植术后6个月，术区伤口已愈合，缺牙区牙槽嵴丰满，上颌左侧中切牙唇侧远中软组织轻度塌陷，龈乳头保存良好，软组织外形与邻牙协调

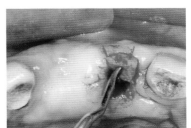

图27　翻瓣

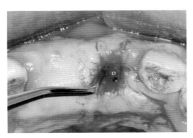

图28　将软组织瓣向内卷入穿龈袖口唇侧

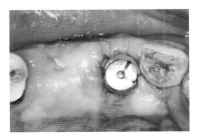

图29　戴入愈合基台，使用光固化流动树脂注入软组织与愈合基台间隙，维持软组织并成形穿龈袖口

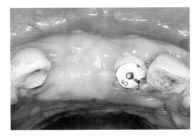

图30　二期手术后2周，口内切端像

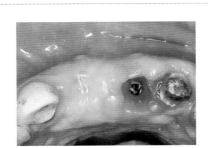

图31　穿龈袖口形态

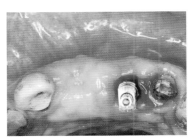

图32　转移杆戴入口内

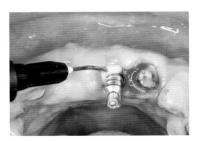

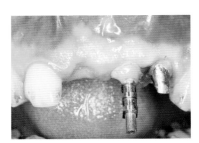

图33、图34　使用光固化流动树脂制作个性化的印模桩

图35　个性化的印模桩口内就位

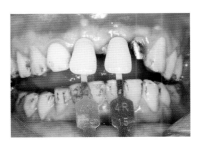

图36　比色

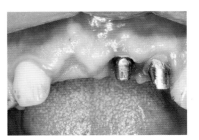

图37　基台就位后口内唇面像

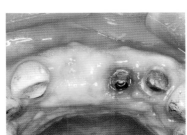

图38　基台就位后口内粭面像

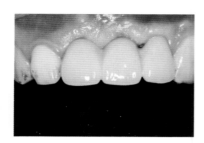

图39、图40　修复体戴入口内，完成最终修复

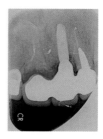

图41　戴牙后的根尖放射片

三、讨论

在临床上治疗牙列缺损，有时会考虑使用天然牙与种植体联合支持式固定义齿修复方案。虽然这是一种有争议的方案，有很多研究报道了它的临床并发症和不足之处；但同时也有很多研究表明其具有很好的临床效果。本文针对上颌前牙区连续2颗牙缺失且只有一个位点适合种植体植入并伴有邻牙残根及软硬组织缺损的患者种植修复治疗，本病例从接诊到最终修复完成，总共历时约10个月，采用种植体–基牙桩联合支持的固定修复方式，以及软硬组织增量技术可以获得稳定牢固的修复和满意持久的美学效果。但本病例完成时间较短，其长期的临床效果有待进一步随访和观察。

参考文献

[1] 陈尔军, 周延民, 马辰春, 丛志强, 姜拥华. 不同载荷下中间种植体基牙天然牙–种植体联合桥基牙应力分布及位移. 吉林大学学报（医学版）, 2004, 30(5)：765–768.

[2] 徐淑芳, 孟庆豪, 陈建钢. 种植牙–天然牙混合支持早期修复前牙缺失. 临床口腔医学杂志, 2004, 20(2)：108–109.

[3] 黄颖荷, 陈宇, 聂二民, 刘克瑾, 刘伟, 张春元. 天然牙–种植牙联合修复上前牙区多牙缺失探讨. 广东牙病防治, 2010, 18(8):408–411.

[4] 朱昌政, 陈伟建, 夏海斌. 天然牙与种植体联合支持式固定义齿研究进展. 中国实用口腔科杂志, 2011, 4(12):762–765.

[5] Lin CL, Wang JC, Chang WJ. Biomechanical interactions in tooth–implant–supported fixed partial dentures with variations in the number of splinted teeth and connector type：a finite element analysis. Clin Oral Implants Res, 2008, 19(1)：107–117.

[6] Hita-Carrillo C, Hernndez-Aliaga M, Calvo-Guirado JL. Toothimplant connection: a bibliographic review. Med Oral Patol Oral Cir Bucal, 2010, 15(2)：e387–e394.

[7] Ozçelik T, Ersoy AE. An investigation of tooth/implant–supported fixed prosthesis designs with two different stress analysis methods：an in vitro study. J Prosthodont, 2007, 16（2）：107–116.

[8] Da Silva EF1, Pellizzer EP, Quinelli Mazaro JV, Garcia Júnior IR. Influence of the connector and implant design on the implant–tooth–connected prostheses. Clin Implant Dent Relat Res, 2010, 12（3）：254–262.

孟维艳教授点评

本病例为上颌两侧中切牙连续缺失，只有一个位点适合种植体植入，并伴有邻牙残根及软硬组织缺损患者的种植修复。作者进行了认真的术前分析和诊断，制订了较为完善的治疗计划。利用可摘局部义齿对拔牙后和种植体植入后的缺牙位点进行牙龈引导成形，种植及二期术中软硬组织增量及个性化印模技术，最后以种植体–天然基牙联合支持的单端固定桥进行修复，并获得了可接受的功能和美学效果。该病例值得探讨的是：（1）GBR术后可摘局部义齿的牙龈诱导塑形对骨增量效果是否存在风险值得探讨。（2）种植体是否可略偏近中以减小悬臂，增加稳定性？（3）种植体–天然牙联合支持的单端固定桥修复方式的远期效果有待观察。

激光应用于前牙美学区种植修复病例1例

任光辉[1]　张佳[2]　许胜[2]　柳忠豪[2]　1. 滨州医学院附属烟台市口腔医院修复科　2. 滨州医学院附属烟台市口腔医院种植科

摘　要

目的：探讨在前牙美学区种植修复过程中应用激光塑形牙龈的临床效果。**材料与方法**：女性健康患者，拔除上颌右侧中切牙，即刻植入1颗Nobel Replace®（3.5mm×11.5mm）种植体，同期于左侧上颌中切牙缺牙位置植入1颗Nobel Replace®（3.5mm×10mm）种植体，在种植体与牙槽骨之间的间隙及唇侧骨缺损处植入Bio-Oss®人工骨粉，用Bio-Gide®胶原膜进行固定。术后6个月行二期处理，4周后行临时修复，采用激光行种植体周围牙龈塑形，同时联合临时修复体进行牙龈诱导。2个月后行氧化锆全瓷冠永久修复。定期随访，评估种植体周围软组织及硬组织的情况。**结果**：种植体植入后愈合良好，激光塑形牙龈术后第2天随访患者，患者自觉无明显不适及肿胀疼痛等症状。采用个性化瓷基台支持的氧化锆全瓷冠修复后色泽形态良好，复查可见牙龈形态及轮廓得到了良好的维持，牙龈乳头充满邻间隙，牙龈塑性稳定。牙冠周围软组织健康，未见明显的牙龈退缩，种植体周围未见明显骨吸收。**结论**：在前牙美学区种植修复过程中应用激光联合临时修复体进行牙龈塑形及诱导可以获得理想的美学效果。

前牙美学区的种植修复一直是口腔种植领域中的难点，同时患者对于重建牙列功能和美观的需要是十分迫切的。在口腔种植修复过程中应用临时修复体进行牙龈塑形及诱导提高了美学区种植修复的美学效果，但在牙龈过于肥厚且位置过低、牙龈袖口较窄的患者，利用临时修复体一点点改型行牙龈整塑会经历很长时间且会增加复诊次数。本病例采用激光将牙龈一次修整到位，不仅患者复诊次数大大减少，同时获得了良好的美学修复效果。

一、材料与方法

1. 病例简介　29岁女性患者，上颌左侧中切牙因外伤拔除2个月，曾行活动修复，来诊要求固定修复缺失牙。既往体健，否认其他系统性疾病及过敏史。检查：面部基本对称，比例协调，突面型，中等笑线，正常𬌗，咬合稳定、关节及咀嚼肌无不适、开口度正常。口内见上颌左侧中切牙牙缺失，缺牙区牙龈状况一般，无溃疡红肿，牙槽骨丰满度欠佳，唇侧及垂直向骨吸收，近远中距离8mm，颊舌向宽度约4mm，对颌牙未伸长，深覆𬌗，邻牙无明显倾斜。上颌右侧中切牙烤瓷冠咬合不良，冠边缘密合度欠佳，松动Ⅱ°，龈缘发红。CBCT显示：上颌左侧中切牙牙槽嵴宽度为4~5mm，可用骨高度约12mm。上颌右侧中切牙牙根短，冠根比大于1:1，根尖伴有大面积低密度影。

2. 诊断　（1）上颌牙列缺损（上颌左侧中切牙缺失）；（2）上颌右侧中切牙不良修复体、根尖周炎。

3. 治疗计划　（1）上颌左侧中切牙种植修复；（2）上颌右侧中切牙即刻种植；（3）牙龈塑形及诱导；（4）延期修复。

4. 治疗过程

（1）基础治疗：牙周治疗（口腔卫生宣教、全口洁刮治等）。

（2）种植外科：根据种植外科基本原则和操作流程，进行种植外科治疗。①术前准备：常规术前检查，排除手术禁忌证。拍摄CBCT，分析病情。②外科手术过程：常规消毒、铺巾，必兰局部麻醉下于上颌双侧中切牙牙槽嵴做横行切口，双侧侧切牙远中做垂直切口，剥离术区黏骨膜，显露术野，见上颌左侧中切牙区唇侧骨较薄，微创方式拔除上颌右侧中切牙，彻底搔刮牙槽窝，术中评估牙槽嵴高度。探测检查牙槽窝根方部分骨缺损。生理盐水冲洗冷却，大球钻修整骨面，小球钻定位，扩孔逐级预备种植窝，导向杆反复探查种植体植入方向，上颌左侧中切牙行骨挤压术，最终于上颌右侧中切牙区即刻植入Nobel Replace® 3.5mm×11.5mm种植体1颗，上颌左侧中切牙区植入Nobel Replace® 3.5mm×10mm种植体1颗，植入扭矩均为20N·cm，查种植体方向和间隙良好，旋入覆盖螺丝。见上颌右侧中切牙唇侧植体与骨之间存在大约2mm间隙，上颌左侧中切牙唇侧植体暴露约2个螺纹，同期行GBR骨增量，于骨缺损处植入Bio-Oss®人工骨粉、CGF，钛钉固定Bio-Gide®胶原膜，严密缝合切口。术后常规口服抗生素，复方氯己定含漱液保持局部口腔卫生，术后10天复诊拆线。③二期手术：种植体植入后6个月行二期手术，安放愈合基台，X线片显示愈合基台完全就位。④修复阶段：二期手术后4周评估术区软组织水平，取模转至技工室制作种植体支持的临时树脂冠修复体。10天后除下愈合基台可见袖口形态较窄，采用激光（200MJ,50Hz）修整牙龈形状，同时佩戴临时修复体，完全就位后扭矩扳手加力至15N·cm，聚四氟乙烯薄膜+树脂暂封螺丝孔，观察。2个月后牙龈形态稳定，拆除临时修复体，利用临时修复体取终印模行个性化瓷基台及氧化锆饰瓷冠修复。⑤4个月后复查，咬合稳定，美学效果良好。⑥材料为种植体：Nobel Replace®（Nobel Biocare, Sweden）。激光：Fotona激光（斯洛文尼亚）。骨粉（Bio-Oss®，瑞士盖氏制药有限公司）。胶原膜（Bio-Gide®，瑞士盖氏制药有限公司）。

二、结果

前牙美学修复通常在永久修复前利用临时修复体进行牙龈塑形，但对

于牙龈过于肥厚且位置过低、牙龈袖口较窄的患者，利用临时修复体一点点改型行牙龈整塑会经历很长时间且会增加复诊次数，采用激光将牙龈一次修整到位，患者复诊次数大大减少；但修整的量需提前进行评估。

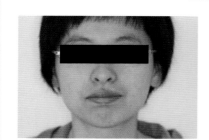

图1　患者正面像

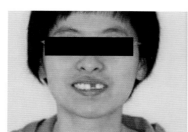

图2　患者正面微笑像

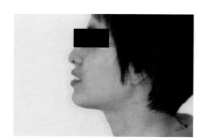

图3　患者45°侧面微笑像

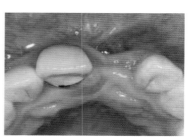

图4　术前殆面像

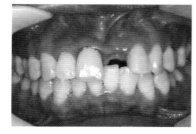

图5　术前全牙列像

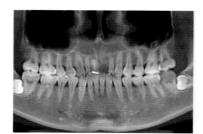

图6　术前曲面断层

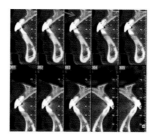

图7　术前CBCT评估上颌右侧中切牙骨高度和宽度

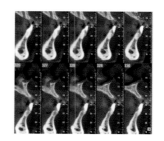

图8　术前CBCT评估上颌左侧中切牙骨高度和宽度

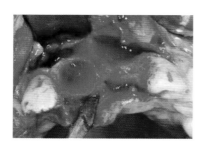

图9　术中剥离开黏膜见骨的丰满度

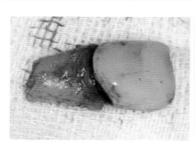

图10　术中拔除的上颌右侧中切牙

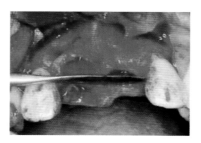

图11　术中评估牙槽嵴高度

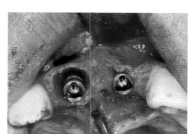

图12　种植体植入后

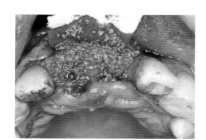

图13　GBR骨增量

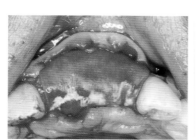

图14　覆盖Bio-Gide®+CGF

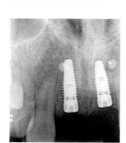

图15　种植术后X线片

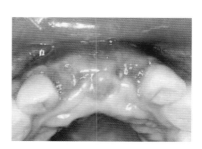

图16　二期手术前殆面像评估骨丰满度

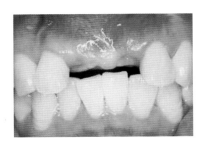

图17　二期手术前牙列像

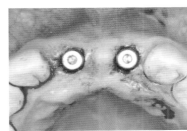

图18　二期术后殆面像

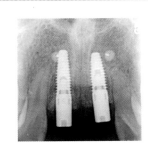

图19　二期术后X线片

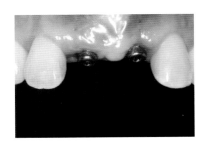

图20　修复前牙列像

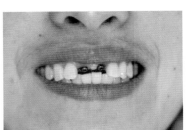

图21　修复前面像

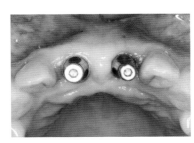

图22　转移体殆面像

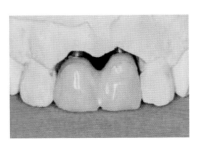

图23　技工室制作的临时修复体

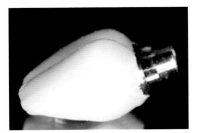

图24　临时修复体

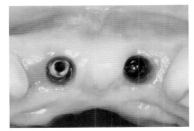

图25　激光修整前的牙龈袖口

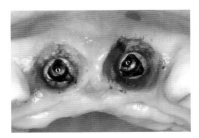

图26　激光修整后的牙龈袖口

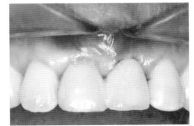

图27　激光修整后即刻戴入临时修复体

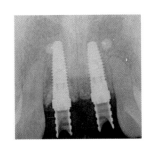

图28　临时修复体在种植体内完全就位

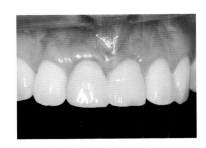

图29　临时修复体戴入2个月后

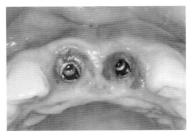

图30　永久修复时的牙龈袖口

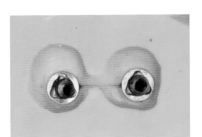

图31　利用临时修复体制作个性化转移体

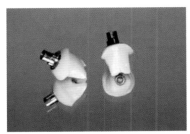

图32　制作个性化的氧化锆基台

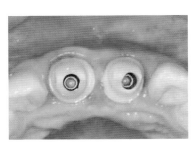

图33　个性化基台口内就位

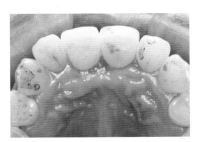

图34　永久修复体戴入后牙列像

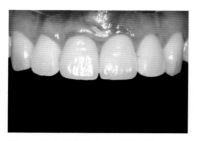
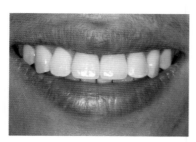
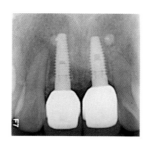
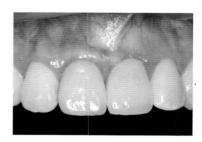

图35　永久修复体戴入后前牙像　　图36　永久修复体戴入后微笑像　　图37　永久修复体戴入后X线片显示基台、种植体、牙冠密合　　图38　4个月后复查照片

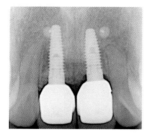
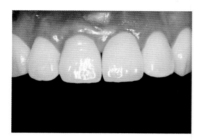
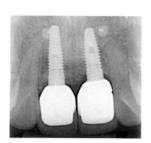

图39　4个月后复查X线片　　图40　10个月后复查照片　　图41　10个月后复查X线片

三、讨论

影响上颌前牙美学区域种植修复美学效果的主要因素是种植体周围是否有足够的骨组织支持及其周围软组织的质和量的状态。当通过种植外科技术有效地重建种植体周围软硬组织之后，种植体穿龈部分软组织形态轮廓的精确塑形对最终的美学修复效果起着至关重要的影响。以往大都采用临时修复体做牙龈压迫成形再进行永久性冠修复，虽可以获得较好的牙龈轮廓形态，但需经过一次次调改临时修复体的外形逐渐诱导牙龈成形，尤其对于牙龈过于厚且位置过低、牙龈袖口较窄的患者，复诊次数过多，给患者带来不便。

激光应用与于牙龈塑形及诱导过程中，具备切割精准、愈合快、出血少、疼痛程度低等特点，本病例采用激光进行牙龈塑形较快地获得了良好的牙龈轮廓，同时联合临时修复体进行牙龈诱导不仅降低了复诊次数及时间，还获得了较好的美学效果。本病例需要进一步回访复查，以观察远期的效果。

参考文献

[1] Nisapakultorn K, Suphanantachat S, Silkosessak O, et al. Factors affecting soft tissue level around anterior maxillary single–tooth implants. Clinical Oral Implants Research, 2010, 21(6):662–670.
[2] 胡秀莲, 林野, 于海燕,等. 种植暂时修复体在上颌前牙种植美学修复中软组织处理技术. 中国口腔种植学杂志, 2012, 17(1).
[3] 杨相笛, 司薇杭, 陈悦,等. 半导体激光在牙龈切除术及成形术中的应用初探. 陕西医学杂志, 2015(2):209–211.

徐欣教授点评

本病例通过激光对牙龈修整后进行了临时冠的制作，但术后牙龈还是有轻微的红肿，复查时红肿有缓解但也有退缩。本病例若有术后的CT，或者会对此病例的长期效果有更直观的评估。对于激光对牙龈的修整，相较于常规的方法出血比较少，也更直观，有一定的优势。

上前牙即刻种植延期软组织塑形1例

李靖敏[1] 顾亚军[2] 1. 杭州口腔医院口腔修复科 2. 杭州口腔医院口腔外科

摘要

目的： 本文将报道1例前牙外伤牙齿折断的患者，采用即刻种植技术，并通过延期树脂临时冠软组织成形达到理想的美学效果。**材料与方法：** CBCT确定种植区域骨量，评估美学风险，微创拔除残根，种植体（3.75mm×15mm，Bego）即刻植入理想的三维位置，唇侧跳跃间隙植入Bio-Oss®骨粉，覆盖Bio-Gide®胶原膜，愈合帽封闭创口，5个月后，取模，间接法制作树脂临时冠，软组织成形，3个月后，数字化全瓷基台，氧化锆全瓷冠修复。应用红色美学分值（PES）评分系统及白色美学分值（WES）评分系统评价修复效果。**结果：** 修复后6个月复查，种植体唇侧龈缘无明显退缩，与邻牙软组织协调，红白美学达到效果理想，在观察期内，种植修复获得了良好的美学效果。**结论：** 上前牙即刻种植后，选择合适的时机延期进行软组织诱导成形，同样可以获得理想的美学效果。

口腔种植技术已经成为修复牙列缺损的一项常规且成熟的技术，如何获得最佳的种植修复美学效果是近年来研究的热点。上前牙区种植美学效果至关重要，由于延期种植修复具有过程时间长，缺牙区牙槽骨吸收和软组织萎缩等美学缺点，即刻种植被越来越多地应用于临床，即刻种植是指拔除患牙的同时植入种植体，相对减缓了缺牙区牙槽骨和软组织的吸收，缩短了患者的修复时间，选择合适的时机进行软组织塑形，可以取得更为理想的修复效果。

一、材料与方法

1. 病例简介 22岁女性患者，主诉右上前牙外伤1周，要求修复。右上前牙1周前因外伤折断，曾于外院正畸治疗2年。既往史：否认系统病史，否认传染病史，否认药物过敏史，无口服双膦酸盐药物史。专科检查：上颌右侧中切牙牙冠折断，残留牙根唇侧龈上2~3mm，舌侧龈下5mm，上颌左侧中切牙近中1/4切角缺损，见暂封，叩（±）；上颌右侧侧切牙和尖牙切1/4少量釉质缺损，叩（±），上颌见正畸托槽黏附，弓丝已去除，颜面部基本对称，开口型、开口度正常，双侧关节区无压痛及弹响。口腔卫生情况良好。CBCT检查见：上颌右侧中切牙根尖无明显阴影，唇侧骨板0.7mm，腭侧骨板2.4mm，唇腭向骨宽度8.1mm，可用骨高度16.7mm，咬合关系正常。

2. 诊断 上颌右侧中切牙冠根折，上颌右侧侧切牙、尖牙和左侧中切牙牙体缺损。

3. 治疗计划 （1）上颌右侧中切牙即刻拔除，即刻种植。（2）上颌右侧中切牙种植体植入扭矩若大于35N·cm，选择即刻修复，植入扭矩若小于35N·cm，选择延期树脂冠软组织诱导成形。（3）5个月后数字化全瓷基台、氧化锆全瓷冠修复。（4）上颌左侧中切牙全瓷冠修复。（5）上颌右侧侧切牙和尖牙全瓷贴面修复。

4. 治疗过程

（1）2015年1月：初诊，设计、制订治疗方案；CBCT确定种植区域骨量，评估美学风险。

（2）2015年1月：微创拔除上颌右侧中切牙，选择Bego 3.75mm×15mm种植体，植入理想的三维位置，扭矩30N·cm，唇保留2mm以上跳跃间隙，拔牙窝与种植体间隙植入Bio-Oss®骨粉，覆盖Bio-Gide®生物膜，5mm×5mm愈合帽封闭创口，术后X线片示：植入位置理想，未伤邻牙牙根及重要解剖结构。

（3）2015年6月：种植术后5个月，去除愈合帽，种植体稳定性测量仪检测ISQ值为55，上颌左侧中切牙树脂临时恢复牙体外形，上颌右侧中切牙取模制作树脂临时冠，诱导牙龈成形，螺丝固位，该阶段旨在尽快恢复美观、渐进负重及牙龈塑形。

（4）2015年9月：复诊，见种植体唇侧龈缘无明显退缩，与邻牙软组织协调，取出上颌右侧中切牙临时冠，见牙龈袖口轮廓理想，测量ISQ值为70，制作个性化转移杆，制取个性化印模，采用数字化全瓷个性化基台，氧化锆全瓷冠修复。修复后曲面断层显示，基台与冠就位良好。

（5）2015年9月：上颌右侧中切牙修复完成后，同期氧化锆全瓷冠保护。

（6）1周后随访，牙龈形态恢复良好。

（7）因上颌右侧侧切牙和尖牙缺损较小，患者暂时不愿修复。

（8）2016年3月：随访，修复后6个月，上颌右侧中切牙唇侧龈缘未见明显退缩，美学效果理想，患者对外形满意。CBCT见：唇舌侧骨高度稳定，无明显吸收。

（9）评价指标：PES评分：采用Fürhauser等提出的红色美学指数（pink esthetic score, PES），见表1，对上颌单前牙种植修复体周围软组织进行评分。认为总评分8/14分为临床可以接受的美学效果，总评分12/14分为近乎完美的美学效果。WES评分：采用Belser等提出的白色美学指数（white esthetic score, WES），见表2，对上颌单前牙种植修复体进行评分。认为总评分6/10分为临床可以接受的美学效果，总评分9/10分为近乎完美的美学效果。

二、结果

种植修复后6个月复查，CBCT确认种植体植入方向良好，骨结合良好。上颌右侧中切牙唇侧龈缘未见明显退缩，PES评分总分大于12分，WES评分总分大于9分，美学效果理想，患者对外形满意。

表1　红色美学分值（PES）各变量及评分标准

PES变量	缺失	不完整	完整
1.近中龈乳头	0	1	2
2.远中龈乳头	0	1	2
3.唇侧龈缘曲线	0	1	2
4.唇侧龈缘最高点位置	0	1	2
5.根部突度	0	1	2
6.软组织的颜色	0	1	2
7.软组织的质地	0	1	2
PES总分	14		

注：①切牙通过与对侧同名牙比较得出评分；②唇侧龈缘最高点位置：偏差大于1mm，0分；偏差小于等于1mm，1分；相同，2分

表2　白色美学分值（WES）各变量及评分标准

WES变量	较大差异	较小差异	无差异
1.牙冠形态	0	1	2
2.牙冠外形轮廓	0	1	2
3.牙冠颜色	0	1	2
4.牙冠表面质地	0	1	2
5.透明度、个性化	0	1	2
WES总分	10		

注：切牙通过与对侧同名牙比较得出评分

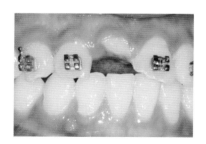

图1　术前口内正面像

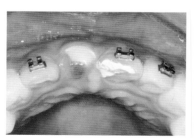

图2　术前口内殆面像

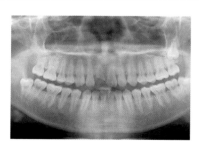

图3　术前曲面断层片

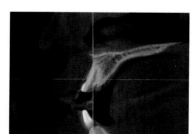

图4　术前CBCT矢状面

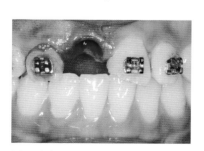

图5　微创拔牙后正面像

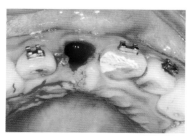

图6　微创拔牙后殆面像

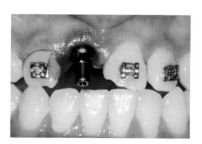

图7　种植体植入正面像

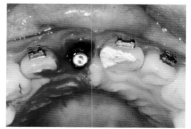

图8　种植体植入殆面像

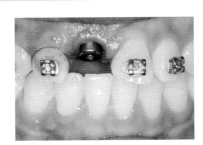

图9 愈合帽就位正面像

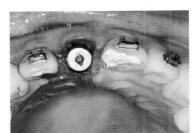

图10 愈合帽就位殆面像

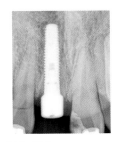

图11 术后X线片

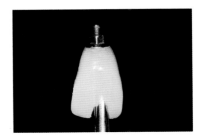

图12 临时修复体

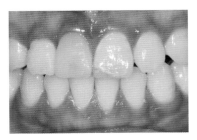

图13 戴入临时修复体正面像

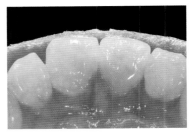

图14 戴入临时修复体殆面像

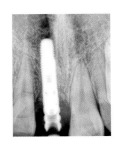

图15 术后8个月X线片

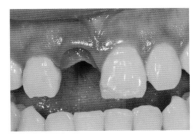

图16 临时修复体塑形后的牙龈袖口正面像

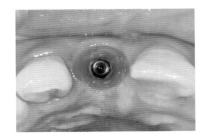

图17 临时修复体塑形后的牙龈袖口殆面像

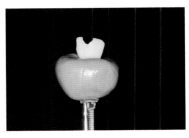

图18 硅橡胶复制临时修复体颈部形态

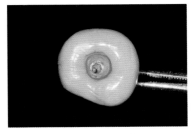

图19 硅橡胶复制的牙龈袖口

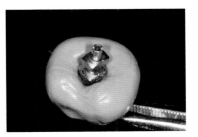

图20 放置转移杆袖口间隙内注射临时冠树脂

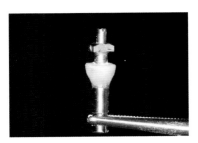

图21 制作完成的个性化转移杆

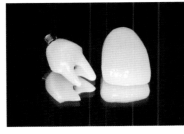

图22 数字化全瓷基台与全瓷冠

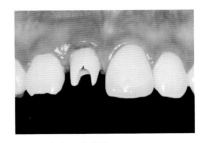

图23 全瓷基台就位

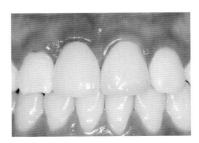

图24 全瓷冠就位

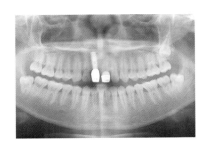

图25 修复后曲面断层片

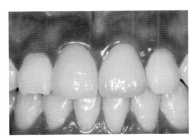

图26 修复后1周正面像

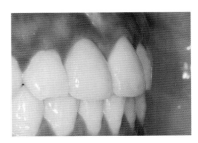

图27 修复后1周右侧像

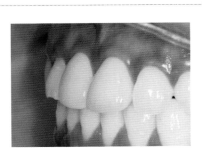

图28 修复后1周左侧像

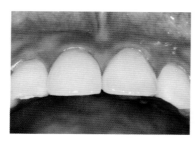
图29　修复后1周唇侧牙龈丰满度

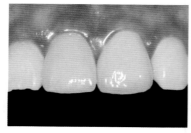
图30　修复完成后6个月正面像

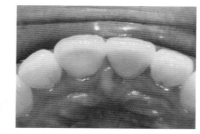
图31　修复完成后6个月𬌗面像

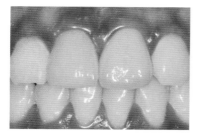
图32　修复完成后6个月正中关系位

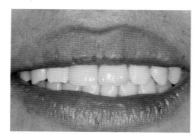
图33　修复完成后6个月微笑像

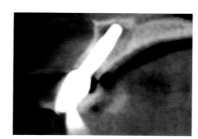
图34　修复完成后6个月CBCT

三、讨论

已有大量文献证实在上颌前牙区即刻种植即刻修复可以获得良好的种植修复结果。即刻种植具有诸多优势：拔牙同期植入种植体，减少了一次外科手术，并缩短了治疗周期；保存了骨组织，减少甚至避免牙槽嵴的水平向和垂直向骨吸收。

即刻种植的种植体唇侧龈缘退缩范围为0.5~0.9mm，不翻瓣的即刻种植仍然可以发生龈缘退缩，退缩范围为0.5~0.75mm。但可以获得满意的种植体存留率和软组织美学效果。本病例为中切牙单颗外伤折断，选择即刻种植可以获得更为理想的美学效果即刻种植即刻修复，单颗种植体独立支持修复体要求：种植体植入的行程扭矩为15N·cm，最终扭矩>35N·cm，本病例种植体最终扭矩仅为30N·cm，故选择延期修复。5个月后种植体稳定性测量值为55，未达到永久修复所需的稳定性，选择种植体支持式树脂临时冠软组织塑形，以获得理想的牙龈形态和更佳的美学效果。

Kan等将牙龈生物型（gingival biotype）分为薄龈生物型（thin gingival biotype）和厚龈生物型（thick gingival biotype），一般认为牙龈厚度≥1mm为厚龈生物型，而<1mm为薄龈生物型。牙周生物型是影响单颗种植体美学的关键因素之一，厚型较易获得令人满意的美学效果，而薄型则相反，很难达到理想的美学效果。本病例缺牙区唇侧牙龈厚度≥1mm，

为中厚型牙龈生物型，为延期软组织塑形提供良好的生物学基础。

有文献报道，如果缺牙区的邻牙健康、无修复体，对预期的美学效果不会有额外的风险。但是，如果邻牙存在进入龈沟内的修复体，则会发生种植体植入后的龈缘退缩，便会危及美学效果。美学并发症通常是龈缘退缩导致的修复体边缘暴露或牙龈结构的改变。本病例为保持修复后上颌左侧切牙龈缘的稳定，选择上颌右侧中切牙植入并完成软组织成形后同期进行上颌左侧切牙修复。

缺牙间隙的近远中向宽度是影响种植美学效果的重要因素。单颗牙缺失，邻牙和支持组织处于良好的健康状态时，龈乳头可以获得邻面牙槽嵴的支持，牙槽嵴到修复体邻面接触点距离较小，获得美学治疗效果的可能性较高，美学风险低，本病例邻牙和支持组织状况良好，上颌左侧中切牙的修复选择与种植修复同期进行，从而获得比较理想的美学效果过渡带是种植体平台至黏膜边缘所创造出的种植体周围软组织轮廓，对最终修复体的外形轮廓起主要决定作用，并影响种植体周围的软组织支持效果。强调过渡带概念具有多种含义：（1）在美学区应当通过临时修复体等临床技术诱导和成形种植体周围软组织，形成健康和美学种植体周围过渡带；（2）与过渡带相接触的修复材料应当具备良好的牙周软组织生物相容性和亲和力，对过渡带的长期稳定发挥重要作用；（3）过渡带的形态是选择修复体固位类型和基台种类的重要依据；（4）制取印模时，应当将过渡带的轮廓形态准确地转移

至石膏模型上。

为了最大限度地获得美学治疗效果，获得良好的穿龈轮廓和过渡带形态，本病例在戴入最终修复体之前使用牙支持式过渡义齿引导和行成种植体周围软组织。通过设计临时修复体穿龈轮廓，建立理想的修复体形态，建立所期望的穿龈轮廓和黏膜质量。

临时修复体对未来种植体周围软组织的美学效果和最终理想的修复体外形具有诊断价值。本病例采用临时修复体辅助制作个性化印模帽，通过临床印模程序，准确地将最终确定的修复体穿龈轮廓和获得的软组织过渡带形态转移至石膏模型上。这样，就把已获得的临床效果准确地转移到技师手中，制作最终修复体。

Jan等对于即刻种植即刻修复的研究表明，PES得分随着时间进展会发生改变，但是最明显的改变发生在前3个月，之后PES得分得到稳定地改善，戴入临时修复体后3~12个月内，种植体周围黏膜将趋于成熟和稳定。因此，建议临时修复体至少戴3个月。本病例在戴用临时修复体3个月后取模行永久修复，选取永久修复6个月时的临床照片进行PES评分，可认为种植体周围软组织已达到稳定状态。

在白色美学方面，得分差异最大的在于牙冠外形轮廓。本病例因同时存在上颌左侧切牙部分缺损、上颌双侧切牙选择同期修复，最大程度避免了牙冠外形轮廓的差异。

本病例中，我们采用即刻种植延期软组织塑形的方法，并结合数字化修复技术完成后期永久修复，获得了较好的美学效果，但远期效果还有待进一步观察。

上前牙即刻种植后，选择合适的时机延期进行软组织诱导成形，同样可以获得理想的美学效果。

参考文献

[1] Fürhauser R,Florescu D,Benesch T,Haas R,Mailath G,Watzek G.Evaluation of soft tissue around single–tooth implant crowns:the pink esthetic score.Clin Oral Implants Res, 2005, 16(6):639–644.

[2] Cosyn J, Eghbali A, De Bruyn H, Collys K, Cleymaet R, De Rouck T.Immediate single–tooth implants in the anterior maxilla:3–year results of a case series on hard and soft tissue response and aesthetics.J Clin Periodontol, 2011, 38(8):746–753.

[3] Belser UC, Grütter L, Vailati F, Bornstein MM, Weber HP, Buser D.Outcome evaluation of early placed maxillary anterior single–tooth implants using objective esthetic criteria: across–sectional,retrospective study in 45 patients with a 2–to 4–year follow–up using pink and white esthetic scores. J Periodontol, 2009, 80(1):140–151.

[4] Kan JY1, Rungcharassaeng K, Umezu K, Kois JC. Dimensions of peri–implant mucosa：an evaluation of maxillary anterior single implants in humans．J Periodontol, 2003, 74 (4):557–562.

[5]宿玉成.口腔种植学. 2版. 北京: 人民卫生出版社，2015.

[6]CosynJ, De Bruyn H, Cleymaet R. Soft tissue preservation and pink aesthetics around single immediate implant restorations:a 1–year prospective study.Clin Implant Dent Relat Res, 2013, 15(6):847–857.

余优成教授点评

该病例的资料收集完整，术前诊断和治疗计划缜密，美学评估充分，手术采用不翻瓣即刻种植，减小创伤，在唇侧骨壁较薄的情况下，采取不翻瓣治疗增加了牙龈退缩的风险，术后采取种植体支持的临时修复体塑形牙龈形态和穿龈轮廓是常用的软组织处理技术，渐进性负载有利于种植体的骨结合和长期稳定，理论依据充分，上颌左侧侧切牙修复和上颌右侧种植体龈缘的关系，有待临床研究和文献的进一步证实。

美学区即刻种植修复

徐莉亚　胡劲松　余鑫　任义　李春林　贵阳市口腔医院种植科

摘要

目的：本文讨论的是1例前牙外伤后进行即刻种植修复的患者及术后1年时间的观察。**材料与方法**：对患者进行CBCT检查，发现患者上颌双侧切牙折断，牙槽窝骨壁连续完整，采用了不翻瓣的手术方法，为患者双侧切牙位点即刻植入了种植体（4.0mm×12mm，Dentium Superline），在跳跃间隙内植入了骨替代材料（Bio-Collagen®，Geistic），连接愈合基台，穿龈式愈合。在术后3个月时进行了复查，发现患者出现了牙龈退缩，进行了树脂临时义齿的修复，X线片显示种植体周围的牙槽骨高度出现了降低。在6个月时给患者进行了烤瓷冠的修复，在术后1年时进行复查，发现修复体周围的软组织水平没有出现继续的退缩，X线片显示种植体周围的牙槽骨高度与术后4个月时相比趋于稳定，没有出现明显的降低。

上前牙外伤而导致折断在临床中属于常见病，通常对于无法保留的折断牙，常用的治疗方案有以下几种：（1）拔牙后延期进行固定桥修复；（2）拔牙后延期进行活动义齿修复；（3）拔牙后进行即刻种植修复和拔牙后进行早期种植修复。其中，拔牙后进行即刻种植修复因为治疗过程短、患者痛苦小、美学效果比较理想而广泛采用。本文报道的是1例上颌双侧切牙外伤折断后进行即刻种植修复的病例。

一、材料与方法

1. 病例简介　22岁男性患者，就诊前1天患者因车祸伤导致上颌双侧切牙折断，于口腔外科就诊后认为中切牙无法保留，建议进行种植治疗。患者既往健康状况良好，否认系统病史、传染病史、药物过敏史、无吸烟史。患者神志清醒，唇部肿胀，面部外形轮廓对称，开口度、开口型正常。口内检查见上颌双侧切牙冠折，折断线靠近牙颈部，斜行折断至龈下，上颌右侧切牙临床牙冠伸长，上颌双侧切牙牙冠Ⅲ°松动，两牙之间的牙龈乳头分离，咬合关系正常，口内卫生情况不佳，多数牙有龈上结石。X线片显示上颌右侧切牙的牙折线位于牙颈部，上颌左侧切牙的牙折线位于根中1/2处。CBCT显示上颌双侧切牙的牙折线在腭侧位于牙槽嵴顶，两牙的唇侧骨板完整连续，厚度约1mm，两牙的牙槽嵴顶部唇舌径约8mm，总高度约16mm，上颌右侧切牙折断牙根长度约10mm，上颌左侧切牙折断牙根长度约8mm。

2. 诊断　上颌双侧切牙根折，牙龈撕裂伤。

3. 治疗计划　（1）微创拔除上颌双侧切牙，即刻植入2颗种植体。（2）手术后3个月进行树脂临时义齿的修复，为最终修复进行牙龈形态的塑造。（3）手术后6个月进行最终修复体的制作。

4. 治疗过程

（1）2015年3月：初诊，对患者进行CBCT检查及专科检查，制订手术方案。当天在局麻下进行了不翻瓣的即刻种植手术，术中微创拔除上颌双侧切牙折断的牙冠及牙根，清理牙槽窝，探查未发现牙槽窝穿孔或折断，于牙槽窝腭侧骨壁1/2处定点，制备种植窝，备洞完成后，在上颌双侧切牙位点植入种植体（4.0mm×12mm，Dentium Superline），最终扭矩＞35N·cm，跳跃间隙＞1mm，在跳跃间隙内填充骨替代材料（Bio-Collagen®，Gestic），种植体连接愈合基台，对两牙的牙龈及两牙之间撕裂的牙间乳头进行缝合。

（2）术后3天：复查，患者的伤口愈合良好，牙龈肿胀减轻，骨替代材料未见暴露，对患者进行了口腔卫生宣教及龈上洁治。

（3）术后7天：复查，患者伤口愈合良好，拆除缝线。

（4）2015年7月：术后3个月复查，发现患者术区牙龈向根方出现了退缩。采用Dentium临时塑料基台进行了临时树脂冠的修复，并戴入患者的口内进行了牙龈的引导塑形。1个月后对树脂冠进行调改，再次戴入患者口内，对2颗种植体拍摄了牙片，显示种植体的近远中的牙槽骨高度水平降低。

（5）2015年10月：术后6个月复查，对种植体测量了ISQ值，#11上颌右侧切牙位植体在唇侧及近远中为70、腭侧为69，上颌左侧切牙位种植体在唇侧及近远中为73，腭侧为74。用临时树脂冠制作了个性化转移杆，连接个性化转移杆后制取了硅橡胶印模。最终修复体为个性化基台和钯银合金烤瓷冠，固位方式为粘接式固位。

（6）2016年3月：术后1年复查，修复体形态良好，远中龈乳头充盈，两修复体之间存在轻微"黑三角"，与初戴最终修复体时比较，牙龈软组织没有发生明显的退缩。拍摄X线片显示种植体周围牙槽骨水平稳定，与术后4个月时相比没有更多的退缩。患者对该修复体表示满意。

二、结果

即刻种植术后3个月，见到牙龈有明显的退缩，X线片显示与手术当天比较，牙槽骨在高度上大约有2.5mm的退缩，在术后6个月的CBCT上也显示了牙槽骨在水平向上也出现了退缩，但最后在种植体的唇腭侧均形成了至少1.5mm厚度的骨板，在术后1年的复查X线片上显示牙槽骨与术后4个月时

相比，没有出现更多的变化。最终修复体戴入后，患者对其外形和咀嚼功能表示满意。

前牙的即刻种植，通过在跳跃间隙内植入骨替代材料来进行骨引导，并不能改变拔牙后牙槽骨的改建这一生理过程，因此在即刻种植中可以观察到最终牙龈高度会发生一定的退缩，牙槽骨在高度及宽度上也会发生一定的吸收，这会使得最终修复的美学效果具有不确定性。

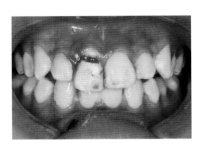
图1　术前口内正面像

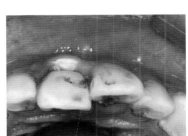
图2　术前口内𬌗面像

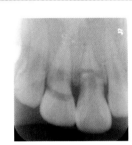
图3　术前X线片

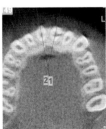 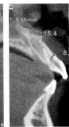
图4　术前用CBCT测量的上颌双侧中切牙牙槽骨宽度高度

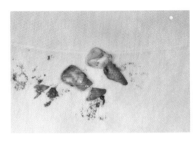
图5　术中微创拔出的上颌双侧中切牙

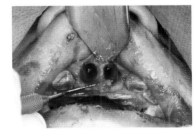
图6　探查牙槽窝完整性

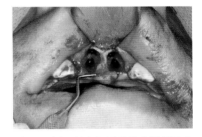
图7　上颌双侧中切牙牙槽窝腭侧骨壁定点制备种植窝

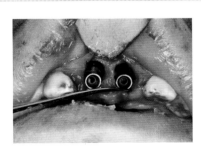
图8　上颌双侧中切牙植入种植体

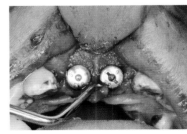
图9　跳跃间隙内充填Bio-Collagen®

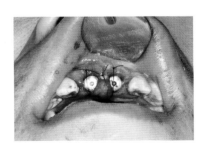
图10　缝合

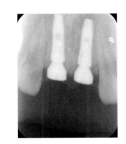
图11　术后当天X线片

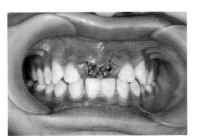
图12　术后3天口内正面像

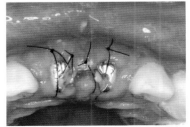
图13　术后3天口内𬌗面像

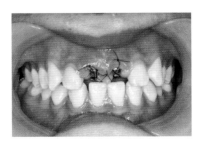
图14　术后7天口内正面像

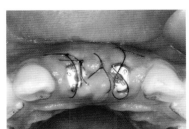
图15　术后7天口内𬌗面像

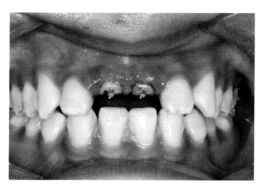

图16　术后3个月口内正面像

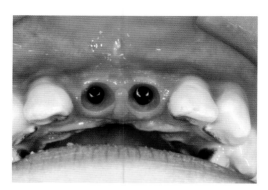

图17　穿龈轮廓

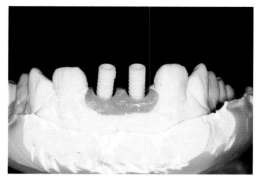

图18　Dentium塑料临时基台

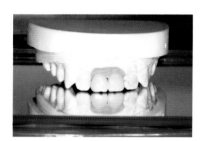

图19　树脂临时冠

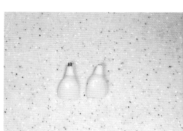

图20　树脂临时冠

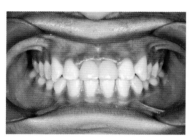

图21　戴临时冠后口内正面像

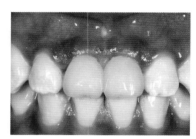

图22　上颌双侧中切牙临时冠正面像

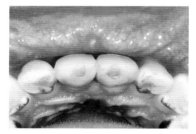

图23　上颌双侧中切牙临时冠殆面像

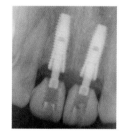

图24　术后4个月时X线片

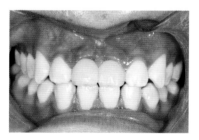

图25　上颌右侧中切牙远中添加树脂后正面像

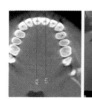

图26　术后6个月CBCT影像

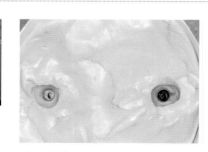

图27　制作个性化转移杆

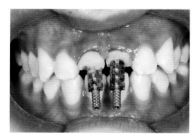

图28　个性化转移杆取模

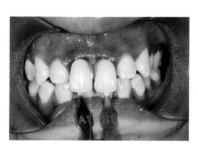

图29　比色

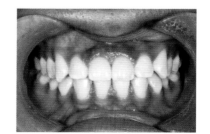

图30　钯银烤瓷冠戴牙后正面像

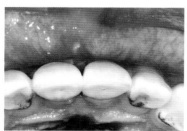

图31　钯银烤瓷冠戴牙后殆面像

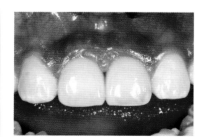

图32　术后1年时复查正面像

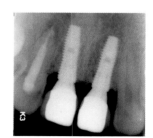

图33　术后1年时X线片

三、讨论

大量的研究表明，即刻种植的种植体存留率与延期种植类似。影响种植体存留的相关因素包括：种植体表面，种植部位、选用的抗生素以及牙周炎病史。因此，即刻种植已经被视为一种成熟的手术方式。

即刻种植时，当跳跃间隙＜1mm时，可以不放入填充物，当跳跃间隙＞2mm时，放入骨替代材料或者是用屏障膜覆盖，类似于向四壁袋的骨缺损内植骨，能发挥有效的骨引导作用。当跳跃间隙＞2mm时，能有效地避免种植体植入时的压力引起唇部菲薄的骨皮质吸收。因此在本病例中，选用了2颗细直径的种植体，造成了＞2mm的跳跃间隙，并放入了骨引导材料，在术后6个月的CBCT上显示种植体的唇侧形成了大约有1.6mm的新生骨板。

即刻种植，翻瓣手术和不翻瓣的手术都可以发生龈缘退缩，退缩的范围为0.5～0.9mm。龈缘退缩的高风险因素包括：唇侧骨壁裂开、种植体平台偏牙槽窝唇侧和薄龈生物型等。在本病例中，患者并没有发现以上这些高风险因素，却仍然出现了约2mm的龈缘退缩，原因可能是同时进行了两个相邻牙位的即刻种植。在单个牙位的即刻种植中，治疗后的美学效果、牙间乳头的高度取决于邻牙的牙槽嵴高度，因此在邻牙和支持组织健康状况良好的前提下，前牙单个牙位的即刻种植能够获得可预期的美学效果。在修复连续性牙位缺失的时候，由于种植体本身的形态可能引起种植体之间牙槽嵴高度降低，从而导致种植体间的硬组织和软组织的变化难以预测，在进行连续多个牙位的种植治疗时，相邻种植体会导致风险增加。

分析本病例可能存在以下因素，导致出现了较多的牙槽骨吸收：①患者是相邻两个牙位的种植体即刻植入，在失去了双侧牙周膜的血供之后，两牙位之间的牙槽嵴顶发生了较多的吸收，最终形成了一个以两牙位的近中牙槽嵴为最高点，两牙位之间牙槽嵴顶为最低点的一个弧形的吸收；②患者是牙折合并牙龈的撕裂伤，在失去牙周膜的供血之后，牙槽嵴只剩下了来自骨膜和骨髓腔之内的血供，软组织的撕裂伤造成了骨膜的分离，血供的障碍也引起了牙槽嵴的吸收；③没有使用屏障膜。对即刻种植的研究中指出，使用屏障膜，能起到以下重要作用：保护唇侧骨板，免于吸收；组织角化上皮向下长入到种植体周围的垂直向和（或）水平向骨缺损；保护骨移植材料。鉴于本病例的特殊情况（连续位点的缺失，软组织的撕裂伤），也许进行一个屏障膜的覆盖和一个潜入式的愈合，能有效地降低即刻种植后的骨吸收水平。

本例即刻种植病例中，虽然出现了较多的牙槽骨吸收，但仍然获得了一个可接受的美学效果，两牙位的唇侧也形成了较厚的新生骨板，将对该患者进行长期观察，以确定唇侧骨板的稳定性。

参考文献

[1] 宿玉成.口腔种植学.2版.北京:人民卫生出版社,2014.

[2] Rosa AC,da Rosa JC,Dias Pereira LA,etal.Guidelines for selecting the implant diameter during immediate implant placement of a fresh extraction socket:a case series.Int J Periodontics Restorative Dent, 2016 May–Jun, 36(3):401–407.

[3] Chen ST,Buser D.Esthetic outcomes following immediate and early implant placement in the anterior maxilla–a systematic review.Int J Oral Maxillofac Implants, 2014, 29 Suppl:186–215.

[4] 邓春富,张馨文.浅谈前牙美学区种植术式的选择与思考.口腔颌面外科杂志,2015, 25(6):393–399.

[5] 靳勇勇,杜军,李二红,等.上颌前牙区单颗即刻种植和延期种植对唇侧骨量的影响分析.中国口腔种植学杂志,2015,20(4):168–171.

付钢教授点评

本病例为前牙外伤后即刻修复病例，通过不翻瓣手术保存骨壁血供。调改临时冠达到可以接受的美学效果。不足之处：患者口腔卫生状况欠佳，术前未经彻底的牙周治疗，复诊时可见口内愈合帽周围存在大量软垢，牙龈退缩，牙槽骨出现吸收。建议对患者进行妥善的口腔卫生宣教，保证长期效果，同时资料收集的照相水平有待提高。

改良Socket-Shield技术在前牙即刻种植中的应用

黄弘　李姣　刘云飞　王黎　舒林径　付钢　重庆医科大学附属口腔医院种植科

摘 要

目的：探讨在前牙即刻种植中采用"Socket-Shield"技术保留唇侧牙本质板以达到维持唇侧软硬组织丰满度，解决唇侧骨板在拔牙后吸收引起软硬组织塌陷的前牙区美学问题。**材料与方法**：52岁女性患者，以"上颌右侧中切牙外伤数日，要求种植修复"为主诉于我院就诊。拟行上颌右侧中切牙即刻种植修复。局麻下通过分根保留牙根唇侧牙本质板，微创拔牙后于拔牙窝偏腭侧备洞，同期植入Dentis种植体（3.7mm×14mm），在唇侧跳跃间隙中植入骨粉，利用个性化愈合帽支撑维持原唇侧牙龈形态。6个月后以临时冠诱导牙龈形态，3个月后完成最终修复。**结果**：患者术后愈合良好，种植体无感染或失败。种植体唇侧骨板维持2.0mm以上的宽度，唇侧丰满度与拔牙前相比无明显萎缩。**结论**：作为一种新的改良技术，Socket-Shield技术优点明显，避免了拔牙后唇侧骨板的萎缩，直接保证了种植体唇侧的软硬组织丰满度，有效地解决了上颌前牙区即刻种植的美学风险问题。

在上颌前牙区，多数患者的唇侧牙槽骨板较薄，而患牙拔除后在牙槽骨改建过程中唇侧骨板常出现明显吸收，从而造成唇侧牙龈组织塌陷。若唇侧骨板极薄或者已出现骨开窗及骨裂等情况，在拔牙过程中易将大块骨板随牙根拔出，一旦骨缺损增大，种植手术的难度和修复的美学风险也随之增加。因此，前牙区种植的唇侧骨板完整度和厚度维持是保证种植治疗长期成功与否和降低美学风险的重要因素之一。我们尝试通过保留患牙唇侧牙本质板的方法，采用即刻种植和修复（或改良牙龈轮廓维持）的方式维持唇侧骨板厚度和牙龈边缘的位置，以期最终修复后能获得与原始天然牙一样且长期稳定的美学效果。

一、材料与方法

1. 病例简介　52岁女性患者，以"右侧上颌中切牙外伤数日，要求种植修复"为主诉于我科就诊。现病史：患者5天前因外伤造成右侧上颌中切牙折裂松动，于外院就诊后建议拔除。既往史：否认全身系统病史，否认吸烟、饮酒、夜磨牙等不良习惯，否认传染病史及药物过敏史。口内检查：口腔卫生情况一般，少量牙石，牙龈轻度红肿；前牙笑线高，牙龈生物型为中厚；上颌右侧切牙牙冠伸长2mm，叩（+），松Ⅱ°，上颌右侧侧切牙和左侧中切牙叩（-），松动（-）。CBCT：上颌右侧中切牙折裂线从唇侧颈部至腭侧根颈1/3，上颌右侧中切牙处鼻嵴距19mm，颈部牙槽骨宽6.8mm，唇侧骨板完整未见折裂，骨板厚度<1mm；邻牙未见明显异常。

2. 诊断　上颌右侧切牙冠根联合折。

3. 治疗计划　结合 CBCT 影像学检查、临床检查及患者对美观的诉求，进行SAC评估。患者对美观要求较高，中厚龈生物型，高位笑线，属上前牙单颗缺失，牙槽骨唇侧骨板厚度<1mm，基骨区骨量充足。拟行Socket-Shield技术微创拔牙+即刻种植+延期修复。

4. 治疗过程

（1）术前准备：全口牙周洁治，并进行口腔卫生宣教，参照邻牙轴向按四维原则在CBCT上模拟植入种植体。

（2）外科程序：常规消毒、铺巾后，使用必兰于上颌右侧中切牙区行浸润麻醉，待麻药显效后微创拔除上颌右侧中切牙冠方折裂松动的牙体组织，尽量避免近远中牙龈乳头和唇腭侧牙龈组织受到损伤。用高速涡轮手机顺着近远中方向磨切分离牙根，保留牙根颈部长5mm，宽达牙根唇面近远中乳头，厚度约1mm的唇侧牙本质板。由于牙本质板的最终形状犹如盾牌状，故名为Socket-Shield。根据术前模拟的植入位置，于拔牙窝偏腭侧进行种植窝洞预备，植入Dentis®种植体（3.7mm×14mm）1颗。在种植体唇侧与牙本质板之间的跳跃间隙中植入Bio-Oss®骨粉1瓶。将4.5mm×3.5mm愈合帽与种植体连接，在愈合帽与颈部牙龈组织的间隙中注射流体树脂，进行光固化后并加以抛光。通过此方法快速简便地制作个性化愈合帽，以封闭拔牙创以及最大限度地按牙龈原有轮廓维持其软组织外形。术后拍摄CBCT显示种植体的植入位置和轴向恰当，种植体唇侧骨板满足2mm以上的要求，种植体方向基本与最终修复方向一致。术后2周复查，见牙龈愈合良好，无明显炎症，颈部轮廓外形无明显萎缩。戴入临时活动义齿。

（3）修复程序个性化取模：6个月复诊，见牙龈愈合良好，牙龈袖口较为理想，种植体唇侧丰满度维持。CBCT检查和ISQ值测量，评估种植体唇侧骨质状况和种植体稳定性。CBCT显示种植体周成骨良好，唇侧骨板厚度>2mm，ISQ值>70。取下个性化愈合基台，连接种植体代型后，将种植体代型插入硅橡胶中，使其颈部穿龈区完全被硅橡胶包裹。待硅橡胶完全硬化后，取下个性化愈合基台，置入开口取模桩，在取模桩与硅橡胶颈部间隙中注入流体树脂，光固化后取出。将已经获得颈部穿龈形态的个性化开口取模桩置于口内，与种植体连接到位后，使用硅橡胶制取模型，并与对侧同名牙进行比色。戴入个性化基台及临时树脂冠：参照对侧同名牙的颈部外形，按照最终修复体的颈部形态制作氧化锆个性化基台，并制作树脂临时冠以诱导牙龈进一步塑形。戴入最终全瓷修复体：临时树脂冠戴入3个月后，见牙龈颈部轮廓外形与邻牙协调，牙龈组织健康。取下临时树脂冠，用硅橡胶印模材料制取口内氧化锆个性化基台模型，制作最终修复体。戴入臻瓷全瓷冠，完成最终修复。

（4）使用材料：加长钨钢裂钻；微创牙挺；Bio-Oss®骨粉；Dentis®种植器械；Dentis®种植体；Dentis®愈合基台；流体树脂。

二、结果

患者术后愈合良好，种植体无感染或失败。种植体唇侧骨板维持2.0mm以上的宽度，唇侧丰满度与拔牙前相比无明显萎缩。

我们已对13例患者采用了Socket-Shield方式来进行即刻种植手术，7例患者已完成最终修复。所有患者术后愈合良好，种植体周围软硬组织无炎症或坏死，其中有5例患者完成了即刻临时修复。术后6个月二期修复时CBCT显示种植体唇侧骨板（包括牙本质板）厚度≥2mm，种植体均无感染

或失败，有良好的稳定性，ISQ值≥70。完成最终修复时，患者唇侧牙龈丰满度良好，牙龈轮廓外形与拔牙前相比几乎无退缩或塌陷，患者对修复美学效果非常满意。

三、讨论

前牙区保留唇侧牙本质板即刻种植修复的优点：（1）避免翻瓣，保存了牙本质板与角化龈之间的牙周膜，从而保证了唇侧黏骨膜和牙周膜的血供不被阻断，最大程度地减少唇侧牙槽骨吸收和塌陷的风险；（2）避免了外置法骨移植，与GBR技术相比，唇侧骨板和牙本质板同时起到稳定、支撑骨粉的作用；（3）牙龈缘的位置和形态均得到了很好的维持；（4）微创，患者术后反应小。对于前牙区无法保留的残根，无牙周炎，无根尖炎症，CBCT显示牙根唇侧骨板厚度≤1mm，采取即刻种植有美学高风险的病例尤其适合采用这项技术。

手术和后期修复中需要注意的问题：（1）在进行分根保留唇侧牙本质板的操作时，应采用微创工具并且动作应轻柔，使牙本质板的厚度保持1mm左右，使牙根完全分离后牙本质板仍通过牙周膜紧密固定在牙槽窝骨

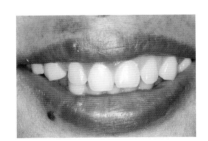

图1 初诊：患者微笑像

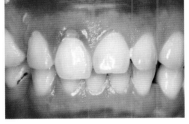

图2 口内正面像

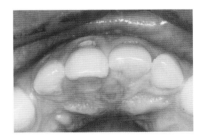

图3 口内殆面像

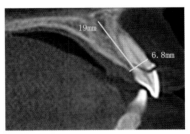

图4 CBCT影像

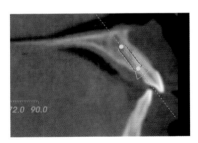

图5 参照邻牙的轴向

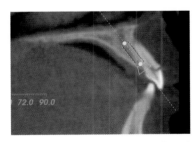

图6 根据四维原则在CBCT上模拟种植体的植入位置和轴向

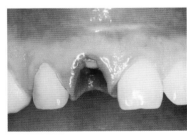

图7 微创拔除上颌右侧中切牙冠方折裂松动的牙体组织

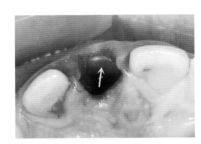

图8 保留唇侧厚约1mm如盾牌状的牙本质板，并保证其通过牙周膜紧密固定在牙槽窝骨壁上且无明显松动

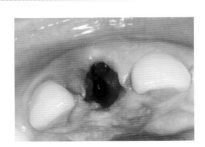

图9 于拔牙窝偏腭侧进行种植窝洞预备

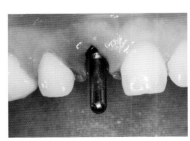

图10 指示杆检测近远中轴向

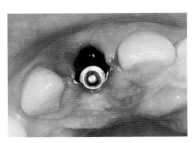

图11 指示杆检测唇腭向轴向

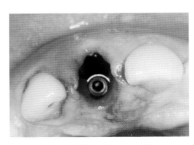

图12 植入种植体（Dentis®3.7mm×14mm），唇侧预留2mm以上跳跃间隙

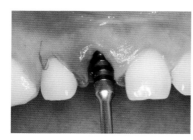

图13　检测种植体植入深度，位于唇侧龈缘下3mm

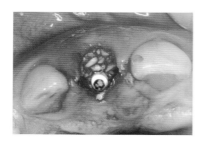

图14　种植体连接封闭螺丝，在跳跃间隙中植入Bio-Oss®骨粉

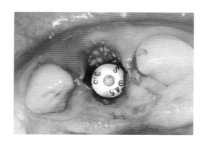

图15　取下封闭螺丝，连接愈合基台（4.5mm×3.5mm）

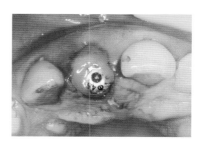

图16　使用光固化流体树脂制作个性化愈合基台

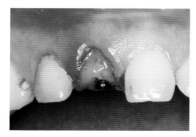

图17　个性化愈合基台按牙龈原有轮廓维持其软组织外形

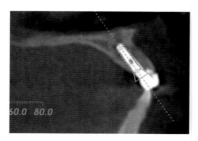

图18　术后CBCT显示种植体的植入位置和轴向，唇侧骨板厚度>2mm

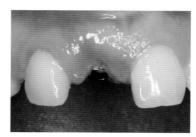

图19　术后2周复查唇面像，组织无明显红肿，颈部无退缩

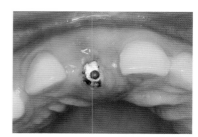

图20　术后2周复查𬌗面像，唇侧丰满度与邻牙协调，与拔牙前无明显变化

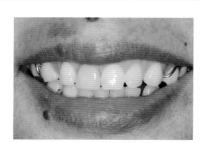

图21　戴入临时活动义齿

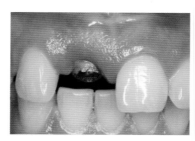

图22　术后6个月复查唇面观：牙龈组织健康，唇侧牙龈和近远中牙龈乳头无退缩

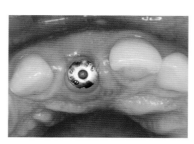

图23　术后6个月复查𬌗面像：唇侧软组织丰满度维持，无塌陷

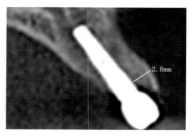

图24　CBCT显示种植体周成骨良好，唇侧骨板厚度>2mm

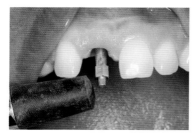

图25　测量ISQ值

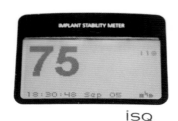

图26　ISQ值为75

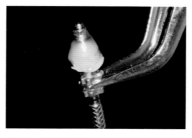

图27　获得颈部穿龈形态的个性化开口取模桩

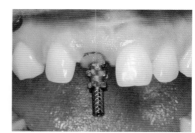

图28　个性化开口取模桩口内复位

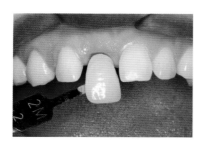

图29　与对侧同名牙进行比色

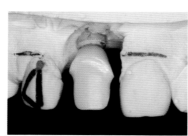

图30　制作氧化锆个性化基台

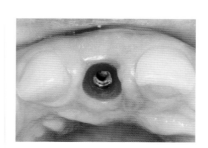

图31　取下愈合基台，牙龈袖口健康

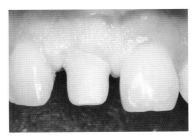
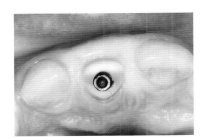
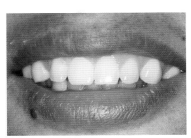
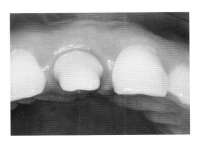

图32　戴入氧化锆个性化基台唇面像 | 图33　殆面像 | 图34　戴入树脂临时冠，与邻牙协调，颈部牙龈轻微挤压略发白 | 图35　树脂临时冠戴入3个月后，取下临时冠，用硅橡胶印模材料口内直接取模，获得氧化锆个性化基台模型并制作最终修复体

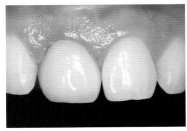
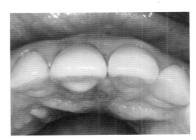
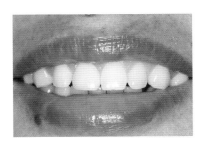

图36　戴入最终全瓷修复体：a. 唇面像：牙龈颈部外形与邻牙协调，近远中牙龈乳头自然，牙龈组织健康，局部点彩恢复；b. 殆面像：牙龈轮廓外形与拔牙前相比几乎无变化；c. 微笑像：种植义齿与邻牙及面型相协调，患者对修复效果满意

壁上，无明显松动；（2）种植体定点偏腭侧，即在牙槽窝腭侧的骨壁进行定点，并预备种植窝洞；（3）除了采用流体树脂来制作个性化愈合帽的方法外，也可采用将修整后的自体牙冠粘接在邻牙上或戴入临时树脂冠等方法，起到封闭并维持牙龈边缘的作用；（4）后期修复时，对穿龈深度3mm以上者采用个性化取模和个性化基台有利于维持牙龈缘位置，支撑唇侧牙龈袖口的丰满度。

四、结论

就目前已完成最终修复的病例来看，牙根唇侧牙本质板的存在未引起任何不良反应，骨增量效果良好，种植体具有很好的稳定性，唇侧牙龈丰满度与拔牙前相比无明显萎缩，最终获得满意的修复效果。但该技术的远期效果如何，唇侧骨板的丰满度是否能得到长期维持，是否会出现牙槽骨吸收等，我们后期会通过对患者的定期随访来进一步验证。

参考文献

[1] Hürzeler M B, Zuhr O, Schupbach P, et al. The socket - shield technique: a proof - of - principle report. J Clin Periodontol, 2010, 37(9): 855–862.
[2] Vignoletti F, Discepoli N, Sanz M, et al. Bone modelling at fresh extraction sockets: immediate implant placement versus spontaneous healing: an experimental study in the beagle dog. J Clin Periodontol, 2012; 39:91 - 97.
[3] Glocker M, Attin T, Schmidlin P R. Ridge Preservation with Modified "Socket-Shield" Technique: A Methodological Case Series. Dentistry Journal, 2014, 2(1): 11–21.
[4] Bäumer D, Zuhr O , Hürzeler M, et al. The Socket–Shield Technique: First Histological, Clinical, and Volumetrical Observations after Separation of the Buccal Tooth Segment–A Pilot Study. Clinical Implant Dentistry and Related Research, 2015,17(1):71–82.

万鹏教授点评

此病例思路清晰，最终修复效果良好。即刻种植的同时采用Socket-Shield技术，有效保存了种植体唇侧软硬组织轮廓；同期应用低代谢率的植骨材料进行了唇侧骨板与种植体间隙的骨增量，并通过对愈合基台的修改使创口达到最大限度地关闭同时对软组织的外形有一定支撑。术后9个月后进行最终修复，并使用个性化全瓷基台及全瓷冠修复获得较好的美学效果。该病例种植体具有良好的三维植入位置及短期稳定性。唇侧牙龈丰满度与拔牙前相比略有改建，牙龈的色、形、质健康自然。种植体龈乳头与对侧同名天然牙对称，红白美学效果都令人满意。但Socket-Shield技术由于文献报道病例相对较少、技术要求较高且平均观察周期较短，故该技术的远期效果需要大样本的前瞻性临床对照试验进一步验证。对于即刻种植后的创口，可以考虑应用数字化技术参考对侧牙根的穿龈轮廓提前制作个性化愈合基台，以避免手术时使用流体树脂带来的不便及潜在的风险。在修复过程中如能使用个性化树脂基台进行牙龈诱导成形，可能会获得更加可预期的穿龈轮廓。该病例所取得的临床效果需要进一步的长期观察。

智能钛网应用于前牙早期种植美学修复1例

李姣　重庆医科大学附属口腔医院种植科（北部新院）

摘要

目的：观察智能钛网联合引导骨再生术应用于上前牙连续缺失患者修复效果。**材料与方法**：23岁男性患者，因"双侧上门牙缺失1个月"至我院就诊，拟行上颌双侧中切牙早期种植修复。局麻下翻梯形瓣，于牙槽窝腭侧骨壁上1/3处定点，透明压膜导板引导下逐级备洞，植入Osstem®骨水平种植体（3.5mm×12mm）2颗，唇侧骨缺损处植入Bio-Oss®骨粉，Osstem3D智能钛网固定在唇侧植骨处，Bio-Gide®胶原膜完全覆盖钛网，严密缝合。6个月后二期手术取出钛网并同期行腭侧结缔组织移植，利用临时树脂冠对穿龈袖口塑形，3个月后完成最终修复。**结果**：种植体唇侧植骨6个月后成骨效果良好，高度和宽度均得到较好恢复，殆面观唇侧组织无明显塌陷，患者对修复效果满意。

对于上前牙区早期或延期种植修复的病例，在种植体植入的同时很多情况下需要结合GBR术以弥补唇侧骨量不足造成的骨缺损或塌陷，但由于常规的GBR术只是将骨屑堆放在骨缺损处再覆盖胶原膜，受骨缺损形态、是否严密关闭创口、系带牵拉、口周肌肉运动等因素的影响，最后成骨的效果有时并不理想，缺牙区唇侧组织的丰满度未能恢复，出现明显塌陷。近年来随着种植技术的不断发展，钛网在临床种植手术中使用越来越普遍，大量研究显示联合钛网进行的引导骨再生术和常规引导骨再生术相比，诱导形成的新骨量无论从垂直高度还是厚度来说都要更多。本病例采用的是韩国Osstem公司的3D智能钛网，与以往需要至少2颗钛钉固定的传统钛网不同，它是由预成形钛网、基柱和愈合帽3部分组成，利用基柱和愈合帽将钛网固定在种植体接口处。

一、材料与方法

1. 病例简介　23岁男性患者，因"双侧上门牙缺失1个月"至我院就诊。现病史：1个月前因打篮球时受到外力撞击致上颌双侧中切牙根折，当天于外院拔除，现至我科就诊要求种植修复。既往史：否认全身系统疾病及凝血功能障碍。口腔专科检查：前牙笑线中，牙龈生物型为中厚，前牙殆关系为浅覆殆、浅覆盖，上颌双侧中切牙缺失，角化龈凹陷，牙龈轻度红肿，唇侧牙槽嵴有明显吸收，牙槽嵴顶可见一残留牙片；上颌双侧侧切牙叩（－），松（－），冷（－），牙龈无明显红肿，近中牙龈乳头高度降低；口腔卫生情况一般，牙石Ⅰ°，菌斑软垢（＋＋），未探及牙周袋，BOP（＋）。CBCT检查：上颌双侧中切牙拔牙窝内无明显成骨影像，可见唇侧骨板缺损降低至原牙根才长1/2，剩余唇侧骨板厚度不足1mm，上颌双侧中切牙的牙槽嵴宽度约8.2mm，鼻嵴距约20mm；上颌双侧侧切牙未见明显根折或根尖暗影影响。

2. 诊断　牙列缺损（上颌双侧中切牙缺失）；慢性龈炎。

3. 治疗计划　结合CBCT影像学检查、临床检查及患者对美观的诉求，患者为年轻男性，中厚牙龈生物型，中位笑线，属上前牙连续缺失，缺牙区唇侧骨板缺损明显，拟行早期种植修复结合GBR术，在GBR术中拟采用钛网支撑和固定唇侧骨粉以期能获得更好的成骨效果。（1）拔除缺牙区残片，全口龈上洁治；（2）上颌双侧中切牙行早期种植修复+联合钛网的GBR术。

4. 治疗过程

（1）术前准备：全口行龈上洁治后拔除残留牙片，3天后复诊取口内模型，制作诊断蜡型和透明树脂压膜导板，试戴导板。

（2）一期种植手术：①常规消毒、铺巾，必兰局部浸润麻醉术区，于牙槽嵴顶行"一字"形切口，上颌右侧切牙、左侧中切牙远中转角处做垂直切口，翻瓣暴露嵴顶和唇侧骨组织，见上颌双侧中切牙唇侧骨板缺失约根长1/2，于牙槽窝腭侧骨壁上1/3处定点，透明压膜导板引导下逐级备洞，植入3.5mm×12mmOsstem®TSⅢ种植体各1颗，可见植体唇侧有明显骨缺损，植入Bio-Oss®骨粉0.5g，Osstem3D智能钛网固定在唇侧植骨处，Bio-Gide®胶原膜完全覆盖钛网，4-0薇乔缝线严密缝合。术后CBCT示：上颌双侧中切牙种植体位置和预期相符，钛网固定在位，唇侧植骨厚度＞2mm。②术后10天拆线，牙龈愈合良好，轻度肿胀，未见骨粉或胶原膜暴露。取模，制作可摘临时义齿。③术后2周复查，牙龈无明显红肿，戴入可摘临时义齿。④术后2个月复查，牙龈愈合良好且无红肿。

（3）二期手术：①种植手术6个月后复诊行二期牙龈成形术。复查CBCT示：上颌双侧中切牙钛网固定在位，唇侧骨厚度＞2mm。口内检查见上颌双侧中切牙牙槽嵴高度维持良好，唇侧软组织丰满度不足，拟取钛网同期取左上腭侧结缔组织移植于上颌双侧中切牙唇侧。必兰局部浸润麻醉术区，于牙槽嵴顶行保留牙龈乳头"一字"形切口，翻小瓣，取下固定钛网用基柱及愈合帽，小心分离钛网周围组织，抽出钛网，见钛网下骨组织愈合良好，种植体唇侧骨板厚度＞2mm。局麻下取左上腭侧结缔组织约12mm×7mm大小，切除角化龈，修整结缔组织后将其插入唇侧龈瓣内侧，

5-0薇乔缝线缝合固定，上颌双侧中切牙愈合基台就位，拉拢缝合嵴顶切口。②二期手术后3天复查，口内检查见上颌双侧中切牙处牙龈肿胀，缝线固定在位，左上腭侧取结缔组织处牙龈凹陷，表面组织充血。③二期手术后10天拆线，口内检查见上颌双侧中切牙处牙龈仍有肿胀，缝线固定在位，左上腭侧取结缔组织处牙龈凹陷，表面有假膜形成。

（4）修复程序：二期手术2个月后复诊取模，口内检查见牙龈无红肿，上颌左侧中切牙唇侧软组织丰满度恢复良好，上颌右侧中切牙唇侧软组织丰满度较左侧中切牙而言稍差。采用开窗式取模法取模。取模2周后戴成品基台和临时冠，对临时冠采用调磨法或流体树脂添加法来塑造穿龈袖口形态，基台加力至15N·cm，临时粘接剂粘接牙冠。戴临时冠1个月后将临时冠更换为全瓷冠，上颌双侧中切牙为单冠设计，临时基台更换为个性化切削钛基台加力至25N·cm，树脂粘接剂粘接牙冠。

（5）使用材料：透明树脂压膜导板，Osstem®种植器械，Osstem®3D智能钛网，Bio-Oss®骨粉，Bio-Gide®胶原膜，Osstem®TSⅢ种植体2颗（3.5mm×12mm），Osstem®愈合基台，15C刀片，4-0薇乔缝线，5-0薇

乔缝线，Osstem®开窗式转移杆，流体树脂，临时树脂冠2颗，晶瓷氧化锆全冠2颗。

二、结果

种植术后6个月复查CBCT示上颌双侧中切牙钛网固定在位，唇侧骨厚度＞2mm；口内检查见上颌双侧中切牙牙槽嵴高度维持良好，唇侧软组织丰满度不足。二期结缔组织移植2个月后复查，见牙龈无红肿，上颌左侧中切牙唇侧软组织丰满度恢复良好，上颌右侧中切牙唇侧软组织丰满度较上颌左侧中切牙而言稍差。戴入临时树脂冠1个月后，牙龈外形已基本稳定，牙龈无红肿。最终修复戴入全瓷冠后见前牙区轮廓美学得以恢复，唇侧软组织较为丰满，牙龈色泽及形态良好，前牙区牙龈曲线较协调，虽然上颌双侧中切牙间牙龈乳头未恢复到理想高度，但患者对最终修复效果表示满意。患者每次复诊时口腔卫生一般，但均可见少量软垢，戴入最终修复后再次行口腔卫生宣教，并指导患者使用牙线，预约半年后复诊。

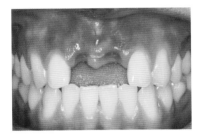

图1 初诊口内正面像

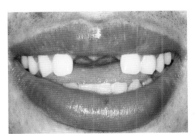

图2 术前微笑像

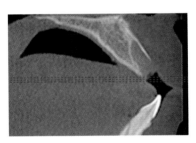

图3 上颌右侧中切牙牙槽嵴矢状面像

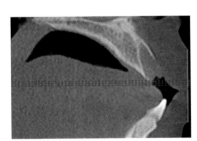

图4 上颌左侧中切牙牙槽嵴矢状面像

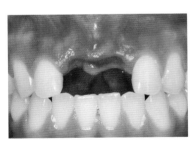

图5 拔除残片后正面像

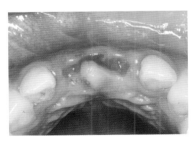

图6 拔除残片后殆面像

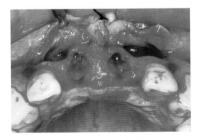

图7 翻瓣后唇侧骨板缺损情况

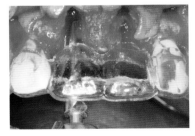

图8 位于拔牙窝洞腭侧壁定点，导板引导下备洞

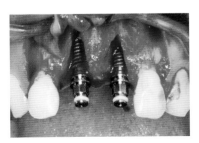

图9 种植体植入位置及轴向

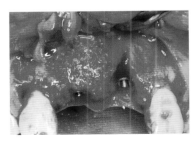

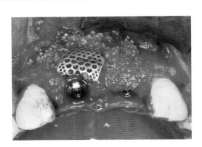

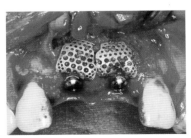

图10~图12 植入Bio-Oss®骨粉，钛网固定

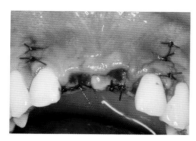

图13　4-0微乔线严密缝合关闭窗口

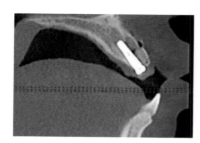

图14　术后牙槽嵴矢状面像

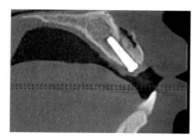

图15　上颌左侧中切牙术后牙槽嵴矢状面像

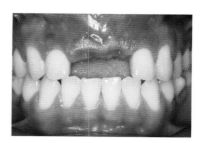

图16　术后2周复查口内情况

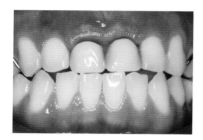

图17　戴入临时可摘义齿

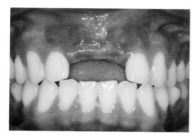

图18　术后2个月复查情况

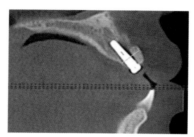

图19　上颌右侧中切牙术后6个月牙槽嵴矢状面像

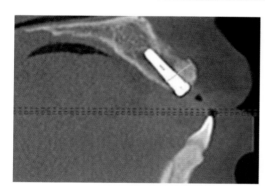

图20　上颌左侧中切牙术后6个月牙槽嵴矢状面像

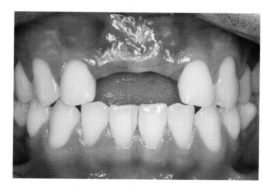

图21　术后6个月复查口内正面像

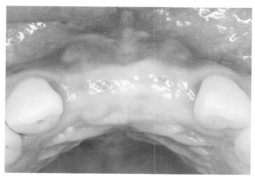

图22　术后6个月复查口内𬌗面像

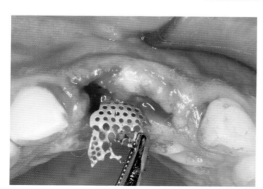

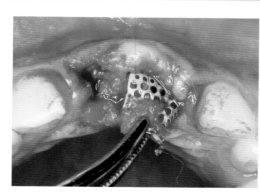

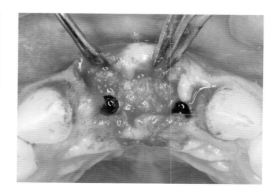

图23～图25　二期手术取钛网

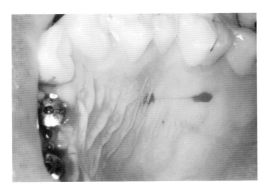
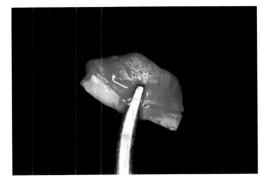
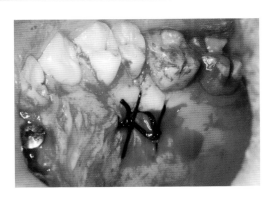
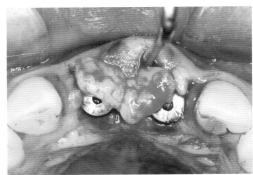
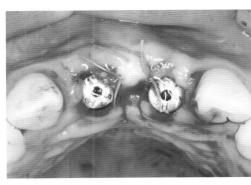

图26～图30　左上腭侧结缔组织移植

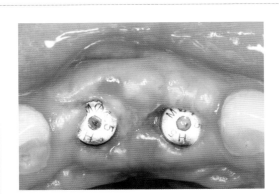

图31　二期术后10天拆线

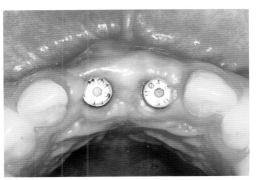

图32　取模a

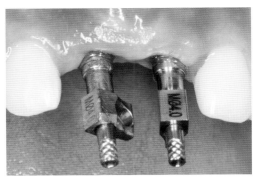

图33　取模b

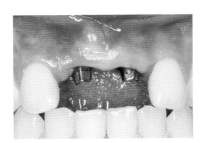

图34　临时基台在口内就位

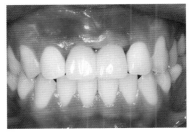

图35　戴入临时树脂冠后（正面像）

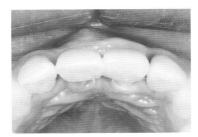

图36　戴入临时树脂冠后（𬌗面像）

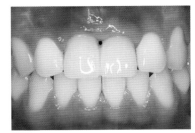

图37　戴临时冠1个月后塑造的牙龈外形（正面像）

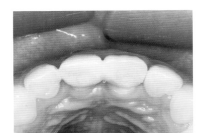

图38　戴临时冠1个月后塑造的牙龈外形（𬌗面像）

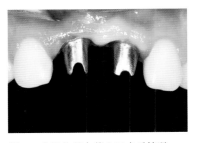

图39　个性化基台戴入口内后情况

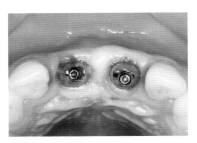

图40　基台戴入口内𬌗面像

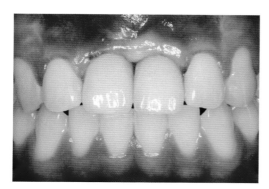

图41　最终修复效果（正面局部像）

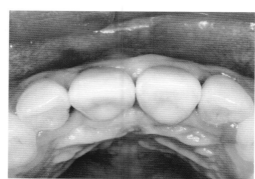

图42　最终修复效果（殆面像）

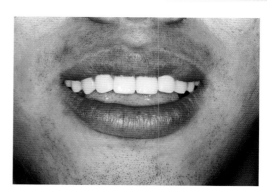

图43　最终修复后微笑像

三、讨论

本病例采用智能钛网联合GBR（引导骨再生术）应用于上前牙连续缺失的种植修复病例，取得了较好的修复效果。

早期种植的目的是等待软组织的愈合，增加软组织量和角化黏膜带的宽度，同期引导骨再生治疗进行瓣处理后易于创口关闭。本病例属于早期种植修复的适应证。早期种植修复具有治疗周期短，软组织量增加允许无张力关闭创口，可有效采取骨移植进行唇侧轮廓扩增，避免了二次植骨等优点。临床上，认为拔牙后4~8周软组织愈合的早期种植，牙槽嵴的三维变化较小，尤其在拔牙不翻瓣时。

钛网因其坚强固定和抗外力作用使得其下方的植骨区可以不受外界干扰获得稳定的骨增量效果。即使对于骨缺损量较大的情况，使用钛网后成骨效果也明显优于常规的GBR术。因此某些情况下使用钛网可以避免进行复杂、创伤更大的Onlay植骨术。本病例中患牙拔除后唇侧骨板出现较大范围的缺损，如果仅采用常规GBR术，术后受口周肌肉运动的影响，唇侧仅形成较薄骨板，出现塌陷的可能性很大。而采用钛网联合GBR的方式后，唇侧骨板的高度和厚度恢复良好，唇侧组织未出现明显塌陷。

综上所述，对于前牙区唇侧骨板高度和宽度缺损较大的病例，采用联合钛网的GBR方法可以有效恢复缺牙区唇侧骨板的高度和厚度，获得稳定的骨增量效果和较好的前牙美学修复效果。

参考文献

[1] Ellis E, Tan Y. Assessment of internal orbital reconstructions for pure blowout fractures: Cranial bone grafts versus titanium mesh. J Oral Maxilofac Surg, 2003, 61:442–453.

[2] Hänggi MP, Hänggi DC, Schoolfield JD, Meyer J, Cochran DL, Hermann JS. Crestal bone changes around titanium implants. Part 1: A retrospective radiographic evaluation in humans comparing two non-submerged implant designs with different machined collar lengths. J Periodontol, 2005, 76:791–802.

[3] Louis PJ, Gutta R, Said-Al-Naief N, Bartolucci AA. Reconstruction of the maxilla and mandible with particulate bone graft and titanium mesh for implant placement. J Oral Maxilofac Surg, 2008, 66: 235–245.

[4] Pieri F, Corinaldesi G, Fini M, Aldini NN, Giardino R, Marchetti C. Augmentation With Titanium Mesh and a Combination of Autogenous Bone and Anorganic Bovine Bone: A 2-Year Prospective Study. J Periodontol, 2008,79:2093–2103.

[5] 戈怡，陈德平译. Soft Tissue and Esthetic Considerations in Implant Therapy 口腔种植的软组织美学.北京:人民军医出版社,2009.

[6] 宿玉成. 现代口腔种植学. 北京：人民卫生出版社, 2004.

[7] 宿玉成译.国际口腔种植学会（ITI）口腔种植临床指南第一卷：美学区种植治疗 . 北京：人民军医出版社,2008.

万鹏教授点评

该病例思路清晰，最终取得了较好的修复效果。外伤后的种植往往会选择早期种植（4~8周），以避免因感染或骨折导致的并发症。而且早期种植时软组织已经愈合利于手术创口的一期关闭。该病例在种植的同时进行了钛网加强的GBR以期获得更好的骨量增加。二期手术去除钛网的同时又进行了软组织增量。术后3个月进行最终修复，应用了个性化金属基台及全瓷冠修复获得了尚可的修复效果。该病例的种植时机正确，避免了很多并发症的发生。种植体具有良好的三维植入位置及短期稳定性。经植骨及软组织移植后，种植体唇侧牙龈丰满度较之前有明显改善，牙龈的色、形、质健康自然。但种植体间龈乳头低平，红色美学效果欠佳。对于Osstem®3D这种智能钛网，文献报道病例相对较少，技术要求较高且平均观察周期较短。对于钛网加强GBR技术，由于操作复杂，术中、术后的并发症发生概率可能较高。该技术的远期效果需要大样本的前瞻性临床对照试验进一步验证。对于广大医生而言，该技术的开展需要有深厚的理论功底以及熟练的技术。在该病例中种植体植入后唇侧为二壁、三壁骨缺损利于成骨，故也可以考虑普通GBR即可。对于二期的软组织移植，也可考虑移植时暂不更换愈合基台，待软组织成熟后行局部转瓣更换愈合基台以减少对龈乳头处血供的影响。佩戴个性化基台对牙龈进行诱导成形时可逐渐修改穿龈结构的外形，待牙龈稳定后再行最终修复，此期间一般耗时3~6个月。该病例为中厚牙龈，对于牙龈较薄患者则需采用个性化瓷基台以避免透出金属基台的颜色。该病例所取得的临床效果需要进一步的长期观察。

上颌双侧中切牙即刻种植美学修复

李婷　重庆医科大学附属口腔医院种植科

摘要

本报道展示1例因外伤导致上颌前牙连续缺失后，行腭侧翻瓣即刻种植修复病例。经软组织塑形，使最终修复获得了较好的美学修复效果。22岁男性患者，一天前因外伤致前牙根根折，不能保留。根尖放射片显示上颌中切牙，根中1/2折断，根尖周未见低密度阴影。微创拔除患牙后，即刻植入种植体，种植体与唇侧骨壁间间隙约2mm。种植体表面植入自体骨粉，剩余间隙内填入Bio-Oss®骨粉，嵴顶行胶原海绵填塞，天然临时牙插入龈下固定。6个月骨整合完成后，行二期牙龈塑形。个性化取模，最终获得稳定的令人满意的修复效果。即刻种植并不能避免拔牙窝生理性吸收，但是它属于位点保存术的一种，可以在一定程度上对抗拔牙窝生理性吸收带来的水平向和垂直向的骨量减少。只要适应证选择得当，即刻种植的同时注意软硬组织的保护，可以有效地维持牙龈的高度和形态，辅以适当的临时冠进行牙龈塑形，像本例所展示的即刻种植修复一样可以获得良好的美学修复。

前牙连续缺失，是种植修复的难点。种植体植入时机包括即刻植入、早期植入、延期植入。对于前牙美学区的牙缺失，为了获得良好的红色美学修复效果，我们往往选择即刻植入与早期植入方式。而即刻植入较早期植入而言，能更好地维持拔牙窝天然的软硬组织情况，并相应地减少了治疗费用及诊疗时间，令医生和患者更为推崇。虽然它无法完全避免唇侧骨壁吸收及牙龈退缩，往往会使美学风险升高。但只要选择合适的适应证，在治疗过程中运用合理的治疗方案，通常能获得令人满意的最终修复效果。

一、材料与方法

1. 病例简介　22岁男性患者，在校大学生。要求种植修复折断患牙。因外伤将上颌前牙磕断1天。咬合情况为前牙开𬌗，余无特殊。口腔专科检查：患者愁苦面容，上下唇不能闭合，口内可见上颌双侧中切牙半脱位。牙龈生物型为中龈型。影像学检查：根尖放射线片可见约根中1/2处折断，CBCT可见唇侧骨壁厚度约1mm，未见明显骨折及缺损，腭侧可见骨折。

2. 诊断　上颌双侧中切牙根折。

3. 治疗计划　（1）即刻种植即刻修复：腭侧翻瓣，微创拔除上颌双侧中切牙，同期行种植体即刻植入，天然牙行即刻修复维持边缘组织形态。（2）二期修复：骨整合完成后二期微创牙龈成形手术。（3）牙龈塑形：种植体支持式临时义齿，用临时修复体对牙龈边缘进一步塑形。（4）永久修复：全瓷修复体完成最终修复。

4. 治疗过程

（1）种植手术：仔细分离牙龈缘，微创拔除半脱位牙上部。采用微创种植术后：6个月后可见牙龈缘形态维持良好，骨结合基本完成，二期微创牙龈成形。

（2）临时冠制作：1周后，开窗式印模，制作种植体支持式临时义齿，对牙龈缘进一步塑形。

（3）最终修复体：牙龈塑形完成后，制作个性化转移杆制备模型。全瓷冠修复缺失牙。

选择用天然牙作为即刻修复，一方面考虑了患者心理层面易于接受，另一方面考量了天然牙颈部与穿龈的天然匹配。为了对抗唇侧骨壁的生理性吸收，我们选择替代率较低的Bio-Oss®对剩余间隙进行填塞，其上用吸收性明胶海绵及临时牙对其进行固定。

二、结果

最终修复体边缘位置良好，患者满意。复诊时可见最终修复体龈缘扇贝曲线稳定，修复效果良好。

三、讨论

前牙连续缺失，是种植修复的难点。对于前牙美学区域牙缺失，即刻种植在适应证合适的情况下，能更好地维持拔牙窝天然的软硬组织情况，并相应地减少了治疗费用及诊疗时间，这使医生和患者往往更愿意选择。但即刻植入往往会带来较高的美学风险，因此在适应证的选择上应更加谨慎。为了规避美学风险，即刻种植病例，应该根据以下各项仔细评估后再进行选择，包括：患者全身状况、吸烟习惯、患者美学期望、笑线、牙龈生物型、牙冠形态、位点有无炎症、邻面牙槽嵴高度、邻牙修复状态、缺牙间隙宽度、软组织解剖情况、牙槽嵴解剖情况。本报道的患者全身状况可，无不良生活嗜好，为外伤导致的前牙缺失，根尖部没有急性炎症，唇侧骨壁完整，牙龈为中厚生物型，美学风险较低；并且患者为根中部根折，很有可能造成了微小骨裂，这样的骨裂会加速唇侧骨壁的生理性吸收，因此我们选择了即刻种植，它较早期种植能更好保留唇侧骨壁，来最大限度地保留天然的龈缘

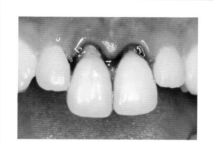

图1　牙脱位

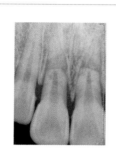

图2　X线片可见根折

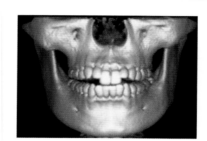

图3　牙脱位

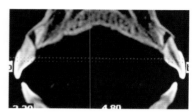

图4　CBCT可见根折

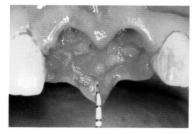

图5　可见腭侧骨壁骨折

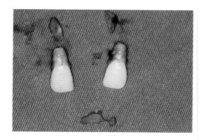

图6　完整拔除

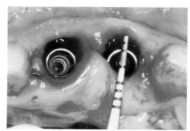

图7　偏腭侧植入，唇侧约2mm

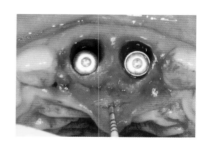

图8　上覆盖螺丝

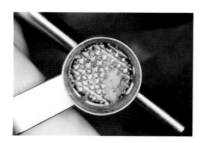

图9　磨碎骨块

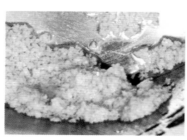

图10　Bio-Oss®骨粉

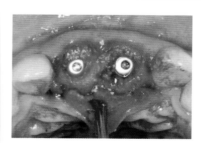

图11　填入骨粉

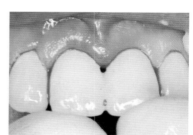

图12　制作临时修复体

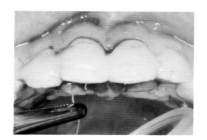

图13　缝合

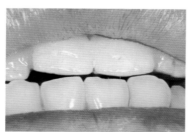

图14　完成

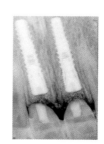

图15　术后X线片

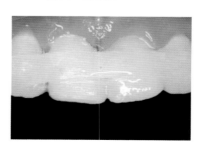

图16　术后6个月复查

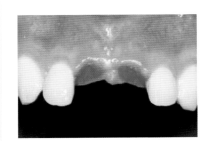

图17　术后6个月牙龈状态

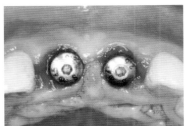

图18　微创牙龈成形

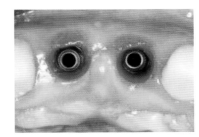

图19　袖口

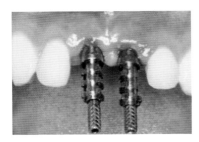

图20　取模

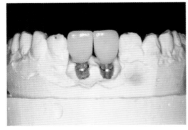

图21　制作临时修复体

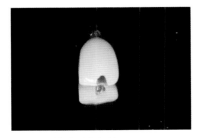

图22　制作临时修复体

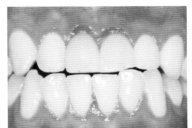

图23　牙龈塑形

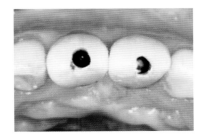

图24　牙龈塑形

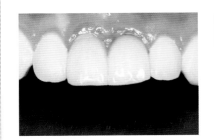

图25　牙龈塑形完成

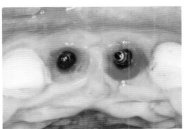

图26　袖口

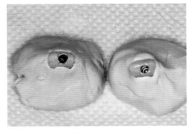

图27　个性化取模

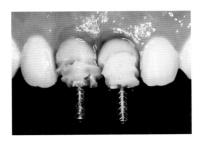

图28　个性化取模

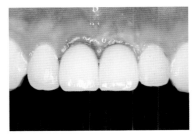

图29　最终修复

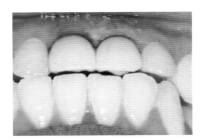

图30　最终修复

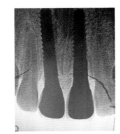

图31　6个月后复查X线片

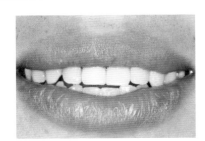

图32　6个月后复查

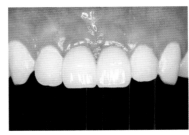

图33　6个月后复查

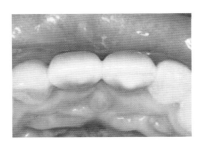

图34　6个月后复查

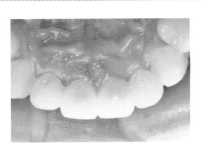

图35　6个月后复查

软组织及边缘骨量，为后期能获得稳定的功能及美学效果打下基础。

　　在手术入路的选择上，我们选择性翻瓣将腭侧骨折骨壁清理干净，而唇侧不翻瓣，避免手术对边缘软组织及骨组织造成吸收。如果结合隧道瓣的使用，上颌双侧中切牙间牙龈乳头形态可能会更加理想。

　　随着人们生活水平的提高，人们对修复体的要求越来越高，患者一旦选择了种植修复，就意味着他希望选择品质更高的修复义齿。在种植修复的每个时期，我们都应该制作临时义齿，避免患者产生社交恐惧，留下心理阴影。临时义齿能更好地维持住边缘龈缘曲线，也能将更多的修复信息传递给技师。利用自身天然牙制作临时义齿，一方面考虑了患者心理易于接受，另一方面考量了天然牙颈部与穿龈的天然匹配。其颈部形态更天然，患者失而复得，满意度较高。

参考文献

[1] Buser D, Cbelser U, Wismeijer D. ITI treatment guide. 2009.

[2] Chen S, Buser D. Implant placement in post-extraction sites : treatment options. Monthly Notices of the Royal Astronomical Society, 2008.

[3] Elizabeth M Tomlin, Shelby J Nelson, Jeffrey A Rossmann, Ridge Preservation for Implant Therapy: a Review of the Literature. Open Dent J, 2014, 8: 66-76.

[4] Hummerle CH, Araújo MG, Simion M, et al. Evidence-based Knowledge on the biology and treatment of extraction sockets. Clin Oral Implants R es, 2012, 23(Suppl 5) : 80-82.

[5] Tchen S, Buser D. Clinical and esthetic outcomes of implants placed in postextraction sites. International Journal of Oral & Maxillofacial Implants, 2009.

[6] Tchen S, Gwilson T, Hhammerle C. Immediate or early placement of implants following tooth extraction: review of biologic basis, clinical procedures, and outcomes. International Journal of Oral & Maxillofacial Implants, 2004.

付钢教授点评

　　本病例为腭侧翻瓣的即刻种植修复病例。术前CBCT示患牙唇侧牙槽骨菲薄。腭侧翻瓣保留了唇侧骨板的血供，并避免了手术过程中造成唇侧骨板骨折，减少唇侧瘢痕。通过牙龈塑形和全冠修复达到了较为理想的修复效果。但是仔细观察还是可以发现唇侧外形轮廓的塌陷，其次尽管穿龈袖口的塑形较为成功，但由于在最终修复时没有采用个性化的基台，因此最终修复体的颈部牙龈边缘美学效果还是不太完美。

外伤前牙拔除后即刻种植延期修复1例

刘云飞　重庆医科大学附属口腔医院种植科

摘要

目的：对前牙即刻种植手术及修复过程中相关问题进行探究。**材料与方法**：对前牙外伤患者拔牙后进行种植手术以及同期GBR术，1周后个性化愈合基台对牙龈进行塑形，半年后运用个性化印模技术制取终印模并制作最终修复体，评估最终的美学效果。**结果**：最终修复体在牙冠形态、牙龈形态以及相互协调上都有很好的美学效果。**结论**：在前牙即刻种植修复中，除了术前的设计以及种植体的精确植入外，采取个性化愈合基台对牙龈塑形以及个性化印模技术的应用，对最终修复体的美学效果将产生积极的影响。

口腔种植技术已经成为修复牙列缺损的一项常规且成熟的临床技术，如何获得最佳的种植修复美学效果是近年来研究的热点。种植体成功的概念已不仅仅局限于获得长期稳定的骨整合，如何获得稳定的美学效果已成为美学区种植修复的重点和难点。过渡性修复体作为患者口腔修复治疗过程中的一个中间环节，越来越受到口腔修复医生和患者的重视，它不仅满足了患者的生理和心理需求，而且是口腔修复医生在最终修复体制作过程中必要的诊断和辅助治疗的工具。个性化转移体的使用，能够将过渡性修复体塑形后的牙龈袖口真实可靠地复制出来，这对最终修复体的精确制作也是至关重要的。

一、材料与方法

1. **病例简介**　38岁男性患者，主诉：双侧上颌前牙外伤2天，要求拔除后种植修复。现病史：2日前因外伤导致双侧上颌前牙折断，要求拔除后种植修复。既往史：平素健康状况良好，否认高血压、心脏病、糖尿病等系统性疾病及精神病史。口腔专科检查：上颌双侧中切牙伸长1~2mm，松动Ⅰ°，叩（+），上颌左侧中切牙龈缘稍红肿，唇侧牙槽骨较丰满，前牙咬合早接触，中低位笑线，口腔卫生一般。影像学检查：CBCT示上颌双侧中切牙根中1/3至根尖1/3处折断。

2. **诊断**　上颌双侧中切牙根折；慢性牙龈炎。

3. **治疗计划**　（1）拔除上颌双侧中切牙后即刻种植，同期行引导骨再生术。（2）个性化愈合基台维持牙龈形态。（3）采用个性化印模法制取印模。

4. **治疗过程**

（1）术前准备：设计种植体植入位点及轴向，简易导板的制作。

（2）手术过程：微创拔除根折牙，分别探查上颌双侧中切牙唇侧骨板，导板引导下定位，偏腭侧定位孔，备洞完成。植入种植体，确定种植体植入深度。制作PRF膜，PRF膜与Bio-Oss®骨粉混合，PRF膜压平折叠，愈合基台穿通PRF膜，愈合基台就位后唇侧植骨，术后拍摄CBCT。

（3）个性化愈合基台的制作及戴入（参考天然牙）：拔除根折牙，制作个性化愈合基台，取下成品愈合基台，个性化愈合基台就位，试戴临时活动义齿。

（4）二期取模：观察牙龈袖口，个性化转移杆，取出印模。

（5）材料：Dentis种植体、Bio-Oss®骨粉。

二、结果

最终修复体戴入，修复效果佳，患者满意。1年后复查无异常。

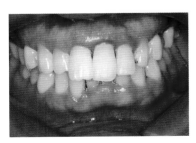
图1　初诊口内正面像

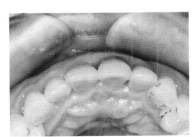
图2　初诊口内𬌗面像

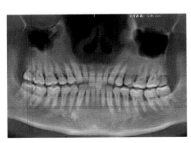
图3　术前CBCT（冠状面）

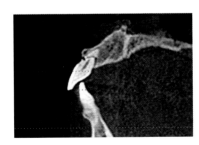
图4　术前CBCT（上颌右侧中切牙矢状面）

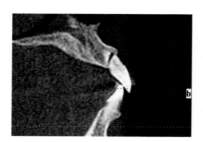

图5　术前CBCT（上颌左侧中切牙矢状面）

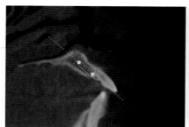

图6　上颌右侧侧切牙轴向

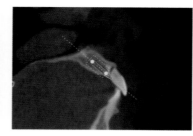

图7　模拟上颌右侧中切牙种植体位点及轴向

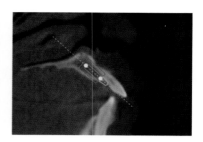

图8　上颌左侧侧切牙轴向

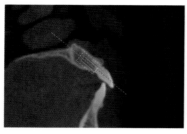

图9　模拟上颌左侧中切牙种植体位点及轴向

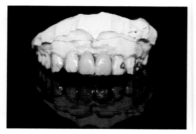

图10　排牙并压膜

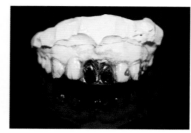

图11　修整压膜导板

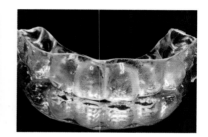

图12　导板制作完成

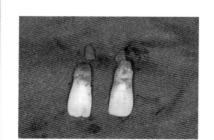

图13　微创拔除根折牙

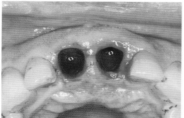

图14　拔牙窝

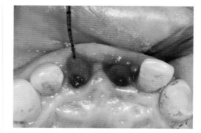

图15　探查上颌右侧中切牙唇侧骨板

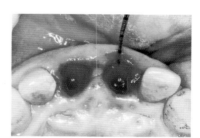

图16　探查上颌左侧中切牙唇侧骨板

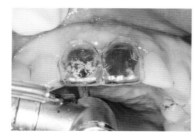

图17　导板引导下定位

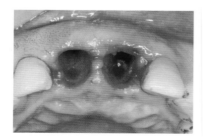

图18　偏腭侧定位孔

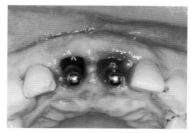

图19　平行杆𬌗面像

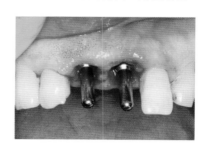

图20　平行杆正面像

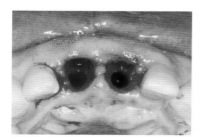

图21　备洞完成

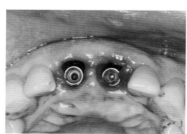

图22　植入种植体

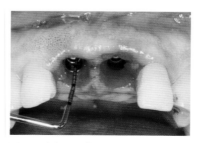

图23　确定种植体植入深度

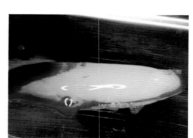

图24　制作PRF膜

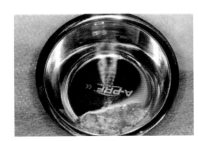

图25　PRF膜与Bio-Oss®骨粉混合

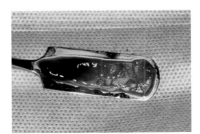

图26　PRF模压平折叠

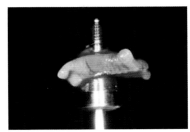

图27　愈合基台穿通PRF膜

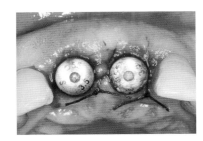

图28　愈合基台就位后唇侧植骨

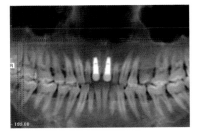

图29　术后CT冠状面

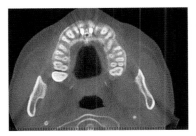

图30　术后CT水平面

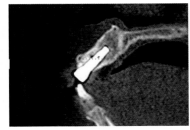

图31　术后CT矢状面（上颌右侧中切牙）

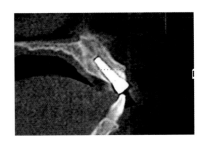

图32　术后CT矢状面（上颌左侧中切牙）

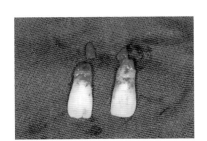

图33　拔除的根折牙

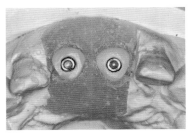

图34　个性化愈合基台（模型）

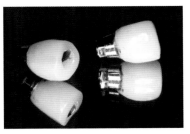

图35　个性化愈合基台（离体）

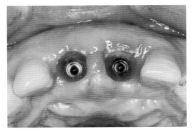

图36　取下成品愈合基台

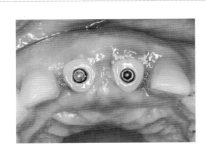

图37　个性化愈合基台就位

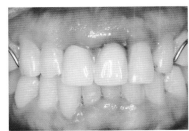

图38　试戴临时活动义齿

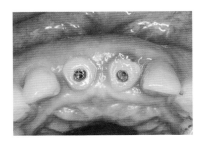

图39　愈合基台口内像

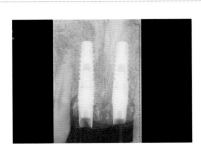

图40　根尖片

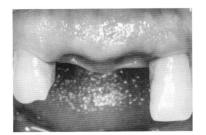

图41　牙龈袖口正面像

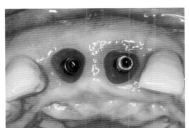

图42　牙龈袖口殆面像

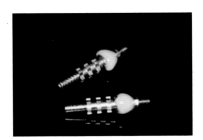

图43　个性化转移杆

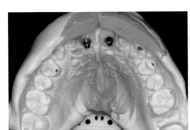

图44　取出印模

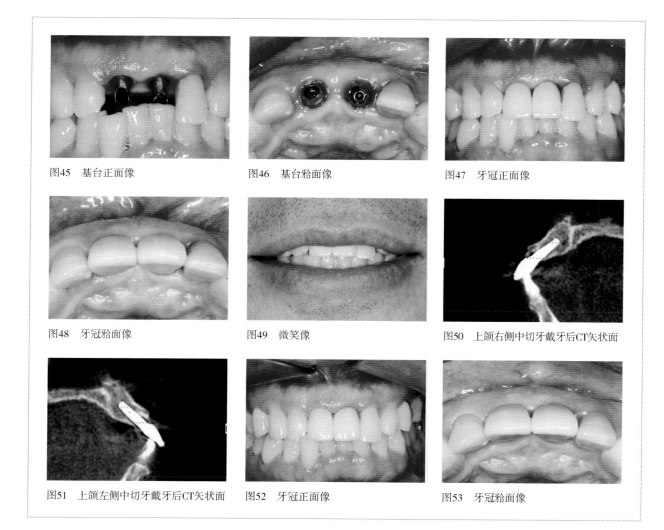

图45 基台正面像　　　图46 基台殆面像　　　图47 牙冠正面像

图48 牙冠殆面像　　　图49 微笑像　　　图50 上颌右侧中切牙戴牙后CT矢状面

图51 上颌左侧中切牙戴牙后CT矢状面　　　图52 牙冠正面像　　　图53 牙冠殆面像

三、讨论

1. 该病例为美学区即刻种植，存在一定的风险。

2. 术前采用专门的软件对种植体植入位点进行设计，术中简易导板、牙周探针以及PRF膜应用，都保证了种植体的位置以及最终的成骨效果。

3. 使用个性化愈合基台对牙龈塑形，并采用个性化转移方式制取印模，对最终修复体的美学效果有非常积极的作用。

4. 该病例目前美学效果尚可，但观察时间仅为一年多，需要更长时间的随访以观察其长期的美学效果。

参考文献

[1] 夏婷, 施斌. 上颌单前牙即刻种植修复和延期种植修复的美学效果比较. 口腔医学研究, 2016(01).
[2] 庄丽青, 王眙宁. 牙龈诱导术在美学区单个前牙种植修复中的临床应用. 广东牙病防治, 2014(09).
[3] 骆小平. 过渡性修复在口腔美学修复中作用和临床意义. 中国实用口腔科杂志, 2015(02).
[4] 马兰, 王文洁. 个性化印模杆在多个种植体精确取模的应用. 临床医学, 2015(05).

孟维艳教授点评

本病例为上颌双侧中切牙即刻种植，在缺损间隙内植入骨替代材料，并制作个性化基台行牙龈塑形，获得了满意的功能和美学效果。由于该病例患者为厚龈生物型，唇侧骨壁完整，牙龈无退缩，选择不翻瓣即刻种植的微创术式减少了患者的创伤和痛苦，适应证选择恰当。通过诊断蜡型制作的简易导板引导种植体植入，体现了作者以修复为导向的种植理念，使得种植体三维位置和轴向准确，种植体周软硬组织得到了很好的保持。值得考虑的一点是：在个性化基台获得的穿龈轮廓基础上，如果应用种植体支持的临时修复体对牙龈乳头进一步诱导可能获得更为理想的美学效果。

GBR技术与暂时冠塑形技术用于前牙区种植美学修复

王黎　重庆医科大学附属口腔医院种植科（北部院区）

摘要

目的：将引导骨再生术及暂时冠牙龈成形术应用于前牙美学区种植。**材料与方法**：本病例中患者上颌左侧中切牙缺失3个月，水平向骨缺损，软组织塌陷，患者要求种植修复，拟行上颌左侧中切牙种植同期行引导骨再生术，6个月后采用种植暂时冠进行牙龈成形，塑形满意后完全最终修复。**结果**：种植术后16个月，患者种植修复体稳定，获得了良好的红白美学修复效果，软硬组织稳定。**结论**：引导骨再生术结合暂时冠牙龈成形术的应用，获得理想的种植美学修复效果，且效果稳定。

前牙区种植中如何能达到美学修复效果，实现红白美学的最大程度地恢复是现今种植中的热点。在前牙区，多数患牙唇侧牙槽骨板较薄，这类病例若已出现骨开窗、骨裂，在拔牙过程中易将大块骨板随牙根拔出，增大骨缺损，无论是即刻种植、早期种植、延期种植，都面临不同程度的软硬组织缺损。如何恢复？引导骨再生术（GBR）经多年临床证实，是确实有效的骨增量方法，也是临床中使用最广泛的骨增量手段。结合软组织移植技术和暂时冠牙龈成形术可不同程度地恢复软硬组织轮廓。

一、材料与方法

1. **病例简介**　24岁女性患者，以"左侧上前牙缺失3个月"为主诉就诊，患者3个月前左侧上颌前牙因根尖周病变拔除，曾行隐形义齿修复，现要求种植修复。既往体健，否认系统病史；检查：患者颌面部对称，开口度正常，开口型正常，无关节弹响，无黏膜病损，咬合关系正常，中位笑线。上颌左侧切牙缺失，角化龈凹陷，牙槽嵴唇侧部分骨吸收，下颌左侧中切牙、下颌左侧侧切牙无明显伸长，上颌右侧中切牙全瓷冠修复、可见牙龈少量退缩，上颌右侧中切牙冠边缘暴露于龈上，上颌左侧侧切牙无龋坏，无扭转，无移位，叩（－），松（－），牙龈乳头高度有所降低，上颌右侧中切牙至左侧侧切牙区域牙龈有义齿压迹。口腔卫生情况可。CBCT：上颌左侧中切牙处鼻嵴距大于16mm，嵴顶牙槽骨宽4.5mm，上颌左侧侧切牙近中少骨垂直高度降低。

2. **诊断**　上颌左侧中切牙缺失。

3. **治疗计划**　全口洁牙+口腔卫生宣教，上颌左侧中切牙早期种植+延期修复。使用Osstem® TS种植体，人工骨粉，生物膜。

4. **治疗过程**

（1）术前软件设计：使用计算机软件参考对侧同名牙设计种植体位置，制作压膜导板。

（2）种植手术过程：术中采用角形瓣翻瓣，按术前设计的三维位置植入种植体，唇侧骨缺损处植入人工骨粉，覆盖生物膜，愈合基台辅助固定生物膜，减张缝合。

（3）6个月后复查：影像学检查，评估种植体骨整合情况良好；取模制作临时冠。

（4）数次调改临时冠塑形，袖口健康。塑形结束后制作个性化转移体，个性化取模、比色。最终修复体。

二、结果

最终修复体戴入，红白美学得以恢复，最终效果患者满意。复查CBCT可见种植体植入位置与术后软件设计基本重合，骨整合良好，唇侧有2mm以上骨厚度，为长期的美学修复效果提供基础保障。随访显示修复效果稳定，修复体美观功能良好，软硬组织稳定。

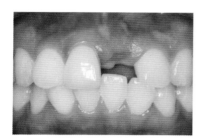

图1　初诊口内正面像

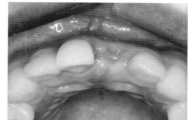

图2　初诊口内殆面像

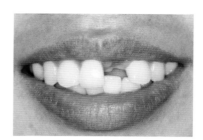

图3　初诊微笑像

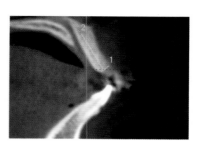

图4　初诊CBCT

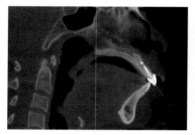

图5　上颌右侧中切牙轴向

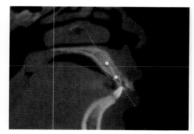

图6　术前设计上颌左侧中切牙轴向

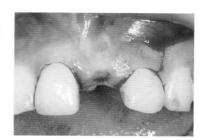

图7　手术切口

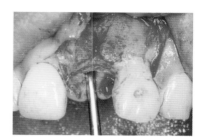

图8　翻瓣

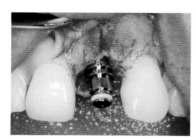

图9　种植体植入正面像

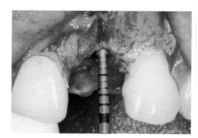

图10　检查植入深度

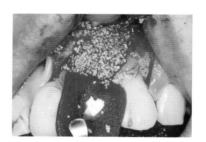

图11　骨缺损植入人工骨粉

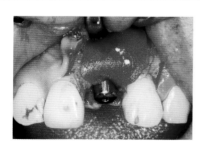

图12　覆盖生物膜

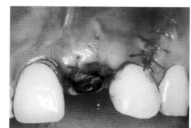

图13　缝合

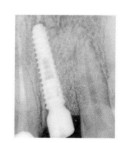

图14　术后X线片

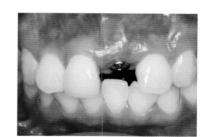

图15　6个月复查口内正面像

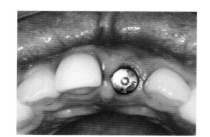

图16　6个月复查口内殆面像

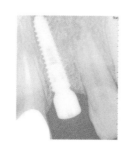

图17　6个月复查X片

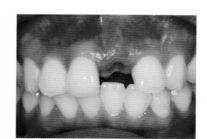

图18　愈合基台袖口正面像

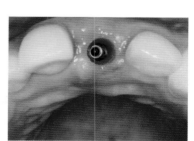

图19　愈合基台袖口殆面像

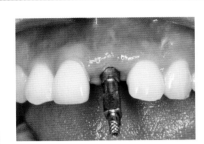

图20　戴入转移体正面像

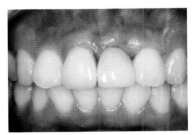

图21　暂时冠戴入正面像

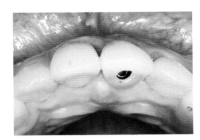

图22　暂时冠戴入殆面像

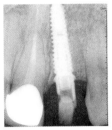

图23　暂时冠戴入后X线片

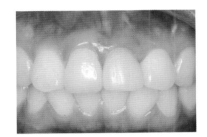

图24　临时冠塑形后正面像

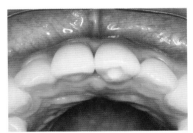

图25　临时冠塑形后全面像

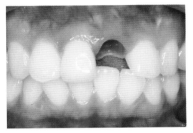

图26　临时冠塑形后袖口正面像

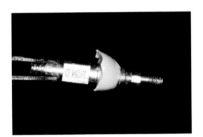

图27　制作个性化转移体

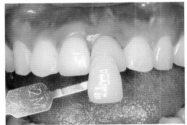

图28　比色

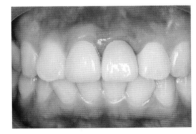

图29　最终修复后口内正面像

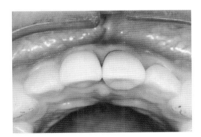

图30　最终修复后口内殆面像

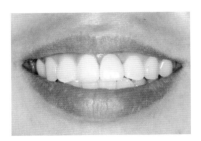

图31　最终修复后微笑像

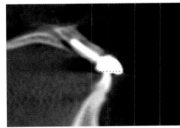

图32　最终修复后CBCT复查

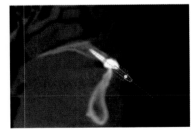

图33　软件检验种植体位置

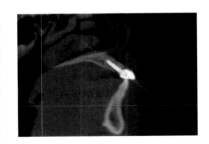

图34　种植体位置与术前设计基本重合

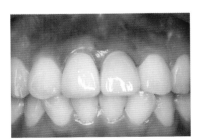

图35　随访口内正面像

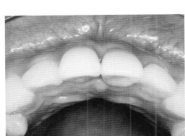

图36　随访口内殆面像

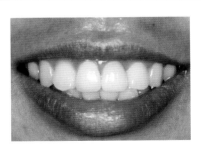

图37　随访微笑像

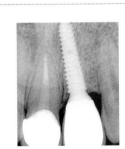

图38　随访复查X线片

三、讨论

前牙区种植中如何能达到美学修复效果，实现红白美学的最大程度地恢复是现今种植中的热点难点。据ITI美学风险评估表分析，本病例属种植中/高风险病例，术前进行软件设计，手术方案是在拔牙窝部分骨愈合时期的早期种植修复。部分骨愈合的早期种植的种植时机是拔牙创软组织愈合，而骨组织未完全吸收重建的时期，此时，结合引导骨再生术（GBR），对水平向骨缺损进行骨增量，因为软组织已愈合，创口关闭更为简单，也不会为了关闭创口使用冠向复位而导致角化龈减少及前庭沟变浅。引导骨再生术（GBR）已广泛应用于种植临床，规范化地使用该技术，合理地选择适应证，可有效恢复硬组织缺损，支撑软组织外形轮廓。外科手术完成种植修复的硬组织基础，但此时软组织龈缘外形丧失，需要结合暂时冠牙龈诱导成形，经过数次调改暂时冠外形，使用个性化取模，完成最终修复，达到满意且稳定的修复美学效果。

参考文献

[1] 戈怡，陈德平译. Soft Tissue and Esthetic Considerations in Implant Therapy口腔种植的软组织美学.北京:人民军医出版社,2009.
[2] 宿玉成.现代口腔种植学.北京：人民卫生出版社,2004.
[3] 宿玉成译.国际口腔种植学会（ITI）口腔种植临床指南第一卷：美学区种植治疗.北京：人民军医出版社,2008.
[4] 宿玉成译.国际口腔种植学会（ITI）口腔种植临床指南第三卷：拔牙位点种植：各种治疗方案.北京：人民军医出版社,2008.
[5] 闫峻译. Immediate Dentoalveolar Restoration：Immediately Loaded Implants in Compromised Sockets即刻牙槽嵴修复技术——受损牙槽嵴即刻种植.北京:人民军医出版社,2015.

付钢教授点评

本病例通过引导骨再生技术恢复了缺失的硬组织，达到了良好的软组织支撑效果。并在术前利用种植植入的虚拟软件对种植体植入的三维空间位置进行了模拟，在术中没有应用导板的情况，按术前计划将种植体放入到了设计好的三维位点上，体现了术者较高的外科掌控能力和丰富的种植经验。术后通过多次调改临时冠进行了穿龈袖口软组织的理想塑形，最终修复效果佳。尽管跟踪随访稳定，但跟踪随访时间不够。

美学区种植修复与传统固定修复联合治疗

邹华伟　重庆医科大学附属口腔医院种植科

摘要

近年来,随着种植修复越来越普及, 患者对种植的要求也随之提高, 对种植修复的满意程度除了在形态和功能方面的要求外, 对美学效果的要求也越来越高, 尤其是对美学区的种植修复更为突出。由于美学区牙的位置、功能和局部解剖、组织结构的特殊性, 要想获得长期的美学效果是非常具有挑战性的。笔者以1例上颌前牙外伤后种植修复联合传统固定修复为例, 展示从初诊到最终修复后的美学效果。

客观而言, 美学区 (the esthetic zone) 的定义是在大笑时可以看见的牙及牙槽嵴部分。主观而言, 对患者具有美学重要性的牙及牙槽嵴部分都是美学区。在美学区的种植修复需要达到特定的美学修复效果。因为具有高位唇线的患者笑时暴露大部分的牙和牙龈, 甚至部分牙槽黏膜, 尤其是同时具备高弧线、薄龈生物型者更加引人注意。所以在美学区种植修复时, 需要利用特殊的种植修复技术和操作技巧, 达到以假乱真的美学修复效果。本文以1例上颌前牙种植修复联合传统固定修复为例, 展示该治疗方法的外科程序及临床技巧。

一、材料与方法

1. **病例简介**　22岁男性患者, 右侧上颌前牙缺失5个月。现病史: 患者5个月前因外伤导致右侧上颌前牙脱落, 现于我科咨询, 要求种植牙修复。既往史: 平素健康状况良好, 否认以下系统性疾病: 高血压、糖尿病 (II型)、糖尿病 (I型)、骨质疏松症、心肌梗死、冠心病、心律不齐; 无过敏史: –; 无吸烟史。无紧咬牙习惯, 无磨牙症, 未服用特殊药物 (双膦酸盐类、皮质激素类、抗凝血类)。无外伤史, 无精神病史。检查: 患者颌面部对称, 开口度正常, 开口型正常, 无关节弹响, 无黏膜病损, 咬合关系情况 (超殆)。前牙美学情况: 前牙笑线高, 牙龈生物型为中型。上颌右侧中切牙缺失, 角化龈凹陷, 牙槽嵴轻度吸收, 对颌牙位未见明显伸长, 无修复体, 间隙宽度约8mm, 间隙高度4mm。上颌左侧中切牙为冠折, 牙髓已暴露, 根方可见一瘘管, 无修复体, 无扭转, 无近中倾斜, 无移位, 无龋坏, 轻度牙周炎, 牙周袋深度3~4mm, 探诊出血+, 无明显松动, 牙龈乳头高度降低。其余牙位情况未见明显异常。CBCT检查: 上颌右侧中切牙鼻嵴距约18mm, 牙槽骨宽度5.3mm, 唇侧骨板不完整, 骨密度正常, 未见残留牙根及其他异常情况; 上颌左侧中切牙处可见根尖周病变, 可见牙槽骨轻度水平吸收、可见牙周膜间隙增宽, 余无异常。双侧上颌窦壁未见囊肿样病变。

2. **诊断**　上颌右侧中切牙缺失, 上颌左侧中切牙残冠, 牙周病。

3. **治疗计划**　牙周治疗。上颌左侧中切牙根管治疗后行传统桩冠修复。上颌右侧中切牙种植修复, 同时利用上颌左侧中切牙行即刻修复。

4. **治疗过程**

(1) 暴露上颌右侧中切牙牙槽骨, 可见上颌右侧中切牙唇侧骨板缺损。上颌前牙种植体长轴方向应略偏向原天然牙长轴的腭侧, 使种植体的唇侧骨板保留更多骨量, 避免唇侧骨壁倒凹区穿孔, 恢复患者咬合功能, 并与邻牙形态相协调。种植体植入时应低于牙槽嵴顶0.5~3.0mm (不同种植系统略有差别), 与邻牙间的骨宽度至少为2mm, 以降低种植体周围骨吸收风险, 尤其是种植区唇侧骨板和邻牙骨板较薄时。Ferrus等研究发现, 颊侧骨板≤1mm时, 植入区的水平骨减少量 (43%) 明显大于颊侧骨板>1mm的植入区 (21%), 且在种植体周间隙, 厚骨板区新骨形成量 (84%) 明显大于薄骨板区 (67%)。根据种植体周骨间隙, 采用骨替代物直接充填骨缺损区 (GBR技术), 引导、促进种植体周间隙内骨再生。严密减张缝合, 同时做唇系带修整术。

(2) 利用上颌左侧中切牙临时树脂悬臂冠完成即刻修复。

(3) 种植体植入术后6个月行上颌右侧中切牙临时树脂冠修复。临时树脂冠修复后1个月、2个月、3个月复查照片。

(4) 最终个性化取模, 最终修复, 1个月后复查。

二、结果

采用GBR术联合传统固定修复进行美学区种植修复, 美学效果良好。

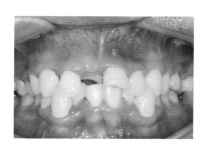

图1　术前正面像

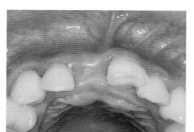

图2　术前牙槽嵴顶像

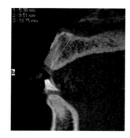

图3　上颌右侧中切牙术前CBCT

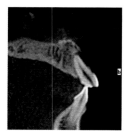

图4　上颌左侧中切牙术前CBCT

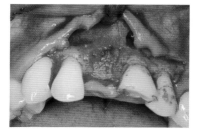

图5　上颌右侧中切牙唇侧骨板缺损

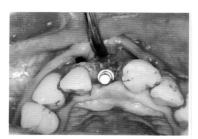

图6　种植体植入位点与方向

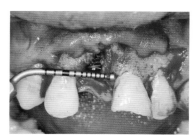

图7　种植体植入

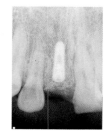

图8　上颌右侧中切牙术后X线片

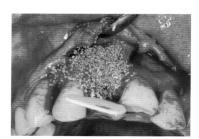

图9　植入人工骨粉

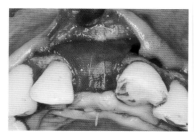

图10　胶原膜覆盖

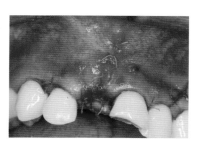

图11　缝合黏膜及唇系带修整术

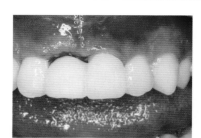

图12　即刻修复

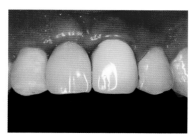

图13　临时树脂冠修复

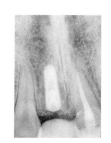

图14　上颌右侧中切牙二期X线片

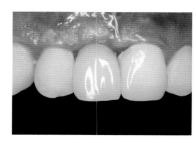

图15　临时树脂冠修复1个月后复查结果

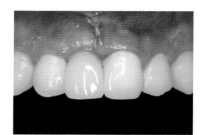

图16　临时树脂冠修复2个月后复查结果

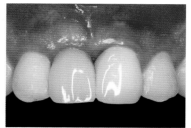

图17　临时树脂冠修复3个月后复查结果

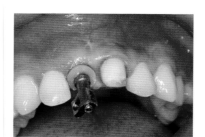

图18　个性化取模

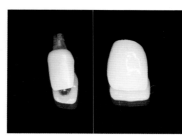

图19　全瓷基台与全瓷冠

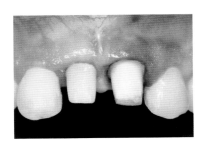
图20　口内全瓷基台像

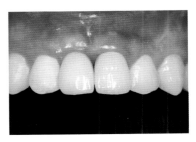
图21　最终修复

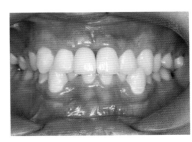
图22　最终修复

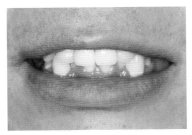
图23　最终修复后微笑像

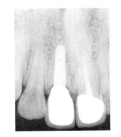
图24　上颌右侧中切牙戴牙后X线片

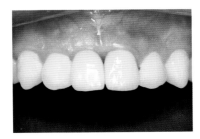
图25　最终修复1个月后复查结果

三、讨论

前牙承担着维持面部美观和语音的重要功能，也是所谓的美学区。前牙缺失后严重影响患者的美学要求，而种植修复是目前最好的一种解决缺失牙的修复方式，但由于美学区的局部解剖与结构组织的特异性，使得美学区的种植修复具有非常大的挑战性。种植体植入术后常规需要一段较长的骨整合时间，在此过程中需要医生采取其他的修复方式解决患者的美观要求，本病例利用旁边的传统固定修复在一定程度上解决了患者的这方面需求，且美学效果与患者的舒适度较好，值得近一步的长期研究与观察。

参考文献

[1] Burgueño-Barris G1, Cortés-Acha B, Figueiredo R,et al. Aesthetic perception of single implants placed in the anterior zone. A cross-sectional study. Med Oral Patol Oral Cir Bucal, 2016 Mar, 31:0.

[2] Ferrus J, Cecchinato D, Pjetursson EB, et al. Factors influencing ridge alterations following immediate implant placement into extraction sockets. Clin Oral Implants Res, 2010, 21：22-29.

[3] Furze D, Byrne A, Alam S,et al. Esthetic Outcome of Implant Supported Crowns With and Without Peri-Implant Conditioning Using Provisional Fixed Prosthesis: A Randomized Controlled Clinical Trial. Clin Implant Dent Relat Res, 2016 Mar 16.

万鹏教授点评

该病例思路清晰，最终修复效果良好。患者拔牙5个月后才就诊咨询组织种植，拔牙窝骨重建已基本结束，此时软硬组织的质量利于手术操作。但由于骨改建较多，对种植区软硬组织轮廓的影响也较大。术中应用低代谢率的植骨材料进行了骨增量，纠正了种植区的软硬组织轮廓。术后9个月进行最终修复，并应用了个性化全瓷基台及全瓷冠修复获得较佳的美学效果。

该病例种植体具有良好的三维植入位置及短期稳定性。唇侧牙龈丰满度较种植前有明显改善，牙龈的色、形、质健康自然。种植体龈乳头与对侧同名天然牙相比略显短小，这与患者种植时机有关，但总体红白美学效果令人满意。

该病例思路与所用技术均非常成熟，并受到大量文献的支持。但种植时上颌左侧中切牙的炎症应在术前控制以消除潜在的感染风险。该病例所取得的临床效果需要进一步的长期观察。

上颌前牙区不翻瓣即刻种植美学修复病例

周红波[1、2]　谢晓莉[2]　朱冰玉[2]　唐瞻贵[2]　1. 中南大学湘雅口腔医院口腔修复科　2. 中南大学湘雅口腔医院口腔种植中心

摘要

目的：探讨双侧上中切牙不翻瓣即刻种植后软硬组织的稳定性和美学效果。**材料与方法**：对1例外伤致上颌左侧中切牙完全脱位，上颌右侧中切牙冠根折的患者进行检查，CBCT示上颌左侧中切牙牙槽窝空虚低密度影，上颌右侧中切牙有效牙根长度约6mm，牙槽嵴唇腭向厚度较好，无牙槽嵴骨折。微创拔除上颌右侧中切牙，上颌双侧中切牙行不翻瓣即刻植入Thommen SPI Element 4.0mm×12.5mm种植体，种植体的肩部位于龈缘下约3mm，植入扭矩约30N·cm。安装覆盖螺丝，种植体唇侧与牙槽窝唇侧骨板之间约2mm骨间隙，充填Bio-Oss®骨粉，覆盖PRF膜，缝合固定PRF膜。因初始稳定性未达到35N·cm，骨愈合5个月后行二期手术，采用暂冠成形牙龈，形成满意的龈袖口后进行上部结构修复，修复后定期复查。**结果**：不翻瓣即刻种植术5个月后CBCT检查显示骨愈合良好，制作临时冠诱导牙龈成形，应用个性化转移杆制取最终印模，完成了缺失牙的种植全瓷单冠修复。修复后6个月复查显示美学效果稳定，牙槽骨唇侧丰满度满意。**结论**：不翻瓣即刻种植术大大减轻了患者的痛苦，能较好地维持牙龈形态和骨组织的稳定，获得了较满意的美学效果。

经典的延期种植修复治疗周期长，骨组织的生理性吸收造成骨量的丧失，各种植骨方式给延期种植带来更高的难度和软组织美学风险。不翻瓣即刻种植是在牙拔除后即刻将种植体植入，其优点是不损伤牙龈组织，保存了拔牙窝骨壁的血供，维持原天然牙的牙龈生物学和牙龈轮廓的自然形态及软硬组织的完整性，能够减短失牙时间与总治疗时间。本病例对上颌双侧外伤中切牙微创拔除后采用不翻瓣即刻种植术，过渡性可摘义齿修复，延期制作临时修复体成形牙龈，应用个性化转移杆取最终修复印模，全瓷基台及全瓷冠修复缺失牙，获得了良好的美学修复效果。

一、材料与方法

1. **病例简介**　23岁男性患者，上前牙区外伤10余天，要求修复。检查：上颌左侧中切牙完全脱位，上颌右侧中切牙冠根折，仅残留近中少量牙体组织，腭侧断面倾斜至龈下2mm以上，上颌左侧侧切牙冠折露髓，探（+++），上唇轻微挫裂伤，牙龈无明显损伤，呈深褐色，属厚型牙龈。全口口腔卫生良好。CBCT示：上颌左侧中切牙牙槽窝空虚低密度影，上颌右侧中切牙有效牙根长度约6mm，牙槽嵴最薄处唇腭向厚度约7mm，无牙槽嵴骨折。

表1　影响种植修复美学效果的局部因素

美学风险因素	风险等级		
	低	中	高
唇线		中位	
牙龈生物型	低弧线形，厚龈生物形		
牙冠形态	方圆形		
位点感染情况	无		
牙排列	整齐		
邻牙骨高度		到接触点5.5~6.5mm	
邻牙修复状态			有修复体
缺失牙间隙宽度		2颗或2颗以上	
软组织解剖			软组织缺损
牙槽嵴解剖		水平骨向量缺损	

表2　影响种植修复美学效果的全身因素

美学风险因素	风险等级		
	低	中	高
患者美学期望		中位	
吸烟习惯	不吸烟		
免疫功能	正常		
骨质疏松症	无		
服用类固醇类药物	无		
糖尿病	无		
口腔干燥综合证	无		
磨牙症	无		
口腔卫生	良		
依从性	好		

患者缺牙位点的美学风险评估见表1、表2。

2. 诊断　上颌右侧中切牙外伤冠根折，上颌左侧中切牙外伤缺失，上颌左侧侧切牙外伤冠折。

3. 治疗计划　微创拔除上颌右侧中切牙，双侧上中切牙行不翻瓣即刻种植即刻修复。临时冠成形牙龈后，应用个性化转移杆制取最终印模后全瓷冠修复。上颌左侧侧切牙完善根管治疗后，行纤维桩树脂核及全瓷冠修复。

4. 治疗过程

（1）术前准备：全口洁治。

（2）微创拔除上颌右侧中切牙：常规消毒铺巾、浸润麻醉下不翻瓣用动力系统和裂钻将上颌右侧中切牙分裂成唇腭侧两部分，微创拔牙器械拔除上颌右侧中切牙。

（3）种植体植入术：彻底搔刮双侧上中切牙牙槽窝，庆大霉素冲洗。在牙槽窝腭侧骨壁上侧切钻定位，逐级预备种植窝，分别植入Thommen SPI Element 4.0mm×12.5mm种植体，使种植体的肩部位于龈缘下约3mm，植入扭矩约30N·cm。安装覆盖螺丝，唇侧约2mm骨间隙，充填

Bio-Oss®骨粉，覆盖PRF膜，缝合固定PRF膜。

（4）上颌左侧侧切牙行根管治疗术及冠修复：种植体植入前局麻下拔除上颌左侧侧切牙牙髓，根管成形。植入术后2周，完成根管充填，行纤维桩核及全瓷冠修复。

（5）双侧上中切牙的过渡义齿修复：可摘局部义齿修复上前牙。

（6）二期手术及临时修复体：种植体植入5个月后，局麻下种植体上方切除少量牙龈露出覆盖螺丝，取下愈合螺丝，转移杆取模，口外制作过渡性临时单冠修复以诱导牙龈成形，临时冠采用螺丝固位。

（7）临时修复3个月后，牙龈袖口成形良好，应用个性化转移杆制取最终印模，全瓷基台及全瓷冠修复缺失牙。

二、结果

不翻瓣即刻种植术5个月后CBCT检查显示骨愈合良好，制作临时冠诱导牙龈成形，应用个性化转移杆制取最终印模，完成了缺失牙的种植全瓷单冠修复。修复后6个月复查，不翻瓣即刻种植术较好地维持了牙龈形态和骨组织的稳定，获得了较满意的美学效果。

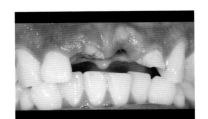

图1　术前口内咬合像

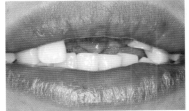

图2　术前口外微笑像

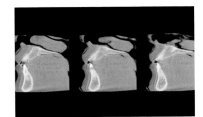

图3　术前CBCT显示上颌右侧中切牙牙根剩余约6mm，牙槽骨唇腭侧厚度约7mm

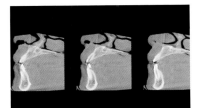

图4　术前CBCT显示上颌左侧侧切牙牙根较长，切端缺损达髓腔

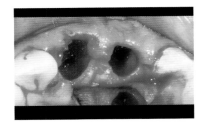

图5　术中不翻瓣微创拔除上颌右侧中切牙

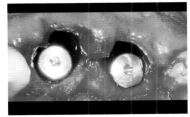

图6　安装覆盖螺丝

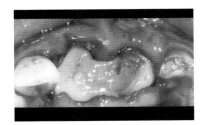

图7　种植体唇侧与牙槽窝唇侧骨板约2mm骨间隙，充填Bio-Oss®骨粉，覆盖PRF膜

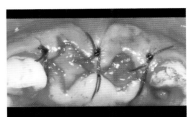

图8　缝合固定PRF膜

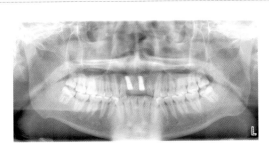

图9　植入术后全景片

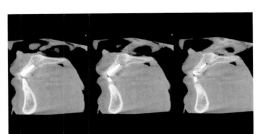

图10　植入术后CBCT显示上颌右侧种植体唇侧骨厚度最薄处约2.6mm

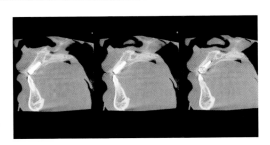

图11　植入术后CBCT显示上颌左侧种植体唇侧骨厚度最薄处约2.9mm

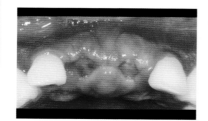

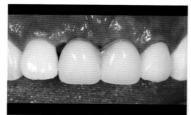

图12 植入术后4周复查，上前牙唇面像

图13 植入术后过渡性可摘义齿修复上颌中切牙

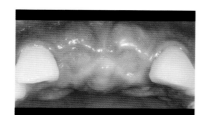

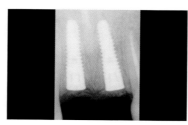

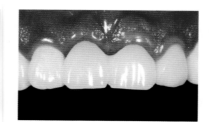

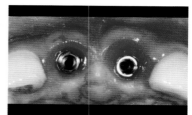

图14 植入术后3个月复查，上前牙殆面像

图15 植入术后3个月复查，中切牙X线片显示种植体周骨愈合良好

图16 植入术后5个月，种植二期手术后临时冠修复双侧中切牙，上前牙唇面像

图17 临时冠成形牙龈3个月，牙龈袖口成形良好

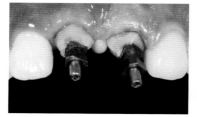

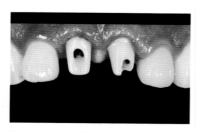

图18 口内安装个性化转移杆，制取印模

图19 口内安装氧化锆个性化切削基台唇面像

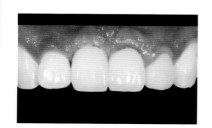

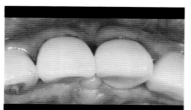

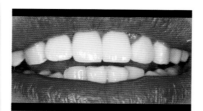

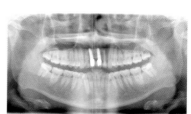

图20 戴牙当天上前牙唇面像

图21 戴牙当天上前牙殆面像

图22 戴牙当天口外微笑像

图23 戴牙当天全景片

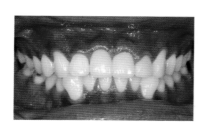

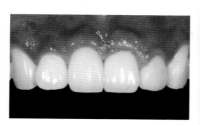

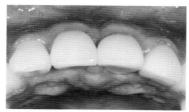

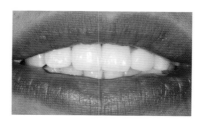

图24 戴牙后6个月复诊口内咬合像

图25 戴牙后6个月复诊口内上前牙唇面像

图26 戴牙后6个月复诊口内上前牙殆面像

图27 戴牙后6个月复诊口外微笑像

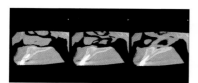

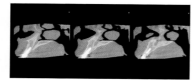

图28 戴牙后6个月复诊CBCT显示上颌右侧中切牙种植体唇侧骨板厚度约2.9mm

图29 戴牙后6个月复诊CBCT显示上颌左侧中切牙种植体唇侧骨板厚度约2.8mm

三、讨论

1. 不翻瓣即刻种植即刻修复条件 适应证的选择：（1）18周岁以上；（2）牙齿无保留价值而邻牙健康；（3）理想的牙龈形态及轮廓；（4）拔牙区有足够的根部骨质（骨量大于5mm，初始稳定性至少35N·cm）；（5）拔牙窝唇侧骨壁无明显的骨丧失；（6）牙根与牙槽突有较好的轴向。

禁忌证：（1）全身系统性疾病；（2）吸烟者；（3）咬合不稳定；（4）未治愈的牙周病患者；（5）拔牙后有脓性分泌物者或有瘘管未治愈者；（6）拔牙后存在大量颊侧骨板缺失；（7）拔牙区缺乏足够的根部骨质。

本病例中，患者无即刻种植禁忌证，牙槽窝形态与软硬组织情况均较理想，不翻瓣即刻种植体植入术是可以预期的，但种植体初始稳定性未能达到35N·cm，为保证成功率，本病例选择了延期修复，但通过局部义齿保证了缺牙区的美观性。

2. 不翻瓣即刻种植种植体周植骨 即刻拔牙种植体植入后常存在不同程度的骨间隙，Ferrus等学者认为种植体与唇侧骨板距离应>1.5mm，当距离<1.5mm时种植体骨结合过程中容易发生唇侧骨吸收，他认为种植体植入的颊舌向位置应在外形高点的腭侧2mm，以保证种植体唇侧的骨量。对于种植体与唇侧骨壁间存在的骨间隙，Zitzmann等学者等认为：缺损间隙<2mm时无须考虑GBR术，缺损的骨间隙>2mm时考虑使用GBR技术；术中若发现有严重的垂直性骨缺损或大量骨缺损，多数学者建议进行延期种植修复的

种植方式。本病例中骨壁无明显垂直性骨缺损，种植体与唇侧骨壁间的间隙约2mm，选择了骨移植材料，未放置胶原膜。骨移植材料我们选择了异种骨中的Bio-Oss®骨粉，其结构是一种多孔的碳酸盐磷灰石结晶体，能为引导骨组织再生提供支架作用。PRF具有一定的支架作用、骨诱导功能，可以促进骨组织再生，加速软组织愈合，在炎症调节和抗感染方面发挥着作用，本病例中PRF作为膜材料覆盖在骨移植材料表面。

3. 不翻瓣即刻种植对软组织稳定性的影响 不翻瓣术保持了颊侧骨板的牙龈组织血供，减小了骨板的吸收，促进了牙龈的快速附着和愈合，也保持了牙龈的形态和轮廓。

种植体三维方向的准确把握对维持原天然牙的形态和轮廓影响重大。本病例中种植体植入的颊舌向位置并非牙根的方向，而在拔牙窝偏腭侧，中央螺丝的位置相当于舌隆突的位置。种植体植入过于偏唇颊侧易造成唇颊侧骨壁薄，引起骨壁吸收，过于偏腭侧会对美观、受力产生不利影响；近远中向保持与邻牙的距离也>1.5mm范围内，种植体与邻牙距离<1.5mm可导致间隔骨的吸收，龈乳头失去骨支持退缩形成"黑三角"；垂直向位置位于龈缘下3mm，种植体植入过浅易暴露种植体基台影响美观，过深则易导致种植体周围骨吸收，牙龈退缩及种植体周围炎症。

4. 牙龈形态的复制 采用过渡义齿引导种植体间龈乳头，牙龈成形效果优于单一放置愈合基台。本病例中在制作最终修复体前，给患者制作了临时冠，以整塑牙龈形态，并制作具有临时修复体颈缘形态的个性化转移杆取得精确的牙龈形态复制效果。

参考文献

[1] Ferrus J, Cecchinato D, Pjetursson EB, Lang NP, Sanz M, Lindhe J. Factors influencing ridge alterations following immediate implant placement into extraction sockets. Clin Oral Implants Res, 2010, 21(1):22–29.
[2] Zitzmann NU, Schärer P, Marinello CP, Schüpbach P, Berglundh T. Alveolar ridge augmentation with Bio-Oss: a histologic study in humans. Int J Periodontics Restorative Dent, 2001, 21(3):288–295.
[3] Chen S T, Buser D. Clinical and esthetic outcomes of implants placed in postextraction sites. Int J Oral Maxillofac Implants, 2009, 24 Suppl:186–217.
[4] Becker W, Goldstein M, Becker BE, Sennerby L. Minimally Invasive Flapless Implant Surgery: A Prospective Multicenter Study. Clin Implant Dent Relat Res, 2005, 7 Suppl 1:s21–s27.
[5] 满毅, 吴庆庆, 龚婷, 宫苹. 美学区种植外科修复治疗流程新方案. 国际口腔医学杂志, 2015, 42(4):373–383.
[6] 夏婷, 施斌. 上颌单前牙即刻种植修复和延期种植修复的美学效果比较. 口腔医学研究, 2016, 32(1):50–54

刘清辉教授点评

此文章展示了上颌前牙区不翻瓣即刻种植美学修复病例1例，该病例对1例外伤致上颌左侧中切牙完全脱位，上颌右侧中切牙冠根折的患者进行微创拔除上颌右侧中切牙，双侧上中切牙行不翻瓣即刻植入Thommen SPIE lement 4.0mmx12.5mm种植体，安装覆盖螺丝，充填Bio-Oss®骨粉，覆盖PRF膜，缝合固定PRF膜。骨愈合5个月后行二期手术，采用暂冠成形牙龈，形成满意的龈袖口后进行上部结构修复。该病例资料收集完整，包括术前术后、修复后复查的CBCT检查，口内照片。影像学检查清晰、准确，口内照片拍摄规范，图片清晰，文字描述详尽，完整地展示了诊疗过程。通过病例介绍，可以看出这个病例术前对患者的美学取得了较好的、稳定的美学效果。

正畸牵引上颌左侧中切牙残根后即刻种植

刘世锋　杨小东　成都华西牙种植医院

摘要

目的： 对中切牙龋坏折断至龈下的患者行正畸牵引后即刻种植延期修复，观察其1年的临床治疗效果。**材料与方法：** 19岁男性患者，2014年5月左上前牙松动1周余就诊。临床检查上颌左侧中切牙颈部斜折，牙冠Ⅲ°松动，唇侧断缘位于龈下3~5mm，残根根管粗大，根管充填物松动，牙根壁薄，根管壁腐质松软，残根叩痛（±），松动（-）。上颌右侧中切牙牙冠远中切角至近中颈部斜折，舌侧开髓孔白色充填物，叩痛（-），松动（-）。前牙Ⅱ度深覆𬌗，Ⅱ度深覆盖。唇侧牙龈为薄型生物型，唇系带附着点低，中位笑线。CBCT显示：上颌左侧中切牙残根粗大，骨内长度约13mm，根尖暗影。折缘以下4mm左右根管内壁密度降低，折缘至根尖部唇侧骨板菲薄，厚度均不足1mm；腭侧骨板厚度为1~3mm，根尖距鼻底不足4mm。上颌右侧中切牙已做根管治疗，根尖无暗影。 诊断为上颌左侧中切牙冠颈部病理性斜折，慢性根尖炎；上颌右侧中切牙冠斜折、根管治疗后。治疗方法为上颌左侧中切牙完善根管治疗，1个月后正畸牵引上颌左侧中切牙残根冠向移动，4个月后微创拔出残根后即刻植入Straumann®软组织水平种植体，同时唇侧骨壁与种植体的间隙植入Bio-Oss®骨替代材料。术后5个月制作临时修复体牙龈塑形，2个月后制作烤瓷永久修复。**结果：** 种植后7个月完成烤瓷永久修复，上颌右侧中切牙粘接固位，上颌左侧中切牙舌侧螺丝固位。修复后6个月、12个月复查，种植体周围软组织健康，修复体协调，CBCT显示种植体周骨组织稳定，患者对治疗修复效果非常满意。**结论：** 针对唇舌及根部骨量不足的患者，通过正畸冠向牵引残根后微创即刻种植，种植体可获得好的初始稳定性，并维持软硬组织稳定，获得满意的修复效果。本例患者长期临床效果有待进一步的临床观察。

上颌前牙区因位于上颌骨前份，外伤容易损伤，部分无法通过内科及修复的方式保留，对于无保留价值的患牙，拔除后无论种植与否，牙槽窝的骨板以及相关软组织都会发生三维方向的变化。前牙拔除后即刻种植是一个好的选择。即刻种植能缩短了治疗疗程，减少了手术次数，有利于软组织和硬组织的保存，受到患者及医生的青睐。但有的前牙，如kan分类的Ⅱ类，即刻种植或拔出后延期种植都存在较大风险。例如本例患者，残根粗大属于kan分类的Ⅱ类，牙龈为薄型生物型，拔出残根后即刻种植效果不可预测。笔者通过正畸牵引残根后即刻种植，获得了良好的临床效果。

一、材料与方法

1. 病例简介　19岁男性患者，2014年5月左上前牙松动1周余来我院就诊。患者1周前用左上前牙嗑瓜子，自觉听见牙齿折断的声音，后来感觉左上前牙松动并且松动程度逐渐增加。患者9年前上前牙外伤后未治疗，1年前疼痛在外院完成根管治疗及树脂充填。患者无全身系统疾病史，无药物过敏史，无烟酒等不良嗜好。临床检查：患者口腔卫生状况差，全口牙结石（+），软垢较多，部分牙龈红肿。上颌左侧中切牙牙冠颈部横折，唇侧断缘位于龈下3~5mm，残根根管粗大，根管充填物松动，牙根壁薄，根管壁腐质松软，残根叩痛（±），松动（-）。上颌右侧中切牙牙冠远中切角至近中颈部斜折，舌侧开髓白色充填物，探（-），叩痛（-），松动（-）。前牙Ⅱ度深覆𬌗，Ⅱ度深覆盖。唇侧牙龈为薄型生物型；唇系带附着点低，牵拉上唇，系带牵扯牙龈乳头；中位笑线。CBCT显示：上颌左侧中切牙

残根粗大，骨内长度约13mm，根尖暗影。折缘以下4mm左右根管内壁密度降低，折缘至根尖部唇侧骨板菲薄，厚度均不足1mm；腭侧骨板厚度为1~3mm，根尖距鼻底不足4mm。上颌右侧中切牙已做根管治疗，根尖无暗影。

2. 诊断　（1）上颌左侧中切牙冠颈部病理性斜折，慢性根尖炎。（2）上颌右侧中切牙冠斜折、根管治疗后。（3）菌斑性龈炎。（4）唇系带过短。

3. 治疗计划　（1）口腔卫生全口牙周洁治。（2）上颌左侧中切牙完善根管治疗。（3）正畸冠向牵引上颌左侧中切牙残根。（4）酌情上颌左侧中切牙残根拔出后即刻种植。（5）5个月后临时修复体牙龈塑形。（6）2个月后上唇系带修整，烤瓷冠永久修复。（7）定期复查。

4. 治疗过程

（1）初诊完善口腔内检查及影像学检查及设计。患者口腔卫生状况差，部分牙龈红肿。上颌左侧中切牙牙冠颈部横折，残根根管粗大，牙根壁薄，根管壁腐质松软，无保留价值。Ⅱ度深覆𬌗，Ⅱ度深覆盖。唇侧牙龈为薄型生物型，唇系带附着点低，中位笑线。考虑即刻种植，与患者交流利弊后，制订治疗程序：内科+正畸+即刻种植+延期修复治疗（上颌左侧中切牙采用舌侧螺丝固位方式）。

（2）2~3周上颌左侧中切牙完善根管治疗，残根无松动，无叩痛。

（3）1个月后正畸冠向牵引上颌左侧中切牙残根，患者每2周复诊一次，酌情加力，要求残根松动度控制在Ⅰ°以内。同时分次调磨冠向移动的牙根及正畸附件，使对颌中切牙与之无咬合接触。4个月后，残根冠向牵引

约6mm，口内检查上颌左侧中切牙唇侧龈缘冠向移位约3mm。患者因时间原因要求早点安牙，与患者交流终止正畸牵引即刻种植需要在种植体唇侧牙槽窝植入Bio-Oss®骨替代材料，患者同意。

（4）常规及CBCT术前检查及术前准备，患者手术前1天开始口服阿莫西林，首次加倍，并要求持续到术后1周。手术方式过程：常规消毒、铺巾，必兰局部麻醉下微创拔出上颌左侧中切牙残根。探牙槽窝骨壁完整，唇侧骨壁薄。按照术前设计使用直径1.4mm球钻在拔牙窝腭侧骨壁距牙槽嵴顶4mm处定点，再使用直径1.2mm微孔钻形成引导骨孔，然后使用CDIC锥形膨胀器逐级扩大引导孔形成直径约4mm的骨孔，将拔牙窝腭侧骨壁挤向颊侧，使挤压起的骨壁将拔牙窝与骨孔分隔开。直视拔牙窝，骨孔呈圆形，拔牙窝呈月牙形。最后使用直径3.5mm扩孔钻成型种植床骨孔，植入4.1mm×14mm的Straumann®软组织水平种植体（美学RN），种植体粗化部分位于唇侧牙槽嵴边缘约1mm以下，种植体平台位于唇侧龈缘下4mm，植入扭矩约35N·cm。同时唇侧拔牙窝填入Bio-Oss®骨替代材料，牙龈部位用明胶覆盖。褥式缝合唇腭侧牙龈，唇侧牙龈用橡胶垫缓冲缝线压力，避免缝线压力对牙龈组织形成伤害。手术后拍摄CBCT及牙片，了解种植体植入位置，记录种植体周围骨组织状态。医嘱口服阿莫西林1周，漱口水含漱2周，无刺激饮食，避免外力碰压手术部位，1周拆线。

（5）5个月后CBCT及牙片检查。上颌右侧中切牙预备后，硅橡胶闭口式印模，上颌左侧中切牙种植体制作个性化基台，热凝树脂冠对牙龈塑形。上颌左侧中切牙热凝树脂冠舌侧开孔，口外与基台粘接成树脂一体冠，抛光后螺丝固位，适时调改，进行牙龈塑形。

（6）牙龈塑形2个月后，利用树脂一体冠替代转移杆，硅橡胶闭口式印模制作烤瓷修复体。口内印模法制作临时冠，保持牙龈形态，桥体与牙龈接触区域局部上盐酸米诺四环素软膏。上颌左侧中切牙烤瓷冠舌侧开孔，口外与原基台粘接成一体冠，高度抛光后螺丝固位，固位扭矩35N·cm，树脂封闭舌侧开孔；上颌右侧中切牙粘接固位。操作中认真调整咬合，形成组牙功能殆。

（7）患者因对整个治疗过程及修复效果满意，修复后1周行上唇系带修整术。修复后6个月、12个月定期准时复查。

（8）材料：SIRONA牙片机；SIRONA锥形束CT（CBCT）；Bio-Oss®骨替代材料0.25g；Straumann®软组织水平种植体（RN），4.1mm×14mm。

二、结果

1. 正畸冠向牵引上颌左侧中切牙残根4个月后，口内检查上颌左侧中切牙唇侧组织饱满，龈缘冠向移位约3mm。通过牙片及CBCT检查，残根根尖冠向牵引约6mm，残根根尖部有低密度骨组织生成，原牙根唇腭侧骨板保持原形态，均无塌陷。患者正畸期间除上唇有异物感以外，无其他任何不适。

2. 手术中种植体获得好的初始稳定性。手术后CBCT显示，种植体植入三维位置与术前设计一致，颈部唇侧骨板厚度2~3mm；牙片可见种植体颈部骨替代材料影像，颗粒明显。患者术后反应轻微，无疼痛、肿胀等不适感。手术后1周拆除缝线，伤口无肿胀，无渗出。牙龈愈合良好，唇侧牙龈仅有缝线针眼，无缝线压痕，色泽正常。

3. 种植手术后5个月复诊。口内种植体稳固，唇侧牙龈无任何瘢痕，点彩清晰可见，龈缘位置较术后退缩约2mm。CBCT显示，种植体周骨组织无明显吸收，唇侧颈部骨厚度约2mm；牙片显示，种植体颈部骨替代材料仍为颗粒影像。根据牙龈状态适量调整临时修复体形态对牙龈塑形，上颌左侧中切牙龈缘位置逐渐与上颌右侧中切牙一致，牙龈乳头轮廓饱满。患者对永久修复体的颜色，外形非常满意。

4. 上唇系带修整后，牵拉上唇，系带对牙龈软组织无牵拉。烤瓷冠永久修复后6个月、12个月患者复诊，修复体周围牙龈组织健康，颜色正常，点彩清晰，质地良好。修复后12个月CBCT显示种植体骨结合良好，未见骨吸收，唇侧颈部骨厚度约2mm。牙片显示，种植体颈部骨替代材料植入区域密度逐渐与未植骨区域一致。患者对医院、医护人员、治疗过程和修复效果均高度满意。

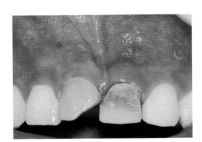

图1　初诊口内正面像：唇侧牙龈为薄型生物型，唇系带附着点低

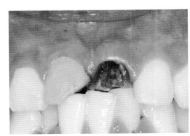

图2　口内正面像：唇侧断缘位于龈下

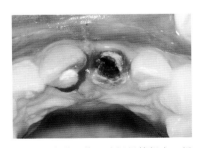

图3　口内殆面像：残根根管粗大，根管壁腐质松软

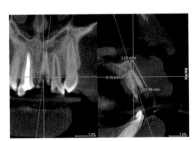

图4　CBCT显示：上颌左侧中切牙残根骨内长度约13mm，唇侧骨板不足1mm；腭侧骨板厚度为1~3mm，根尖距鼻底不足4mm

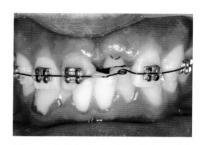

图5　正畸冠向牵引上颌左侧中切牙残根

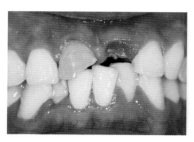

图6　术前（正畸冠向牵引上颌左侧中切牙残根4个月后口内正面像）

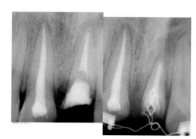

图7　上颌左侧中切牙残根冠向牵引前后牙片对比：原根尖部位有低密度骨组织生成

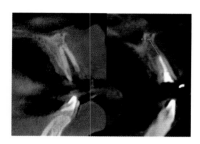

图8　上颌左侧中切牙残根冠向牵引前后CBCT对比：根尖冠向牵引约6mm，原根尖部位有低密度骨组织生成

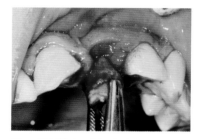

图9　微创拔出上颌左侧中切牙残根

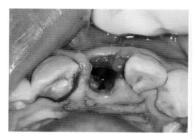

图10　殆面像，牙槽窝骨壁完整，唇侧骨壁薄

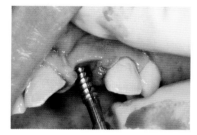

图11　CDIC锥形膨胀器逐级扩大引导孔

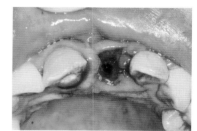

图12　殆面像，拔牙窝腭侧骨壁挤向颊侧

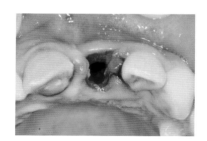

图13　成形种植床骨孔

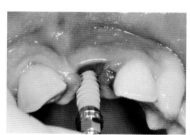

图14　植入种植体

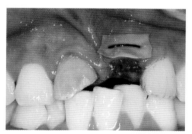

图15　放置骨替代材料后褥式缝合唇腭侧牙龈，唇侧橡胶垫缓冲缝线压力，避免产生的额外"切口"

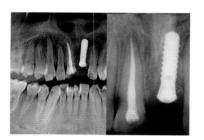

图16　CBCT全景模式及牙片了解上颌左侧中切牙种植体植入情况：种植体颈部骨替代材料影像，颗粒明显

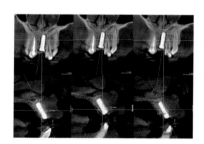

图17　CBCT显示种植体植入三维位置，颈部唇侧植骨厚度2~3mm

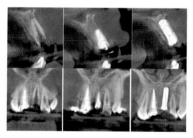

图18　CBCT对比上颌左侧中切牙初诊、术前及术后情况

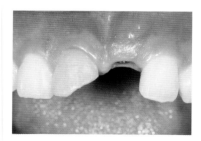

图19　术后5个月，种植体稳固，唇侧牙龈无任何瘢痕，点彩清晰可见

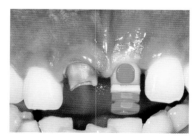

图20　硅橡胶闭口式印模

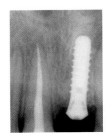

图21　术后5个月牙片显示，种植体颈部骨替代材料仍为颗粒影像

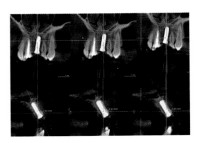

图22　术后5个月CBCT显示，种植体周骨组织无明显吸收，唇侧颈部骨厚度约2mm

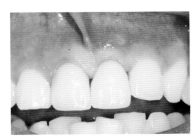

图23　患者戴上临时热凝树脂冠对牙龈塑形

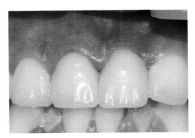

图24　牙龈塑形后2个月，上颌左侧中切牙龈缘位置与上颌右侧中切牙一致

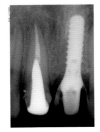

图25　X线片显示，种植体颈部骨替代材料逐渐成骨，但仍有骨颗粒影像

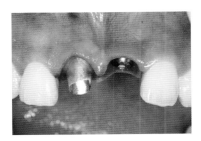

图26　塑形后牙龈乳头轮廓饱满

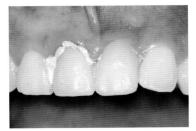

图27　临时冠戴入，桥体与牙龈接触区域局部上盐酸米诺四环素软膏

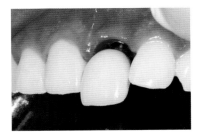

图28　戴入上颌左侧中切牙一体冠

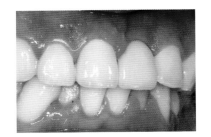

图29　口内右侧像

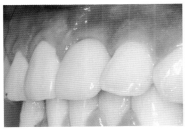

图30　口内左侧像

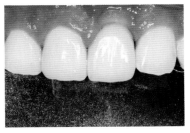

图31　口内正面像

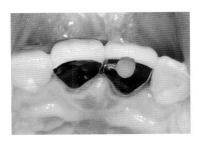

图32　口内殆面像，舌侧螺丝固位

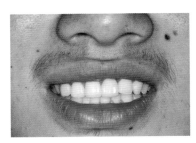

图33　患者微笑时口外像

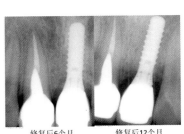

修复后6个月　　　　修复后12个月

图34　修复后6个月、12个月复查。修复后12个月，骨替代植入区域密度接近周围骨组织密度

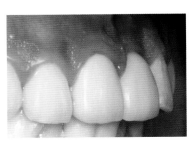

图35　修复后12个月复查，口内右侧像

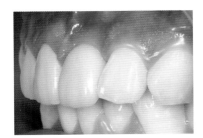

图36　修复后12个月复查，口内左侧像

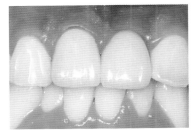

图37　修复后12个月复查，口内正面像：修复体周围牙龈组织健康，牙龈乳头饱满，颜色正常，点彩清晰，质地良好

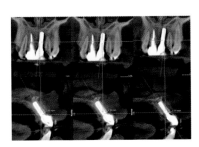

图38　修复后12个月CBCT复查：显示种植体骨结合良好，未见骨吸收

三、讨论

即刻种植指在拔出患牙后，立即在拔牙部位植入牙种植体替代牙根的方法，由Schulte和Heimke在1976通过文献最早报道。即刻种植能缩短疗程，减少手术次数，且有利于软组织的美学效果和硬组织的保存。现在，许多文献提示，如果能获得好的初始稳定性，即刻种植治疗与延期种植治疗方法可获得相同的成功。但即刻种植必须依靠拔牙窝侧壁或根尖处骨量获得初始稳定性，而不依赖植入骨替代材料获得初始稳定性。本例患者情况，残根粗大，属于kan分类 II 类。若直接拔出残根后即刻种植，存在牙槽窝大，拔牙窝侧壁及根尖处骨量有限的问题，即刻种植初始稳定性较难获得；同时牙龈是薄型生物型，硬软组织边缘退缩的风险会增高。为减小风险，考虑先正畸后种植。因为当牵引矫治力作用于牙时，牙槽骨张力侧，成骨活跃，有新骨形成；同时张力侧牙龈受牵拉，出现增生与改建。通过正畸牵引残根的方法，可以满足残根根部及根尖侧壁新骨形成，减小牙槽窝，利于即刻种植初始稳定性的获得。同时牙龈组织的生成可以预防软组织边缘退缩等并发症。这样，残根由kan分类 II 类转变为kan分类 I 类，符合即刻种植条件，降低了种植及修复风险。

文献报道前牙缺失后，唇侧骨板的改变量比舌侧显著，因此即刻种植术中微创操作非常重要，尤其是唇侧血供和唇侧骨板的保护。本例患者唇侧牙龈为薄型生物型，采用非翻瓣的手术方式。这样保证了唇侧黏骨膜血供的不被破坏，维持正常的骨代谢，减少了唇侧骨壁的吸收，同时减轻种植术区创伤性炎性反应，利于植入骨替代材料的成骨，也防止了唇侧软硬组织的塌陷。手术中实施微创拔牙，使用微创牙周器械切断牙周韧带后，使用拔牙钳施以10s左右顺时针平缓力，后给予逆时针力拔除残根。避免使用唇腭侧摇动方法拔出残根，同时避免搔刮唇侧骨壁，否则容易损伤唇侧菲薄骨壁，导致唇侧骨壁吸收。

种植体正确的三维位置，是获得好的修复效果的前提。本患者前牙 II 度深覆𬌗，II 度深覆盖，修复空间有限，设计采用舌侧螺丝固位方式。这样可以避免粘接剂移除困难或不能彻底清除引起的种植体周围炎的发生。手术中通过腭侧骨壁膨胀的方法，将拔牙窝部分腭侧骨壁挤向颊侧，种植体偏腭侧植入，增加了种植体与自体骨的接触面积。从腭侧挤压向唇侧的骨壁减小了拔牙窝体积，同时减少了手术中自体骨的损失，减少了骨替代材料的使用量。有利于种植体获得好的初始稳定性；有利于拔牙窝的愈合，骨替代材料的成骨；也有利于修复体采用舌侧螺丝固位。本例患者通过以上手术方式植入4.1mm×14mm的Straumann®软组织水平种植体获得了极好的初始稳定性。

上前牙区域为美学区域，软组织与邻牙牙龈的形态、颜色以及质地协调，直接关系种植修复的美观效果，因此软组织的处理贯穿整个种植及修复过程。非翻瓣的手术方式保证了唇侧黏骨膜血供，避免了切口导致的唇侧瘢痕，保持了唇侧黏膜的原态。我们建议手术中缝合的时候尽量无张力缝合，这样血液供应影响最小，同时防止了缝线压力产生的额外"切口"。本例患者为即刻种植，同期植入了骨再生材料，为防止骨再生材料的脱落，采用了褥式缝合唇腭侧牙龈关闭唇侧伤口。为避免缝线压力对牙龈组织形成伤害，唇侧牙龈用橡胶垫缓冲减小缝线压力。结果证实，没有额外"切口"的产生。患者上唇系带过短行系带修整术，避免了系带对牙龈组织的牵拉，利于软组织的长期稳定。采用临时修复体对牙龈组织塑形，并利用临时修复体代替转移杆取模制作永久修复体，保持了良好的牙龈及乳头形态。

所以根据患者自身状况制订适宜患者的、有序的微创种植治疗程序，需要医患的积极沟通和配合，才能顺利实施，进而减少手术创伤及并发症，获得好的治疗效果。

针对唇舌及根部骨量不足的患者，通过正畸冠向牵引残根后微创即刻种植，种植体可获得好的初始稳定性，并维持软硬组织稳定，获得满意的修复效果。本例患者长期临床效果有待进一步的临床观察。

参考文献

[1] Araújo MG, Lindhe J. Dimensional ridge alterations following tooth extraction. An experimental study in the dog. J ClinPeriodontol, 2005, 32: 212-218.

[2] Schropp L, Wenzel A, Kostopoulos L, et al. Bone healing and soft tissue contour changes following single-tooth extraction: a clinical and radiographic 12-month prospective study. Int J Peri-odontics Restorative Dent, 2003, 23: 313-323.

[3] Schulte W, Heimke G. The Tubinger immediate implant.Quintessenz, 1976, 27: 17-23.

[4] Barzilay, I. Immediate implants: Their current status. Int J Prosthodont, 1993, 6(2):169-175.

[5] Chen, S.T., T.G.Wilson, Jr., et al. Immediate or early placement of implants following tooth extraction:Review of biologic basis, clinical procedures, and outcomes. Int J Oral MaxillofacImplants, 2004, 19 Suppl:12-25.

[6] Kan, J.Y.K.Rungcharassaeng, et al. Dimensions of peri-implant mucosa:An evaluation of maxillary anterior single implants in humans. J Periodontol, 2003, 74(4): 557-562.

[7] 傅民魁. 口腔正畸学. 6版. 北京：人民卫生出版社，2012.

[8] Bhola M, Neely AL, Kolhatkar S. Immediate implant placement: clinical decisions, advantages, and disadvantages. J Prosthodont, 2008, 17(7): 576-581.

[9] 宫苹、梁星、陈安玉. 口腔种植学. 北京：科学技术文献出版, 2011.

[10] Januário AL, Duarte WR, Barriviera M, et al. Dimension of the facial bone wall in the anterior maxilla: a cone-beam computed tomography study. Clin Oral Implants Res, 2011, 22: 1168-1171.

汤春波教授点评

本病例针对1例前牙区根方、唇腭侧骨量不足无法保留的残根，采用正畸手段进行残根冠向牵引，使根尖部及根尖侧壁新骨形成，软硬组织伴行生长。而后微创拔除残根、即刻种植，方法独特，临床效果良好。为前牙区唇舌侧骨板菲薄、残根根尖骨量不足的病例采取即刻种植提供可能，但该方法时间长、正畸等费用高，且冠向牵引残根对恢复唇腭侧骨板厚度的作用仍需进一步观察，与残根拔除后进行位点保存等骨增量技术的延期种植方法有待比较。

上颌囊肿刮治同期植骨种植的前牙美学修复

董鑫　滕立钊　胡海琨　杨小东　成都华西牙种植医院

摘要

目的：针对1例前牙美学区上颌囊肿刮治并同期植骨种植延期修复患者的综合序列治疗，探讨颌骨囊肿刮治后种植修复的方法及临床效果。**材料与方法**：28岁男性患者，因右上前牙缺失多年，含牙囊肿刮治术后就诊，要求尽早种植固定修复。种植外科阶段：采用了翻瓣刮除囊肿，同期腭向位植入1颗骨水平种植体（Nobel Replace®）4.3mm×16mm，填入低替代率骨替代材料（Bio-Oss®），覆盖Bio-Gide®可吸收性生物膜，进行骨增量。6个月后，种植修复阶段：二期手术，"U"形瓣小切口，利用临时基台，制作种植体支持式复合树脂临时冠，进行牙龈塑形4个月。同时，联合正畸矫治将上颌右侧侧切牙向切端牵引。最终，制作个性化钛基台一体冠（螺丝固位），完成最终修复。**结果**：CBCT显示，植入的种植体位置与设计的预期理想位置一致，骨结合良好，骨缺损区得到良好的骨增量，软组织丰满。修复牙冠形态色彩和牙龈轮廓色泽均与对侧同名牙近似。患者对种植修复综合序列治疗的功能和美观效果高度满意。**结论**：根据患者的实际情况和需求，合理地制订治疗方案，正确引导患者的心理预期，同时精准实施种植修复治疗，满足了患者尽早种植固定修复的需求，获得了良好的美学效果。体现了种植修复中的微创原则和理念，减少手术次数和复杂程度，优化和缩短疗程，提高治疗质量。对该病例的远期效果仍将继续观察。

　　美学区的种植修复一直是种植领域最具挑战性的工作之一。充足的骨量是美学区种植成功的基础，然而囊肿、外伤、根尖周病变以及拔牙后牙槽骨萎缩等通常会导致牙槽骨骨量不足甚至严重缺损。其中，囊肿若未得到及时而彻底的处理，将导致较大范围的骨缺损。一般情况下囊肿刮治后，由于顾虑囊肿复发的风险，几乎都是延期种植，治疗的周期相对较长，患者要承受漫长的缺牙等待期。本病例刮除复发的上颌囊肿后，在囊腔内植骨并同期植入种植体，延期修复及牙龈塑形，同时完成了小范围的正畸联合矫治，修复时采用定制基台烤瓷一体冠，从而达到了降低治疗费用，缩短疗程和美学效果优异的完美统一。

一、材料与方法

　　1. 病例简介　28岁男性患者，2014年6月来我院就诊。4年前于外院行右上颌含牙囊肿摘除手术。2年半前至我院，要求种植右上前牙，并希望通过烤瓷修复上颌右侧侧切牙解决低殆问题。临床检查发现术区存在较大面积的骨缺损，甚至囊肿有复发。诊断为"上颌囊肿残留？复发？"。经过检查和美学风险因素评估，也充分了解了囊肿再次复发的可能。患者仍强烈要求再次囊肿刮治并同期植骨种植。主诉：上颌前牙先天缺失，要求尽早种植固定修复。现病史：患者自诉乳牙换恒牙时，上颌门牙缺失，行可摘义齿修复。既往史：患者平素体健，否认其他疾病史，否认药物过敏史和传染病史，无烟酒不良嗜好。口内检查：口腔卫生状况一般，牙石（+），少量菌斑；全口牙龈轻度红肿，质脆，探诊易出血。上颌右侧中切牙缺失，缺牙区间隙明显小于对侧同名牙冠宽度。上颌右侧中切牙根方唇侧凹陷性骨缺损明显。上颌右侧侧切牙切缘高于对侧同名牙。前牙开殆。开口度、开口型正

常，中笑线。CBCT显示上颌右侧中切牙根方位置有一约10mm×14mm的近圆形低密度影，边界不清晰。上颌左侧侧切牙根方有一多生埋伏牙。

　　2. 诊断　（1）上颌右侧中切牙缺失。（2）上颌囊肿残留？复发？（3）错殆畸形。（4）多生牙。（5）菌斑性龈炎。

　　3. 治疗计划

　　患者要求：（1）尽快种植固定修复上颌右侧中切牙，解决缺牙问题；（2）上颌右侧侧切牙做烤瓷冠，解决低殆问题；（3）不接受全口正畸；（4）降低治疗费用；（5）婚期临近，外地工作，减少就诊次数。向患者告知囊肿有复发可能且种植手术后仍有复发可能，经与患者深入沟通后患者完全接受手术后囊肿复发的风险。

　　经过审慎的研究后，我们决定采用囊肿刮治并同期植骨种植，延期修复及牙龈塑形和小范围短期矫治侧切牙的综合序列方案：（1）牙周洁治。（2）刮除囊肿后填入骨粉并同期植入种植体。（3）6个月后上颌右侧中切牙制作临时冠进行牙龈塑形。（4）同时以种植牙和天然邻牙为支抗将上颌右侧侧切牙向切端牵引。（5）延期修复上颌右侧中切牙。

　　4. 治疗过程

　　（1）术前CBCT影像检查，测量分析种植体植入位置及种植体直径、长度。

　　（2）手术过程：常规消毒、铺巾，利多卡因局麻下，行缺牙区牙槽嵴顶横行切口及两侧附加切口。翻开黏骨膜瓣，暴露骨面，见上颌右侧中切牙根方大面积骨缺损，右侧紧贴鼻腭神经管处有一小团囊肿，包膜不完整，刮除囊肿后仔细清理骨腔，生理盐水冲洗。术中病理送检，确诊为囊性病变。上颌右侧中切牙处牙槽嵴顶定点，偏腭向钻孔。植入Nobel Replace®种植体

1颗（4.3mm×16mm），上覆盖螺丝，在邻近鼻腭神经管处放置胶原膜，骨腔内填入低替代率骨替代材料（Bio-Oss®），覆盖Bio-Gide®可吸收性生物膜，严密缝合。术后拍摄X线片及CBCT，显示种植体植入位置、方向、角度良好。

（3）6个月后复诊，行二期手术，"U"形瓣小切口，用复合树脂在临时基台上制作临时牙冠，进行牙龈塑形4个月。

（4）同时，小范围正畸牵引上颌右侧侧切牙向切方移动。

（5）最终修复：少量调磨上颌左侧中切牙近中邻面，基台转移制作定制基台烤瓷一体冠（螺丝固位）。避免了粘接剂存留的问题。

（6）术后随访：患者最终戴牙6个月后、12个月后及18个月后复诊，种植修复体完好，种植牙周软组织与相邻天然牙齿牙龈一致。种植牙近远中龈乳头充盈，唇侧龈缘高度稳定，白色美学和红色美学效果良好。CBCT

影像显示，种植体唇侧骨板厚度稳定在2mm以上。

（7）材料：种植体：Nobel Replace®种植体（Sweden）；骨替代品：Bio-Oss®（Switzerland）；生物膜：Bio-Gide®可吸收性生物膜（Switzerland）；修复体：紫晶定制基台烤瓷一体冠（深圳洋紫荆）。

二、结果

治疗完成后，种植体骨整合良好，牙龈袖口形态良好，健康无炎症。牙龈乳头充满邻牙间隙，无"黑三角"，龈缘高度、轮廓及突度与对侧同名牙基本一致。同时，利用邻牙和种植体作为支抗进行的局部正畸治疗，将上颌右侧侧切牙向殆方牵引后有效地改善了上颌右侧侧切牙与上颌左侧侧切牙的对称性。由于优化和缩短了治疗过程，降低了治疗费用，同时还获得了较高的美学效果，患者对治疗的结果非常满意。

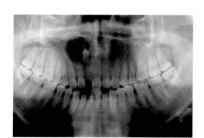

图1 患者4年前全景

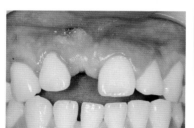

图2 本次就诊时口内正面像

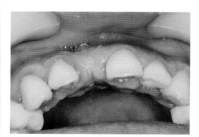

图3 殆面像

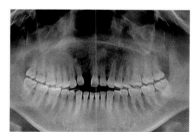

图4 本次就诊时的全景片

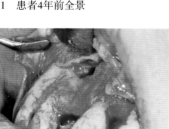

图5 刮除囊肿后见骨缺损穿通上颌右侧侧切牙腭侧骨板

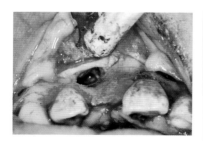

图6 骨缺损近中方向紧邻鼻腭神经管

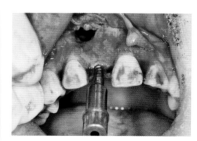

图7 偏腭向钻骨孔后行骨膨胀

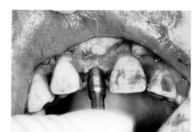

图8 逐级扩大骨孔

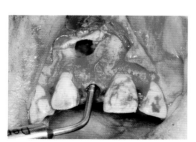

图9 测量备洞深度

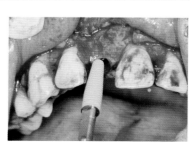

图10 准备植入4.3mm×16mm Nobel Replace®种植体

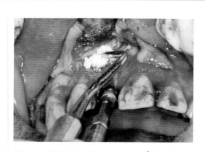

图11 骨缺损区植入Bio-Oss®骨替代材料

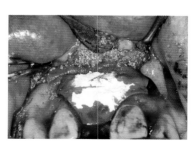

图12 覆盖双层可吸收生物膜（Bio-Gide®）

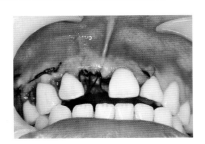
图13　严密缝合

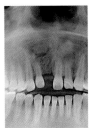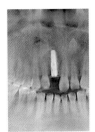
图14　术前术后全景对比

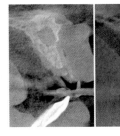
图15　术前术后矢状切面对比

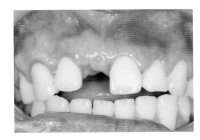
图16　术后6个月口内正面像

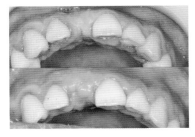
图17　术后6个月可见唇侧骨缺损区已充盈丰满

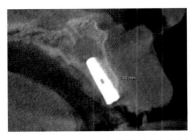
图18　6个月后CBCT测量唇侧骨壁厚度

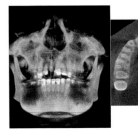
图19　6个月后CBCT水平面像

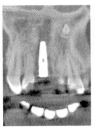
图20　6个月后CBCT显示唇侧骨板成骨良好

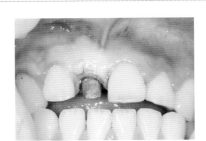
图21　"U"形小切口试戴临时基台

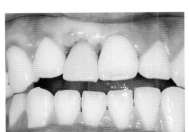
图22　戴入临时牙冠塑形牙龈

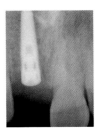
图23　X线片检查临时基台就位情况

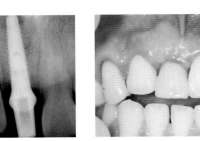
图24　牙龈塑形1周后情况

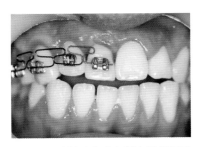
图25　正畸矫治牵引上颌右侧侧切牙向切方移动

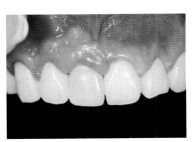
图26　正畸及牙龈塑形4个月后

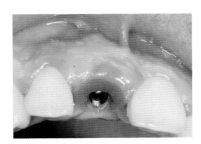
图27　牙龈塑形完成，牙龈袖口健康，形态稳定

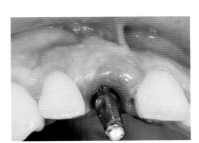
图28　戴入基台转移杆

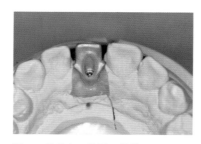

图29　钛基台一体冠工作模型

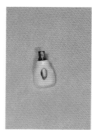

图30　个性化钛基台一体冠（螺丝固位）

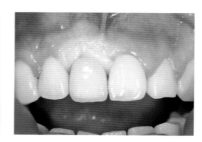

图31　试戴最终修复体

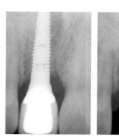

图32　最终戴牙半年后X线片对比

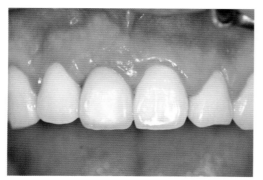

图33　6个月后复诊时无牙龈"黑三角"

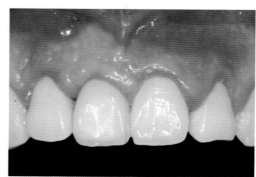

图34　12个月后复诊时情况

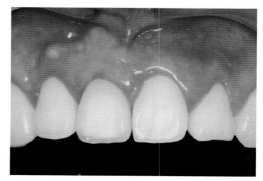

图35　18个月后复诊时情况

三、讨论

本病例从接诊到最终完成，一共历时11个月。主要应用的技术有：上颌囊肿刮治术，骨增量技术，软组织塑形技术以及种植体支抗局部正畸矫治等技术。该治疗是口腔治疗中一个多学科交叉的较为复杂病例的综合治疗。在整个治疗过程中，其设计思路和方案的具体执行都至关重要。

颌骨囊肿的治疗应采用外科手术治疗，并将囊壁尽量彻底清除。颌骨囊肿摘除后所遗留的死腔，常是创口延期愈合的主要原因。因此，处理好死腔显得特别重要。目前的主要方法有，血块充填法、囊腔植骨术、生物材料置入以及囊肿开窗减压术等方法。根据本病例患者的情况，不仅要解决囊肿问题，也要考虑同期种植解决缺牙问题。综合考虑后，我们决定采用彻底刮除囊壁后在囊腔内填入相对低替代率的骨替代材料。应用低替代率的骨替代材料可以有效地消灭死腔，在一定程度上延缓了降解速度，给自身骨的再生提供了充足的时间。因此，在囊肿彻底刮治后应选择低替代率的骨替代材料。

美学区的种植治疗被视为复杂或高度复杂的临床程序，需要按照以修复为导向的理念进行完善的术前计划和精确的外科操作。无论使用何种类型的种植体，只有将种植体精准地植入到正确的三维位置才能获得美学成功。若要维持种植体周围软硬组织的长期稳定，则要保证种植体唇侧有2mm以上厚度的骨组织。该患者的软组织为中厚龈生物型，但骨的厚度明显不足。因此，要获得种植体周围充足的软硬组织，必须在囊腔内填入低替代率的骨替代材料的同时通过GBR手术增加种植体的唇侧骨量。

在美学区，为了获得理想的种植修复美学效果，在种植修复治疗过程中对软组织的形态进行干预已成为国际上种植修复研究的热点。当种植外科有效地重建了种植体周围软硬组织时，采用一定的临时修复方法对种植体周围的软组织形态进行塑形及保持，会对最终的美学修复效果起到重要的影响。种植体周围软组织的形态必须通过种植体支持的临时修复体进行成形，才能再现天然牙的软组织形态。

基台选择也是美学区种植治疗成功的又一个关键因素。当牙龈厚度在2mm或3mm时金属基台的颜色变化显著，而氧化锆基台没有可察觉的颜色变化。牙龈厚度为3mm时，基台材料的颜色已经无关紧要。该患者的牙龈厚度达到了3mm，故选择定制金属基台烤瓷一体冠不仅能够个性化穿龈轮廓，限定修复体边缘的最终位置，同时并不影响牙龈的颜色。采用螺丝固定的种植修复体是美学区种植修复的首选，它有效地预防了由于粘接剂的残留而引发的种植体周围黏膜炎或种植体周围炎的风险。当然，若想在最终的修复体上采用舌侧螺丝固定，必须将种植体植入到正确的3D位置，而且螺丝孔设计在切缘舌侧面的下方。本病例在手术设计时是充分考虑到以上因素的，故在手术中将种植体偏腭侧植入。

以邻牙和种植体为支抗，对上颌右侧侧切牙向殆方进行局部牵引是一种简单、有效的正畸方式。利用骨性结合后种植体的不可移动性，其正畸过程更有效率且可靠。通过对上颌右侧侧切牙的牵引，使其与对侧同名牙更为协调，在较短的时间内且不需要烤瓷牙解决低殆问题而满足了患者的要求，最终达到一个整体的协调和美观。

本病例中，为了达到理想的美学效果，在囊肿刮除术后同期行种植加

GBR术，有效地增加了种植体唇侧的骨量。术后6个月缺牙区的丰满度明显优于术前，种植体唇侧的骨厚度达到2mm。这样的结果非常有利于种植体长期稳定性的维持。在对种植体进行永久修复前，反复多次地用树脂临时冠对牙龈进行塑形，使冠颈部龈缘接近自然牙形态，龈缘高度和形态色泽均与对侧同名牙协调一致。此病例患者经过6个月、12个月及18个月的观察，种植体稳定，囊肿未见复发，牙龈的颜色与质地不断改善，更趋自然。当然，患者的口腔清洁情况并不理想，多数天然牙周围的软组织始终处于一种亚健康的状态，而种植体软组织的健康与稳定性始终与口腔卫生情况密不可分。因此，今后还需对患者进一步进行口腔卫生宣教。

以修复为导向的种植治疗方案设计，需要以最终修复效果为目标，从患者的实际情况预见未来的修复结局和风险。针对上颌囊肿出现在前牙美学区同时造成重度软硬组织缺损的治疗，术前合理缜密的治疗方案设计，与患者的充分沟通，术中精准的种植外科手术以及术后正确的牙龈塑形和最终修复体设计和制作，才能保证每个治疗环节的质量，最终可以达到优化和缩短疗程的效果并获得良好的功能与美学的协调统一。

囊肿复发在本病例中是其远期效果的最大风险。通过与患者的充分沟通，患者对其风险有充分的心理准备，并接受现有的治疗方法。因此，本治疗完成后仍然坚持每半年的定期复诊，既可以观察种植的长期性，又可以观察囊肿治疗后的效果。

上颌囊肿摘除术后，采用GBR技术同期种植，延期修复和牙龈塑形相配合，不仅可以缩短治疗周期，减少患者的等待时间，同时也完全可以获得非常理想的美学效果。当然，对该病例的远期效果仍有待进一步观察。

参考文献

[1] 邱蔚六，张震康，张志愿. 口腔颌面外科学. 6版. 北京：人民卫生出版社, 2008.
[2] Buser D, Martin W, Belser UC. Optimizing esthetics for implant restorations in the anterior maxilla: anatomic and surgical considerations. Int J Oral Maxillofac Implants, 2004, 19 suppl: 43–61.
[3] Jung RE, Sailer I, Hammerle CH, Attin T, Schmidln P. In vitro color changes of soft tissues caused by restorative materials. Int J Periodontics Restorative Dent, 2007 Jun, 27(3): 251–257.
[4] Wilson TG Jr. The positive relationship between excess cement and peri-implant disease: a prospective clinical endoscopic study. J Periodontol, 2009 Sep, 80(9): 1388–1392.

柳宏志教授点评

前牙区种植治疗一般都存在着骨量不足的问题，包括水平向和垂直向两种，其中以垂直向骨量不足更难处理，在种植领域被认为是较为复杂的临床程序。该病例运用骨膨胀技术+GBR技术很好地解决了前牙区水平向骨量不足的问题，为后期的美学修复提供了良好的软硬组织支持。治疗完成后可以看到种植体骨结合良好，红色美学和白色美学效果均达到了比较满意的结果。

临床上囊肿刮治同期完成种植手术仍然存在着一定的风险，特别是该患者本身就是复发病例。术后6个月的CT显示种植体根尖区低密度影像仍然比较明显，术后12个月和18个月复查结果并没有提供影像数据。

即刻种植联合使用小高度愈合基台在上前牙连续缺失病例中的应用

刘楠馨　马全诠　田陶然　张琦　蔡潇潇　四川大学华西口腔医院种植科

摘要

目的：探讨即刻种植联合使用小高度（2～3mm）愈合基台的方法，应用于上前牙连续缺失病例中，对于减少牙槽骨垂直高度丧失，提高最终种植修复美观效果的作用。**材料与方法**：54岁男性患者，以"右上前牙牙齿因龋病拔除数月，要求种植修复"为主诉来我院就诊，口内及CBCT检查评估后，拟行上颌右侧侧切牙、左侧中切牙、侧切牙种植修复。于上颌右侧侧切牙至左侧侧切牙行必兰浸润麻醉，麻药显效后，微创拔除上颌左侧中切牙、侧切牙，再于此牙区牙槽嵴顶做横行切口，翻瓣，预备种植窝。于上颌左侧中切牙、侧切牙区植入Nobel-Active™种植体2颗（上颌左侧中切牙位点 4.3mm×11.5mm；上颌左侧侧切牙位点3.5mm×11.5mm），于上颌右侧侧切牙骨撑开植入Nobel-Active™种植体1颗（3.5mm×11.5mm），旋入3颗高度为3mm的愈合基台（直径均为3.6mm）。同期行GBR，于上颌右侧侧切牙唇侧、左侧中切牙、左侧侧切牙牙区唇侧及跳跃间隙，愈合基台之间植入自体骨屑及Bio-Oss®骨粉0.5mL×2，再覆盖Bio-Gide®膜，埋置愈合4个月后，常规行二期手术，2周后使用临时冠分3次诱导牙龈形态，满意后个性化取模，制作最终修复体，戴入患者口内完成修复。**结果**：种植体植入后种植体初始稳定性良好，修复3个月后复查，种植体稳定，修复体无松动，种植体周围软组织健康，牙槽骨高度相比于术前无明显吸收，牙龈形态和轮廓良好。**结论**：拔牙后即刻植入种植体，旋入小高度（2～3mm）愈合基台，再行GBR，尽可能保存牙槽嵴高度，降低牙龈退缩的风险，有利于提高种植修复的美观效果。这种方法可以考虑使用在类似的上前牙连续缺失病例中。

随着种植义齿近几年的不断发展，即刻种植的应用逐渐广泛，不仅有利于减少手术次数、治疗费用及患者缺牙时间，还有利于减少缺牙后牙槽骨的吸收。上前牙区具有高美学风险，常存在因缺牙后牙槽骨吸收造成软组织美学恢复不良的问题，因此如何减少垂直骨高度的丧失成为学者研究的一个重点问题。对于上前牙连续缺失的病例，我们采用即刻种植联合使用小高度（2～3mm）愈合基台的方法，拟尽量维持牙槽嵴顶高度，防止牙龈退缩，提高最终种植修复的美观效果。

上颌前牙区缺牙后牙槽嵴会发生吸收改建，变得低平，尤其是牙槽间隔的变化最为明显，会引起牙龈乳头萎缩、消失，从而导致美学修复效果不佳。为了减少牙槽嵴高度的丧失，我们拟在拔牙后即刻植入种植体，再旋入具有一定高度的愈合基台（2～3mm），利用愈合基台将牙槽骨和软组织之间撑出一个空间，提供给随后GBR中植入的骨粉，并支撑住骨粉，提高垂直骨增量的效果。这个方法利用现存牙槽间隔及骨粉的支持维持整个缺牙区牙槽嵴顶的平均高度，从而达到降低牙龈退缩的风险、提高最终种植修复效果的目的。

一、材料与方法

1. 病例简介　54岁男性患者，以"右上前牙牙齿因龋病拔除数月，要求种植修复"为主诉来我科就诊。患者因龋病于数月前拔除上颌右侧中切

牙、侧切牙，未行活动/固定义齿修复，现影响美观到我科要求种植修复。既往史：否认系统病史，否认吸烟、夜磨牙、紧咬牙等不良习惯。口内检查可见，患者上颌右侧中切牙、侧切牙缺失，缺牙区牙龈状况一般，无溃疡红肿。牙槽骨丰满度欠佳，上颌右侧切牙近远中距离7.5mm，颊舌向宽度约4.5mm，对颌牙未见明显伸长，殆龈高度约6mm；上颌右侧侧切牙牙近远中距离6.5mm，颊舌向宽度约为4.5mm，对颌牙未见明显伸长，殆龈高度约为6mm。上颌左侧中切牙、侧切牙可见固定义齿修复，上颌左侧中切牙松动Ⅱ°，上颌左侧侧切牙折断。上颌前牙区牙龈无明显退缩，但形态不佳，咬合关系尚可，前牙Ⅱ度深覆盖，中线对称，牙齿轻度磨耗。CBCT示上颌右侧中切牙、侧切牙区骨量较差，唇侧骨板过薄，上颌左侧中切牙、侧切牙骨量基本满足要求，且根尖区炎症范围尚可。

2. 诊断　上颌牙列缺损。

3. 治疗计划　上颌左侧中切牙、侧切牙无保留价值，且影响种植后修复，CBCT示根尖区炎症范围尚可，拟拔除后行即刻种植；上颌右侧中切牙、侧切牙区骨量条件较差，拟在上颌右侧侧切牙位点骨撑开植入种植体，上颌右侧中切牙位点不植入种植体；植入种植体后，均旋入高度为3mm的愈合基台起提供空间的作用，再同期行GBR。

4. 治疗过程

（1）种植手术：常规消毒、铺巾后，必兰于上颌双侧中切牙、侧切

牙区行浸润麻醉，待麻药显效后，清洁术区邻牙牙周，使用微创拔牙器械，离断牙周纤维后微创拔除上颌左侧中切牙、侧切牙。于上颌双侧中切牙、侧切牙牙槽嵴顶做横行切口、唇侧做附加切口，剥离术区黏骨膜，去除炎性组织，暴露术野，见术区骨量不足，行牙槽骨修整。上颌左侧中切牙唇侧可探查到唇侧骨壁缺损。生理盐水冲洗冷却下，先锋钻定位，劈开牙槽骨，扩孔钻逐级预备种植窝，术中反复查探种植体植入方向，最终于上颌左侧中切牙、侧切牙位点植入Nobel-Active™种植体2颗（上颌左侧中切牙位点：4.3mm×11.5mm；上颌左侧侧切牙位点：3.5mm×11.5mm），于上颌右侧侧切牙位点骨撑开植入Nobel-Active™种植体（直径：3.5mm×11.5mm），查种植体方向和间隙良好，旋入3颗Nobel-Active™3mm高的愈合基台（直径均为3.6mm）。于上颌右侧侧切牙位点唇侧，上颌左侧中切牙、侧切牙位点唇侧及跳跃间隙，愈合基台之间植入自体骨屑及Bio-Oss®骨粉0.5mL×2以重建牙槽骨外形，引导骨再生，增高牙槽嵴，盖Bio-Gide®大膜×2，修整成形牙龈软组织，严密缝合组织瓣并关闭创口，常规棉条压迫止血。

术后拍摄CBCT示3颗种植体位置及方向满足种植体植入三维方向的要求。

种植术后1周复查，伤口愈合状况良好，拆线后见牙龈无炎症，将制作好的保持器调磨合适后戴入患者口内。

（2）二期手术：患者4个月后复查，口内检查示牙龈愈合良好，呈粉色，未探及窦道或瘘口，愈合基台完全封闭，邻牙及咬合功能均正常。CBCT见种植体周骨整合良好，相比于一期术后，唇侧骨壁及牙槽嵴高度都未发生明显吸收。

消毒后，局麻下于上颌右侧侧切牙区牙槽嵴顶偏腭侧切开、于上颌左侧中切牙、侧切牙区牙槽嵴顶切开行种植二期手术，上颌右侧侧切牙区翻瓣，将黏膜往唇侧向推，上颌左侧中切牙区及侧切牙区行腭侧瓣转移术，旋下原愈合基台（3.6mm×3mm），修整牙槽嵴，更换高愈合基台后局部生理盐水冲洗，穿龈缝合创口，止血。

（3）修复程序：制作临时冠诱导牙龈成形：二期手术后1周拆除缝线，见上颌双侧中切牙、侧切牙位点牙龈状况良好，无溃疡红肿，牙旋除愈合基台，见牙龈形态不佳，清理消毒，连接开口印模柱，硅橡胶取模，制作种植体支持的临时修复体，将其戴入患者口中，分3次调改临时修复体，诱导出满意的牙龈形态。

个性化取模：牙龈形态诱导满意后，行个性化取模。取下上颌右侧侧切牙至左侧侧切牙临时冠，连接植体代型后，将植体代型插入硅橡胶中至颈部穿龈区完全被硅橡胶包裹。待硅橡胶完全变硬后，取下临时冠，置入开口取模柱，在取模柱与硅橡胶颈部间隙中注入流体树脂，光固化后取出，即可获得个性化的颈部穿龈形态。将获得颈部穿龈形态的开口取模柱置于口内，与种植体连接到位后，硅橡胶取模。在自然光下比色，选取最合适的最终修复体的颜色。

戴牙：2周后戴最终修复体，上颌右侧中切牙、右侧侧切牙、左侧中切牙联冠，上颌左侧侧切牙单冠试戴，就位顺利，邻接边缘密合，调殆至咬合合适，患者满意后扭矩扳手加力至35N·cm，3M350树脂充填基桩螺丝孔，完成修复。无异常。拍摄戴牙后根尖片，观察修复体与基台密合程度及与种植体邻近的组织等情况。

（4）随访：患者戴牙后3个月，复查时见上颌右侧侧切牙至左侧侧切牙牙区牙龈健康，牙龈曲线相比3个月前无明显退缩，修复体无松动。采用测量尺测量龈乳头高度，作为日后评估对比的参考，复诊时CBCT检查，可见上颌右侧侧切牙，上颌左侧中切牙、侧切牙区种植体周围骨整合良好，唇侧骨壁厚度大于2mm，牙槽骨垂直高度相比于一期术前、一期术后、二期术前没有发生明显的丧失。

（5）使用材料：Nobel-Active™种植器械，Nobel-Active™种植体3颗（3.5mm×11.5mm 2颗；4.3mm×11.5mm1颗），Nobel-Active™3颗高度为3mm的愈合基台（直径均为3.6mm），Bio-Oss®骨粉，Bio-Gide®生物膜，Nobel-Active™基台3颗，全瓷冠4颗。

二、结果

即刻种植联合使用3mm高愈合基台同期行GBR，术后4个月CBCT检查示种植体周新骨形成，骨整合良好，唇侧骨板厚度均＞2mm满足种植体植入三维位置要求。二期手术前CBCT检查，唇侧骨板厚度及垂直骨高度均未发生明显吸收。二期手术后，使用临时冠诱导牙龈形态，经3次诱导后，获得满意的牙龈形态及轮廓，采用个性化取模的方式，精确复制颈部穿龈形态，制作出最终修复体后，戴入患者口内，龈缘呈扇贝样，无明显"黑三角"出现，患者对最终修复效果满意。复诊时CBCT检查，唇侧骨板及垂直骨量均未发生明显吸收，口内检查牙龈曲线无退缩。

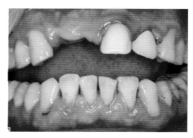

图1　牙列正面像

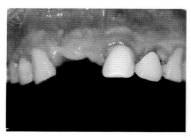

图2　黑背景下的上颌缺牙区形态，牙龈形态不佳

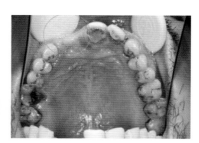

图3　𬌗面像可见上颌右侧中切牙、侧切牙位点唇侧骨缺损

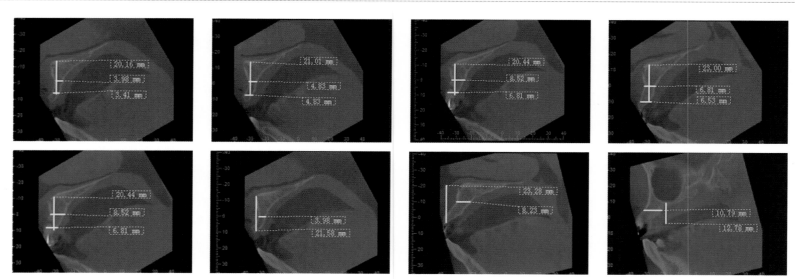

图4a～h　CBCT检查，示上颌右侧中切牙、右侧侧切牙、左侧中切牙、左侧侧切牙区及上颌右侧尖牙至左侧尖牙之间的骨质情况。可见上颌右侧中切牙、侧切牙区唇侧骨量不满足种植体植入三维位置要求，上颌左侧中切牙、侧切牙基本满足要求

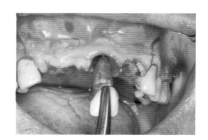

图5　清洁术区及邻牙牙周后微创拔除上颌左侧中切牙、侧切牙

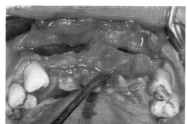

图6　于上颌右侧侧切牙至左侧侧切牙牙槽嵴顶做横行切口、唇侧附加切口，翻起黏骨膜瓣

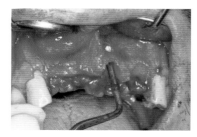

图7　在上颌左侧中切牙区根方可探查到唇侧骨壁缺损

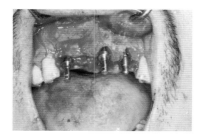

图8　示术中探查种植体窝洞预备方向合适

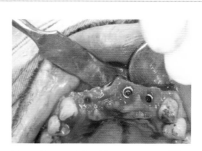

图9　植入3颗种植体Nobel-Active™种植体3颗，查种植体位置方向、间隙良好

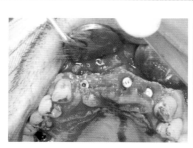

图10　旋入3颗3mm高愈合基台（直径为3.6mm）支撑牙槽骨高度

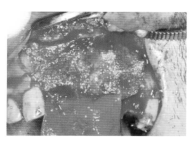

图11　植入骨屑及Bio-Oss®骨粉后，其上盖Bio-Gide®膜

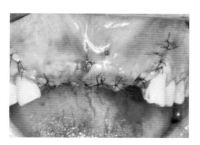

图12　上颌右侧侧切牙充分减张，严密缝合，关闭伤口

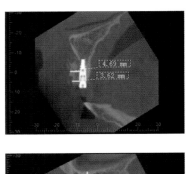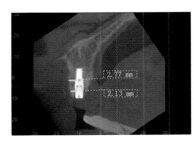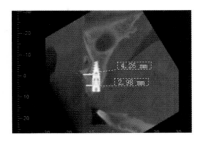

图13a~c　术后拍摄CBCT示上颌右侧侧切牙、左侧中切牙、左侧侧切牙区种植体唇侧骨板满足2mm以上要求，种植体方向合适

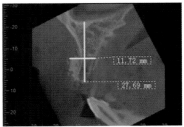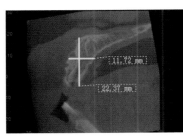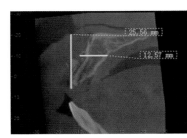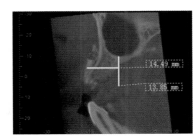

图14a~d　示术后上颌右侧尖牙与上颌右侧侧切牙之间、上颌右侧侧切牙与上颌左侧中切牙之间、上颌左侧中切牙与上颌左侧侧切牙之间、上颌左侧侧切牙与上颌左侧尖牙之间的唇侧骨板厚度及牙槽骨高度，水平骨增量和垂直骨增量效果较好

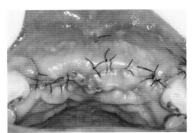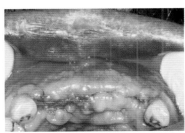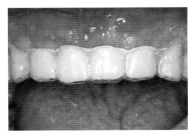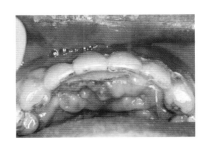

图15a~d　种植术后7天，可见拆线前后术区牙龈愈合良好，保持器与上颌牙弓协调一致

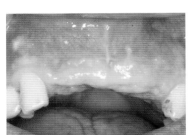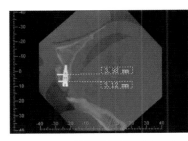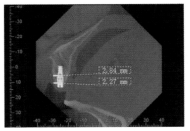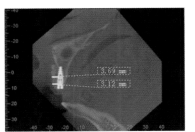

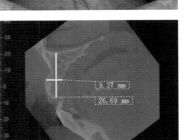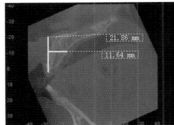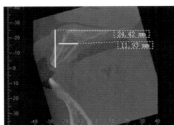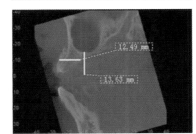

图16a~h　种植术后4个月，二期手术前行口内检查见术区牙龈愈合良好，未见红肿发炎情况；复诊CBCT可见种植体周围骨整合良好，唇侧骨壁厚度>2mm，无明显骨质吸收状况，术区牙间乳头区牙槽骨垂直高度相比初诊时增加，垂直骨增量效果较好

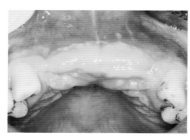
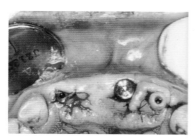
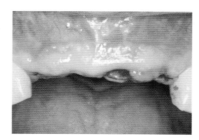
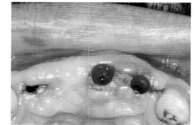

图17a、b 二期手术，于上颌右侧侧切牙区牙槽嵴顶偏腭侧切开、于上颌左侧中切牙、上颌左侧侧切牙区牙槽嵴顶做切口。上颌左侧中切牙侧切牙区行腭侧瓣转移术

图18a、b 旋出愈合基台，可见牙龈愈合良好，但形态不佳

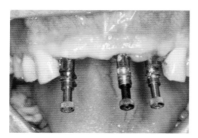
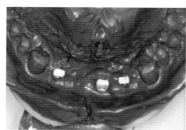
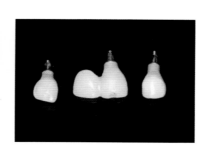

图19a~c 连接开口印模柱，硅橡胶取模，制作临时修复体

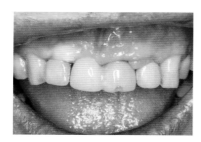
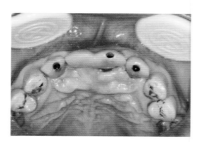
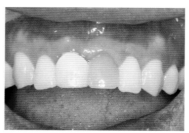
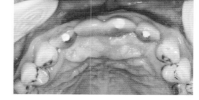

图20a、b 将制作好的临时牙戴入患者口内，诱导牙龈成形，分3次诱导完成

图21a、b 图示临时牙诱导出的最终牙龈形态，粭面观可见术区上颌右侧唇侧丰满度优于左侧

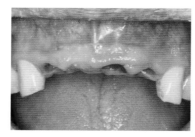
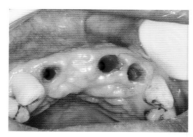
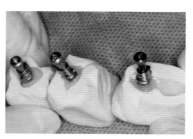
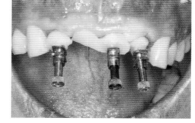

图22a、b 上颌左侧侧切牙取下临时冠后，查见最终诱导完成的牙龈形态，种植体周组织健康，龈缘形态呈扇贝样，龈乳头高度及宽度足够，牙龈袖口形态良好，基台位置适宜

图23 a. 取下上颌右侧侧切牙至左侧侧切牙临时冠，连接植体代型，将植体代型插入硅橡胶中至颈部穿龈区完全被硅橡胶包裹；b. 将获得颈部穿龈形态的开口取模柱置于口内，与种植体连接到位

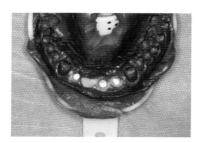
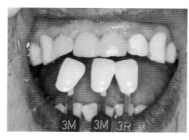
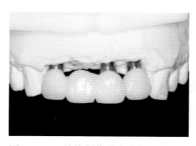
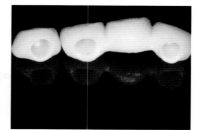

图24 硅橡胶取模

图25 在自然光线下进行比色，确定上颌右侧侧切牙至左侧侧切牙区最终修复体的颜色

图26a、b 最终制作的全瓷冠形态，上颌右侧中切牙、右侧侧切牙、左侧切牙联冠，上颌左侧侧切牙单冠

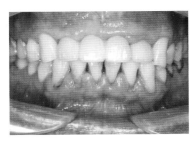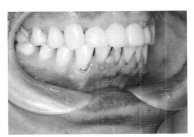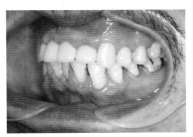

图27　最终修复体戴入后正面像，上颌双侧中切牙、侧切牙牙龈缘呈扇贝样，龈乳头较丰满

图28a、b　最终修复体戴入后侧面像，可见上颌左侧侧切牙远中龈乳头丰满度优于上颌右侧侧切牙远中龈乳头

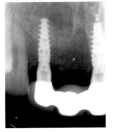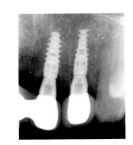

图29a、b　戴入最终修复体后拍摄根尖片，示修复体与基台密合，就位良好，种植体周骨整合良好，邻近结构正常

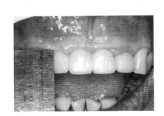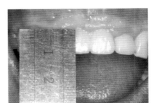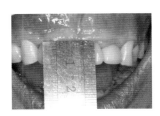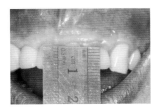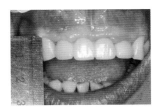

图30a~e　使用测量尺表示出龈乳头的高度，以作日后复诊的参考。口内检查可见牙龈轮廓及外形良好，种植体稳定，修复体无松动

三、讨论

1. 关于即刻种植　由于牙槽骨的丧失会给种植修复带来较大的美学风险，为了减少牙槽骨吸收，现目前主要包括微创拔牙、拔牙后种植位点保存、不翻瓣即刻种植等方法。即刻种植与延期种植相比，其优点是能够在一定程度上保持牙槽嵴高度、减少牙槽骨吸收。虽然即刻种植对美学修复的意义的观点尚未完全统一，但发现当适应证把握的当时，在美观方面，相比于延期种植，即刻种植者龈乳头的形态及软组织是满意的。随着种植体初始稳定性提高，即刻种植疗程短、减少牙槽骨吸收、减少患者的痛苦等优点的提出，它已成为临床中常用手术方式。我们对患者口内软硬组织及CBCT检查结果做好全面的评估后，采用微创拔除患者上颌左侧中切牙及侧切牙后行即刻种植的方法，来尽量避免牙槽骨的丧失。

患者右上颌前牙未行即刻种植，而左上颌前牙采用即刻种植的方式，观察最终修复效果，侧面观见上颌左侧侧切牙远中龈乳头丰满度优于上颌右侧侧切牙远中龈乳头，𬌗面观见上颌左侧中切牙、侧切牙牙区唇侧丰满度优于上颌右侧中切牙、侧切牙区，提示了即刻种植在本病例中对最终美学效果的提高有一定的优势。

2. 关于前牙软组织美学效果　如何通过种植修复治疗良好地恢复美学区软组织形态，一直是口腔种植修复中的难点。

本病例中恢复前牙牙龈缘的扇贝样形态及维持龈乳头高度，是一个重点和难点问题。我们采用即刻修复联合使用高度为3mm愈合基台（直径：3.6mm）的方法，一方面可以减少拔牙后牙槽骨的吸收，另一方面旋入的高度为3mm愈合基台可以在牙槽骨与软组织之间撑出一个空间，提供给随后植入的骨粉，并能支撑骨粉，提高垂直骨增量的效果。因此，两者相互协同，利用现存牙槽间隔以及骨粉的支持维持整个缺牙区牙槽嵴顶的平均高度，防止牙龈退缩，使龈乳头的高度得以维持、龈缘位置有使用临时冠诱导的空间，从而提高最终种植修复的美观效果。

我们在类似的病例中也采用了即刻种植联合使用小高度愈合基台方法，虽然远期效果还有待进一步评估，但就目前的情况来看都取得了较好的效果，因此我们考虑这个方法可以使用在更多类似的前牙连续缺失病例中。

3. 关于跳跃间隙　由于种植体的大小形状与天然牙根不一致，使得拔牙后即刻种植的种植体与牙槽窝壁之间存在不同程度的跳跃间隙，跳跃间隙的处理方法会直接影响唇侧骨壁的改建过程，最终会影响种植体修复的长期美学效果，因此本病例中，于上颌左侧中切牙、侧切牙跳跃间隙中植入自体骨屑及Bio-Oss®骨粉0.5mL×2，以提高即刻种植的软组织美学效果。

4. 关于临时冠塑形　初诊时，口内检查评估患者牙龈轮廓及牙龈缘高度，与期望达到的最终修复效果的牙龈形态不同，因此我们考虑不采用即刻修复。美学区种植修复病例中，使用临时冠有助于改善最终戴牙后的软组织美学效果，特别是对龈乳头的恢复特别有帮助。本病例中，我们使用即刻种植联合使用高度为3mm愈合基台的方式，尽可能地保持了牙槽骨的高度，阻止了牙龈的退缩，为修复程序中使用临时冠塑形提供前提条件。

5. 关于美学区种植体成功　骨结合不再是判定种植成功的唯一标准。就美学区的种植治疗而言，获得种植体周围软组织的健康、稳定和美学效果已经成为种植治疗的关键组成部分，而美学区种植体周围软组织健康、稳定则包括建立健康的种植体周围附着龈、美学的龈缘和龈乳头位置与形态以及协调软组织轮廓。上颌前牙位点即刻种植的主要风险是美学问题，尤其是软组织的红色美学和骨弓的轮廓美学。

6. 关于个性化取模　对于使用了临时冠塑形，获得了满意牙龈形态及轮廓者，我们希望最终制作的修复体能完全与诱导的牙龈形态相匹配，其中最重要的部分就是最终修复体穿龈形态应与临时冠相同，因此我们采用了个性化取模的方法精确复制穿龈形态，获得口内最真实的牙龈形态，指导最终修复体的制作，从而获得预期的美学效果。

参考文献

[1] Discepoli N, Vignoletti F, Laino L, et al. Fresh extraction socket: spontaneous healing vs. immediate implant placement. Clin Oral Implants R es, 2014, 14(17)：56-62.

[2] Zetu L, Wang H-L.Management of in ter-dental/inter-implant papilla.J Clin Periodon tol，2005，32: 831-839.

[3] Cosyn J, Eghbali A, De Bruyn H, et al. Immediate single-tooth im-plants in the anterior maxilla: 3-year results of a case series on hard and soft tissue response and aesthetics. J Clin Periodontol, 2011, 38(8)：746-53.

[4] 林野. 即刻种植义齿的临床研究. 中华口腔医学杂志, 2003, 38(2)：100-102.

[5] Calvo JL, Tonelli P, Barone A. Bone remodeling around implants placed in fresh extraction sockets. Int J Periodontics R estorative Dent, 2010, 30(6)：601-607.

[6] Renzo Guarnieri. Immediate versus Delayed Treatment in the Anterior Maxilla Using Single Implants with a Laser-Microtextured Collar: 3-Year Results of a Case Series on Hard- and Soft-Tissue Response and Esthetics. Journal of Prosthodontics, 2016, 25:135-145.

[7] Duda M, Pajak J. The issue of bioresorption of the Bio-Oss xenoge-neic bone substitute in bone defects. Ann Univ Mariae Curie Sk-lodowska Med, 2004, 59(1)：269-277.

[8] Rosa JC, Rosa AC, Fadanelli MA, et al. Immediate implant place-ment, reconstruction of compromised sockets, and repair of gingival recession with a triple graft from the maxillary tuberosity: a variation of the immediate dentoalveolar restoration technique. J Prosthet Dent，2014, 12(4)：717-722.

[9]宿玉成. 美学区即刻种植的临床程序探讨. 中国口腔种植学杂志, 2013, 18(2)：61-65.

汤春波教授点评

　　本病例中创新性地使用小高度愈合基台代替封闭螺丝连接种植体进行埋入式愈合，以在一定程度上支撑植入的Bio-Oss®骨粉与Bio-Gide®骨膜，种植体间的牙槽嵴高度增高效果明显，相应软组织形态及轮廓恢复良好。使用临时冠诱导的空间维持龈乳头高度、龈缘位置，个性化取模方法精确复制穿龈形态，从而提高了上前牙连续缺失的种植修复美学效果，保持了牙槽骨的高度，阻止了牙龈的退缩。但薄龈生物型患者使用3mm愈合基台会导致创口关闭不全，影响GBR成骨效果。由于种植体以上的基台与周围骨组织无骨结合，种植体之间"高拱形"牙槽嵴顶远期的吸收程度和相应软组织退缩程度需通过长期临床随访进一步观察。

牙槽骨缺损的前牙早期种植修复

郭建斌　黄文秀　吴东　邹耿森　蒋剑晖　陈江　福建医科大学附属口腔医院种植科

摘要

目的：观察早期种植对牙周炎所致上颌前牙缺失并伴有牙槽骨缺损患者的种植美学修复效果的影响。**材料与方法**：重度慢性牙周炎患者经牙周系统治疗后，通过位点保存、早期种植的方法植入种植体1颗，同期引导骨再生。6个月后行二期手术，软组织塑形后永久修复。**结果**：经牙龈诱导成形后，种植体周围组织色泽质地正常稳定。上部结构修复后，患者咀嚼美观等功能恢复良好，对修复效果满意。**结论**：重度慢性牙周炎患者种植后经过适当的牙龈诱导成形，可以较好地恢复缺失牙的美观和功能。

牙周疾病是导致我国成人牙齿丧失的首要原因，牙周炎患者的种植区多存在软硬组织缺陷，牙周炎的最常见病理表现为牙槽骨吸收和正常牙龈形态的丧失，这对牙周炎患者的种植修复造成了较大的美学困难。

一、材料与方法

1. 病例简介　27岁女性患者，主诉为"上前牙松动6个月，要求种植修复"。患者左上前牙外伤15年，10年前曾于外院治疗并烤瓷冠修复。2年前发现上前牙出现松动伴出血，近6个月来症状加重，影响咀嚼，现要求种植修复。既往体健，否认系统病史、传染病史、药物过敏史，无吸烟。专科检查：颜面部左右基本对称，开口型、开口度正常，双侧关节区无压痛及弹响。上颌左侧中切牙金属烤瓷冠修复，松Ⅲ°，唇侧龈退缩至根尖，探出血。中高笑线，薄龈生物型。覆𬌗覆盖尚可。

2. 诊断　上颌左侧中切牙重度慢性牙周炎伴牙槽骨缺损。

3. 治疗计划　（1）上颌左侧中切牙拔除+软组织位点保存。（2）牙早期种植手术+GBR。（3）二期手术。（4）过渡义齿诱导牙龈成形。（5）个性化全瓷基台+氧化锆全瓷冠修复。

4. 治疗过程

（1）2015年4月：初诊，设计、制订治疗方案；上颌左侧中切牙拔除，彻底清创，局部填塞胶原蛋白海绵（50mm×50mm×5mm，可即邦®），缝合止血。局部可摘义齿修复。

（2）2015年5月：一期手术：常规消毒、铺巾，局麻下上颌左侧中切牙牙槽嵴顶切开，近远中做松弛切口，修整牙槽嵴，定位、备洞，行骨挤压，收集自体骨，植入种植体（3.75mm×13mm，RI，Bego Semados®），植入扭矩达35N·cm。将自体骨覆盖于种植体涂层表面，再添加人工骨粉（0.25g，Geistlich Bio-Oss®），覆盖胶原膜（25mm×25mm，Geistlich Bio-Gide®）行引导骨再生，严密关闭创口。

（2）2015年12月：切口愈合良好，根尖片示种植体骨结合良好，局麻下行二期手术。

（3）2016年1月：软组织初步愈合后取模，戴过渡义齿塑形种植体周围软组织。

（4）2016年3月：全瓷基台+氧化锆全瓷冠（威兰德）永久修复。

（5）2016年4月：随访。种植术后12个月，永久修复1个月余复查，种植体周围软组织色泽质地正常，外形良好，根尖片示种植体周围骨组织稳定。患者对修复效果满意。

二、结果

种植术后影像学确认种植体植入方向良好，骨结合良好。经牙龈诱导成形后，种植体周围组织色泽质地正常稳定。上部结构修复后，患者咀嚼美观等功能恢复良好，对修复效果满意。

重度慢性牙周炎患者种植后经过位点保存，早期种植，联合GBR和适当的牙龈诱导成形，可以较好地恢复缺失牙的美观和功能。

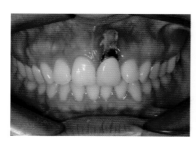

图1 初诊时口内情况

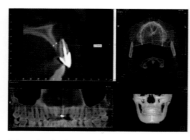

图2 初诊时CBCT情况，唇腭向骨宽度约2.7mm

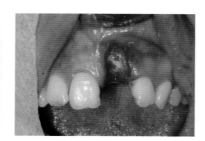

图3 拔牙窝的情况

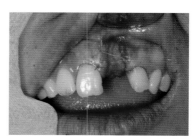

图4 胶原蛋白海绵填塞拔牙窝

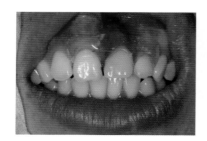

图5 可摘局部义齿临时修复

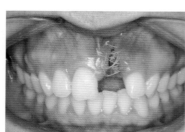

图6 拔牙后3天软组织愈合情况（唇侧像）

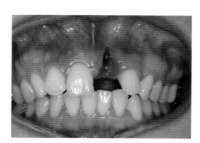

图7 拔牙后3天软组织愈合情况（唇侧像

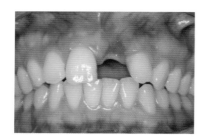

图8 拔牙后50天，种植术前软组织愈合情况（唇侧像）

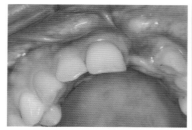

图9 拔牙后50天，种植术前软组织愈合情况（殆面像）

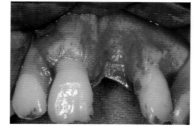

图10 翻瓣后唇侧骨组织情况（唇侧像）

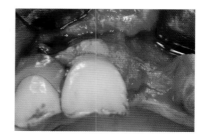

图11 翻瓣后唇侧骨组织凹陷情况（殆面像）

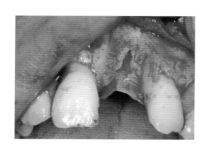

图12 种植窝预备的情况（唇侧像）

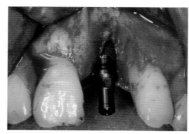

图13 种植体就位后的口内情况（唇侧像）

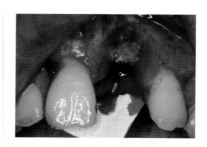

图14 术中收集的自体骨置于涂层表面

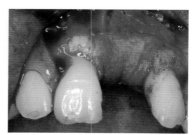

图15 Bio-Oss® + Bio-Gide®行引导骨再生

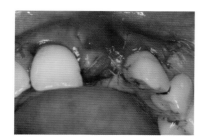

图16 严密缝合

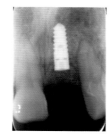

图17 上颌左侧中切牙植入后的根尖片

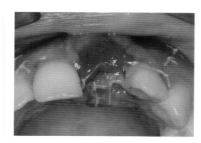

图18 种植术后4天

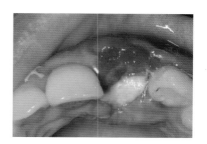

图19 种植术后7天，胶原膜部分暴露

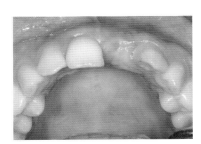

图20 术后4个月

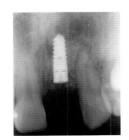

图21 上颌左侧中切牙植入4个月后的根尖片

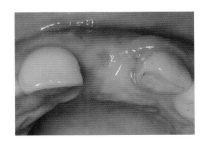

图22 种植术后6个月余口内情况

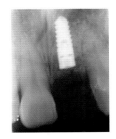

图23 上颌左侧中切牙植入6个月后的根尖片

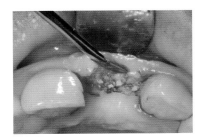

图24 二期手术，可见部分骨粉颗粒

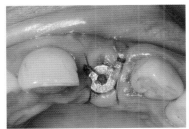

图25 上愈合帽，缝合

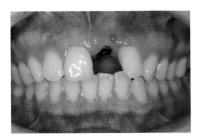

图26 二期手术2周后组织愈合情况

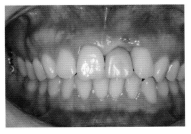

图27 过渡义齿对种植体周围组织塑形

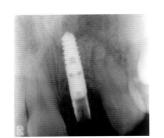

图28 戴过渡义齿后的根尖片

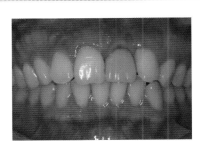

图29 过渡义齿对种植体周围组织塑形4周的情况

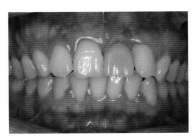

图30 过渡义齿对种植体周围组织塑形6周的情况

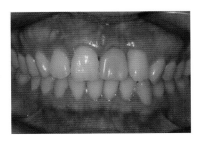

图31 过渡义齿对种植体周围组织塑形8周的情况

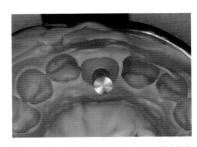

图32 利用过渡义齿作为个性化转移杆制取印模

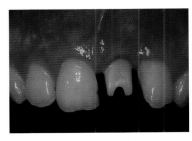

图33 种植术后9个月，基台就位

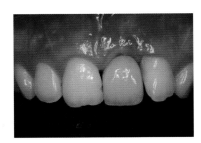

图34 戴牙后唇面像

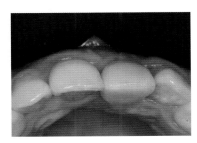

图35 戴牙后𬌗面像

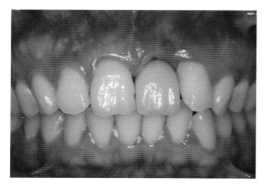

图36 戴牙后口内情况

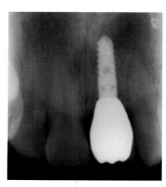

图37 戴牙后根尖片情况

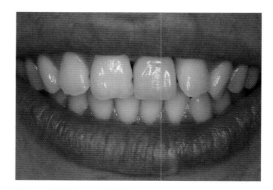

图38 戴牙后正面微笑像

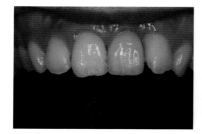

图39 戴牙2周后随访，唇侧像

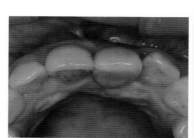

图40 戴牙2周后随访，殆面像

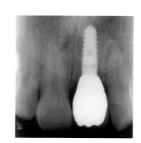

图41 戴牙2周后根尖片

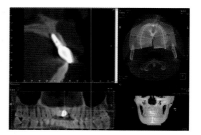

图42 戴牙2周后CBCT示种植体唇侧骨板>2mm

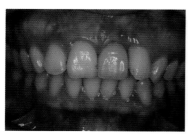

图43 戴牙1个月后复诊

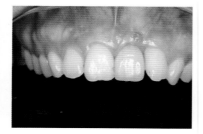

图44 戴牙1个月后唇侧像

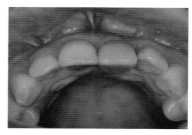

图45 戴牙1个月后殆面像

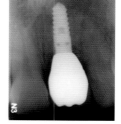

图46 戴牙1个月后根尖片

三、讨论

牙周疾病是导致我国成人牙齿丧失的首要原因，牙周炎患者的种植区多存在软硬组织缺损，对后期义齿修复的长期固位和功能均有影响。在前牙区，恢复软组织形态的美观是种植修复的难点。有研究表明牙龈的厚度、牙槽嵴顶的高度以及种植体直径、植入的方向角度等因素都可能对修复后软组织的美学效果产生影响，而牙周炎导致的牙齿缺失都是因为重度骨吸收所致，局部存在明显的软硬组织缺损，同时邻牙也多有不同程度的牙龈退缩，这对种植修复的美学效果提出了更大的挑战。其中，骨量是种植美学的核心，尤其是缺牙区牙槽嵴顶的高度对于种植修复后的软组织美学效果有重要意义，但牙周炎患者的牙槽骨吸收后使牙槽骨的剩余骨量很难达到要求。为此，进行充分有效的骨增量处理是获得良好美观效果的基础，本病例在种植体植入时进行了GBR手术，较好地恢复了缺牙区牙槽嵴的外形。种植修复后的CBCT也证实了种植体唇侧骨板的稳定。

牙周炎患者美学区的种植修复中，如何更好地保存缺牙区的软硬组织，是种植修复时需要重点考虑的内容之一。位点保存技术包含软组织与硬组织的保存。通常牙缺失后牙槽嵴在1个月之内软组织修复重建，而硬组织尚未明显吸收。但这个时期如不给予人为干预，软组织修复常陷于牙槽窝内，形成凹陷，不利于植入种植体后的软组织成形及伤口的关闭。本病例采用了胶原蛋白海绵填塞拔牙窝，但可能由于拔牙窝较大且开放，胶原蛋白海绵降解速度快，软组织保存的效果不理想。

本例患者缺牙周围牙龈无明显退缩，为了达到更自然的美学效果，我们利用临时冠对种植体周围组织塑形，获得种植体平台至牙龈边缘的种植体周围软组织轮廓。在戴入最终修复体之前，通过临时冠引导和成形种植体周围软组织，扩展龈缘袖口，形成自然龈沟；适度侧向挤压近远中牙龈乳头；整塑或者诱导自然的牙龈乳头形态使其与邻牙或对侧同名牙充分协调，从而达到较为理想的美学效果。与此同时，临时冠还可作为重要的诊断和交流沟通的工具，是连接医生、患者及技师的载体。通过对功能、美观和发音的情况来共同决定最终修复体的形态。最后，永久修复时，临时冠还可以作为个性化的印模杆，在制取印模时保持牙龈的形态，将引导形成的牙龈形态转移到印模上，有利于指导技师进行进一步的加工。

本病例中，我们应用位点保存、早期种植、引导骨再生、软组织塑形以及个性化印模等技术，对伴有牙槽骨缺损的上前牙缺失进行了修复，目前获得了较好的修复效果，其长期修复效果还有待进一步观察。

参考文献

[1] 陈江. 口腔种植的风险防范. 第1版. 北京：人民军医出版社, 2015.
[2] 宿玉成. 口腔种植学. 2版. 北京：人民卫生出版社, 2015.
[3] 释栋, 孟焕新, 张立, 张海东. 因牙周炎缺失上前牙种植修复后短期软组织美学效果评价. 北京大学学报：医学版, 2014, 46：950–953.
[4] 庄丽青, 王贻宁, 林凯申, 等. 牙龈诱导术在美学区单个前牙种植修复中的临床应用. 广东牙病防治, 2014, 22(9)：491–494.
[5] Martin WC, Pollini A, Morton D. The influence of restorative procedures on esthetic outcomes in implant dentistry: a systematic review. Int J Oral Maxillofac Implants, 2014, 29:142–154.
[6] Chen Stephen T, Buser Daniel. Clinical and esthetic outcomes of implants placed in postextraction sites. International Journal of Oral & Maxillofacial Implants, 2009, 24: p186–217.
[7] 邸萍, 林野, 罗佳, 等. 上颌前牙单牙种植修复中过渡义齿对软组织成型作用的临床研究. 北京大学学报：医学版, 2012, 59–65.
[8] Santosa RE. Provisional restoration options in implant dentistry. Aust Dent J, 2007, 52(3):234–242.

邓春富教授点评

本病例为前牙区骨缺损早期种植修复1例。对于牙周炎导致的牙齿缺失，局部存在明显的软硬组织缺损，同时邻牙伴有不同程度的牙龈退缩，这对美学效果提出更大挑战。作者对于早期种植的适应证把握准确，种植手术及修复操作流程较规范。此病例种植体植入的三维位置理想，并通过临时冠对牙龈进行塑形，获得了理想的美学效果。对于该病例修复后软组织出现的瘘孔需注意观察，建议长期随访。

上前牙缺失伴过小牙患者的美学修复考量

杨博¹　孟玉坤²　宫苹¹　满毅¹　1. 四川大学华西口腔医院种植科　2. 四川大学华西口腔医院修复科

摘 要

目的：探讨上前牙缺失伴过小牙一类患者的美学修复流程及效果。**材料与方法**：对1例上颌右侧中切牙根折，上颌双侧侧切牙为过小牙且上前牙间隙过大的患者进行临床检查，通过分析术前CBCT影像，术中采用微创拔牙、不翻瓣技术植入种植体，获得良好初始稳定性，使用上颌右侧中切牙自体牙冠加树脂即刻完成修复。利用暂冠塑形软组织达满意效果后进行上颌右侧侧切牙、左侧中切牙、左侧侧切牙瓷贴面修复，待贴面修复完成后采用个性化的印模柱复制龈袖口形态，从而获得最佳牙龈形态完成最终修复，修复后定期复查。**结果**：不翻瓣即拔即种后种植体骨整合良好，周围牙槽骨未见吸收，牙龈乳头形态良好，种植修复效果理想，瓷贴面技术的联合修复提高了前牙修复的美学效果，最终修复体外形自然，色泽逼真，牙龈形态自然、健康。患者对于最终的修复效果满意。患者戴牙后1年复诊，种植修复体及瓷贴面完好，修复区牙龈健康，牙龈乳头充盈，唇侧牙龈缘高度稳定，美学效果良好。影像学检查种植体骨结合良好，种植体周围牙槽嵴骨高度正常。**结论**：上前牙缺失伴过小牙患者在进行前牙种植修复的同时，联合瓷贴面技术可获得预期的前牙区美学修复效果，1年后修复效果稳定，患者对美学效果满意度较高，是对于此类患者的一种可以获得较好临床疗效和良好美学种植修复效果的系统的治疗流程。

种植已逐渐成为修复缺失牙和无法保留牙齿的主要方法，在前牙美学区亦是如此。牙齿缺失后，应及时、微创、美观地进行修复，并尽可能维持软硬组织的长期稳定。近年来的研究表明，不翻瓣微创拔牙、即刻种植，种植体与牙槽窝骨壁的间隙内填充骨移植材料、即刻临时修复等手段对于减少软硬组织吸收，维持软硬组织稳定有一定意义。而对于临床上常见的一类前牙区有过小牙的患者而言，若患者美观要求较高，种植联合瓷贴面美学修复不失为一种可以获得较好临床疗效和良好美学种植修复效果的系统且行之有效的治疗方案。

一、材料与方法

1. 病例简介　35岁男性患者，全身情况良好，无手术禁忌，患者因上前牙外伤5天来诊，未经其他科转诊。检查：上颌右侧中切牙Ⅰ°松动，牙冠完整，稍伸长，牙龈无明显炎症，根尖区无触压痛，叩痛（+），冷测一过性敏感。CBCT可见平齐牙槽嵴顶处根折影像，根尖未见明显暗影，牙周未见明显暗影，唇侧牙槽骨壁完整，唇舌向厚度约7.74mm，高度约19.68mm。上颌双侧侧切牙过小，且上颌双侧中切牙近中间隙过大，约3mm。口腔卫生可，牙周健康状况良好，Ⅲ度深覆𬌗，厚牙龈生物型，余无明显异常。患者自述无吸烟史，无其他全身系统疾病史，无放射治疗史，无高度近视，无药物过敏史。与患者沟通交流过程中，未发现患者有精神或心理疾病。对于种植的修复效果，有正确认识。

2. 诊断　（1）上颌右侧中切牙根折；（2）上颌双侧侧切牙过小。

3. 治疗计划　上颌右侧中切牙根折无法保留，建议拔除。结合口内检查及CBCT检查结果分析：患牙外伤5天，牙龈未见红肿、根尖区无触压痛，

因此排除牙槽窝内发生急性炎症的可能。CBCT显示，上颌右侧中切牙唇侧骨壁完整，无骨壁缺损，可考虑拔牙后即刻种植，患牙周围骨质良好，骨量充足（上颌右侧中切牙唇腭侧骨板厚7.98mm，骨质Ⅱ～Ⅲ类）。考虑理想的种植体位置：种植体边缘距腭侧骨板至少达到1mm，距离唇侧骨板至少2mm，种植体顶部在牙龈下3mm。此外，因患者美观要求高，要求前牙种植修复的同时改善前牙美学效果，拟在美学修复设计的指导下行上颌右侧侧切牙，上颌左侧中切牙，上颌左侧侧切牙瓷贴面修复。患者知情同意，并承诺遵守医嘱，及时复诊。

4. 治疗过程

（1）术前美学修复设计：对患者进行美学修复设计，利用微笑照、黑面板照重叠，得出上下唇线条与前牙列的关系，在此基础上利用设计软件模拟出拟进行的美学修复牙齿效果，准确测量上颌左、右侧中切牙及侧切牙的增减量，指导技师制作诊断蜡型，数字化模拟出患者修复后的美学效果，患者表示满意。随后开始上颌右侧中切牙即刻种植手术。

（2）手术过程：常规手术消毒后进行局部浸润麻醉，麻药显效后，拔除上颌右侧中切牙断根以上部分，剩余牙根留于牙槽骨内，为逐级备孔提供方向指引。在保留牙根情况下进行不翻瓣种植窝洞的制备，使用侧切钻定点方向偏腭侧进行种植窝洞制备，在最后一根扩孔钻之前利用微创拔牙器械将残根拔除，以保证种植体初始稳定性，用改良刮匙搔刮牙槽窝并小心探查唇侧骨壁完整。逐级备孔完成后，在种植窝洞颊侧填塞骨粉，于上颌右侧中切牙位点植入1颗种植体。种植体植入扭矩大于35N·cm，且术区牙龈无退缩，拟即刻修复，但由于患者Ⅲ度深覆𬌗，且无法保证不使用该牙啃食物，遂采用原自体牙冠修整后与邻牙通过流体树脂粘接。术后CBCT检查，种植

的三维方向位置理想，唇侧骨量充足（上颌右侧中切牙种植体平台处唇侧骨板厚3.03mm，种植体中份唇侧骨板厚1.46mm）。嘱患者不适随诊，口服消炎、消肿药3天，术区疼痛服用止痛药。注意术区的清洁，忌辛辣刺激物，勿用临时修复体咀嚼。

（3）术后复查：术后第2天、第10天复查无明显异常，以后1个月复查1次。

（4）术后5个月（二期手术制作暂冠）：术区牙龈红肿消失，未见明显炎症。复查CBCT显示：骨组织愈合及增量理想（上颌右侧中切牙种植体平台处唇侧骨板厚2.70mm，种植体中份唇侧骨板厚1.01mm）。行二期手术，同期取模，取模完成后，在口外模型上制作螺丝固位的临时修复体。将制作好的临时修复体消毒，检查临时修复体戴入后牙龈袖口的密合性，修复体穿龈部分是否光滑连续，临时修复体周围牙龈是否存在压迫，以及临时修复体是否在正中咬合及非正中咬合均无接触，调试好后戴入，封闭螺丝孔。

（5）术后7个月（贴面预备，暂冠修整）：种植体暂冠塑形2个月后，牙龈形态稳定，无明显退缩，拟行上颌右侧侧切牙、左侧中切牙、左侧侧切牙瓷贴面修复，比色，随后在美学修复设计的指导下在患者口内进行蜡型模拟，患者表示满意，取临时冠阴模，并制作临时贴面。以此为指导进行贴面牙体预备，排龈，取模，粘接临时贴面。因此时上颌右侧中切牙与上颌左侧中切牙龈缘高度并不一致，且上颌右侧中切牙龈缘位于上颌左侧中切牙龈缘冠方，为追求自然美观的龈缘外形，对上颌右侧中切牙种植体暂冠再次进行修整。

（6）贴面粘接，种植体取模，最终种植修复体粘接：试戴上颌右侧侧切牙、上颌左侧中切牙、上颌左侧侧切牙瓷贴面，调殆，粘固。上颌右侧中切牙种植体牙龈袖口角化牙龈生长良好，形态稳定，拟行永久修复。采用

个性化取模，得到与口内穿龈形态一致的石膏模型，制作粘接固位永久修复体。戴牙，制作粘接代型：尽可能减少龈下粘接剂的残留。见上颌右侧中切牙的龈缘和近远中龈乳头得到了最大限度的保留和维持，与暂冠几乎一致。殆面观可见牙弓丰满度与邻牙协调一致，正面观可见与相邻左侧中切牙瓷贴面修复的龈缘水平一致，种植体联合瓷贴面修复效果美观且自然。患者对修复效果满意。

（7）术后18个月复查：复诊见修复体牙龈边缘稳定，种植体及瓷贴面修复体周围牙龈状态和轮廓依旧维持良好，未见明显牙龈退缩，种植修复体及瓷贴面修复体无松动。CBCT显示种植体唇侧骨板维持在理想的厚度（上颌右侧中切牙种植体平台处唇侧骨板厚2.35mm，种植体中份唇侧骨板厚0.81mm）。

二、结果

本病例为年轻男性患者，上前牙根折无法保留，口内检查术区无明显炎症，牙周状况良好，CBCT显示术区唇侧骨板完整，综合考虑即刻种植治疗。但口内检查发现患者上颌左、右侧侧切牙为过小牙，且上颌右侧中切牙与左侧中切牙间间隙较大，患者对美观要求高，考虑联合瓷贴面修复改善患者前牙美观效果。对患者进行美学修复设计后，患者满意修复效果。术中微创拔除断根以上部分后根据残根定点进行不翻瓣即刻种植，种植体初始稳定性好，采取原自体牙冠与邻牙相粘接，二期后改行种植体暂冠塑形，待种植体牙龈塑形稳定后行贴面修复，最终获得了较好的前牙美学修复效果，患者亦对于修复效果满意。本病例的修复完成，可以为临床上一类常见的上前牙缺失伴过小牙患者的治疗提供一个系统的治疗思路，不单单只局限在种植方面，而应针对患者需求全面综合地考虑前牙美学区的修复方案。

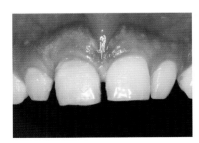

图1　术前正面像

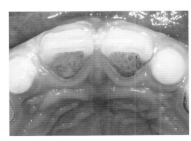

图2　术前上颌殆面像，显示上颌右侧中切牙唇侧丰满度尚可，但上颌右侧侧切牙至左侧侧切牙之间间隙过大

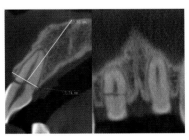

图3　上颌右侧中切牙CBCT影像，显示牙槽嵴顶处根折，唇侧骨壁完整

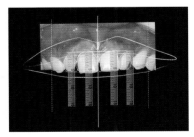

图4　美学修复设计（指导技师制作诊断蜡型，切端长度如何增减）

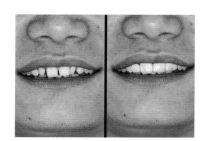
图5 数字化模拟的诊断饰面

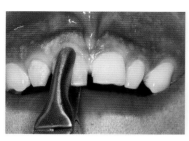
图6 拔除上颌右侧中切牙断根以上部分

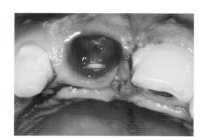
图7 残根留于牙槽骨内，指导备孔方向

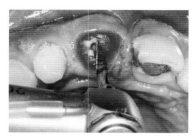
图8 使用侧切钻定点方向偏腭侧进行种植窝洞制备

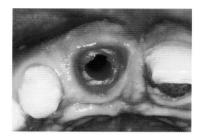
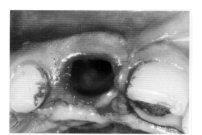
图9、图10 在最后一根扩孔钻之前将残根拔除

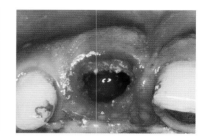
图11 备孔完成

图12 颊侧填充骨粉

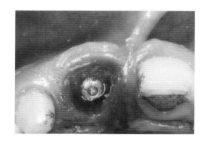
图13 于上颌右侧中切牙植入1颗种植体

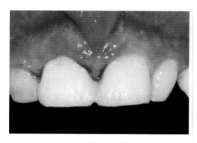
图14 采用原自体牙冠修整后与邻牙通过流体树脂粘接

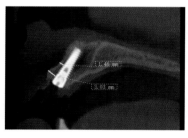
图15 术后CBCT显示种植的三维方向位置理想，唇侧骨量充足

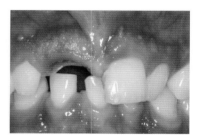
图16 术区牙龈情况，未见明显炎症

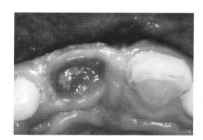
图17 殆面像

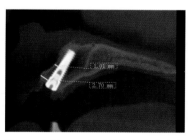
图18 术后CBCT显示骨组织愈合及增量理想

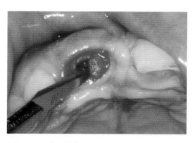
图19 二期手术

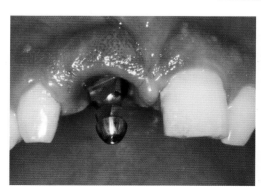
图20 取模制作暂冠

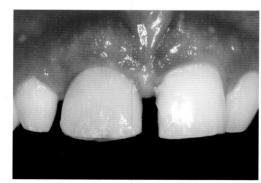
图21 戴入种植体暂冠

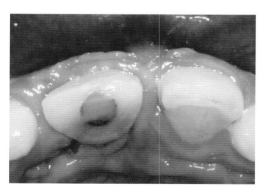
图22 殆面像

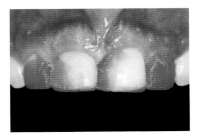

图23　在美学修复设计的指导下在患者口内进行蜡型模拟

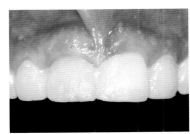

图24　制作临时贴面

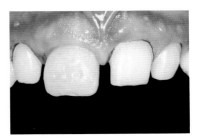

图25　贴面预备，排龈

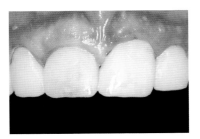

图26　粘接临时贴面正面像

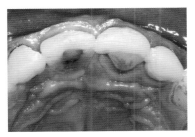

图27　粘接临时贴面上颌𬌗面像

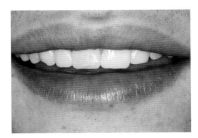

图28　粘接临时贴面患者微笑像

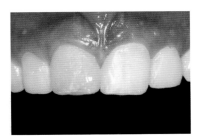

图29　种植体暂冠修整使龈缘与邻牙协调

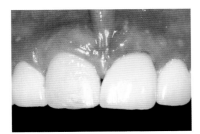

图30　瓷贴面粘固后正面像

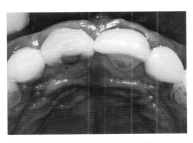

图31　瓷贴面粘固后上颌𬌗面像

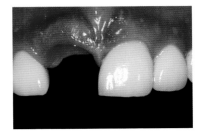

图32　种植体牙龈袖口正面像

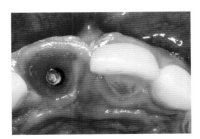

图33　种植体牙龈袖口上颌𬌗面像，可见牙龈乳头及轮廓维持良好，牙龈袖口愈合良好

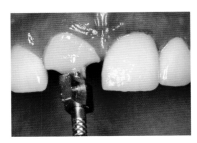

图34　印模柱就位

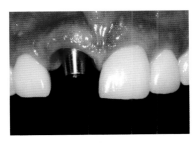

图35　基台口内就位

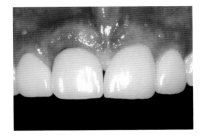

图36　种植修复体粘固后：正面像

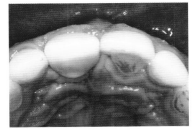

图37　种植修复体粘固后：上颌𬌗面像

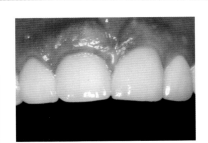

图38　术后18个月复查正面像

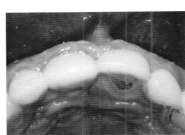

图39　术后18个月复查上颌𬌗面像

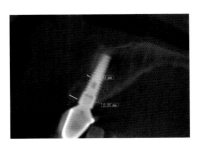

图40　术后18个月CBCT影像显示，种植体周骨量维持情况良好

三、讨论

1. 关于瓷贴面联合　贴面可以很大程度地保存牙体组织，瓷贴面的显著优点是最大程度地保存牙体组织，随着粘接技术趋向成熟，瓷贴面凭借其出色的美学效果和良好的生物相容性在临床上被广泛应用。但是一个成功的修复病例，得益于适应证的把握。目前认为瓷贴面修复的适应证主要有：①修复轻度变色牙：如氟斑牙、轻中度四环素牙、因牙髓坏死而变色的牙和老龄变色牙体；②修复轻、中度釉质缺陷：如釉质发育不全、牙釉质钙化不全；③修复外形不佳的牙齿：轻度旋转且不接受正畸的牙、异位及畸形牙；④修复牙体缺损的前牙：修复缺损4mm的前牙；⑤关闭牙间隙：不愿接受正畸治疗或无法用正畸关闭的牙间隙；⑥修补瓷面破损而能保留的固定修复体。瓷贴面修复的禁忌证则有：①咬合过紧和重度夜磨牙；②无足够粘接面积，不能提供足够粘接固位的牙齿：如釉质缺损超过牙冠唇颊面的1/2；大面积缺损深达牙本质；牙根暴露过多；牙骨质粘接力差等；③Ⅲ类错𬌗畸形的牙齿；④由于经济原因不愿承受较昂贵的治疗费用；⑤医生能力未达到应用瓷贴面技术者或不具备技术材料设备条件者；⑥患者有精神、心理疾病而不合作者。在进行此类上前牙缺失伴过小牙患者的美学修复设计时，应严格

控制纳入标准和适应证选择，以期达到理想的美学修复效果并长时间维持。

2. 关于不翻瓣即刻种植　不翻瓣技术可以减少对牙龈组织的损伤，保存骨膜对唇侧骨壁的血供，从而减少唇侧骨吸收，进而有利于种植周围软硬组织的维持。但若唇侧需大量植骨手术时则不适用，因此医生需自己掌握手术标准。同样，对于前牙是否采用即刻种植也应严格掌握纳入标准，虽然即刻种植在前牙区种植一直以来尚存争议，但国际牙种植协会（ITI）2013年针对即刻种植提出的较为统一的共识性标准，CBCT检查在术前与术后评估中必不可少，且即刻种植有着严格的纳入标准和植入位置要求：①拔牙窝保存至少1mm的唇侧骨壁；②厚牙龈生物型；③植入位点无急性炎症；④根方和腭侧骨壁可以获得足够的固位和种植体初始稳定性。并要求植入后种植体满足以下标准：①植体的三维位置方向满足美学区种植体平台位置要求；②种植体唇侧与拔牙窝唇侧内壁之间至少距离2mm；③间隙内应填入吸收率低的骨充填材料；④若进行即刻修复，种植体初始稳定性应该达到35N·cm以上。

综上所述，此类上前牙缺失伴过小牙患者的种植联合瓷贴面治疗流程应严格掌握适应证及纳入标准，并根据实际情况酌情调整，可以为此类患者提供一个系统的治疗理念，取得较为满意的可预期修复效果。

参考文献

[1] 宿玉成. 美学区种植修复的评价和临床程序. 口腔医学研究杂志, 2008, 24(3): 241-244.
[2] 欧国敏, 宫苹, 陈文川, 刘福祥, 汪永跃, 谭震. 即刻种植与即刻修复的临床应用. 中华口腔医学杂志, 2006, 41(3): 144-147.
[3] Heitz-Mayfield. Consensus statements and clinical recommendations for prevention and management of biologic and technical implant complications. ITI annual conference, 2013, Bern, Switzerland.
[4] Den Hartog L, Slater JJ, Vissink A, Meijer HJ, Raghoebar GM. Treatment outcome of immediate, early and conventional single - tooth implants in the aesthetic zone: a systematic review to survival, bone level, soft - tissue, aesthetics and patient satisfaction. J Periodontol, 2008, 35(12): 1073-1086.
[5] Buser D, Halbritter S, Hart C, Bornstein MM, Grütter L, Chappuis V, Belser UC. Early implant placement with simultaneous guided bone regeneration following single-tooth extraction in the esthetic zone: 12-month results of a prospective study with 20 consecutive patients. J Periodontol, 2009, 80(1): 152-162.
[6] Buser D, Wittneben J, Bornstein MM, Grütter L, Chappuis V, Belser UC. Stability of contour augmentation and esthetic outcomes of implant-supported single crowns in the esthetic zone: 3-year results of a prospective study with early implant placement postextraction. J Periodontol, 2011, 82(3): 342-349.

王仁飞教授点评

虽然美学区即刻种植的长期稳定性尚存争议，但是唇侧骨板完整的病例可以行即刻种植并能达到较好效果已得到共识，该技术关键在于微创拔除牙根和精确的种植体三维植入。本文病例中利用残根进行种植备洞的定位，有利于种植体植入的准确性，同时采用美学设计和微创修复技术对邻牙进行处理，治疗过程规范，效果较好；但由于患者深覆𬌗，中切牙根位置不佳，若能行修复前正畸，改善咬合关系、牙齿位置和牙齿轴向，将会取得更好的美学效果。

上前牙即刻种植即刻修复1例

林金莹　尤金朝　厦门市口腔医院种植一科

摘要

目的： 探讨上颌前牙区即刻种植，同期植骨并即刻修复的临床应用效果和美学效果。**材料与方法：** 局部浸润麻醉下，微创拔除上前牙，角形切口，翻瓣，备洞，植入Zimmer®（4.1mm×12mm）软组织水平种植体植入，同期用Bio-Oss®骨粉和Bio-Gide®可吸收胶原膜行GBR，恢复唇侧骨量和突度，改善牙槽嵴的形态，严密缝合、同期制作暂时性修复体，行即刻修复，解决患者的美观问题，同时进行软组织成形。术后3个月用CAD/CAM系统椅旁制作二氧化锆修复体。**结果：** 在唇侧骨板严重吸收的病例中行前牙即刻种植+GBR+即刻修复，取得了良好的美学效果和临床应用效果。

传统种植修复要求拔除患牙3个月以后方可进行种植体植入术，种植术后3~6个月才能进行二期治疗及牙冠修复。因治疗周期过长，造成部分患者难以接受种植义齿的治疗方案。而且，拔牙后可导致该牙位牙槽骨的迅速吸收，引起种植区域骨量不足。同时，由于牙龈萎缩，也影响修复后的美观效果。本病例采用的是微创拔牙+即刻种植+同期引导骨再生术（guided bone regeneration，GBR）+同期修复，该治疗方法最大程度地保留了骨组织，减少了拔牙后的骨吸收；骨整合的同时完成了软组织塑形，缩短了整个疗程，节省了时间；同时手术后患者马上就有临时牙，对美观、心理的影响降到了最低程度，大大增加了患者对种植治疗的接受程度。

一、材料与方法

1. 病例简介　46岁女性患者，上前牙松动，牙体变色。上前牙20年前外伤后死髓，牙体逐渐变色、松动。既往体健，无高血压、心脏病史，无糖尿病，甲状腺疾病史，无血液病史，无传染病史，未发现药物过敏史，不抽烟，不喝酒。检查：颜面部基本对称，开口型、开口度正常，双侧关节区无压痛及弹响；上颌右侧中切牙牙体变为棕褐色，唇侧移位，Ⅲ°松动；上颌右侧中切牙唇侧牙龈退缩，比同名牙上颌左侧侧切牙低近2mm。剩余牙咬合关系正常，口腔卫生情况良好；双侧颌下及颈部未及肿大淋巴结，余未见明显异常。CBCT检查：上颌右侧中切牙做过完善根管治疗，牙周膜增宽，上颌右侧中切牙牙根内吸收，唇侧骨板缺如，牙槽骨高度降低，属于Ⅲ类骨缺损。

2. 诊断　上颌右侧中切牙牙周炎、根内吸收。

3. 治疗计划　上颌右侧中切牙微创拔牙+即刻种植+同期GBR+同期修复。

4. 治疗过程

（1）必兰注射液局部浸润麻醉下，微创拔除上颌右侧中切牙，尽量保存牙槽骨，尤其唇侧骨板。

（2）上颌右侧中切牙区角形切口设计，水平切口偏腭侧，垂直切口于上颌右侧侧切牙近中转角的远中，保留完整的龈乳头。翻起黏骨膜瓣，见唇侧骨板吸收明显，根尖1/3和根颈1/3唇侧牙槽骨缺失，根中1/3少量牙槽骨在微创拔牙后保存完好。上颌右侧中切牙牙槽中隔骨顶至邻面接触点的距离<7mm。

（3）逐渐备洞，以修复为导向的位置上植入Zimmer®（4.1mm×12mm）软组织水平种植体植入，同期用Bio-Oss®骨粉和Bio-Gide®可吸收胶原膜行GBR，恢复唇侧骨量和突度，改善牙槽嵴的形态，使其呈弧形，为后期的牙龈成形奠定了基础。松解黏骨膜瓣，安装过渡基台，严密对位缝合。

（4）以期望的永久修复体的颈部形态为导向，制作暂时性修复体，行即刻修复，解决患者的美观问题，同时进行软组织成形。调临时冠的咬合，在正中、侧向、前伸咬合方向上均无咬合接触。

（5）术后10天拆线。

（6）术后3个月，暂时修复引导颈部形成良好形态，上颌右侧中切牙牙龈高度与上颌左侧中切牙相近，牙乳头成形良好。

（7）CAD/CAM系统椅旁制作二氧化锆修复体。

（8）修复体制作完成，戴牙，牙龈和龈乳头成形良好。

（9）18个月后复诊，龈缘位置稳定，牙乳头形态良好，唇侧牙槽嵴丰满，恢复正常突度。

（10）材料和器械：①种植体：Zimmer®（4.1mm×12mm）软组织水平种植体，锥形种植体结构，MTX微纹理化表面处理（Zimmer®公司，USA）；②器械：常规口腔检查器械、种植常规手术器械、微创拔牙器械、牙周探针、牙周膜分离器、牙周刮治器；③生物材料：Bio-Gide®胶原膜（Geistlish Co. USA）、Bio-Oss®人工骨粉（Geistlish Co.USA）；④CBCT软件（NewTom VGi,Italy），CEREC AC椅旁操作系统（西诺德，Germany）。

二、结果

在唇侧骨板严重吸收的病例中行前牙即刻种植+GBR+即刻修复，取得了良好的美学效果和临床应用效果。

三、讨论

微创拔牙手术器械旨在拔牙手术中对牙齿周围软硬组织的保护，用最舒适的方式、最小的创伤代价拔除患牙。微创拔牙刀其薄而锋利的工作端使

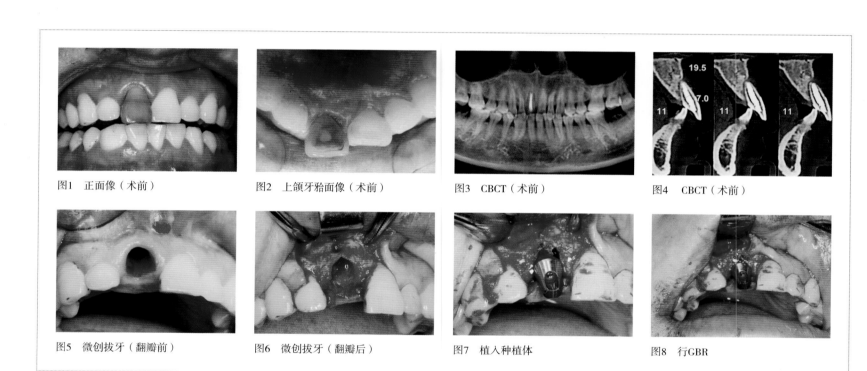

图1 正面像（术前）　　图2 上颌牙殆面像（术前）　　图3 CBCT（术前）　　图4 CBCT（术前）

图5 微创拔牙（翻瓣前）　　图6 微创拔牙（翻瓣后）　　图7 植入种植体　　图8 行GBR

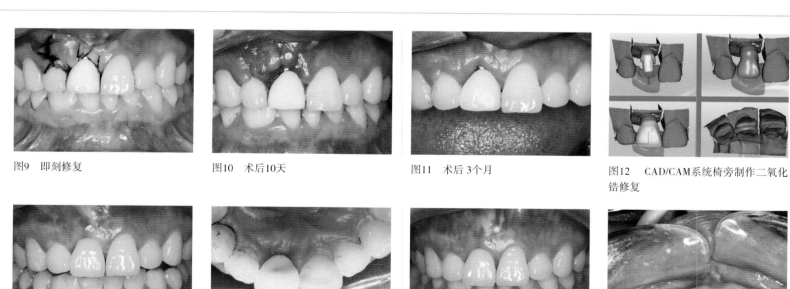
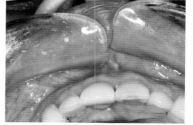

图9 即刻修复　　图10 术后10天　　图11 术后3个月　　图12 CAD/CAM系统椅旁制作二氧化锆修复

图13 最终修复体（正面像）　　图14 最终修复体（殆面像）　　图15 术后18个月（正面像）　　图16 术后18个月（殆面像）

之能够压缩牙槽骨，切断牙周膜，轻柔地拔除牙齿，不需要牙挺撬动的力量。整个拔牙过程将牙周组织受到的损伤降至最低，并可避免或减少对牙槽窝骨壁(特别是唇侧骨壁)的损伤，采用微创拔牙专用器械，直接切断牙周膜而不损伤牙槽骨，有利于保持唇侧骨壁及牙槽间隔的完整性。

根据拔牙窝的情况及模板指导，以修复为导向确定种植体的位置和轴向，钻头方向紧贴着腭侧骨板，根据骨质情况采用逐级备洞或级差备洞方法制备植牙窝。选择种植体的直径时遵循种植体与邻牙牙根之间的近远中距离≥2.0mm。种植体植入后，通过种植体周围蝶形骨吸收建立生物学宽度，通常蝶形骨吸收水平向宽度为1.0~1.5mm，垂直向深度为1.5~2.0mm。因此，种植体距离邻牙牙根<2.0mm的话，将危及与天然牙之间的邻面牙槽嵴高度。邻面牙槽嵴高度的降低和丧失将导致龈乳头退缩。唇侧行GBR手术时保证种植体唇侧骨壁的厚度≥3.0mm，预防骨结合后骨吸收后唇侧骨壁厚度≥2.0mm。术中保持4℃冰冻生理盐水冷却。制备过程尽量不扩大原拔牙窝，并且应避免对唇颊侧骨壁产生过度的压力。

即刻种植是指在拔除患牙的同时对拔牙窝进行适当修整后立即将种植体植入新鲜拔牙创内。它解决了常规由于种植治疗周期长造成部分患者流失的现象并同时可以减少牙槽骨的萎缩，提高美学效果。近年来，国内外越来越多的医生对此技术的临床效果进行研究，证明了即刻种植技术的可行性。优点：①减少手术次数，使患者等待时间大幅缩短，尽快恢复患者咀嚼功能。②即刻种植更容易使种植体达到合适的解剖位置，定位更符合生物力学要求。③预防因拔牙引起的牙槽骨吸收萎缩，在一定程度上维持了牙槽骨的

宽度和高度。④修复后容易达到较好的美学效果。其适应证为无法治疗的龋坏、根折、残根及因牙周病无法保留的患牙，且这些患牙周围无感染成重度骨缺损。其禁忌证即为患牙周有感染或有重度骨缺损导致种植体无法获得初始稳定性。种植体植入后获得初始稳定性是即刻种植成功的关键。即刻种植的成功率与下列因素有关：①植入区的骨密度（骨质的评估可以通过结合骨质的触觉印象和种植体取出后种植位点处骨的外观得到的）。②种植体与骨密切接触。③种植体与骨皮质紧密接触。④有一定的初始稳定性以保证在骨的重建过程中没有微动。采用螺纹根形种植体，能充分减小种植体与牙槽窝骨壁的间隙；种植体长度超出原根尖部3~5mm，以获得种植体与牙槽骨的无缝接触，达到良好的初始稳定性。对唇侧骨板菲薄或缺损的牙位采用骨再生膜引导（GBR）技术，行唇侧骨板骨量扩增术取得了良好的临床效果。

种植牙修复的美观效果取决于基于牙周组织类型的牙龈形态和牙槽骨形态。薄、尖弧形牙周组织的患者不进行种植牙周围组织重建直接进行种植牙修复，很难消除牙间隙黑色三角；牙周组织平坦的缺牙部位进行种植牙较容易恢复美观。当牙槽中隔骨顶至邻面接触点的距离在5mm以内时，几乎100%的牙间乳头可以获得再生；大于7mm，获得再生的可能性较小。本病例牙槽中隔骨顶至邻面接触点的距离<7mm，牙间乳头获得良好再生。如果选择骨水平种植体和钛基底的二氧化锆全瓷基台，可以较好地规避远期牙龈退缩后露出基台金属颜色的风险，同时也可以防止牙龈变薄后露出金属颜色，获得更佳的美观效果。

参考文献

[1] Penarrocha M, Uribe R, Balaguer J. Immediate implants after extraction. A review of the current situation. Med Oral, 2004, 9(3): 234–242.

[2] Oh Tj, Shotwell J, Billy E, et al. Flapless implant surgery in the esthetic region: advantages and precautions. Int J Periodontics Restorative Dent,2007,27(1):27–33.

[3] Sjostrom M, Lundgren S, Nilson H, et al. Monitoring of implant stability in grafted bone using resonance frequency analysis. A clinical study from implant placement to 6 Months of loading. Int J Oral Maxillofac Surg,2005,34(1):45–51.

[4] 秦瑞峰，胡开进. 微创拔牙技术的应用. 中国实用口腔科杂志, 2010, 3(10): 592–596.

[5] 宿玉成. 口腔种植学. 2版. 北京:人民卫生出版社, 2015.

[6] 常飞，姜宝岐，徐欣. 关于初始稳定性对即刻种植成功率影响的动物实验研究. 山东大学硕士学位论文.

徐世同教授点评

该病例的牙槽窝虽然有唇侧骨板的明显缺损，但腭侧骨板、邻牙骨间隔几乎无明显吸收，完整性良好。骨缺损形态属于"含骨性良好"类型，能较好地维持骨再生的空间，从而获得理想的骨再生效果。只要遵循前牙即刻种植的基本原则和临床操作规范（正如本文作者所做的一样）：将种植体植入到正确的空间位置；保持种植体唇侧2mm以上的骨再生空间并植入吸收缓慢的骨移植材料；种植体获得足够的初始稳定性；采用适当的措施，维持或塑形牙龈袖口形态等，一般可以获得理想的临床效果。该病例报道中，美中不足的是，缺乏GBR植骨和盖膜的清晰照片，这一步应该是保持种植义齿长期美学效果的关键。也缺乏术后即刻和追踪1.5年后种植体唇侧骨板的CT片，而且追踪观察时间较短，因此，未来长期的美学效果难以预测。此外，在前牙美学区域，应尽量不选择组织水平种植体，否则，会显著增加美学风险。

上颌双侧中切牙根折伴慢性根尖炎唇侧瘘管即刻种植1例

林成 张晓雯 新疆乌鲁木齐解放军第四七四医院口腔科

摘要

目的： 观察1例上颌双侧中切牙根折伴慢性根尖炎唇侧瘘管的患者，行即刻种植的临床效果。**材料与方法：** 翻瓣拔除外伤根折的上颌双侧中切牙，即刻植入2颗种植体，上愈合基台，同期GBR。2个月后行种植体支持的临时冠牙龈塑形。6个月后硅橡胶取模，钛基台，烤瓷冠修复。**结果：** 种植术后牙龈愈合良好，术后2个月时上颌双侧中切牙近中牙龈乳头轻度退缩。术后14个月观察：种植体红白美学效果良好。X线长期观察：种植体骨结合良好。患者满意。**结论：** 满足适应证的根折伴有瘘管的上颌前牙可行即刻种植治疗，可以获得较为满意的临床效果。

近年来，更多的种植医生倾向于即刻种植。即刻种植可以最大限度地保存牙槽嵴和周边软组织形态；拔除牙根，一次性植入种植体，有效缩短治疗时间，减少创伤；同时也降低了治疗费用。本文就1例双侧上颌中切牙根折伴慢性根尖炎唇侧瘘管的患者，实行即刻种植，探讨其临床效果。

一、材料与方法

1. 病例简介 36岁男性患者，双侧上颌前牙外伤松动1个月，唇侧牙龈反复肿胀1周，要求治疗。上颌双侧中切牙牙冠伸长，上颌右侧中切牙远中切角冠折。上颌右侧中切牙唇侧牙龈根尖瘘管。X线及CBCT示：上颌双侧中切牙根尖折断，牙周膜间隙明显增宽。上颌双侧中切牙根尖上方可见2颗多生埋藏牙。

2. 诊断 （1）上颌双侧中切牙根折伴慢性根尖炎唇侧瘘管；（2）上颌多生埋藏牙。

3. 治疗计划 （1）拔除上颌双侧中切牙。（2）行即刻种植（经过CT分析，模拟种植，植体可以避开2颗多生埋藏牙，因此多生牙予以保留）。（3）GBR：Bio-Oss®骨粉，海奥生物膜。（4）愈合基台或临时冠牙龈塑形。（5）最终牙冠修复。（6）长期随访观察。

4. 治疗过程

（1）上颌前牙区局部浸润麻醉。微创拔除上颌双侧中切牙，探查：上颌右侧中切牙牙槽窝颊侧骨壁大部分吸收，遂设计保留上颌右侧中切牙远中牙龈乳头的角形切口，翻瓣，充分暴露上颌双侧中切牙牙槽窝，刮净牙槽窝及瘘管区肉芽组织。依种植原则，按照术前模拟种植的角度和深度依次备洞，在上颌双侧中切牙牙槽窝内各植入1颗种植体：上颌右侧中切牙位点Dentium 36mm×10mm；上颌左侧中切牙Dentium 36mm×12mm，植入扭矩25N·cm，上愈合基台，唇侧骨缺损区植入Bio-Oss®骨粉，海奥生物膜覆盖，牙龈瓣拉拢缝合。创面可吸收牙周保护剂保护。术后拍摄X线及CBCT。

（2）术后7天拆线。术后2个月行种植体支持的临时冠牙龈塑形，术后6个月硅橡胶取模，钛基台，烤瓷冠修复。术后14个月持续观察。

二、结果

种植体植入术后伤口愈合良好，2个月后上颌双侧中切牙近中牙龈乳头退缩，行临时冠牙龈诱导塑形。术后6个月行最终修复。术后14个月观察：近远中牙龈乳头、唇侧牙龈形态、色泽质地均满意。牙冠形态、色泽良好。X线观察：种植体骨结合良好。患者满意。

满足适应证的根折伴有瘘管的上颌前牙可行即刻种植治疗，可以获得较为满意的临床效果。

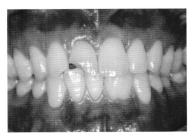

图1　上颌双侧中切牙伸长，松动；上颌右侧中切牙远中切角冠折；上颌右侧中切牙根尖瘘管

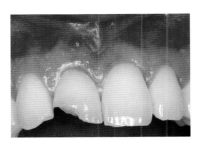

图2　术前正面像显示：中厚牙龈生物型，上颌右侧中切牙瘘管可见分泌物

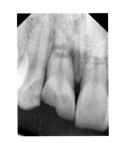

图3　术前小片显示上颌双侧中切牙根折

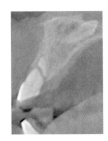

图4　CT示：上颌右侧中切牙根折，上颌可见埋藏多生牙

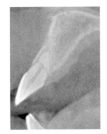

图5　CT示：上颌左侧中切牙根折

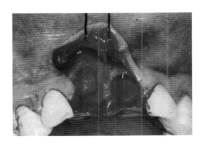

图6　拔除上颌双侧中切牙，翻瓣显示：上颌右侧中切牙牙槽窝唇侧骨壁大部分丧失，腭侧骨壁部分丧失

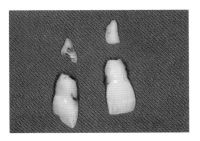

图7　拔除的上颌双侧中切牙及折断的牙根

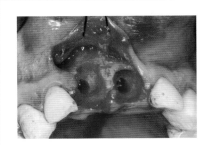

图8　上颌双侧中切牙牙槽窝偏腭侧定位，逐级备洞

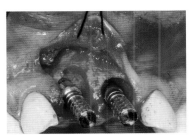

图9　植入种植体，可见植体与唇侧骨壁间存在较大间隙

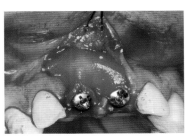

图10　唇、腭侧间隙植入人工骨粉，覆盖生物膜，上愈合基台

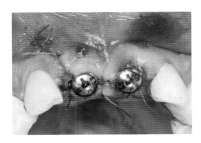

图11　牙龈原位缝合

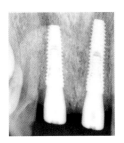

图12　种植术后即刻X线片

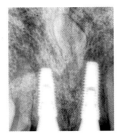

图13　种植术后X线片示：种植体根方可见上颌2颗多生埋藏牙

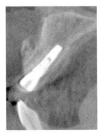

图14　CT示：上颌右侧中切牙位点种植术后即刻，种植体位置良好

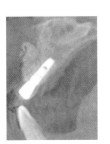

图15　CT示：上颌左侧中切牙位点种植术后即刻，种植体位置良好

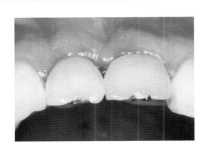

图16　术后2个月戴入临时冠，此时可见上颌双侧中切牙近中牙龈乳头形态欠佳

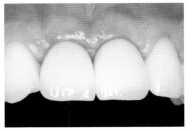

图17　术后14个月，最终修复体正面像

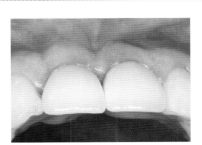

图18　术后14个月，唇侧牙龈外形满意

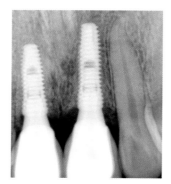 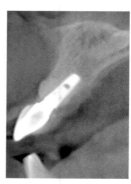 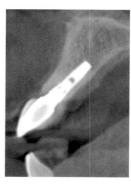

图19 术后14个月X线片，种植体骨平面稳定，无明显吸收

图20 术后14个月CT示：上颌右侧中切牙位点种植体骨结合良好，唇侧骨板形态稳定，无明显吸收

图21 术后14个月CT示：上颌左侧中切牙位点种植体骨结合良好，唇侧骨板形态稳定，无明显吸收

三、讨论

拔牙即刻植入种植体可以维持牙槽窝骨壁形态，减少牙槽骨的吸收，种植体作为新骨生长结合点还能够促进周围骨组织的形成。即刻种植还可以通过愈合基台或临时冠来支持牙龈外形，避免牙龈过多的退缩。如同期即刻修复还可以使患者实现"零缺牙"。但即刻种植如适应证把握不好，会造成远期牙龈较严重的退缩，从而影响美观。针对这个问题，国际口腔种植学会在2013年提出了即刻种植的条件：（1）拔牙窝骨壁完整；（2）颊侧骨壁至少有1mm厚度；（3）厚软组织生物学类型；（4）拔牙位点/种植位点无

急性感染；（5）拔牙窝腭侧及根方的骨量能够为种植体提供足够的初始稳定性；（6）种植体植入在理想的三维位置；（7）当种植体完全植入拔牙窝内时，其颈部平台需要与颊侧骨壁的内壁间至少有2mm的间距，代偿拔牙后颊侧骨吸收所造成的不利影响，此间隙中需植入低骨代谢率的骨替代材料。本例拓宽了此标准：种植体精确地植入位置，GBR技术，良好的伤口关闭，临时冠牙龈塑形以及患者良好的口腔卫生的保持成为获得较好美学效果的关键。本例患者上颌有2枚多生埋藏牙，经过术前CT分析，模拟种植，种植体可以避开这2颗多生牙，因此术中未拔除多生牙，减少了创伤。

参考文献

[1] Schneider D, Grunder U, Ender A, Hammerle CH, Jung RE. Volume gain and stability of peri-implant tissue following bone and soft tissue augmentation: 1-year results from a prospective cohort study. Clin Oral Implants Res, 2011, 22:28-37.

[2] Clementini M, Morlupi A, Canullo L, Agrestini C, Barlattani A. Success rate of dental implants inserted in horizontal and vertical guided bone regenerated areas: a systematic review. Int J Oral Maxillofac Surg, 2012, 41:847-52.

[3] Belser UC, Grütter L, Vailati F, et al. Outcome evaluation of early placed maxillary anterior single-tooth implants using objective esthetic criteria: a cross-sectional, retrospective study in 45 patients with a 2-to 4-year follow-up using pink and white esthetic scores. J Periodontol, 2009, 80(1): 140-151.

[4] Gomez Roman G, Schulte W, dcHoedt B, et al. The friali-t 2 implant system: five-year clinical experience in single-tooth and immediately postextraction applications. Int J Oral Maxillofac Implants, 1997, 12: 299-309.

李晓红教授点评

该病例对存在慢性炎症的拔牙创进行即刻种植，并行同期GBR治疗，同时在术中采用参照CBCT结果进行了精准的植体植入，避免了拔除埋伏牙的损伤。术后通过临时冠的戴入，引导软组织再生，达到较为满意的修复效果。通过术后即刻和14个月的CBCT和牙片的对比，证实颊侧牙槽嵴顶骨吸收相对较少。

作者通过详尽、精准的术前设计，为顺利完成整个治疗提供了保障。但是否有必要在治疗过程中CBCT和牙片同时拍摄，值得商榷。术中对感染区的处理表述不足。术后缺少牙列咬合照片。最终修复效果虽满意，仍然需要远期观察。

上颌前牙重度牙周炎即刻种植美学修复1例

林成 张晓雯 新疆乌鲁木齐解放军第四七四医院口腔科

摘要

目的：观察1例上颌前牙重度牙周炎拔牙后即刻种植，二期行"V"形牙龈瓣翻转术的临床效果。**材料与方法**：拔除Ⅳ° 松动的上颌右侧中切牙，即刻种植，同期GBR。6个月后行二期"V"形牙龈瓣唇侧翻转术，上愈合基台。二期手术2周后硅橡胶取模，钛基台，烤瓷冠修复。**结果**：种植体植入术后伤口愈合良好，6个月后唇侧牙龈略凹陷。二期"V"形牙龈瓣唇侧翻转术后牙龈形态明显改善。术后27个月长期观察：红白美学效果良好。X线长期观察：种植体骨结合良好，基台周围有骨形成。患者满意。**结论**：满足适应证的重度慢性牙周炎可行即刻种植治疗，二期"V"形牙龈瓣唇侧翻转术可以改善唇侧牙龈形态。

近年来，更多的种植医生倾向于即刻种植：拔除牙根，一次性植入种植体，有效缩短治疗时间，减少创伤。但掌握不好适应证，即刻种植也会有远期牙龈退缩，美学效果不佳的情况。对于重度牙周炎能否实行即刻种植，尚有争议。本文就1例上颌前牙重度牙周炎的患者，实行即刻种植，探讨其临床应用效果。

一、材料与方法

1. 病例简介 44岁女性患者，主诉右侧上颌前牙松动3年余，要求拔牙并行种植义齿修复。上颌右侧中切牙松动Ⅳ°，唇侧牙龈菲薄，近中牙龈乳头完全丧失。X线及CBCT检查：上颌右侧中切牙牙根周围骨质完全丧失。

2. 诊断 上颌右侧中切牙重度牙周炎。

3. 治疗计划 （1）翻瓣拔除上颌右侧中切牙。（2）即刻种植。（3）GBR：种植体周围Bio-Oss®骨粉充填，生物膜覆盖。（4）二期行"V"形牙龈转瓣术，扩增唇侧角化牙龈。（5）视情况行愈合基台或临时牙冠塑性牙龈。（6）最终烤瓷冠修复。（7）长期随访观察。

4. 治疗过程

（1）上颌前牙区局部浸润麻醉，微创拔除上颌右侧中切牙。探查：上颌右侧中切牙牙槽窝唇侧骨壁位于龈下8mm。遂行保留上颌右侧中切牙远中牙龈乳头的角形切口，翻瓣，充分显露牙槽窝。牙槽窝唇侧骨壁几乎完全吸收，腭侧骨壁部分吸收。球钻定位，先锋钻逐级备洞，植入Dentium 40mm×12mm种植体1颗，植入扭矩25N·cm，唇侧骨缺损区植入Bio-Oss®骨粉，海奥生物膜覆盖，牙龈瓣减张严密缝合。术后拍摄X线及CBCT片。

（2）术后7天拆线。术后6个月行二期"V"形牙龈瓣唇侧翻转术，上愈合基台。二期手术2周后硅橡胶取模，钛基台，烤瓷冠修复。于术后18个月、27个月随访观察。

二、结果

种植体植入术后伤口愈合良好，6个月后唇侧牙龈略凹陷。二期"V"形牙龈瓣唇侧翻转术后牙龈形态明显改善。分别于术后18个月、27个月长期观察：近远中牙龈乳头、唇侧牙龈形态、色泽质地均满意。牙冠形态、色泽良好。X线长期观察：种植体骨结合良好，基台周围有骨形成。患者满意。

满足适应证的重度慢性牙周炎可行即刻种植治疗，二期"V"形牙龈瓣唇侧翻转术可以改善唇侧牙龈形态。

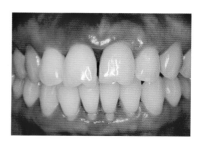

图1 术前正面像：上颌右侧中切牙伸长，近中牙龈乳头完全丧失

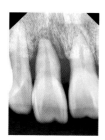

图2 术前X线片示：上颌右侧中切牙根周骨质吸收明显

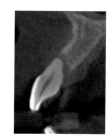

图3 术前CBCT示：上颌右侧中切牙牙根呈"漂浮状态"

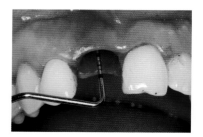

图4 拔除上颌右侧中切牙，探查：唇侧牙槽骨壁位于龈下8mm

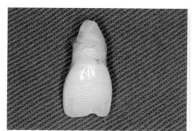

图5 拔除的上颌右侧中切牙

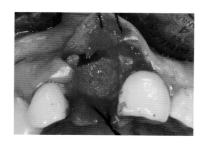

图6 上颌右侧中切牙远中角形切口，翻瓣。牙槽窝唇侧骨壁几乎完全吸收，腭侧骨壁部分吸收

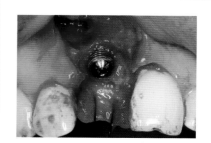

图7 植入种植体，种植体唇侧暴露4道螺纹

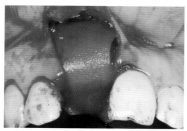

图8 植入人工骨粉，覆盖生物膜

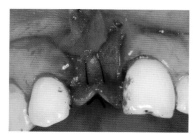

图9 缝合固定生物膜

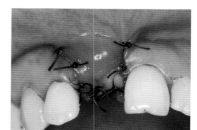

图10 伤口严密缝合

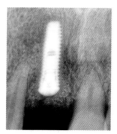

图11 种植术后即刻X线片

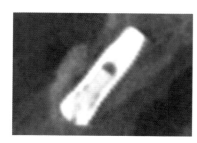

图12 种植术后即刻CT

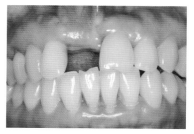

图13 术后6个月正面像，牙龈低平

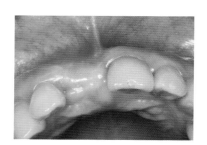

图14 种植区牙龈轮廓较邻牙凹陷明显

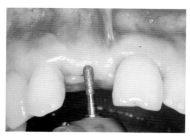

图15 设计种植区"V"形牙龈瓣，磨除牙龈表面上皮

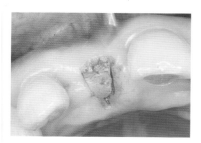

图16 牙龈瓣"V"形切开

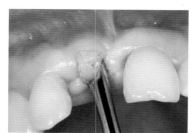

图17 剥离器充分剥离

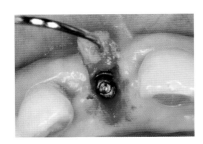

图18 翻转，显露牙龈瓣下方的种植体覆盖螺丝

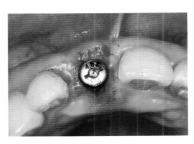

图19 将牙龈瓣翻转置于唇侧龈骨膜深面，用愈合螺丝固定

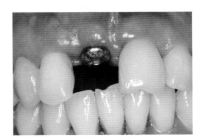

图20 二期术后3周，牙龈形态明显改善

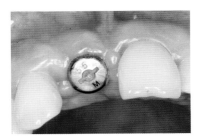

图21 二期术后3周，牙龈轮廓较术前有明显改善

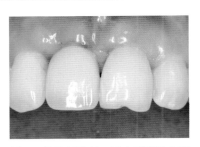

图22 烤瓷冠修复，近中牙龈乳头形态欠佳

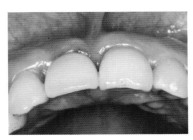

图23 烤瓷冠修复，牙龈轮廓尚可

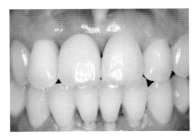

图24 术后18个月，咬合正面像，牙龈形态进一步改善

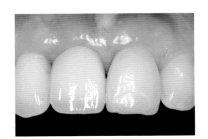

图25 术后18个月，正面像，牙龈形态进一步改善

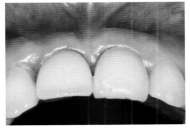

图26 术后18个月，牙龈轮廓与邻牙协调一致

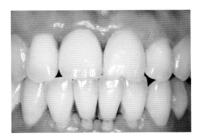

图27 术后27个月，咬合正面像，美学效果满意

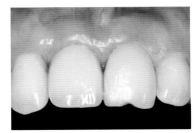

图28 术后27个月，正面像，牙龈外形满意

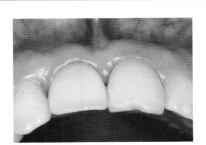

图29 术后27个月，牙龈轮廓与邻牙协调一致

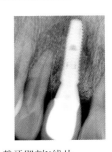

图30 戴牙即刻X线片

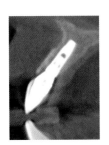

图31 术后18个月CT示，骨结合良好，基台唇侧骨板稳定

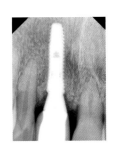

图32 术后27个月，X线片

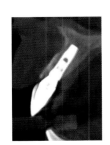

图33 术后27个月CT，种植唇侧骨板稳定，未见明显吸收

三、讨论

在2013年第五次ITI共识提出了即刻达到种植美学最佳效果的基本条件：（1）拔牙窝骨壁完整；（2）颊侧骨壁至少有1mm厚度；（3）厚软组织生物学类型；（4）拔牙位点/种植位点无急性感染；（5）拔牙窝腭侧及根方的骨量能够为种植体提供足够的初始稳定性；（6）种植体植入在理想的三维位置；（7）当种植完全植入拔牙窝内时，其颈部平台需要与颊侧骨壁的内壁间至少有2mm的间距，代偿拔牙后颊侧骨吸收所造成的不利影响，此间隙中需植入低骨代谢率的骨替代材料。

本例患者上颌右侧中切牙松动Ⅳ°，牙根周围骨质完全丧失，诊断为重度牙周炎。至少不满足上述标准中的第1和第2条。我们将植体在准确的三维方向上植入后，初期扭矩25N·cm。随后采用GBR技术，种植体埋入式处理。术后6个月种植体骨结合良好。证明在此条件下，即刻种植可以获得良好的骨结合。

研究表明：拔牙后牙槽骨出现快速吸收，6个月内垂直向吸收40%，颊舌向吸收可达60%。拔牙即刻植入种植体可以维持牙槽窝骨壁形态，减少牙槽骨的吸收，种植体作为新骨生长结合点还能够促进周围骨组织的形成。对于本例患者，虽为即刻种植，但牙槽骨吸收已经达到根尖水平，颊侧骨壁完全丧失，骨质形态反而呈现相对稳定状态，因此拔牙后并未再出现明显骨吸收，同时即刻种植又最大程度地保留了牙龈形态，为红白美学创造了条件。

种植二期"V"形牙龈瓣唇侧翻转术，可以较好地改善唇侧牙龈形态，尤其是恢复唇侧牙龈轮廓和增加角化龈宽度。我们曾对97颗上颌前牙进行二期"V"形牙龈瓣唇侧翻转术，均取得较为满意的效果。该方法将去除牙龈表皮的"V"形瓣完全翻向唇侧，较传统的半厚瓣更多地增加了唇侧牙龈的厚度；"V"形瓣设计灵活，可向腭侧充分延伸，获取的组织量较大，并可根据唇侧牙龈的具体情况决定瓣的长度；翻瓣后腭侧创面基本不用缝合，2周内可自然愈合。当然，软组织增量有其局限性，种植体周围足够高度和厚度的牙槽骨形态是前牙红白美学的基础。

本例二期牙龈瓣术后使用愈合基台塑形牙龈，效果良好，因此未使用种植临时牙。因为经费原因，本例未使用全瓷冠修复，较为遗憾。

参考文献

[1] Schneider D, Grunder U, Ender A, Hammerle CH, Jung RE. Volume gain and stability of peri-implant tissue following bone and soft tissue augmentation: 1-year results from a prospective cohort study. Clin Oral Implants Res, 2011, 22:28-37.

[2] Clementini M, Morlupi A, Canullo L, Agrestini C, Barlattani A. Success rate of dental implants inserted in horizontal and vertical guided bone regenerated areas: a systematic review. Int J Oral Maxillofac Surg, 2012, 41:847-852.

[3] 林成,张晓雯,巴娇娇,李雅梅,艾娟,鲍飞 种植Ⅱ期"V"形和"+"形牙龈瓣的应用效果评价.中国口腔颌面外科杂志, 2015, 13(6): 525-529.

[4] Migliorati M, Amorfini L, Signori A, Biavati AS, Benedicenti S. Clinical and Aesthetic Outcome with Post-Extractive Implants with or without Soft Tissue Augmentation: A 2-Year Randomized Clinical Trial. Clin Implant Dent Relat Res, 2013, 27.

李晓红教授点评

该病例对重度牙周炎患者采用上前牙即刻种植的治疗方案，术中结合使用GBR技术恢复了唇侧骨部分高度，二期手术通过采用"V"形瓣的方式，恢复了患者的唇侧丰满度，修复后效果满意。通过术前术后完整的资料显示了治疗的确切效果。同时伴有较长期的随访。

亮点：采用了"V"形瓣恢复了唇侧的丰满度，避免了采用其他复杂软组织恢复的手术，减轻了患者的创伤，且远期随访效果满意。证明了"V"形瓣恢复软组织美学是值得推荐的一种方式。

若能够对治疗的适应证进行分析则更有意义。

上颌双侧中切牙即刻种植1例

林成　张晓雯　新疆乌鲁木齐解放军第四七四医院口腔科

摘 要

目的：观察1例上颌双侧中切牙外伤根折后即刻种植的临床效果。**材料与方法**：不翻瓣微创拔除外伤根折的上颌双侧中切牙，即刻种植。2个月后行种植体支持的自体牙冠临时修复，塑形牙龈。6个月后硅橡胶取模，钛基台，烤瓷冠修复。**结果**：种植体植入术后伤口愈合良好，自体牙冠牙龈塑形满意。术后17个月观察：红白美学效果满意。X线观察：种植体骨结合良好，牙槽骨水平稳定。患者满意。**结论**：适应证良好的即刻种植可以最大程度地保存牙槽骨和牙龈形态，可以取得满意的临床效果。

近年来，更多的种植医生倾向于即刻种植。即刻种植可以最大限度地保存牙槽嵴和周边软组织形态；拔除牙根，一次性植入种植体，有效缩短治疗时间，减少创伤；同时也降低了治疗费用。本文就1例上颌双侧中切牙外伤的患者，实行即刻种植，探讨其临床效果。

一、材料与方法

1. 病例简介　32岁男性患者，于2014年9月22日就诊。双侧上颌前牙外伤松动2天，要求治疗。检查：上颌双侧中切牙牙冠明显伸长，松动Ⅲ°。上颌右侧侧切牙牙冠部分缺损。牙龈形态良好，为中厚型生物型。X线及CBCT示：上颌双侧中切牙根尖折断。

2. 诊断　上颌双侧中切牙根折；上颌右侧侧切牙牙冠部分缺损。

3. 治疗计划　（1）微创拔除上颌双侧中切牙。（2）即刻种植。（3）种植体周围Bio-Oss®骨粉充填。（4）临时牙龈塑形，上颌右侧侧切牙牙冠树脂修复。（5）最终牙冠修复。（6）长期随访观察。

4. 治疗过程

（1）上颌前牙区局部浸润麻醉，微创拔除上颌双侧中切牙及折断的牙根。探查：上颌双侧中切牙牙槽窝骨壁完整，无明显炎性肉芽。依种植原则，在上颌双侧中切牙牙槽窝内依次备洞，分别植入1颗种植体：Dentium 40mm×12mm，植入扭矩均为30 N·cm，上愈合基台（55M）。种植体与牙槽窝间隙自体骨粉+人工骨粉植入。术后即刻拍摄X线片及CBCT。

（2）术后2个月行种植体支持的临时冠修复（临时冠采用自体牙冠），上颌右侧侧切牙牙冠树脂修复。术后6个月硅橡胶取模，钛基台，烤瓷冠修复。长期观察。

（3）使用材料：骨水平平台转移种植体Dentium Superline：4.0mm×12mm；Bio-Oss®骨粉。

二、结果

即刻植入术后伤口愈合良好，2个月后使用自体牙冠做牙龈塑形，6个月后最终牙冠修复。术后17个月观察：近远中牙龈乳头、唇侧牙龈形态、色泽质地均满意。牙冠形态、色泽良好，上颌右侧侧切牙树脂修复效果满意。X线长期观察：种植体骨结合良好，未见明显骨吸收。患者满意。

适应证良好的即刻种植可以最大程度地保存牙槽骨和牙龈形态，可以取得满意的临床效果。

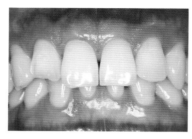

图1 术前正面像。可见上颌双侧中切牙明显伸长，上颌右侧侧切牙牙冠部分缺损

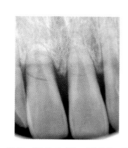

图2 术前X线片上颌双侧中切牙根折

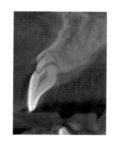

图3 术前CBCT示：上颌右侧中切牙根折

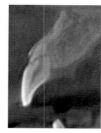

图4 术前CBCT示：上颌左侧中切牙根折

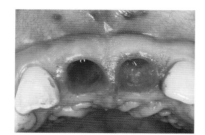

图5 微创拔除上颌双侧中切牙

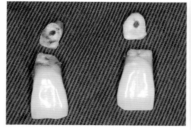

图6 拔除的上颌双侧中切牙及折断的牙根

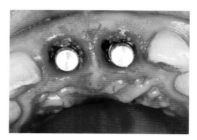

图7 上颌双侧中切牙牙槽窝即刻种植，植体三维方向理想，植体与牙槽窝间隙人工骨粉植入

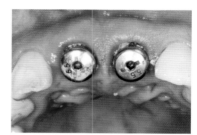

图8 上愈合基台

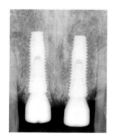

图9 植入术后即刻X线片，2颗植体位置方向良好

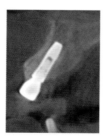

图10 CBCT示：上颌右侧中切牙种植体植入即刻

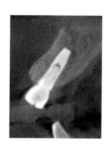

图11 CBCT示：上颌左侧中切牙种植体植入即刻

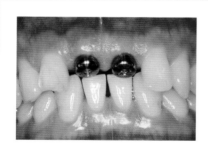

图12 术后2个月正面像，牙龈形态良好

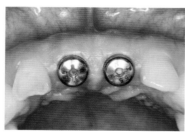

图13 术后2个月，牙龈轮廓基本满意

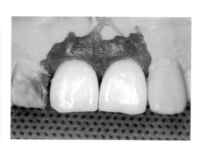

图14 用拔除的上颌双侧中切牙制作临时牙冠，模型上试戴

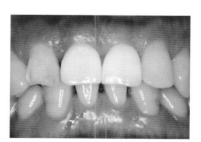

图15 口内临时冠戴入正面像

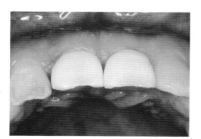

图16 口内临时冠戴入

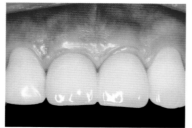

图17 术后17个月，最终修复体形态满意，上颌右侧侧切牙牙冠树脂修复效果满意

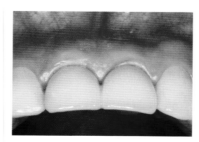

图18 术后17个月，牙龈轮廓满意

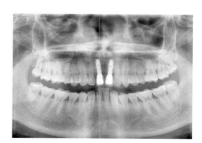

图19 术后17个月，全景片

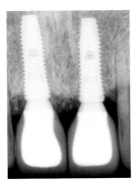

图20　术后17个月，X线片，牙槽骨水平稳定，未见明显骨吸收

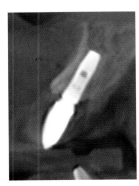

图21　术后17个月，上颌右侧中切牙种植体CT观察，唇侧骨板形态稳定

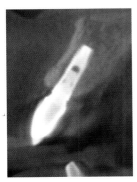

图22　术后17个月，上颌左侧中切牙种植体CT观察，唇侧骨板形态稳定

三、讨论

本例患者上颌双侧中切牙外伤根折2天，拔牙后牙槽窝骨壁完整，牙龈类型为中厚型生物型。我们将植体在准确的三维方向上植入后，初期扭矩30N·cm。种植体与牙槽窝间隙自体骨+人工骨粉填充。考虑患者咬合紧，未行即刻修复，植体上部愈合基台穿龈。2个月后行自体牙冠临时修复，6个月后烤瓷冠修复，效果良好。

研究表明：拔牙后牙槽骨出现快速吸收，6个月内垂直向吸收40%，颊舌向吸收可达60%。拔牙即刻植入种植体可以维持牙槽窝骨壁形态，减少牙槽骨的吸收，种植体作为新骨生长结合点还能够促进周围骨组织的形成。牙槽窝唇侧骨板是前牙美学的重要基础，不翻瓣微创拔牙的方法可以较好地保护牙龈血供，减少唇侧骨板的吸收。从而最大限度地避免了牙龈组织的萎缩和塌陷。因为经费原因，本例未使用全瓷冠修复，较为遗憾。

参考文献

[1] Schneider D, Grunder U, Ender A, Hammerle CH, Jung RE. Volume gain and stability of peri-implant tissue following bone and soft tissue augmentation: 1-year results from a prospective cohort study. Clin Oral Implants Res , 2011, 22:28-37.

[2] Clementini M, Morlupi A, Canullo L, Agrestini C, Barlattani A. Success rate of dental implants inserted in horizontal and vertical guided bone regenerated areas: a systematic review. Int J Oral Maxillofac Surg, 2012, 41:847-852.

[3] Found Khoury, Arndt Hoppe. Soft Tissue Management in Oral Implantology;A Review of Surgical Techniques for Shaping an Esthetic and Functional Peri - implant Soft Tissues Structure, Quintessence Int, 2000,31:483-499.

李晓红教授点评

该病例为1例上颌前牙外伤后即刻种植病例，拔牙即刻植入种植体可以维持牙槽窝骨壁形态，减少牙槽骨的吸收，种植体作为新骨生长结合点还能够促进周围骨组织的形成。但美学区的即刻种植常伴有不可预期的骨组织吸收和软组织萎缩，手术难度大，对于适应证的选择以及医生的技术有着较高的要求。

该病例报道中适应证选择恰当，治疗流程规范，也获得了较好的美学修复效果。

对于该病例，建议可以考虑即刻修复的可行性。原因如下：（1）患者前牙深覆殆，连接愈合基台后没有临时修复空间，2个月后才进行临时冠的修复，对于缺牙期间的前牙美学功能恢复欠佳；（2）所用种植体自攻性好，获得30N·cm的植入扭矩，在控制好咬合力的前提下，临时固定修复的风险是可控的。

上颌双侧连续多牙缺失伴牙槽骨严重缺损的种植修复

王庆福[1]　张健[1]　马晓丽[2]　1. 天津市口腔医院（南开大学口腔医院）口腔种植中心　2. 天津市口腔医院（南开大学口腔医院）国际诊疗中心

摘 要

目的：通过一例上颌双侧连续多牙缺失伴牙槽骨严重缺损的种植修复，探讨相应的种植修复方法及效果。**材料与方法**：患者为中年男性，上颌右侧侧切牙至右侧第二磨牙、上颌左侧第一前磨牙至左侧第一磨牙连续缺失，且上颌右侧中切牙倾斜明显。术前CBCT显示双侧上颌窦底骨高度明显不足。治疗方案为一期行双侧经外侧壁开窗植骨提升术。植骨成骨后，制作数字化种植外科导板，右上颌设计种植位点为上颌右侧尖牙、第一前磨牙、第一磨牙、第二磨牙，左上颌设计种植位点为上颌左侧第一前磨牙、第二前磨牙、第一磨牙，修复设计均为联冠修复。**结果**：一期行双侧经外侧壁开窗植骨提升术，手术顺利。术后复查CBCT可见术区成骨良好，骨高度增加明显。在数字化导板辅助下植入种植体，植入位置理想，符合术前设计。最终修复显示与术前设计一致。**结论**：针对上颌后牙区骨量严重不足的患者，经外侧壁开窗植骨提升术是可靠的骨增量方法。种植外科阶段，采用数字化种植外科技术，既充分且准确地利用了前期骨增量，又保证了最终的修复效果。

当患者缺牙数目多，且口内余留牙位置存在异常时，临床医生将会很难在术中决定准确的种植位点和角度。因此，通过术前进行精准的种植修复设计，临床医生通过术中应用数字化导板将会大大提高复杂种植修复的临床效果，降低手术难度。

一、材料与方法

1. 病例简介　患者为中年男性，上颌右侧侧切牙至右侧第二磨牙、上颌左侧第一前磨牙至左侧第一磨牙连续缺失，且上颌右侧中切牙倾斜明显。术前CBCT显示双侧上颌窦底骨高度明显不足。患者期望固定义齿修复，愿意接受较复杂植骨手术。

2. 治疗计划　一期行双侧经外侧壁开窗植骨提升术。植骨成骨后，制作数字化种植外科导板，设计种植体位置时发现患者口内余留牙非常少，缺乏种植体植入参考标志，同时上颌右侧中切牙牙根明显偏向远中，严重影响种植体植入和最终修复效果。此时，术前根据修复设计进行数字化导板的设计，右上颌设计种植位点为上颌右侧尖牙、第一前磨牙、第一磨牙、第二磨牙，左上颌设计种植位点为上颌左侧第一前磨牙、第二前磨牙、第一磨牙，修复设计均为联冠修复。

3. 治疗过程

（1）一期行双侧经外侧壁开窗植骨提升术。植骨材料为Bio-Oss®骨粉与Bio-Gide®可吸收生物膜。

（2）8个月后复查CBCT见双侧上颌后牙区骨增量明显。

（3）制取模型，并进行诊断性排牙。将带有修复信息的模型扫描，并与CBCT整合。在彩立方数字化导板设计软件中设计种植治疗方案。

（4）由于上颌右侧中切牙严重倾斜，因此上颌右侧设计种植位点为上颌右侧尖牙、第一前磨牙、第一磨牙、第二磨牙，将上颌右侧侧切牙设计为悬臂，保证了其余种植体三维位置的理想。左上颌设计种植位点为上颌左侧第一前磨牙、第二前磨牙、第一磨牙。双侧修复设计均为联冠修复。

（5）在数字化种植外科导板辅助下，植入种植体。

（6）植入半年后，完成上部结构修复。

二、结果

一期行双侧经外侧壁开窗植骨提升术，手术顺利。术后复查CBCT可见术区成骨良好，骨高度增加明显。在数字化导板辅助下植入种植体，植入位置理想，符合术前设计。最终修复显示与术前设计一致。

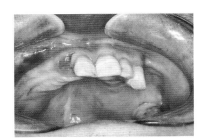

图1 术前口内像

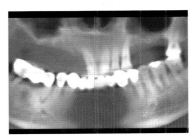

图2 术前CBCT影像

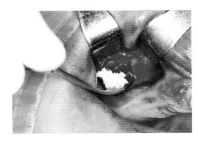

图3 右侧经外侧壁开窗植骨提升术（Bio-Oss®）

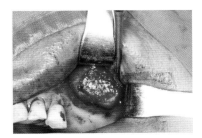

图4 左侧经外侧壁开窗植骨提升术（Bio-Oss®）

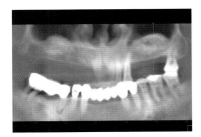

图5 双侧经外侧壁开窗植骨提升术后影像

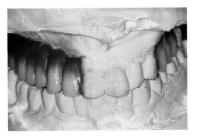

图6 种植术前诊断排牙

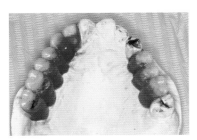

图7 种植术前诊断排牙

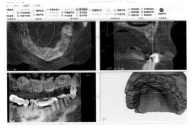

图8 在修复信息引导下设计种植体位置。设计为上颌右侧切牙的单端桥修复，这样保证了大多数植体的正常植入，获得了理想的修复效果

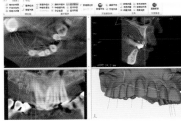

图9 上颌右侧中切牙牙根远中倾斜明显，设计上颌右侧侧切牙为悬端

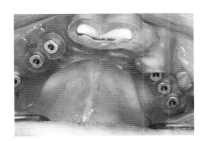

图10 彩立方数字化种植外科导板就位

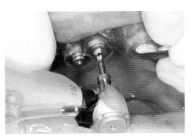

图11 数字化导板引导备洞

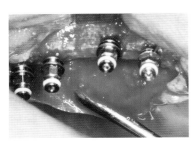

图12 右侧种植体（Osstem）植入

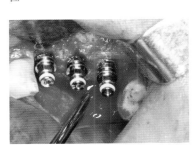

图13 左侧种植体（Osstem）植入

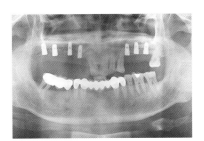

图14 种植体植入后复查

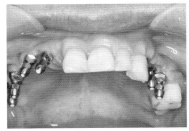

图15 转移杆就位

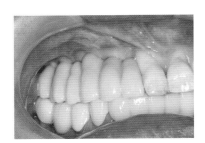

图16 修复完成口内像（右）

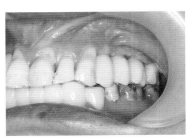

图17 修复完成口内像（左）

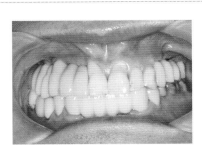

图18 口内正面像

三、结论

1. 临床上，经常遇到上颌后牙区剩余骨高度不足的病例，导致无法植入理想长度的种植体，进而影响种植体的长期效果。早期的植骨方式有 Onlay 植骨、三明治法植骨等，术式复杂且效果有时难以保证。上颌窦底植骨的应用，降低了上颌后牙区骨增量的难度，同时提高了成骨效果。

2. 为了实现以修复为导向的种植治疗，确保种植体理想位置，在复杂病例中应该使用数字化种植外科导板。它可以在术中精确地控制种植体的植入方向，提高外科植入的准确度，确保种植体的最终植入位置符合术前的计划。同时，数字化种植外科导板可以减少手术并发症，确保手术安全。

参考文献

[1] 宿玉成. 口腔种植学. 2版. 北京：人民卫生出版社，2014.

[2] Van Assche N, van Steenberghe D,Quirynen M,et al.Accuracy assessment of computer–assisted flapless implant placement in partial edentulism. J Clin Periodontol, 2010, 37(4): 398–403.

[3] Hultin M, Svensson KG,Trulsson M. Clinical advantages of computer–guided implant placement: a systematic review. Clin Oral Implants Res, 2012, 23 Suppl 6: 124–135.

[4] 刘宝林. 口腔种植学. 北京：人民卫生出版社，2011.

唐志辉教授点评

多牙连续缺失种植手术时缺乏解剖标志参考，容易造成种植体位置及角度的偏差，会增加修复的困难和机械、生物学并发症的发生。对于存在上颌骨量不足且连续多牙缺失的病例，采用上颌窦外提升技术增加骨量，利用导板进行种植体位置方向引导，在一定程度上避免或者减少了上述问题的发生。采用先锋钻导向的导板，手术的自由度和可控性更大，可根据术中情况及术者经验进行方案的调整，对患者张口度的要求也更低。上颌侧切牙悬臂设计也是很好的选择。治疗设计缜密，思路清晰。不足之处在于联冠的龈外展隙不足，清洁维护会有困难。

上前牙即刻种植同期GBR修复3颗牙连续缺失

刘明丽　曲哲　大连市口腔医院种植科

摘要

目的：上前牙残根唇侧骨壁不完整位点即刻种植，同期GBR修复3颗牙连续缺失病例1例。**材料与方法**：50岁女性患者，上前牙固定桥脱落要求种植修复来诊。检查上颌右侧侧切牙缺失，上颌右侧尖牙、双侧中切牙残根，上颌右侧尖牙、右侧中切牙无法保留，CBCT未见上颌右侧尖牙、右侧中切牙唇侧骨壁，提示上颌右侧尖牙、右侧中切牙唇侧骨壁菲薄或不完整，取研究模型预排牙制作种植定位导板，局麻下微创拔除上颌右侧尖牙、右侧中切牙残根，即刻种植体偏腭侧植入，同期Bio-Oss®骨粉填入种植体唇侧骨缺损区，覆盖Bio-Gide®与海奥可吸收胶原膜钛钉固定，埋入式愈合。种植术后10个月二期手术，上愈合基台后2周，取模，临时基台，树脂临时固定桥牙龈塑形，4个月牙龈形态稳定后个性化取模杆开窗取模，完成氧化锆个性化基台与氧化锆全瓷固定桥修复。**结果**：种植体稳定，修复后唇侧牙龈丰满，龈缘曲线协调，修复效果满意。**结论**：前牙美学区唇侧骨壁缺损位点即刻种植同期GBR，在维持前牙区良好的唇侧骨高度与丰满度，以获得良好的唇侧牙龈形态是可行的。

前牙美学区多颗牙连续缺失后唇侧束状骨吸收，常带来垂直向与水平向骨量不足，龈乳头与龈缘曲线重建难度高，带来美学修复的高风险。本文就1前牙固定桥因基牙继发龋脱落病例，残根唇侧骨壁菲薄，拔除残根即刻种植，同期GBR增加骨量，术后10个月临时基台树脂临时固定桥牙龈塑形，以期获得适当的牙龈丰满度与曲线形态，提高种植修复治疗满意度。

一、材料与方法

1. 病例简介　50岁女性患者，因上前牙烤瓷固定桥脱落1天来诊，要求种植修复。无系统性疾病，无过敏史，不吸烟，无口腔副功能。临床检查：上颌右侧侧切牙缺失，缺牙区牙槽嵴萎缩明显。上颌右侧尖牙、双侧中切牙残根，继发龋，上颌右侧尖牙、右侧中切牙缺损至龈下，上颌左侧中切牙残根不松动，龈上尚存1~2mm。口腔卫生较好。双侧后牙区多颗牙缺失。

CBCT检查：上颌右侧尖牙、右侧中切牙残根缺损重，未见牙根唇侧骨壁，提示唇侧骨壁菲薄或缺损。上颌左侧中切牙残根根长度适中，根管充填不严密，根尖无病灶。

2. 诊断　上下颌牙列缺损；上颌左侧中切牙牙体缺损。

3. 治疗过程

（1）上颌左侧中切牙根管再治疗，纤维桩树脂核（3M,USA）修复，制作临时冠。

（2）模型上预排牙，制作种植定位导板。

（3）上颌右侧尖牙、右侧中切牙微创拔除，导板引导下即刻上颌右侧尖牙、右侧中切牙骨水平种植体植入（上颌右侧尖牙位点：4.1mm×15mm，上颌右侧中切牙位点：3.75mm×15mm, RSX, Bego, Germany）。同期GBR(骨替代材料DBBM: Bio-Oss®；可吸收胶原膜：Bio-Gide®, Geistlich Pharma, Switzerland，海奥胶原膜，中国烟台）。

（4）术后10个月，种植体稳定性系数ISQ=80（Osstell ISQ, Sweden），骨结合稳定，取模，应用临时基台，上颌右侧尖牙至左侧中切牙树脂临时桥牙龈塑形。

（5）塑形4个月，个性化转移杆聚醚橡胶（3M, USA）开窗取模，氧化锆个性化基台，氧化锆全瓷冠桥修复上颌右侧尖牙至左侧中切牙。

（6）术后3个月、每6个月复查。余牙进一步治疗与修复后部缺牙区。

二、结果

种植体稳定，修复后牙龈轮廓丰满，无明显龈退缩，龈缘曲线协调，修复效果满意。

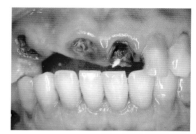

图1　术前口内像

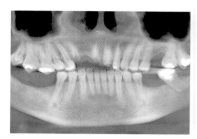

图2　术前全景片（2014-12-23）

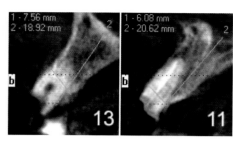

图3　上颌右侧尖牙、中切牙位点可用骨量，唇侧骨板菲薄或不完整

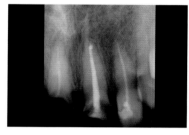

图4　上颌左侧中切牙残根根管再治疗（2014-12-25）

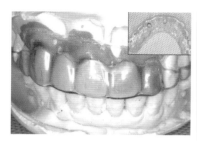

图5　术前排牙制作压膜定位导板

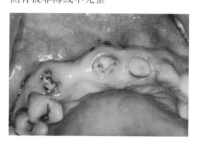

图6　局麻微创拔除上颌右侧尖牙、中切牙患牙

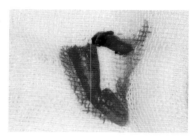

图7　上颌右侧尖牙、中切牙残根

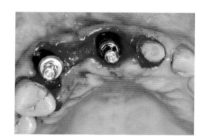

图8　偏腭侧种植体植入

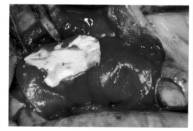

图9　唇侧骨缺损填入Bio-Oss®骨粉，覆盖Bio-Gide®（Switzerland）与海奥可吸收胶原膜（中国烟台），钛钉固定

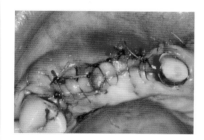

图10　埋入式愈合

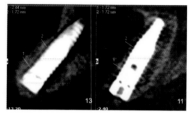

图11　术后10个月上颌右侧尖牙、中切牙种植体周围骨愈合良好（2015-09-11）

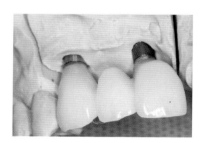

图12　模型上制作螺丝固位临时义齿

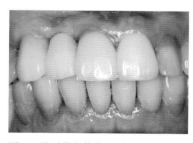

图13　临时修复体戴入牙龈塑形

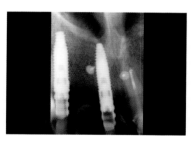

图14　X线片示临时基台就位完全

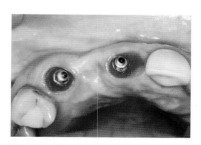

图15　塑形4个月后的圆锥形牙龈袖口与凹窝形桥体区形态

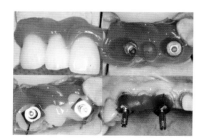

图16　利用临时义齿制作模型，注入人工牙龈，复制临时义齿穿龈轮廓，流体树脂制作个性化转移杆，个性化转移杆口腔内就位

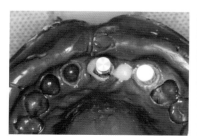

图17　开窗印模

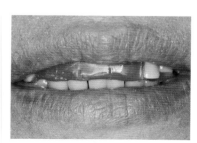

图18　蜡堤咬合记录

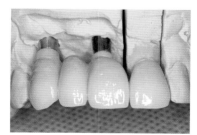

图19　模型上氧化锆个性化基台与氧化锆全瓷冠完成

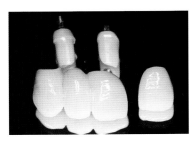

图20　氧化锆个性化基台与氧化锆全瓷冠

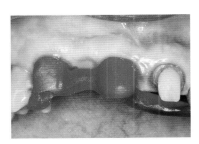

图21　定位器引导下基台就位

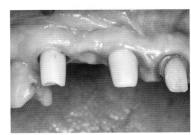

图22　个性化基台肩台位置合适

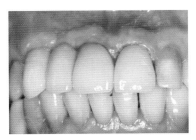

图23　冠桥戴入后正面像

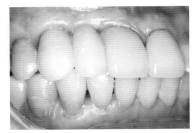

图24　冠桥戴入后侧面像

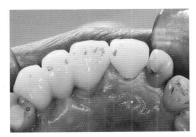

图25　调𬌗，正中𬌗轻咬合，前伸𬌗组牙功能𬌗

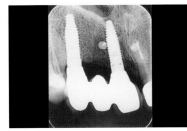

图26　修复完成后X线片示修复体就位完全，边缘无粘接剂滞留

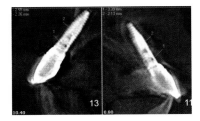

图27　种植术后15个月CBCT上颌右侧尖牙、中切牙种植体唇侧骨板厚度>2mm（2016-04-07）

三、讨论

　　影响前牙美学区种植修复效果的因素包括多方面，包括：种植术前的检查设计，风险评估，与患者的良好沟通，拔牙位点的保存，种植体良好的三维空间位置，种植体的选择与表面处理，临时修复体的合理应用，个性化印模技术及修复后的维护等。

　　前牙美学区连续多颗牙缺失的种植修复被认为是高难度病例，两颗种植体间很难获得较好的龈乳头形态，根据Tarnow等的研究，种植体与桥体的连接区较种植体与种植体之间更易获得更好的龈乳头高度。因此对于前牙美学区连续多颗牙缺失，种植体满足支持需要的前提下，多选择桥体的设计。

　　本病例选择了骨量较好的上颌右侧尖牙、右侧中切牙拔牙位点，即刻植入种植体，进行种植固定桥的设计，应用GBR技术，增加唇侧骨壁厚度，维持牙龈的丰满度，并应用了临时修复体牙龈塑形，以获得较为满意的最终修复效果。

参考文献

[1] D. Wismeijer, S. Chen, D.Buser. 宿玉成译.国际口腔种植学会(ITI)口腔种植指南第六卷--美学区连续多颗牙缺失间隙的种植修复.北京:人民军医出版社,2014.

[2] Tarnow D, Elian N, Fletcher P, Froum S, Magner A, Cho SC, Salama M, Salama H, Garber DA. Vertical distance from the crest of bone to the height of the interproximal papilla between adjacent implants.J Periodontol, 2003 Dec, 74(12):1785-1788.

[3] Tarnow DP,Cho SC, Wallac SS. The effect of inter-implant distance on the height of inter-implant bone crest. J Periodontol, 2000 Aprl, 71(4):546-549.

[4] Elian N,Tabourian G, Jalbout ZN, Classi A, Cho SC, Froum S, Tarnow DP. Accurate transfer of peri-implant soft tissue emergence profile from the provisional crown to the final prosthesis using an emergence profile cast. J EsthetRestor Dent, 2007, 19(6):306-314.

马国武教授点评

　　上前牙区相邻的多颗牙缺失，往往由于牙齿的长期病变，导致唇侧牙槽骨的大面积缺损。唇侧骨板的塌陷也带来了软组织量的不足。对美观要求较高的患者，上前牙区多颗牙的种植修复存在很高的美学风险。为了降低风险，制订治疗计划时，应首先考虑补足骨组织及牙龈组织，采用固定桥修复，暂时冠桥牙龈诱导成形，使用锆瓷基台、全瓷冠，必要时可能需要用牙龈瓷补救牙龈的缺损。本文病例为中年女性，有较高的美学要求，作者设计并使用了以GBR技术增加骨量、同期植入种植体、用临时牙进行牙龈诱导成形等多种技术手段，获得了理想的修复效果，为前牙连续缺失种植修复提供参考。

前牙美学区新技术——埋根技术

朱丽文　周兵　余昕　满毅　四川大学华西口腔医院种植科

摘要

本病例中患者为上颌右侧侧切牙缺失，上颌双侧中切牙残根，上颌右侧中切牙根尖无异常，上颌左侧中切牙根尖暗影，要求上颌前牙区种植修复。拟行上颌右侧侧切牙，上颌左侧中切牙牙桥体设计。我们从美学和微创的角度考虑，设计了利用上颌右侧中切牙健康牙根来保持住原有的唇侧牙槽嵴外形，同时避免周围牙槽嵴高度的降低，维持了原有的牙龈乳头高度和形态，避免"黑三角"的出现，避免食物嵌塞难以清洁。对相邻2颗种植体起到支撑和保护作用，化连续缺失为两个单独缺失，单颗牙拔除位点，邻牙牙根的存在限制了骨吸收。不仅能达到自然的美学效果，最大程度降低美学风险，还减少了拔牙带来的痛苦，真正达到微创和对患者的人文关怀。这个创新又有爱的设计我们称之为埋根技术（RST）。

埋根技术（RST）是从美学和微创的角度考虑，利用健康牙根不拔除，"埋在"龈下维持骨量，来保持住原有的唇侧牙槽嵴外形，同时避免周围牙槽嵴高度的降低，维持了原有的牙龈乳头高度和形态，避免"黑三角"的出现，避免食物嵌塞难以清洁。对相邻两颗种植体起到支撑和保护作用，将连续缺失变为两个单独缺失，单颗牙拔除位点，邻牙牙根的存在限制了骨吸收。上颌前部种基于患者的笑线、对美学外形有直接影响的最常见因素包括：过长的临床冠、原本弧线形的牙龈线变为平坦以及龈乳头缺失导致牙间难看的"黑三角"。这些因素尤其常见于原本"弧线形—薄"龈生物型而非"平坦型—厚"龈患者，这种状态通常会伴有垂直向或侧向牙移位，可能显著影响其本身的美学参数。此外，在更为局限的牙周病和附着丧失时，可能在相邻牙之间出现垂直向软组织高度的突然变化。所导致的主要美学缺陷主要包括临床牙冠长度和宽度比例变化（"长牙综合征"）以及牙龈组织未完全充满牙间间隙。后者可能不仅影响美学，也会造成食物嵌塞和发音问题，此病例就属于这种情况。因此，进行常规和种植治疗特殊需求的重建考量，不仅要考虑到可预期和长期的功能重建，还要从美学和发音的角度达到谐调的重建目标。在牙槽嵴顶，牙槽嵴的高度普遍降低，原本存在的邻面牙槽嵴骨峰变平。单颗牙拔除位点，邻牙牙根的存在限制了骨吸收。然而，当相邻多颗牙拔除时，由于缺失牙间隙跨度增加，余留牙维持牙槽嵴的能力降低。上颌前部连续拔除多颗牙时，连续性缺牙间隙中会有显著的牙槽嵴吸收。单颗种植在种植体唇侧中点处的牙槽嵴上方（冠根向）被覆软组织厚度为3.5～4.0mm。由于相邻天然牙牙周组织附着的支持，天然牙和种植体之间龈乳头的牙槽嵴上方软组织厚度略有增加（5～6mm）。相比之下，连续多颗牙缺失间隙的黏膜缺乏相邻牙的支持。因此，种植体之间与种植体唇侧中点的黏膜冠根向厚度相类似，为2～4mm，平均3.4mm。因此在上颌连续多颗牙缺失间隙，因为种植体之间龈乳头的高度不能达到生物学所要求的水多数种植体支持式修复体的乳头相对较为低平。通常，需要在修复体上添加龈瓷来替代缺如的龈乳头。而应用"埋根技术"，利用自身健康牙根作为最好

的"骨移植材料"就轻而易举地解决了以上问题，省时省力，化繁为简，并能恢复最佳的牙槽嵴外形。

一、材料与方法

1. **病例简介**　74岁男性患者，主诉上前牙原烤瓷牙折断1周，要求种植修复。术前检查上颌右侧侧切牙缺失，缺牙区牙槽嵴萎缩，颌面观唇侧外形塌陷，上颌双侧中切牙残根，断端龈下约1mm，颌面观唇侧外形丰满，上颌右侧尖牙牙体不规则预备。低位笑线，厚龈生物型，高弧线形，CBCT显示上颌右侧中切牙，上颌右侧尖牙根尖无异常，上颌左侧中切牙根尖暗影，测量上颌右侧侧切牙位点牙槽嵴宽度约5.4mm，牙槽嵴顶距离鼻底约19.9mm，上颌右侧中切牙根长约12.3mm，上颌左侧中切牙根长约9.2mm，牙槽嵴顶距离鼻底约18.5mm，牙槽嵴宽度约6.4mm，上颌双侧切牙唇侧骨壁完整。

2. **诊断**　上颌右侧侧切牙牙列缺损，上颌双侧中切牙牙体缺损。

3. **治疗计划**　如果拔除上颌双侧中切牙后，此病例植入连续的3颗种植体，则违背了ITI指南中在美学区牙列缺损种植时，应避免连续种植。因为种植体之间的软组织和硬组织支持在很大程度上不可预期，当种植体之间间隙过小时（＜3mm）将引起2颗相邻种植体之间种植体周围牙槽嵴降低。其结果是将导致2颗种植修复体之间的龈乳头缺乏足够高度的骨性支持。由此，较短的龈乳头会显现难看的"黑三角"，尤其在上颌前部尖圆形牙冠的患者。当如果植入多颗相邻的种植体，会带来种植体相互之间靠得太近的风险，由此侵犯楔状隙。通常种植体之间得间隔至少为1颗牙的间隙，才能植入到正确的修复位置上。种植修复相邻中切牙和侧切牙缺失或相邻尖牙和侧切牙缺失时要特别注意。所以此病例拟行上颌右侧侧切牙至左侧中切牙桥体设计，拔除上颌双侧中切牙，上颌前牙区将成为上颌右侧侧切牙、双侧中切牙连续缺失，即ITI指南第六卷描述的美学区连续多颗牙缺失。多数病例，唇侧骨壁完全由束状骨构成，在拔牙之后的6～8周内，会被吸收，导致1/3

的唇侧牙槽嵴发生水平向和垂直向骨吸收。结果是唇侧骨壁的改建加剧了唇舌向牙槽嵴宽度的丧失，并导致牙槽嵴唇侧轮廓平坦。最终的结果是牙槽嵴向腭侧方向吸收，唇侧垂直向高度降低。牙槽嵴的正常弧度（牙齿存在时）发生变化，形成较为平坦的外形轮廓。因牙槽嵴弧度扁平化，骨弓的线性距离减少。

而上颌连续多颗牙缺失间隙的牙槽嵴吸收，可导致种植体植入时的骨量不足。骨量不足可表现在冠根向和唇舌向。唇舌向的骨吸收可导致牙槽嵴唇侧变平和唇舌向骨厚度降低。随之而来的是以下并发症：

为获得正确的修复位置，在剩余牙槽嵴植入合适直径的种植体时骨量不足。可能需要同期或分阶段的骨增量程序。

尽管存在牙槽嵴吸收，但骨量仍然充足时，种植体植入位置可能过度偏向腭侧，将导致固定修复体向唇侧悬出和盖嵴式设计，影响患者对菌斑控制的自我维护。

存在垂直向牙槽嵴吸收时，天然的龈乳头形态和高度丧失。在许多病例，仅依靠黏膜不能重建龈乳头；临床医生必须在修复体上添加龈瓷的翼来模拟缺失的龈乳头和软组织。因此，必须注意唇线和笑线的位置，笑时能见到衔接区，将对美学效果产生十分负面的影响。如果衔接区可见，还可能采用垂直向骨增量的方式避免翼的设计。

为了维持和增加缺牙区骨量，尤其是上颌右侧中切牙桥体位置的唇侧丰满度及垂直向牙龈乳头高度，骨增量技术不可避免地增加了患者的痛苦和治疗时间，同时植入的骨替代材料有可能进一步吸收和萎缩，无法达到预期的美学效果。于是，我们从美学和微创的角度考虑，应用埋根技术（RST），上颌右侧中切牙行根管治疗后不拔除，上颌左侧中切牙即拔即种，上颌右侧侧切牙植入1颗种植体，与上颌左侧中切牙形成桥体，即刻修

复。其中上颌右侧侧切牙、左侧中切牙牙槽嵴顶宽度足够，上颌左侧中切牙唇侧骨壁完整。所以手术无须植骨。此设计了利用上颌右侧中切牙健康牙根来保持住原有的唇侧牙槽嵴外形，同时避免周围牙槽嵴高度的降低，维持了原有的牙龈乳头高度和形态，对相邻两颗种植体起到支撑和保护作用，化连续缺失为两个单独缺失，单颗牙拔除位点，邻牙牙根的存在限制了骨吸收。不仅能达到自然的美学效果，最大程度降低美学风险，还减少了拔牙带来的痛苦，减少治疗时间，真正达到微创和对患者的人文关怀。

4. 治疗过程

术前上颌右侧中切牙行根管治疗后，将断端磨除到骨面下1mm，龈下3mm。手术在局麻下，拟行即拔即种即修。上颌左侧中切牙微创拔除，"三二"原则下备孔，上颌右侧侧切牙切开翻瓣，"三二"原则下以上颌左侧中切牙为标准备孔，平行杆检测方向，植入种植体。术中转移制作临时牙。牙龈成形数月后最终取模，设计为上颌右侧侧切牙至左侧中切牙全瓷桥，戴牙，定期复查。

二、结果

埋根技术（RST），保留的牙根对牙周组织健康有利，美学效果更佳。保持周围牙槽嵴高度，维持了原有的牙龈乳头高度和形态，避免修复后外形难以与原牙槽嵴外形一致以及可能形成"黑三角"，容易导致食物嵌塞，且不易清洁，从而可能导致牙周组织炎症发生。具有与天然牙结构、功能以及美观十分相似的修复效果，可以较好保留根部形态，修复的牙冠与牙周组织及其邻牙相匹配，对牙周高度、邻牙牙周情况及种植区周围组织的解剖结构关系组织形成保护。最大程度降低在前牙区连续缺牙的美学风险，减少了拔牙带来的痛苦，减少了植骨，减少治疗时间，大大提高患者满意度。

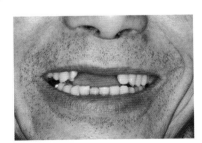 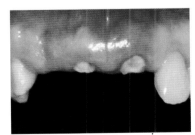 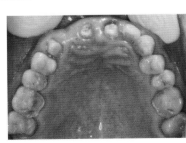 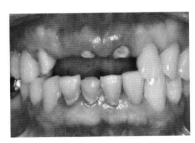

图1　口外微笑像　　　图2　口内正面像　　　图3　𬌗面像　　　图4　咬合正面像

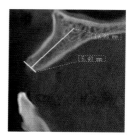
图5 术前CBCT分析上颌右侧侧切牙

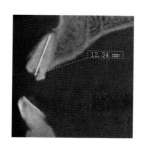
图6 术前CBCT分析上颌右侧中切牙

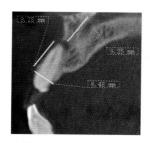
图7 术前CBCT分析上颌左侧中切牙

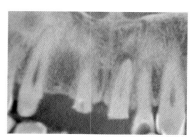
图8 矢状面

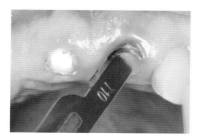
图9 分离上颌左侧中切牙牙龈，上颌右侧中切牙行根管治疗

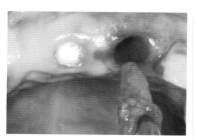
图10 微创拔除上颌左侧中切牙

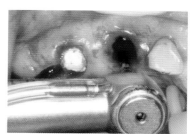
图11 偏腭侧定点

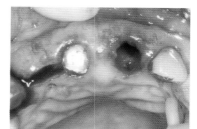
图12 上颌右侧侧切牙位点切开翻瓣

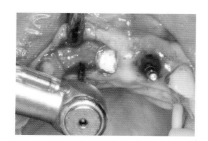
图13 上颌右侧侧切牙位点预备种植窝，以上颌左侧中切牙平行杆为导向

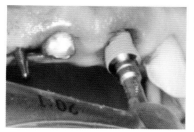
图14 上颌左侧中切牙位点植入种植体，以上颌右侧侧切牙平行杆为导向

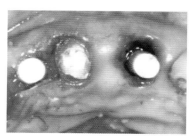
图15 2颗种植体在正确的三维位置上相互平行

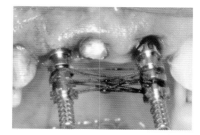
图16 上开口转移柱，术中转移口外制临时牙

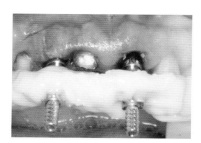
图17 打速凝

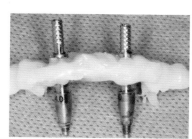
图18 取下转移柱

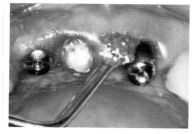
图19 上颌左侧中切牙位点填骨粉

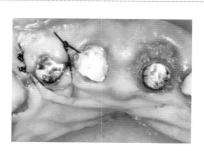
图20 缝合

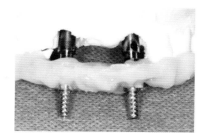
图21 口外制临时牙

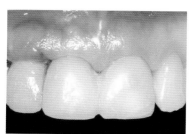
图22 口内临时牙正面像

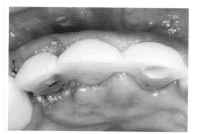
图23 口内临时牙殆面像

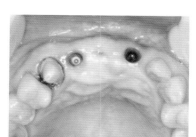
图24 取模

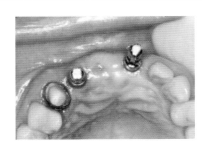
图25　上转移柱

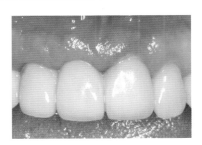
图26　戴牙正面像

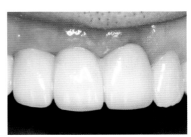
图27　黑面板像

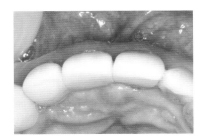
图28　殆面像

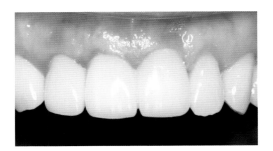
图29　3个月后复查正面黑面板像

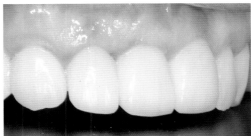
图30　3个月后复查侧面黑面板像

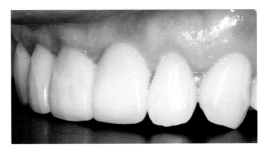
图31　3个月后复查侧面黑面板像

参考文献

[1] Keng MW, Chneh CM, Chee WA. Modified root submergence technique for multiple implant-supported maxillary anterior restorations in a patient with thin gingival biotype: A clinical report. J Prosthet Dent. 2012, 107:349–352.

[2] Alper Ç, Mamta M, Hanae S. Pontic site development with a root submergence technique for a screw-retained prosthesis in the anterior maxilla. J Prosthet Dent. 2013, 110:337–343.

王仁飞教授点评

　　20世纪60年代，有了为防止拔牙后牙槽嵴的吸收而切断牙冠、留置牙根，用唇侧或腭侧龈瓣覆盖的报道，多数作为覆盖义齿的一种来维持牙槽嵴的形态；为了防止牙龈穿孔，建议将牙根切至骨缘稍下，并做成斜面。近年来，牙根留置术应用于种植桥桥体下方，以维持软硬组织的丰满度及牙龈乳头高度。本文病例中的术前设计和治疗过程合理，并取得较好效果，若上颌左侧中切牙的种植体唇腭方向更好一些，桥体下方进行卵圆塑性，将会取得更好的美学效果。

重度牙周炎患者种植修复上前牙连续缺失1例

陈娅倩　向琳　伍颖颖　四川大学华西口腔医院种植科

摘要

目的：探讨牙周炎患者在牙周情况得到控制下的种植修复及随访牙周情况。**材料与方法**：对1例口内多颗上前牙松动的患者进行临床检查，口内卫生状况欠佳，行牙周基础治疗、维护后，待牙周情况稳定后拔除无法保留的松动牙，行位点保护术。位点保护后植入种植体，采用引导骨再生技术，二期手术结合腭侧半厚瓣桥体下增量技术进行软组织的增量。暂冠成形后个性化取模，完成最终修复并嘱患者定期随访。**结果**：在整个治疗过程中，患者定期进行口腔牙周护理。拔牙后位点保护有效维护口内软组织丰满度，种植手术采用大直径愈合帽支撑种植体颈部成骨空间。术后半年CT示种植体颊侧骨量丰满。二期取模时同期行腭侧半厚瓣桥体插入技术进行软组织增量，2周后行暂冠修复。最终修复3个月CT示种植体颊侧骨量稳定。最终修复后8个月随访牙周检查示种植体和天然牙牙周状况良好，无探针出血，无深牙周袋形成且软组织美学效果稳定。**结论**：对于牙周炎患者，在其口内牙周状况维护稳定的前提下，行种植治疗结合软硬组织增量，可在修复后长期随访中获得良好的美学效果及稳定的牙周组织附着效果。

口腔种植技术在近20年来飞速发展，随着临床医生不断提升的技术，结合各种口腔器材、骨替代材料的发展，口腔种植体的5年成功率可达95%以上。然而，对于牙周炎患者能否有较高的种植体存活率，不同研究有不同的观点。有研究认为，在牙周炎情况得到控制的情况下，患者口内种植体的10年存活率达92%以上，但糖尿病、吸烟仍可影响种植体的存活率；Baelum和同事认为牙周病史并不会对种植体的失败有影响；而牙周病史有可能会引起种植体周围炎从而降低种植体的存活率。

对于上前牙连续缺失的病例来说，美学风险往往较高，在临床上多颗种植体美学效果的恢复比单颗种植体难度更大，多颗相邻种植体修复后易出现龈乳头丧失、"黑三角"、龈缘曲度、龈缘高度及牙冠形态与天然牙不协调一致等问题。因此在多颗相邻种植体的修复中更加应该注意种植体周软硬组织的丰满度的维持；在合适的时期选择恰当的软硬组织增量方法。

一、材料与方法

1.病例简介　48岁男性患者，上颌左侧中切牙缺失，上颌左侧侧切牙、右侧中切牙至尖牙Ⅱ°～Ⅲ°松动，口内检查上颌左侧中切牙牙槽嵴唇侧丰满度欠佳，口内卫生不佳，初诊时下前牙软垢结石明显。

2.诊断　上颌左侧中切牙缺失；慢性牙周炎。

3.治疗计划　嘱患者行牙周基础治疗并定期行专业牙周维护；待牙周情况稳定之后行种植手术；嘱患者戒烟；嘱患者坚持身体锻炼。

4.治疗过程

（1）位点保护：由于患者上前牙美学区连续缺失且牙槽骨在垂直向、水平向有缺损，故待患者牙周情况稳定之后先拔除口内松动牙，行位点保护术。

（2）种植手术：位点保护4个月后行种植手术。局麻下行偏腭侧牙槽嵴顶切口和龈沟内切口，用球钻与先锋钻在上颌右侧侧切牙、左侧中切牙、左侧尖牙进行备洞后，植入种植体，发现种植体颈部螺纹暴露，旋入大直径（NC：4.8mm；RC：6.5mm；高度：2mm）愈合帽，该愈合帽边缘可支撑种植体颈部成骨空间，行引导骨再生术；术后CBCT示种植体颊侧及肩台处骨量良好。

（3）二期手术伴软组织增量手术：患者种植术后6个月复查，CT显示种植体颊侧骨量良好。行二期手术，取模制备暂冠，同时考虑到患者的牙龈美学效果，同期行腭侧半厚瓣桥体下增量技术。

（4）二期术后2周戴暂冠：暂冠过程中每个月复诊1次，根据患者牙龈形态进行暂冠调整。

（5）个性化取模、最终修复：戴暂冠3个月后，对患者进行个性化取模和最终修复。经过二期软组织增量和暂冠塑形，患者缺牙区的牙龈缘弧度美观且唇侧丰满度良好。

（6）修复后3个月及8个月随诊记录：患者口内卫生良好，上前牙区唇侧丰满度维持良好，牙周探针示无探针出血，无深牙周袋形成。修复后3个月CBCT示种植体颊侧骨量厚度理想。

二、结果

本病例通过1位牙周炎患者，经过牙周基础治疗炎症控制后行种植手术，结合软硬组织增量实现了理想的修复效果。

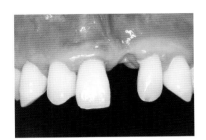

图1　位点保护前正面像

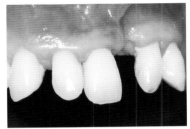

图2　位点保护前右侧面像

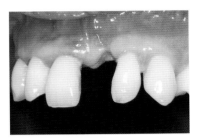

图3　位点保护前左侧面像

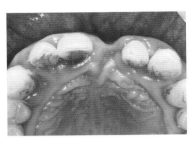

图4　位点保护前殆面像

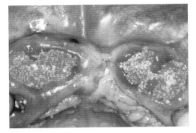

图5　拔牙后位点保护

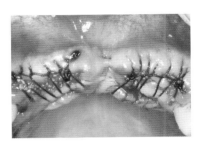

图6　位点保护完成

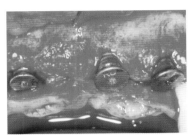

图7　植入种植体后颈部螺纹暴露

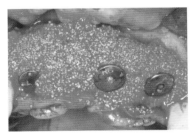

图8　旋入大直径愈合帽

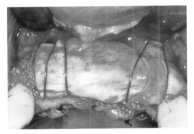

图9　行引导骨再生术

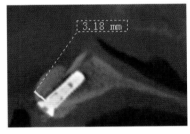

图10　上颌右侧侧切牙术后CBCT

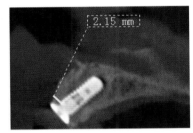

图11　上颌左侧中切牙术后CBCT

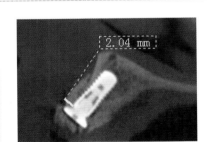

图12　上颌左侧尖牙术后CBCT

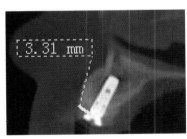

图13　上颌右侧侧切牙术后6个月CBCT

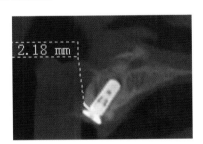

图14　上颌左侧中切牙术后6个月CBCT

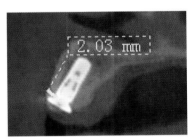

图15　上颌左侧尖牙术后6个月CBCT

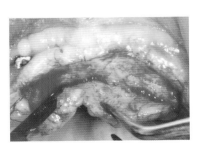

图16　腭侧切开半厚瓣

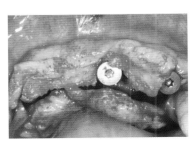

图17　把半厚瓣下面的黏膜瓣翻起推入唇侧

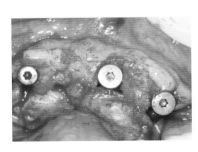

图18　修整完成愈合帽处软组织

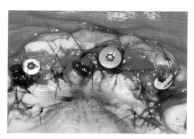

图19　完成腭侧半厚瓣软组织增量技术

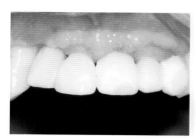

图20　暂冠试戴

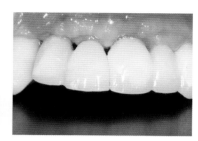

图21　暂冠试戴1个月后

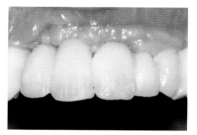

图22　调整暂冠形态

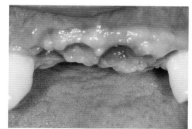

图23　戴牙前正面像

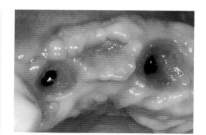

图24　牙龈袖口右侧面像

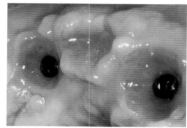

图25　牙龈袖口左侧面像

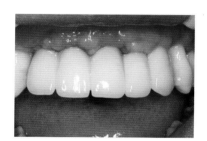

图26　戴牙后正面像

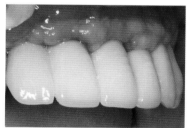

图27　戴牙后右侧面像

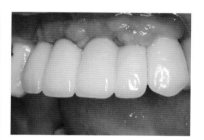

图28　戴牙后左侧面像

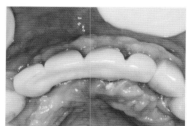

图29　戴牙后𬌗面像

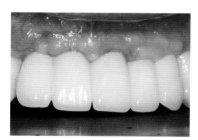

图30　修复后3个月复查正面像

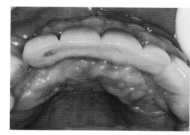

图31　修复后3个月𬌗面像

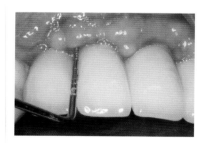

图32　上颌右侧侧切牙种植体近中探诊

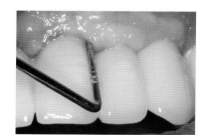

图33　上颌左侧中切牙种植体远中探诊

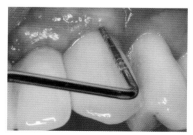

图34　上颌左侧尖牙种植体颊侧探诊

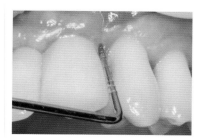

图35　上颌左侧尖牙种植体远中探诊

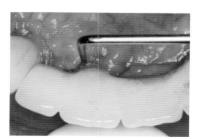

图36　上颌左侧中切牙种植体腭侧探诊

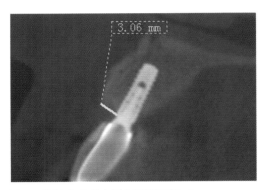
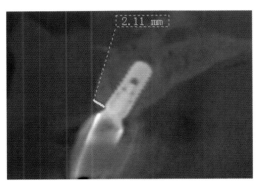
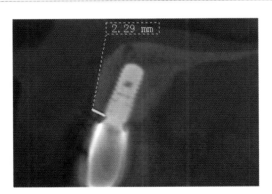

图37　修复后3个月上颌右侧侧切牙CBCT　　　　图38　修复后3个月上颌左侧中切牙CBCT　　　　图39　修复后3个月上颌左侧尖牙CBCT

三、讨论

虽然到目前为止，应用种植技术来修复缺失的牙位已在临床上取得了广泛的成功与认可，但对于牙周炎患者的种植成功率，尤其是口内多颗牙松动，牙槽骨吸收严重的患者，种植手术仍然是比较冒险的选择。回顾文献我们发现，纵然有研究认为，牙周炎的存在可能会引起种植体周围炎的发生，从而加大种植体失败的风险。但目前较多的研究认为即使是牙周炎患者，在牙周疾病得到控制的情况之下，种植体的10年存活率可达92%以上。本病例患者上前牙区多颗松动牙无法保留，但骨量均有所吸收，加之口内卫生状况欠佳。故先应进行牙周治疗与维护，待牙周情况稳定之后再进行种植手术。在种植修复后，无论是种植牙还是天然牙，均有理想的牙周稳定效果。

上前牙连续缺失的病例常常美学风险较高，因此常需要采用不同的硬软组织增量的方法。本病例中，进行了引导骨再生技术，利用直径较大的愈合帽支撑种植体颈部，为成骨提供足够的空间，术后半年及修复后3个月的CBCT均显示种植体颊侧有理想的骨厚度。

软组织增量的方法和时机的选择有很多种；桥体下的软组织丰满度的维持往往难度更大，而本病例中，通过腭侧半厚瓣的唇侧插入技术，良好地进行了软组织增量，在修复后8个月的随访中，唇侧丰满度维持效果也很理想。在二期手术时进行软组织增量有利于暂冠对牙龈边缘的塑形，同时增量后有暂冠支撑软组织，可以减少甚至避免软组织的再次塌陷。

综上，牙周炎患者在炎症得到控制的情况下，可以通过硬软组织增量技术不仅可以使种植体获得理想的成骨效果和修复美学效果，且短期随访内种植牙无种植体周围炎症状。

参考文献

[1] Pjetursson BE, Tan K, Lang NP, Bragger U, Egger M, Zwahlen M. A systematic review of the survival and complication rates of fixed partial dentures (FPDs) after an observation period of at least 5 years. Clinical Oral Implants Research, 2004, 15：667-676.
[2] Baelum V, Ellegaard B. Implant survival in periodontally compromised patients. Journal of Periodontology, 2004, 75：1404-1412.
[3] Gianserra R, Cavalcanti R, Oreglia F, Manfredonia MF, Esposito M. Outcome of dental implants in patients with and without a history of periodontitis: a 5-year pragmatic multicentre retrospective cohort study of 1727 patients. European Journal of Oral Implantology, 2010, 3: 307-314.
[4] Hardt CR, Grondahl K, Lekholm U, Wennstrom JL. Outcome of implant therapy in relation to experienced loss of periodontal bone support: a retrospective 5-year study. Clinical Oral Implants Research, 2002, 13: 488-494.
[5] Swierkot K, Lottholz P, Flores-de-Jacoby L, Mengel R. Mucositis, peri-implantitis, implant success, and survival of implants in patients with treated generalized aggressive periodontitis: 3-to 16-year results of a prospective long-term cohort study. Journal of Periodontology, 2012, 83:1213-1215.
[6] 鲍琰, 齐翊, 哈斯巴根, 张健, 韩静, 孙曜. 美学区多颗相邻牙即刻种植与即刻修复的美学分析. 临床口腔医学杂志, 2012, 28(3).

王仁飞教授点评

牙周病患者种植治疗的关键在于：（1）炎症控制；（2）菌斑控制和维护；（3）修复方式有利于口腔卫生控制；（4）稳定的种植体周围软硬组织；（5）防止种植体周围炎的发生；（6）控烟。本文病例牙周基础治疗后，采用位点保存、种植同期GBR及结缔组织增量等方式，增量缺牙区的软硬组织，取得一定的效果；但由于右上区仍然存在垂直向和水平向骨量不足，使得修复后不能获得很好的美学效果，并存在发生种植体周围炎的风险。

前牙重度骨量不足种植美学修复1例

张朋 周琳 河南省口腔医院修复科

摘要

目的：介绍1例上颌中切牙缺失伴牙槽嵴重度水平向吸收的美学区种植修复过程。**材料与方法**：27岁女性患者，10年两颗上中切牙因外伤脱落，行"固定烤瓷桥"修复，对现有修复体不满意，要求重新修复。既往体健，无不良嗜好。上颌双侧中切牙缺失，上颌双侧中切牙及侧切牙烤瓷固定桥修复，边缘欠密合，上颌双侧中切牙桥体盖嵴部与牙槽黏膜间有约0.5mm间隙，牙体形态偏大，与下前牙比例失调，色偏白。上颌双侧中切牙根方唇侧牙槽嵴吸收塌陷，上颌右侧中切牙根方唇侧尤重，上颌左侧切牙舌面部分崩瓷。深覆𬌗、深覆盖。CBCT检查见：上颌右侧中切牙颊舌向最狭窄部骨量1.6mm，牙槽嵴顶处骨量3.3mm；上颌左侧中切牙颊舌向最狭窄部3.0mm，牙槽嵴顶处3.9mm。前牙唇侧根方骨量严重不足，垂直向高度尚可，按照规范SAC分类属于高度复杂类。缺牙区行上颌双侧中切牙位点GBR植骨术，3个月后行一期种植体植入术，植入术3个月行二期手术进行牙龈诱导，二期手术后1个月行上颌双侧侧切牙全瓷冠冠修复。**结果**：（1）GBR植骨术后3个月CBCT可见上颌双侧中切牙牙槽嵴颊舌向骨宽度较植骨前改善明显。（2）上颌双侧中切牙位点分别植入Nobel Replace™ CC 3.5mm×11.5mm植体1颗，3个月后复查种植体骨结合完成。（3）上颌双侧中切牙为成品基台螺丝固位氧化锆全瓷单冠，侧切牙为氧化锆全瓷冠，戴牙后牙龈健康，牙龈乳头充盈，唇侧牙龈缘高度稳定，形态、色泽、突度合适，患者满意。**讨论**：（1）对于前牙区的重度水平向骨量不足，通过GBR植骨可以取得良好的成骨效果，为后期种植修复提供条件。（2）前牙区种植修复长期成功依赖于良好的种植体三维植入方向及修复外形、咬合力控制、患者牙周维护等，良好的团队合作为其提供有力的保证。

一、材料与方法

1. 病例简介 27岁女性患者，主诉上前牙缺失后修复10年，对现有修复体不满意，要求重新修复。10年前因外伤导致2颗上中切牙脱落，后于当地医院行"固定烤瓷桥"修复，形态色泽不佳，戴用不适。既往体健，否认高血压、心脏病等系统病史，否认乙肝等传染病史，否认家族及遗传病史，否认药物过敏史。检查：上颌双侧中切牙缺失，已行上颌右侧侧切牙至左侧侧切牙烤瓷固定桥修复，边缘欠密合，上颌双侧中切牙桥体盖嵴部与牙槽黏膜间有约0.5mm间隙，牙体形态偏大，色偏白。上颌双侧中切牙根方唇侧牙槽嵴吸收塌陷明显，上颌右侧中切牙根方唇侧尤重，上颌左侧切牙舌面部分崩瓷。深覆𬌗、深覆盖，上前牙显得过于长大，与下前牙比例失调。

2. 诊断 上颌双侧中切牙缺失。

3. 治疗计划 方案一：拆除上颌右侧侧切牙至左侧侧切牙不良修复体；种植义齿修复上颌双侧中切牙，单冠修复上颌双侧侧切牙。方案二：拆除上颌右侧侧切牙至左侧侧切牙不良修复体，制作上颌右侧尖牙至左侧尖牙固定桥。方案三：拆除上颌右侧侧切牙至左侧侧切牙不良修复体；单冠修复上颌双侧侧切牙，可摘局部义齿修复上颌双侧中切牙。经与患者沟通，患者选择选择方案一。

4. 治疗过程

（1）术前CBCT检查见：上颌右侧中切牙颊舌向最狭窄部骨量1.6mm，牙槽嵴顶处骨量3.3mm；上颌左侧中切牙颊舌向最狭窄部

3.0mm，牙槽嵴顶处3.9mm。前牙唇侧根方骨量严重不足，垂直向高度尚可。术前SAC分析：①外科病例评估：该病例缺牙间隙较小，修复方案为2颗种植体修复缺牙间隙，难度较大；②种植时机评估：因缺牙区水平骨量不足，适合早期和延期种植体植入；③骨量评估：水平向缺损较多，需要分阶段水平增加骨量；④美学风险评估：患者对美学要求较高，且患者唇线完全显露。额外风险：①骨移植位点常伴随有并发症，缺损较小时风险较低；②邻牙的牙槽骨高度距接触点5.5~6.5mm，同时相邻种植体增加了美学并发症和治疗复杂程度；③上颌前部位累及鼻腭管，可能对种植体位置产生不良影响。按照规范SAC分类属于高度复杂类。由于缺牙区水平骨量严重不足，手术方案定为先进行上颌双侧中切牙位点GBR植骨术，增加水平向骨量，3个月后行一期种植体植入术，植入术3个月后行二期手术，进行牙龈诱导，二期手术后1个月行上颌双侧侧切牙全瓷冠牙体预备术，与上颌双侧中切牙同时制取硅橡胶印模，最终修复体制作完成后戴入。

（2）种植修复过程：拆除上颌右侧侧切牙至左侧侧切牙烤瓷固定桥，于上颌右侧侧切牙至左侧侧切牙区域切口翻瓣，皮质骨打孔，行GBR以增加水平向骨量（使用材料为Bio-Oss®骨粉、Bio-Gide®生物膜），黏膜拉拢缝合，戴入临时桥。术后3个月CBCT可见上颌双侧中切牙牙槽嵴颊舌向骨宽度较植骨前改善明显：上颌右侧中切牙最狭窄处骨量4.2mm，牙槽嵴顶处6.6mm；上颌左侧中切牙最狭窄处骨量4.4mm，牙槽嵴顶处10.3mm。行上颌双侧中切牙种植体植入术，上颌双侧中切牙位点分别植入Nobel Replace™CC 3.5mm×11.5mm植体1颗，植入种植体上颌右侧中切牙位点

初始稳定性15N·cm，上颌左侧中切牙位点初始稳定性10N·cm，上颌右侧中切牙位点种植体颈部少许螺纹暴露，从种植位点局部收集少量自体骨移植于上颌右侧中切牙唇侧，缝合切口，戴入暂时桥。种植术后3个月行二期手术，置入愈合基台，术后当天戴入暂时桥。20天后局麻下行上颌双侧侧切牙全瓷冠牙体预备术并与上颌双侧中切牙同时取硅橡胶印模，送至加工厂制作最终氧化锆修复体。上颌双侧中切牙为成品基台螺丝固位氧化锆全瓷单冠，上颌双侧侧切牙为氧化锆全瓷冠，戴牙后形态、色泽、突度合适，患者满意。

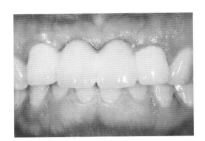

图1　患者术前口内像

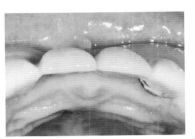

图2　上颌双侧中切牙根方唇侧牙槽嵴吸收塌陷明显，上颌右侧中切牙根方唇侧尤重，上颌左侧侧切牙腭侧部分崩瓷

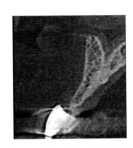

图3　术前上颌右侧中切牙CBCT分析

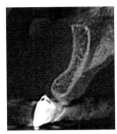

图4　上颌左侧中切牙术前CBCT分析

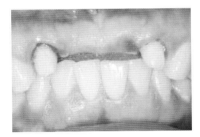

图5　拆除上颌右侧侧切牙至左侧侧切牙烤瓷固定桥

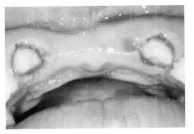

图6　上颌双侧侧切牙颜色、质地正常，经测定，上颌双侧侧切牙牙髓活力正常，上颌双侧中切牙牙槽嵴萎缩，右侧中切牙尤重

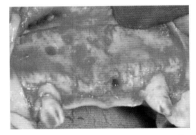
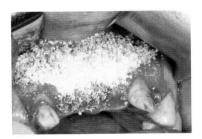

图7a、b　骨皮质打孔，覆盖Bio-Oss®骨粉

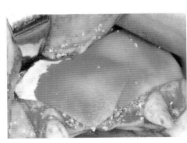

图8a、b　覆盖Bio-Oss®骨膜，黏膜拉拢缝合，戴入临时桥

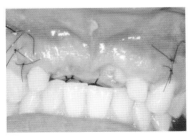

图9a、b　复诊拆线，去除临时桥后体格检查：切口愈合良好，黏膜形态、颜色正常，上颌双侧中切牙根方唇侧牙槽嵴形态丰满

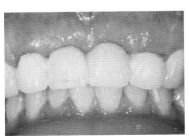

图10a、b　种植体植入术前口内检查：临时桥无破损，无松动，黏膜形态、颜色正常，临时桥对牙槽嵴无接触无压迫

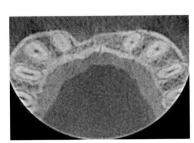
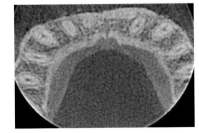

图11a、b　CBCT检查上颌双侧中切牙牙槽嵴颊舌向骨宽度较植骨前改善明显

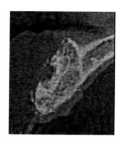
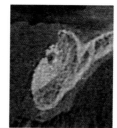
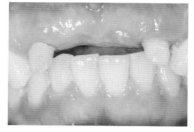
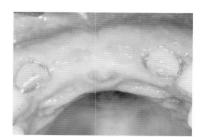

图12a、b 上颌左侧中切牙种植体植入术前CBCT分析

图13a、b 去除临时桥后检查：上颌双侧中切牙根方牙槽嵴形态丰满、对称，上颌双侧侧切牙牙体颜色、质地正常，牙周组织状况良好

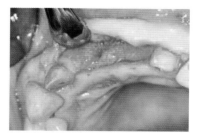
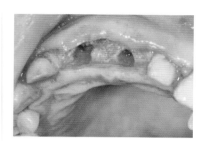
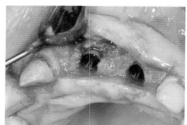

图14a、b 切口、翻瓣，先锋钻定点

图15 种植窝预备

图16 植入种植体

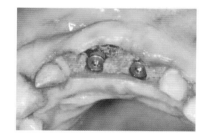
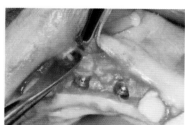
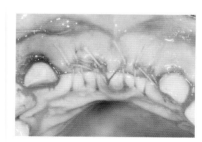

图17a、b 上颌右侧中切牙唇侧收集少量自体骨移植

图18 缝合切口，戴入临时桥

图19 复诊拆线

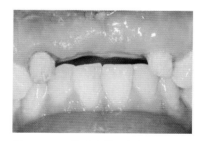
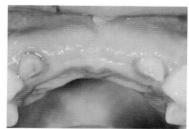
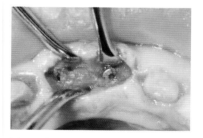

图20a、b 二期手术前口内检查，切口愈合良好，牙龈色泽形态正常，牙槽嵴丰满

图21 切口、去除多余骨质、显露覆盖螺丝

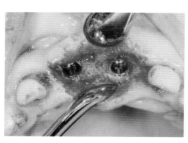
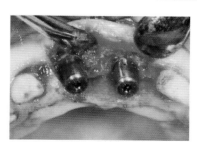
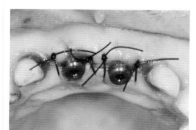

图22a、b 去除覆盖螺丝，置入愈合基台

图23 缝合后，戴入临时桥

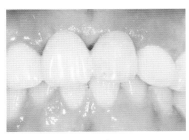
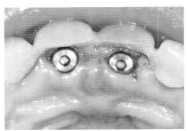
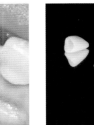
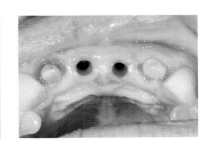

图24a、b　复诊拆线，切口愈合良好，黏膜形态颜色正常，调整临时桥形态　　图25a、b　戴牙

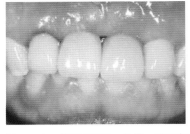
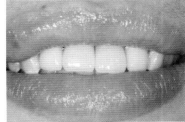
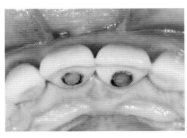

图26a、b　戴牙后形态、色泽、突度合适，患者满意　　图27　术前与术后牙弓形态及牙槽嵴唇部丰满度对比

三、讨论

1. 对于前牙区种植美学高风险患者术前需要进行完善的检查和风险评估，并和患者充分沟通手术方案及预期效果，以保证最终修复效果。

2. 对于前牙区的重度水平向骨量不足，通过GBR植骨可以取得良好的成骨效果，为后期种植修复提供条件。

3. 前牙区种植修复长期成功依赖于良好的种植体三维植入方向及修复外形、咬合力控制、患者牙周维护等，良好的团队合作为其提供有力的保证。

参考文献

[1] 李德华. 引导骨再生理论和技术. 实用口腔医学杂志, J Pract stomat01, 2004 Jul, 20(4): 507–509.
[2] 王国世, 李韶伟, 蔡露. 牙种植采用引导骨再生术 Bio–Oss 吸收的定量分析. 上海口腔医学, 2012 Jun, 21(3): 317–320.

叶平教授点评

这是1例种植美学修复上颌前牙缺失的典型病例。上颌中切牙缺失是临床上常见多发的牙缺失病例，由于其解剖条件和牙缺失原因等因素，极易造成上颌中切牙缺失的同时伴有唇侧向的牙槽骨缺损，为美学修复带来困难。本文针对临床情况，通过GBR植骨方式，解决上颌前牙区水平唇侧向骨量不足问题，分期植入种植体，最终完成修复，达到美学修复效果。

上颌前牙的美学修复，包括白色美学（即牙冠）和粉红色美学（即牙龈乳头）的恢复。而粉红色美学的修复基础，是牙槽骨的三维方向量的恢复，没有足够的牙槽骨支撑，牙龈乳头很难形成，即使形成，也很难较长时间维持。本文的GBR植骨为上颌前牙的种植美学修复做了很好的铺垫工作。选择细种植体运用于上颌前牙区域，有利于种植区域牙槽骨的长期稳定。二期手术后，戴入临时牙冠，有利于引导牙龈乳头的塑性。最终修复的美学效果显示，种植牙与天然牙之间的牙龈乳头恢复，比种植牙与种植牙之间的牙龈乳头恢复要好。

美学区种植治疗

赵西博　安阳市口腔医院种植科

摘 要

目的：利用阻生牙拔除后同期外斜线取游离骨块，修复前牙外伤所致的牙槽骨缺损，后期植入种植体，进行前牙缺失美学修复。**材料与方法**：拔除下颌近中阻生牙的同期，超声骨刀外斜线取游离骨块及部分松质骨，移植到前牙缺失骨缺损区，GBR技术，6个月后行种植牙手术，GBR术，4个月后佩戴临时修复体，佩戴临时修复体2个月后完成种植体上方的烤瓷冠修复，1个月后激光修整牙龈形态。**结果**：阻生牙拔除后同期外斜线取游离骨块与前牙区牙槽骨结合良好，种植体周围形成良好的骨整合，激光修整牙龈形态，最终修复体完成后取得较好的美学效果。**结论**：阻生牙拔除后同期外斜线取游离骨块可以获得较为丰厚的皮质骨以及松质骨，且无须再开一个术区取骨，减少了患者创伤，移植后能够与术区牙槽骨形成良好的骨结合，有效的修复外伤导致的严重骨缺损，牙龈诱导以及激光对牙龈形态细微的修整，使最终修复体完成后取得较好的美学效果。

　　面部创伤常导致前牙的缺失以及牙槽骨的骨折、吸收或软硬组织的缺损，从而造成种植修复的美学障碍。目前对于前牙美学区域骨缺损修复，一般可采用GBR技术；骨挤压、骨劈开术；自体游离骨块移植术；牵张成骨术等。治疗手段有利有弊，但对于严重骨缺损病例，自体游离骨块移植术是目前所以治疗手段中最佳方式之一。本病例利用拔除下后阻生牙的同期外斜线取游离骨块结合GBR技术修复前牙区外伤导致牙槽骨水平向骨缺损，6个月后植入种植体，同期再行GBR技术，以更好地恢复牙槽骨丰满度，4个月后行临时冠修复以诱导牙龈成形，2个月后烤瓷冠修复戴入，1个月后激光修整牙龈形态，取得较好的临床效果。

一、材料与方法

1. 病例简介　21岁男性患者，主诉为上前牙外伤缺失9年，要求种植修复。患者无不良嗜好及系统性疾病。患者约9年前外伤致上颌左侧中切牙缺失，口内检查缺牙区牙槽骨缺损，丰满度较差，唇舌向骨量严重不足，牙龈凹陷萎缩，深覆𬌗。口腔CT示：牙槽嵴顶距离鼻底距离约20mm，唇舌向宽度约2.5mm。

2. 诊断　上颌左侧中切牙缺失。

3. 治疗计划

（1）Onlay植骨术：由于患者缺牙区骨缺损较严重，单纯GBR技术难以恢复缺牙区牙槽骨的丰满度，后期治疗效果较差，长期效果不可预估，建议患者行自体游离骨块移植术修复缺牙区牙槽骨，后期再行种植术修复缺失牙，左下后牙近中低位偏舌向阻生，颊侧骨板较厚，可利用骨源较丰富，与患者沟通后，表示可以接受拔除下后阻生牙的同期外斜线取游离骨块移植术及GBR技术，以恢复牙槽骨的丰满度。

（2）Onlay植骨术后6个月，待移植骨块与受区牙槽骨形成融合后行种植体植入术，同期再行GBR技术，以恢复更佳的牙槽骨丰满度。

（3）4个月后修复，并制作临时修复体，以诱导牙龈形态，佩戴临时修复体2个月后，取模，制作种植体上方的烤瓷冠。

（4）烤瓷冠植入后1个月，牙龈形态稍差，激光修整牙龈形态，以达到更佳的美学效果。

4. 治疗程序

（1）患者术前洁牙，口服抗生素。术前含漱复方氯己定漱口液，碘伏进行术区周围面部及口内消毒。常规铺巾，局麻下行左下颌磨牙后区牙槽嵴顶横切口，翻全厚瓣，微创拔除近中低位阻生牙，超声骨刀于外斜线处取自体游离骨块，缝合拔牙区黏膜。沿上颌左侧中切牙牙槽嵴顶稍偏腭侧做横行切口，并在相邻上颌右侧中切牙及上颌左侧中切牙远中行垂直向辅助切口，翻全厚瓣，暴露术区，可见上颌左侧中切牙牙槽骨严重骨缺损。将游离骨块植入牙槽嵴唇侧缺损处，钛钉固定游离骨块，在游离骨块与牙槽骨相接处植入Bio-Oss®生物骨，表面覆盖Bio-Gide®生物膜，膜钉固定，唇侧瓣减张，严密缝合切口。

（2）上颌左侧中切牙植骨术后6个月，牙槽骨丰满度改善明显，沿上颌左侧中切牙牙槽嵴顶稍偏腭侧做横行切口，并在相邻上颌左侧侧切牙远中行垂直向辅助切口，翻全厚瓣，暴露术区，取出固定膜钉、钛钉，稍偏腭侧逐级备洞，植入Osstem 3.5mm×11.5mm植体1颗，扭力35N·cm，拧入愈合基台，植体唇侧骨壁厚度约1.2mm，为使上颌左侧中切牙唇侧牙槽骨丰满度更佳，植入Bio-Oss®骨粉，海奥生物膜，唇侧瓣减张，严密缝合切口。

（3）4个月后，取模制作临时修复体，1周后佩戴临时修复体，以诱导牙龈形态，2个月后取模制作种植体上方烤瓷冠。

（4）佩戴临时修复体2个月后，硅橡胶取模制作种植体上方烤瓷冠。嘱注意口腔清洁，定期复诊。

（5）烤瓷冠戴入后1个月后复查，牙龈形态稍差，激光修整牙龈形态。

二、结果

阻生牙拔除后颊侧所取游离骨块移植6个月后与缺牙区牙槽骨唇侧结合良好，CT检查可见结合处完全融合，未见间隙，牙槽骨增宽明显。种植体周围骨结合良好，种植体唇侧骨板完整，种植体颈部边缘位于骨下约1mm处。完成种植体上方修复后，可取得较为满意的美学效果。

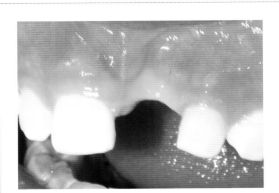

图1 唇舌向骨量严重不足，牙龈凹陷萎缩

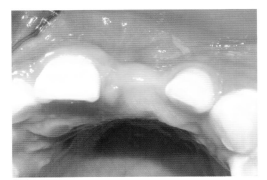

图2 唇舌向骨量严重不足，牙龈凹陷萎缩

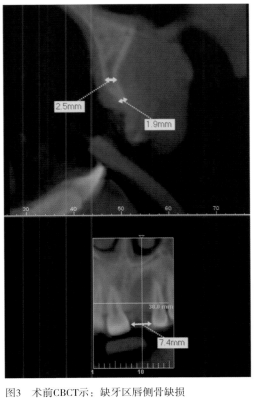

图3 术前CBCT示：缺牙区唇侧骨缺损

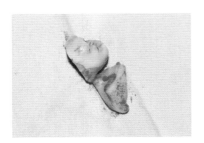

图4 微创拔除近中低位阻生牙

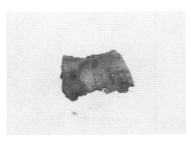

图5 外斜线处取自体游离骨块

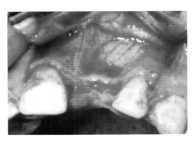

图6a、b 上颌左侧中切牙唇侧牙槽骨严重骨缺损

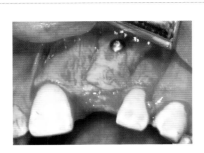

图7 钛钉固定游离骨块

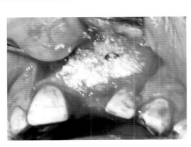

图8 游离骨块与牙槽骨相接处植入 Bio-Oss®生物骨

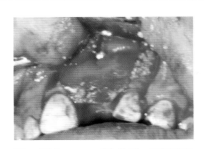

图9 覆盖Bio-Gide®生物膜，膜钉固定

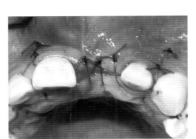

图10 唇侧瓣减张严密缝合切口

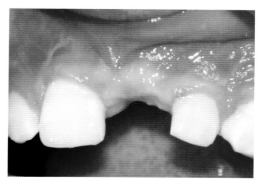

图11 上颌左侧中切牙位点植骨术后6个月，牙槽骨丰满度改善明显

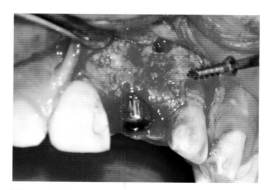

图12 取出钛钉。植入种植体

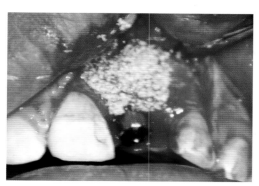

图13 植入Bio-Oss®骨粉

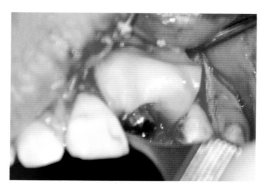

图14 植入海奥生物膜

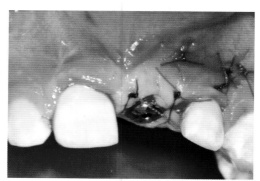

图15 严密缝合切口（唇面像）

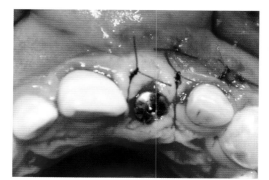

图16 严密缝合切口（殆面像）

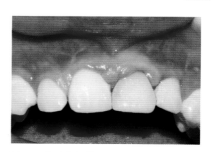

图17 临时修复体戴入

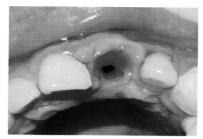

图18 塑形牙龈形态

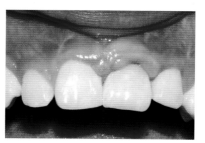

图19 烤瓷冠戴入

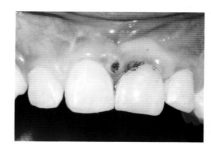

图20 激光修整牙龈形态

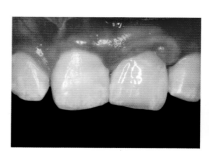

图21 激光修整后1个月

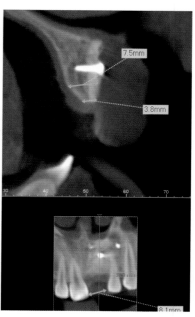

图22 缺牙区牙槽骨增宽明显

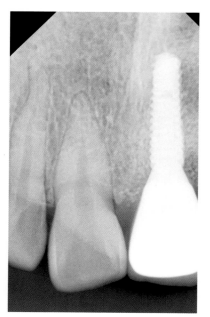

图23 种植体周围骨结合良好

三、讨论

种植区充足的骨量，是种植体能在理想位置植入并获得良好的功能及美学效果的必要条件。外伤导致的牙缺失常会伴有牙槽骨的水平向或垂直向严重的骨缺损。严重的骨缺损单纯采用GBR术难以达到较为满意的效果，而游离骨块移植结合GBR术修复严重缺损的牙槽骨是目前骨增量手术的金标准，不仅可以有效地增加骨量，其骨–骨接触面还可以防止受区形成纤维愈合，同时可以为受区组织的间充质干细胞分化成骨提供支撑，若无感染发生，移植的骨块上的成骨细胞也能有效地参与成骨。

虽然有学者认为，游离骨块移植会造成供区损伤，移植的游离骨块由于没有血管供血，存在坏死吸收的风险，但大量临床研究显示严格控制术后感染的情况下，移植骨块与受区牙槽骨可形成融合，经过少量吸收后可维持稳定的骨高度，从而获得良好的骨组织及软组织外形。美学区域的骨增量手术所需骨块可来自口内供区（上、下颌骨）或口外供区（颅骨、腓骨、髂骨等）。口内供区通常选择颏部、上颌、磨牙后区等。通常骨块移植后还需采用骨替代材料充填骨块周围间隙，并覆盖生物膜帮助成骨，针对移植骨块后期出现的吸收风险，有学者采用自体牙龈–骨块复合物游离移植的方法，临床证实可取得很好的远期效果。

本病例患者由于9年前外伤导致中切牙缺失，缺牙区牙槽骨宽度约2.5mm，建议患者采用自体骨移植的方式在种植的同时进行骨增量手术。患者拒绝采用颏部骨块，患者下颌左侧第三磨牙近中低位偏舌侧阻生，颊侧可以获得充足的骨量，同一个术区拔除下颌左侧第三磨牙的同时在外斜线处取自体游离骨块，减少了对患者的损伤，患者同意此方案。所取骨块皮质骨厚度约4mm、长12mm、宽7mm，同时采用Bio-Oss®生物骨充填移植骨块与牙槽骨之间的间隙，植入6个月后骨块底部与缺牙区牙槽嵴顶部完全融合，种植体周围未见骨吸收影像。牙龈诱导后完成种植体上方烤瓷冠修复，激光修整牙龈形态，可取得较好的美学效果。

参考文献

[1] Santos PL, Gulinelli JL, Telles Cda S, Betoni Júnior W, Okamoto R, Chiacchio Buchignani V1, Queiroz TP4. Bone substitutes for peri-implant defects of postextraction implants. Int J Biomater, 2013:307136.

[2] Sullivan jp. Implant placement in the aesthetic zone following an autogenous bone graft from an intraoral site:a case study.Prim DentJ, 2013 Oct, 2(4)：49-55.

[3] Kocyigit ID, Tuz HH, Alp YE, Atil F, Tekin U, Coskunses FM. Correction of postsurgical alveolar ridge defect with vertical alveolar distraction of the onlay block graft. J Craniofac Surg, 2012 Sep, 23(5):1550-1552.

[4] Khoury F,Antoun H,Missika P.Bone Augmentaion in Oral Implantology.Malden,UK:Quintessence Publishing Co.Ltd, 2007.

[5] Draenert FG, Huetzen D, Neff A, Mueller WE.Vertical bone augmentation procedures: basics and techniques in dental implantology. J Biomed Mater Res A, 2014 May, 102(5):1605-1613.

[6] Ribeiro CG, Bittencourt TC, Ferreira CF, Assis NM.An alternative approach for augmenting the anterior maxilla using autogenous free gingival bone graft for implant retained prosthesis. J Oral Implantol, 2014 Apr, 40(2):183-187.

叶平教授点评

上颌前牙缺失，尤其是外伤原因所致，很容易造成牙槽骨的折裂、折断、吸收，伴随牙槽骨硬组织的缺损，以唇侧水平向骨缺损多见。缺失牙区域的牙槽骨呈刀刃状或凹陷状，这样的严重骨缺损状况发生在前牙区，为美学修复带来困难。

Onlay植骨术是目前解决骨量不足的重要治疗手段之一，以恢复牙槽骨的丰满度效果佳。但游离骨块的来源需要患者的同意与配合，如何减少患者的创伤，又能获得足够的游离骨块，以恢复缺牙区的牙槽骨，本文的完成给了一个满意的答案。在拔除阻生牙的同时，在外斜线区域获得丰富的游离骨块，结合GBR植骨技术，使上颌前牙缺牙区域的牙槽骨得到满意的恢复，6个月后植入小直径种植体，最终完成美学修复。该文可以看出，要想达到好的粉红色美学效果，单有硬组织的恢复还不够，还需要临时牙冠引导牙龈乳头塑形、美学牙龈成形基台的应用、个性化取模套的使用等多手段的综合运用，才可完成一个满意的美学区种植修复。

上颌前牙区骨量不足种植及美学修复病例

赵铮 赵春雨 于洋 于飞 天津市河北区春晖口腔门诊部

摘要

目的：探讨上颌侧切牙区骨量不足的情况下，应用骨劈开技术联合Bio-Oss®骨粉，Bio-Gide®生物屏障膜行GBR后同期植入种植体的临床效果。**材料与方法**：利用数字化种植导板精确定位，利用骨劈开技术增加缺损区的骨宽度和唇侧轮廓，在唇侧骨缺损区开放骨髓腔，且植入Bio-Oss®骨粉，上覆盖Bio-Gide®生物屏障膜，并且同期植入Straumann®3.3mm×10mm骨水平种植体，3个月后行二期手术。1周后制作临时修复体，成型牙龈，2个月后制取模型并且联合其他牙齿整体设计美学修复方案，vita陶瓷单冠修复。**结果**：上颌侧切牙区新骨形成，种植体愈合良好，牙龈牙冠形态和色泽良好，美学效果满意。**结论**：骨劈开技术联合Bio-Oss®骨粉，Bio-Gide®生物屏障膜在上颌侧切牙区进行骨增量手术同期植入种植体愈合后，延期修复可以取得理想的修复效果。

上颌前牙对于患者的美观极其重要，会直接患者的面容和外观，对患者的心理、社交等产生重要的影响，因此在前牙美学区的种植修复，我们不仅要保证种植体的成功骨结合，还必须最大程度地恢复患者的咬合与美学效果。上颌前牙牙体缺失的病因很多，但常常都会伴有唇侧的大量骨缺失，但是当种植体唇侧骨板厚度小于1.5mm时其唇侧骨板会发生吸收，故若要最大程度地恢复患者的美观，在种植体植入的同时合理地进行骨增量时必不可少的。本病例在数字化导板引导下，利用骨劈开和GBR增加唇侧骨量，最重获得良好的美学修复效果。

一、材料与方法

1. 病例简介 30岁女性患者。上颌左侧侧切牙于8年前因埋伏牙于唇侧开窗拔除，拔除后于外院行联桥修复，修复后美学效果未达到患者的满意程度，且患者觉得连冠修复不能达到美学效果，遂来我院就诊寻求单冠修复方案。口腔检查：患者上颌左侧中切牙至左侧尖牙烤瓷桥修复，龈缘略发黑，牙龈略红肿，上颌左侧侧切牙缺失8年以上，唇测骨量明显吸收，上颌左侧侧切牙唇测轮廓明显凹陷，牙槽脊高度略下降，上颌右侧中切牙过大，上颌右侧侧切牙略显小，余牙未见异常，余牙牙龈颜色较好，牙石1°，曾于8年前做过正畸排齐，现牙齿排列较为整齐正畸效果满意，咬合状态佳。CT检查：上颌左侧侧切牙缺失，骨高度相对满意，骨宽度不足。美学评估见表1。

2. 诊断 牙列缺损。

3. 治疗计划 （1）术前1周进行牙周洁治，以保证良好的口腔环境。（2）因患者上颌左侧侧切牙唇测骨量不足故决定以骨劈开和GBR辅助种植手术。（3）制取模型制作美学蜡型，完善前牙美学设计，且在术前设计种植导板。（4）上颌左侧侧切牙在数字化导板指导下植入Straumann®3.3mm×10mm骨水平种植体。（5）前牙美学修复，在美学设计下精细预备上颌右侧侧切

表1　患者美学风险评估

美学风险因素	低	中	高
健康状态	健康		
吸烟饮酒	无吸烟饮酒史		
患者美学期望			高
唇线		中位	
牙龈生物型			薄龈生物形式
牙冠形态			尖圆
邻牙牙槽骨高度	到接触点5mm		
邻牙修复状态			上颌左侧中切牙、尖牙烤瓷修复
缺损间隙宽度		8mm	
软组织解剖		水平向骨缺损	

牙至左侧中切牙、上颌左侧尖牙。（6）前牙种植美学临时冠戴入，并按照美学设计进行牙龈成形。（7）最终的美学修复冠戴入。

4. 治疗过程

局麻下于缺牙区行牙槽嵴顶横行切口，及远中附加切口，翻开黏骨膜瓣，直视下可见齿槽骨高度，水平宽度均有不同程度的缺损，在术前设计数字化种植导板，并进行精确的种植体三维点位，临床上在导板的辅助下，利用先锋钻精确的定位，利用定位点进行骨劈开，尽可能为种植体创造空间及轮廓，在唇侧受骨床上开放骨髓腔，并且同期植入Straumann®3.3mm×10mm骨水平种植体并获得15N·cm的初始稳定性，上封闭螺丝，随后充填Bio-Oss®骨粉，覆盖Bio-Gide®可吸收屏障膜，严密缝合。在数字化导板的辅助下，种植体获得了良好的三维位置。

术后3个月进行二期暴露手术，术后1周戴入Straumann®临时塑料基台，并且进行上颌右侧侧切牙至左侧中切牙、上颌左侧尖牙，牙体预备，并为上颌左侧侧切牙进行临时冠修复，塑形牙龈。2个月后进行最终的印模，按照美学设计制作并戴入最终的美学修复体，获得了良好的美学修复效果，患者满意。

二、结果

上颌侧切牙区严重的骨量不足，应用骨劈开技术联合Bio-Oss®骨粉，

Bio-Gide®生物屏障膜GBR技术进行骨增量手术，且同期植入种植体，植骨时通过骨劈开技术增加了牙槽骨宽度及唇侧皮质骨，同时骨劈开技术制造牙槽骨骨折也可以为种植体和GBR提供良好的血供和成骨细胞的释放，同时也为种植体提供了一个稳定的空间。二期手术后利用成品的塑料基台和临时冠塑形牙龈，制取模型，制作个性化全瓷基台，并且完成最终修复，患者满意。CBCT检查骨增量明显，新骨形成良好，同期植入的种植体骨结合良好，植体周围牙槽骨无异常，经过骨增量后唇侧骨壁达到3.25mm，植体周围稳定。

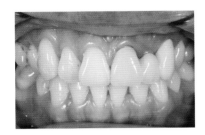
图1　术前口内咬合像

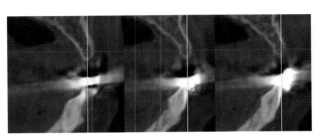
图2　术前CT分析，牙槽骨可用宽度不足，最薄区域达到3.36mm

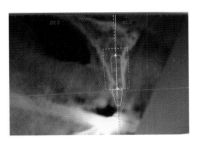
图3　术前彩立方数字化种植导板CT设计种植体模拟摆放

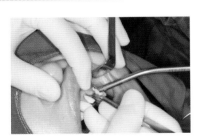
图4　术中牙槽嵴顶横行切口，及远中附加切口

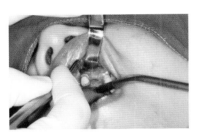
图5　唇侧翻瓣可见牙槽嵴骨量不足

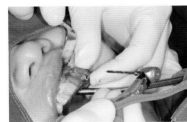
图6　彩立方数字化种植导板定位

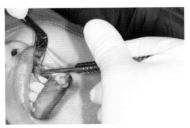
图7　骨劈开，成功的保留唇侧骨板及塑造唇侧轮廓

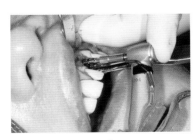
图8　植入Straumann®3.3mm×10mm骨水平种植体

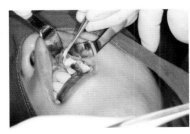
图9　唇侧放入Bio-Oss®骨粉

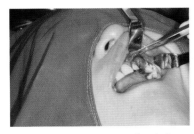
图10　骨粉外覆盖Bio-Gide®屏障膜

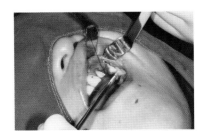
图11　开始缝合，固定创口

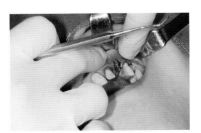
图12　严密缝合创口

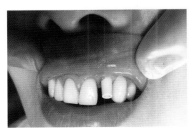
图13　术后3个月临时基台试戴

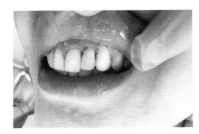
图14　种植后临时修复体制作完毕

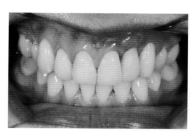

图15 前牙修复美学及种植美学临时冠咬合像

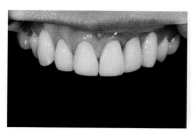

图16 口内上颌前牙修复美学及种植美学临时冠唇面像

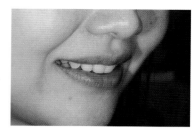

图17 前牙修复美学及种植美学临时冠口外侧面微笑像

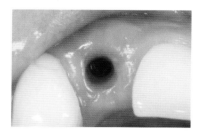

图18 术后6个月牙龈成形的最终像

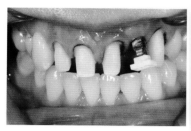

图19 前牙修复美学最终牙体预备，制取印模，种植后个性化印模

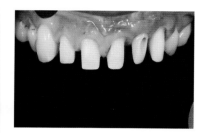

图20 种植个性化全瓷基台戴入

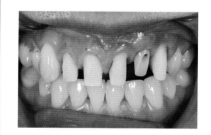

图21 种植个性化全瓷基台戴入口内咬合像

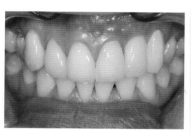

图22 戴牙后口内咬合像

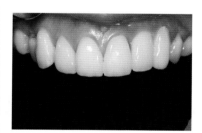

图23 戴牙后上颌唇面像

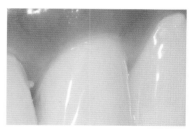

图24 最终修复后种植体周围软组织良好

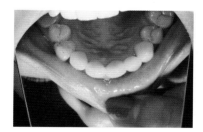

图25 戴牙后上颌殆面像

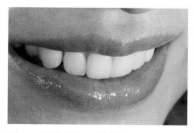

图26 戴牙后侧面微笑像

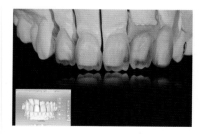

图27 琥珀瓷结晶前模型像

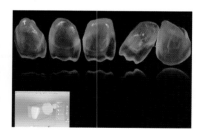

图28 琥珀瓷结晶前黑背板

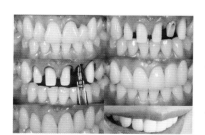

图29 美学修复及种植修复回顾

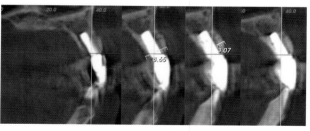

图30 术后6个月戴牙后复查CT术后牙槽骨经过骨劈开和GBR后整体厚度达到8.65mm，唇测厚度达到3.07mm。种植体周围骨结合优秀

三、讨论

1. **骨增量的方式与选择** 本病例患者上颌左侧侧切牙因埋伏而在唇侧开窗拔出已8年余，唇侧明显的开窗痕迹，缺失区可用骨厚度最薄处只有3.36mm，骨高度为16mm，对于前牙的种植植入区来说牙槽骨宽度至少为5.5mm，唇腭侧骨厚度至少1mm。故需要对其进行骨增量，骨增量的方法有两种：Onlay植骨或者GBR。Onlay植骨优点在于成骨量大，无免疫排斥反应，具有骨诱导和骨引导的潜力，但容易造成取骨区的继发损伤、受骨区软组织瓣不易关闭、软组织裂开感染等风险，并且伴随手术时间过长且当牙槽骨萎缩过多时供骨源有限。GBR引导性骨再生，其程序的目标是在缺损区获得高预期的成骨再生和降低并发症的风险，次要目标是以最少的手术次数，低并发病率和短愈合期获得成功的治疗效果，其原理是根据各类组织细胞迁移速度不同，将屏障膜置于屏障膜放置于软组织和骨代用品之间建立生物屏障，创造一个相对封闭的环境，阻止结缔组织细胞和上皮细胞进入骨缺损区，允许有潜在生长能力，迁移速度较慢的成骨细胞优先进入骨缺损区，优势生长，同时保护血凝块，实现缺损区的骨修复性再生。根据患者的主诉要求和全面的沟通最终决定执行GBR的手术方案。

因为患者缺失牙位已达8年且联桥修复8年，骨弓轮廓丧失，故选择利用骨劈开技术来辅助GBR。骨劈开技术也存在一定的局限性，该技术适用于牙槽骨宽度在4mm左右，牙槽骨中央因该存在较丰富的骨松质，牙槽突的角度避免较大的唇颊向角度，在术中应注意避免唇侧骨折并发症。为了保证良好的种植功能及美观和远期效果防止唇侧骨板吸收是该技术的关键，应保持唇侧骨板的血供避免骨膜与骨板的剥离，控制对唇侧骨板的创伤，在骨劈开术中应尽量避免对种植体唇侧骨板造成青枝骨折，而且还要避免劈开的骨间隙过大。本病例则利用骨劈开来增加植体的植入空间，增加侧切牙区的

骨弓轮廓，避免种植过程的唇侧骨缺损，还能为GBR提供一定的受骨床保证植骨的框架。

2. **数字化导板的定位作用** 数字化外科导板是基于CT三维重建技术，逐渐成为外科发展的方向。而本病例为患者选择的是种植与骨增量的同期手术，其的标准应基于功能和美学的考量，因此在正确的三维位置上植入种植体是关键，通常称之为以修复为导向的种植体植入技术。在此位置上也必须能获得种植体良好的初始稳定性，种植体愈合的初期种植体没有动度非常重要，将决定种植体表面的新骨沉积。种植体周围的骨缺损形态是能否进行同期手术的重要因素。Schenk等发现新骨形成主要取决于暴露的骨表面和骨髓腔，因为血管原和骨原细胞对缺损区新骨形成发挥主要作用，而这些细胞存在于骨髓腔。结合以上决定因素数字化的种植外科导板无疑是最好的辅助选择，患者的缺失区骨宽度最薄处只有3.36mm，故精确的唇腭侧定位和轴向决定了骨劈开技术的质量，未来种植体以及GBR成骨的稳定。而左侧的侧切牙由于缺失过长，缺失区间隙只有8mm而右侧侧切牙有9.2mm，为了保证未来整体的美学修复效果，种植体植入的三维位置和轴向及与邻牙间的距离都是决定因素，故为患者选择数字化种植外科导板。

3. **软组织成形** 良好的种植美学修复不仅要求种植修复体的色泽，外形与邻牙协调，修复体周围的牙龈乳头、曲线等与相邻软组织自然协调，这就要求对种植体周围的软组织进行适当的软组织成形。二期手术后采用过渡义齿引导和塑形种植体周围软组织使龈缘和龈乳头形成理想的美学形态，有利于过渡带的长期稳定，良好的过渡带对最终的修复体外形和轮廓起主要决定作用，并影响到种植体周围软组织的支持效果。本病例通过2个多月的临时塑料基台和临时树脂牙冠对牙龈诱导和最终的个性化印模，为最终的修复体提供了良好的软组织形态，使最终的美学修复达到了让患者满意的结果。

参考文献

[1] 刘宝林，林野，李德华，等.骨劈开牙槽嵴扩张技术.口腔种植学，2011，3（2）：222-223.
[2] Buser D, Mericske-Stem R, Bernard JP, et al.Long-term evaluation of nonsubmerged ITI implants. Part 1:8-year Life Table Analysis of a prospective multi-center study with 2359 implants.Clin Oral Implants Res, 1997, 8:161-172.
[3] Tymstra N, Raghoebar GM, Vissink A, et al.Treatment outcome of two adjacent implant crowns with different implant platform designs in the aesthetic zone:a 1-year randomized clinical trial.J Clin Periodontol 2011, 38(1):74-85.
[4] Buser D, Martin , Belser UC.Optimizing esthetics for implant restorations in the anterior maxilla:anatomic and surgical considerations. Int J Oral Maxillofac Implants, 2004, 19 Suppl:43-61.
[5] Danniel Buser.20 Year of Guided Bone Regeneration in Implant Dentistry. 北京：人民军医出版社，2011.
[6] 张健.数字化口腔种植外科技术.辽宁科学技术出版社，2016（6）：140-151，174-189.

陈明教授点评

作者采用一系列有效且为文献证实长期效果稳定的方法，为患者进行上前牙常规修复和种植修复，达到了让患者满意的结果。缺牙区操作空间狭小，骨劈开及种植窝预备操作难度大，种植导板为定点和种植体的唇舌向及近远中向位置提供有益参考，由于牙槽突窄且唇倾，难以获得冠螺丝固位所需的种植体位置，应用个性化基台/粘接固位也是一种很好的方法。缺牙时间长，牙槽突一定的垂直吸收，术前邻牙间隙侧牙龈乳头已明显降低，导致上颌左侧侧切牙冠颈部略宽，影响美观。文中无照片显示术中种植体颈部腭侧边缘与腭侧骨板的位置关系，根据术后6个月存在伪影的CBCT片，种植体颈部可以再向腭侧移约1mm，二期手术时将腭侧瓣旋转塞到唇侧，上颌左侧侧切牙牙冠会显得更短、唇侧附着龈会更厚实。

关于Socket- Shield 技术前牙美学区种植

孙聪　赵金秀　陶洪　西安交通大学第一附属医院口腔科

摘　要

近几年随着种植新技术的不断革新，许多同行在寻找各种方式来解决前牙的美学问题，当天然牙根丧失后牙槽骨会吸收退缩，Barzilay 等1991 年的研究证明拔牙即刻种植并不能像想象的那样阻止牙槽骨的吸收退缩，吸收的速度跟个体有关，目前尚没有某一拔牙窝位点保存技术能够保存牙槽窝完整和牙龈稳定。有文献报道保存部分牙根能够干扰拔牙窝组织的改建过程，减少牙槽骨吸收。本试验通过报道1例SST临床病例，随访观察5个月，术前、术后进行CBCT测量，上颌右侧尖牙唇侧牙槽骨变化0.09mm，牙龈未见明显退缩；对侧尖牙唇侧牙槽骨变化1.5mm，牙龈有明显退缩吸收。

上颌前牙拔除后唇侧骨板吸收，牙龈退缩风险大，加之患者对美学要求日益增高，美学修复面临严峻挑战，目前尚没有某一拔牙窝位点保存技术能够保存牙槽窝完整和牙龈稳定。有文献报道保存部分牙根能够干扰拔牙窝组织的改建过程，减少牙槽骨吸收。本实验通过微创拔牙保留部分唇侧牙根，联合即刻种植和即刻修复技术旨在保证唇侧骨板和牙龈的稳定。本病例采用微创拔牙保留部分唇侧牙根的SST技术旨在保证唇侧骨板和牙龈的稳定，探讨SST技术的优越性，为攻克前牙美学问题提供新思路、新方法。

一、材料与方法

1.病例简介　36岁女性患者，上颌双侧乳尖牙滞留，由于主诉牙齿较小，颜色灰暗，与其他牙齿不协调，影响美观，来我院就诊。临床检查：上颌双侧乳尖牙探（－），叩（－），冷（－），厚牙龈生物型。CBCT显示：上颌双侧乳尖牙滞留，牙根短小，根尖周组织未见明显异常，唇侧骨板厚度可。家族史：无特殊；全身情况：体健；无药物过敏史。

2.诊断　上颌双侧尖牙残根。

3.治疗计划　（1）上颌双侧尖牙拔除，活动修复。（2）上颌双侧尖牙拔出固定桥修复。（3）上颌双侧尖牙拔除后延期种植修复。（4）上颌右侧尖牙行保留唇侧牙根种植修复；上颌左侧尖牙行不翻瓣即刻种植。患者因时间、费用、美观问题，选择第4种方案。

4.治疗过程

（1）术前对美学风险因素进行评估，结果如表1所示。

（2）上颌右侧乳尖牙微创拔除腭侧牙根，保留唇侧牙根并抛光。

（3）上颌右侧尖牙种植窝预备，采用Dentium种植系统，按照拔牙窝原天然牙长轴的方向进行逐级备洞，同时参照最终修复体的最佳三维方向。

表1　患者美学风险因素评估

美学风险因素	低	中	高
健康状态	免疫功能正常		
吸烟习惯	不吸烟		
患者的美学期望值		中	
唇线		中位	
牙龈生物型	厚龈生物型		
位点感染情况	无		
邻面牙槽嵴高度	到接触点 ≤5cm		
邻牙修复状态	无修复体		
缺牙间隙宽度	单颗牙 （≥7cm）		
软组织解剖厚度	软组织完整		
牙槽嵴解剖	无骨缺损		

（4）上颌右侧尖牙植入Dentium SuperLine种植体，初始扭矩为35N·cm，并在种植体与牙根间隙内植入Bio-Oss®骨粉。

（5）上颌右侧尖牙取种植体水平模型，制作中央螺丝固位—聚合瓷一体冠，术后4h戴入临时修复体。

（6）术后抗感染治疗并宣教。

（7）术后5个月复查，显示临时冠良好，牙龈成形理想，术后X线片显示种植体骨结合良好。

二、结果

随访观察5个月，术前、术后进行CBCT测量，右侧上颌尖牙唇侧牙

槽骨变化0.09mm，牙龈未见明显退缩；对侧上颌尖牙唇侧牙槽骨变化1.5mm，牙龈有明显退缩吸收。

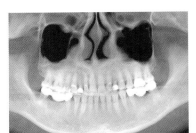
图1　术前曲面断层放射片

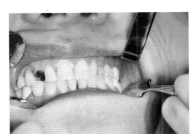
图2　微创拔除腭侧牙根

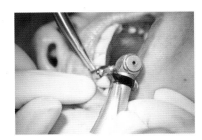
图3　种植窝预备

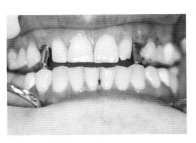
图4　临时基台

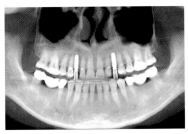
图5　术后即刻曲面断层放射片

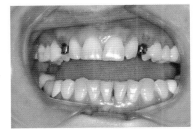
图6　临时基台调模后

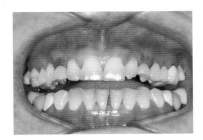
图7　术后即刻临时冠

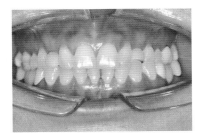
图8　术后1周

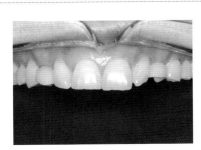
图9　术后5个月

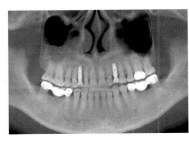
图10　术后5个月曲面断层放射片

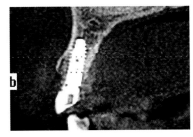
图11　术后5个月CBCT

三、讨论

上颌前牙美学区拔牙后牙槽窝唇侧骨板吸收明显，龈缘降低会影响红色美学修复效果。很多学者已提出了不同的拔牙位点保存方法来克服拔牙后牙槽嵴的不利变化，然而，目前并没有关于牙槽窝的完整保存或者完全再生的相关报道。有临床研究表明完整的或部分牙根保留均可能会干扰拔牙后组织的改变。本报道采用SST技术保证牙槽窝唇侧牙槽骨板的稳定。术后5个月临床检查和CBCT检查结果表明，该技术能够完好地保存唇侧牙龈、牙槽骨组织，种植修复体周围支持组织健康、稳定。另外该技术无须翻瓣和使用生物膜，减少了患者的手术创伤及治疗费用和疗程，同时免去了患者缺牙所带来的形象、生活和心理上的痛苦，本技术具有微创和经济实惠的优势，是当前医生和患者追求的目标。

据文献报道，上前牙拔牙后牙槽突高度平均降低1.2mm，宽度平均减少2~3mm，而拔牙后即刻植入种植体并不能减少牙槽骨唇侧骨板的吸收。根据牙周解剖结构，皮质骨血供主要来源于骨膜、骨髓腔、牙周膜，牙周膜和牙根紧密贴合构成复合体，而拔牙创伤导致复合结构丧失，皮质骨失去主要营养供应，发生改建吸收。本病例临床观察时间5个月，种植体未发生感染、失败，上颌右侧尖牙种植体唇侧牙槽骨和牙龈边缘未见明显改变。短时间观察表明此技术在维持拔牙创唇侧骨板和牙龈的稳定性方面具有极好的效果，但所保留牙根的牙周韧带长期健康状况和上皮附着的稳定性尚需进一步研究，还有待更大样本的长期临床研究来评估种植牙的成功率，进一步证实此技术的有效性和可靠性。

参考文献

[1] AMLER MH, JOHNSON PL, SALMAN I. Histologic and histochemical investigation of human alveolar socket healing in undisturbed extraction wounds. J Am Dent Assoc, 1960, 61:32–44.
[2] Schropp, L., Wenzel, A., Kostopoulos, L. & Karring, T. Bone healing and soft tissue contour changes following single–tooth extraction: a clinical and radiographic 12–month prospective study. Int J Periodontics Restorative Dent, 2003, 23(4):313–323.
[3] Fickl, S., Zuhr, O., Wachtel, H., Stappert, C., Stein, J. & Hurzeler, M. B. Dimensional changes of the alveolar ridge contour after different socket preservation techniques. J Clin Periodontol, 2008, 35(10):906–913.
[4] Pietrokovski, J. & Massler, M. Alveolar ridge resorption following tooth extraction. J Prosthet Dent, 1967, 17(1):21–27.
[5] Fickl, S., Zuhr, O., Wachtel, H., Bolz, W. & Huerzeler, M. Hard tissue alterations after socket preservation: an experimental study in the beagle dog. Clin Oral Implants Res, 2008, 19(11):1111–1118.
[6] Arau´jo, M., Linder, E. & Lindhe, J. Effect of a xenograft on early bone formation in extraction sockets: an experimental study in dog. Clin Oral Implants Res, 2009, 20(1):1–6.
[7] Filippi, A., Pohl, Y. & von Arx, T. Decoronation of an ankylosed tooth for preservation of alveolar bone prior to implant placement. Dent Traumatol, 2001, 17(2):93–95.
[8] Davarpanah, M. & Szmukler–Moncler, S. Unconventional implant treatment I. Implant placement in contact with ankylosed root fragments. A series of five case reports. Clin Oral Implants Res, 2009, 20(8):851–856.
[9] Botticelli, D., Berglundh, T. & Lindhe, J. Hardtissue alterations following immediate implant placement in extraction sites. J Clin Periodontol, 2004, 31(10):820–828.
[10] Cutright DE. The proliferation of blood vessels in gingival wounds. J Periodontol, 1969, 40(3):137–141.

姜宝岐教授点评

SSK 技术应用于前牙美学区种植，是非常有意义的探索，该技术通过在拔牙窝内保存部分牙根薄片以影响拔牙窝组织的愈合过程，减少牙槽骨的吸收，维持骨的高度及宽度。该病例报道采取两侧上颌尖牙同时即刻种植，一侧保留唇侧部分牙根，一侧未保留牙根作为对照。5个月后CBCT 显示保留牙根即刻种植区牙槽骨基本稳定，种植体周围支持组织基本健康，而未保留牙根即刻种植区牙槽骨吸收1.5mm，牙龈退缩明显。

该病例报道为即刻种植后，维持牙槽骨的稳定性，提高种植修复的美学效果提供了一个新的方法，值得在临床工作中进行尝试和研究。

该病例缺乏术中保存牙根的种植照片和5个月后对照侧CBCT 照片，且尚未完成最终修复，随访时间较短，远期疗效有待进一步观察。

第2章

美学区种植、即刻修复
Implant Placement
and Immediate
Restoration in the
Esthetic Zone

上下颌连续多颗牙缺失的种植修复

李峥嵘 夏婷 施斌 武汉大学口腔医学院·口腔医院种植科

摘要

目的：对上下颌连续多颗牙缺失的患者采用种植后即刻修复，严格控制咬合力，利用锥形基台实现螺丝固位固定桥的被动就位，待6~8个月后再行功能性修复的方法，从而达到了在大大缩短患者缺牙时间的同时，尽可能地避免了种植体–骨结合界面的有害微动，保证了种植体骨结合的成功，最终达到了良好的修复效果。**材料与方法**：48岁男性患者，数月前因外伤于外院拔除全口多颗牙，严重影响美观和咀嚼功能，1个月前行活动义齿修复，自觉不适后弃用活动义齿，后要求种植义齿修复。临床检查发现上颌缺牙区牙槽嵴唇侧有部分凹陷，缺失区近远中径正常，上颌右侧侧切牙松动Ⅱ°伴叩痛，殆向伸长1~2mm。右上后牙缺失区牙龈愈合不佳。下颌牙槽嵴丰满度不佳。上下颌咬合距离正常。术前CBCT示部分缺牙区牙槽骨厚度不足，右上后牙缺失区牙槽骨内有残根残留，上颌右侧侧切牙根尖处有暗影。术前取研究模型，排牙，并结合X线片结果进行治疗的设计，制作即刻临时修复义齿。一期手术上颌即刻拔除松动牙、残根并植入种植体4颗，拔牙窝及上颌右侧中切牙位点唇侧植入骨粉。下颌植入3颗种植体。术后即刻非功能性修复上下颌缺失牙。7个月后复诊，制取最终修复体印模。3周后试戴最终修复体金属支架，查被动就位良好，预留上瓷空间足，做咬合记录。1个月后戴最终修复体。**结果**：对上下颌多颗牙缺失的患者采用即刻修复的方法，使用了桥基台保证被动就位，控制咬合力，待新生骨稳定、种植体–骨结合稳固后永久修复，最终修复效果良好，患者满意。**结论**：连续多颗牙的缺失采用种植后即刻修复的方法也能够取得种植体–骨结合的成功，使用桥基台不仅能够保证修复体达到被动就位，使螺丝固位种植固定桥修复变得可行，还能降低水平应力。所以为了减少患者缺牙时间，在连续多颗牙缺失区种植即刻修复是可行的，但是需要严格控制咬合力。

骨结合（osseointegration）为正常改建下的骨组织与种植体之间直接的接触，没有任何非骨性组织位于其间。无论何种种植修复方式，种植修复的成功与否都取决于是否形成了稳定的骨结合。早期的理论体系中，形成稳定的骨结合需要在不受任何外力干扰的环境下，因此种植修复均采用延期负载的方式。但在现代即刻负载理论体系中，只要保证在合理的力学负荷范围内，种植体早期负载可刺激应力集中区新骨形成，种植体周围会产生力学适应性改变：骨小梁根据应力合理分布。而在全口或者多牙缺失时，可以通过上部结构将种植体相互连接为一体来减少单颗种植体的微动来增强其稳定性。故连续多颗牙缺失可通过良好的修复设计与咬合力的控制采取即刻修复的方法，以缩短患者缺牙时间以及有利于种植体周围骨小梁根据应力合理分布。本病例患者连续多颗牙缺失，选择即刻修复是可行的。与患者沟通交流预期最终修复效果后制作了手术导板与即刻修复体，制订了上颌即拔即种、同期植骨，下颌种植，上下颌种植后即刻修复的手术方案。一期手术利用导板的定位于合适位置植入了植体，术后椅旁操作戴入即刻修复体。7个月后制取印模，3周后试支架，1个月后戴最终修复体，并嘱患者定期复查。整个过程规范合理，达到了预期的修复效果。

一、材料与方法

1. 病例简介 48岁男性患者，商人。上颌右侧中切牙、上颌右侧尖牙至右侧第一磨牙、上颌左侧第一磨牙、下颌左侧中切牙至右侧第二前磨牙缺失。上颌右侧侧切牙松动Ⅱ°，叩（+），殆向伸长1~2mm。上下颌唇侧牙槽嵴明显凹陷。下颌牙槽嵴高度明显缺损。上下颌间咬合距离正常。上颌右侧第一磨牙位置牙龈愈合不佳，口腔卫生状况不佳，上颌右侧侧切牙、上颌左侧第二磨牙、下颌右侧第一磨牙至右侧第三磨牙局部牙龈红肿，可见少量牙结石。患者缺牙位点的美学风险评估见表1。

2. 诊断 上颌肯氏Ⅲ类牙列缺损，下颌肯氏Ⅳ类牙列缺损。

3. 治疗计划 方案1：种植单冠修复上颌右侧中切牙，术中拔除上颌右侧第一磨牙残根，上颌右侧尖牙、上颌右侧第二前磨牙、上颌右侧第一磨牙3颗种植体支持的四单位固定桥，常规种植，延期修复。方案2：术中拔除上颌右侧侧切牙和上颌右侧第一磨牙残根，上颌右侧中切牙、上颌右侧尖牙、上颌右侧第二前磨牙、上颌右侧第一磨牙4颗种植体支持的六单位固定桥，即刻修复。方案1、方案2的下颌种植修复方案都为下颌左侧中切牙、下颌左侧尖牙、下颌右侧第二前磨牙3颗种植体支持的六单位固定桥，即刻修复。在详细讨论各设计方案优缺点，以及相关经济因素和最终美学效果后，选择方案2作为最终治疗计划。由于牙槽嵴在水平向和垂直向的吸收以及拔牙窝的存在，种植时需同期行骨增量手术。

4. 治疗过程

（1）术前准备：拍摄术前CT检查种植区域骨质骨量，取诊断研究模型，排牙，与患者沟通交流后确定手术方案，做简易手术导板及即刻修复体。

表1

美学风险因素	低	中	高
健康状态	健康，免疫功能正常		
吸烟习惯		轻度吸烟者（<10支/天）	
患者的美学期望值			高
唇线	低位		
牙龈生物型		中弧线形，中厚龈生物型	
牙冠形态	方圆形		
位点感染情况	无		
邻牙牙槽嵴高度	到接触点≤5mm		
邻牙修复状态	无修复体		
缺牙间隙的宽度			较大的缺牙间隙（>3颗牙）
软组织解剖			缺损
牙槽嵴解剖			垂直向和水平向骨缺损

（2）种植一期手术：上颌行牙槽嵴顶横行切口后翻瓣。牙槽嵴唇腭向宽度3~7mm，可见上颌右侧第一磨牙位点的残根。微创下拔除上颌右侧侧切牙和上颌右侧第一磨牙残根，彻底刮除炎症组织。于上颌右侧中切牙、上颌右侧尖牙位点处植入2颗Zimmer®3.7mm×15mm植体，上颌右侧第二前磨牙位点植入1颗Zimmer®3.7mm×10mm植体，上颌右侧第一磨牙位点处植入1颗Zimmer®4.7mm×10mm植体。上颌右侧侧切牙拔牙窝内及上颌右侧中切牙唇侧骨板处植入Bio-Oss®骨粉，覆盖Bio-Gide®生物膜。保留种植体携带器的情况下严密缝合切口。下颌行牙槽嵴顶横行切口后翻瓣。牙槽嵴唇腭向宽度4~8mm。大球钻修整牙槽嵴顶，去除韧状尖端。于下颌左侧中切牙、下颌右侧尖牙位点处植入2颗Zimmer®3.7mm×11.5mm植体，下颌右侧第二前磨牙位点处植入1颗

Zimmer®4.7mm×10mm植体。保留种植体携带器，严密缝合切口。

（3）术后即刻修复：转至椅旁治疗。取下上下颌种植体携带器，根据种植体轴向位置及牙龈厚度选择合适的桥基台，安装桥基台，30N·cm扭力固定桥基台。桥基台上安装临时金属钛基底，连接钛基底与临时义齿，磨除多余的钛基底，修整临时义齿龈缘形态，调整咬合至正中及侧方均无接触。

（4）复诊（4个月后）：查见上颌右侧中切牙牙冠破损，X线片见种植体周围无明显暗影。取下上颌临时桥，检查各种植体稳固无松动，探诊深度正常，修补上颌右侧中切牙缺损处后重新安装临时义齿。检查咬合未见异常。

（5）取模：3个月后复诊。连接桥基台水平开窗转移杆，丙烯酸树脂连接各转移杆，开窗制取聚醚印模。比色2M2。

（6）试支架：取下临时义齿，安放金属支架，查修复支架与桥基台边缘密合无缝隙，近远中邻面及殆面留有足够上瓷空间。做咬合记录。

（7）戴牙：试戴最终修复体，查烤瓷固定桥边缘密合，固位及近远中接触良好。调整咬合，抛光、消毒、20N·cm固定修复螺丝。

二、结果

上颌多颗牙缺失区采用即拔即种并应用Bio-Oss®骨粉及Bio-Gide®生物膜行骨增量手术，下颌连续多颗牙缺失区采用种植一期手术，术后上下颌性即刻修复。4个月后X线片检查示种植体位置良好，骨结合良好。7个月后螺丝固位烤瓷桥修复失牙，修复效果佳，患者满意。

三、讨论

1. 连续多颗牙缺失的种植后即刻修复　在现代即刻负载理论体系中，只要保证在合理的力学负荷范围内，种植体早期负载可刺激应力集中区新骨形成，种植体周围会产生力学适应性改变：骨小梁根据应力合理分布。这为临床种植牙即刻负载应用提供了有利的理论基础。有研究发现，即刻负载种植体周围骨结合率与延期负载无明显差异，甚至高于延期负载，并且骨-种植体结合界面形成不会受到不良影响。同时Barros等研究

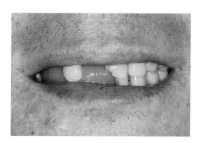
图1　术前正面微笑像

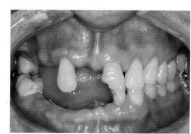
图2　术前正面咬合像

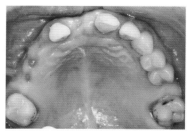
图3　术前上颌殆面像

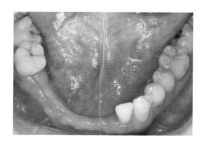
图4　术前下颌殆面像，示下颌牙槽嵴丰满度不佳

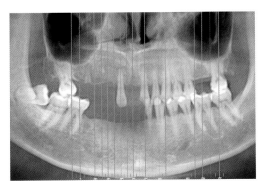

图5　术前曲面断层片，示牙槽骨高度良好

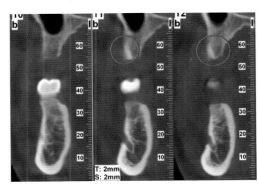

图6　术前CBCT矢状面断层，示上颌右侧第一磨牙牙槽嵴宽度高度良好，有残根余留骨内

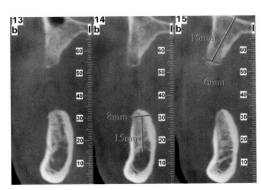

图7　术前CBCT矢状面断层，示上下颌右侧第二前牙牙槽嵴高度宽度良好

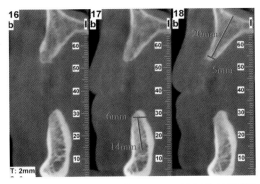

图8　术前CBCT矢状面断层，示上颌右侧尖牙牙槽嵴高度宽度不佳

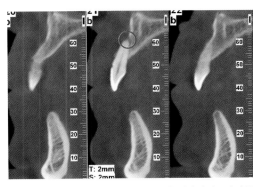

图9　术前CBCT矢状面断层，示上颌右侧侧切牙牙周膜增宽，根尖有暗影

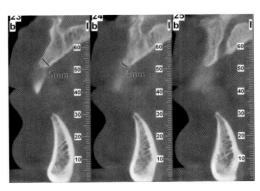

图10　术前CBCT矢状面断层，示上颌右侧中切牙牙槽嵴唇侧有缺损

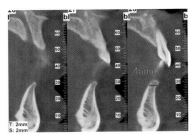

图11　术前CBCT矢状面断层，示下颌左侧中切牙牙槽嵴宽度不佳

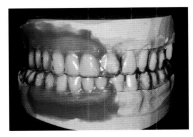

图12　即刻修复体与简易外科导板模型正面像

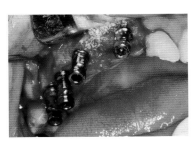

图13　上颌一期术中像

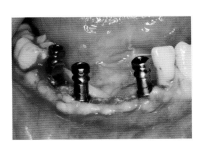

图14　下颌一期术中像

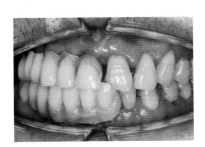

图15　1个月后复查即刻修复体咬合像

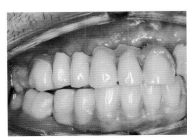

图16　1个月后复查即刻修复体侧方咬合像

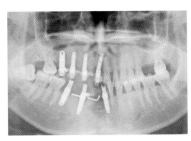

图17　4个月后复查曲面断层片，示种植体位置良好，修复体就位良好，种植体周围无明显暗影

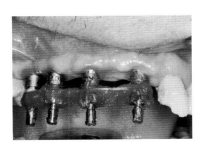

图18　上颌戴入桥基台水平转移杆，并将转移杆连为一体

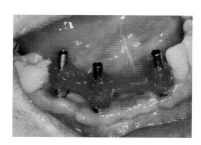

图19 下颌载入桥基台水平转移杆，并将转移杆连为一体

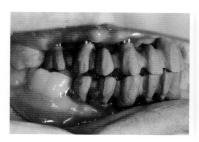

图20 金属支架口内侧方咬合像

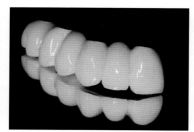

图21 最终上颌修复体

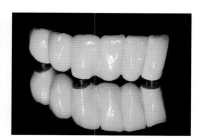

图22 最终下颌修复体

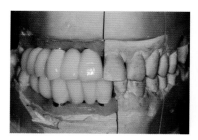

图23 最终修复体模型咬合像

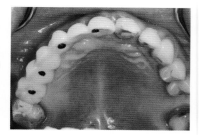

图24 最终修复体口内上颌𬌗面像

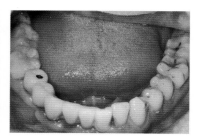

图25 最终修复体口内下颌𬌗面像

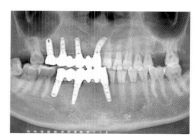

图26 最终修复后曲面断层片

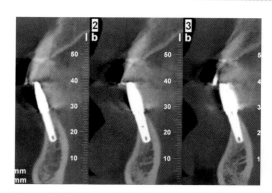

图27 修复后CBCT矢状面断层，示修复体就位良好，种植体骨结合良好

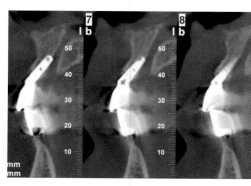

图28 修复后CBCT矢状面断层，示修复体就位良好，种植体骨结合良好

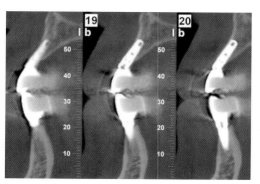

图29 修复后CBCT矢状面断层，示修复体就位良好，种植体骨结合良好

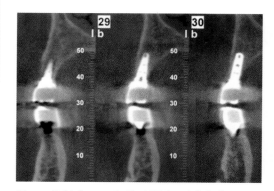

图30 修复后CBCT矢状面断层，示修复体就位良好，种植体骨结合良好

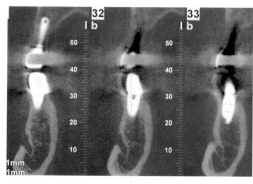

图31 修复后CBCT矢状面断层，示修复体就位良好，种植体骨结合良好

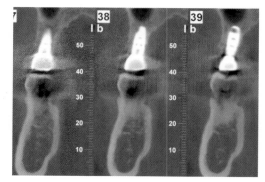

图32 修复后CBCT矢状面断层，示修复体就位良好，种植体骨结合良好

发现，与延期负载相比，即刻负载种植体周围骨组织中存在更多的骨细胞，一定程度也上证实了骨组织对于力学负载的功能适应性修复。Bruski研究证明，种植体微小动度在100μm内可获得功能性骨-种植体接触界面，大于100μm的会使纤维组织长入，干扰骨结合，甚至导致种植体周围炎。超过阈值阻碍种植体-骨界面的愈合的微动为过度微动（excessive micromotion）或者有害微动（deterious micromotion）。因此，只要保证即刻负载后的种植体微小动度在临界值以下，不但不阻碍种植体-骨界面的愈合，还有利于再生骨的合理分布。所以即刻修复时尽量控制或减

少咬合力是种植成功的关键因素。一般认为在全口或者多牙缺失时，通过上部结构将种植体相互连接为一体来减少单个种植体的微动来增强其稳定性。有学者研究了120例下颌骨后牙区种植即刻修复的临床疗效，成活率达到了97%。在此病例中，患者连续多颗牙缺失，涉及前牙美学区域以后后牙功能区域，选择即刻修复是可行的，并且能显著缩短患者缺牙时间。但术中涉及即拔即种与GBR植骨术，所以要严重控制咬合力，术后行即刻非功能性修复，即正中及侧方均无咬合接触，待6~8个月种植体形成稳定骨结合、新生骨组织也成熟稳定后再行功能性修复。最终达到了较好的修复效果。

2. 锥形基台（桥基台）在种植修复固定桥中的应用　多个种植体支持的固定桥粘接修复时，邻接面及桥体下的残留粘接剂不易完全清理干净，刺激牙龈，导致种植体周围炎；并且龈下的粘接界面也可能是菌斑附着点。螺丝固位方式无粘接剂残留的问题，可定期拆卸清洁修复体上的污垢，发生修复体并发症时易于取下，所以选择螺丝固位修复是一种很好的方式，但是螺丝固位不易达到被动就位，若没有达到被动就位，则容易发

生骨–种植体–修复系统中预应力，加剧边缘骨吸收；并且还可导致金属支架微变，造成崩瓷或者冠螺丝松动造成修复体松动。鉴于种植体的内六方结构及莫氏锥度的存在，种植固定桥修复不可能直接用螺丝固位实现。Zimmer®系统的锥形基台具有4.5mm直径平台和突起的、15°锥形侧壁的中间部分。能够纠正两种植体偏离最大角度30°，以实现夹板固定修复体的共同被动就位道，从而使得螺丝固位种植修复固定桥成为可能。锥形基台与种植体相连后，穿出软组织，形成通用的可安装螺栓的平台，而修复体将会安装在此平台上。在美学区域，此平台略低于牙龈平面。保证了美学区的美观要求，同时降低了水平应力/剪切应力。此病例中，应用锥形基台和钛临时底冠完成了螺丝固位临时固定桥的制作和戴入。后续复诊中，发生过临时固定桥的松动，甚至由于患者不遵医嘱用前牙啃咬硬物导致的临时冠破损以及上颌右侧中切牙的锥形基台的松动，但是患者的种植体一直非常稳固，X线片检查也未见异常。最终制取了锥形基台水平的印模，螺丝固位固定桥修复失牙，最终修复效果良好，患者满意。

参考文献

[1] Brånemark P I. Osseointegration and its experimental background. The Journal of prosthetic dentistry, 1983, 50(3): 399–410.
[2] Albrektsson T, Brånemark P I, Hansson H A, et al. Osseointegrated titanium implants: requirements for ensuring a long-lasting, direct bone-to-implant anchorage in man. Acta Orthopaedica, 1981, 52(2): 155–170.
[3] Romanos G, Froum S, Hery C, et al. Survival rate of immediately vs delayed loaded implants: analysis of the current literature. Journal of Oral Implantology, 2010, 36(4): 315–324.
[4] Barros R R M, Degidi M, Novaes Jr A B, et al. Osteocyte density in the peri-implant bone of immediately loaded and submerged dental implants. Journal of periodontology, 2009, 80(3): 499–504.
[5] Brunski J B. Avoid pitfalls of overloading an micromotion of intraosseous implants. Dental implantology update, 1993, 4(10): 77–81.
[6] Kacer, Caroline M., John D. Dyer, and Richard A. Kraut. Immediate loading of dental implants in the anterior and posterior mandible: a retrospective study of 120 cases. Journal of Oral and Maxillofacial Surgery, 2010, (11): 2861–2867.
[7] Chee W, Jivraj S. Screw versus cemented implant supported restorations. Br Dent J,2006,201(8):501–507.

耿威教授点评

伴随种植体表面处理技术与各种骨再生材料与技术的发展，种植修复医生已不再仅仅满足于骨结合的成功，如何最大限度缩短骨结合时间，减少患者缺牙时间逐渐成为医生与患者共同关注的热点问题。

本病例中，作者使用简易外科导板，行即刻种植即刻修复处理上下颌连续多颗牙缺失，采用锥形基台获得上部修复体的共同被动就位道，减小种植体所受水平应力，通过咬合的处理，大胆尝试上下颌连续多颗牙缺失的即刻修复延期负重，最终获得了成功的种植修复效果。

但该病例的病例资料略欠完整，缺少最终修复完成后口内的影像资料，如能补充完整，可以更全面地反映最终修复效果。对于软硬组织的稳定性，随访时间过短，如能延长随访时间，此病例将更有说服力。

整个病例的计划周密、方法科学，体现了作者系统的理论知识与全面的治疗技术，是一个优秀的种植范例。

上颌中切牙即刻种植即刻修复

丁熙　陈海漫　朱形好　温州医科大学附属第一医院口腔科

摘要

目的：探讨上颌美学区中切牙即刻种植即刻修复的临床效果。**材料与方法**：微创拔除上颌左侧纵裂中切牙，即刻植入1颗Straumann®BL 4.1mm×12mm种植体，同时在种植手术当日采用临时牙即刻修复，种植术后经过6个月的牙龈诱导再行氧化锆全瓷冠修复。**结果**：种植体植入后愈合良好，氧化锆全瓷冠修复后色泽形态良好，牙龈乳头充满邻牙间隙。种植体骨整合良好，周围未见明显骨吸收。**结论**：上颌前牙区采用即刻种植即刻修复可以取得理想的美学修复效果。

目前，种植牙的成功率已经很高，医患双方对种植牙成功的评价不再局限于恢复缺牙的咬合功能，在上颌前牙区更是注重种植的美学修复效果。传统的口腔种植技术要求拔牙3个月后方可植入种植体，种植术后3~6个月才进行冠修复。这不仅治疗周期长，而且可导致拔牙区牙槽骨的吸收改建，进而引起种植区骨量不足，同时伴随牙龈的退缩更影响后期修复的软组织美学效果。近年来，随着种植材料的不断改进和种植外科技术的不断发展，即刻种植即刻修复技术逐渐被应用于临床。它在最大限度上缩短了患者缺牙的时间，并且尽可能地保留软硬组织以获得最佳的种植美学修复效果，因此被越来越多的临床医生和患者采纳和接受。

一、材料与方法

1. 病例简介　18岁女性患者，学生。上颌左侧中切牙外伤后，余留残冠纵裂至龈下，无明显松动，唇侧无明显红肿及瘘管。前牙覆盖覆𬌗浅，下颌前牙轻度拥挤，中笑线，两侧中切牙宽度及冠长度基本一致，牙冠呈方圆形，牙龈中厚龈型，龈缘轮廓高扇形。牙龈健康无炎症，无软组织缺损，无吸烟史。术前CBCT示：上颌中切牙腭侧一埋伏多生牙；上颌左侧中切牙颈部牙槽骨宽度约6mm，牙根唇侧厚度不足1mm，根尖处骨质充足，骨质良好未见根尖炎症影像。

2. 诊断　（1）上颌左侧中切牙冠根纵裂；（2）上颌埋伏多生牙。

3. 治疗计划　采用不翻瓣避开多生牙行即刻种植即刻修复，临时树脂冠牙龈诱导，个性化全瓷基台，氧化锆全瓷冠修复。

4. 治疗过程

（1）术前行X线及CBCT检查，取石膏模型制作术前压膜导板。

（2）常规消毒铺巾，局麻下微创拔除上颌左侧中切牙，完整保留唇侧骨壁，仔细搔刮冲洗牙槽窝，探查拔牙窝唇侧骨壁无缺损，唇侧骨壁位于龈下约4mm。在拔牙窝的腭侧壁球钻定点、先锋钻逐级备洞，植入Straumann®BL 4.1mm×12mm种植体1颗，植入扭矩＞35N·cm，种植体颈部平唇侧牙槽骨。种植体植入后唇侧余留约3mm间隙，骨间隙内植入Bio-Oss®骨粉。硅橡胶制取印模，灌注石膏模型，利用压膜导板在临时基台上制作螺丝固位的树脂临时修复体，并戴入口内修复缺牙。

（3）术后2个月、3个月、4个月复诊，对临时修复体进行颈缘突度和邻接的调整来获取良好的牙龈袖口形态。术后6个月，牙龈诱导成形良好，进行个性化取模，制取模型，完成最终修复体：个性化全瓷基台，Lava二氧化锆全瓷冠修复，采用粘接固位。

二、结果

种植体植入后愈合良好，牙龈袖口形态良好，健康无炎症。术后前3个月复查牙龈缘及牙龈乳头略有退缩，4个月后又逐渐恢复。氧化锆全瓷冠修复后色泽形态良好，获得了良好的白色美学修复效果；牙龈乳头充满邻牙间隙，无明显"黑三角"，牙龈轮廓及突度与上颌右侧中切牙基本一致，但此时的龈缘高度较邻牙偏低1mm。种植修复后X线片及CT示种植体骨整合良好，种植体唇侧骨厚度大于2mm，种植体与多生牙距离约2mm，周围未见明显骨吸收。修复后半年后复诊，此时可见龈缘高度与上颌右侧中切牙一致，牙龈软组织稳定，红色美学效果良好。患者对修复效果表示满意。

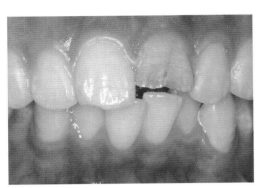

图1　术前正面像

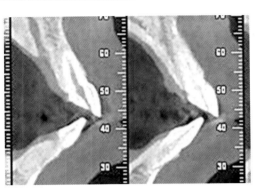

图2　术前影像片

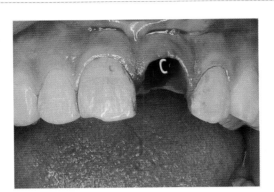

图3　微创拔除患牙

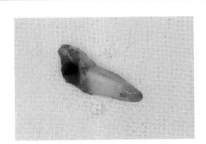

图4　拔除的上颌左侧中切牙残根

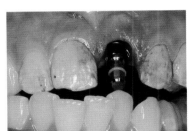

图5　植入骨水平种植体

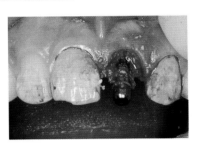

图6　唇侧骨间隙植入Bio-Oss®人工骨粉

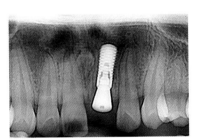

图7　种植术后X线片

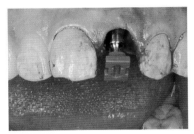

图8　种植术后即刻取模

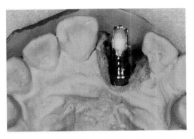

图9　在石膏模型上安装临时基台和3M树脂材料制作临时冠

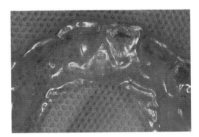

图10　利用术前制取的透明压膜

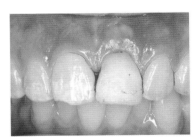

图11　戴入临时树脂牙（正面像）

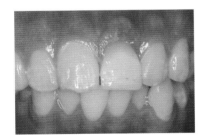

图12　种植术后1周

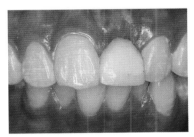

图13　种植术后2个月复诊（正面像）

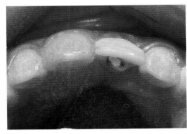

图14　种植术后2个月复诊（骀面像）

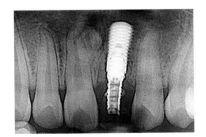

图15　种植术后3个月复诊（X线片）

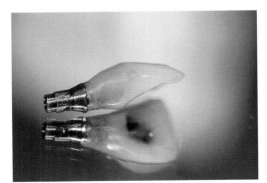

图16　种植术后4个月修整的临时牙

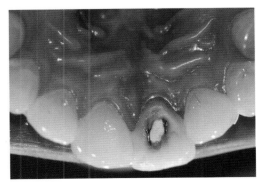

图17　种植术后4个月复诊（腭侧像）

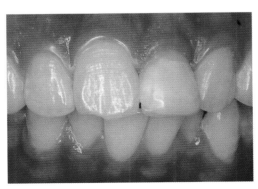

图18　种植术后6个月复诊（正面像）

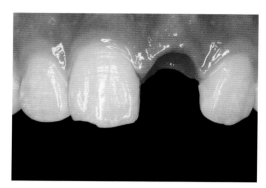

图19　种植术后6个月袖口形态（局部像）

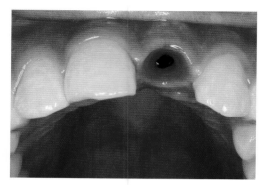

图20　种植术后6个月袖口形态（正面45°）

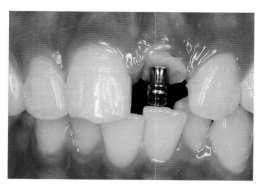

图21　个性化取模

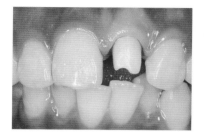

图22　最终修复体的个性化基台（正面像）

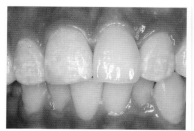

图23　最终修复体完成（正面像）

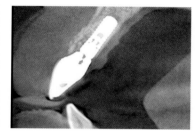

图24　最终修复体完成影像片（CT）

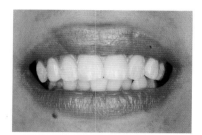

图25　修复完成半年（微笑像）

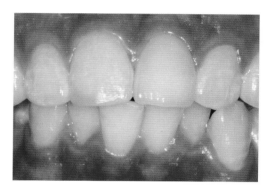

图26　修复完成半年（正面像）

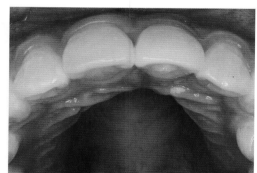

图27　修复完成半年（正面45°）

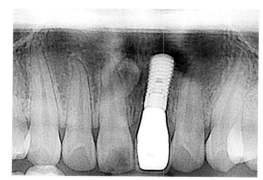

图28　修复完成半年（X线片）

三、讨论

在本病例中采用的是即刻种植即刻修复技术，它不仅拥有即刻种植的优点，同时也发挥了即刻修复的优点。所谓即刻种植即刻修复技术是指在拔除牙后立即在牙槽窝内植入种植体，并同时在48h内戴入临时修复体。它可以大大缩短患者的缺牙期及治疗周期，减少患者接受手术的次数，从而尽快恢复缺失牙的口颌功能，提高患者的生活质量。更重要的优点是：（1）可以尽量保留拔牙窝周围的骨组织，使骨丧失的量降到最低，从而减少了植骨的风险和难度。（2）拔牙位点的保存，可以使种植体植入获得一个良好的三维方向，这样不仅有利于在窝洞制备过程中减少对周围牙槽骨的损伤，同时更有利于种植修复符合生物力学的要求，对于种植的长期美学效果起了很大作用。（3）在最大限度上保存了牙龈的形态及牙龈乳头的丰满度，从而更有易于达到软组织的红色美学修复效果。（4）另外还有研究报道，即刻种植即刻修复的近期临床修复效果良好，其与传统

种植的3年累计存活率相近。所以，目前即刻种植即刻修复技术越来越被临床医生和患者所采用，特别是上颌前牙的病例。但是此技术必须在同时满足即刻种植的适应证与即刻修复的适应证下才能进行。即刻种植的适应证：（1）拔牙窝有完整唇侧骨壁，唇侧骨板至少1mm；（2）厚龈生物型；（3）局部无急性炎症；（4）腭侧及根方的骨量能够提供足够的初始稳定性；（5）种植体植入的三维位置理想；（6）当种植体完全植入拔牙窝时，其颈部平台与颊侧骨壁的内壁间距大于2mm，间隙中需植入骨替代材料。如不能满足以上条件，不建议即刻种植。即刻修复的适应证，包括：（1）患者身体健康，依从性良好，口腔卫生状况良好，邻牙健康，无夜磨牙等不良口腔习惯；（2）种植区无炎症及其他病灶，具有良好的牙槽骨，骨质以Ⅱ类骨为佳；（3）种植体植入时有良好的初始稳定性，达到35N·cm；（4）种植体的直径和长度能够提供足够的支撑强度；（5）拥有良好且稳定的咬合关系。毋庸置疑只有在合适的适应证病例里采取即刻种植即刻修复技术才能取得良好的修复效果。

虽然即刻种植即刻修复技术在美学区的应用可以起到维持甚至改善牙龈外形的作用，从而获得最佳的红色美学修复效果。不过近几年，很多研究提出了随着时间的推移而出现的牙龈退缩现象，并且指出了其相关性的5个主要因素：（1）种植体平台颊腭向的位置：当种植体平台偏颊侧位时，术后的龈缘退缩量是偏腭侧位时的3倍。（2）种植体上方颊侧骨壁的保存及水平方向骨缺损大小：缺损量越大，牙龈退缩量越大。（3）原有牙龈生物型：由Kan等研究报道，薄龈型龈缘退缩量明显大于厚龈型，牙龈越厚，牙龈软组织复合体随时间越稳定。（4）所用种植术式：在前牙美学区的即刻种植即刻修复中，多主张采用无瓣手术，以便尽可能地保

留更多的支持组织及将牙龈的退缩量降到最低以获得更佳的美学效果。但在最近的研究中，有学者报道了在采用无瓣手术后出现了更显著的牙龈退缩。其不利之处在于无法通过修正瓣的位置或者通过软硬组织的增量术来调整牙龈组织的位置。因此针对牙龈退缩的问题需要谨慎采用无瓣术式。（5）使用植入种植体后间隔一段时间再连接基台的传统方法，或是采用临时基台及临时修复体以便形成良好穿龈形态的新技术。因此，我们应该在前牙美学区的即刻种植即刻修复中采用特定的手术方式与修复技术来最大限度地减少术后牙龈退缩的程度，以达到更好的美学修复效果。

参考文献

[1] 柳忠豪,徐欣,许胜,孙爱杰,卢志山,刘利苹. 即刻种植与种植体早期加载的临床研究. 中华口腔医学杂志，2006, 41(4):196–199.

[2] Bartee BK. Extraction site reconstruction for alveolar ridge preservation. Part1:Rationale and materials selection. J Oral Implantol, 2001, 27(4):187–193.

[3] AC Freitas Junior, MC Goiato, EP Pellizzer. Aesthetic approach in single immediate implant– supported restoration. J Craniofac Surg, 2010, 21(3):792–796.

[4] Barzilay I. Immediate implants: their current status. Int J Prosthdont, 1993, (2):169–175.

[5] Esposito M, Grusovin MG, Polyzos IP, Felice P, Worthington HV. Timing of implant placement after tooth extraction: immediate, immediate–delayed or delayed implants? A Cochrane systematic review. Eur J Oral Implantol, 2010,3(3):189–205.

[6] Albrektsson T, Zarb G, Worthington P, Eriksson AR. The long–term efficacy of currently used dental implants: a review and proposed criteria of success. Int J Oral Maxillofac Implants, 1986, 1(1):11–25.

[7] Bornstein MM, Al Nawas B, Kuchler U, Tahmaseb A. Consensus statements and recommended clinical procedures regarding contemporary surgical and radiographic techniques in implant dentistry. Int J Oral Maxillofac Implants, 2014, 29(Suppl):78–82.

[8] 邓飞龙. 即刻种植和即刻修复. 中华口腔医学杂志，2006, 4l(4):206–208.

[9] Buser D, Martin W, Belser UC. Optimizing esthetics for implant restorations in the anterior in the anterior maxilla: Anatomic and surgical considerations. Int J Oral Maxillofac Implants, 2004, 19(suppl):43–61.

[10] Chen ST, Darby IB, Reynolds EC, Clement JG. Immediate implant placement post–extraction without flap elevation: A case series. J Periodontol, 2009, 80(1):163–172.

[11] Chen ST, Darby IB, Reynolds EC. A prospective study of non–submerged implants: Clinical outcomes and esthetic results. Clin Oral Implants Res, 2007, 18(5):552–562.

[12] Evans CD, Chen ST. Esthetic outcomes of immediate implant placements.Clin Oral Implants Res, 2008, 19(1):73–80.

[13] Grunder U, Gracis S, Capelli M. Influence of the 3–D bone–to–implant relationship on esthetics. Int J Periodontics Restorative Dent, 2005, 25(2):113–119.

[14] Jernt T, Lekholm U. Single implants and buccal bone grafts in the anterior maxilla: measurements of buccal crestal contours in a 6–year prospective clinical study. Clin Implant Dent Relat Res, 2005, 7(3):127–135.

[15] Chen ST, Darby IB, Adams GG, Reynolds EC. A prospective clinical study of bone augmentation techniques at immediate implants. Clin Oral Implants Res, 2005, 16(2):176–184.

[16] Kan JYK, Rungcharassaeng K, Umezu K, Kois J. Dimensions of periimplant mucosa: An evaluation of maxillary anterior single implants in humans. J Periodontol, 2003, 74(4):557–562.

[17] Kois JC. Predictable single tooth peri–implant esthetics: Five diagnostic keys. Compend Contin Educ Dent, 2001, 22(3):199–206.

[18] Kan JYK, Morimoto T, Rungcharassaeng K, Roe P, Smith DH. Gingival biotype assessment in the esthetic zone: Visual versus direct measurement. Int J Periodontics Restorative Dent, 2010, 30(3):237–242.

[19] Hahn J. Single stage, immediate loading, and flapless surgery. J Oral Implantol, 2000, 26(3):193–198.

[20] Campelo ID, Camara JR. Flapless implant surgery: A 10–year clinical retrospective analysis. Int J Oral Maxillofac Implants, 2002, 17(2):271–276.

[21] Rocci A, Martignoni M, Gottlow J. Immediate loading in the maxilla using flapless surgery, implants placed in predetermined positions, and prefabricated provisionals restorations: A retrospective 3–year clinical study. Clin Implant Dent Relat Res, 2003, 5(suppl 1):29–36.

[22] Oh TJ, Shotwell J, Billy E, Byun HY, Wang HL. Flapless surgery in the esthetic region: Advantages and precautions. Int J Periodontics Restorative Dent, 2007, 27(1):27–33.

[23] Covani U, Crespi R, Cornelini R, Barone A. Immediate implants supporting single crown restoration: A 4–year prospective study. J Periodontol, 2004, 75(7):982–988.

[24] Covani U, Cornelini R, Barone A. Bucco–lingual bone remodeling around implants placed into immediate extraction sockets: A case series. J Periodontol, 2003, 74:(2)268–273.

[25] Barone A, Rispoli L, Vozza I, Quaranta A, Covani U. Immediate restoration of single implants placed immediately after tooth extraction. J Periodontol, 2006, 77(11):1914–1920.

[26] Kan JYK, Rungcharassaeng K, Lozada JL. Immediate placement and provisionalization of maxillary anterior single implants: A surgical and prosthodontic rationale. Pract Periodontics Aesthetic Dent, 2000, 12(9):817–824.

[27] Jemt T. Restoring the gingival contour by means of provisional resin crowns after single implant treatment. Int J. Periodontics Restorative Dent, 1999, 19(1):20–29.

[28] Crespi R, Cappare P, Gherlone E, Romanos GE. Immediate occlusal loading of implants placed in fresh sockets after tooth extraction. Int J Oral Maxillofac Implants, 2007, 22(6):955–962.

[29] Kois JC, Kan JY. Predictable peri–implant gingival esthetics surgical and prosthodontic rationales. Pract Proced Aesthet Dent, 2001, 13(9):691–8; quiz 700, 721–2.

顾亚军教授点评

随着种植技术的不断发展和临床医生种植水平的不断提升，以及患者对前牙区美观上的强大需求，越来越多的适宜病例被选择即刻种植即刻修复。该病例作者充分利用微创治疗的理念，从微创拔牙到微创种植，并成功避开埋伏多生牙，将种植体植入理想的三维位置；植体唇侧预留充裕的跳跃间隙并植入人工骨，使植体唇侧获得了满意的骨量，远期良好的软组织形态可以得到预估。最终修复效果令人满意，但白色美学上略存瑕疵。

上前牙即刻种植即刻修复

董强　夏茜　曾筱　王煜婷　贾源源　王小玲　朱莉　毛久凤　吴镭　郭艺　马洪　贵州医科大学口腔医学院

摘　要

目的：探讨一例上颌前牙即刻种植即刻修复的临床技术特点。材料与方法：32岁男性患者，上颌右侧中切牙旧修复体脱落后1天，要求种植义齿修复。既往体健，有拔牙史，否认系统疾病史及过敏史。口腔检查：上颌右侧中切牙旧修复体脱落，残余牙体平齐牙龈，松动（－），叩痛（－）。上颌右侧中切牙缺牙间隙近远中宽度较上颌左侧中切牙宽约0.5mm。上颌右侧尖牙至左侧尖牙牙龈曲线和牙间乳头位置基本协调，上颌右侧尖牙、上颌左侧中切牙、上颌左侧尖牙唇侧颈部牙龈轻微萎缩。上下前牙Ⅱ度深覆𬌀，中位笑线，薄龈生物型。全牙列少量牙结石和色素沉着。常规种植术前准备完成后，局麻下微创拔牙，清理牙槽窝，植入1颗种植体（Ankylos® 3.5mm×14mm），植入扭力≥35N·cm，国产人工骨粉填入牙槽窝间隙，采用开窗式转移杆口内转移种植体三维位置关系，上愈合基台。采用成品临时基台，椅旁制作临时修复体，打磨抛光后螺丝固位。术后口服抗生素，0.12%氯己定含漱液漱口2周，1周后复诊。植入术后4个月，采用个性化转移杆，制取开窗式印模，灌注工作模型，数码比色，个性化氧化锆基台+全瓷冠修复。分别于修复后半年、1年进行临床及X线复查。结果：种植体植入后，骨结合情况良好，无植体松动或脱落情况发生。根尖片检查显示，种植体颈部周围骨吸收情况稳定，未出现病理性骨吸收。患者在等待最终修复体的过程中，临时修复体未出现破损或脱落等情况。顺利完成最终修复体。修复后半年和1年复查，上颌右侧中切牙唇侧牙龈颜色、质地正常，牙龈曲线、龈缘水平、牙龈乳头位置及唇侧软组织轮廓与邻近天然牙基本协调。未见明显炎症表现。植入后、修复后半年和1年后的X线检查显示，植体颈部近远中向的骨高度稳定，植入的人工骨材料正逐渐改建，骨密度有逐渐增高趋势。修复后1年CBCT复查，植体唇侧颈部保存约2mm骨壁，植体周围骨质情况良好稳定。结论：该病例通过即刻种植即刻修复，复查期内获得良好的治疗效果，其长期临床治疗效果有待进一步观察。

上颌前牙区处于关键的美学区域，该区域的天然牙缺失对患者的生活和工作有较大的影响，因此，患者往往迫切需要能及时修复缺失牙，上前牙区即刻种植和即刻修复是满足这种需求的有效治疗手段之一。但是，上前牙即刻种植修复要持久保持良好稳定的美观和功能效果，将受到诸多因素的影响，需要在严格控制适应证、临床精细操作和患者积极配合等条件下，才有可能获得满意的美学修复效果。

一、材料与方法

1. 病例简介　32岁男性患者，上颌右侧中切牙旧修复体脱落后1天，要求种植义齿修复。既往体健，有拔牙史，否认系统疾病史及过敏史。口腔检查：上颌右侧中切牙旧修复体折断脱落，残余牙体平齐牙龈，松动（－），叩痛（－）。上颌右侧中切牙缺牙间隙近远中宽度较上颌左侧中切牙宽约0.5mm。上颌右侧尖牙至上颌左侧尖牙牙龈曲线和牙间乳头位置基本协调，上颌右侧尖牙、上颌左侧中切牙、上颌左侧尖牙唇侧颈部牙龈轻微萎缩。上下前牙Ⅱ度深覆𬌀。面中线与牙中线不一致。中位笑线，薄龈生物型。全牙列少量牙结石和色素沉着。CBCT检查：上颌右侧中切牙已行根管治疗，根尖区未见明显暗影。矢状面牙颈部唇腭向骨宽度约8.3mm，冠根向可用骨高度约15mm。牙槽窝唇侧骨板厚度不足1mm。邻牙未见明显异常。

2. 诊断　牙体缺损（上颌右侧中切牙残根）。

3. 治疗计划　首先，进行种植术前常规实验室及传染病检查，牙周基础治疗。可选择的治疗方案有：（1）上颌右侧中切牙微创拔除后，位点保存，择期种植修复；（2）上颌右侧中切牙即刻种植即刻修复；（3）上颌右侧中切牙冠延长术或牙根牵引术后，桩核冠修复。

患者及家属在详细了解各种治疗方案的优缺点、治疗时间、费用及可能并发症等情况后，经医患反复沟通，最终决定上颌右侧中切牙行即刻种植即刻修复。

4. 治疗过程

（1）术前准备：口腔临床检查，术前影像学检查（CBCT检查），术前血液检查及心电图未见明显异常。常规牙周检查及基础治疗。术前全牙列印模，灌注超硬石膏模型，制备上颌右侧中切牙牙槽窝，为即刻修复做好准备。签署手术知情同意书。

（2）植入手术：常规消毒铺巾。2%利多卡因局麻后，微创拔除上颌右侧中切牙，清理牙槽窝，植入种植体1颗（Ankylos® 3.5mm×14mm），植入扭矩≥35N·cm，国产人工骨粉填入牙槽窝间隙，采用开窗式转移杆口内转移种植体三维位置关系，上愈合基台。

（3）即刻修复：采用成品临时基台，椅旁制作临时修复体，试戴，调𬌀，打磨抛光后螺丝固位。

（4）术后护理：口服抗生素1周，0.12%氯己定含漱液漱口2周，1周后复诊。

（5）最终修复：植入术后4个月，采用个性化转移杆，A型硅橡胶制取开窗式印模，灌注工作模型，数码比色，个性化氧化锆基台+全瓷冠修复，试戴，口外粘接后螺丝固位，树脂封闭螺丝孔。

（6）疗效观察：修复体戴入后定期随访，进行临床观察和X线片检查，了解种植体周围骨吸收情况和软组织健康情况。口腔卫生宣教。

（7）种植系统：Ankylos®种植系统（DentsplySirona公司，Germany）。植骨材料：天博齿固羟基磷灰石生物陶瓷（北京意华健科贸有限责任公司，中国）。

片检查显示，种植体颈部周围骨吸收情况稳定，未出现病理性骨吸收。患者在等待最终修复体的过程中，临时修复体未出现破损或脱落等情况。顺利完成最终修复体。修复后半年和1年复查，双侧上颌中切牙唇侧牙龈颜色、质地正常，牙龈曲线、龈缘水平、牙龈乳头位置及唇侧软组织轮廓与邻近天然牙基本协调。未见明显炎症表现。植入后、修复后半年和1年后的X线检查显示，植体颈部近远中向的骨高度稳定，植入的人工骨材料正逐渐改建，骨密度有逐渐增高趋势。修复后1年CBCT复查，植体唇侧颈部保存约2mm厚骨壁，植体周围骨质情况良好稳定。

二、结果

种植体植入后，骨结合情况良好，无植体松动或脱落情况发生。根尖

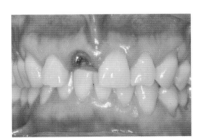 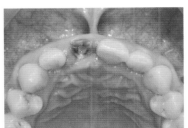 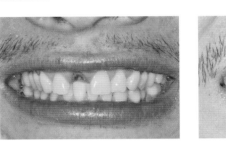

图1a、b　口内像（术前）　　　　　　　　　　　　图2a、b　微笑像（术前）

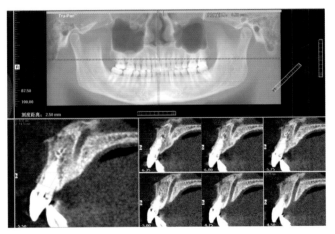 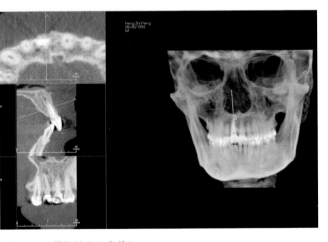

图3　术前CBCT　　　　　　　　　　　　　　　图4　CBCT模拟植入（术前）

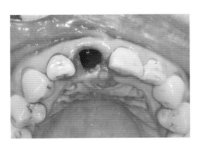 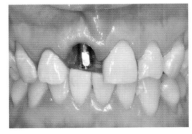 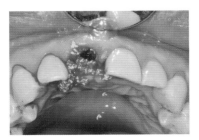 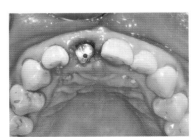

图5　微创拔牙　　　　图6　植体植入　　　　图7　植入人工骨　　　　图8　愈合基台

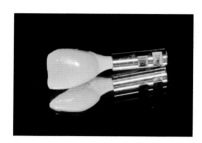

图9 椅旁临时修复体

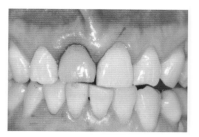

图10 临时修复体就位

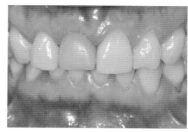

图11 临时修复体复查（术后1周）

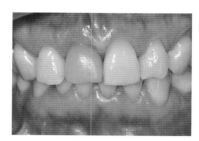

图12 临时修复体复查（术后4个月）

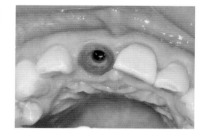

图13 穿龈轮廓

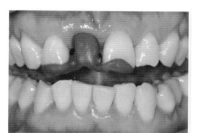

图14 基台口内就位

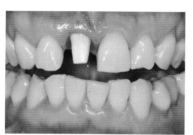

图15 氧化锆基台

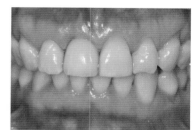

图16 全瓷修复体就位

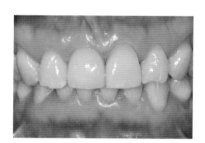

图17 修复后1个月（正面像）

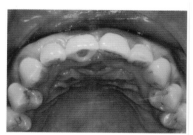

图18 修复后1个月（殆面像）

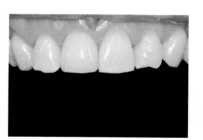

图19 修复后1个月（透光性观察）

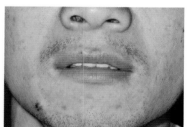

图20 修复后正面像

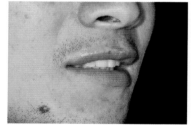

图21 修复后侧面像

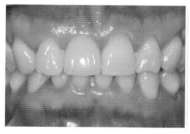

图22 修复后半年

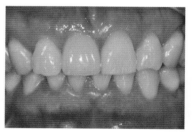

图23 修复后1年（正面像）

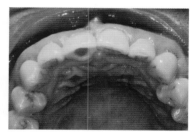

图24 修复后1年（殆面像）

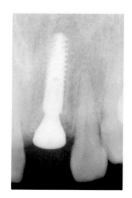

图25 即刻植入X线片

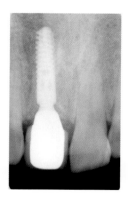

图26 最终修复体就位X线片

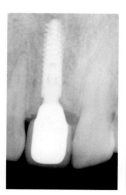

图27 修复后半年X线片

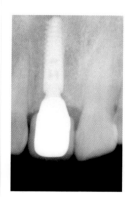

图28 修复后1年X线片

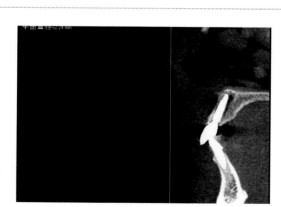

图29 修复1年后CBCT复查

三、讨论

上颌前牙区硬、软组织美学是种植治疗是否成功的关键指标，即使种植体已获得良好的骨整合，但判断前牙种植美学修复成败的基础之一是其软组织的表现。研究认为，牙种植近远中向牙龈乳头的高度取决于邻面牙槽骨的高度。邻面牙槽骨的高度丧失以及接触点和骨嵴间的距离超过6mm时，危及美学效果的风险显著提高。本病例中，上颌右侧中切牙周围软组织未见明显炎症和吸收，这可能与微创拔牙后不翻瓣植入有关系。微创拔牙最大限度地保存了牙体周围组织，保护了唇侧和邻面牙槽嵴骨壁。上颌前牙唇侧骨板多为较薄的致密皮质骨，当拔牙后又丧失牙周膜的血液供应及功能性刺激，唇侧黏骨膜的血液供应就对拔牙位点唇侧皮质骨板的保存有决定性作用。不翻瓣的方式将尽可能地避免影响唇侧骨壁的血供，不改变原有的膜龈外形，避免瘢痕形成，并且，对牙龈乳头的血供和形态影响也较小。同时，通过即刻临时修复体，不仅能快速满足患者对美观的要求，对周围软组织的支撑和塑形也有积极的作用。

上颌前牙种植软组织长期稳定的美学效果与其唇侧牙槽嵴骨量密切相关。有研究发现，当唇颊侧骨板厚度≤1 mm时，即刻种植位点的水平骨吸收量明显大于唇颊侧骨板厚度>1 mm的情况，在种植体周围间隙，较厚骨板区新骨形成量明显大于较薄骨板区。本病例中，微创拔牙后及种植体植入前，尤其注意检查唇侧骨板的情况，如果唇侧骨板高度明显降低、穿孔或裂开，将放弃即刻种植即刻修复的计划，改行拔牙位点保存术后延期种植。

正确的以修复为导向的种植体植入是保持种植体周围牙槽嵴长期稳定的决定性因素。即刻种植中，拔牙窝的存在有利于引导种植体的植入，但较难控制的是种植体植入后，冠根向颈部边缘位置的确定。具有平台转移设计的种植体植入骨内较深的位置，似乎在即刻种植中维持软硬组织稳定有一定的优势。本病例中，根据唇侧骨板的厚度和种植体的类型，将种植体颈部边缘控制在唇侧颈缘下3.5mm左右。同时，根据拔牙窝的大小选择合适的种植体直径，使种植体植入后与唇侧骨板内壁之间的距离在2mm以上，植入人工骨粉，植入扭矩≥35N·cm，在保证初始稳定性的情况下，形成良好的封闭愈合条件，尽可能在种植体周围引导生成更多的骨组织，以补偿拔牙后几乎不可避免的唇侧骨吸收，最终使种植体周围能够维持足够高度和厚度的健康骨组织。

综上所述，在严格选择适应证、精细临床操作及患者积极保持口腔卫生的情况下，上颌单颗前牙即刻种植即刻修复短期内可获得较满意的修复效果，其长期临床治疗效果有待进一步观察。

参考文献

[1] Michael Sonick，Debby Hwang. Implant site development. Willey-Blackwell, 2012.

[2] 宿玉成(主译). 美学区种植治疗：单颗牙缺失的种植修复. 1版. 北京: 人民军医出版社, 2008.

[3] 宿玉成(主译). 拔牙位点种植——各种治疗方案(第三卷). 1版. 北京: 人民军医出版社, 2009.

[4] Zambon R, Mardas N, Horvath A, Petrie A, Dard M, Donos N. The effect of loading in regenerated bone in dehiscence defects following a combined approach of bone grafting and GBR. Clin Oral Implants Res. 2012,23(5):591-601.

[5] Miyahara T, Nyan M,Shimoda A,Yamamoto Y,Kuroda S, Shiota M,Akiyoshi K,Kasugai S.Exploitation of a novel polysaccharide nanogel cross-linking membrane for guided bone regeneration (GBR). J Tissue Eng Regen Med. 2012, 6(8):666-672.

[6] 刘宝林.口腔种植学. 1版. 北京: 人民卫生出版社, 2011.

[7] Esposito M, Maghaireh H, Grusovin MG,Ziounas I,Worthington HV. Soft tissue management for dental implants: what are the most effective techniques? A Cochrane systematic review, 2012, 5(3):221-238.

[8] Geurs NC, Romanos AH, Vassilopoulos PJ,Reddy MS.Efficacy of micronized acellular dermal graft for use in interproximal papillae regeneration. Int J Periodontics Restorative Dent, 2012,32(1):49-58.

[9] Cooper LF, Reside GJ, Raes F, Garriga JS, Tarrida LG, Wiltfang J,Kern M,De Bruyn H. Immediate provisionalization of dental implants placed in healed alveolar ridges and extraction sockets: a 5-year prospective evaluation. Int J Oral Maxillofac Implants, 2014, 29(3):709-717.

[10] Parelli J, Abramowicz S. Immediate placement and immediate loading: surgical technique and clinical pearls. Dent Clin North Am, 2015,59(2):345-355.

周磊教授点评

该病例在以下3个方面较好地实施了美学区单牙即刻种植的治疗原则：（1）种植体在三维空间上正确的植入位置，这是实现美学修复的前提；（2）种植体直径选择上确保了植入后植体周围有足够软硬组织存在的空间，在唇侧确保了2mm以上的间隙，为唇侧骨板失后必然出现的生理性吸收预留了空间，与邻牙间有大于2mm的距离，维持了天然牙牙槽嵴的健康，是牙龈乳头得以保留的基础；（3）采用的种植系统在结构上有平台转移和锥度连接设计，这有利于种植体颈部骨保存，可有效避免后期可能出现的种植体颈部吸收及基台暴露。

上颌双侧中切牙不翻瓣即刻种植即刻修复病例研究

吴涛　施斌　武汉大学口腔医学院·口腔医院种植科

摘要

目的：探讨上颌双侧中切牙采用不翻瓣技术行即刻种植即刻修复，临时牙诱导牙龈成形的美学效果。**材料与方法**：58岁女性患者，上前牙数年前行根管治疗后金属烤瓷冠修复，自觉修复体修复效果不佳，影响美观。近期上颌左侧中切牙烤瓷冠松动致脱落。今要求种植牙修复以改善上前牙美观。临床检查上颌右侧中切牙烤瓷冠修复，龈缘可见金属暴露，探冠边缘欠密合，修复体颜色及牙冠宽长比不佳，Ⅰ°松动。上颌左侧中切牙残根腭侧位于龈缘下2mm。牙龈颜色正常，唇系带附着位置偏高，牙龈生物型为中厚龈型，牙龈乳头形态良好。前牙Ⅱ度深覆𬌗，覆盖正常。CBCT示上颌右侧中切牙唇腭侧宽度约为7.1mm，唇侧骨壁完整，约为1.6mm；上颌左侧中切牙唇腭侧宽度约为8.2mm，唇侧骨壁完整，约为1.4mm。上颌双侧中切牙微创拔除后采用不翻瓣技术植入2颗Zimmer® 3.7mm×11.5mm种植体，在牙槽窝间隙植入Bio-Oss®骨粉。术中取模，手术当天应用预成树脂冠及自凝塑料制备临时修复体，于1.5个月、4.5个月后复查调整临时修复体颈缘形态以诱导牙龈成形，4.5个月复查时CBCT显示种植体与牙槽骨结合良好，应用个性化取模桩制取最终修复体印模，术后6个月时全瓷基台全瓷冠修复缺失牙。**结果**：最终完成修复体戴入，牙冠形态、色泽逼真，牙龈曲线正常，唇侧骨丰满度良好，远中龈乳头丰满度可，近中龈乳头欠丰满，WES白色美学评分为9分，PES红色美学评分为12分，美学效果满意。戴牙后1个月复查，牙龈和牙冠形态和色泽良好，后期将继续随访。**结论**：上颌前牙区双侧上颌中切牙采用不翻瓣行即刻种植术，并即刻修复成形牙龈，个性化取模制取终印模后永久修复可取得良好的美学修复效果。

上颌前牙美学区一直都是种植修复的难点和热点，即刻种植即刻修复相比于传统的延期修复，可解决患者3~6个月缺牙或者戴可摘义齿的问题，缩短了患者就诊的次数和时间，也可以保留天然牙菲薄的唇侧骨壁和维持良好的牙龈形态。调整临时修复体颈缘形态而诱导牙龈成形，个性化取模桩制取最终修复印模，都为取得良好的前牙美学修复效果。

一、材料与方法

1. **病例简介**　58岁女性患者，主诉：上颌前牙修复体不美观数年。现病史：患者自觉上前牙修复体不美观，上颌左侧中切牙手术前1天烤瓷冠脱落，要求种植治疗。系统病史：高血压，青霉素过敏。口内检查：上颌右侧中切牙烤瓷冠Ⅰ°松动，龈缘可见金属暴露，探冠边缘欠密合，软垢（－），牙结石（－），BOP（－），叩（－）。上颌左侧中切牙残根腭侧位于龈缘下2mm，腭侧牙龈颜色正常，周围牙龈组织无红肿。咬合关系稳定，深覆𬌗，唇系带附着位置偏高。口外检查：面部左右对称，无瘢痕及肿胀，颞下颌关节检查无异常。

2. **诊断**　上颌右侧中切牙不良修复体；上颌左侧中切牙残根。

3. **治疗计划**　对患者进行种植美学风险评估（表1），双侧上颌中切牙采用不翻瓣技术行即刻种植即刻修复。临时牙诱导牙龈成形，个性化取模制取最终修复体印模，全瓷基台全瓷冠修复。

表1　患者缺牙位点的美学风险评估

美学风险因素	低	中	高
健康状态	健康，免疫功能正常		
吸烟习惯	不吸烟		
患者的美学期望值			高
唇线		中位	
牙龈生物型		中弧线形，中厚龈生物型	
牙冠形态	卵圆形		
位点感染情况	无		
邻牙牙槽嵴高度		上颌右侧中切牙、侧切牙牙槽嵴顶到接触点6~6.5mm	
邻牙修复状态	无修复体		
缺牙间隙的宽度			2颗或2颗以上
软组织解剖	软组织完整		
牙槽嵴解剖	无骨缺损		

4. 治疗过程

（1）一期手术：常规消毒铺巾，局麻下微创拔除上颌双侧中切牙，清理牙槽窝，不翻瓣预备种植窝，植入2颗Zimmer® 3.7mm×11.5mm种植体，植入扭矩为40N·cm，术中安装转移杆，取模待用，植入骨粉、填充拔牙窝间隙，上愈合基台。

（2）即刻修复：使用Zimmer®种植体临时基台、预成树脂冠及自凝塑料制作上颌双侧中切牙即刻修复体。修整颈缘形态，抛光，戴入患者口内，调𬌗，使正中𬌗、前伸𬌗、侧方𬌗均无咬合接触，以扭矩15N·cm上紧基台螺丝，小棉球、氧化锌及树脂分层封闭螺丝孔。检查咬合并抛光。

（3）临时牙诱导牙龈成形：即刻修复后1.5个月、4.5个月复查，根据牙龈成形情况调整临时修复体颈缘形态。

（4）个性化取模最终修复体：种植体植入后4.5个月应用个性化转移杆制取最终印模。

（5）戴牙：种植体植入后6个月戴全瓷基台全瓷冠。

（6）复查：戴牙后1个月前来复查，口内软硬组织及咬合情况良好。CBCT示种植体周骨整合良好，种植体颈部骨组织水平稳定，唇侧骨壁厚度可。嘱患者戴牙后3个月、6个月、往后每年前来复查。

二、结果

不翻瓣即刻种植即刻修复有利于保存唇侧骨板，缩短患者治疗时间，保证患者前牙美观。经临时修复体诱导牙龈成形，种植牙区牙龈形态基本稳定，取得了患者满意的美学效果。

表2　患者最终修复后白色美学（WES）分值

WES变量	较大差异	较小差异	无差异
牙冠形态			2
牙冠外形轮廓		1	
牙冠颜色			2
牙冠表面质地			2
透明度/个性化			2
WES总分	9		

三、讨论

1. 前牙即刻种植即刻修复选择时机　2013年第5次ITI共识提出了即刻种植美学成功的基本条件：（1）拔牙窝骨壁完整；（2）颊侧骨壁至少有1mm；（3）厚软组织生物学类型；（4）拔牙位点/种植位点无急性感染；（5）拔牙窝腭侧及根方骨量能为种植体提供足够初始稳定性；（6）种植

表3　患者最终修复后红色美学（PES）分值

PES变量	缺失	不完整	完整
近中龈乳头		1	
远中龈乳头			2
PES变量	较大差异	较小差异	无差异
唇侧龈缘曲线			2
唇侧龈缘最高位置		1	
根面突度			2
软组织颜色			2
软组织质地			2
PES总分	12		

体植入在理想的三维位置；（7）种植体完全植入拔牙窝后，其颈部平台需要与颊侧骨壁的内壁间至少有2mm的间距，此间隙需植入低骨代谢率的骨替代材料。本病例术前CBCT显示：上颌右侧中切牙位点唇侧骨壁完整，厚约1.6mm，唇腭侧骨宽度为7.1mm；上颌左侧中切牙位点唇侧骨壁完整，厚约1.4mm，唇腭侧骨宽度为8.1mm。双侧上颌中切牙牙根无感染，患者牙龈生物型为中厚龈型。患者完全符合前牙即刻种植的适应证，因此采用即刻种植的手术方案。

在严格掌握即刻种植适应证情况下，即刻修复可封闭软组织间隙，修复缺失牙。而即刻修复产生的生理性应力刺激可以促进骨组织的矿化和改建，加速骨性结合界面的形成。另外，其缩短了患者缺牙时间及治疗时间，维持患者自然牙龈形态，充分保存牙龈乳头丰满。本病例种植体植入扭矩为40N·cm，达到即刻修复所需初始稳定性，因此采用了即刻修复技术。

2. 不翻瓣技术的优缺点　不翻瓣手术保留了唇侧骨膜对骨壁的血供，从而减少术后唇侧骨或边缘骨吸收和牙龈乳头萎缩。同时对牙龈自然解剖形态保存效果好，没有瘢痕，种植修复长期效果更稳定。且不翻瓣技术可辅助种植窝的定位，在天然牙根的位置选择植体植入的方向。与翻瓣即刻种植手术比，不翻瓣即刻种植在修复后1年、3年骨吸收量较翻瓣组更少。组织学检查显示翻瓣种植组的结合上皮的长度大约是2.2mm，上皮下的结缔组织大约有1.3mm；而不翻瓣种植组结合上皮的长度是1.2mm，上皮下结缔组织厚度大约是1mm。种植体周软组织厚度直接影响到了种植体周探诊深度，而更深的种植体周软组织增大了后期种植体周围炎发生的可能性。

但不翻瓣即刻种植视野小，种植体窝洞预备时容易产生偏差，上颌颊侧骨性倒凹也会增大手术的难度，对于种植医生的要求较翻瓣手术高。

3. 临时修复体诱导牙龈成形及个性化转移印模技术　对于即刻种植，如何关闭软组织是其面临的问题，在种植体初始稳定性允许下，即刻修复可

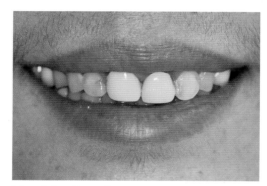

图1 术前口外正面像

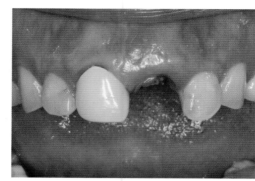

图2 术前口内唇面像

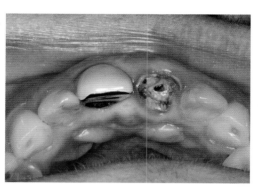

图3 术前口内殆面像

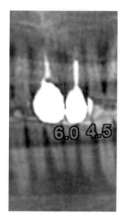

图4 术前CBCT

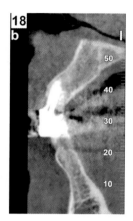

图5 上颌右侧中切牙术前CBCT矢状面

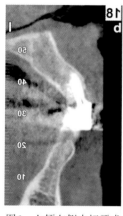

图6 上颌左侧中切牙术前CBCT矢状面

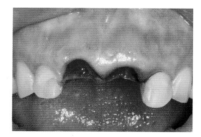

图7 术中拔除上颌双侧中切牙后口内唇面像

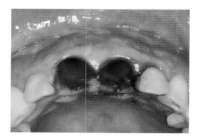

图8 术中拔除上颌双侧中切牙后口内殆面像

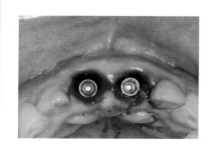

图9 于上颌双侧中切牙位点植入Zimmer®3.7mm×11.5mm种植体2颗

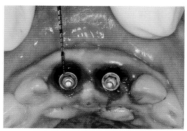

图10 种植体与唇侧骨壁之间间隙＞2mm

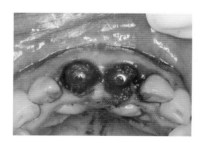

图11 种植体安放封闭螺丝，植体与拔牙窝之间填入Bio-Oss®骨粉

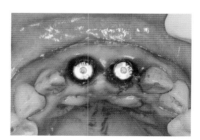

图12 种植体将封闭螺丝换成愈合基台

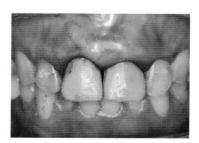

图13 术后当天即刻修复临时牙唇面像

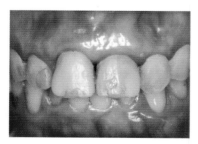

图14 即刻修复1.5个月后复查口内唇侧像

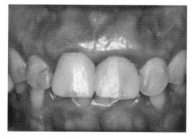

图15 即刻修复4.5个月临时牙复查口内唇侧像

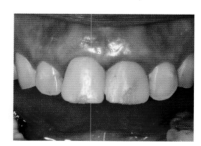

图16 即刻修复6个月临时牙复查口内唇面像

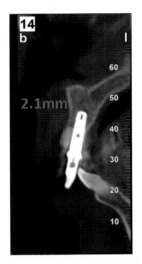
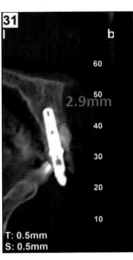

图17　上颌右侧中切牙即刻
修复4.5个月后CBCT矢状面

图18　上颌左侧中切牙即刻
修复4.5个月后CBCT矢状面

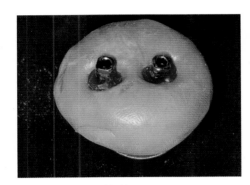

图19　制作个性化转移杆

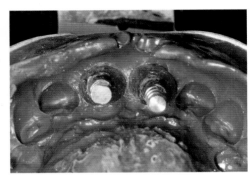

图20　用个性化转移杆制取聚乙醚印模

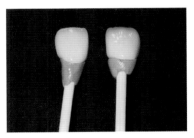

图21　硅橡胶制取全瓷冠组织面阴模
用于排出多余粘接剂

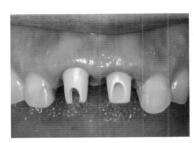

图22　全瓷基台口内唇面像

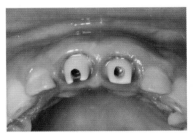

图23　全瓷基台口内殆面像

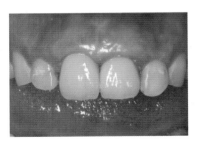

图24　全瓷冠戴牙当天口内唇侧像

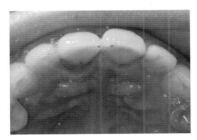

图25　全瓷冠戴牙当天口内殆面像

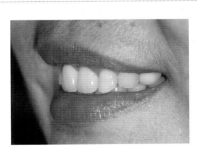

图26　永久修复后左侧45°微笑像

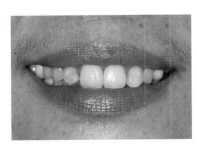

图27　永久修复后正面微笑像

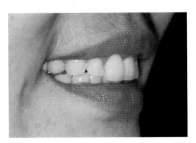

图28　永久修复后右侧45°微笑像

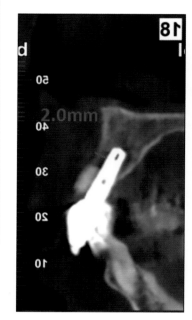

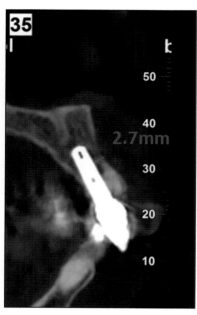

图29　上颌右侧中切牙戴牙当天
拍摄CBCT矢状面

图30　上颌左侧中切牙戴牙当天拍摄
CBCT矢状面

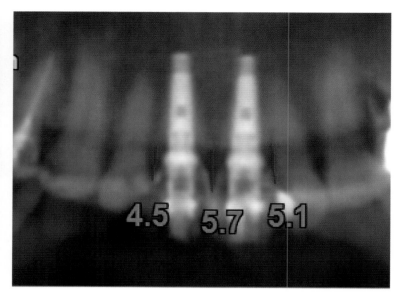

图31　戴牙当天CBCT

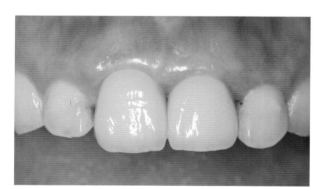

图32　戴牙后1个月复查口内唇面像

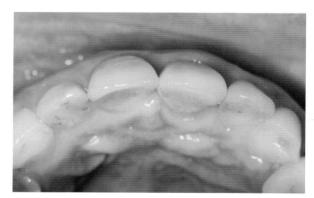

图33　戴牙后1个月复查口内𬌗面像

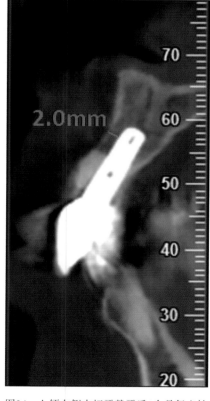

图34　上颌右侧中切牙戴牙后1个月复查拍
摄CBCT矢状面

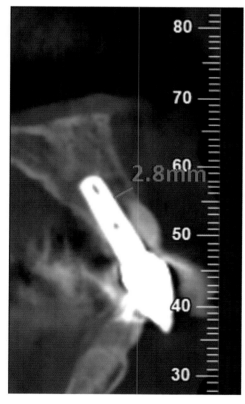

图35　上颌左侧中切牙戴牙后1个月复查拍摄CBCT
矢状面

关闭软组织。Jemit等研究表明,临时修复体相比于愈合基台愈合更快,美学效果更好。对于中厚龈型患者,临时修复体形态可直接做成类似缺失牙牙根直径大小并具有相应解剖形态。另一方面,通过调整临时修复体穿龈部分的突度,控制对软组织的压力,为永久修复创造红色美学条件。本病例中,患者即刻修复后1.5个月复查调整临时修复体龈缘部分形态,经过4.5个月的临时牙牙龈诱导之后,采用个性化转移体,将塑形后牙龈组织形态准确反映到模型上。

4. 前牙美学区连续种植的美学修复 前牙连续种植的美学风险相比于单颗牙种植的美学风险大。Styliani等研究表明相邻2颗种植体之间龈乳头向根方退缩的距离相比于种植体–牙邻接间牙龈乳头向根方退缩的距离平均大1mm。Tarrow等研究表明,两相邻天然牙之间邻面骨嵴顶到接触点的高度为4.5~5mm,两种植体间骨嵴顶至龈乳头顶端之间的距离平均为3.5mm。当相邻牙邻面骨嵴顶到接触点的高度≤5mm时,牙龈乳头会把间隙充满;

当高度为6mm左右时,约有56%牙龈乳头充满间隙;当高度≥7mm时,只有少于27%的概率牙龈乳头能充满间隙。本病例戴牙后,上颌右侧中切牙远中相邻牙邻面骨嵴顶到接触点的高度为4.5mm,上颌双侧中切牙间邻面骨嵴顶到接触点高度为5.7mm,上颌左侧中切牙远中相邻牙邻面骨嵴顶到接触点的高度为5.1mm。另外,两种植体之间距离约为4.5mm。戴牙后牙龈充盈,唇侧突度良好。1个月随访观察未发现牙龈退缩,后续将继续随访观察。

Fürhauser等在2005年提出PES评价红色美学,包括近中龈乳头、远中龈乳头、龈缘形态、软组织形态、软组织颜色、软组织质地及牙槽突形状7个指标。Belser等在2009年提出WES评价白色美学,包括牙冠形态、牙冠外形轮廓、牙冠颜色、牙冠表面质地及透明度/个性化7个指标。本病例对种植体修复后的软组织和修复体的美学结果进行综合全面的评估,其中白色美学9分,红色美学12分。

参考文献

[1] 施斌, 赖红昌, 陈乾, 黄宝鑫, 邸萍, 林野, 张宇, 蒋析, 崔宏燕.关于即刻种植的思考.国际口腔医学杂志, 2014(41): 255–261.

[2] 岳嵚, 胡秀莲, 林野, 崔宏燕, 于海燕.上颌前牙翻瓣与不翻瓣即刻种植修复临床效果比较研究.中国实用口腔科杂志, 2015(8): 410–414.

[3] You TM, Choi BH, Li J, Xuan F, Jeong SM, Jang SO. Morphogenesis of the peri–implant mucosa: a comparison between flap and flapless procedures in the canine mandible, Oral Surgery, Oral Medicine, Oral Pathology, Oral Radiology, and Endodontology, 2009(107): 66–70.

[4] Jemt T. Restoring the gingival contour by means of provisional resin crowns after single–implant treatment, International Journal of Periodontics & Restorative Dentistry, 1999(19): 20–29.

[5] 胡秀莲, 林野, 于海燕, 崔宏燕.种植暂时修复体在上颌前牙种植美学修复中软组织处理技术.中国口腔种植学杂志, 2012 (17).

[6] Kourkouta S, Dedi, KD, Paquette DW, Mol A. Interproximal tissue dimensions in relation to adjacent implants in the anterior maxilla: clinical observations and patient aesthetic evaluation. Clinical Oral Implants Research, 2009(20): 1375–1385.

[7] Priest GF. The Esthetic Challenge of Adjacent Implants, Journal of Oral & Maxillofacial Surgery Official Journal of the American Association of Oral & Maxillofacial Surgeons, 65(2007): 2–12.

[8] Tarnow DP, Magner AW, Fletcher P. The effect of the distance from the contact point to the crest of bone on the presence or absence of the interproximal dental papilla.Journal of Periodontology, 1992(3): 234–240.

[9] Tarnow D, Elian NP, Froum S, Magner A, Cho SC, Salama M, Salama H, Garber DA.Vertical distance from the crest of bone to the height of the interproximal papilla between adjacent implants.Journal of Physical Oceanography, 2004(74): 1785–1788.

[10] Somanathan RV, Antonín SN, Josef B, Tomás B, Dana K. Soft tissue esthetics in implant dentistry.Acta Medica, 2007(50): 183–186.

[11] Fürhauser R, Florescu D, Benesch T, Haas R, Mailath G, Watzek G. Evaluation of soft tissue around single–tooth implant crowns: the pink esthetic score. Clinical Oral Implants Research, 2006(16): 639–644.

[12] Belser U, Grutter L, Bornstein FM, Weber H, Buser D. Outcome evaluation of early placed maxillary anterior single–tooth implants using objective esthetic criteria: a cross–sectional, retrospective study in 45 patients with a 2–to 4–year follow–up using pink and white esthetic scores.Journal of Periodontology, 2009(80): 140–151.

耿威教授点评

上颌前牙美学区种植修复中,如何维持或重建唇侧骨板厚度、龈乳头高度历来是种植修复的难点和热点,尤其是连续牙缺失的种植体间如何恢复并维持龈乳头高度和充盈度,是对医生和技师临床技能的极大挑战。

本病例中,作者采用即刻种植与即刻修复,不仅缩短了患者缺牙时间和复诊次数,也有利于保存唇侧菲薄的骨壁。同时应用不翻瓣技术,最大限度减小对术区软硬组织的创伤以保存原有组织的形态,术后采用临时修复体引导牙龈成形,获得稳定的美学穿龈轮廓,采用个性化转移杆准确反映软组织形态。术前与术后分别采用美学风险评估与红白美学评分进行客观量化评价。

本病例最终完成的修复体形态仍有改进空间,比如唇面切端形态与近远中面的外形,建议作者对患者做进一步随访,观察软硬组织长期稳定性。

整个病例的治疗思路清晰、方法科学、计划周密,体现了作者全面的治疗技术,是一个优秀的种植范例。

上颌美学区单牙不翻瓣即刻种植即刻修复

赵昱 贾洪宇 杭州口腔医院特需科

摘要

目的：探讨上颌前牙美学区单牙不翻瓣即刻种植即刻修复的临床效果及美学修复的意义。**材料与方法**：对1例因上颌前牙旧修复体反复脱落影响美观的患者，行牙根微创拔除术后，不翻瓣即刻种植，种植体与唇侧骨壁间隙中植入Bio-Oss®骨粉，术中测量种植体植入扭矩＞35N·cm，初始稳定性好，行上部结构即刻修复，诱导种植体周围牙龈成形，术后患者1个月复诊1次，根据牙龈形态调整临时冠的外形，临时冠诱导牙龈成形6个月后，行上部结构最终修复。**结果**：不翻瓣即刻种植有利于唇侧骨板的保存，结合临时修复体即刻修复，诱导牙龈成形后，牙龈乳头基本充满牙间隙，美学效果理想。**结论**：不翻瓣即刻种植即刻修复能获得可预期的美学效果。

传统的种植修复存在治疗时间长、程序烦琐的问题，一定程度上影响种植修复的接受度，尤其是在美观要求高的美学区，无牙状态或活动义齿影响患者的美观和发音功能，给他们的社交带来不便。即刻种植是指在患牙拔除的同时植入种植体，如能在术后1周内进行临时修复，则为实施即刻修复。与延期种植相比，即刻种植联合即刻修复不仅可以有效地减少治疗周期及手术次数，而且可以尽早恢复患者的美观。因此，即刻种植联合即刻修复得到了广泛的临床应用。但是，即刻种植本身就在一定程度上增加了手术失败的风险，而即刻修复又在此风险的基础上增加了许多不确定因素。同时，患者对美学区的种植义齿有更高的心理预期。因此，要求术中精细的操作及修复的合理处理。本病例通过对上颌前牙不翻瓣即刻种植与软组织诱导成形技术的联合应用，获得了良好的临床及美学效果。

一、材料与方法

1. 病例简介 40岁男性患者，既往体健，少量吸烟史。因右上前牙烤瓷桩冠反复脱落来我院就诊。临床检查：面部对称，低位笑线。上颌右侧中切牙烤瓷桩冠松动脱落，牙根断端平龈，根面龋坏，龈缘轻度红肿，BOP（＋）。上颌左侧中切牙烤瓷冠修复，修复体完整，牙龈色泽粉红，质地柔韧，BOP（－）。上颌右侧中切牙、上颌左侧中切牙龈缘线对称，附着龈宽度3~4mm。CBCT显示，上颌右侧中切牙根管内显影物，根尖周无明显低透射影，唇侧骨板完整，厚度大约有1.2mm，牙槽嵴宽度为9mm，根尖区牙槽骨高度为11mm。

2. 诊断 上颌右侧中切牙残根。

3. 治疗计划 上颌右侧中切牙微创拔除，不翻瓣即刻种植即刻修复。

4. 治疗过程

（1）局部浸润麻醉下，不翻瓣微创拔除上颌右侧中切牙，拔牙窝彻底清创。

（2）简易种植导板指导下逐级窝洞预备，植入Bego直径3.75mm、长度13mm、柱形种植体，保证种植体植入在理想的三维位置上：种植体轴向穿出点位于邻牙近远中连线偏腭侧，深度为将来修复体龈缘下3mm，距邻牙牙根＞1.5mm，距唇侧骨板＞2mm。植入初始扭矩＞35N·cm。术后CBCT显示种植体植入轴向、位置正常，唇侧骨板保存完好。

（3）术后即刻于种植体上连接印模杆，并在口内将种植导板和印模杆用临时冠材料进行连接，固化后取下带印模杆的种植导板，复位于事先准备的石膏模型上，送技工室制作即刻修复临时义齿。

（4）种植体周围间隙内填充Bio-Oss®骨胶原。

（5）种植当日，戴入螺丝固位的临时修复体，调整咬合，使其在正中𬌗、侧方𬌗及前伸𬌗上均无咬合接触。

（6）术后1个月、2个月、4个月、5个月回访，调整临时修复体龈端外形，塑形牙龈形态。术后6个月，见牙龈形态良好，龈缘曲线基本协调。

6个月后，将临时修复体取下，牙龈袖口清晰，测量种植体ISQ值为72，开始最终修复。临时修复体连接种植体替代体，用硅橡胶复制临时修复体龈端外形，去除临时修复体，将印模杆与替代体连接，在印模杆与硅橡胶的间隙内填充流动树脂，并光固化，个性化的印模杆制作完成。口内戴入个性化的印模杆，制取种植体水平印模，选择氧化锆基台一体冠修复，戴入最终修复体。修复体红色美学评分为8分，白色美学评分为10分。

二、结果

修复后3个月复查，牙冠完好，咬合关系正常，牙龈组织及边缘骨稳定，CBCT显示种植体唇侧仍存2.8mm厚度的牙槽骨。

表1　红色美学分值

PES变量	缺失	不完整	完整
1. 近中龈乳头	0	1	2
2. 远中龈乳头	0	1	2
PES变量	**较大差异**	**较小差异**	**无差异**
3. 唇侧龈缘曲度		1	2
4. 唇侧龈缘高度	0	1	2
5. 根部突度/软组织的颜色和质地	0	1	2
PES总分		8	

表2　白色美学分值

WES变量	较大差异	较小差异	无差异
1. 牙冠形态	0	1	2
2. 牙冠外形轮廓	0	1	2
3. 牙冠颜色	0	1	2
4. 牙冠表面质地	0	1	2
5. 透明度/个性化	0	1	2
WES总分		10	

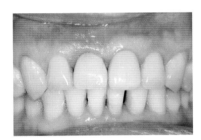

图1　上颌右侧中切牙不良修复体

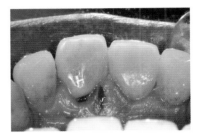

图2　上颌右侧中切牙桩核冠

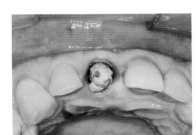

图3　去除烤瓷桩冠后的初始殆面像

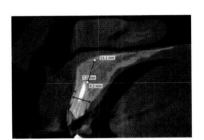

图4　术前CBCT影像

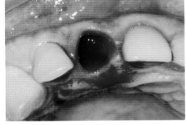

图5　彻底清理拔牙窝

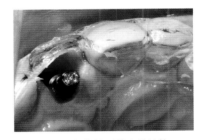

图6　简易导板指导下植入种植体

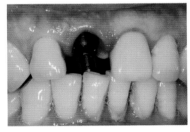

图7　植入的种植体位于理想的三维位置

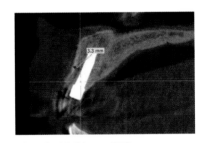

图8　术后即刻CBCT影像

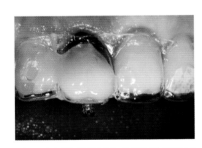

图9　应用简易导板和印模杆转移种植体的相对位置

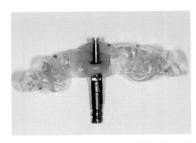

图10　应用简易导板和印模杆转移种植体的相对位置

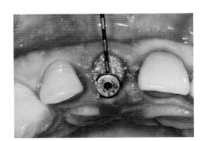

图11　Bio-Oss®骨粉植入唇侧跳跃间隙

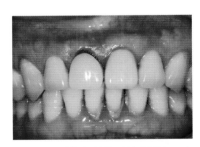

图12　即刻修复的临时树脂冠在口内试戴

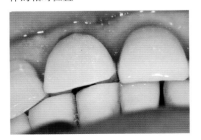

图13　即刻修复的临时树脂冠的调殆

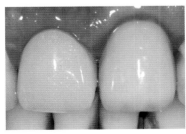

图14　术后1个月口内复查像

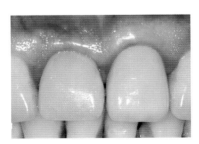

图15　术后2个月口内复查像

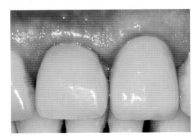

图16　术后4个月口内复查像

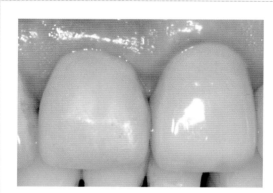

图17　术后6个月口内复查像

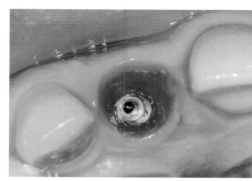

图18　临时冠取下后清晰的龈袖口

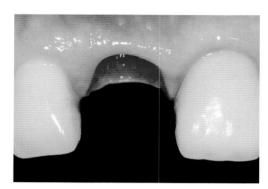

图19　临时冠取下后的龈缘曲线与邻牙协调一致

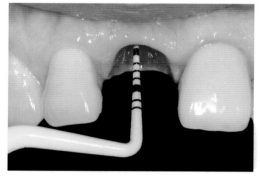

图20　种植体植入深度唇侧位于龈下4mm

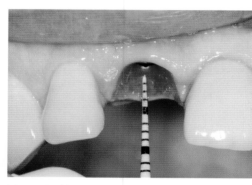

图21　种植体植入深度腭侧位于龈下3mm

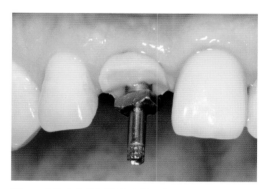

图22　个性化印模杆戴入患者口内

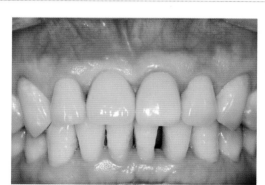

图23　永久修复完成后口内正面像

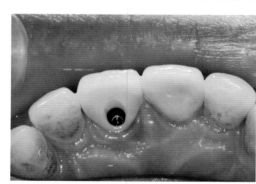

图24　永久修复完成后口内腭侧像

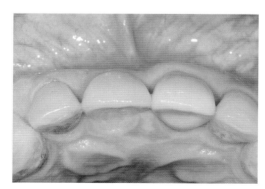

图25　永久修复完成后口内殆面像

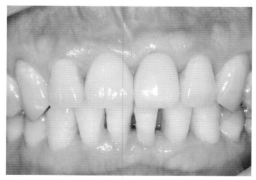

图26　修复完成3个月后口内复查像

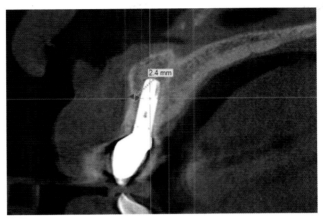

图27 修复完成3个月后根尖复查片　图28 修复完成3个月后CBCT复查片

三、讨论

本病例中，术区无明显急性炎症，牙根唇侧和腭侧骨板完整，牙根位于牙槽骨中部，牙根长轴连线位于唇侧基底部牙槽嵴腭侧，根据牙根与牙槽骨位置和方向的分类为M2型，适合即刻种植，种植位点应位于原牙槽窝方向偏腭侧。手术操作采用不翻瓣的方法，保留了唇侧黏骨膜的血供完整性，患者唇侧的骨板吸收会更少，更有利于种植体植入后唇侧骨板的保存和新骨形成。前牙区的即刻种植，还需要考虑种植体直径。有报道，直径较小的种植体能够比常规直径的种植体获得更好的美学效果，前牙美学区常选择直径≤4mm的种植体。当唇侧骨板和种植体间存在＞2mm的间隙，应于间隙内植入人工骨替代材料，这样能减少唇侧骨板的吸收，远期美学效果更加稳定。当种植体的初始稳定性达到35N·cm以上，没有实施GBR手术，则可以进行即刻修复。此时的即刻修复体可以起到封闭软组织间隙，维持牙龈外形、修复失牙的功能。但要注意的是，此时的修复体不能承受咬合的压力，

调𬌗的要求是在正中𬌗和前伸𬌗时均没有咬合接触。临时修复体的制作方式繁多，本病例采用印模杆连接种植导板的方式，准确转移出了种植体相对于邻牙的三维位置，在体外制作临时修复体，最大限度地减少了对术区的污染风险。临时修复体需制作个性化的穿龈轮廓，小心磨除龈缘到种植体颈部边缘之间的修复体，确保穿龈轮廓既不突出也不过度凹陷。在唇舌向，牙龈颈部的唇侧表面到临时修复基台的唇侧表面距离的中点将成为凹陷曲线的中点。如果穿龈结构过突，其结果是牙龈边缘根向移动，这是应该被避免的。相反，如果穿龈结构过度凹陷，那么由于缺乏足够的支撑，软组织厚度将会不足。鉴于良好的种植体三维位置，最终采用基台一体冠修复。使用金属基台进行修复，1%会出现美学的问题，但在黏膜厚度＞2mm的患者中，使用金属基台和全瓷基台并无肉眼可见的颜色差别。一体冠修复体，采用体外粘接，避免了多余粘接剂残留导致种植体周围炎的发生，另外，修复体的维修也很便利。

参考文献

[1] Lau SL, Chow J, Li W, Chow LK .Classification of Maxillary Central Incisors—Implications for Immediate Implant in the Esthetic Zone. J Oral Maxillofac Surg, 2011, 69(1):142–153.

[2] Becker W, Wikesjö UM, Sennerby L, Qahash M, Hujoel P, Goldstein M, Turkyilmaz I. Histologic evaluation of implants following flapless and flapped surgery:a study incanines. JPeriodontol, 2006, 77(10):1717–1722.

[3] 施斌，赖红昌，陈卓凡，等. 关于即刻种植的思考. 国际口腔医学杂志，2014（03）：255–261.

[4] Ekfeldt A, Eriksson A, Johansson LA. Peri–implant mucosal level in patients treated with implant–supported fixed prostheses:a 1–year follow–up study.Int J Prosthodont, 2003 :16(5):529–532.

[5] Zembic A, Kim S, Zwahlen M, Kelly JR. Systematic review of the survival rate and incidence of biologic，technical，and esthetic complications of single implant abutments supporting fixed prostheses. Int J Oral Maxillofac Implants，2014，29（Suppl）：99–116.

[6] Kan JY, Rungcharassaeng K, Umezu K, Kois JC. Dimensions of peri–implant mucosa：an evaluation of maxillary anterior single implants in humans. J Periodontal，2003，74(4)：557–562.

谢志坚教授点评

即刻种植联合即刻修复可以有效地减少治疗周期及手术次数，而且可以尽早恢复患者的美观。但是即刻种植存在较大的风险，需要对适应证进行严格的把握，而即刻修复又在此风险的基础上增加了不确定因素。该病例通过对上颌前牙不翻瓣即刻种植与软组织诱导成形技术的联合应用，获得了良好的临床及美学效果。该病例中的治疗方案很好地保存了种植牙两侧的牙龈乳头结构，并形成了良好的牙龈袖口结构，病例资料齐全，治疗程序表述条理清晰。

上颌中切牙即刻种植即刻修复1例

李敢 王鹏来 耿晓庆 张修彬 徐州市口腔医院种植中心

摘要

目的： 本文展示1例上颌中切牙即刻种植即刻修复的病例。**材料与方法：** 29岁男性患者，主诉上前牙外伤松动2天，要求种植治疗。临床检查患者口腔卫生良好，牙周健康，重度氟斑牙，中高位笑线，中厚牙龈生物型。上颌左侧中切牙Ⅲ°松动，X线检查提示上颌左侧中切牙牙根短小，牙周膜增宽影像，冠根比约1：0.7，唇侧骨壁完整。局麻下拔除上颌左侧中切牙后不翻瓣偏腭侧即刻种植，于唇侧间隙植入骨粉，同时使用自体牙贴面进行即刻修复。**结果：** 术后伤口愈合良好，3个月后取下临时牙进行精确修形，牙龈诱导成形，5个月后进行个性化氧化锆基台加氧化锆全瓷冠修复，最终获得了良好的美学效果。**结论：** 对无法保留的上颌中切牙，合理制订并正确实施即刻种植即刻修复的治疗方案，术中注重微创的原则，减少手术次数和创伤，满足了患者无缺牙期的要求，缩短治疗周期，可获得良好的美学效果。

美学区拔除无法保留的患牙后，患者对牙列完整的要求是很迫切的。近年来在临床上，医生和患者之间已认同种植义齿是最佳治疗选择。即刻种植即刻修复的提出，由于其能尽可能保留牙槽骨的骨量，维持牙龈轮廓和高度，获得良好美学效果的同时，也缩短了治疗时间，从而备受推崇。然而想要获得长期稳定的效果，必须严格掌握即刻种植即刻修复的适应证，配合良好的外科手术操作和修复技能才能达到。

一、材料与方法

1. **病例简介** 29岁男性患者，主诉上前牙外伤松动2天，要求种植治疗。临床检查患者口腔卫生良好，牙周健康，重度氟斑牙，中高位笑线，中厚牙龈生物型。上颌左侧中切牙Ⅲ°松动，叩诊（＋），X线检查提示牙周膜增宽影像，牙根短小，冠根比约1：0.7，唇侧骨壁完整。

2. **诊断** 上颌左侧中切牙外伤、牙根发育不良；全口重度氟斑牙。

3. **治疗设计** 上颌左侧中切牙即刻种植即刻修复。

4. **治疗过程** 局麻下，上颌左侧中切牙微创拔除，避免破坏唇侧骨壁，不翻瓣偏腭侧逐级备洞，植入Osstem植体，三维方向良好，初始稳定性＞35N·cm，种植体和唇侧骨壁间植入Bio-Oss®骨粉，在成品分体式基台上利用调改后的自体牙制作螺丝固位一体冠即刻修复体。修形，高度抛光，调𬌗至正中前伸侧方均无接触。即刻修复3个月后复查，X线检查提示种植体骨结合良好，ISQ值为68，取下即刻修复体后发现穿龈轮廓尚可，进行了更为精确的修形后等待1个月。1个月后制作个性化转移杆，开口式印模，比色，然后用CAD/CAM制作个性氧化锆基台，个性化制作氧化锆冠，戴入口内后调𬌗，轻咬合。患者对外形、颜色和形态均较为满意。修复后1个月复查，观察软硬组织美学效果。

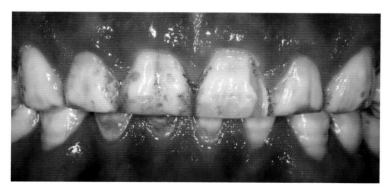

图1 术前全牙列像

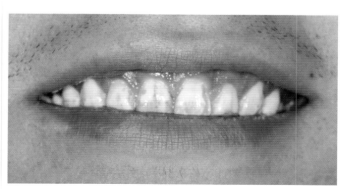

图2 术前微笑像

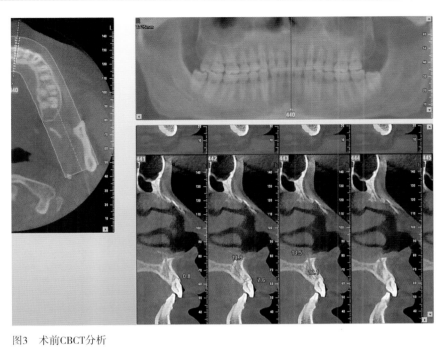

图3 术前CBCT分析

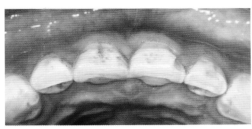

图4 术前牙龈轮廓

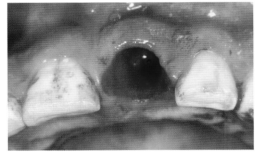

图5 牙齿微创拔除后

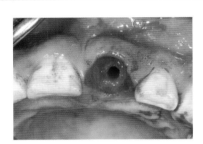

图6 偏腭侧进行种植备洞

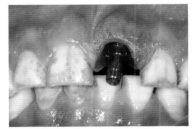

图7 术中确认三维位置

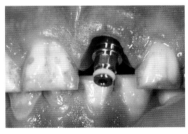

图8 种植体植入

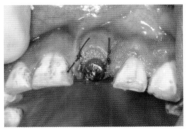

图9 在种植体和唇侧骨壁间植入骨粉

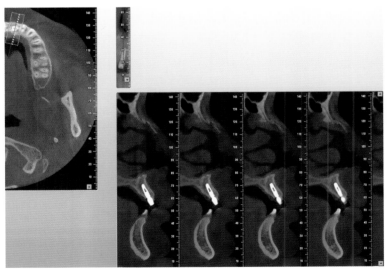

图10 种植术后CBCT影像

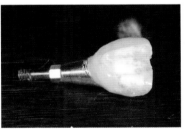

图11 利用成品基台及原牙制作暂时性即刻修复体

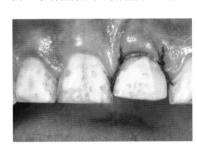

图12 即刻修复体戴入口内

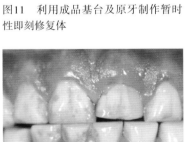

图13 即刻修复体切对切咬合像

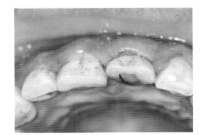

图14 植入4个月后唇侧轮廓像

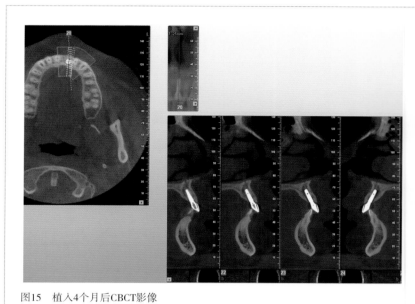

图15　植入4个月后CBCT影像

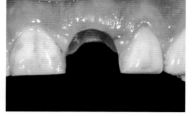

图16　植入4个月后牙龈轮廓

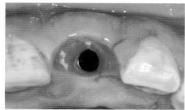

图17　植入4个月后牙龈轮廓殆面像

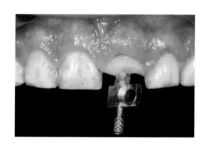

图18　用个性化转移杆制取模型

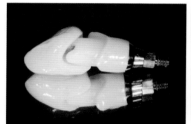

图19　最终修复体

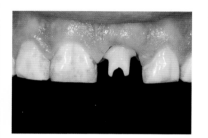

图20　个性化氧化锆基台戴入

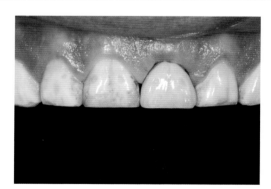

图21　全瓷冠戴入

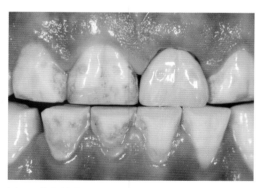

图22　修复体戴入后前伸

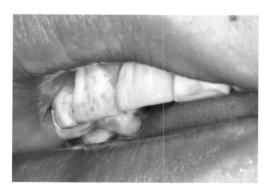

图23　修复体戴入后微笑像

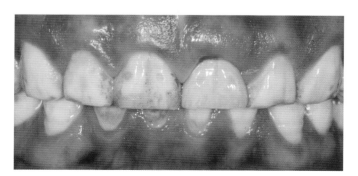

图24　3个月后复查咬合像

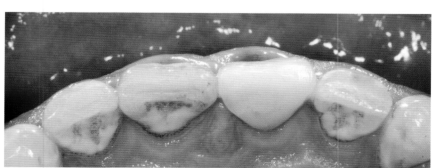

图25　3个月后复查唇舌侧轮廓像

二、结果

种植体植入4个月后复查，CBCT提示种植体于牙槽骨结合良好，唇侧骨板厚度可，完成最终修复体的制作和戴入，牙冠形态、色泽逼真，牙龈曲线正常，唇侧骨及软组织轮廓丰满度较好，龈乳头丰满，美学效果满意。1个月后复查，牙龈形态更加自然。长期效果需要继续观察。

三、讨论

牙齿拔除后局部牙槽骨会发生改建，尤以前6个月明显。有研究表明，拔牙后6个月内牙槽骨宽度平均降低3.7mm，唇侧牙槽骨高度平均降低1.24mm。区别于常规种植，即刻种植在拔牙后同时植入种植体，其优势不仅仅限于减少手术次数，缩短总体的治理周期，还可以最大限度地利用尚未改建的牙槽骨宽度和高度。即刻种植曾经一度认为可以减少拔牙后牙槽骨的改建，从而提高美学效果，因此美学区的种植越来越受重视。但后来的文献证明，拔牙后牙槽骨的改建不会因为即刻种植而发生改变。但只要严格选择合适的适应证，即刻种植是能够达到预期的效果。

诸多研究表明，种植体在三维方向上的理想位置和轴向是美学修复成功的前提。CBCT分析和设计种植体正确的3D空间位置，具有无法替代的作用。但是，在手术植入的过程中，拔牙窝干扰了种植床的制备，对术者的经验和技能有较高的要求。即刻种植的拔牙窝还会影响种植体的初始稳定性，植体应该偏腭侧植入及选择合适的种植体。植入植体后，植体和唇侧骨壁的间隙内植入骨再生材料，有利于保证种植体唇侧骨壁的厚度，保证骨组织的稳定。

即刻种植需要采用微创手术的原则，拔出患牙时要避免对骨壁尤其是对唇侧骨壁的损伤。采用不翻瓣手术的优点：减少术中出血；缩短手术操作时间；减少感染风险；利于即刻修复。有研究表明，唇侧黏骨膜的血供保障作用，可减少牙槽骨的吸收。美学区不翻瓣手术避免了手术瘢痕，利于提高软组织的美学效果。种植美学微创原则，要求医生提高治疗效能，注重治疗质量，体现了对患者的人文关怀。

在美学区，对无法保留的单颗患牙，合理制订并按规范技术正确的实施即刻种植即刻修复的治疗方案，可以满足患者无缺牙的美观要求，缩短治疗周期，并且能避免软硬组织的退缩，可获得良好的美学效果。

种植治疗中倡导微创理念，在确保效果的前提下，尽量减少手术次数和手术复杂程度，简化和缩短疗程，降低风险，最大限度地减低患者的痛苦和不适。

该病例的远期效果还将继续观察。

本病例中，使用患者自体牙冠做暂时性修复体，保留了患牙原有的形态、表面纹理和各部分氟斑牙的特点。这些特征都是现有临时冠材料很难再现的。

参考文献

[1] LuoZB, ZengRS, LuoZB, et al. Single Implants inthe Esthetic Zone: Analysis of Recent Peri–implant Soft Tissue Alterations and Patient Satisfaction. Aphotographic Study. Int J Oral Max Impl, 2011.

[2] Hyperlink Sanz M. Analysis of the socket bone wall dimensions in the upper maxilla in relation to immediate implant placement. Clinical Oral Implants Res.2012.

[3] Tim De Rouck, Kristiaan Collys, Iris Wyn, Jan Cosyn.Instant provisionalization of immediate single–tooth implants is essential to optimize esthetic treatment outcome. Clinical Oral Implants Research, 2009.

[4] LaurensdenHartog, GerryM. Raghoebar, KeesStellingsma, ArjanVissink, HennyJ.A.Meijer. Immediate non–occlusal loading of single implants in the aesthetic zone: a randomized clinical trial. Journal of Clinical Periodontology, 2011 (2).

[5] Buser Daniel, Wittneben Julia, Bornstein Michael M, Grütter Linda, Chappuis Vivianne, Belser Urs C. Stability of contour augmentation and esthetic outcomes of implant–supported single crowns in the esthetic zone: 3–year results of a prospective study with early implant placement postextraction. Journal of Periodontology, 2010.

[6] 余玲梅, 施斌. 临时冠对美学区单颗种植修复体美学效果的影响. 口腔医学研究, 2012(06).

宋应亮教授点评

该病例术前设计得当术中处理流畅，整个病例收集资料完整，并严格地把握了前牙美学区的微创理念。尤其是考虑到患者氟斑牙特征，利用微创拔牙后保留的患者自然牙冠制作过渡义齿，取得了较好的牙龈成形和美学效果。鉴于患者牙齿牙面磨耗严重，需询问夜磨牙病史，如有则应给予验垫保护，并定期密切随访。

美学区即刻修复即刻种植

王丹宁　中国医科大学附属口腔医院种植中心

摘要

目的： 探讨美学区即刻种植即刻修复的效果。**材料与方法：** 对于前牙美学区尚有残根的患者采取即刻种植即刻修复的治疗，以保存其牙龈乳头的位置。**结果：** 即刻种植即刻修复能够保存牙龈乳头的位置，取得良好的美学效果。**结论：** 即刻种植即刻修复应用与前牙美学区可以取得良好的效果。

即刻种植即刻修复成为近年来种植修复的热点，而如何做好修复以及美学区的设计成为了近年来的讨论热点。本文就一个具体病例展开讨论，详细介绍了美学区即刻种植即刻修复的治疗过程。

一、材料与方法

1. **病例简介**　38岁女性患者，上前牙烤瓷冠脱落，来诊检查。现病史：上前牙20年前因外伤导致牙冠折断，曾做烤瓷冠修复。几天前烤瓷冠脱落，仅剩牙根，无法常规修复，来诊检查种植。既往体健。查体：上颌右侧中切牙残根，断端达龈下2mm，牙根短小，无保留价值。牙槽骨宽度良好，唇侧有少许凹陷，牙龈健康，咬合间隙良好。CT检查：上颌右侧中切牙残根无炎症，唇侧骨壁薄，可用骨高度足够。

2. **治疗计划**　术中拔出上颌右侧中切牙残根后即刻种植，并行引导骨再生术；若种植体稳固，初始稳定性好，行即刻修复治疗。

3. **治疗过程**　术前CT片，唇侧骨壁薄，牙根短小。术中拔出残根，拔除残根后窝洞，制备种植窝。植入ITI种植体1颗，种植体颈部与骨壁间有少许空隙，放入Bio-Oss®骨胶原。安放愈合基台。术后CT检查种植体位置方向及唇侧骨壁情况。术后进行即刻修复。1周后临时牙调整诱导牙龈。

二、结果

上颌右侧中切牙处采用即刻种植即刻修复，术中通过人工骨膜隔离牙龈组织，术后通过临时牙调整诱导牙龈形态，最终取得良好修复效果。

三、讨论

即刻种植可以减少缺牙时间，减轻病患痛苦，并有效保存骨量。有文献报道即刻种植的成功率可以达到95.39%，但影响即刻种植成功率的因素也有很多，如：初始稳定性、表面处理方法、长度直径与牙根的关系、即刻负重、咀嚼习惯、吸烟、牙周病等。因此严格把握手术适应证对于手术的成功有着重要的作用。

即刻修复可以缩短等待修复时间，保证美观恢复，同时可以很好地诱导牙龈成形。种植体的初始稳定性关系到了即刻修复的成败。$50 \sim 100 \mu m$范围的微动不会妨碍种植体骨界面的形成，反而会促进牙种植体周围骨组织成骨的作用。然而当微动$>100 \mu m$将影响骨整合的过程，并在骨种植体界面形成纤维组织。因此，即刻修复要求在有良好初始稳定性的前提下进行修复，可以取得良好的效果。有研究表明：通过牙龈附着水平、菌斑指数和患者美学满意度评价来对比即刻修复和常规修复，即刻修复的效果远远优于常规修复，两者间具有统计学差异（$P<0.005$）。因此，在严格把握适应证的前提下进行即刻种植即刻修复可以取得良好的修复效果。

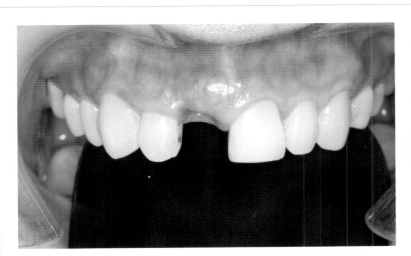

图1　术前口内唇面像

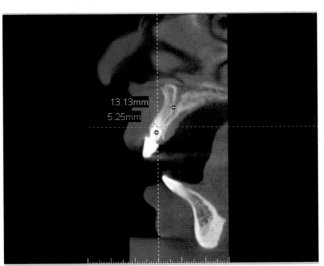

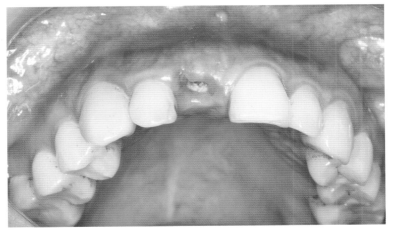

图2　术前口内殆面像

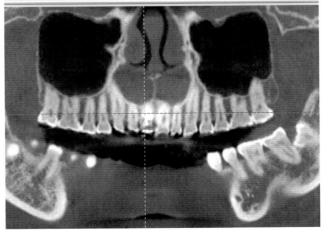

图3　术前CT片，唇侧骨壁薄，牙根短小

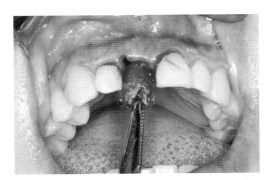

图4　术中拔出残根

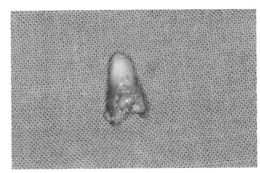

图5　上颌右侧中切牙残根

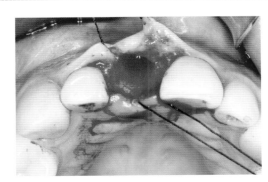

图6　拔除残根后窝洞

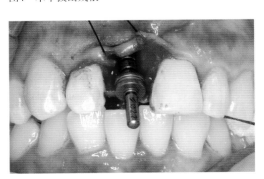

图7　制备种植窝

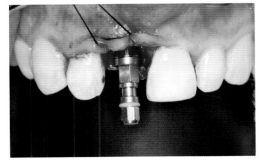

图8　植入ITI种植体1颗

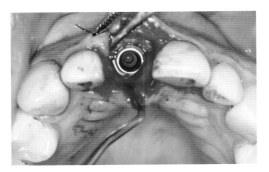

图9　种植体颈部与骨壁间有少许空隙，放入Bio-Oss®骨胶原

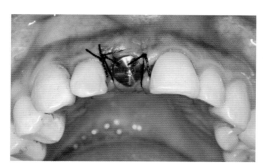

图10 安放愈合基台

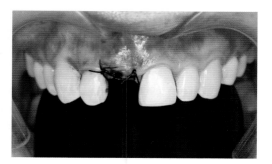

图11 缝合

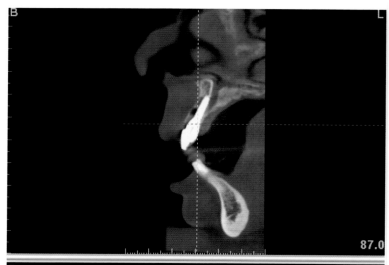

图12 术后CT检查种植体位置方向及唇侧骨壁情况

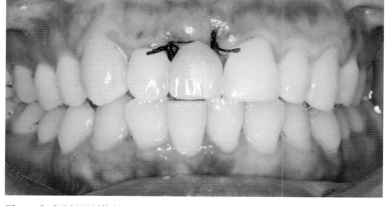

图13 术后进行即刻修复

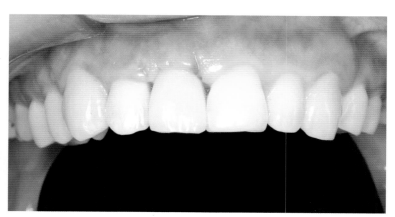

图14 1周后临时牙调整诱导牙龈

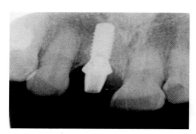

图15 半年后X线片种植体骨结合良好

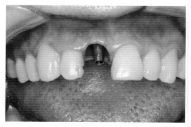

图16 安放基台，牙龈袖口形态良好

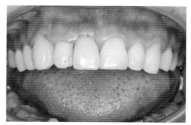

图17 戴牙后口内唇面像

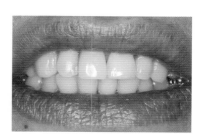

图18 戴牙后咬合像

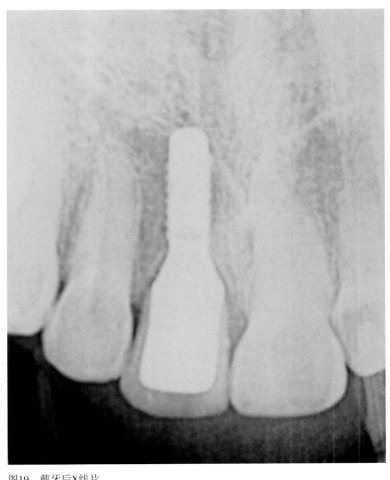

图19　戴牙后X线片

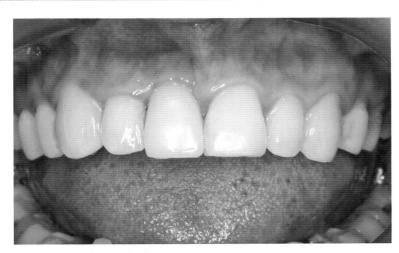

图20　戴牙后半年口内唇面像

参考文献

[1] Celia G, Araceli L, Miguel D. Immediately restored dental implants for partial–arch applications––A literature update. Med Oral Patol Oral Cir Bucal, 2008 Jul 1;13(7):E451–455.

[2] Romano GE,Toh CG,SiarCH,et al. Histologlcand histomophometric evaluation of peri–implant bone subjected to immediate loading: an experimental study with macaca faseicularis. Int J Oral Maxilofac implants，2002，17(1)：4 -51.

[3] Meyer U,Wiesmann HP,Filies T,et al．Early tissue reaction at the in–tedace of immediately loaded dental implants. Int J Oral Maxilofac Implants，2003，18(4)：489–499.

宿玉成教授点评

　　美学区即刻种植即刻修复是近年来种植修复的热点，从本次BITC口腔种植大奖赛的入书病例中也可看出。本病例中，术前检查种植位点唇侧骨板厚度较薄，作者遂采取了不翻瓣的切口，最大限度地保留了唇侧黏膜对骨板的血供，并于唇侧骨间隙中植入骨移植材料。作者通过临时修复体进行软组织塑形，最终获得了较理想的修复效果。另外建议作者在美学区种植病例中，术后常规拍摄CBCT进行唇侧骨壁厚度的评估，稳定的唇侧骨厚度是获得长期美学效果的关键。

临时修复体诱导的前牙区即刻种植美学修复

周宏志　曲哲　田芳　张竹花　关昌俊　大连市口腔医院第三门诊部

摘要

目的： 报道1例临时修复体诱导的上颌前牙残根拔除后即刻种植修复病例的临床治疗效果。**材料与方法：** 40岁男性患者，上前牙固定冠桥折断，上颌右侧侧切牙、左侧中切牙牙冠折断于烤瓷冠内，CBCT显示：上颌右侧侧切牙、左侧中切牙骨量较充足。局麻下微创拔除上颌右侧侧切牙、左侧中切牙残根，预备种植窝，即刻植入ITI Bone Level Rc 4.1mm×12mm种植体，空隙处填入骨胶原，龈瓣复位、缝合。制作临时修复体诱导牙龈成形。术后10天拆线，术后6个月制作永久修复体戴入。**结果：** 术中2颗种植体均获得较好的初始稳定性，ISQ值＞70，术后创口无感染，2个月后复查临时修复体诱导牙龈形态良好，6个月后最终修复体形态、颜色良好，与临时修复体基本一致。术后2年复查，修复体无松动，上颌右侧侧切牙至左侧中切牙区牙槽突唇侧丰满度满意，牙龈颜色、龈缘位置满意，牙龈乳头丰满，美学效果满意。CBCT可见种植体方向、角度良好，种植体周围骨量稳定，牙槽嵴高度基本稳定，唇侧骨厚度在1mm以上。患者对于修复效果很满意，既保证了上前牙的唇侧丰满度，又保证即刻修复。**结论：** 即刻种植尤其是前牙美学区的即刻种植，最大限度地保证了牙槽嵴的高度，宽度和牙龈组织的量，在美学效果方面获得具有延期种植无法比拟的优势，能有效地保持和恢复软硬组织的美学效果。同时，临时修复体是进行牙龈塑形的重要工具，通过对临时修复体穿龈部分的设计，可以对牙龈进行引导和塑形，从而获得最佳的美学效果。

近年来，即刻种植由于具有减少手术次数、缩短治疗疗程、手术创伤小、患者痛苦少的独特优点，取得了较佳的治疗效果，在临床上得到了广泛的应用。前牙区相对整个牙列更适合即刻种植，前牙的牙根相对较直，形态与种植体相似，拔牙时对牙槽窝的损伤较小，牙槽窝下方具有较充分的骨量，允许植入较长的种植体，前牙的咀嚼力相对较小，患者希望前牙的修复时间短等也使其更适合即刻修复。但同时，上颌前牙区的牙槽骨较薄，牙龈菲薄，拔牙后牙槽骨、牙龈组织极易发生吸收、退缩，而且患者对美学的期望又日益增高，这些都使得前牙区即刻种植更具挑战性。临时修复体对于获得良好的美学效果具有重要的意义，其不间断地对相应区域的软组织进行干预和成形，从而使修复的结果更加具有可预期性。

一、材料与方法

1. **病例简介**　40岁男性患者，上前牙因固定桥折断就诊。临床检查：上颌右侧中切牙缺失，上颌右侧侧切牙、左侧中切牙残牙，残冠（预备体）折断在烤瓷冠内。根尖片可见：上颌双侧中切牙未见根桩修复，未见根尖异常组织病变。邻牙未见明显异常。CT显示：上颌右侧侧切牙、左侧中切牙处骨三维宽度6~7mm，骨高度在15~20mm，骨量较充足。

2. **诊断**　上颌牙列缺损；上颌右侧侧切牙、上颌左侧中切牙牙体缺损。

3. **治疗计划**　上颌右侧侧切牙、左侧中切牙微创拔除，同期行即刻种植，在上颌右侧侧切牙、左侧中切牙位点分别植入1颗ITI Bone Level Rc 4.1mm×12mm种植体；临时冠即刻修复塑形牙龈；6个月后个性化基台+种植固定桥永久修复。

4. **治疗过程**

（1）术前预制代型，预制小托盘。

（2）局部浸润麻醉下，微创拔除上颌右侧侧切牙、左侧中切牙残留牙根，预备种植窝，即刻植入ITI Bone Level Rc 4.1mm×12mm种植体，空隙处填入骨胶原，龈瓣复位、缝合，种植体达到初始稳定性ISQ值为：79、77。

（3）就已消毒的开窗转移工具套，采用牙弓横跨俩牙的预制小托盘进行转移，旋入替代体，注入人工牙龈后就位，在已预制的打好代型的模型上，空隙处用蜡封闭，灌制超硬石膏，待石膏硬固后，去除暂托盘，获得如同正常转移的种植模型，进行临时冠的制作。术后9h戴入临时冠。

（4）术后10天拆线，术后2个月复查，伤口愈合良好，牙龈袖口愈合尚可，2颗种植体ISQ值为：70。

（5）术后6个月，临时修复体牙龈诱导良好，进行个性化转移杆的制作，开窗转移，制作模型，进行氧化锆全冠桥的制作。粘接法固定氧化锆全瓷冠桥，修复完成。

（6）术后2年复查，修复体无松动，上颌右侧侧切牙至左侧中切牙区牙槽突唇侧丰满度满意，牙龈颜色、龈缘位置满意，牙龈乳头丰满，美学效果满意。CBCT可见种植体方向、角度良好，种植体周围骨量稳定，牙槽嵴高度基本稳定，唇侧骨厚度在1mm以上。

二、结果

术中2颗种植体均获得较好的初始稳定性，术后创口无感染，临时修复

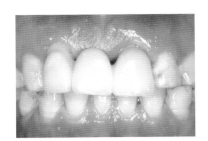

图1　上颌前牙原金属烤瓷冠

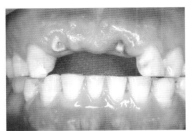

图2　术前检查：口内正面像

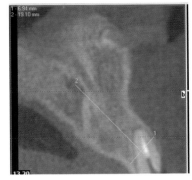

图3　上颌左侧中切牙术前CBCT

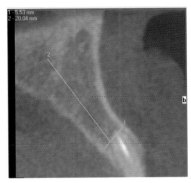

图4　上颌左侧中切牙术前CBCT

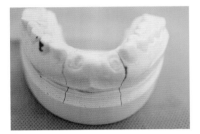

图5　术前预制代型

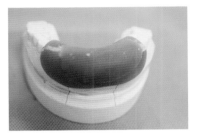

图6　术前预制个性化小托盘

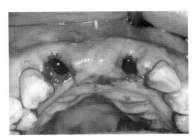

图7　微创拔除上颌右侧侧切牙、左侧中切牙后

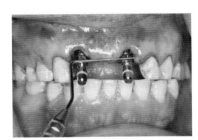

图8　植入2颗ITI Bone Level Rc4.1mm×12mm种植体后，测量2颗种植体间距

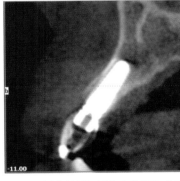

图9　上颌右侧侧切牙位点种植体术后CBCT

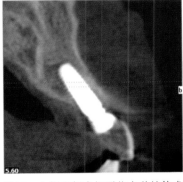

图10　上颌左侧中切牙位点种植体术后CBCT

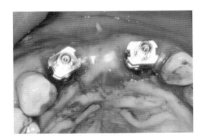

图11　旋入转移杆：𬌗面像

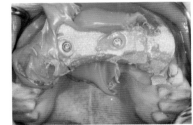

图12　预制的个性化小托盘制取硅橡胶印模

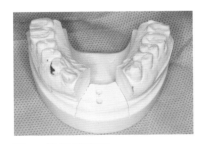

图13　修整预制代型

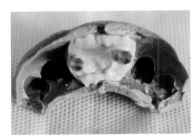

图14　印模内注入人工牙龈

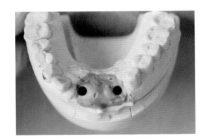

图15　转移好的种植模型

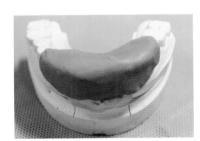

图16　制作临时修复体

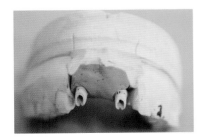

图17　临时基台

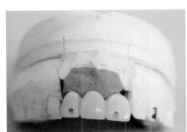

图18　临时修复体

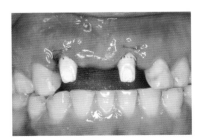

图19　戴入临时基台

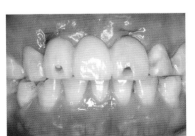

图20　戴入临时种植修复体正面像

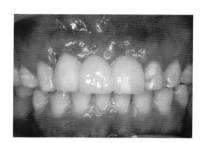
图21 固定临时种植修复体正面像

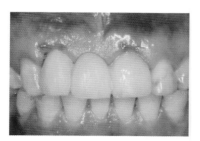
图22 术后10天拆线，创口稳定无感染

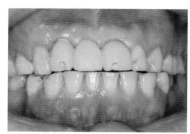
图23 术后2个月复查：口内正面像

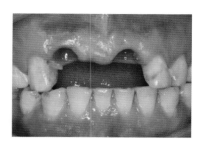
图24 袖口形态稳定口内正面像

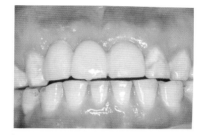
图25 固定临时种植修复体正面像

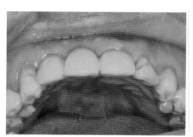
图26 固定临时修复体殆面像

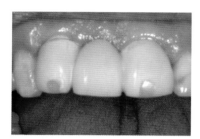
图27 术后6个月复查：口内正面像

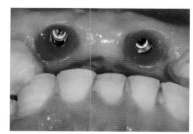
图28 牙龈塑形后袖口形态殆面像

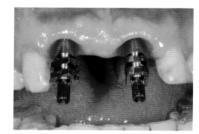
图29 旋入转移杆，与袖口之间有缝隙

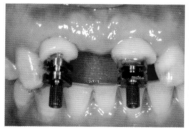
图30 个性化转移杆就位后正面像

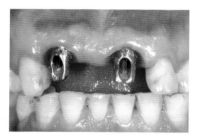
图31 戴入个性化基台

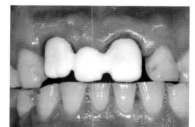
图32 试内冠

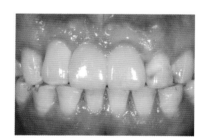
图33 最终修复完成正面像

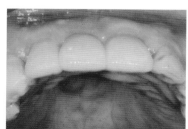
图34 最终修复完成殆面像

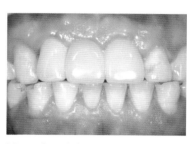
图35 术后2年复查口内正面像

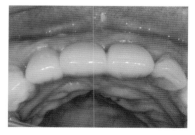
图36 术后2年复查口内殆面像

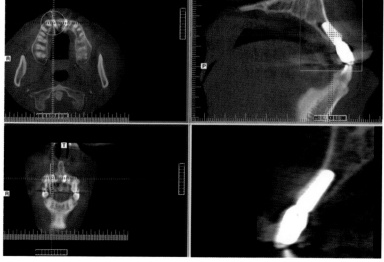
图37 上颌右侧侧切牙术后2年CBCT

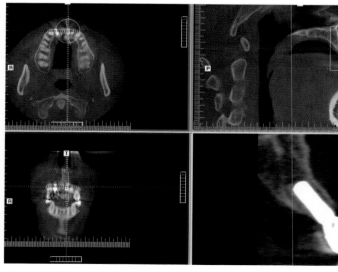
图38 上颌左侧中切牙术后2年CBCT

体诱导牙龈形态良好，最终修复体形态、颜色良好，与临时修复体基本一致。患者对于修复效果很满意，既保证了上前牙的唇侧丰满度，又保证即刻修复。

三、讨论

上颌前牙区因位于口腔美学区是面部关注的重点之一，随着生活品质的日益提高，人们对美的追求也日益增强，因此，在上颌前牙区种植修复时不但要考虑修复体的功能恢复，更应该重视美学效果。

为了在保证完好的获得修复体功能的前提下获得更好的美学效果，本例中综合采用了CBCT三维重建、术前预制个性化托盘、微创拔牙、即刻种植、临时修复体诱导即刻修复等方法。三维位置上正确的种植体植入是获得美学效果的必要条件，CBCT提供了三维方向的骨量以及骨质信息，更有利于统筹的种植修复设计。术前制作个性化托盘，可以完整地将牙列转移出来，并在模型上制作人工牙龈，如果通过Key来转移种植体，无法模拟牙龈的位置，所以制作临时冠时小托盘方法更加准确，而且托盘法取模不会对刚植入的种植体产生过大的力量。微创拔牙有利于保存牙槽骨特别是唇侧骨壁，最大限度地保证牙槽窝骨壁的完整性，提高种植成功率。即刻种植具有减少手术次数、缩短治疗疗程、手术创伤小、患者痛苦少的独特优点，即刻种植即刻修复，更是减少了患者缺牙的痛苦。同时，临时修复体是进行牙龈塑形的重要工具，通过对临时修复体穿龈部分的设计，可以对牙龈进行引导和塑形，从而获得最佳的美学效果。

关于即刻种植：迄今，已经形成了如下的种植体时机分类：即刻种植（I 型种植）即拔牙同期植入种植体；早期种植，其中 II 型种植为拔牙后4~8周植入种植体、III 型种植为拔牙之后12~16周植入种植体；延期种植（IV 型种植）即拔牙6个月之后植入种植体。与传统种植治疗比较，即刻种植减少手术次数，缩短治疗周期，有效利用了牙槽窝形态植入种植体，患者的接受程度高。即刻种植的种植体存留率与延期种植类似。最近一项回顾性研究中，报道了1854颗种植体（891例患者）的即刻种植结果。种植体为光滑和粗糙表面种植体，71个月的总体平均存留率为96%。

关于临时修复体：种植体植入后的即刻修复能够显著地缩短种植修复的疗程，患者在种植体植入后最短的时间里就可以使用种植体支持的修复体，满足患者功能、美观、发音的需要，符合患者的期待和要求。但是，在用临时修复体对牙龈进行诱导塑形的过程中，患牙的牙龈生物学类型是最终美学效果的影响因素之一。每个人牙龈软组织的生物学形态都是不同的，根据牙龈厚度，可将牙龈分为：厚龈生物型、中厚龈生物型、薄龈生物型。厚龈生物型的牙龈稳定性较高，美学风险较低；中厚龈生物型较厚龈生物型美学风险要高；薄龈生物型组织较薄较弱，美学风险较高。本例为厚龈生物型，临时修复体穿龈部分可直接做成类似缺失牙牙根直径大小并具有相应的解剖形态，在塑形期间只对牙龈唇侧外形进行调整直至与周围天然牙协调。

即刻种植尤其是前牙美学区的即刻种植，最大限度地保证了牙槽嵴的高度、宽度和牙龈组织的量，在美学效果方面获得具有延期种植无法比拟的优势，能有效地保持和恢复软硬组织的美学效果。同时，在美学区使用临时修复体对牙龈进行诱导和塑形一定程度上提高了种植修复的美学效果。

参考文献

[1] 王兴，刘宝林. 中国口腔种植临床精粹，2014年卷，北京，人民军医出版社，2014.
[2] 邱立新，林野，李建慧，等. 微创拔牙即刻种植的牙龈美学效果观察. 中华口腔医学，2007, 42（11）：647-650.
[3] 宿玉成主编，现代口腔种植学. 2版. 北京：人民卫生出版社，2014.
[4] Wagenberg B, Froum SJ. Int J Oral Maxillofac Implants. Int J Oral Macillofac Implants，2006, 21（1）：71-80.
[5] 胡秀莲，林野，于海燕，霍宏燕. 种植暂时修复体在上颌前牙种植美学修复中软组织处理技术. 中国口腔种植学杂志，2012, 1:004.

马国武教授点评

上前牙区的即刻种植、即刻修复，不仅可以满足患者对美观功能的要求，而且缩短了病程，减小了创伤。种植体是即刻植入，可以阻止失牙后的骨吸收，而且研究显示通过临时义齿的过渡修复，不仅可以诱导牙龈成形，减少牙龈退缩，轻度的负载还可以加速种植体周围的骨形成与改建。但是，如果临时修复体负载过大，则可能影响种植体的骨结合。在植入过程中应该注意植体的位置应靠近腭侧骨板，唇侧骨间隙内植入骨粉，维持2mm唇侧骨板厚度。植体尖端进入基骨3~5mm，以获得初期稳定性。本文重点介绍即刻种植的修复过程，是一个典型的成功案例，为前牙区即刻种植、即刻修复的治疗提供了参考。

上颌牙列缺失即刻种植即刻修复

马岚　曲哲　张翔　大连市口腔医院种植科

摘要

目的：本病例探讨上颌牙列缺失即刻种植的手术过程、上颌全口固定式种植义齿即刻修复和永久修复的治疗程序。**材料与方法**：55岁女性患者，因原修复体多次松动脱落，要求种植固定修复。排除系统性疾病及磨牙症。在术前CBCT和Nobel Clinician软件指导下拔除上颌余留牙，即刻植入6颗种植体，近中4颗种植体垂直植入，远中2颗种植体倾斜植入。手术当天即刻完成临时固定义齿修复。术后6个月待种植体全部形成骨结合后，更换为永久修复体。**结果**：上颌即刻植入6颗种植体，临时固定义齿即刻修复，6个月后，种植体全部形成骨结合，完成最终修复后，患者获得了理想的外形轮廓，重建了咬合关系，对美观效果和咀嚼功能满意。**结论**：后牙位点倾斜种植体的应用并进行即刻修复，使用CAD/CAM 技术制作纯钛切削的金属树脂复合桥，该技术成功应用于上颌牙列缺失患者，明显缩短治疗时程，最大限度减轻了患者的不适。

牙列缺失不仅是老年患者的常见病，由于牙周病和龋病等原因，使中年患者也常出现牙列缺失。牙列缺失给患者带来的一系列功能及美观问题使多数患者迫切希望尽快拥有一副新的牙齿，种植固定修复克服了传统活动义齿的咀嚼效率低、固位和稳定不足等问题，成为修复牙列缺损和牙列缺失的重要手段。传统的种植修复时间需要超过4~6个月，在完成修复前，许多患者不能接受缺牙期或全口义齿的佩戴及其带来的咀嚼、美观和发音障碍的问题。即刻种植和即刻修复能明显缩短治疗时程，最大限度地减轻患者的不适，即刻恢复功能和美观，保证患者的正常生活。

一、材料与方法

1. 病例简介　55岁女性患者，上颌固定义齿多次松动脱落，要求种植固定修复。专科检查见上颌固定桥修复，基牙为上颌右侧第一前磨牙至右侧中切牙、上颌左侧中切牙、上颌左侧尖牙，远中悬臂，义齿松动Ⅲ°，咬合关系尚可。患者面型正常，低位唇线，上唇突度正常。CBCT显示上颌后牙区牙槽嵴严重萎缩，所有基牙无治疗价值。

2. 诊断　上颌牙列缺损。

3. 治疗计划　（1）微创拔除上颌余留牙，即刻植入6颗种植体，近中4颗种植体垂直植入，远中2颗种植体倾斜植入，于手术当天制作临时固定修复体。（2）6个月待种植体全部形成骨结合后永久修复。

4. 治疗过程

（1）术前准备：术前拍摄CBCT，分析骨量情况，经Nobel Clinician软件行种植体模拟植入，拟于上颌左侧侧切牙位点（RSX 3.75mm×13mm）、上颌左侧第一前磨牙位点（RSX 4.1mm×13mm）、上颌左侧第一磨牙位点（RSX 4.1mm×15mm）、上颌右侧侧切牙位点（RSX 3.75mm×13mm）、上颌右侧第一前磨牙位点（RSX 4.1mm×13mm）和上颌右侧第一磨牙位点（RSX 4.1mm×15mm）分别植入6颗种植体。两侧第一磨牙位点种植体均倾斜植入。

（2）外科手术：局麻下微创拔除口内余留牙，于牙槽嵴顶做"一"字形切口，修整牙槽嵴使前后处于同一水平面。按照BEGO种植系统的操作规范，于上颌左侧侧切牙、上颌左侧第一前磨牙、上颌左侧第一磨牙、上颌右侧侧切牙、上颌右侧第一前磨牙和上颌右侧第一磨牙的位置分别植入预定的种植体。近中4颗种植体垂直植入，远中2颗种植体倾斜20°~30°植入，应用种植体共振频率测定仪测得ISQ数值均大于75，安装多牙基台，使用多牙角度基台将6颗种植体角度调整为基本平行，使6颗种植体取得共同就位道。缝合创口。

（3）即刻修复：用丙烯酸树脂将转移杆连接固定，硅橡胶取模，灌注石膏模型，使用硅橡胶围模注塑水浴加热法制作临时义齿。口内被动就位，完成即刻修复。

（4）永久修复：术后6个月，种植体获得良好的稳定性，牙龈无红肿，开始永久修复程序。经过取印模、确定颌位记录、试排牙、试支架等多个步骤，完成CAD/CAM 技术制作的种植体支持螺丝固位一体化纯钛支架烤塑桥，作为永久固定修复体。

（5）材料：种植系统（RSX，Bego，Germany）；Sub-Tec20°和Sub-Tec30° MultiPlus 多牙基台；Sub-Tec临时钛基台；丙烯酸树脂（PATTERN RESIN, Japan）；聚合瓷（Ceramage, SHOFU 松风，Japan）；流动树脂（3M，USA）。

二、结果

上颌即刻植入6颗种植体，临时固定义齿即刻修复，6个月后，种植体全部形成骨结合，完成最终修复后，患者获得了理想的外形轮廓，重建了咬合关系，咬合接触均匀，牙龈颜色与口内牙龈协调一致，患者对美观效果和咀嚼功能满意。

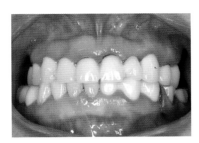

图1　初诊时口内情况

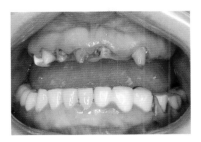

图2　拆除修复体后的状况

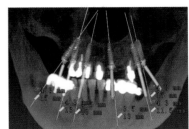

图3　模拟种植体的植入位置

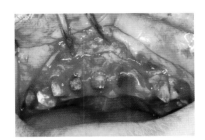

图4　翻全厚瓣

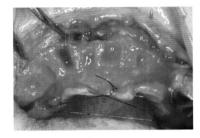

图5　修整牙槽嵴

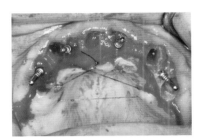

图6　预备种植窝

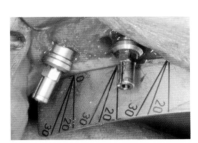

图7　右侧远中种植体倾斜植入

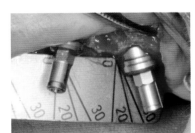

图8　左侧远中种植体倾斜植入

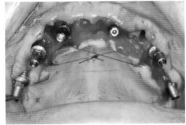

图9　植入6颗Bego（RSX）种植体

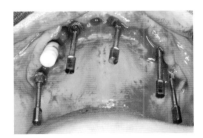

图10　角度基台调整种植体方向

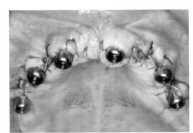

图11　缝合创口

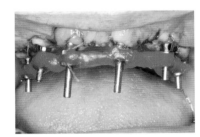

图12　丙烯酸树脂连接开窗转移杆

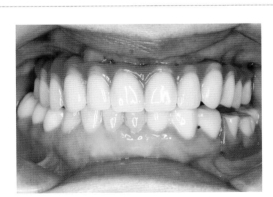

图13　即刻戴入临时修复体的正面像

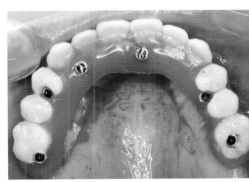

图14　临时修复体的腭侧像

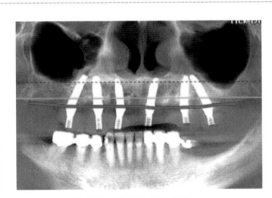

图15　CBCT显示临时修复体完全就位

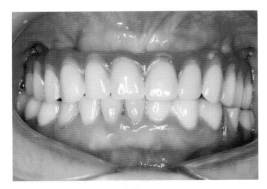

图16　15天后重新调整咬合

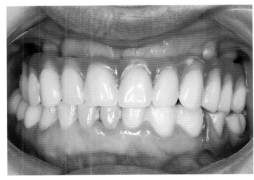

图17　即刻修复2个月复查

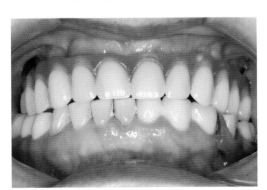

图18　即刻修复3个月复查

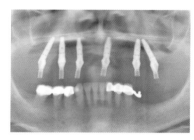

图19 6个月后曲面断层片显示无明显骨吸收

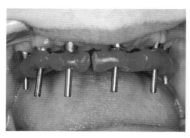

图20 口内连接转移杆，制取最终印模

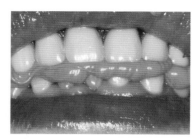

图21 参照临时修复体取颌位记录

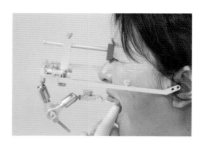

图22 面弓转移

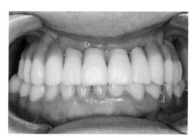

图23 永久修复体蜡型试戴

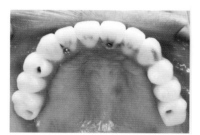

图24 腭侧像

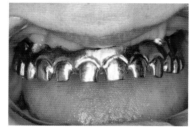

图25 试戴钛支架

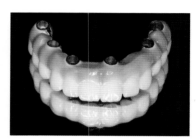

图26 永久修复体

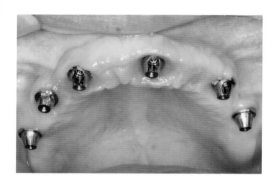

图27 永久修复前牙龈袖口

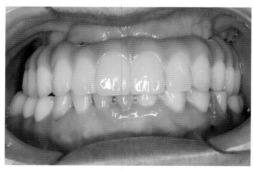

图28 永久修复体就位

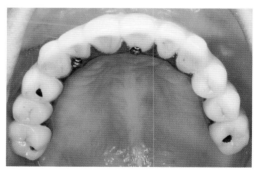

图29 永久修复体腭侧像

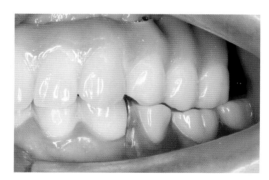

图30 左侧咬合像

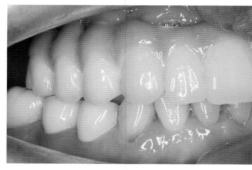

图31 右侧咬合像

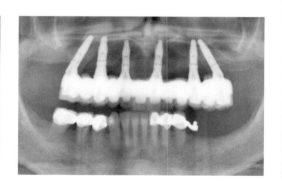

图32 曲面断层片显示永久修复体就位

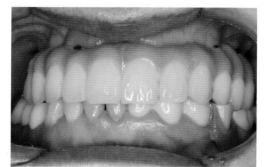

图33 永久修复后1个月

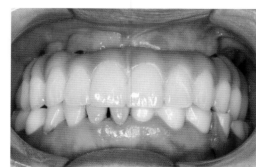

图34 永久修复后3个月

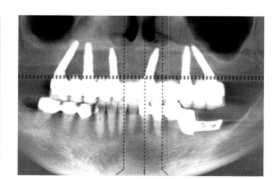

图35 种植手术后1年，种植体周围没有明显骨吸收

三、讨论

1. 倾斜种植体的应用 （1）对于牙槽嵴严重萎缩的患者，能避开重要的解剖结构——上颌窦。（2）充分利用牙槽骨的剩余骨量，植入更长的种植体，增加种植体与骨的接触面积而提高种植体的初始稳定性。（3）避免传统复杂植骨，明显缩短治疗周期。（4）相比全口种植牙修复，减少了植入种植体的数目，避免更多的手术创伤，更加经济，能提供固定义齿功能，无须摘戴，舒适度更接近自然牙。

2. 固定义齿即刻修复 即刻修复是种植体植入后48h内完成临时修复上部结构，待种植体获得骨整合后更换上部结构，完成永久性修复。即刻负载中种植体的骨性愈合，主要取决于种植体植入后的初始稳定性。该病例中，应用种植体共振频率测定仪测得ISQ数值均＞75，说明初始稳定性好，能承受一定的力，大小适宜的力量，对种植体周围的牙槽骨是一种生理性刺激。固定义齿即刻修复能明显缩短治疗时程，最大限度减轻患者的不适，即刻恢复功能和美观，保证患者的正常生活。

3. CAD/CAM 技术制作永久修复体 CAD/CAM 技术制作种植体支持的螺丝固位一体化纯钛支架烤塑桥，作为永久性修复体。CAD/CAM 修复技术，是将光电子技术、计算机技术及自控加工技术集成用于口腔修复的新技术。避免了传统铸造工艺中的包埋、铸造、打磨和抛光过程，为修复体的精确就位、功能及美观的修复奠定了基础。利用CAD/CAM 技术切削出的纯钛支架，修复体更容易获得被动就位。聚合瓷具有较高的抗曲强度和抗压强度，还具有较好的韧性，能与钛基底良好结合。螺丝固位的修复体出现问题时可以取下，处理简单，费用低。

4. 制取基台水平印模 基台水平取模可以更加准确和渐变地取得口内情况，有利于印模的准确性。

5. 使用RSX种植体 （1）种植体的圆锥形设计和自攻性设计能增加种植体的初始稳定性。（2）种植体肩台的密螺纹设计能减少牙槽嵴顶的应力。（3）种植体的粗糙肩台和表面的喷砂、酸蚀设计，能增加种植体和骨的接触率，帮助快速形成骨结合。（4）锥形内连接设计形成六角形的旋转保护。（5）加入了平台转移的理念。

参考文献

[1] Zhao X, DI P, Lin Y, Li JH, Qiu LX, Luo J, Cui HY. Implant the edentulous jaws with "all-on-4" immediate reconstruction: a preliminary clinical observation.Beijing Da XueXueBao, 2014, 46(5): 720–726.

[2] Brezavscek M, Lamott U, Att W. Treatment planning and dental rehabilitation of periodontally compromised partiallyedentulous patient. Int J Esthet Dent, 2014, 9(4): 506–515.

[3] Ionescu C, Gălbinaşu BM, Manolea H, Pătraşcu I. Implant overdenture and locator system in edentulous patient with severely resorbedmandible– a case report. Rom J MorpholEmbryol, 2014, 55(2 suool): 693–696.

[4] Maló P, Rangert B, Nobre M. "All-on-Four" immediate-function concept with Brånemark System implants for completely edentulous mandibles: a retrospective clinical study.Clin Implant Dent Relat Res. 2003;5(Suppl 1):2–9.

[5] Capelli M, Zuffetti F, Del Fabbro M,Testori T.Immediate rehabilitation of the completely edentulous jaw with fixed prostheses supported by either upright or tilted implants: a multicenter clinical study.Int J Oral Maxillofac Implants. 2007,22(4):639–644.

宿玉成教授点评

牙列缺失即刻种植即刻修复的种植治疗近年来得到了越来越多患者和医生的接受，其中于半颌中植入4~6颗种植体进行一体化固定修复较为多见。本病例微创拔除上颌不能保留的预留牙之后，即刻植入6颗种植体，其中有两颗为倾斜植入，避免了进行上颌窦底提升，减少了手术创伤，值得推荐。整个病例资料详细，内容充实，是1篇很有价值的病例报道。

前牙美学区种植修复病例

张婷 王忠群 大连忠群口腔

摘要

目的：用即刻种植方法完成前牙美学区种植修复，用烤瓷贴面完成前牙釉质不全的美学修复。**材料与方法**：上前牙美学区残根微创拔除，即刻植入种植体，同期行GBR植骨，利用愈合基台封闭创口，术中采用Ankylos® C/X种植系统，术后1周行临时义齿修复，维持牙龈形态，术后8周种植体结合瓷贴面永久性修复。**结果**：术后种植体初始稳定性佳，无松动疼痛，种植体形成良好的骨结合，牙龈形态佳，早期完成前牙美学区修复，恢复牙列完整，恢复唇面突度，患者对修复效果满意。**结论**：即刻种植、早期修复缩短疗程，避免和减少了由于牙槽骨生理性吸收造成的种植区骨量不足，减少对局部骨的损伤，保持牙龈软组织的自然形态，同期配合微创瓷贴面修复有利于达到自然仿真的美学效果。

当今种植治疗的理念从单纯种植外科技术逐渐转变成以修复为主导的种植治疗，种植成功的标准也不仅是骨结合，还包括功能与美学效果的多方位评价系统。上颌前牙区能够影响患者的面容和外观，同时对患者的生活、社交产生非常重要的影响。微创拔牙后即可植入种植体，减少牙槽骨因拔牙造成的吸收，缩短了患者缺牙时间、减少就诊次数，并且在一定程度上减轻了手术痛苦，同时能够很好地恢复和维持种植体周围软组织的水平和形态，同期配合微创瓷贴面修复，完善前牙美学区修复，从而获得良好的美学效果。

一、材料与方法

1. 病例简介

43岁女性患者，主诉：上前牙烤瓷牙松动近3个月，1天前烤瓷冠折断，要求治疗。现病史：上前牙多年前根管治疗后，桩核金属烤瓷冠修复，近3个月来感觉松动，1天前咀嚼硬物后烤瓷牙根折断脱落，遂来我院就诊。检查：面型大致对称，开口型正常，开口度3指，全口咬合正常颌面磨耗，下前牙切端磨耗呈短斜面，可见牙本质暴露。双侧关节轻微弹响，上颌双侧中切牙金属烤瓷冠修复，龈缘可见金属青线，部分牙龈退缩，见牙本质龋。去烤瓷冠见上颌双侧中切牙牙体唇向折裂于龈下3~4mm。上颌右侧侧切牙远中邻面树脂充填，上颌近中、远中邻面树脂充填，颈1/3带状脱矿，牙体长轴偏向远中。辅助检查：CBCT见上颌双侧中切牙牙槽骨吸收，桩核修复，桩核根长仅为牙根长1/3，约3mm，上颌右侧中切牙桩核向腭侧偏斜，根尖有一2mm×3mm阴影，唇侧骨板破坏，上颌左侧中切牙根尖圆钝，根尖1/3区有疑似内吸收影像，上颌双侧中切牙根充不严密。

2. 诊断

上颌右侧中切牙慢性根尖周炎（Ⅱ°松动）；上颌左侧中切牙根折；上颌右侧侧切牙、上颌左侧侧切牙牙釉质发育不全并牙列不齐。

3. 治疗计划

（1）CBCT三维测量上颌双侧中切牙牙槽骨；（2）上颌双侧中切牙微创拔除残根；（3）即刻植入植体，同期植入骨胶原，美学基台封闭拔牙创；（4）术后2个月上颌双侧中切牙种植修复，上颌双侧侧切牙同期瓷贴面修复纠正牙体长轴。

4. 治疗过程

（1）常规消毒，无菌局麻下微创拔除上颌双侧中切牙残根，清创拔牙窝。

（2）预备牙槽窝，即刻植入Ankylos® C/X种植体3.5mm×11mm，同期植入Bio-Oss® Collagen人工骨胶原，固定暂时性美学基台封闭拔牙创，保持牙龈形态。

（3）术后植体稳定，制作DMG暂时修复体，维持牙龈缘及牙龈乳头形态，取原始模型制作硅胶导板。

（4）术后2个月X线片显示种植体与骨形成初期愈合，袖口形成良好。制作个性化基台。

（5）上颌双侧中切牙硅胶取模制作玻璃陶瓷基底配铸瓷贴面修复。（患者要求先行修复上颌双侧中切牙）。取模1周后种植修复，瓷贴面试戴，患者对形态颜色满意，主动要求上颌双侧侧切牙瓷贴面修复，临床观察上颌双侧中切牙颈1/3丰满度欠佳。

遂先固定上颌双侧中切牙基台，上颌双侧侧切牙预备前比色。局麻下上颌右侧侧切牙至左侧侧切牙排龈铸瓷贴面预备并拍照比色（由于基底颜色不同，拟定上颌双侧中切牙：3M2色；上颌双侧侧切牙：2R2.5色）DMG硅胶取模，DMG暂时冠修复。

（6）DMG硅胶取模1周后戴牙。由于天然牙与玻璃陶瓷基底颜色不同，上颌右侧中切牙、右侧侧切牙、左侧中切牙、左侧侧切牙铸瓷贴面修复，试粘剂校正颜色Variolink N粘接（上颌右侧中切牙、上颌左侧中切牙yellow粘接，上颌双侧侧切牙bleach粘接），调殆。

（7）材料：Ankylos® C/X种植系统3.5mm×11mm骨水平种植体，Bio-Oss® Collagen人工骨胶原。铸瓷贴面修复。

二、结果

术后种植体初始稳定性佳，无松动疼痛，种植体形成良好的骨结合，袖口形成良好。牙龈形态佳，早期完成前牙美学区修复，恢复牙列完整，恢复唇面突度，患者对修复效果满意。

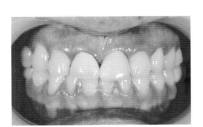

图1　术前正面像

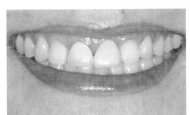

图2　术前微笑像

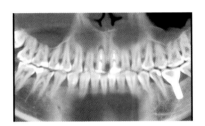

图3　术前曲面体侧摄影

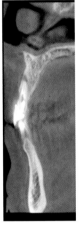

图4　术前上颌左侧中切牙CBCT矢状面

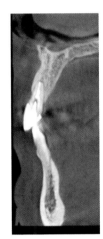

图5　术前上颌右侧中切牙CBCT矢状面

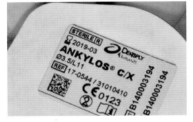

图6　Ankylos®C/X种植体

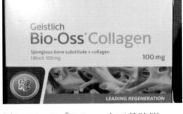

图7　Bio-Oss®Collagen人工骨胶原

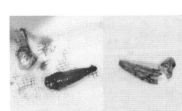

图8　锐性分离牙周膜

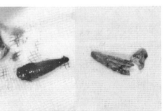

图9　微创拔除上颌右侧中切牙

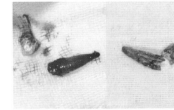

图10　微创拔除上颌左侧中切牙

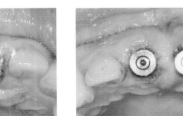

图11　拔除患牙

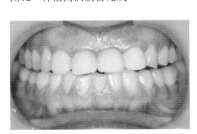

图12　种植窝洞制备完成

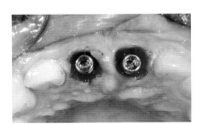

图13　植入2颗种植体

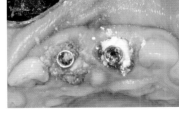

图14　种植间隙内植入骨胶原

图15　安装美学愈合基台

图16　制作临时义齿

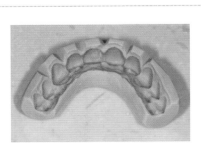

图17　美学硅胶导板

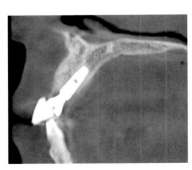

图18　术后2个月上颌右侧中切牙CBCT

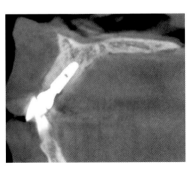

图19　术后2个月上颌左侧中切牙CBCT

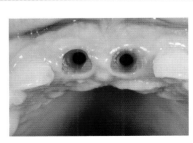

图20　术后2个月袖口殆面

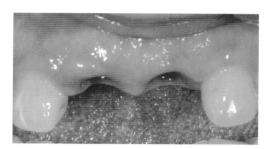

图21　袖口正面

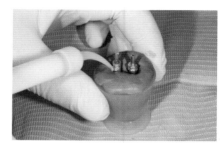
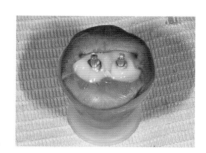

图22、图23　制作个性化转移体

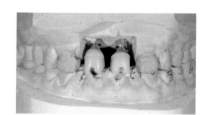

图24　个性化基台制作

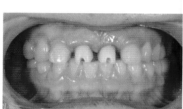

图25　基台戴入口内

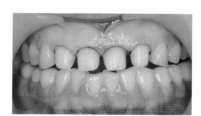

图26　牙体预备

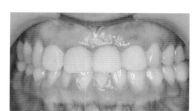

图27　临时义齿

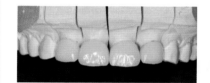

图28、图29　制作永久性修复体

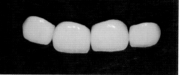

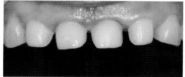

图30　粘接前

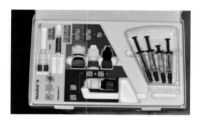

图31　Variolink N粘接系统

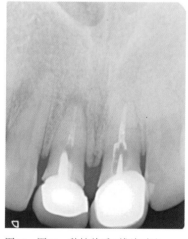
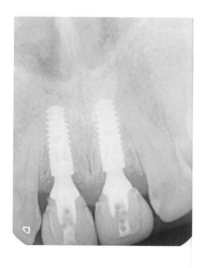

图32、图33　种植前后X线片对比

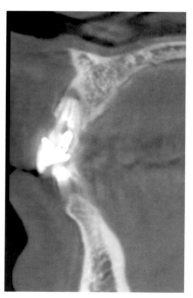
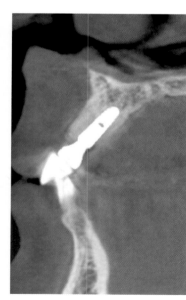

图34～图37　种植前后CBCT对比　　　图35

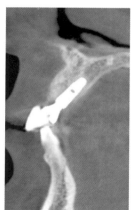

图36

图37

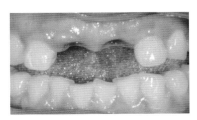
图38　修复前正面像

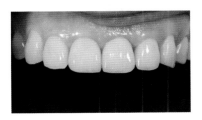
图39　修复后正面像

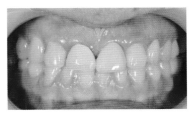
图40、图41　修复前后正面对比

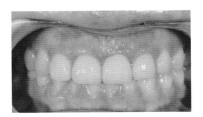

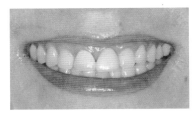
图42、图43　修复前后微笑对比

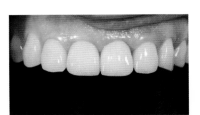
图44　修复完成

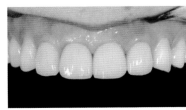
图45　修复后1年

三、讨论

1. 即刻种植对修复前牙因外伤而不能保留的牙齿是一种行之有效的方法。即刻种植具有减少手术次数、缩短疗程、其成功率与延期种植相似等优点。避免和减少了由于牙槽骨生理性吸收造成的种植区骨量不足，而进行的大范围植骨，减少对局部骨的损伤，保持牙龈软组织的自然形态，有利于达到自然仿真的美学效果。

2. 牙齿缺失时，如种植体植入后能获得足够的初始稳定性，早期修复，以尽快恢复患者的美观和发音，是一种可行的方案。

3. 种植体微动的程度而不是过早负荷影响骨性结合界面的形成，只要采取有效的措施，对种植体的负荷进行控制和合理的分配，防止种植体产生过度（>100μm）的微动，种植可以承受早期负荷。

4. 瓷贴面修复极少切割腭侧牙体组织，保留了原始下前牙前伸切导轨迹，保留了与舌、对颌牙处于最协调的状态，减少了因修复体调𬌗引起的咬合问题。

5. 瓷贴面现已被广泛用于临床微创美学修复，因其备牙量少，对牙髓刺激小、颜色稳定、美观，具有良好的生物相容性、耐磨损，不易着色及附着菌斑等特点，易被患者接受。符合微创修复的生物学原则。

参考文献

[1] Schwartz-Arad D, Chaushu G. Placement of implants into fresh extraction sites: 4 to 7 years retrospective evaluation of 95 immediate implants. J Periodontol, 1997, 68 (11): 1110-1116.
[2] 徐世同, 周磊. 种植术后早期修复的临床研究. 中国口腔种植学杂志, 2003. 8 (3): 116-119.

马国武教授点评

种植修复的设计，不仅要考虑植入部位的情况，更要对口腔内整体状况进行全面评估，最终形成设计方案，并和患者沟通后逐步实施。本文即遵循了这样的原则，该病例上颌中切牙拔除后即刻种植早期修复的病例。外科处理过程遵守了即刻种植的原则。微创拔牙、偏腭侧种植、间隙内植骨、获得初始稳定性。修复过程中，利用暂时冠进行牙龈诱导获得了理想的牙龈形态。特色之处是利用铸瓷贴面完成了其他前牙的最终修复，美学效果令人满意。论文书写还要再规范一些，比如摘要中看不到种植的具体牙位和最终修复的牙位。

上颌前牙多颗连续缺失早期种植即刻修复1例

梁晋　齐梦星　李晓茜　徐欣　山东大学口腔医院种植科

摘 要

目的：观察上颌前牙多颗连续缺失早期种植即刻修复的美学效果以及探讨种植在上颌美学区的美学修复影响因素。**材料与方法**：18岁女性患者，上、下颌前牙因外伤缺失2个月。患者自觉影响美观与功能来我科室就诊。口内上颌左侧中切牙、右侧中切牙、右侧侧切牙，下颌右侧中切牙、右侧侧切牙因外伤缺失。缺牙区骨量尚可，未见明显唇侧骨凹陷，邻牙未见明显倾斜。术前CBCT检查显示：上颌左侧中切牙、右侧中切牙、右侧侧切牙，下颌右侧中切牙、右侧侧切牙缺失。缺牙区骨厚度尚可，平均4~5mm。牙槽嵴顶至鼻底距离亦较为充足。患者知情同意后，制订治疗方案：缺牙区微创植入3颗Astra种植体，并即刻修复缺失牙，对软组织进行引导和塑形。2.5个月后行永久修复。**结果**：术后CBCT显示种植体方向、角度、位置良好，稳定性佳。种植体支持临时冠牙龈塑形2.5个月后，牙龈形态良好，颜色健康。牙龈乳头基本充满邻间隙，美学效果可，患者满意。制作永久修复体，行全瓷冠永久修复。1年后患者复诊，龈乳头完全充满邻间隙，龈曲线流畅，牙龈色泽正常。患者美观程度得到很大改善和提高。患者对手术及修复成果十分满意。

当今，种植成功的标准不仅局限于骨结合，还应该包括功能与美学效果的多方位评价系统。在前牙区，美学效果已成为种植修复成功的必备条件之一。上颌前牙区作为"美学区"，其种植美学要求和复杂程度较高，而美学区连续缺牙间隙的种植修复又是其中最困难的治疗，其种植外科与种植美学修复常面临挑战。在美学区种植的临床诊疗过程中，口腔医生对于美学区的早期种植、延期种植与即刻修复、常规修复的适应证把握尤为重要。

一、材料与方法

1. 病例简介　18岁女性患者，上、下颌前牙因外伤缺失2个月。患者自觉影响美观与功能来我科室就诊。口内上颌左侧中切牙、右侧中切牙、右侧侧切牙，下颌右侧中切牙、右侧侧切牙因外伤缺失。缺牙区骨量尚可，未见明显唇侧骨凹陷，邻牙未见明显倾斜。术前CBCT检查显示：上颌左侧中切牙、右侧中切牙、右侧侧切牙，下颌右侧中切牙、右侧侧切牙缺失。缺牙区骨厚度尚可，平均4~5mm。牙槽嵴顶至鼻底距离亦较为充足。术后CBCT显示种植体方向、角度、位置良好，稳定性佳。种植体支持临时冠牙龈塑形2.5个月后，牙龈形态良好，颜色健康。牙龈乳头基本充满邻间隙，美学效果可，患者满意。制作永久修复体，行全瓷冠永久修复。1年后患者复诊，龈乳头完全充满邻间隙，龈曲线流畅，牙龈色泽正常。患者美观程度得到很大改善和提高。患者对手术及修复成果十分满意。

2. 诊断　上、下颌牙列缺损。

3. 治疗计划　缺牙区植入3颗Astra种植体（上颌右侧中切牙、左侧中切牙位点植入2颗3.5mm×11mm，上颌右侧侧切牙位点植入1颗3.0mm×11mm），并即刻修复缺失牙，对软组织进行引导和塑形。2.5个

月后行永久修复。

4. 治疗过程

（1）术前：术区口内检查见缺牙区骨量尚可，未见明显唇侧骨凹陷，邻牙未见明显倾斜。CBCT检查显示：上颌左侧中切牙、右侧中切牙、右侧侧切牙，下颌右侧中切牙、右侧侧切牙缺失。缺牙区骨厚度尚可，平均4~5mm。牙槽嵴顶至鼻底距离亦较为充足。

（2）术中常规消毒、铺巾。术区必兰局部浸润麻醉。牙槽嵴顶微创环形切口。定点，逐级备洞，植入Astra种植体3颗（上颌右侧中切牙、左侧中切牙位点植入2颗3.5mm×11mm，上颌右侧侧切牙位点植入1颗3.0mm×11mm），安放愈合基台。初始稳定性佳。术中取模：印模柱连接口内种植体，硅橡胶取模。制作临时修复体。将制作好的临时修复体消毒后试戴，检查临时修复体周围牙龈是否存在压迫，在正中殆、侧方殆、前伸殆是否存在殆干扰。术后拍摄CBCT片确定种植体三维位置、角度和方向。

（3）术后2个月：患者口腔卫生维护佳。种植体无松动，种植体牙龈形态良好，牙乳头基本充盈邻间隙，唇侧高度维持稳定。修整临时冠后再次戴入。

（4）术后3.5个月：患者复诊，牙乳头充盈邻间隙，龈曲线流畅，牙龈色泽正常。建议患者继续接受牙龈诱导以及塑形，因患者个人原因，要求行永久修复。

（5）种植体水平取模行永久修复。全瓷冠修复美学效果。患者美观程度得到很大改善和提高。患者对手术及修复成果满意。1年后复诊，牙龈色泽正常，牙乳头完全充盈邻间隙，唇侧高度维持稳定。患者自述美观与功能均十分满意。

二、结果

1. 术后拍摄CBCT片示种植体三维位置、角度和方向良好。

2. 术后2个月：患者口腔卫生维护佳。种植体无松动，种植体牙龈形态良好，牙乳头基本充盈邻间隙，唇侧高度维持稳定。修整临时冠后再次戴入。

3. 术后3.5个月：患者复诊，牙乳头充盈邻间隙，龈曲线流畅，牙龈色泽正常。患者要求行永久修复。

4. 种植体水平取模行永久修复。全瓷冠修复美学效果。患者美观程度得到很大改善和提高。患者对手术及修复成果满意。

5. 1年后复诊，牙龈色泽正常，牙乳头完全充盈邻间隙，唇侧高度维持稳定。患者自述美观与功能均十分满意。嘱患者维持好口腔健康，定期复诊。

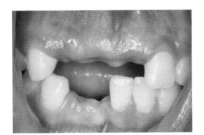
图1 术前正面像

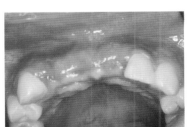
图2 术前殆面像

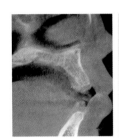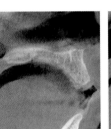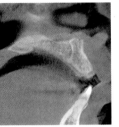
图3 术前CBCT

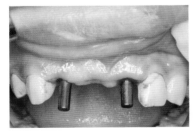
图4 微创环切、备孔、放置导向杆

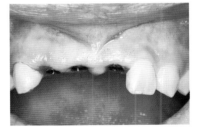
图5 植入种植体

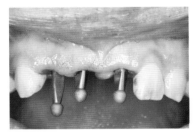
图6 安装转移体

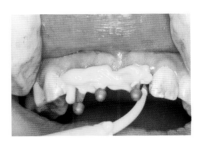
图7 取模

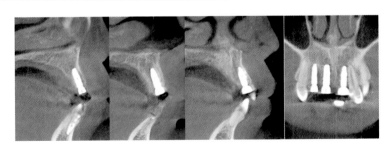
图8 术后CBCT

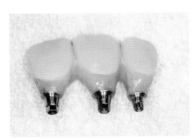
图9 安装替代体

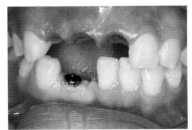
图10 临时冠

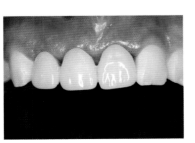
图11 临时冠戴入

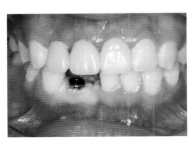
图12 即刻修复6周后

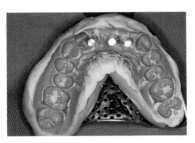
图13 即可修复6周后（殆面像）

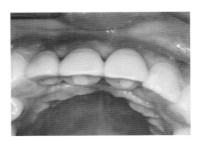
图14 拆除临时冠

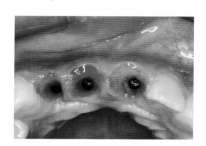

图15　拆除临时冠（殆面像）

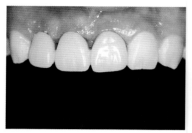

图16　临时冠调整后戴入

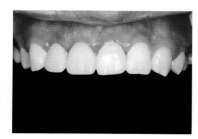

图17　临时冠调整2周后

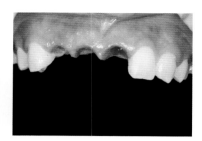

图18　拆除临时冠后

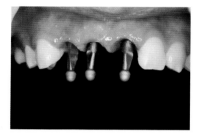

图19　安装转移体、取模

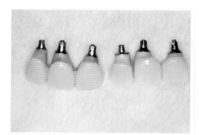

图20　临时冠和永久冠

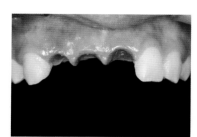

图21　戴牙前

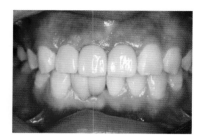

图22　戴牙后

三、讨论

常规的牙种植手术要求拔牙创完全愈合后再行牙种植术，致使患者缺牙时间较长，不但美观欠佳，软硬组织的保存也成为问题。研究表明，拔牙后1年特别是前3个月牙槽骨吸收萎缩特别迅速，牙龈退缩明显，待骨组织完全愈合后再行种植修复治疗往往会导致骨量不足，唇侧骨壁缺失或破损。这是因为上颌前牙槽窝唇侧骨板较薄，长期缺牙后，又受到唇肌的压迫，唇侧骨板吸收速度较快。这会导致唇侧丰满度欠佳，从而导致修复美学效果差。上颌前牙区早期种植时，应该严格掌握适应证。早期种植，不仅有利于软组织窗口的关闭和局部炎症的消除，更有利于骨组织的保存和正确的种植体植入位置，并且可以有效缩短疗程并减少患者的痛苦程度。

对于精确制作的即刻修复体可以最大限度地预防唇侧龈缘的改建过程，最大限度减少患者缺牙时间，但对于适应证的把握也需引起临床医生的重视。在本病例中，患者术区骨量相对充足，种植体初始稳定性佳，且患者依从性好，故本病例选择行即刻种植修复。

种植体支持式过渡义齿进行牙龈塑形对于获得良好的美学效果十分重要。其一方面，可以决定最终种植体周围软组织的外貌轮廓；另一方面，可以有助于美学分析以及设计，为临床医生、患者提供美学参考信息。

上颌前牙多颗连续缺失较单颗牙缺失的种植美学修复更具挑战性。然而，本研究证明，只要严格把握适应证，依然可以获得很好的美学效果。

参考文献

[1] 陈卓凡. 上颌前牙区的即刻种植与即刻修复治疗. 中华口腔医学杂志；2012, 45（12）：730-733.

[2] 黄昕, 赖红昌, 张志勇. 上颌前牙区种植修复后龈乳头外形的影响因素. 口腔材料器械, 2009, 18（1）：40-42.

[3] Buser D, Bornstein MM, Weber HP, Grütter L, Schmid B, Belser UC.Early implant placement with simultaneous guided bone regeneration following single-tooth extraction in the esthetic zone: a cross-sectional, retrospective study in 45 subjects with a 2- to 4-year follow-up. J Periodontol, 2008 Sep, 79(9):1773-1781.

[4] 王凤, 张志勇, 赖红昌, 黄伟, 吴轶群. 上颌前牙区单牙种植软组织美学的相关因素分析. 中国口腔颌面外科杂志, 2009, 7（3）.

倪杰教授点评

本病例为前上颌美学区多颗牙连续缺失，属于高度复杂的美学病例。患者外伤后失牙已有2个月，采用早期种植+即刻修复，有其生物学基础：（1）厚龈生物性；（2）牙周健康；（3）根尖区无炎症；（4）牙槽嵴骨量充分。微创术式最大限度地保留了软组织量，植体在三维方向均处于安全区，3颗植体的平行度好。采用即刻修复的方式，一方面可以恢复美学损害，另一方面可以对软组织进行诱导。在后期最终修复时，可以看到牙龈袖口是成熟的软组织。微创手术和良好的临时冠外形，尤其是临时冠的外展隙形态，是成功诱导良好软组织形态的关键。

美中不足的是：没有术前后的微笑和大笑像，不能在术前进行更加完善的美学评估，对于唇线高度只能通过邻牙进行估计。

正畸种植联合治疗上颌中切牙缺失并即刻修复

汪艳[1] 刘传通[1] 陈秋硕[2] 1.温州医科大学附属口腔医院种植科 2.温州医科大学附属口腔医院正畸科

摘要

目的：观察上颌中切牙缺失且牙列错𬌗畸形采用正畸种植联合修复并行种植后即刻修复的治疗效果。**材料与方法**：选取因外伤致上颌右侧中切牙缺失且前牙存在牙列错𬌗畸形的病例，进行以修复为导向的种植前正畸治疗，纠正牙列错𬌗畸形并调整缺牙间隙。于微创种植术后采用即刻修复诱导牙龈成形，3个月后，待骨愈合行最终正式修复。**结果**：在观察期内，前牙错𬌗畸形得以纠正，该上颌中切牙修复间隙得以恢复。种植即刻修复可以诱导牙龈成形，使最终修复获得良好的功能与美学效果。**结论**：对伴有错𬌗畸形的单颗前牙缺失患者，采用以修复为导向的正畸与种植联合治疗的方法，并进行种植后的即刻义齿修复，可获得理想的临床修复效果。

目前对于因外伤、龋病等原因导致的单颗牙缺失的病例主要有3种修复方式，即活动式义齿修复、固定桥修复以及种植义齿修复。其中，种植义齿修复因无须磨削基牙、舒适、美观等优点已被越来越多的患者所接受。但在临床实践中往往有很多因素会对种植义齿修复的顺利实施造成干扰，如先天性缺牙造成的缺牙间隙分布不合理；缺牙时间过长导致的邻牙倾斜以及对颌牙伸长；严重的错𬌗畸形引起的创伤咬合等。通常情况下我们需要为这些患者制订系统详尽的综合治疗方案——先进行以后期种植修复为导向的正畸治疗，再在正畸治疗完成后行种植体植入术并最终完成种植义齿修复。目前，国内外已有较多学者采用正畸与种植义齿联合修复方式进行单颗牙缺失病例的修复。

不翻瓣种植术很好地体现了微创理念。大量基础实验研究及临床病例观察不仅为不翻瓣种植术式提供了理论依据，而且证实了其临床可行性及显著优点，改变了传统种植的面貌。骨质骨量佳的缺失牙区域可采用不翻瓣微创种植技术，手术时间短，术后不适感小，种植成功率高。

传统种植手术后，种植体经过3~6个月的骨结合方可进行上部修复，在此期间不可避免将出现缺牙期。美学区由于美观与发音的重要性，如何避免缺牙期的出现已成为近几年来口腔学者们探讨的热点问题。种植术后即刻修复通过非负重的方式不仅可以恢复患者的美观与发音，还可以诱导牙龈形态的形成，从而保证了最终修复的美学效果。

一、材料与方法

1. 病例简介 22岁女性患者，2个月前因外伤致上颌右侧中切牙缺失，要求修复治疗。检查：上颌右侧中切牙缺失，上颌右侧侧切牙唇倾、远中外翻，上颌右侧侧切牙、尖牙之间存间隙，约1mm，上颌右侧中切牙缺失间隙较上颌左侧中切牙牙冠宽度大。余无殊。X线示上颌右侧侧切牙牙脱位影像。

2. 诊断 （1）牙列缺损；（2）牙脱位；（3）错𬌗畸形。

3. 治疗计划 建议正畸科纠正错𬌗畸形并调整缺失牙间隙后行种植术，并于术后1周内完成临时修复。种植术后待骨愈合后完成最终修复。

4. 治疗过程

（1）术前准备：正畸纠正错𬌗畸形并调整好缺失牙间隙，在未拆托槽前完善种植口腔检查，拍摄照片、CBCT。向患者介绍种植治疗方案及术中、术后风险及并发症。

（2）微创种植：术前CBCT显示缺失牙间隙较理想，上颌右侧中切牙缺失区可用骨质骨量较佳。按照无菌手术操作规程，常规消毒铺巾，注射阿替卡因肾上腺素（必兰）注射液行局部浸润麻醉。环形钻牙龈环形切开，备洞至4.3mm×11.5mm，植入Nobel CC 4.3mm×11.5mm种植体，扭矩> 35 N·cm。安放转移杆，聚醚制取印模，旋出转移杆，安放愈合基台。放射线片示种植体位置良好。

（3）临时义齿完成：种植术后1周，取下愈合基台，安放修复基台，临时修复体（舌侧预留螺丝孔）初戴。充分调改咬合，确保正中，前伸及侧方运动均无殆接触，充分抛光，暂时粘固。待粘接剂硬固后，取下基台-临时冠，去除龈缘及基台边缘多余粘接剂后再次戴入，基台扭矩30 N·cm，螺丝孔暂封。

（4）最终修复：术后3个月复查，牙龈健康，龈缘形态满意，位置稳定，放射线片显示植体周围高密度骨质影像，开始正式修复。取出基台-临时冠，聚醚制取印模，送技工室加工。临时冠树脂粘接剂粘接于邻牙，1周后初戴完成。

二、结果

对于该例因外伤致上颌右侧中切牙缺失且前牙存在牙列错𬌗畸形的病例，我们采用了以修复为导向的种植前正畸治疗。正畸后纠正了牙列错𬌗畸形并调整好缺牙间隙。通过不翻瓣微创种植术及术后即刻修复诱导牙龈成形并恢复了患者的美观与发音，避免术后无牙期的出现。在正畸种植联合治疗整个过程中，患者依从性好，配合度高。种植术后从临时修复到最终修复体修复，均获得了较理想的功能与美观效果，患者满意度高。

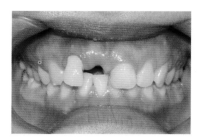

图1 正畸前口内正面像

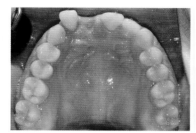

图2 正畸前口内殆面像

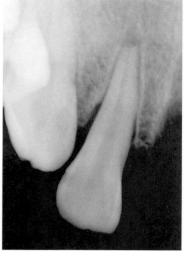

图3 X线片显示上颌右侧侧切牙脱位

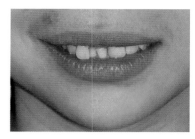

图4 正畸前正面微笑像

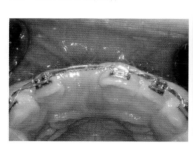

图5 术前口内正面像

图6 术前口内殆面像

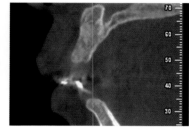

图7 术前CBCT显示上颌右侧中切牙缺牙区骨宽度骨高度尚可

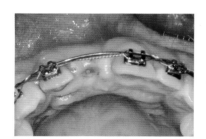

图8 黏膜环切

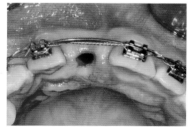

图9 备洞

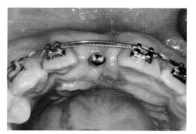

图10 种植体植入

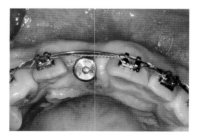

图11 上愈合基台

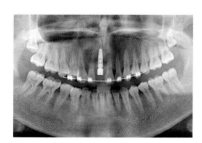

图12 术后全景片显示种植体位置

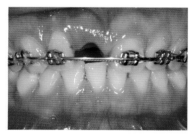

图13 临时修复时正面像

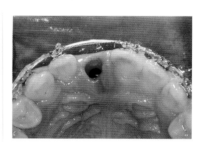

图14 临时修复时牙龈袖口

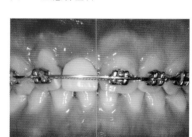

图15 临时修复体戴入正面像

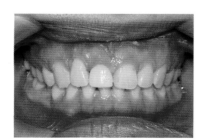

图16 拆除正畸托槽后口内正面像

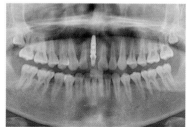

图17 临时修复体戴入（拆除正畸托槽后）X线片显示基台就位，未见粘接剂残留

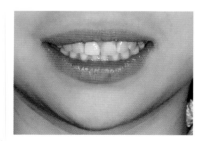

图18 正畸后正面微笑像

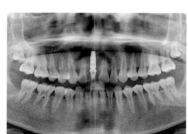

图19 术后3个月全景片显示骨愈合良好

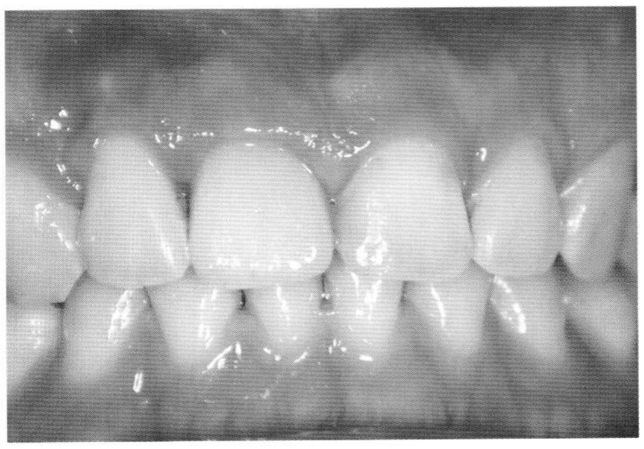

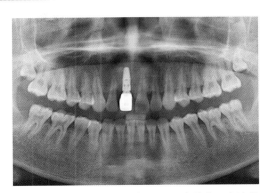

图20　最终修复体戴入口内像

图21　最终修复体戴入X线片显示基台就位，未见粘接剂残留

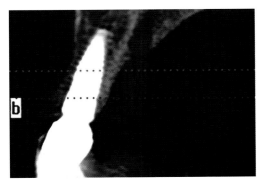

图22　正式修复后1个月复查CBCT显示种植体周围骨质骨量较好

三、讨论

伴随着口腔种植技术的迅速发展，种植义齿修复已成为各种牙列缺损、缺失和颌面部器官缺损患者理想的修复方式。但在临床实践中常常存在各种问题导致种植义齿修复无法顺利实施。如缺牙间隙分布不合理，存在错殆畸形影响种植修复效果，缺牙时间过长导致邻牙倾斜及对颌牙伸长等。对于这些患者，我们在治疗前需要制订系统完善的综合治疗方案，进行以后期种植修复为导向的正畸治疗，之后行种植体植入术并完成种植义齿修复。因此，对该伴有错殆畸形的单颗前牙缺失患者，术者采用了以种植修复为导向的正畸种植联合治疗方法。

微创操作是1985年英国泌尿外科医生首次提出的。它的核心是"以人为本"，目的是保持患者最佳的内环境稳定状态，以最小的组织器官创伤，最轻的全身炎性反应，最理想的瘢痕愈合，达到最好的医疗效果。目前，为了手术时更方便，并且追求更完美的种植修复效果，越来越多的医生开始研究怎样让患者不恐惧，欣然接受种植，微创种植便应运而生。微创种植摆脱了传统种植牙切开翻瓣、缝合、拆线等步骤，将创伤降低到最小限度，大大减少了肿痛和出血，并大幅度缩短了种植过程所需的时间，同时减少了感染的风险，术后几乎不会疼痛和肿胀。

上颌前牙区作为重要的美观区域，缺牙期内，过渡义齿作为临时修复必不可少。另外，种植术后至最终修复前，失去牙支持的软组织可能发生萎缩，此时制作过渡义齿，即刻支持软组织，可以达到避免软组织塌陷的效果。目前，临床常用的过渡义齿为可摘局部义齿，树脂桥粘接式临时修复体，临时冠即刻修复体等。可摘局部义齿由于舒适感差，并有可能影响软组织愈合而较少使用。该病例患者为高微笑线，又是年轻女性患者，无法接受活动式修复方式。树脂桥粘接式修复体其桥体的抗折、抗拉伸性能欠佳，易折断松动脱落，且该修复方式对咬合状态有较高要求，很多患者无法满足此类临时修复方式。临时冠即刻修复方式对种植术中种植体的初始稳定性有较高要求，术中该植体初始稳定性> 35 N·cm，满足即刻修复的要求。临时修复体其龈缘曲线应与邻牙协调一致，能够为周围的软组织提供支持并保护其下方的受植窝。试戴粘接完成后应避免早期负重，保证正中、前伸及侧方运动均无咬合接触。初戴完成后应定期复查，必要时，对临时修复体进行适当的修改。

不翻瓣微创种植不损伤牙龈软组织，最大限度地保存了原有龈缘的形态。即刻临时修复不仅可以维持牙龈原有外形，获得更好的美学效果，而且其生理性刺激可以促进骨组织的改建，加速骨结合的进行。同时，临时修复体又可以对牙龈进行有利的引导和塑形，从而最大限度地获得理想的美学效果。

参考文献

[1] Kan JY, Rungcharassaeng K, Ojano M, Goodacre CJ. Flapless anterior implant surgery: a surgical and prosthodontic rationale. JPract Periodontics Aesthet Dent. 2000,12(5):467–474.
[2] 王桥, 段建民, 牛书铭, 李潇. 骨内牙种植体在牙缺失修复中的应用. 解放军医学杂志. 2010, 35(01):90–92.
[3] 滕立钊, 纪江, 吴大怡. 先天缺牙的种植: 辅以正畸治疗的方案和临床应用. 中国口腔种植学杂志. 2009, 14(3):68–71.

谢志坚教授点评

该病例采用了以修复为导向的种植前正畸治疗，观察上颌中切牙缺失且牙列错殆畸形采用正畸种植联合修复并行种植后即刻修复的治疗效果。该病例中选择了不翻瓣微创种植不损伤牙龈软组织，最大限度地保存了原有龈缘的形态。该病例报道资料齐全，治疗程序表述条理清晰。

上颌左侧中切牙即刻修复1例

刘光源　赵佳明　曲哲　大连市口腔医院种植科

摘要

目的：红白美学是前牙种植修复的关键因素之一，本文探讨1例上颌左侧中切牙缺失，当天手术植入种植体并采用即刻修复技术，通过牙龈塑形，联合全瓷美学修复，从而获得较好的种植美学修复效果。**材料与方法**：以2015年1月大连市口腔医院种植科就诊的前牙美学区牙列缺损的1位患者为研究对象，术前对患者进行全面的口腔检查以及CBCT检查，根据患者的骨量及软组织形态，确定治疗方案，采用即刻修复手术当天戴入临时修复体，以减少缺牙时间并进行牙龈诱导从而获得较好的牙龈袖口形态，10个月后牙龈形态稳定，行腭侧固位的氧化锆一体冠修复，以期获得最终的种植美学修复。**结果**：种植后采用即刻修复的纵向螺丝固位的临时修复体，有效地诱导了其周围软组织成形，后期通过修改临时修复体外形，改变软组织形态，形成了比较好的穿龈轮廓和牙龈乳头充填，最终通过戴入螺丝固位的氧化锆全瓷一体冠，获得比较理想的种植美学修复效果。**结论**：同时即刻修复将早期骨改建与软组织成形同步协调起来，塑形期间通过调整临时修复体的轮廓外形，对牙龈进行10个月的塑形，最终辅以螺丝固位的氧化锆全瓷冠修复，获得令人满意的红白美学效果。

种植修复因其较高的成功率，对邻牙没有损伤且咀嚼效率高的特点而被临床所广泛应用，并已成为牙齿缺失首选的修复方法。直到20世纪末，获得骨结合还是种植的主要目标。随着种植技术的发展成熟，获得长期稳定的骨结合已成现实，而获得类似于"天然牙"的前牙修复效果成为越来越多医生和患者共同的追求。红白美学是前牙种植修复的关键因素之一，即刻修复不仅可以大大减少患者牙齿缺失的时间，而且可以诱导牙龈组织获得良好的牙龈形态以及与邻牙协调的穿龈轮廓，为最大限度地获得美学治疗效果打下基础。本文就1例上颌左侧中切牙缺失多年，行即刻修复技术及牙龈塑形获得较好的种植美学修复效果进行探讨。

一、材料与方法

1. 病例简介　26岁女性患者，1年前左上前牙因外伤脱落后，左上前牙缺失，可摘局部义齿修复，因摘带不便，影响美观等因素，要求种植修复，遂来我院种植科就诊。患者体健，无全身系统性疾病，无材料、药物过敏史；口内检查见上颌左侧中切牙缺失，唇舌向牙槽嵴丰满度良好，CBCT示：上颌左侧中切牙可用牙槽骨高度为16.75mm，可用骨宽度为4.72mm。

2. 诊断　上颌牙列缺损（上颌左侧中切牙缺失）。

3. 治疗计划　（1）植入骨水平种植体后视骨量情况和初始稳定性进行即刻修复，同时行软组织诱导成形。（2）待软组织诱导成形后完成永久修复，拟行个性化氧化锆基台全瓷冠修复。

4. 治疗过程

（1）2015年1月：初诊，明确诊断，CBCT（Kavo卡瓦，Germany）示：上颌左侧中切牙可用牙槽骨高度为16.75mm，可用骨宽度为4.72mm，明确治疗计划。

（2）2015年2月：①外科手术：必兰局部浸润麻醉后，偏腭侧一字切口小翻瓣、备洞，常规植入植体（Straumann®，SLA，3.3mm×14mm，NC，BL，Switzerland），植入位点偏腭侧，放入植体后测量其初始稳定性良好，测量其ISQ值为70。10天后拆线。②当天即刻修复：术前试戴预先于模型上用丙烯酸树脂（Pattern Resin，GC，Japan）制作好的Index非印模式转移装置，常规种植，术后以丙烯酸树脂连接开窗转移杆及转移装置，通过转移装置将种植体方向转移到石膏模型上，在石膏模型上用硬质树脂聚合瓷（Ceramage，SHOFU松风，Japan）在临时基台上制作螺丝固位的临时冠。患者试戴临时修复体，进行调改，避免正中和前伸咬合接触，最后用聚合瓷的体瓷以及切端瓷封闭螺丝孔，抛光。

（3）2015年2—12月：定期复查，每4~8周对患者复查1次，每次复诊时对患者牙龈形态、咬合状况及口腔卫生情况进行评估，观察临时修复体的穿龈轮廓，必要时对其颈部外形进行调整，参照邻牙软组织曲线，为软组织创造空间或者提供支持，使临时修复体对种植区域牙龈软组织进行诱导成形。患者于8个月复查时，将临时修复体取下并将颈部加瓷加宽，患者10个月复查时，将临时修复体取下并将龈缘加高颈部缩窄引导牙龈乳头向下充盈。

（4）2015年12月：牙龈塑形10个月后，牙龈形态稳定，制取终印模行螺丝固位的氧化锆全瓷一体冠修复：①在患者口内将开窗转移杆连接于种植体上，在转移杆与牙龈袖口的空隙内用Filtek Z350 XT流动树脂（3M ESPE，USA）填充，制作个性化转移杆；②用DMG Honigum Pro-Light和Mono硅橡胶（DMG，Germany）行开窗取模；③硅橡胶印模上使用分离剂和人工牙龈硅橡胶（Coltene，Switzerland）；④技工室制作好永久修复体，口内试戴永久修复螺丝固位的氧化锆全瓷一体冠。

二、结果

种植后采用即刻修复的临时冠有效地引导了其周围软组织成形，形成了比较好的穿龈轮廓和牙龈乳头充填，再通过戴入螺丝固位的氧化锆全瓷一体冠，最终获得比较理想的种植修复美学效果，患者对种植体周围软组织及永久修复体的颜色、形态表示满意。

同时即刻修复将早期骨改建与软组织成形同步协调起来，塑形期间通过调整临时修复体的轮廓外形，对牙龈进行10个月的塑形，并辅以螺丝固位的氧化锆全瓷一体冠修复，最终红色美学分值为12分，白色美学指数为10分，获得了良好的红白美学效果。

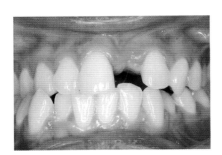

图1　术前口内像

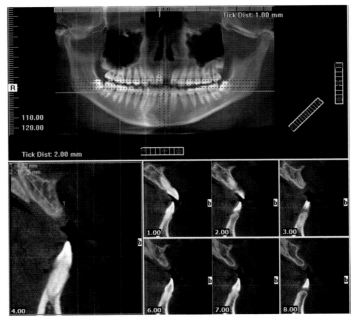

图2　术前CBCT 骨宽度4.72mm，骨高度16.75mm

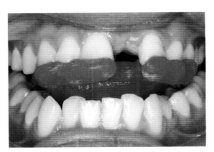

图3　口内试戴Index转移装置

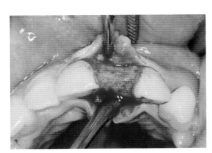

图4　翻瓣

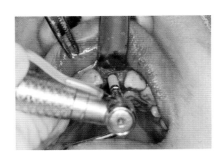

图5　逐级备洞

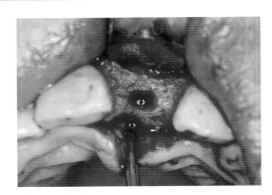

图6　备洞完成

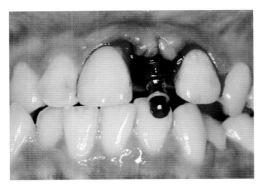

图7　确定种植体方向

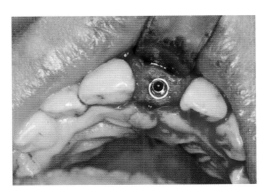

图8　种植体殆面像

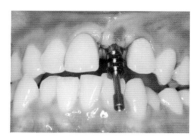

图9 放置开窗转移杆

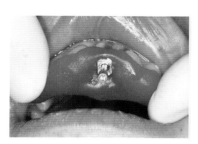

图10 连接开窗转移杆

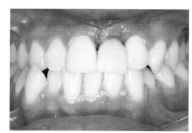

图11 即刻修复戴牙咬合正面像

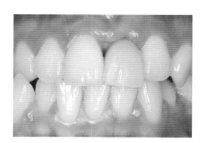

图12 塑形1个月咬合局部像

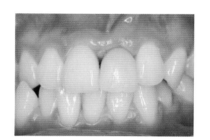

图13 塑形后2个月局部像

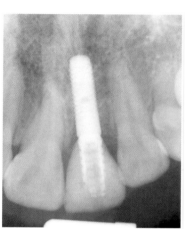

图14 塑形后2个月RVG

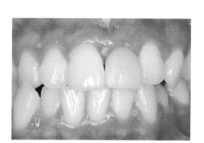

图15 牙龈塑形后4个月

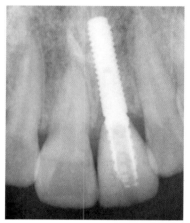

图16 牙龈塑形后4个月RVG

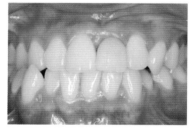

图17 牙龈塑形后7个月

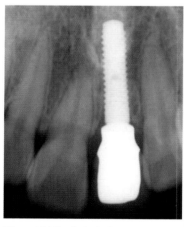

图18 牙龈塑形后7个月RVG

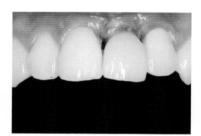

图19 即修当天局部像

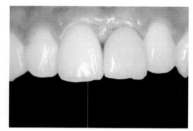

图20 塑形后8个月加瓷后口内局部像

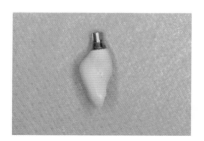

图21 8个月后临时修复体的口外像

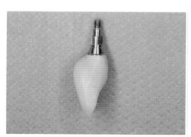

图22 龈缘加高后临时修复体的口外像

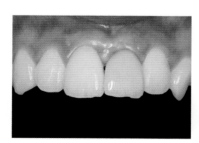

图23 8个月时局部像

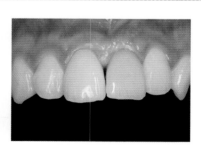

图24 10个月时颈部缩窄后局部像

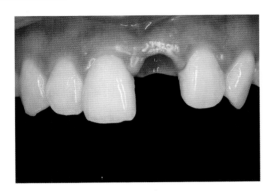

图25 永久取模当天咬合正面像

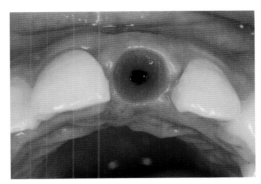

图26 永久取模当天殆面像

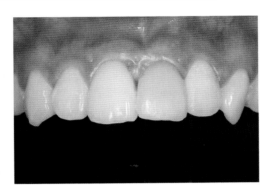

图27 局部像

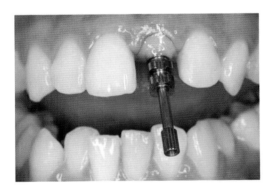

图28 制作上颌左侧中切牙个性化转移杆

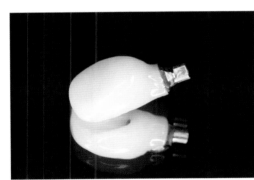

图29 永久修复体口外像

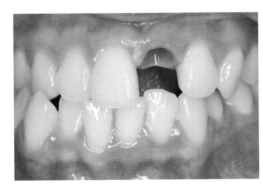

图30 咬合正面像

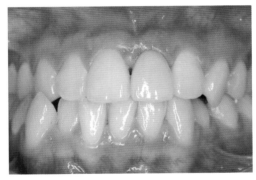

图31 永久修复体戴入口内局部像

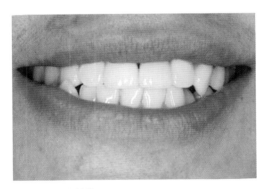

图32 患者微笑像

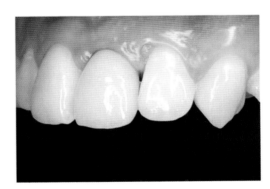

图33 左侧像

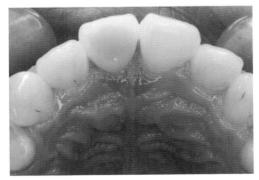

图34 腭面像

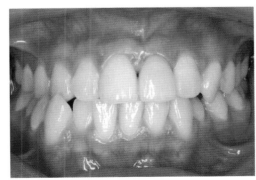

图35 咬合正面像

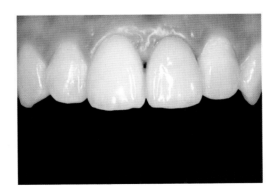

图36 局部像

三、讨论

1. 即刻修复技术 Brånemark早期的骨结合理论提出种植体在植入后必须有 3～6个月的无负荷愈合期，认为这是形成种植体骨结合界面的必需条件之一。越来越多的临床研究表明，种植体在暴露的情况下可以正常愈合，也有学者在实验中发现微小的动度对骨整合的影响不大。即刻修复可以将早期骨改建与软组织成形同步协调起来。本病例患者身体健康，依从性好，口腔卫生状况较好，邻牙健康，种植牙区无炎症及其他病灶，有良好而稳定的咬合关系，无夜磨牙症，本病例符合即刻修复的适应证。即刻修复后的临时修复体应尽量避免功能性负重，因此本病例患者在试戴临时修复体时，将其调𬌗至前伸𬌗和正中𬌗时均与对颌牙无接触，但仍然有嘴唇舌头等软组织带来不可避免的侧向力。同时，临时修复体可以减少甚至避免患者牙齿缺失的时间，更重要的是可引导牙龈组织以类似天然牙颈部的形态生长，有助于充分保存牙龈乳头的丰满度，获得良好的穿龈轮廓和过渡带形态，最大限度地获得美学治疗效果。临时修复体的制作常采用具有一定弹性模量的材料进行，这在一定程度上可以缓冲受力，例如树脂、聚合瓷等。聚合瓷具有以下优点而受到关注：高透明度的T-Glass增加了审美性；采用PFS特殊填料以抑制粘力；PFS填料的效果以及其混合比大幅度的提高，从而增加了强度。本病例即选用聚合瓷来制作纵向螺丝固位的临时修复体，并在复诊中对其形状进行调改，从而诱导牙龈形态。

2. 美学修复评价 早在1997年，Jemt就制订出了牙龈乳头分级的PIS指数，随后2005年提出了红色美学分值（pink esthetic score，PES），PES以其较为客观的分值评价，成为目前临床应用最广泛的评价标准。此评分主要参考指标有7个：近中龈乳头、远中龈乳头、唇侧龈缘曲度、唇侧龈缘高度、根部突度、软组织色泽和质地，每项指标2分，满分14分。龈乳头指标有3个等级：2分龈乳头保存完整；1分龈乳头存在缺陷；0分龈乳头完全缺失。而其他标准主要是参照同名牙或邻牙，以差异度来评分：有较大差异的为0分，相似的为1分，基本一致的则为2分。本病例PES分值为12分，究其原因，其中远中牙龈乳头由于初始状态较差，恢复较困难，得1分，唇侧龈缘高度较邻牙略高，得1分，其余均为2分，总分12分。上部结构则根据Belser等提出的白色美学指数（white esthetic score，WES）来评价，其主要包括牙冠形态、牙冠外形轮廓、牙冠颜色、牙冠表面质地、通透度5个方面进行评判，其评价主要是参考同名牙或邻牙得出的，本病例采用螺丝固位的氧化锆全瓷冠，获得了很好的白色美学，WES评分为10分。本病例之所以能获得较高美学分值离不开全面的术前检查，完善而正确的治疗方案，医生认真负责的操作以及追踪，技师精心制作的修复体，也离不开患者的配合维护以及定期复查，同时即刻修复将早期骨改建与软组织成形同步协调起来，获得较好的软组织美学效果，并辅以个性化氧化锆基台及全瓷冠的永久修复，最终才能获得令人满意的种植美学修复效果。

3. 氧化锆全瓷一体冠优点 由于患者种植手术之后，种植体植入角度与修复体就位方向基本保持一致，螺丝通道具有良好的穿出位点，在修复体的腭侧穿出，故可以采用氧化锆制作的全瓷一体冠进行修复。采用纵向螺丝固位而不是粘接固位可以避免多余粘接剂的存留对牙龈的刺激，修复体表面更加光洁有利于牙周维护与健康。一体冠的外形可以根据临床情况设计制作，出龈轮廓好，而且临床操作简单，缩短患者就诊时间。易于拆卸，便于维护和修理。

参考文献

[1] Degidi M, Nardi D, Piattelli A . One abutment at one time: non-removal of an immediate abutment and its effect on bone healing around subcrestal tapered implants.Clin Oral Implants Res, 2011, 22(11):130-1307.
[2] Harel N, Piek D, Livne S, Palti A, Ormianer Z. A 10-year retrospective clinical evaluation of immediately loaded tapered maxillary implants. Int J Prosthodont, 2013, 26(3) : 244-249.
[3] Romanos GE, Gupta B, Gaertner K, Nentwig GH. Distal cantilever in full-arch prostheses and immediate loading: a retrospective clinical study.Int J Oral Maxillofac Implants, 2014, 29(2): 427-431.
[4] Fürhauser R, Florescu D, Benesch T, Haas R, Mailath G, Watzek G . Evaluation of soft tissue around single-tooth implant crowns: the pink esthetic score . Clin Oral Implants Res, 2005, 16 (6):639-644.

宿玉成教授点评

本病例为前牙美学区种植修复。患者薄龈生物型，高弧线龈缘，美学风险较高，对种植医生要求比较高。本病例通过术中转移，即刻制作临时修复体进行软组织塑形，经过10个月的精细调整，最终获得了理想的美学修复效果。本病例临床步骤完整，清晰，资料全面，美中不足的是缺乏术后CBCT，临床长期效果有待观察。

1例上颌前牙即刻修复的病例报道

张璠　赵佳明　曲哲　周立冬　大连市口腔医院种植科

摘要

目的：探讨即刻修复技术最大限度地缩短患者治疗时间，消除空牙期，同期对种植体周围软硬组织进行支持和塑形，永久修复以获得患者满意的种植美学效果。**材料与方法**：选择上颌右侧侧切牙缺失患者，术前对患者进行全面的口腔检查及CBCT检查，种植后观察种植区牙槽骨高度和宽度，结合种植体初始稳定性和周围牙龈情况确定此患者适合即刻修复，继而制订治疗方案。评估患者种植条件后，植入1颗Straumann®系统骨水平带平台转移的种植体。应用非印模法Index转移装置把种植体的三维位置转移至模型，制作纵向螺丝固位的临时修复体，完成即刻修复。术后根尖片检查种植体位置。永久修复通过个性化转移杆取种植体水平印模，完成个性化锆基台和全瓷冠永久修复。**结果**：种植体周围获得了良好的牙龈形态及与邻牙协调的穿龈轮廓，CBCT显示种植体周围骨结合良好，通过个性化氧化锆基台及全瓷冠制作，最终红白美学评分较高，达到了患者预期的美观效果。**结论**：对于上颌前牙缺失区软硬组织良好、依从性高的患者，行即刻修复，可以消除空牙期，明显缩短治疗时程，减轻患者的生理、心理痛苦，并且提高了临时修复体周围软组织的支持和塑形，较好地维护了种植体周围牙龈形态，使之与天然牙协调，为永久修复奠定基础，有助于达到预期的美学效果。

上颌前牙美学区的种植修复一直是修复的重点和难点，传统的修复技术存在治疗时间长、程序烦琐的问题，影响了患者的美观和发音功能。随着口腔种植技术的发展及人们对口腔美学的重视，种植美学修复的需求日益增多。在保证种植成功率的基础上进行即刻修复，不仅最大限度地缩短了患者修复治疗时间，消除空牙期，并且提高了临时修复体周围软组织的支持和塑形，较好地维护种植体周围牙龈形态，使之与天然牙协调。本病例选择术区软硬组织水平良好患者，在初始稳定性良好的基础上进行即刻修复，使用临时修复体对种植体周围软组织进行塑形，获得了良好的牙龈形态及与邻牙协调的穿龈轮廓，再通过个性化氧化锆基台及全瓷冠制作，达到了预期的美学修复效果。

一、材料与方法

1. 病例简介　23岁男性患者，患者上颌右侧侧切牙缺失，曾行正畸治疗，现要求固定修复，选择种植修复。否认系统性疾病，无夜磨牙，无吸烟史。检查：上颌右侧侧切牙缺失，缺失区牙槽嵴正常，表面黏膜平整无异常；缺牙间隙近远中距离约5.9mm，殆龈距离约10.2mm，唇（颊）舌向距离约9mm，邻牙无异常及倾斜，扣（－）松（－），笑线高度中等，牙龈乳头丰满度中等，牙龈生物型中等，咬合关系正常，余留牙健康，形态正常。上颌牙列：方圆形，侧面面形正常，口腔卫生良好。CBCT显示：上颌右侧侧切牙可用牙槽骨高度为20.7mm，可用宽度为5.8mm。骨密度正常，无疏松影像，骨分类（Ⅲ类），邻牙根尖无暗影，根尖牙周组织未见异常。

2. 诊断　上颌牙列缺损。

3. 治疗计划　患者为年轻男性，上颌右侧侧切牙缺失，希望尽量缩短空牙期，现要求种植美学修复患牙。牙槽骨高度满足条件，若获得良好的初始稳定性，则采用Straumann®系统骨水平带平台转移的种植体进行即刻修复，消除空牙期同时进行软组织塑形，待种植体周围软组织达到理想且稳定的形态后再行永久修复，拟选用个性化制作的氧化锆基台和氧化锆全瓷冠进行上部结构的永久修复。

4. 治疗过程

（1）2015年6月17日：初诊，明确诊断，拍摄CBCT显示：牙槽骨高度为20.7mm，宽度为5.8mm，无疏松影像，骨分类（Ⅲ类），邻牙根尖无暗影，根尖周围骨密度正常，明确治疗方案。

（2）2015年7月9日：微创种植手术，当天即刻修复伴软组织诱导成形。术前试戴预先于模型上用成型树脂制作好的Index非印模转移装置，确保转移装置稳定无翘动。术前血液检查，出凝血机制正常，复方氯己定漱口液含漱。术中注射阿替卡因肾上腺素（必兰）于上颌右侧侧切牙进行局部浸润麻醉，小翻瓣术后探及唇侧有少量骨缺损，植入种植体（Straumann®，SLA, 3.3mm×14mm, RC, BL, Switzerland），填充胶原骨粉（Geistlich Bio-Oss®, Switzerland），严密缝合创口，安放开窗转移杆。种植术后用应用非印模法利用Index转移装置把种植体的三维位置转移至模型，送往修复工艺中心，在石膏模型上用硬质树脂聚合瓷（Ceramage®, SHOFU松风, Japan）在临时基台上做螺丝固位的临时修复体。患者试戴临时修复体，进行调改，避免正中和前伸咬合接触，最后封闭螺丝孔，抛光。戴牙后拍摄上颌右侧侧切牙根尖放射线片，显示临时冠完全就位，种植体位置良好。10天后拆线。

（3）2015年8月至2016年2月：术后随访，定期复查。每4~8周对患者复查1次，每次复诊时对患者牙龈形态、咬合状况及口腔卫生情况进行评估，观察临时修复体的穿龈轮廓，必要时对其颈部进行调整，参照邻牙软组织曲线，为软组织创造空间或者提供支持，使临时修复体对种植区域牙龈软组织诱导成形。

（4）2016年3月：即刻修复伴牙龈塑形8个月后，牙龈形态稳定，ISQ值78，稳定性良好，制取终印模。①在口内将开窗转移杆连接于种植体上，在转移杆与牙龈袖口的空隙内用Filtek Z350 XT流动树脂（3M ESPE,USA）充填，制作个性化转移杆。②用DMG Honigum Pro-Light和Honigum Pro-Heavy（DMG，Germany）行开窗印模。③硅橡胶印模上涂布分离剂并注入人工牙龈硅橡胶。④技工室制作好永久修复体，口内试戴永久修复体个性化全瓷基台，戴入永久修复体全瓷冠。

二、结果

本病例上颌右侧侧切牙区植入1颗Straumann®系统骨水平带平台转移的种植体，联合即刻修复技术，X线显示种植体周围骨结合良好，ISQ值78，最终戴入个性化氧化锆基台和全瓷冠，种植体周围牙龈形态与天然牙协调，PES得分12，WES得分9，达到了患者满意的美观效果。

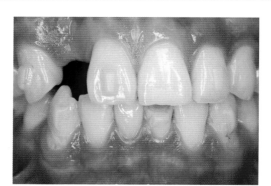

图1　术前口内正面像

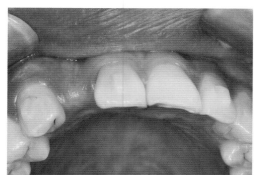

图2　术前口内殆面像

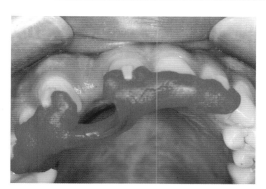

图3　Index确定种植体植入的三维空间位置

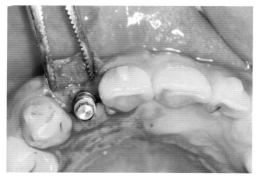

图4　微创翻瓣后探及唇侧骨壁稍有缺损

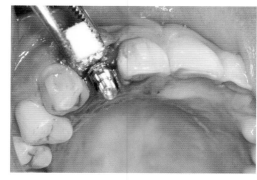

图5　唇侧骨壁缺损处植入胶原骨粉

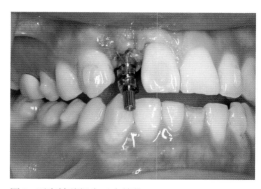

图6　开窗转移杆在口内就位

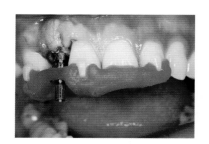

图7　Index与转移杆口内连接完成（唇面像）

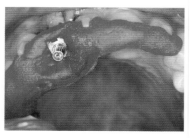

图8　Index与转移杆口内连接完成（殆面像）

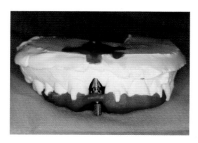

图9　Index与转移杆转移至模型（唇面像）

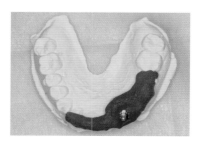

图10　Index与转移杆转移至模型

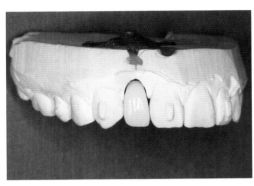
图11　临时修复体在模型上就位（唇面像）

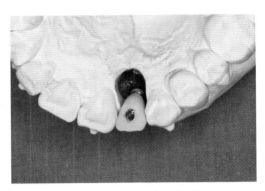
图12　临时修复体在模型上就位（殆面像）

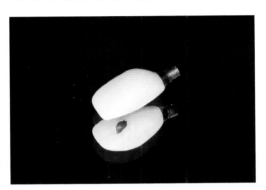
图13　临时修复体口外影像

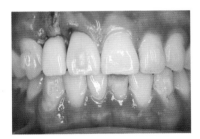
图14　即刻修复戴牙完成（正面像）

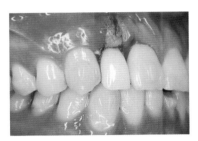
图15　即刻修复戴牙完成（侧面像）

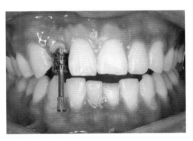
图16　制作上颌右侧侧切牙个性化转移杆（唇面像）

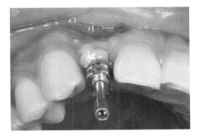
图17　制作上颌右侧侧切牙个性化转移杆（殆面像）

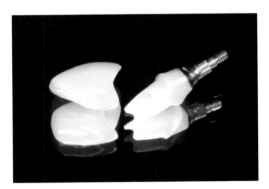
图18　个性化氧化锆基台和全瓷冠口外影像

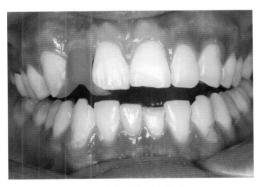
图19　氧化锆基台和定位器在口内就位

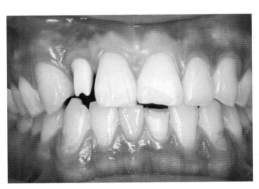
图20　氧化锆基台在口内就位

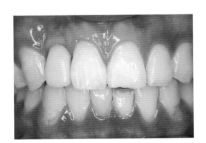
图21　永久修复当天戴牙咬合（正面像）

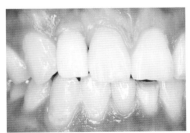
图22　永久修复当天戴牙咬合（右侧像）

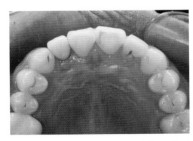
图23　永久修复当天戴牙咬合（殆面像）

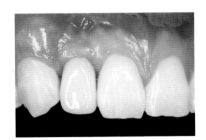
图24　永久修复当天戴牙咬合（局部像）

三、讨论

1. 即刻修复 即刻修复是指种植体植入后48h内完成临时上部结构修复，待种植体获得骨整合后更换上部结构，完成永久性修复。即刻负载种植体的骨性愈合，主要取决于种植体植入后的初始稳定性。同时，临时修复体可以减少甚至避免患者牙齿缺失的时间，更重要的是可引导牙龈组织以类似天然牙颈部的形态生长，有助于充分保存牙龈乳头的丰满度，获得良好的穿龈轮廓和过渡带形态，最大限度地获得美学治疗效果。临时修复体的制作常采用具有一定弹性模量的材料进行，这在一定程度上可以缓冲受力，例如树脂、聚合瓷等。聚合瓷具有以下优点而受到关注：高透明度的 T-Glass 增加了审美性；采用PFS特殊填料以抑制粘刀；PFS填料的效果以及其混合比大幅度地提高，从而增加了强度。本病例即选用聚合瓷来制作纵向螺丝固位的临时修复体，并在复诊中对其形状进行调改，从而诱导牙龈形态。该本例中，测得种植体 ISQ 数值78，说明初始稳定性好，对种植体周围的牙槽骨是一种生理性刺激。固定义齿即刻修复能明显缩短治疗疗程，即刻恢复美观，减轻患者生理心理的痛苦。同时提高了临时修复体周围软组织的支持和塑形，较好地维护种植体周围牙龈形态，使之与天然牙协调，有助于达到预期的美学效果。

2. 前牙红白美学区评价 近年来，红色美学分值（pink esthetic score，PES）和白色美学指数（white esthetic score，WES）成为目前临床应用最广泛的评价标准。PES评分主要参考指标有7个：近中龈乳头、远中龈乳头、唇侧龈缘曲度、唇侧龈缘高度、根部突度、软组织色泽和质地，每项指标2分，满分14分。龈乳头指标有3个等级：2分龈乳头保存完整；1分龈乳头存在缺陷；0分龈乳头完全缺失。而其他标准主要是参照同名牙或邻牙，以差异度来评分：有较大差异的为0分，相似的为1分，基本一致的则为2分。本病例PES分值为12分，究其原因，其中远中牙龈乳头状态较差，得1分，唇侧龈缘高度较邻牙略高，得1分，其余均为2分，总分12分。WES主要包括牙冠形态、牙冠外形轮廓、牙冠颜色、牙冠表面质地、通透度5个方面进行评判，每项各2分，满分10分，其评价主要是参考同名牙或邻牙得出的。本病例WES分值为9分，究其原因，其中牙冠颜色比邻牙略偏白色，得1分。因此，在初始稳定性良好的基础上进行即刻修复，使用临时修复体对种植体周围软组织进行塑形，再通过个性化氧化锆基台及全瓷冠制作，可以达到较高的红白美学效果。

3. 病例特点 对于上颌前牙美学区种植位点软硬组织良好、依从性高的患者，行即刻修复，明显缩短治疗疗程，提高了临时修复体周围软组织的支持和塑形，较好地维护种植体周围牙龈形态，使之与天然牙协调，减轻患者的生理、心理痛苦，有助于恢复预期的美学效果。同时采用个性化氧化锆基台和全瓷冠，获得了较高的红白色美学评分，达到了良好的前牙美学效果。

参考文献

[1] From an immediate implant placement in the post-extraction phase towards immediate loading application: current status, 2011 Jan, 28(1):36–45, 78.

[2] Drago C, Howell K. Concepts for designing and fabricating metal implant framework for hybrid implant prostheses. J Prosthodont, 2012, 21(5): 413–424.

[3] Ping Di. The All-on-four Implant Therapy Protocol in the Management of Edentulous Chinese Patients. Int J Prosthodont, 2013, (26): 509–516.

[4] Georgios E Romanos, Bhumija Gupta, Kathija, Kathrin Gaertner, et al. Distal Gantilever in Full-Arch Prostheses and Immediate Loading: A Retrospective Clinical Study. Int J Oral Maxillofac Implants, 2014, 29(2): 427–431.

[5] FürhauserR, FlorescuD. Evaluation of soft tissue around single-tooth implant crowns: the pink esthetic score. Clin Oral Implants Res ,2005 ,16 (6):639–644.

[6] MA Al-Rafee. PJ Dhanrajan. Single-tooth implant restorations:a retrospective study. Implant Dentistry, 2005, 14(2):125–130.

[7] D Flanagan，A Mascolo. The mini dental implant in fixed and removable prosthetics:a review. Journal of Oral Implantology, 2011, 37 Spec No(sp1):123–132.

[8] ML Perel，KWM Judy. Forewords-dental implant Prosthetics. Dental Implant Prosthetics, 2015.

[9] K Omae A Case Report of Implant Prosthetics for Maxillary Anterior Single Tooth Missing. 日本口腔インプラント学会誌 = Journal of Japanese Society, 2012, 25:673–67.

宿玉成教授点评

本病例为前牙美学区种植修复。患者薄龈生物型，高弧线龈缘，美学风险较高，对种植医生要求比较高。本病例通过术中转移，即刻制作临时修复体进行软组织塑形，最终获得了理想的美学修复效果。遗憾的是本病例缺乏术前术后的X线检查，临床长期效果有待观察，望作者在资料整理阶段注意。

前牙区单颗牙不翻瓣即刻种植即刻修复

王鹤龄　孟维艳　吉林大学口腔医院种植科

摘要

目的: 探讨上颌中切牙拔除后采取即刻种植即刻修复、一次性戴入永久基台 (one abutment one time),临时冠诱导牙龈成形的美学效果。**材料与方法:** 术前常规血液检查,查无禁忌。术前通过CBCT及软件虚拟设计种植体植入位点的骨量,确定种植体的位置、长度、直径以及三维位置关系。术中微创拔除上颌右侧中切牙后以修复为导向,采用即刻种植技术于缺牙处植入1颗Straumann®4.1mmx12.0mm骨水平种植体,探诊可发现唇侧有少量骨缺损,置入2颗PRF,调磨永久基台后,旋入永久基台,加力至20N·cm。应用预成树脂冠及自凝塑料于口内制作临时修复体进行即刻修复。手术6个月后复查调整临时修复体以进一步诱导牙龈成形。手术7个月后制取最终修复体印模,全瓷冠修复缺失牙。**结果:** 该病例右侧上颌中切牙种植修复后,种植体周围骨整合良好,牙龈和牙冠形态及色泽良好,美学效果满意。**结论:** 前牙区单颗牙即刻种植,采取一次性戴入永久基台,并制作即刻修复体形成牙龈,制作最终印模后永久修复可以取得理想的美学修复效果。

上颌前牙对于患者的美观极其重要。因此在前牙缺失后进行种植义齿修复时不仅要求恢复功能,还要求达到美学修复的效果。美学种植的原则和目标是:(1)以修复体为导向的种植治疗理念;(2)获得长期稳定的骨结合;(3)种植体周围软组织外观与天然牙的牙周组织接近或一致,并长期稳定和健康;(4)修复体外观与天然牙的牙冠接近或一致;(5)美学效果与周围牙列协调、一致。在本例研究中,对患者行微创拔牙及即刻种植即刻修复技术,最大限度地保存了牙槽骨的骨量及龈乳头的形态,使患者无缺牙期。采用一次性戴入永久基台,减少对种植体周围软硬组织的不良刺激,利于其恢复。术后6个月调整临时冠颈缘形态进一步诱导牙龈成形。7个月后制取最终修复印模,全瓷冠修复缺失牙。戴牙当日及戴牙后1.5年复查所见,本例研究最终获得了良好的美学效果。

一、材料与方法

1. 病例简介　27岁女性患者,右侧上颌前牙修复后松动,来我科就诊。口内检查见上颌右侧中切牙Ⅲ°松动,牙冠形态良好,周围软组织略红肿,正常覆殆覆盖。上颌左侧中切牙为烤瓷冠修复。中位笑线,中厚龈生物型。全口卫生状况尚可。CBCT示:患牙牙槽骨唇腭向可用骨宽度为6.6mm,可用骨高度为14.0mm,唇侧骨壁完整。患牙位点美学风险评估见表1。

2. 诊断　上颌右侧中切牙根折。

3. 治疗计划　微创拔除右侧上颌中切牙,同期进行即刻种植,一次性戴入永久基台,即刻修复以诱导牙龈成形。

4. 治疗过程

(1)术前准备:常规血液检查,排除手术禁忌,氯己定漱口3min/次,共3次。

(2)一期手术:常规消毒铺巾,局麻下拔除右侧上颌中切牙,搔

表1　患牙位点的美学风险评估

美学风险因素	低	中	高
健康状态	健康、免疫力正常		
吸烟习惯	不吸烟		
患者的美学期望值			高
唇线		中位笑线	
牙龈生物型		中弧线形、中厚龈生物型	
牙冠形态	方圆形		
位点感染情况	无		
邻牙牙槽嵴高度	到接触点≤5mm		
邻牙修复状态			烤瓷冠修复
缺牙间隙宽度	单颗牙 (≥7mm)		
软组织解剖	软组织完整		
牙槽嵴解剖	无骨缺损		
风险等级			高风险

刮牙槽窝,生理盐水冲洗。枪钻定点,扩孔钻逐级扩孔,偏腭侧植入1颗Straumann®4.1mmx12.0mm骨水平种植体,种植体位于龈缘下3mm,于唇侧骨壁与种植体之间的间隙处置入2颗PRF。

(3)即刻修复:①调磨永久基台,旋入ITI永久基台(one abutment-one time),加力至20N·cm。②应用预成树脂冠及自凝塑料于口内直接制作上颌右侧中切牙临时修复体。③修整其颈缘形态,高度抛光。④生料带及光

固化树脂封闭螺丝孔。⑤戴用即刻修复体，调𬌗，使正中𬌗、前伸𬌗、侧方𬌗均无咬合接触。⑥抛光。⑦嘱患者避免咬硬物。

（4）临时冠诱导牙龈成形：即刻修复6个月复查，近中龈乳头可见"黑三角"，根据牙龈成形情况调整临时修复体，重新粘固临时修复体，进一步诱导牙龈成形。

（5）制取最终印模：种植体植入7个月后（第二次牙龈塑形后1个月）复查，见龈缘形态与对侧同名牙一致，牙龈颜色、质地较正常，近、远中龈乳头丰满，无"黑三角"，制取最终印模。

（6）永久修复：2周后戴全瓷冠。

（7）复查：永久修复后1.5年复查，口内检查见龈缘形态与对侧同名牙一致，牙龈颜色、质地较正常，近、远中龈乳头丰满，无"黑三角"，牙槽骨突度良好，牙冠形态与对侧同名牙及邻牙相协调，无明显咬合干扰及早接

触点。拍摄根尖X线片见种植体周围骨整合良好，骨组织水平稳定。

（8）使用材料：Straumann®4.1mm×12.0mm骨水平种植体、Straumann®种植手术器械盒。

二、结果

1. 骨吸收情况 口内见种植体唇侧突度良好；永久修复后后1.5年及永久修复前的根尖放射线片对比，种植体周围骨结合良好，无明显骨吸收。

2. 软组织情况 永久修复后1.5年，口内检查可见近远中龈乳头丰满，龈缘形态良好，与邻牙相协调一致，PES评分为13分。红色美学效果满意。

3. 牙冠形态 永久修复体大小、形态及透光性与邻牙一致，WES评分10分，有较好的白色美学效果。

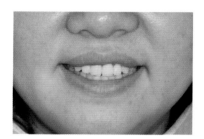

图1 术前口外正面像

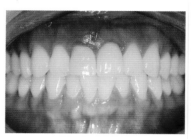

图2 术前口内咬合像，可见唇侧软组织略红肿

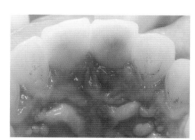

图3 术前口内腭侧像

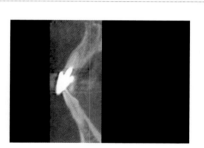

图4 术前CBCT矢状面

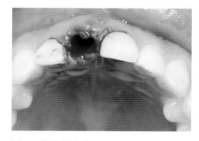

图5 术中拔除患牙，可见唇侧软硬组织较饱满

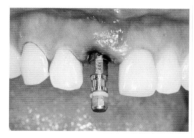

图6 植入1颗Straumann® 4.1mm × 12.0mm骨水平种植体，可见种植体植入三维位置良好

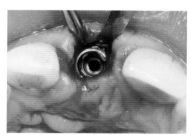

图7 种植体与唇侧骨壁之间有1.5mm间隙

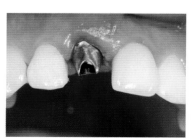

图8 调磨永久基台，并旋入永久基台，加力至20N·cm

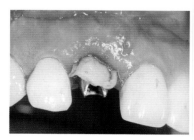

图9 于种植体与唇侧骨壁之间的间隙内植入2颗PRF

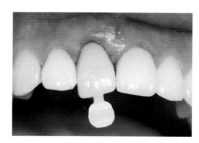

图10 口内制作临时修复体

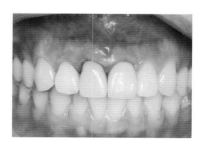

图11 术后口内正面像

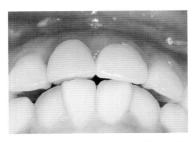

图12 术后6个月，口内殆面像，可见上颌右侧中切牙唇侧突度良好，与邻牙协调

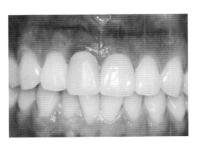

图13 术后6个月，口内正面像显示，"黑三角"消失，与邻牙龈缘高度不一致

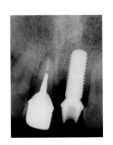

图14 术后6个月，根尖放射线片

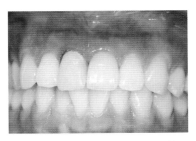

图15 术后6个月，调磨临时修复体，进一步牙龈成形

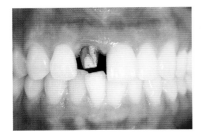

图16 术后7个月，口内正面像，牙龈乳头较丰满，制取最终印模

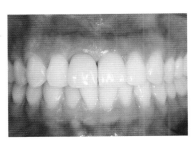

图17 永久修复当天，口内正面像

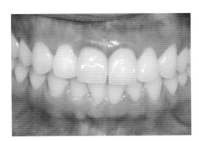

图18 永久修复后1.5年，口内正面像

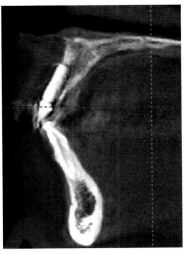

图21 永久修复后1.5年，CBCT矢状面断层显示：种植体唇侧骨壁完整

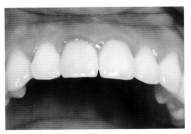

图19 永久修复后1.5年，口内殆面像

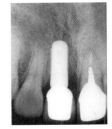

图20 永久修复后1.5年，根尖放射线片

三、讨论

前牙区种植手术为了获得理想的美学效果，种植体植入时机、修复时机及种植位点的软硬组织解剖条件尤为重要。

1. 种植时机的选择 国际口腔种植学会（ITI）第三届共识研讨会提出了拔牙位点种植体植入时机的新分类标准。种植外科手术依据拔牙后的时间分为：Ⅰ型：即刻种植；Ⅱ型：软组织愈合的早期种植；Ⅲ型：部分骨愈合的早期种植；Ⅳ型：延期种植。Cardaropoli等学者研究发现，天然牙缺失后的骨吸收主要发生在开始的前6个月到2年。拔牙后6个月，水平骨吸收3.80mm，垂直骨吸收1.24mm。而接近90%的上颌前牙，唇侧骨板厚度不超过1mm，没有任何骨髓的空间。牙缺失后的种植体植入最佳时机已发生改变。在严格掌握即刻种植适应证的前提下，美学区即刻种植降低了骨吸收程度、大大缩短了治疗时间，有助于获得良好的美学效果。

本例研究中，患者右侧上颌中切牙根折，来我科就诊。患牙位点无感染，术前CBCT示：患牙牙槽骨唇腭向可用骨宽度为6.6mm，可用骨高度为14.0mm，唇侧骨壁完整，患者骨量足够、骨质完整，可为种植体植入提供初始稳定性。口内检查见右侧上颌中切牙周围软组织略红肿，中位笑线，中厚龈生物型，可预计达到无张力的创口初期关闭，并于后期牙龈成形阶段形成较好的红色美学效果。口内检查见患牙牙冠形态与对侧同名牙相似，殆间距离良好，预计后期修复可达到良好的白色美学效果。因此，给患者实行了术中拔除患牙的即刻种植。术中用扭矩扳手检查种植体的初始稳定性（植入扭矩>35N·cm）。

2. 修复时机的选择 即刻修复时临时修复体可以引导牙龈组织向类似天然牙颈部的形态生长，有助于充分保存牙龈乳头的丰满度。即刻修复利于更好更快地形成骨结合、维持软组织结构、减小患者的不适感。Bidez等学者研究表明，种植体愈合期当微动>100μm时可阻碍骨形成，阻碍前体细胞分化为成骨细胞，而转化为成纤维细胞。对于即刻种植即刻修复的病例，天然牙列在行使一定咀嚼功能时，应尽量避免临时修复体产生功能性负重或异常负荷。在本病例中，由于种植体植入的初始稳定性较好（植入扭矩>35N·cm），且患者希望无缺牙期，故选择即刻修复，并使即刻修复体正中殆、前伸殆、侧方殆均无咬合接触。

3. 不翻瓣技术　牙周膜的血液供应主要来自于牙周韧带、唇侧骨膜及骨髓。翻瓣术阻断了来自唇侧骨膜的血供，直到皮瓣血管再吻合，血供才恢复，这一过程一般需要2周。Blanco等学者的实验研究表明，不翻瓣即刻种植组颊侧骨板吸收（颊侧骨板吸收0.82mm，腭侧骨板吸收0.37mm）明显少于翻瓣组（颊侧骨板吸收1.33mm，腭侧骨板吸收0.33mm）。采取不翻瓣技术不仅减少了手术创伤，保存了唇侧骨壁的血供。即刻修复后的牙龈组织得到生理性按摩刺激，可促进种植体颈部周围牙龈组织的健康及上皮袖口的形成。即刻修复产生的生理性应力刺激促进骨组织的新生和改建，促进种植体周围骨组织的矿化过程，加速骨性结合界面的形成。

4. one abutment one time　一次性戴入永久基台在前牙美学位点及软硬组织的保存、增加患者的舒适感等方面获得了广泛接受。Tommaso Grandi学者研究表明，对于单颗种植体植入，一次性戴入永久基台12个月后，相比于应用反复摘戴的基台患者的种植体周围骨吸收少0.48mm。由此可见，一次性戴入永久基台对种植体周围早期软硬组织愈合有利。Degidi学者实验得出结论，采用one abutment one time基台术式能显著减少即刻修复种植体周的水平骨吸收。本病例中采用一次性永久基台戴入方案，保存了缺牙区的美学位点，减少基台摘戴对周围软硬组织的不良刺激，利于种植体植入后的美学修复。

5. PRF的应用　富血小板纤维蛋白（platelet rich fibrin，PRF）由法国科学家Choukroun等于2000年提取制备而成。取自患者自体血，为新一代血小板浓缩制品，其分子结构类似天然血凝块，为组织细胞提供迁移、增殖及分化的场所，其中滞纳的多种细胞因子可对组织修复过程进行调控及免疫调节。PRF具有：①调控成骨细胞、成纤维细胞以及与组织修复密切相关的细胞的增殖、分化以及凋亡的作用；②一定的支架作用；③骨诱导功能，促进骨组织再生；④加速软组织的愈合；⑤在炎症调节和抗感染方面具有良好的效果。本例研究中，于唇侧骨壁与种植体之间的间隙处植入2颗PRF，加快了成骨速度，避免了唇侧突度过低甚至凹陷。

参考文献

[1] Cardaropoli G,Araujo M,Hayacibara R,Sukekava F,Lindhe J.Healing of extraction sockets and surgically produced – augmented and non–augmented – defects in the alveolar ridge.An experimental study in the dog.J Clin Periodontol, 2005, 32(5):435–440.

[2] Christoph H.F.Hammerle, Mauricio G.Araujo, Msddimo Simion, Mauricio G. Araujo.Evidence–based knowledge on the biology and treatment of extraction sockets.Clinical Oral Implants Research, 2012, 23(5):80–82.

[3] Phillip Roe, Joseph Y.K.Kan, Kitichai Rungcharassaeng, Joseph M.Caruso, Grenith Zimmerman,Juan Mesquida.Horizontal and vertical dimensional changes of peri–implant facial bone following immediate placement and provisionalization of maxillary anterior single implants:a 1–year cone beam computed tomography study.Int J Oral Maxillofac Implants, 2012, 27(2):393–400.

[4] Kan JY,Rungcharassaeng K, Lozada JL,Zimmerman G.Facial gingival tissue stability following immediate placement and provisionlization of maxillary anterior single implants:a 2 to 8 year follow–up.International Journal of Oral & Maxillofacial Implants, 2011, 26(1):342.

[5] Rouck TD,Eghali R,Collys K,Bruyn HD,Cosyn J.The gingival biotype revisted:transparency of the periodontal probe through the gingival margin as a method to discriminate thin from thick gingival.Journal of Clinical Periodontology, 2009, 36(5):428–433.

[6] Bidez. Biomechanical mediators of the implant to tissue interface.Implant Dentistry, 1996, 5(4).

[7] Fickl S, Zuhr O,Wachtel H, Bolz W,Huerzeler M.Tissue alterations after tooth extraction with and without surgical trauma:a volumetric study in the beagle dog.J Clin Periodontal, 2008, 35(4):356–363.

[8] Blanco J,Nunez V, Aracil L, et al. Ridge alterations following immediate implant placement in the dog: flap versus flapless surgery. Journal Clinical Periodontol, 2008, 35(7):640–648.

[9] Tommaso Grandi, Paolo Guazzi, Rawad Samarani, Hassan Maghaireh, Giovanni Grandi.One abutment–one time versus a provisional abutment in immediately loaded post–extractive single implants: A 1–year follow–up of a multicentre randomised controlled trial.European Journal of Oral Implantology, 2014,7(2):141–149.

[10] Degidi M, Nardi D, Piattelli A.One abutment at one time: non–removal of an immediate abutment and its effect on bone healing around subcrestal tapered implants. Clin Oral Implants Res, 2011, Nov, 22(11):1303–1307.

[11] Rudolf Furhauser, Dionisie Florescu, Thomas Benesch, Robert Haas, Georg Mailath, Georg Watzek. Evaluation of soft tissue around single–tooth implant crowns:the pink esthetic score. Clinical Oral Implant Research, 2006, 16(6):639–644.

[12] M Cunyhouchmand, S Renaudin, M Leroul, L Planche. Gingival biotype assessement: visual inspection relevance and maxillary versus mandibular comparison. Open Dentistry Journal, 2013, 7(7):1–6.

[13] Choukroun J, Adda F, Schoeffler C, Vervelle A. Une opportunite'en paro–implantologie: le PRF. Implantodontie, 2000; 42: 55–62.

[14] Dohan DM, Choukroun J, Diss A, et al. Platelet–rich fibrin (PRF): A second generation platelet concentrate. II.Platelet–related biologic features. Oral Surg Oral Med Oral Pathol Oral Radiol Endod, 2006, 101: e45–e50.

宿玉成教授点评

美学区即刻种植即刻修复是近年来种植修复的热点，从本次BITC口腔种植大奖赛的入书病例中也可见看出。本病例中，术前CT检查可见种植位点唇侧骨板厚度较薄，作者微创拔除牙齿后采取了不翻瓣的种植方式，最大限度地保留了唇侧黏膜对骨板的血供，并于唇侧骨间隙中植入PRF。本病例中作者使用了永久修复基台，配合临时修复体进行软组织塑形。此中修复基台的选择对于维持种植体周围软硬组织的稳定有好处，但是临时修复体是粘接固位于基台之上，并不利于后期对临时修复体的精细调整。

上前牙即刻牙槽嵴种植修复技术（IDR）1例

黎曙光　郭祎　杭州口腔医院城西分院名医馆

摘要

目的：探讨即刻牙槽嵴修复技术IDR（immediate dentoalveolar restoration）病例的种植修复的方法和临床效果。**材料与方法**：38岁女性患者，因长期不良修复体导致牙根龋损并伴有咬合不适，去除不良修复体后仅遗留平齐牙龈且薄弱的牙根。诊断为上颌右侧中切牙残根及根尖炎，无法保留患牙。确诊后对上颌右侧中切牙进行即刻种植：微创拔除上颌右侧中切牙残根，植入Straumann® BL，3.3mm×12mm种植体1颗，放入临时基台，右侧上颌结节取骨（松质骨为主），植入唇侧骨缺损间隙，植体最终扭矩大于35N·cm，临时材料制作个性化愈合帽，延期负荷，无压迫牙龈情况下制作树脂临时牙粘接于两边邻牙上。3个月后，CBCT复查，唇侧略有牙槽骨吸收，软硬组织形态维持较稳定，个性化愈合帽保持了原有的牙龈袖口形态。通过个性化转移袖口形态，放置转移杆取模、比色。半个月后戴牙，最终完成修复。**结果**：前牙美学区种植，通过自体骨移植和个性化愈合帽制作，可以有效地缩短愈合期及完好地保持原有牙龈袖口形态。修复后2个月复查，种植体唇侧牙槽骨未见明显吸收，种植体周软组织稳定，牙龈乳头未见退缩，修复体颜色形态良好。**结论**：前牙区种植修复可通过微创拔除、即刻种植、上颌结节自体取骨移植、即刻修复、个性化印模帽制作等多种治疗方法，有目的性地综合运用，达到良好的治疗效果。

本病例采用1颗纯钛植体，对于前牙区龋坏致牙体缺失的患者，行即拔种植和即刻修复，通过上颌结节作为骨移植的供区和个性化愈合帽制作进行种植体周围软组织成形，最终修复前制作个性化印模帽，最后完成前牙区的全瓷美学修复。

一、材料与方法

1. 病例简介　38岁女性患者，因感烤瓷冠松动伴咬合不适来杭州口腔医院城西分院就诊。患者全身健康状况良好，否认系统疾病史，无过敏史和传染病史。口腔卫生状况良好，曾于外院因上颌右侧中切牙龋坏而进行烤瓷冠修复。检查：上颌右侧中切牙烤瓷桩冠松动Ⅲ°，叩痛（+），去除桩冠后上颌右侧中切牙仅遗留牙根，平齐牙龈，大量腐质。全景片示上颌右侧中切牙根尖暗影。患者颌面部无畸形，颞颌关节无明显异常，张口度可，前牙咬合关系正常。

2. 诊断　上颌右侧中切牙残根伴根尖炎。

3. 治疗计划　上颌右侧中切牙行即刻种植、上颌结节自体取骨移植和临时修复。种植体完成骨愈合后，进行上颌右侧中切牙全瓷基台和全瓷冠修复。

4. 治疗过程

（1）上颌右侧中切牙即刻种植和临时修复：常规消毒铺巾，4%阿替卡因肾上腺素（必兰）局部浸润麻醉下，微创拔除上颌右侧中切牙，清创，生理盐水冲洗，唇侧骨板完好，于拔牙窝腭侧骨板定种植体植入位点，逐级预备种植窝，植入Straumann® BL，3.3mm×12mm种植体1颗，因扭矩>35N·cm，延期负荷，置临时基台，唇侧骨缺损间隙植入右侧上颌结节所取得自体骨，上覆盖个性化树脂愈合帽，无压迫牙龈情况下制作树脂临时牙粘接于邻牙，调整咬合，抛光。

（2）上颌右侧中切牙即刻修复后3个月CT复查种植体周未见明显骨吸收，种植体唇侧骨量充足，牙龈袖口形态完好，CT影像提示良好的骨结合。制取印模：制作精细的上颌右侧中切牙个性化印模帽，聚醚制取最终印模。

（3）修复体制作：拍比色照片送至技工所，制作上颌右侧中切牙氧化锆全瓷基台和氧化锆全瓷冠。

（4）戴牙：取下上颌右侧中切牙临时基台，安装上颌右侧中切牙氧化锆全瓷基台，试戴，最终戴入上颌右侧中切牙修复体。

（5）复查：戴牙后2个月复查，修复体牙龈形态稳定，咬合情况良好，患者对修复体颜色和外观满意。

远期修复效果有待进一步观察。

二、结果

前牙美学区种植，通过上颌结节自体骨移植和个性化愈合帽制作，可以有效地缩短愈合期及完好地保持原有牙龈袖口形态。修复后2个月复查，种植体唇侧牙槽骨未见明显吸收，种植体周软组织稳定，牙龈乳头未见退缩，修复体颜色形态良好。

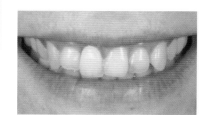

图1　初诊微笑像

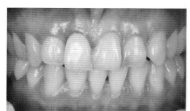

图2　正中咬合状态

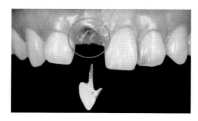

图3　去除松动烤瓷桩冠

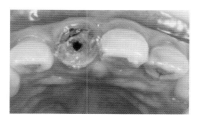

图4　残根殆面像

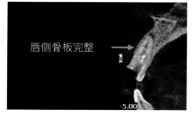

图5　CT示唇侧骨板完整

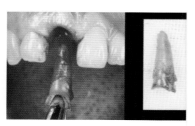

图6　微创拔除患牙

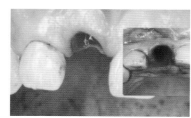

图7　拔出后唇殆面

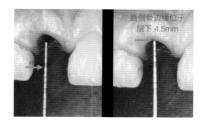

图8　唇侧骨边缘于龈下4.5mm

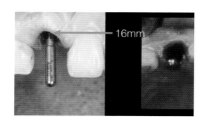

图9　选择植体长度12mm

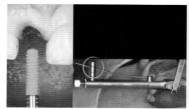

图10　Straumann®BL3.3mm×12mm扭矩＞35N·cm

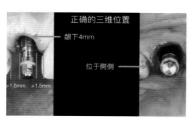

图11　植体位于唇侧缘下4mm

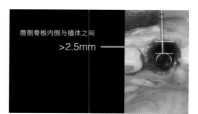

图12　间隙距离唇侧龈大于2.5mm

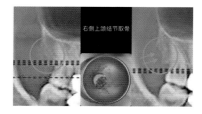

图13　右侧上颌结节取骨

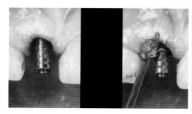

图14　可调改临时基台并植入上颌结节骨

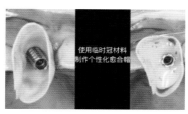

图15　制作个性化图树脂愈合帽

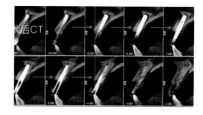

图16　术后即刻CBCT

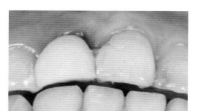

图17　临时牙无咬合接触

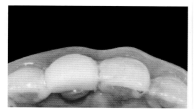

图18　临时牙殆面像

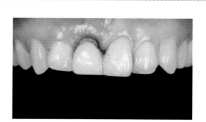

图19　唇面像

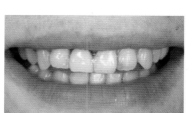

图20　微笑像

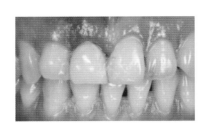

图21　咬合像

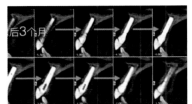

图22　术后3个月CBCT

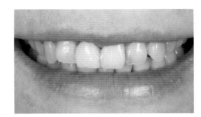

图23　复诊微笑像

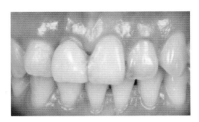

图24　咬合像

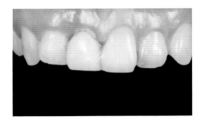

图25　唇面像

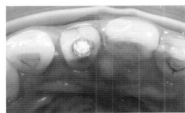

图26　唇侧骨有一定吸收

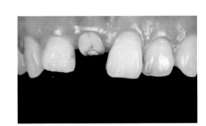

图27　唇龈缘位置稳定

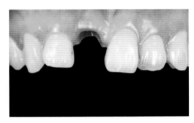

图28　去除愈合帽唇面像

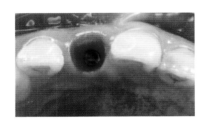

图29　健康牙龈袖口

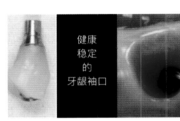

图30　个性化愈合帽及袖口

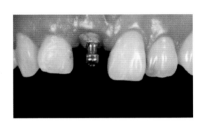

图31　放置转移杆

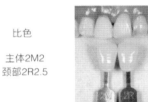

图32　比色

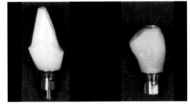

图33　颈部形态保持一致

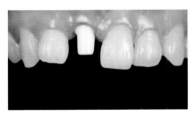

图34　戴入基台唇面像

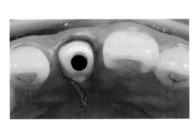

图35　粘冠前排龈

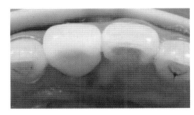

图36　戴入冠殆面像

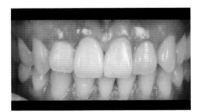

图37　完成后咬合面像

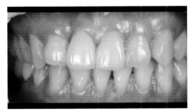

图38　戴牙2个月后复查

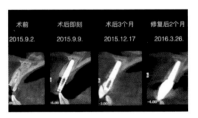

图39　CBCT初诊、术后即刻、完成修复后即刻、2个月后复查

三、讨论

1. **完全自体骨提供骨量对预后的影响**　本病例骨量完全取自于右上颌结节自体骨，骨量有所不足，3个月后CBCT显示，上颌右侧中切牙唇侧骨有部分吸收，若在手术过程中混合Bio-Oss®骨粉充填所有间隙，预后骨吸收可能达到最低。

移植骨的最终稳定性是由安装临时冠所获得的，有其正确穿龈轮廓，临时冠和周围组织贴合并提供良好的龈缘封闭。

2. **牙龈生物型**　用牙周探针探入颊侧龈沟，并通过观察牙周探针透过牙龈组织的清晰度判断牙龈的厚薄。牙周探诊法，是临床上最常用的检测牙龈生物型的方法，其可靠性和准确性得到了多数学者的肯定。

有学者认为薄龈生物型的患者发生牙龈退缩和牙槽骨吸收的风险均比厚龈生物型的患者大得多，即使采用转移平台的方式进行种植也难以维持其软硬组织的形态，而厚龈生物型的患者种植后则可较好地预测其种植效果。Remeo等对48颗非埋植型即刻种植体进行研究发展，厚龈生物型患者的牙龈乳头存在率为84%，而薄龈生物型患者为42.8%。Si MS等也认为，厚龈生物型比薄龈生物型在龈乳头重建方面有着更好的再生能力。但Siqueira Jr S等则认为，牙龈厚薄对牙龈乳头的充盈度无影响。

本例患者上颌右侧中切牙牙龈弧线与上颌右侧侧切牙基本相齐，上颌右侧中切牙与上颌右侧侧切牙牙龈都属于中厚龈生物型，因此保持上颌右侧中切牙原有牙龈形态及高度非常重要。

3. **种植体的三维方向** 龈乳头的存在与否决定于种植体与邻牙的距离（interimplant –tooth distance ,ITD）以及邻接点到牙槽嵴顶的距离（distance from the base of the contact point to the interdental bone, CPB），当2.5mm≤ITD≤4mm、CPB≤7mm时，龈乳头的存在率更高。若为相邻连续牙齿的缺失，通常，两颗种植体之间的距离应该在3mm以上。否则种植体周围的碟形骨吸收将导致龈乳头的丧失，发生种植体之间邻间隙的"黑三角"，或形成过长的邻面接触区。

Linkevicius等建议，薄龈生物型患者的种植体最好放置在牙槽嵴顶的水平或牙槽嵴顶下；如果旋转在牙槽嵴顶上方则会导致牙槽嵴顶的吸收破坏，这可能与其没有足够的种植体周围黏膜宽度有关。

本例患者上颌右侧中切牙在种植手术过程中，严格控制种植体植入的三维方向，上颌右侧中切牙植体距离唇侧大于2.5mm，上颌右侧侧切牙种植体与上颌右侧中切牙种植体之间的距离大于3mm，种植体偏于腭侧种植，依靠腭侧骨板。

4. **种植体周围软组织成形** 愈合帽成形种植体周围软组织的优点是临床操作简便。成形的方法包括预成愈合帽（例如唇侧带有斜面的美学愈合帽和解剖式愈合帽等）和个性化愈合帽。

种植体支持的临时修复体（provisional restoration）：为了最大限度地获得美学治疗效果，获得良好的穿龈轮廓和过渡带形态，在戴入最终修复体之前，用临时修复体引导和成形种植体周围软组织，一次或逐步建立理想的修复体形态，建立所期望的穿龈轮廓和黏膜质量。戴入临时修复体后3~12个月内，种植体周围黏膜将趋于成熟和稳定。临时修复体对未来种植体周围软组织美学效果和最终理想的修复体外形具有诊断价值。

5. **美学修复体的制作** 复制穿龈轮廓：用临时修复体制作个性化印模帽，通过临床印模程序，准确地将最终定型的临时修复体的穿龈轮廓和获得的种植体周围过渡带的形态转移至石膏模型上。这样就把已获得的临床效果准确地转移到牙科技工手中，制作最终修复体。为了尽可能精确地获得和转移穿龈轮廓，采用二次印模法为最终修复体制作石膏模型型。

制作修复体：全瓷修复体是前牙美学修复的首选，氧化锆全瓷冠的前牙美学修复效果已经得到了临床医生的肯定。对于前牙美学修复体的制作，应该关注牙冠大小、形态、质地、位置与排列、轴向倾斜度、黄金比例、邻面接触和唇侧观牙弓的渐变等。临床医生在将模型送至加工所的同时，应该做好牙体的比色，利用美学摄影工具把比色情况准确反馈给技师，并告知技师对修复体制作的要求，通过与技师的沟通，达成统一的修复体制作方案。

参考文献

[1] Rosa JCM, Rosa DM, Rosa, APO, Zardo CM. Carga imediata pos–exodontia: da integridade dos tecidos de suporte a necessidade de enxertos.Clin Int J Braz Dent, 2008, 4(1):52–67.2.

[2] Rosa JCM, Rosa DM, Zardo CM, Rosa ACPO, Canullo L.Restauracao dentoalveolar imediata pos–exodontia com implante platform switching e enxertia. Implant News, 2009, 6(5)：551–558.

[3] Rosa JCM, Rosa DM, Zardo CM, Rosa ACPO, Adolfi D.Immediate loading of implant in damaged fresh extraction socket with gingival architecture involvement, using bone slivergraft from maxillary tuberosity: a clinical case. Teamwork, 2010, 3(2):22–41.

[4] Rosa JCM, Rosa ACPO, Roca DM, Zardo CM. Immediate Dentoalvrolar Restoration o compromised sockets: a novel technioue, Eur J Esthet Dent, 2013.

[5] Rosa JCM, Rosa DM, Zardo CM, Rosa ACPO, Canullo L. Reconstrru ction of damaget fresh sockes by connective–bone sliver graft from the maxillary tuberosity, to enable immediate dentoalveolar restoration(IDR)–A Clinnical Case. Implants Int M Oral Impl, 2009, 10:12–17.

[6] Gordh M, Alberius P. Some baic factors essential to autogenic nonvas cularzed onlay bone grafting to the craniofacial skeleton. Scand J Plast Reconstr Surg Hand Surg, 1999, 33(2):129–146.

吴轶群教授点评

该病例为上前中切牙即刻种植、即刻修复的一个病例。本病例通过上颌结节作为骨移植的供区和个性化愈合帽制作进行种植体周围软组织成形，最终修复前制作个性化印模帽，最后完成前牙区的全瓷美学修复。作者的整个治疗过程都十分规范，例如使用牙周探针检测患者牙龈生物型，用临时修复体制作个性化印模帽复制穿龈轮廓，照片处理规范精致等细节都值得我们学习。也正是这些细节的把握，最大限度地获得了良好的美学治疗效果。但正如作者在讨论中提到的，单纯使用自体骨除了增加供区创伤外，仍存在吸收的问题，或许使用自体骨与Bio-Oss®骨粉混合，充填拔牙窝剩余间隙，可以将预后骨吸收降到最低。

右上前牙即刻种植即刻修复1例

李少冰　张雪洋　黄雁红　容明灯　苏媛　卢海宾　陈沛　姜盼　广东省口腔医院牙周种植科

摘要

目的：评估上前牙区单牙即刻种植及即刻修复的临床效果。**材料与方法**：上颌右侧中切牙冠根折裂而不能保留，微创拔牙后在正确的三维位置即刻植入Zimmer®种植体1颗，获得良好初始稳定性并实施即刻修复，经过8个月骨结合和牙龈塑形后，通过个性化取模转移，制备个性化氧化锆基台及全瓷冠完成修复。**结果**：种植修复固位良好，龈缘水平稳定及牙龈乳头充盈良好。**结论**：在选择合适适应证的基础上，通过正确的操作实施即刻种植即刻修复及个性化修复，有助于在上前牙区获得较佳的美学种植修复效果。

即刻种植是指在患牙拔除的同时植入种植体，如能在术后1周内进行临时修复，则为实施即刻修复。与延期种植和早期种植相比，即刻种植联合即刻修复不仅可以有效地减少治疗周期及手术次数，而且可以尽早恢复患者的美观。因此，即刻种植联合即刻修复得到了广泛的临床开展。但是，在一个骨质结构不稳定的拔牙窝内植入种植体，拔牙窝在愈合过程中发生的组织变化将对种植修复的最终效果带来很多的不稳定因素，包括拔牙窝剩余间隙的成骨，种植体周稳定骨质的生成，软组织的量及龈缘水平的维持等。因此，本病例将尝试通过把握正确三维位置即刻种植、即刻修复、个性化牙龈塑形、个性化取模转移、个性化全瓷修复等技术来促进上前牙区单牙种植修复的美学效果。

一、材料与方法

1. **病例简介**　43岁女性患者，主诉：右上前牙松动不适数日要求修复。现病史：患者数年前右上前牙因"龋坏"于外院行根管治疗（具体不详），数日前牙冠松动不适，现觉影响咀嚼及美观，遂来我院要求进一步诊治。否认高血压、心脏病等重大疾病，否认结核、肝炎等传染病史，否认手术、输血史等，未发现药物过敏。无吸烟习惯。无夜磨牙史。临床检查：口外观颜面基本对称，皮肤无红肿破溃，颞下颌关节区无弹响、杂音、压痛，开口度约37mm，开口型"↓"，颌下、刻下和颈部未及肿大淋巴结。中位笑线。口内检查，口腔卫生可，色素（+），BOP（-），PD=2mm，上颌右侧中切牙冠部变色，冠根折断至龈下3mm，叩不适，松动Ⅱ°~Ⅲ°。牙龈稍红，龈缘水平及龈乳头高度可，属于中厚龈生物型，附着龈宽度约5mm，唇系带附着可。上颌右侧中切牙缺牙间隙与对侧同名牙一致，约>7mm，修复空间良好。与对颌牙覆𬌗覆盖正常。MCT检查示上颌右侧中切牙冠根折断至骨下，根管内见充填物，根充不全，根尖见阴影，大小约3mm×3mm。牙槽窝根方可用骨量可，唇侧骨壁完整，冠方骨壁厚度约1mm。

2. **诊断**　上颌右侧中切牙冠根折伴慢性根尖周炎。

3. **治疗计划**　上颌右侧中切牙残根建议拔除后进一步修复，介绍活动义齿、烤瓷修复及种植修复，患者选择种植治疗。鉴于患牙软硬组织完整，可用骨量可，无急性炎症，可考虑行即刻种植，患者知情并选择种植治疗。最终治疗方案为上颌右侧中切牙即刻种植并视情况即刻修复。术前的美学风险评估倾向为中度风险水平（表1）。

4. **治疗过程**

（1）微创拔牙及即刻种植：术前拍摄口内照及实施牙周基础治疗。常规消毒铺巾，必兰局麻下微创拔除上颌右侧中切牙，搔刮拔牙窝及根尖肉芽组织。探测牙槽骨唇侧骨壁及邻面牙槽嵴完整，牙龈无撕裂。不翻瓣下于上颌右侧中切牙缺隙近远中中点的腭侧牙槽骨及根方定位，按照逐级预备的原则，紧贴牙槽窝腭侧骨壁制备种植窝洞，植入Zimmer®3.7mm×13mm TSV种植体1颗，植入扭矩>35N·cm，以Osstell测量种植体的ISQ值为68。种植体平台位于唇侧龈缘中点下3mm，与唇侧骨壁内侧面形成的跳跃间隙约2mm，置入Bio-Oss®细颗粒骨粉0.25g，上愈合基台关闭创口。术后CBCT检查显示：种植体利用牙槽窝根方骨质固位，紧贴牙槽窝腭侧骨壁，其唇侧面与牙槽窝唇侧骨壁的内侧面所形成的跳跃间隙（约2mm）可见颗粒状显影物充填。牙槽窝的唇侧骨壁及唇侧倒凹无缺损穿孔。

（2）制备临时冠：术后当天取模转移，送工厂以Zimmer®多功能携带体为临时基台制备临时修复，获得舌隆突开孔螺丝固位的烤塑临时冠。将其就位于口内种植体，调整正中、前伸及侧方咬合无接触，加力10~15N·cm，可见即刻修复体良好地支持龈缘及牙龈乳头结构。

（3）术后医嘱与牙龈塑形：术后予以抗感染止痛对症处理，7~10天拆线。术后3个月开始逐步调整临时冠并塑形牙龈形态，控制上颌右侧中切牙近远中牙龈乳头的充盈量和龈缘水平，使得上颌右侧中切牙牙龈形态与上颌左侧中切牙尽量相对称。

（4）最终修复与随访：经过3个月左右的塑形，上颌右侧中切牙临时修复固位良好，菌斑控制良好，近远中龈乳头充盈良好，龈缘水平及形态与邻牙相对称。牙龈塑形稳定后，以临时修复体制作个性化转移杆并取模转移，并以原厂氧化锆基台制备个性化基台及全瓷冠。正确就位最终基台，加力30N·cm。制备粘接代型，去除多余粘接剂，以Unicem粘接固位上颌右侧中切牙全瓷修复体。固化稳定后，再次确定咬合无干扰。最终修复完成后随访3个月及6个月，上颌右侧中切牙种植修复固位稳定，近远中龈乳头充盈良好，唇侧龈缘水平稳定。

二、结果

上颌右侧中切牙修复体固位良好，牙龈乳头充盈良好，龈缘水平对称修复体与对侧同名牙协调一致。外观笑容美观协调。患者满意。X线检查示上颌右侧中切牙种植体周稳定骨质包绕，唇侧骨板>2mm，相邻牙槽骨高度稳定，基台及修复体就位良好。分别根据Fürhauser的PES和Bulser的WES进行美学评分，总分值为20，美学效果良好（表2）。

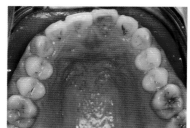
图1　术前口内像

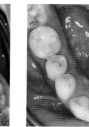
图2　术前口内像

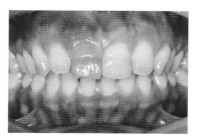
图3　术前口内像

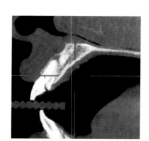
图4　术前X线片

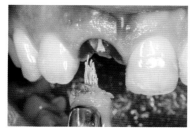
图5　微创拔牙

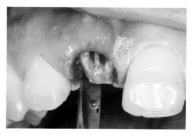
图6　微创拔牙

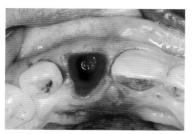
图7　根尖区肉芽

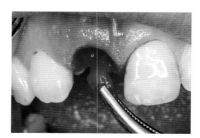
图8　刮除肉芽组织

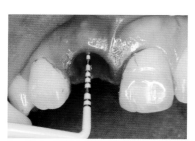
图9　探测唇侧骨壁完整

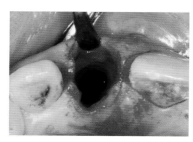
图10　唇侧骨壁完整

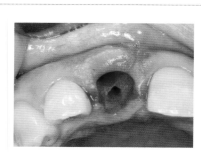
图11　三棱钻定位

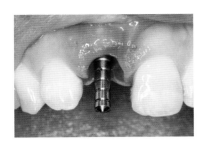

图12　平行杆检查

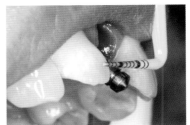

图13　平行杆检查

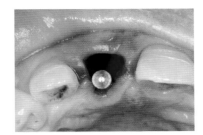

图14　平行杆检查

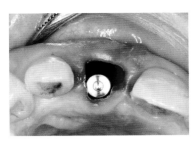

图15　植入种植体并置入覆盖螺丝

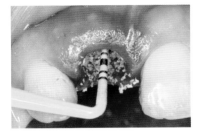

图16　跳跃间隙植骨

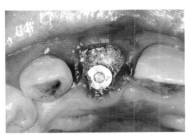

图17　跳跃间隙植骨

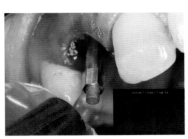

图18　测量ISQ值

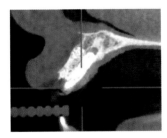

图19　术后X线检查

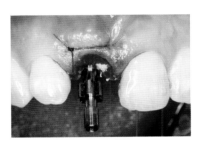

图20　术后开窗式取模转移

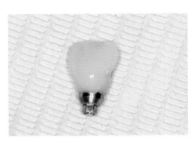

图21　烤塑临时冠

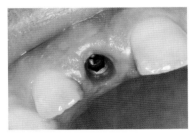

图22　临时冠就位前袖口检查

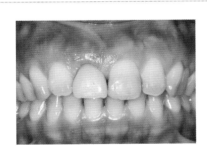

图23　就位临时冠

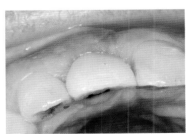

图24　调整临时冠咬合

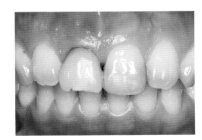

图25　术后3个月

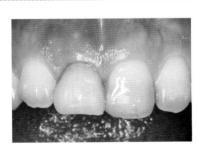

图26　牙龈塑形

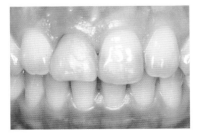

图27　牙龈塑形

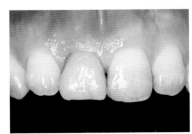

图28　牙龈塑形

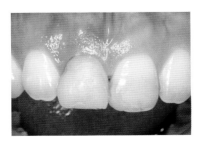

图29　牙龈塑形

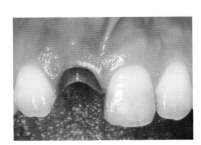

图30　塑形完成

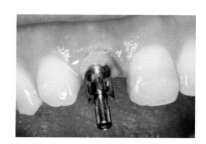

图31　个性化取膜转移

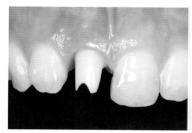

图32　就位氧化锆基台

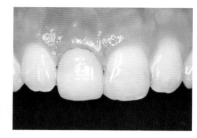

图33　就位全瓷冠

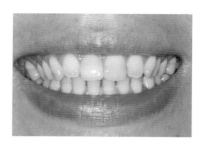

图34　口外像

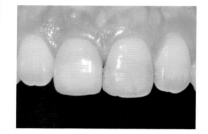

图35　负重3个月后复诊

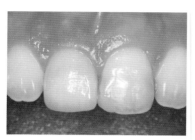

图36　负重6个月后复诊

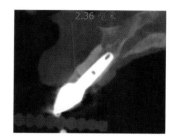

图37　负重6个月后复查X线片

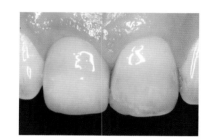

图38　负重9个月后复诊

三、讨论

即刻种植有着缩短治疗周期和减少手术次数的优点，结合即刻修复则可以尽快地恢复患者的美观。但是拔牙窝软硬组织的生理变化往往是难以精确估计的，这将给即刻种植修复的长期稳定带来难以预期的结果，尤其是在美学要求较高的上前牙区。因此，美学区的即刻种植具有更高的风险及技术要求。

本病例患牙冠根折而不能保留，考虑到患牙具有完整的唇侧骨板，且其厚度约1mm，中厚型生物型，局部无急性炎症，牙槽窝靠近根尖及腭侧区能提供足够的骨量，基本符合即刻种植的适应证。通过微创拔牙得以保存拔牙窝的软硬组织完整。种植体的正确三维位置是即刻种植成功的重要因素。种植位点应该位于缺牙间隙的近远中点，种植体近远中面要距离邻牙>1.5mm，且整体靠腭侧植入，以使得种植体唇侧面位于牙弓外形连线内侧>2mm，并保留唇侧骨板内侧面与种植体唇侧面之间约2mm的跳跃间隙。在冠根向上，种植体平台应该位于未来修复体唇侧龈缘中点下3mm。鉴于唇侧骨板主要由束状骨组成，在牙齿拔除后基本上趋于吸收，从而造成种植体唇侧骨质不稳定而影响美观风险。因此，通过跳跃间隙植骨，以低替代率

骨移植材料充填并促进间隙骨生成，最终获得种植体周的稳定骨质，为软组织的稳定提供支撑。

当种植体的植入扭矩>35N·cm时，则可以考虑实施即刻修复。即刻修复不仅可以尽快恢复患者的美观，而且还可以尽量支撑并维持软组织的形态。另外，临时修复还可以辅助关闭拔牙创口和稳定骨移植材料，以促进成骨及美学。本病例选用的是螺丝固位的临时修复，因为后期的牙龈塑形需要反复拆卸和调改修复体，螺丝固位可以避免粘接固位反复粘接操作所带来粘接剂残留的潜在风险。序列化的牙龈塑形是实现红色美学的重要步骤。要获得跟同名牙一致的软组织形态，必须通过少量多次的临时冠调整来完成，在获得良好的软组织形态后，通过制备个性化转移体来实现软组织形态的精确复制，以为技师制备精确的修复体提供精确的模型。最终以个性化基台及全瓷冠完成白色美学。

综上所述，上前牙区即刻种植具有较大的美学风险。在选择正确的适应证的前提下，通过把握微创拔牙、正确三维位置、间隙植骨、即刻修复、牙龈塑形、个性化取模以及个性化全瓷修复，将有望于实现良好的红色美学及白色美学效果。

表1　美学风险评估

美学风险因素	风险水平		
	低	中	高
健康状态	健康，免疫功能正常		
吸烟习惯	不吸烟		
患者美学期望值			高
唇线		中位	
牙龈生物型		中弧线形，中厚龈生物型	
牙冠形态		卵圆形	
位点感染情况		慢性	
邻面牙槽嵴高度		到接触点5.5～6.5mm	
邻牙修复状况	无修复体		
缺牙间隙的宽度	单颗牙（≥7mm）		
软组织解剖	软组织完整		
牙槽嵴解剖	无骨缺损		

表2　PES及WES美学评分

红色美学PES（Führauser）		白色美学WES（Belser）	
近中龈乳头	2	牙冠形态	2
远中龈乳头	2	牙冠体积	2
唇侧龈缘水平	2	修复体色调	1
软组织形态	2	修复体表面纹理	1
牙槽突外形	1	透明度	1
软组织颜色	2		
软组织质地	2		
合计	13	合计	7

参考文献

[1] Hof M, Pommer B, Ambros H, Jesch P, Vogl S, Zechner W. Does Timing of Implant Placement Affect Implant Therapy Outcome in the Aesthetic Zone? A Clinical, Radiological, Aesthetic, and Patient-Based Evaluation. Clin Implant Dent Relat Res, 2014 Feb 20.

[2] Hall JA, Payne AG, Purton DG, Torr B, Duncan WJ, De Silva RK. Immediately restored, single-tapered implants in the anterior maxilla: prosthodontic and aesthetic outcomes after 1 year. Clin Implant Dent Relat Res, 2007 Mar, 9(1):34-45.

[3] Chappuis V, Engel O, Reyes M, Shahim K, Nolte LP, Buser D. Ridge alterations post-extraction in the esthetic zone: a 3D analysis with CBCT.J Dent Res, 2013 Dec;92(12 Suppl):195S-201S.

[4] 宿玉成译. 国际口腔种植学会（ITI）口腔种植临床指南第三卷. 北京：人民军医出版社，2009.

[5] Führauser R, Florescu D, Benesch T, Haas R, Mailath G, Watzek G. Evaluation of soft tissue around single-tooth implant crowns: the pink esthetic score. Clin Oral Implants Res, 2005 Dec, 16(6):639-644.

[6] Belser UC, Grütter L, Vailati F, Bornstein MM, Weber HP, Buser D. Outcome evaluation of early placed maxillary anterior single-tooth implants using objective esthetic criteria: a cross-sectional, retrospective study in 45 patients with a 2-to4-year follow-up using pink and white esthetic scores. J Periodontol, 2009 Jan, 80(1):140-151.

黄盛兴教授点评

　　上颌前牙区即刻种植并即刻修复有缩短治疗周期，减少手术次数，尽快地恢复患者美观的显著优点。但因难以精确估计拔牙窝软硬组织的生理变化，因此也难以准确预测即刻种植修复稳定的长期效果，尤其是在美学要求较高的上颌前牙区。因而对美学区的即刻种植有更高的技术要求，并存在较高的美学并发症风险。

　　作者对本例患者通过CBCT检查，准确诊断上颌中切牙根折及牙槽骨壁情况，采用了标准化诊疗程序，进而设计并实施了个性化治疗。通过微创拔牙，在正确的三维位置即刻种植、跳跃间隙植骨、即刻修复、个性化牙龈塑形、个性化取模转移、个性化全瓷修复等技术方法完成了修复。本病例获得了较完美的美学效果，但其长期效果仍须继续观察。

慢性炎症上颌前牙即刻种植即刻修复1例

付丽　李春艳　孟维艳　周延民　吉林大学口腔医院种植科

摘要

目的：观察慢性炎症上颌前牙不翻瓣即刻种植即刻修复的临床效果。**材料与方法**：因慢性炎症无法保留上颌左侧中切牙的病例，经严格的术前风险评估后，进行即刻种植、植骨、即刻修复，并逐步调整临时冠外形，诱导牙龈成形，最终完成修复。**结果**：在观察期内，种植修复获得了良好的软硬组织稳定性和美学效果。**结论**：经过严格的术前评估和病例筛选，标准的临床程序进行前牙区即刻种植即刻修复，能够获得理想的修复效果。

一、材料与方法

1. 病例简介　32岁女性患者，既往体健，无不良嗜好。上前牙因龋坏无法保留来诊。检查：上颌左侧中切牙牙冠缺损，唇侧边缘缺损至龈下2mm，残余牙壁较薄，表面黄褐色腐质，探针质软，叩诊（－），冷（－），牙无松动。牙龈充血红肿，探诊出血（＋），根尖区黏膜颜色正常，触痛（－）。咬合关系为Ⅱ度深覆𬌗。CBCT显示：上颌左侧中切牙根管上段见高密度影，根尖区骨密度略低，牙槽窝唇侧骨壁完整菲薄，解剖牙根长度约为8mm，唇腭向厚度约为7.7mm，根尖1/3舌侧骨壁厚度约为4mm，牙槽嵴顶至鼻底距离约为18.5mm。

表1　美学风险评估

美学风险因素	低	中	高
吸烟习惯	不吸烟		
患者美学期望值		中	
唇线		中位	
牙龈生物型		中弧线形，中厚龈生物型	
牙冠形态	方圆形		
位点感染		慢性	
邻牙骨高度	到接触点≤5mm		
邻牙修复状态	无修复体		
缺牙间隙的宽度	单颗牙（≥7mm）		
软组织解剖	软组织完整		
牙槽嵴解剖	无骨缺损		

2. 诊断　上颌左侧中切牙牙体缺损。

3. 治疗计划　上颌左侧中切牙不翻瓣即刻种植，即刻修复。临时牙逐步诱导牙龈成形后完成修复。

4. 治疗过程

（1）术前准备：选择适合患牙位置的树脂预成冠，调整至合适大小。

（2）手术过程：采用微创拔牙方法拔出患牙牙根，清理牙槽窝，刮除根尖少量肉芽组织，大量生理盐水冲洗，检查见牙槽窝骨壁完整，测量近远中及唇腭侧牙槽嵴顶至龈缘距离，采用不翻瓣定点，逐级备洞，植入种植体（Straumann®，SLA，4.1mm×12mm，RC，BL，Switzerland），扭矩达35N·cm，植体与唇侧骨壁间约2.5mm间隙，充填Bio-Oss®骨粉。

（3）即刻修复：试戴临时基台，调磨至角度及长度适合缺牙间隙，旋紧螺丝。试戴树脂预成冠，并在对应基台螺孔的位置打孔，将与螺孔粗细相应的金属杆插入孔道，以便形成螺丝通道。然后用自固化树脂将预成冠粘固到基台上。树脂硬固后取下金属杆，旋松固位螺丝，取下基台一体临时冠，塑形抛光。戴入临时冠，拧紧固位螺丝，纳米树脂封闭螺丝孔，修复体穿龈形态能完全封闭牙龈袖口，对牙龈无压迫，可吸收缝线收紧牙龈。调整咬合至正中𬌗、前伸𬌗及侧方𬌗均无咬接触，因患者咬合关系为Ⅱ度深覆𬌗，适当调短牙冠切缘。术后拍摄根尖片，可见种植体位置良好，种植临时义齿各部件间衔接紧密。

（4）牙龈诱导成形：术后4个月，种植体周软硬组织稳定，牙龈颜色正常，探诊出血（－），但修复体外形及牙龈弧度、丰满度欠佳。取下临时修复体，见上皮袖口内轻微渗血，少量骨粉颗粒融入牙龈袖口内。调整修复体外形，再次戴入口内，唇侧牙龈略发白，但很快恢复正常颜色。拍摄根尖片确定修复体完全就位。术后5个月复查，见种植体周牙龈颜色正常，质地硬韧，探诊出血（－），唇侧龈缘较对侧同名牙略低，丰满度稍欠，近远中龈乳头位置可见小"黑三角"，调整临时修复体外形，使之与对侧同名牙对称，能更好支撑唇侧牙龈形态，拍摄根尖片检查种植体骨结合及修复体就位情况。

（5）个性化印模及戴牙：术后7个月，见种植体周牙龈颜色正常，质地硬韧，点彩分布均匀，探诊出血（－）。取下临时修复体，见种植体周围黏膜成熟稳定，上皮袖口大小及唇侧轮廓外形与同名牙对称协调，龈乳头头在邻间隙中的空间位置比较理想，"黑三角"基本消失。拍摄根尖片，见种植体骨结合良好，种植体颈周骨稳定，未见明显吸收，各部件间结合紧密。制作个性化转移杆，制取印模。制作LAVA全瓷冠。10天后戴牙，基台、牙冠就位顺利，牙冠形态与同名牙对称协调，牙龈轮廓得以保持，唇侧丰满度理想。调整咬合至轻接触。根尖片显示种植体、基台及牙冠衔接紧密，无粘接剂残留。

（6）术后复查：修复后9个月复查，种植义齿无松动，叩诊（－），红白美学稳定，龈缘无退缩，形态与邻牙协调。患者妊娠期，全颌牙龈缘略红肿，分析与孕期激素水平有关，为避免辐射未进行影像学检查。

二、结果

因慢性炎症无法保留的上颌左侧中切牙即刻种植即刻修复后，通过调整临时修复体外形逐步诱导牙龈成形，实现了良好的美学修复效果，修复体颜色及外形与邻牙协调，牙龈轮廓与同名牙对称，唇侧丰满度理想，龈乳头完整。结论：局限性慢性炎症上前牙无法保留时，经过严格术前风险评估、筛选，选择即刻种植即刻修复，能够维持软硬组织的稳定；临时修复体能够诱导牙龈成形，获得理想的美学修复效果。

三、讨论

近年来，即刻种植即刻修复技术逐渐被推广并运用于临床。大量的回顾性研究表明，在把握好适应证的前提下即刻种植即刻修复与传统种植技术相比具有相似的成功率，该技术的优势在于最短时间内恢复患者美观发音等功能，减少手术次数，使骨组织和牙龈组织的愈合同期完成，最大限度地维持软硬组织的形态稳定，利于患者的心理健康及获得理想的修复效果。其中不翻瓣即刻种植即刻修复技术减小了对患牙上皮生物附着的破坏，保留了来自于骨膜的血供，维持了原天然牙的牙龈轮廓及软硬组织的完整性。本病例上颌左侧中切牙因慢性炎症无法保留，经术前风险评估及CBCT测量，符合不翻瓣即刻种植的基本要求：种植区没有急性炎症，唇侧骨壁完整，根方

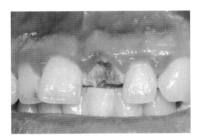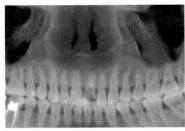

图1a、b　上颌左侧中切牙牙冠缺损，唇侧边缘缺损至龈下2mm，残余牙壁较薄，表面黄褐色腐质，牙无松动。牙龈缘充血红肿。咬合关系为Ⅱ度深覆𬌗

图2a、b　CBCT显示上颌左侧中切牙根管上段见高密度影，根尖区骨密度略低，牙槽窝唇侧骨壁完整菲薄，牙槽窝腭侧骨量满足即刻种植要求

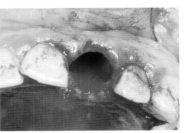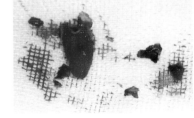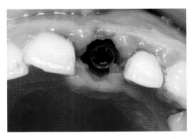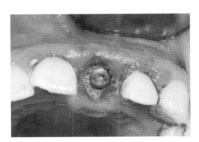

图3a、b　微创拔除患牙牙根，清理牙槽窝，刮除根尖少量肉芽组织，牙槽窝骨壁情况与术前CBCT测量吻合

图4　不翻瓣即刻植入种植体（Straumann®，SLA，4.1mm×12mm，RC，BL，Switzerland），扭矩达35N·cm

图5　种植体与唇侧骨壁间约有2.5mm间隙，严密充填Bio-Oss®骨粉

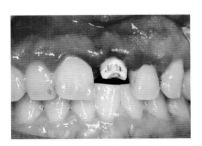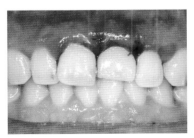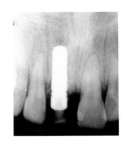

图6　调磨临时基台和树脂预成冠，制作螺丝固位基台一体临时冠

图7　戴入临时修复体，穿龈形态能完全封闭上皮袖口，对牙龈无压迫，可吸收缝线收紧牙龈。因患者咬合关系为Ⅱ度深覆𬌗，适当调短牙冠切缘，调至正中𬌗、前伸𬌗及侧方𬌗均无咬接触

图8　术后根尖片，可见种植体位置良好，种植临时义齿各部件间衔接紧密

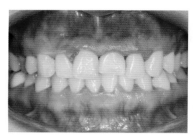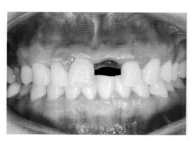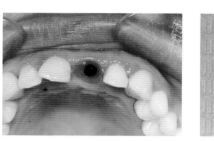

图9　术后4个月，种植体周软硬组织稳定，牙龈颜色正常，但修复体外形及牙龈弧度、丰满度欠佳

图10a、b　上皮袖口内轻微渗血，少量骨粉颗粒融入牙龈袖口内

图11　调整修复体外形

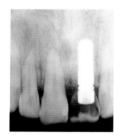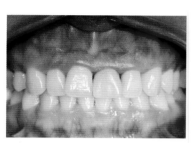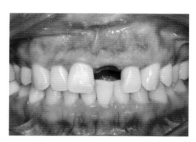

图12　根尖片显示种植体骨结合良好，修复体完全就位

图13　术后5个月复查，见种植体周牙龈颜色正常，唇侧龈缘较对侧同名牙略低，丰满度稍欠，近远中龈乳头位置"黑三角"减小

图14a、b　上皮袖口稳定，唇侧丰满度略低于对侧，软组织内骨粉颗粒大部分降解

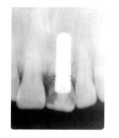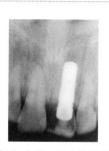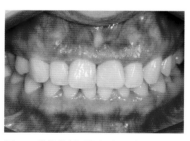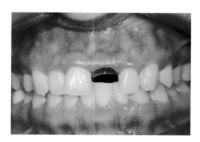

图15　根尖片可见种植体骨结合及修复体就位良好

图16　术后7个月，根尖片见种植体骨结合良好，种植体颈周骨稳定，各部件间结合紧密

图17　种植体周牙龈颜色正常，质地硬韧，点彩分布均匀，牙龈轮廓外形与同名牙对称协调，"黑三角"基本消失

图18　取下临时修复体，可见种植体周围黏膜成熟稳定，唇腭侧轮廓丰满，与同名牙对称

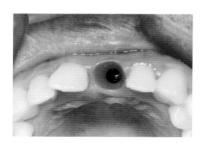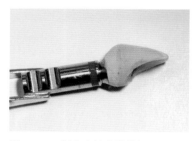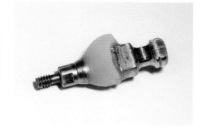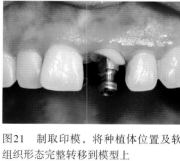

图19　殆面像

图20a、b　制作个性化转移杆

图21　制取印模，将种植体位置及软组织形态完整转移到模型上

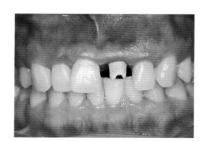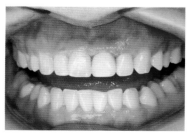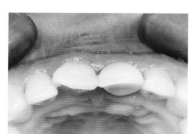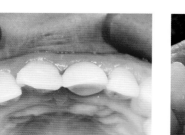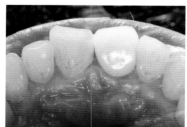

图22　戴入基台，可见基台穿龈形态能很好地支撑牙龈

图23a～c　牙冠形态与同名牙对称协调，牙龈轮廓得以保持，唇侧丰满度理想

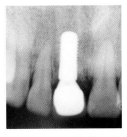 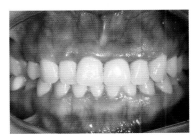

图24 根尖片显示种植体、基台及牙冠衔接紧密，无粘接剂残留 　图25 修复后9个月复诊，红白美学稳定，患者妊娠期，全颌牙龈缘略红肿，分析与孕期激素水平有关，为避免辐射未进行影像学检查

骨量充足，能够植入理想的三维位置，获得初始稳定性。种植体植入扭矩为35N·cm，满足即刻修复要求。

本病例手术程序遵循不翻瓣即刻种植即刻修复临床要点：（1）微创拔牙，尽量减少对牙槽窝骨壁的损伤，尤其不能对菲薄的唇侧骨板施力。采用微创牙挺，以切断牙周韧带的方式拔除牙根。（2）准确把握种植体三维方向，利用牙槽窝腭侧骨壁获得初始稳定性。本病例种植体唇腭向位于牙冠外形高点腭侧约2mm，近远中向与邻牙的距离大于1.5mm，垂直向位置位于龈缘下约3mm，保证了种植体周围骨组织的稳定。（3）实施GBR程序，Ferrus等研究表明，当种植体和唇侧骨板之间的水平缺损间隙（horizontal defect dimension，HDD）大于2mm时，必须使用骨替代材料，维持成骨空间，避免软组织长入。本病例HDD约2.5mm，紧密填入了吸收率低的骨替代材料，以保证成骨效果。（4）进行即刻修复，支撑唇侧龈缘和邻面龈乳头，关闭软组织缺损，封闭填入HDD的骨替代材料。本病例采用螺丝固位基台一体临时冠，便于拆卸调改，避免粘接剂对创口的刺激。咬合力的控制相当重要，咬合早接触会引起骨吸收及牙龈退缩，考虑到患者咬合关系为Ⅱ度深覆𬌗，调短临时牙冠切缘，调至正中𬌗、前伸𬌗及侧方𬌗均无咬接触，

保证了种植体无干扰的骨愈合。

软组织美学是目前种植修复中最具挑战性的问题之一，通过临时修复体对种植体周围牙龈形态进行维持和塑形，对将来修复体的红白美学和患者的满意度都意义重大。诱导牙龈过程中，临时冠的颈部突度不宜过大以防压迫牙龈，应逐步调整颈部轮廓；并调整邻面触点的位置，通过适当增加接触区的长度积极地影响牙龈乳头的高度。通过1~3次添加树脂，建立理想的修复体及软组织形态。戴用时间通常为3~12个月，1~2月复查1次，观察牙龈成形情况，待种植体周围黏膜成熟和稳定后方可永久修复。本病例在种植体继发稳定性形成后，调整临时修复体外形诱导牙龈形态逐步改善，使牙龈弧度及唇侧丰满度与同名牙对称协调，并通过个性化印模技术将软组织形态完整转移到模型上，指导最终修复体的制作，获得了理想的软硬组织稳定性和逼真自然的美学效果。

本病例获得了稳定的骨结合及满意的修复效果，成功的关键在于对不翻瓣即刻种植即刻修复适应证的把握，临床操作的规范以及临时修复体的精细处理，三者缺一不可。

参考文献

[1] Chen S T, Wilson Jr T G, Hammerle C H. Immediate or early placement of implants following tooth extraction: review of biologic basis, clinical procedures, and outcomes. Int J Oral Maxillofac Implants, 2004, 19(19): 12–25.

[2] Cabello G, Rioboo M, Fábrega JG. Immediate placement and restoration of implants in the esthetic zone with a trimodal approach: soft tissue alterations and its relation to gingival biotype. Clin. Oral Impl. Res, 2012: 1–7.

[3] Domínguez GC, Fernández DA, Calzavara D, Fábrega JG.Immediate placement and restoration of implants in the esthetic zone: Trimodal Approach therapeutic options. Int J Esthet Dent, 2015,10(1):100–121.

[4] Ferrus J, Cecchinato D, Pjetursson EB, P. Lang N, Sanz M, Lindhe J. Factors influencing ridge alterations following immediate implant placement into extraction sockets. Clin Oral Impl Res, 2010, 21(1):22–29.

马国武教授点评

上前牙不翻瓣的微创即刻种植，需要严格把握适应证，如患牙无急性炎症、唇侧骨壁完整，根尖骨量充分、角化龈充足等。对于咬合关系为深覆𬌗的患者，即刻种植、即刻修复所承担的风险更大。本文介绍的病例即为Ⅱ度深覆𬌗，咬合力量较大，即刻种植时植入扭矩应大于35N·cm，而且即刻修复体应过度调𬌗以减轻负重，以防植体意外松动，造成种植失败。

上颌前牙不翻瓣即刻种植即刻修复

李晓健　曲哲　张翔　马岚　大连市口腔医院种植科

摘要

目的：本文介绍上颌右侧中切牙不翻瓣即刻种植手术、即刻修复技术及永久修复过程。**材料与方法**：43岁男性患者，主诉上颌前牙外伤后牙列不齐，牙齿松动，影响口腔功能，要求种植修复。排除系统性疾病及磨牙症。临床检查患者上颌右侧中切牙唇向错位，松动度Ⅱ°，口腔卫生良好，牙周健康，在CBCT指导下拔除上颌右侧中切牙，不翻瓣偏腭侧即刻植入种植体，于唇侧间隙植入骨胶原，手术当天行临时固定义齿即刻修复。术后6个月更换为永久修复体。**结果**：6个月后，种植体获得了良好的稳定性，最终修复体获得了理想的外形轮廓，牙龈乳头充满邻牙间隙，无明显"黑三角"，龈缘高度及突度与上颌左侧中切牙基本一致，患者对美观效果和咀嚼功能满意。**结论**：在严格掌握适应证的前提下，即刻种植与即刻修复可以维持牙龈轮廓骨组织的稳定，从而获得较为理想的临床美学效果。

　　传统的种植修复存在治疗时间长和程序烦琐的问题，一定程度上影响种植修复的接受度，尤其是在美观要求高的美学区，无牙状态影响了患者的美观和发音功能，给他们的社交生活带来不便。随着口腔种植修复技术的发展及人们对口腔美观的重视，种植美学修复的需求日益增多，因此口腔即刻种植和即刻修复技术作为研究热点得到了不断发展并逐渐成熟，在保证种植成功率的基础上，不仅最大限度地缩短患者的治疗时间，消除空牙期，而且临时修复体同期对种植体周围软组织的支持和塑形，使患者获得满意的种植美学效果。本病例选择术区软硬组织水平良好患者，采用微创拔牙，不翻瓣即刻种植，在初始稳定性良好的基础上进行即刻修复，使用螺丝固位的临时修复体对种植体周围软组织进行塑形。获得良好的牙龈形态及与邻牙协调的穿龈轮廓，再通过个性化氧化锆基台及全瓷冠的制作，最终获得理想的种植修复美学效果。

一、材料与方法

　　1. 病例简介　43岁男性患者，主诉上颌前牙外伤后牙列不齐，牙齿松动，影响口腔功能，要求种植修复。口内检查见上颌右侧中切牙唇向错位，松动度Ⅱ°，牙龈乳头较丰满，中龈生物型，牙龈未见明显肿胀，口腔卫生良好，牙周健康，全身状况良好，无不良嗜好及磨牙症。CBCT显示：上颌右侧中切牙牙根大部分吸收，可用骨高度约19mm，可用骨宽度约6.9mm，骨质分类为Ⅲ类。

　　2. 诊断　上颌右侧中切牙牙外伤。

　　3. 治疗计划　（1）美学风险评估（表1）；（2）微创拔除上颌右侧中切牙后即刻种植；（3）术后立即制作临时牙冠进行即刻临时修复；（4）6个月后永久修复。　材料为种植系统（Straumann®骨水平，Switzerland）；丙烯酸树脂（PATTERN RESIN,Japan）；Bio-Oss®骨胶原（Geistlich Pharma, Switzerland）。

　　4. 治疗过程

　　（1）术前常规种植检查，通过CBCT对骨质量进行测量及评估，确定拟植入种植体的规格。

　　（2）取印模，在石膏模型拟种植位置将石膏打洞，在缺隙的两侧各取2~3个牙位，用丙烯酸树脂（PATTERN RESIN,Japan）制作定位板（缺隙的唇侧留出种植体转移杆的空间），放入口内检查定位板无翘动，调磨后确保定位板就位。定位板放入75%酒精浸泡备用。

　　（3）局麻下微创拔除中颌右侧中切牙，不翻瓣，按照Straumann®种植系统的操作规范，于上颌右侧中切牙位点植入4.1mm×12mmRC BL的种植体，初始稳定性达30N·cm，种植体共振频率测定仪测得ISQ数值为66，唇侧间隙内置骨胶原，上开窗取模转移杆，严密缝合切口。

　　（4）将定位板放入口内，留出与转移杆空间，用丙烯酸树脂将转移杆和定位板连接。将转移杆螺丝旋松，与定位板一同取下，安装种植体替代体，种植区旋入愈合基台。去除石膏模型种植区阻挡就位的石膏，将定位装置在石膏模型就位，在石膏模型底座上磨出十字固位槽，用丙烯酸树脂从底部将种植体替代体固定，去除上部丙烯酸树脂固位板，选择合适的临时基台，调磨后在其上制作聚合瓷冠，打磨、抛光、消毒。

　　（5）旋下愈合基台，将聚合瓷树脂冠戴入口内，检查邻接点及咬合，在正中颌位及前伸颌位均无咬合接触，树脂封闭螺丝孔。

　　（6）术后常规用抗生素并进食软质非刺激食物以预防感染。术后复诊观察组织愈合情况，根据牙龈乳头的形态随时调整牙冠颈部外形。

　　（7）术后6个月复查，影像学未见种植体周围病变，种植体获得良好的稳定性，牙龈健康，龈缘形态满意，位置稳定，开始永久修复。开窗取模法制取印模，制作并戴入个性化氧化锆全瓷基台及全瓷冠。

二、结果

6个月后，种植体获得了良好的稳定性，最终修复体获得了理想的外形轮廓，牙龈乳头充满邻牙间隙，无明显"黑三角"，龈缘高度及突度与上颌左侧中切牙基本一致，患者对美观效果和咀嚼功能满意。修复后6个月复诊牙龈软组织稳定。

三、讨论

国际口腔种植学协会（ITI）第三届共识研讨会提出了拔牙位点种植体植入时机的新分类系统。该系统基于种植体植入时预计的拔牙窝愈合过程中的临床状态，将种植体植入时机分为I型（即刻种植）、Ⅱ型（软组织愈合的早期种植）、Ⅲ型（部分骨愈合的早期种植）、Ⅳ型（延期种植）。在严格掌握即刻种植适应证的前提下，即刻种植和早期种植可以缩短疗程，降低费用，降低骨吸收的程度，获得良好的美学修复效果。

同样，在2013年底5次ITI共识提出了即刻种植美学成功的基本条件：（1）拔牙窝骨壁完整；（2）颊侧骨壁至少有1mm厚度；（3）厚软组织生物学类型；（4）拔牙位点/种植位点无急性感染；（5）拔牙窝腭侧及根方

表1　患者缺牙位点的美学风险评估

美学风险因素	低	中	高
健康状态	健康，免疫功能正常		免疫功能低下
吸烟习惯	不吸烟	少量吸烟，<10支/天	大量吸烟，>10支/天
患者的美学期望值	低	中	高
唇线	低位	中位	高位
牙龈生物型	低弧线形，厚龈生物型	中弧线形，中龈生物型	高弧线形，薄龈生物型
位点感染情况	无	慢性	急性
牙冠形态	方圆形		尖圆形
邻牙牙槽嵴高度	到接触点≤5mm	到接触点5.5~6.5mm	到接触点≥7mm
邻牙修复状态	无修复体		有修复体
缺牙间隙的宽度	单颗牙（≥7mm）	单颗牙（≤7mm）	2颗牙或2颗牙以上
软组织解剖	软组织完整		软组织缺损
牙槽嵴解剖	无骨缺损	水平向骨缺损	垂直向骨缺损

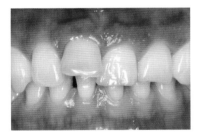

图1　术前口内正面像

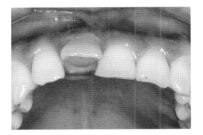

图2　术前口内殆面像

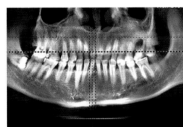

图3　术前CBCT

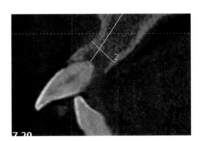

图4　术前CBCT

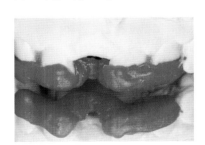

图5　术前制作丙烯酸树脂定位板

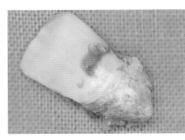

图6　种植术同期拔牙

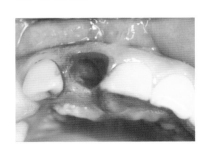

图7　拔牙创口

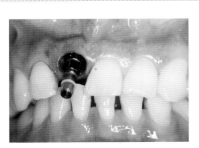

图8　种植体植入方向正面像

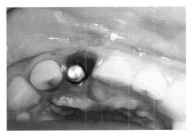

图9　种植体植入方向殆面像

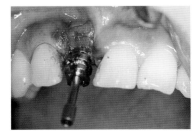

图10　安装开窗转移杆

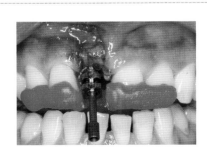

图11　戴入定位板

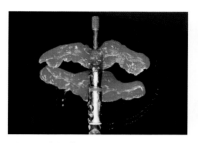

图12 丙烯酸树脂连接转移杆与定位板

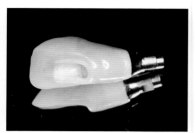

图13 临时修复体

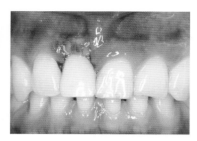

图14 戴入临时修复体正面像

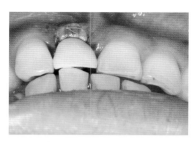

图15 戴入临时修复体殆面像

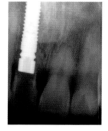

图16 术后根尖片

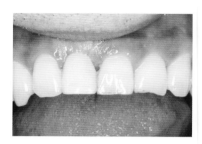

图17 1个月复查口内正面像

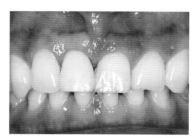

图18 3个月复查口内正面像

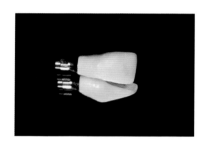

图19 3个月复查临时修复体

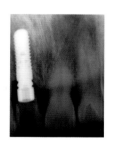

图20 术后6个月复查根尖片

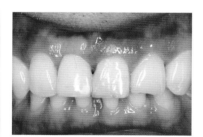

图21 术后6个月口内情况

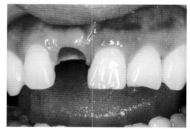

图22 袖口形态正面像

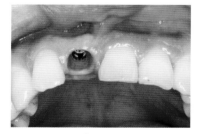

图23 袖口形态殆面像

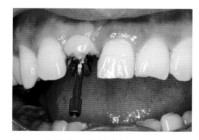

图24 个性化开窗转移杆

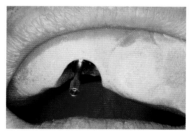

图25 个性化托盘开窗取模

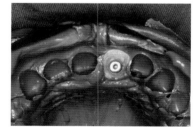

图26 取模

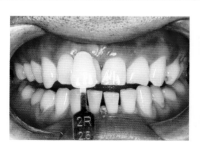

图27 比色

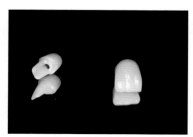

图28 永久修复体

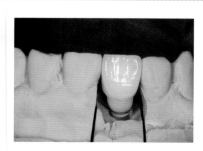

图29 永久修复体就位于模型

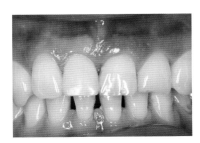

图30　戴入永久修复体前口内情况

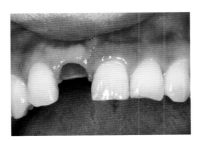

图31　袖口形态正面像

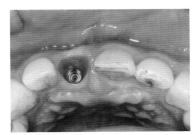

图32　袖口形态殆面像

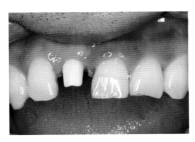

图33　全瓷基台就位正面像

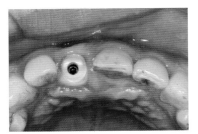

图34　全瓷基台就位殆面像

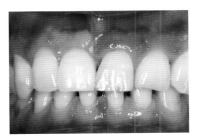

图35　戴入永久修复体

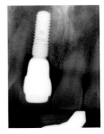

图36　根尖片显示永久修复体完全就位

的骨量能够为种植体提供足够的初始稳定性；（6）种植体植入在理想的三维位置；（7）当种植体完全植入拔牙窝内时，其颈部平台需要与颊侧骨壁的内壁间至少有2mm的间距，代偿拔牙后颊侧骨吸收所造成的不利影响，此间隙中需植入低骨代谢率的骨替代材料。因此，即刻种植应严格掌握适应证，同时对操作者的经验和能力有着较高的要求。

即刻修复是指种植体植入后48h内完成临时上部结构修复，待种植体获得骨整合后更换上部结构，完成永久性修复。临时修复体可以对牙龈组织进行引导和塑形，最大限度地获得理想的美学修复效果；明显缩短治疗时程，最大限度地减轻患者的不适，即刻恢复功能和美观，保证患者的正常生活。即刻负载中种植体的骨性愈合，主要取决于种植体植入后的初始稳定性。

该本例中，应用种植体共振频率测定仪测得ISQ数值为66，说明初始稳定性好，能承受一定的力，大小适宜的力量，对种植体周围的牙槽骨是一种生理性刺激。

美学区的即刻修复主要考虑的因素是初始稳定性和后期的美学效果，严格把握适应证，术前对患者全身及局部的状况做仔细的评估，配合认真严谨的外科手术和先进可靠的修复手段，选择合适的种植体和修复材料，种植即刻修复不但能够在美学区获得和常规种植修复相近的存留率，还可以取得满意的美学效果。

在严格掌握适应证的前提下，即刻种植与即刻修复可以维持牙龈轮廓个骨组织的稳定，从而获得较为理想的临床美学疗效。

参考文献

[1] Botticelli D,Berglundh T, Lindhe J.Hardtissue alterations following immediate implant plancement in extraction sites.Journal of Clinical Periodontology,2004,31:820-828.
[2] LeblebiciogluB,RawalS,Mariotti A. A review of the functional and esthetic requirements for dental implants.J Am Dent Assoc,2007,138(3):321-329.
[3] Becker W,WikesioUM,SennerbyL.Histologic evaluation of implants following flapless and flapped surgery;a study in canines.J Periodontol,2006,77(10):1717-1722.
[4]宿玉成.美学区即刻种植的临床程序探讨.中国口腔种植学杂志，2013,18（2）：61.

曲哲教授点评

本病例为即刻种植即刻修复1例，通过术前临床检查和影像学检查，选择采用不翻瓣微创技术拔除患牙，于理想三维位置植入种植体，并于唇侧跳跃间隙植入骨替代材料，术后获得了理想的唇侧骨板厚度，这对于预防牙龈退缩，保持长期的美学效果提供了硬组织条件，由于种植位点和种植体长度选择得当，使种植体植入后获得了足够的初期稳定性。手术当天为患者戴入临时修复体封闭创口并对牙龈进行诱导成形，获得了良好的龈袖口形态及牙龈乳头的外形。前牙区即刻种植即刻修复对美学要求高，适应证选择尤为重要，如何微创下获得满意的美学效果，是现今临床中需要面对的主要问题。

美学区连续多牙缺失即刻种植即刻修复1例

黄雁红 广东省口腔医院牙周种植科

摘要

本例报道为美学区连续多牙缺失即刻种植即刻修复1例。美学区连续多牙缺失种植修复属于种植高难度的病例。病例的完美呈现必须依靠严谨的治疗方案设计，结合规范的外科操作，过渡义齿进行牙龈塑形，从而最终实现良好的美学效果。36岁女性患者，右上前牙烤瓷牙反复脱落就诊。5年前曾行右上前牙烤瓷牙修复，近1年烤瓷牙基牙折断，修复体反复脱落，伴牙龈红肿。结合临床检查，基牙牙体缺损严重，预后不佳，患者选择拔牙后种植修复。术前CT评估患者部分位点唇侧骨板完整，根方基骨良好，腭侧骨壁厚度>1.5mm。患者为中厚龈生物型，咬合为中度覆𬌗，浅覆盖。通过术前详细评估，拟行拔牙后即刻种植。术中微创拔牙，植入2颗植体，引导骨组织再生术进行轮廓扩增。植入扭矩>35N·cm，初始稳定性良好，术后进行即刻修复。术后4个月始进行牙龈诱导，过渡义齿先后调改4次，历经6个月，复诊间隔约为1个月。通过规范化的牙龈诱导，确定龈缘水平，且通过义齿的外形，进一步确定中线、突度、外形等白色美学的要求，技工参考塑形的指标进行永久修复制作。永久修复选择氧化锆全瓷修复，最终获得满意的美学效果。即刻种植即刻修复可以有效地缩短治疗流程，早期进行有效的牙龈诱导，有利于获得良好的美学效果。然而即刻种植即刻修复需要严格把握适应证，并且结合微创规范化的外科操作，方可顺利进行。另一方面，在美学区种植修复，使用种植体支持式过渡义齿可以进行直接的牙龈塑形，是美学修复不可或缺的工具，通过调整修复体的龈缘形态及突度，改变修复体对软组织的压力，塑造波浪形的天然牙龈形态，从而提高永久修复的美学效果。

美学区连续多牙缺失的病例是种植修复的高风险病例。而在此类病例中选择即刻种植更是为治疗增加了很大的难度，并且存在一定的争议。一方面认为新鲜的牙槽窝利于种植位点的辨认，严格把握适应证的情况下，即刻种植可以有效缩短治疗时间，很好的维持骨量和牙龈轮廓及高度。另一方面认为，美学区多颗牙齿连续缺失，骨缺损较为严重，不利于初始稳定性的获得，并且存在骨吸收和牙龈退缩的美学风险。而美学区要达到天然牙"萌出"的效果，需要一环扣一环，一步步精心地完成，当中受很多因素的影响，包括严格适应证的把握，患者自身的条件，种植体类型的选择，植体良好的三维位置，规范纯熟的外科技巧，过渡义齿的牙龈塑形等。本文通过1例美学区连续多牙缺失即刻种植即刻修复的病例以探讨影响美学区连续多牙缺失的美学效果的相关因素。

一、材料与方法

1. 病例简介　36岁女性患者，双侧上前牙烤瓷冠脱落2天就诊。5年前行双侧上前牙烤瓷冠修复，近1年烤瓷冠反复脱落，发现基牙折断，遂以就诊。术前美学评估患者为面部垂直中线无明显偏斜，瞳孔连线水平，中度覆𬌗、浅覆盖，𬌗面无明显磨耗，为中厚龈生物型，卵圆形牙体。上颌中切牙及侧切牙烤瓷固定修复脱落，基牙折断，大面积龋坏，缺损至龈下2~3mm。术前CT检查：上颌右侧中切牙根折，伴牙内吸收；双侧侧切牙充填物稀疏，伴根尖阴影；上颌左侧中切牙根管侧穿，唇侧骨板严重吸收，腭侧骨板部分吸收；上颌双侧侧切牙及右侧中切牙唇侧骨壁完整，且厚度约

1mm，根方骨量充足。唇侧有浅型骨倒凹，腭侧骨壁厚度>1.5mm，骨密度情况良好。

2. 诊断　上颌双侧中切牙根折伴慢性根尖周炎；上颌右侧侧切牙残根；上颌左侧侧切牙残根伴慢性根尖周炎。

3. 治疗计划

患者余留基牙牙体缺损严重，建议拔除。根据即刻种植适应证，患者为中厚龈生物型，部分位点唇侧骨板完整，腭侧骨板厚，慢性炎症局限且边界清晰，根方基骨保留足够厚度。咬合情况为中度覆𬌗，咬合面无明显磨耗，可选择舌隆突位点植入。对比邻牙，拟植入的位点及轴向符合基骨的方向，考虑即刻种植获得良好初始稳定性。结合以上因素，该患者选择即刻种植。排除全身系统性疾病，结合患者的经济情况及意愿制订出治疗计划，包括：（1）微创拔除上颌双侧中切牙和侧切牙后行即刻种植手术；（2）根据种植体的初始稳定性确定过渡义齿的类型；（3）永久修复选择氧化锆全瓷修复。

4. 治疗过程

（1）种植一期手术程序：术前评估上颌右侧中切牙唇侧骨板完全吸收，术中需要进行骨增量，因此手术需要翻瓣。微创拔除上颌双侧中切牙、侧切牙，去除根尖炎症组织。检查牙槽窝骨壁，上颌左侧中切牙唇侧骨板完全吸收，上颌双侧侧切牙和右侧中切牙骨壁完整。选择上颌左侧中切牙、右侧侧切牙位点植入2颗种植体。球钻于腭侧骨壁中下1/3定位，按照逐级备洞的原则，于拔牙窝近远中中点，紧贴腭侧骨壁预备，深度控制在颊侧龈缘中点下3mm，轴向平行于唇侧骨壁，植入NobelReplace 3.5mm×10mm 2

颗。保留唇侧2mm跳跃空间，于跳跃间隙内及唇侧倒凹处植入天博骨粉0.5g，实施引导骨组织再生及轮廓扩增，上愈合基台，拉拢缝合。

（2）即刻修复及牙龈诱导：植入扭矩>35N·cm，由于满足初始稳定性的要求，可进行即刻修复。术后5天，戴入种植体支持式即刻修复义齿。即刻义齿选用临时基台制作，螺丝固位，避免粘接剂外溢影响愈合，且方便摘掉进行形态调整。术后4个月，开始取下过渡义齿进行塑形调改。通过调改过渡义齿的唇颊侧龈缘的突度，邻面形态，邻面触点位置，对软组织进行引导和塑形。过渡义齿先后调改4次，历经6个月，期间复诊间隔约为1个月。患者的牙龈形态满足以下的四点要求后转入永久性修复阶段：第一，唇侧龈缘形成协调的龈缘曲线，中切牙牙龈顶点连线平齐瞳孔连线；第二，龈乳头成形良好；第三，唇侧形成良好的牙龈顶点的位置；第四，初步确定义

齿的唇舌向突度，切缘及中线位置，牙齿的比例等白色美学参数。即刻修复后10个月，牙龈诱导达到满意的"红色美学"，可见袖口轮廓清晰。

（3）永久修复：使用过渡义齿制作个性化转移体进行种植转移，以准确复制穿龈轮廓形态。最终选择氧化锆全瓷冠修复，达到"红白美学"的协调。患者戴牙后微笑照，可见修复体颜色自然。

二、结果

永久修复后4个月复诊，龈缘水平稳定牙龈无明显退缩，牙龈乳头、牙龈轮廓、颜色、质地均维持良好，达到了较好的白色美学和红色美学的结合。

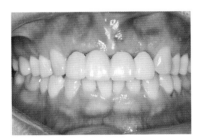

图1　术前口内像

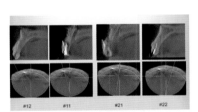

图2　术前患牙CT情况

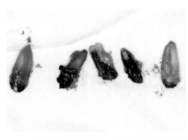

图3　微创拔除基牙，可见牙体缺损严重

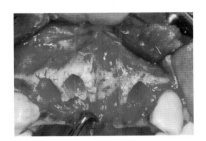

图4　新鲜牙槽窝，可见上颌双侧侧切牙、右侧中切牙唇侧骨板完整，厚度约为1mm；上颌左侧中切牙唇侧骨板吸收

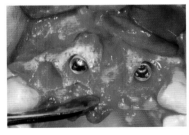

图5　上颌右侧中切牙、左侧侧切牙植入2颗种植体，可见唇侧跳跃间隙

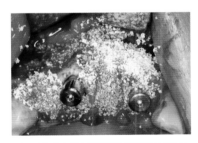

图6　拔牙窝及唇侧跳跃间隙进行植骨

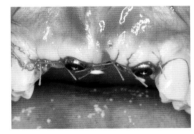

图7　拉拢缝合

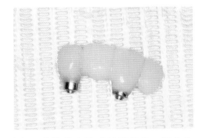

图8　种植体支持式过渡义齿，固位方式为螺丝固位

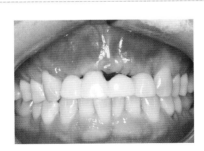

图9　术后5天，戴入即刻修复义齿

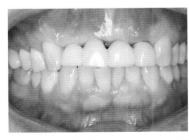

图10、图11　即刻修复戴入4个月后复诊，可见软组织无明显退缩，此时开始进行牙龈塑形

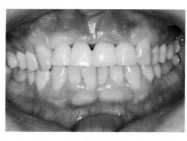 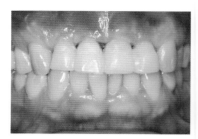 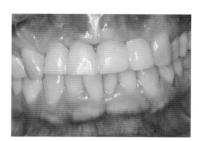 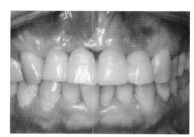

图12～图15　复诊进行牙龈诱导，复诊间隔约1个月，先调整唇侧龈缘突度及桥体突度，使龈缘线协调；加大桥体突度，增加龈乳头的充盈；进一步塑造牙龈顶点；最后调整中线位置，确定唇侧轴面突度及牙冠比例等白色美学参数

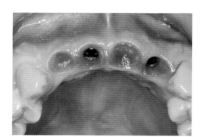 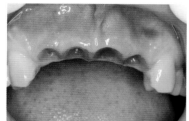

图16、图17　塑形后袖口形态

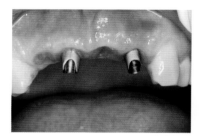 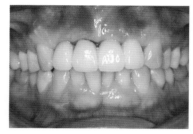 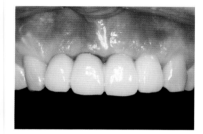

图18～图20　永久修复口内像，选择氧化锆全瓷桥修复

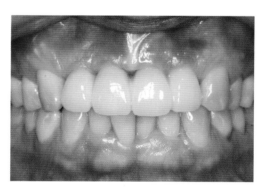 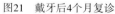 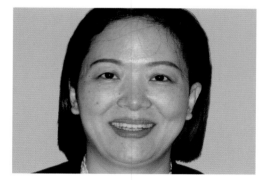 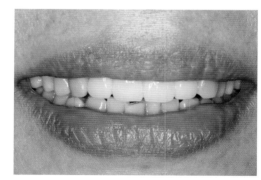

图21　戴牙后4个月复诊　　　　图22　戴牙后正面像，患者对美观效果满意　　　　图23　戴牙后口内微笑像

三、讨论

美学区连续多牙缺失的种植治疗对理想的美学效果的获得缺乏有力的文献支持，被视为复杂或高度复杂的临床程序。其主要问题在于连续多牙缺失的间隙骨和软组织通常存在垂直向和水平向的缺损，需要进行恰当的移植程序。最大的难点在于种植体之间的软组织缺损。龈乳头高度的获得取决于邻面牙槽嵴顶的高度。相对于邻近牙周骨高度完整的天然牙植入位点，两颗种植体之间龈乳头高度的获得更为困难。对于笑线低的患者，牙龈瓷的使用在一定程度上可以弥补组织缺损带来的美学缺陷，然而对于高笑线的病例，

牙龈瓷的边缘暴露同样会影响美学效果，因此会使美学风险增加。通过本病例总结，美学区连续多牙缺失的病例，要获得良好的美学效果，需要做到两点：第一，正确地选择植体植入的时机，在外科程序中尽量纠正软硬组织的缺损；第二，使用种植体支持式过渡义齿修复进行规范化的牙龈诱导，并同时确定白色美学的相关参数，从而指导永久修复的制作。本病例选择了即刻种植即刻修复，在美学区多牙缺失情况下，属于高度复杂的临床操作，在外科和修复方面都存在很大的难度。

1. 即刻种植适应证的选择　即刻种植具有不可替代的优点：缩短治疗疗程，减少手术次数，自然的穿龈轮廓，患者容易接受等。然而即刻种植带

来的种植体失败和美学效果不可预期等问题也是我们需要注意的。以往有观点认为即刻种植可以支撑牙槽骨，避免骨吸收。Buser等研究发现拔牙后即刻种植并不可以阻止唇侧骨板的吸收。Araujo和Lindhe 2005等研究显示，2/3的骨吸收发生在拔牙后3个月，颊侧骨板的高度丧失2～4mm，厚度减少达50%。因为唇侧骨板薄，多数病例中骨皮质缺乏，主要由束状骨组成。拔牙后随着牙周膜的丧失，没有了牙周膜的血供和沙比纤维的支撑，束状骨即会出现水平性和垂直性的吸收。所以微创不翻瓣的手术对种植体颊侧骨板的保护非常重要，可以最大限度地减少颊侧骨板的吸收。即刻种植的适应证包括厚龈生物型，唇侧骨板完整，唇侧骨板厚度>1mm，根尖无急性炎症，可获得良好的初始稳定性，可获得良好的位点及轴向。本病例中考虑即刻种植的原因有三：

（1）患者生物型为中厚龈型，拔牙后部分牙位唇侧骨板完整，且唇侧骨板厚度>1mm，基骨的条件及腭侧骨板的条件良好，虽然部分位点存在慢性炎症，然而病变范围局限，拔牙术后可以完整去除炎症组织，并且原有基骨条件可以让植体获得良好的初始稳定性。（2）即刻种植有利于位点的选择，在新鲜拔牙窝存在的情况下，比较容易辨认牙齿的位点。（3）牙长轴与基骨方向协调，根方存在骨倒凹，利于根方增量的空间维持。在可获得良好的位点及轴向的情况下，结合患者的意愿，患者希望缩短疗程，因此本病例选择即刻种植。

2. 即刻修复的条件　即刻修复有严格的适应证，Esposito等2013年系统性回顾显示，即刻修复失败主要是操作缺乏经验及病例的选择。不规范操作导致的失败率为25%~42%。因此，即刻修复成功的要点在于严格的适应

证把握及操作者的技能。病例选择上，不仅仅要考虑初始稳定性，患者的咬合情况及依从性也同样重要。深覆𬌗的患者慎重选择，因为难以达到无咬合接触。另一方面，患者的配合非常重要，需跟患者反复强调骨结合前不可以用即刻义齿进食，以免导致植体松动。只有依从性好的患者，才可以进行即刻修复。

3. 过渡义齿进行牙龈诱导　种植过渡义齿修复决定了最终种植体周围软组织的外形轮廓，对获得良好的美学效果具有重要意义。首先，种植体支持式过渡义齿可以进行直接的牙龈塑形，是美学修复不可或缺的工具，通过调整修复体的龈缘形态及突度，调整修复体对软组织的压力，从而为永久修复的红色美学创造条件。另一方面，过渡义齿有诊断性的作用，有助于美学分析和设计。多牙缺失的病例在塑形的过程中需要考虑更多的美学因素。不仅根据邻牙情况及口内咬合平面的情况确定牙齿的形态，还需要参考面部水平线关系，结合笑线的位置，共同确定中切牙顶点的位置，切缘的位置和形态，龈缘的弧度等重要信息。结合面部垂直线，确定义齿中线的位置和牙长轴。再者，通过过渡义齿，结合患者的意愿，医患共同确定和修改牙冠的形态和比例及唇侧的突度。患者在使用过程中，根据其唇舌口感，进一步修改义齿的颊舌径。过渡义齿的使用有利于医生与患者进行直观有效的沟通，也是医技沟通的重要手段。经过过渡义齿的塑形，将信息直观地反映给技工，技工参考过渡义齿的形态，制作让患者更为满意的最终修复体。

综上所述，美学修复的病例虽是高难度的病例，然而每个病例都有不同的精彩，期待下一个病例会做得更好。

参考文献

[1] Coachman C, Salama M, Garber D, Calamita M, Salama H. Prosthetic gingival reconstruction in fixed partial restorations.Part 1: Introduction to artificial gingiva as an alternative therapy. Int J Periodontics Restorative Dent, 2009 Oct, 29(5):471–477.

[2] Esposito M, Grusovin M G, Maghaireh H, et al. Interventions for replacing missing teeth: different times for loading dental implants. Cochrane Database Syst Rev, 2013, 3: D3878.

[3] Botticelli D, Berglundh T, Buser D, Lindhe J.The jumping distance revisited: An experimental study in the dog. Clin Oral Implants Res, 2003 Feb, 14(1):35–42.

[4] Bartee B K. Extraction site reconstruction for alveolar ridge preservation. Part 2: membrane–assisted surgical technique. J Oral Implantol, 2001, 27(4):194–197.

[5] Tarnow D, Elian N, Fletcher P, et al. Vertical distance from the crest of bone to the height of the interproximal papilla between adjacent implants. J Periodontol, 2003, 74(12):1785–1788.

[6] Furhauser R, Florescu D, Benesch T, et al. Evaluation of soft tissue around single–tooth implant crowns: the pink esthetic score. Clin Oral Implants Res, 2005, 16(6):639–644.

[7] Araújo MG1, Lindhe J. Dimensional ridge alterations following tooth extraction. An experimental study in the dog.J Clin Periodontol, 2005 Feb, 32(2):212–218.

[8] Tarnow D P, Magner A W, Fletcher P. The effect of the distance from the contact point to the crest of bone on the presence or absence of the interproximal dental papilla. J Periodontol, 1992, 63(12):995–996.

[9] Wittneben JG, Weber HP. ITI Treatment Guide，Volume 6，Extended Edentulous Spaces in the Esthetic Zone.

[10] Buser D,Martin W,Belser UC. Optimizing esthetics for implant restorations in the anterior maxilla: anatomic and surgical considerations. Int J Oral Maxillofac Implants, 2004, 19 Suppl: 43–61.

[11] Priest G. Esthetic potential of single–implant provisional restorations: selection criteria of available alternatives. J Esthet Restor Dent, 2006,18(6):326–338, 339.

周磊教授点评

作者制备种植窝时提到："保留唇侧2mm跳跃空间"，这达到了国际口腔种植协会（ITI）关于即刻种植适应证的要求，即："植入的种植体顶端唇侧应距离唇侧骨板2mm以上。"为失牙后唇侧骨板必然出现一定程度的高度及宽度的退缩预留了足够的空间，是避免即刻种植后出现美学风险的必要措施。

失牙后除了必然出现的生理性吸收外，在种植牙负重前还有可能出现更多的吸收，植入人工骨材料有助于避免种植体负重前的过度吸收。另外，多牙缺失时，修复前的牙龈塑形，有利于确定最终牙间乳头的高度。

该病例选用的种植系统在结构上没有平台转移和锥度连接设计，有可能在后期出现种植牙颈部骨吸收，出现软硬组织的退缩及基台暴露。

"根膜技术"在美学区即刻种植即刻修复中的应用1例

李军　王丽萍　方颖　广州医科大学附属口腔医院种植科

摘要

目的：本报道通过1例临床病例观察在上颌前牙区通过保留唇侧部分牙根同时行即刻种植即刻修复对维持唇侧骨板及软组织的可靠性和可行性，并探讨该技术在上颌前牙区应用注意事项及影响美学效果的相关因素。**材料与方法**：对患牙近远中向分根，取出腭侧及近远中向的牙根，只保留唇侧部分牙根，在三维方向上进行种植体窝洞的制备，在种植体与唇侧牙根之间放置浓缩生长因子（CGF）+Bio-Oss®的混合物，同时通过临时基台进行即刻修复、定期随访和影像学检查，观察牙槽骨是否吸收，牙龈乳头的充盈情况，龈缘是否退缩，口腔卫生的维护情况。**结果**：患者在即刻种植术后5个月完成永久修复，种植体与骨组织整合良好，牙龈形态色泽均正常，牙龈乳头充盈修复体邻间隙，牙龈龈缘维持在稳定的水平。**结论**：通过选择合适的适应证，对前牙区保留唇侧牙根同期即刻种植即刻修复，能缩短治疗流程，减少患者术后不适，能获得比较稳定的美学效果。

随着口腔种植技术的不断发展，现阶段的种植修复已经不再仅仅满足于获得良好的骨整合效果，人们更加期望获得良好的美学修复效果。因此前牙美学修复获得越来越多的关注，红白美学常常作为前牙种植美学修复评价的标准。当上颌前牙由于外伤、炎症等原因被拔除后，随着时间的延续，拔牙位点牙槽嵴骨量不足的情况将逐渐加重。如何更好地控制拔牙位点软硬组织的萎缩变化，尽早为患者提供具有良好美学和功能效果的种植义齿，这是上颌前牙美学区域种植面临的主要挑战。

一、材料与方法

1. 病例简介　59岁女性患者，无不良嗜好。上颌前牙松动。患者自诉10年前在外院行烤瓷桩冠修复，近半年觉假牙松动，后未做处置，为求诊治来我科就诊。既往体健，否认系统疾病史，否认药物过敏史及传染病史。检查：口腔卫生良，上颌左侧中切牙烤瓷冠修复，远中颈缘绷瓷，松动度I°～II°，龈缘有轻微红肿，牙龈角化不佳，上颌左侧中切牙与上颌右侧中切牙龈缘水平线一致，咬合关系正常。CBCT检查，上颌左侧中切牙根管内有高密度影像，根中1/3处有折裂线；上颌左侧中切牙可用骨高度13mm，可用骨宽度7mm，骨密度良。

2. 诊断　上颌左侧中切牙根折。

3. 治疗设计　保留唇侧牙根后即刻种植或即刻种植即刻修复。

4. 治疗程序

（1）第一阶段：种植体植入及即刻修复。患者术前氯己定含漱3min×3次，常规消毒铺巾，必兰局麻下使用微创牙周膜刀将牙龈及牙周膜分离，拔出折断的烤瓷桩冠，使用高速钨钢车针近远中分根，将腭侧牙根拔除，修整唇侧剩余牙根预留种植体植入的位置，仔细搔刮拔牙窝，清理残余肉芽组织，庆大霉素+甲硝唑冲洗拔牙窝。球钻定位，在拔牙窝的腭侧壁通过将来修复体舌隆突的位点上定位，先锋钻及扩孔钻逐级扩孔，植入种植体（Zimmer®，TSV，Bone Level 3.7mm×13mm），植入扭矩35N·cm，并在种植体与唇侧牙根之间的间隙内填入Bio-Oss®与CGF的混合物，安放临时基台，使用3Shape口内扫描制作临时修复体，调殆抛光。

（2）第二阶段：过渡义齿修复。在术后第3~5个月期间，根据牙龈形态及充盈程度，使用树脂调整穿龈轮廓，使之与邻牙协调，种植体支持暂冠塑形5个月后牙龈塑形完成，牙龈形态良好，色泽健康，龈缘外形与邻牙接近一致。

（3）第三阶段：最终修复。①个性化印模：口外采用GC自凝塑料复制种植体支持式暂冠穿龈部分形态，制作个性化取模柱，通过个性化的印模技术准确地转移种植体位置关系以及口内牙龈的穿龈形态到工作模型上。②口外预粘接：本病例中由于厂家没有螺丝固位的基台，因而采用的是粘接固位。为避免粘接剂的残留，我们使用3D打印技术将最终基台的形态另外打印一个复制品，同时在口外预粘接，将多余的粘接剂排出，从而最终粘接，咬合调整，抛光。

（4）第四阶段：术后随访。患者最终戴牙后6个月及9个月复查，种植牙周软组织与邻牙健康，种植牙冠近远中龈乳头充盈，唇侧龈缘高度稳定并与邻牙协调一致，美学效果好。影响片显示种植体骨整合良好，骨水平维持在稳定状态，无明显吸收。

二、结果

上颌左侧中切牙即刻种植即刻修复后，无明显的炎症反应，牙龈维持

在一个稳定的水平，并且角化程度较术前有明显的改善，戴入永久冠牙龈轮廓和形态得到较好的维持，龈缘无明显退缩，龈乳头获得较好的充盈，种植体无松动，影像片显示骨整合良好，周围骨维持在一个比较稳定的水平。

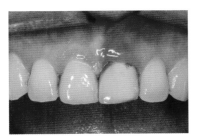
图1　口内正面像

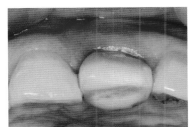
图2　口内殆面像

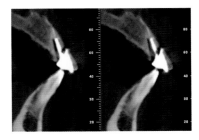
图3　术前CBCT矢状像

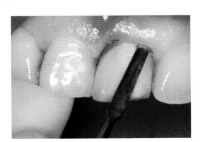
图4　牙周膜刀分离牙龈及牙周膜

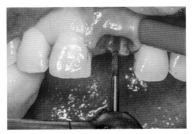
图5　钨钢车针进行近远中分根

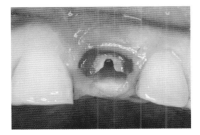
图6　近远中分根后的殆面像

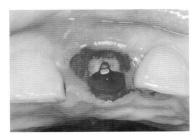
图7　将腭侧部分根取出

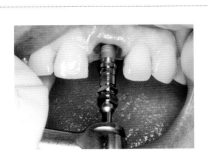
图8　植入Zimmer®骨水平种植体

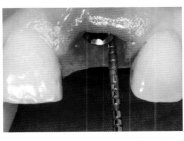
图9　种植体在冠根向位置位于龈下3mm

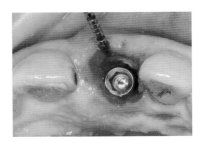
图10　种植体与唇侧牙根之间约有1mm的间隙

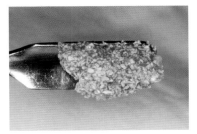
图11　将Bio-Oss®骨粉与CGF混合

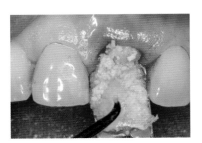
图12　将两者混合物填入间隙内

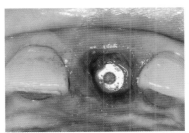
图13　填入混合物后的殆面像

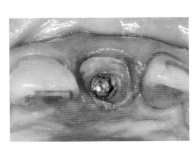
图14　将CGF膜固定在牙颈部位置的拔牙窝内

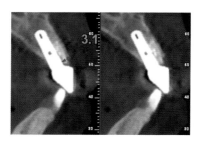

图15 术后CBCT矢状像

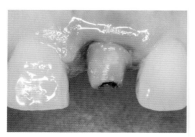

图16 戴入临时基台后唇侧像

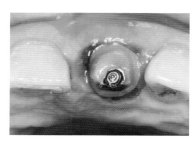

图17 戴入临时基台后𬌗面像

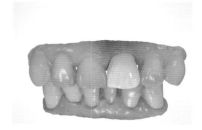

图18 在软件上设计牙齿形态

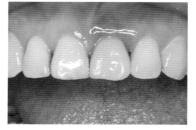

图19 戴入临时冠后口内像

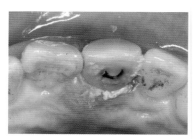

图20 腭侧面

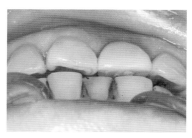

图21 调整咬合使其与对颌牙脱离接触

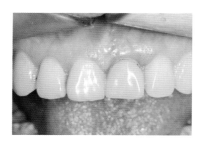

图22 种植手术3个月后，调改临时义齿

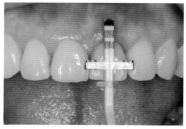

图23 采用"Chu"美学比例尺确定牙冠长宽比

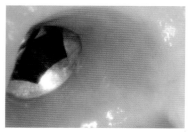

图24 健康的牙龈过渡带

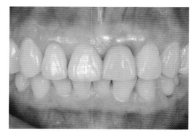

图25 牙龈塑形完成

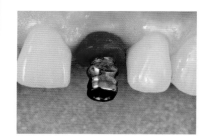

图26 个性化印模柱在口内就位情况

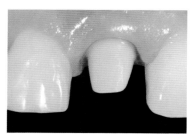

图27 钛基底的氧化锆全瓷基台唇面像

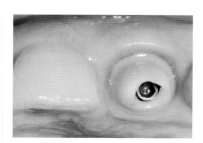

图28 𬌗面像

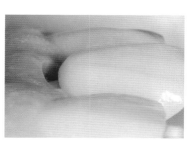

图29 侧面观显示较丰满的穿龈轮廓

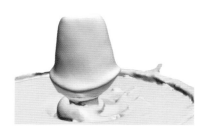

图30 在CAD软件上设计的基台替代体

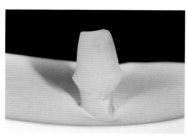

图31 3D打印出来的个性化预粘接基台

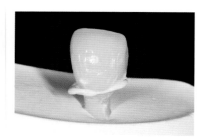

图32 在正式粘接之前将多余的粘接剂排出来

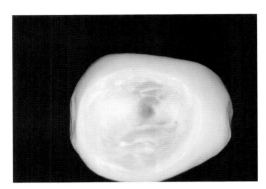

图33　牙冠内剩余薄层的粘接剂

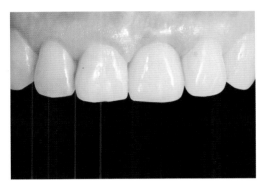

图34　最终修复体在口内粘接后唇侧像

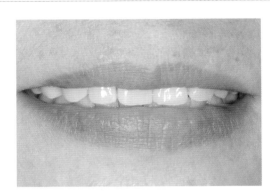

图35　正面微笑像

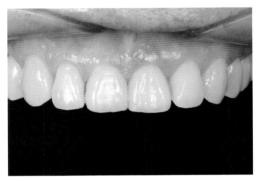

图36　6个月后复诊口内正面像

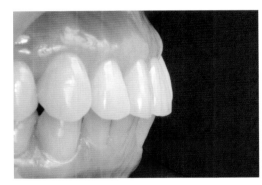

图37　口内咬合右侧像

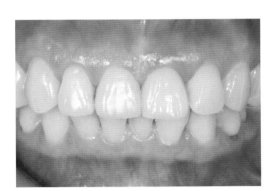

图38　口内咬合正面像

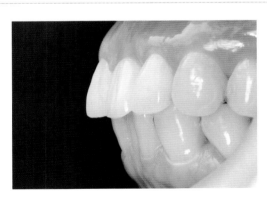

图39　口内咬合左侧像

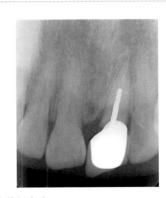

图40　术前根尖片

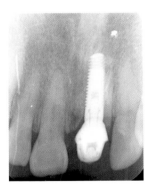

图41　术后3个月根尖片

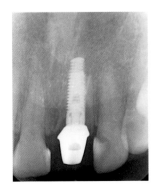

图42　术后6个月根尖片

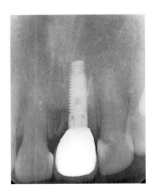

图43　术后9个月根尖片

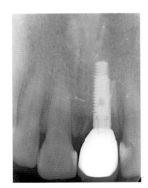

图44　术后15个月后根尖片

三、讨论

　　许多文献已经表明当牙齿拔除后牙槽骨的轮廓都会发生改建，并且唇侧的牙槽骨吸收会比舌侧吸收的更加明显。尤其是在前牙美学区，拔牙后软硬组织的退缩势必会影响种植的最佳位置以及种植修复的最终美学效果。为了克服拔牙带来的不良影响，大家进行了不同的尝试，比如即刻种植，在拔牙窝内应用骨移植材料、屏障膜等。然而完全保持牙槽骨或者说使拔牙窝完全再生并没有相关文献报道。Markus等在2010年进行了一项动物实验，他们通过保留唇侧的牙根同期进行种植，3个月后通过组织学研究表明，种植体与唇侧牙根的牙本质之间也形成了一些新的牙骨质同时获得了骨整合，并且颊侧骨板也得到很好的保存。Joseph以及Fabrice在随后的临床研究里，通过保留近远中牙根同时即刻种植为了避免拔牙后因龈乳头退缩，最后发现在观察的短期时间内，种植位点的龈乳头、颊侧龈缘水平以及牙槽间隔的骨水平均未发生改变。Konstantinos等在2014年通过对46个患者在唇侧保留牙根同期种植，通过临床以及放射线检查来评估结果，最长追踪回访时间为5年，并将这个技术称为"根膜技术"（root membrane technique），结果发现5年的成功率为97%，种植体周围软硬组织保持良好。在这个病例中我

们也采用了保留唇侧牙根的"根膜技术"，同期进行即刻种植即刻修复，维持软组织轮廓，也使用浓缩生长因子（CGF）用来增加软组织的愈合，以便实现软组织的早期封闭及促进牙龈的角化。浓缩生长因子（CGF）作为最新一代自体浓缩生长因子由Sacco首先研发，CGF由静脉血从2400 ~2700r/min下分离制备，其制备过程中无须添加任何化学或过敏性添加剂，因此具有优异的生物相容性。CGF作用的发挥有赖于其高浓度的各类生长因子及纤维蛋白原所形成的纤维网状支架，制备CGF过程中特殊的变速离心使得血小板被激活，其中的血小板α颗粒释放出各种生长因子，主要包括血小板衍生生长因子、转移生长因子–β、类胰岛素生长因子、血管内皮生长因子、表皮生长因子以及成纤维细胞生长因子、骨形成蛋白等，它们能促进细胞增殖、基质合成和血管生成；而CGF纤维网状支架又能为生长因子所诱导生成的新生组织提供空间。综上所述，在该病例中，通过保留唇侧牙根，保留了牙槽窝唇侧部分牙周膜组织，保证牙槽窝唇侧牙槽骨的稳定，术后14个月临床及影响片结果表明，运用该技术后种植体周围软硬组织保持良好，稳定。但是该方法技术敏感性很高，在适应证的选择、唇侧牙根的处理、种植三维位置的保持都有较严格的要求，另外也需要长期的、大样本量的临床研究进一步证实其有效性及可靠性。

参考文献

[1] Araujo M, Sukekava F,Wennstrom J&Lindhe J.Ridge alterations following implant placement in fresh extraction socket: an experimental study in the dog. Journal of Clinical Periodontology, 2005, 32: 645–652.

[2] Fickl S, Zuhr O,Wachtel H, Stappert C et al. Dimensional changes of the alveolar ridge contour after different socket preservation techniques. Journal of Clinical Periodontology, 2008b, 35: 905–913.

[3] Botticelli D, Berglundh T&Lindhe. Hard tissue alteration following immediate implant placement in extraction sites. Clinical Periodontology, 2004, 31: 820–828.

[4] Araujo M, Linder E,Wennstrom J&Lindhe J. The influence of Bio-Oss collagen on healing of an extraction socket: an experimental study in the dog. Internation Journal of Periodontics&Restorative Dentistry, 2008, 28: 123–135.

[5] Lekovic V, Kenney E, Weinlaender M, et al. A bone regenerative approach to alveolar bone in extraction sockets using bioabsorbable membranes. Journal of Periodontology, 1997, 69: 1044–1049.

[6] Markus B, Hurzeler. The socket–shield technique: a proof-of‐principle report. Journal of Clinical Periodontolgoy, 2010, 37(9):855–862.

[7] Joseph Y.K. Kan, Kitichai Rungcharassaeng. Proximal Socket Shield for Interimplant Papilla Preservation in the Esthetic Zone. The International Journal of Periodontics&Restorative Dentistry, 2013, 33: 24–31.

[8] Fabrice C, Daniel E. Papilla preservation between two implants: a modified socket–shield technique to maintain the scalloped anatomy? A case report. Quintessence Int, 2014, 45(1):23–30.

[9] Konstantinos D, Siormpas, Mitsias, et al. Immediate implant placement in the esthetic zone utilizing the "Root–Membrane" technique: clinical resuts up to 5 years postloading. INT J ORAL MAXILLOFAC IMPLANT, 2014, 29:1397–1405.

[10] Esposito M, Maghaireh H, Grusovin MG, et al. Soft tissue management for dental implants: what are the most effective techniques? A Cochrane systematic review, 2012, 5 (3)：21–38.

[11] Yu B,Wang Z. Effect of concentrated growth factors on beagle periodontal ligament stem cells in vitro. Mol Med Rep, 2014, 9(1): 235–242.

[12] Sohn DS, Moon JW, LeeWH, et al.Comparison of new bone formation in the maxillary sinus with and without bone grafts: Immunochemical rabbit study. Int J Oral Maxillofac Implants, 2011, 26(5):1033–1042.

周磊教授点评

　　天然牙缺失后，必然会出现牙槽骨唇侧嵴顶部高度及宽度的退缩，而这种退缩即使是即刻植入种植体也不能阻止。有学者设想牙槽窝唇侧如果保留一点正常的牙体组织，此牙体组织保留了与邻近牙周组织的天然结构——牙骨质、牙周膜等，则有可能避免唇侧骨板的吸收退缩。随后也有一些短期观察成功的病例报道。从理论上说，残留的牙片与唇侧牙周组织有正常的关系，但腭侧与种植体之间的关系能否长期维持尚待进一步的研究证实。虽然近期有研究证实，这种方式植牙后，在残留牙片与种植体间可观察到种植体表面有新骨形成，但此新骨与残留牙片间是否实现了牙本质与骨的结合？尚缺乏可信的证据。该病例提供了1例此术式短期的成功案例，更多病例更长时间观察的资料将有利于我们评估此术式的可靠性。

不翻瓣即刻种植即刻修复技术在美学区的应用

李保胜 孟维艳 周延民 吉林大学口腔医院种植科

摘要

目的：在严格把握适应证的情况下，采用不翻瓣即刻种植即刻修复技术，完成上颌中切牙残根的种植修复，最终达到理想的红白美学效果。**材料与方法**：术前完善的检查、CBCT测量及美学风险、SAC分类评估，设计种植体规格及三维位置，保证唇腭侧骨板厚度均为2mm。术中不翻瓣微创拔除残根，植入Straumann®骨水平3.3mm×12.0mm种植体，植入扭矩50N·cm，见唇侧1mm骨间隙。选用临时基台并调磨，制作PRF，将PRF与Bio-Oss®胶原块混匀后填塞至唇侧骨缺损处。椅旁制作临时冠，将临时冠粘接至临时基台后使用中央螺丝固定于种植体上，调殆。其后逐次复诊，调整牙冠外形。术后9个月载入氧化锆全瓷冠，见牙冠形态、颜色及牙龈轮廓、丰满度与邻牙协调一致。**结果**：本病例采用了不翻瓣即刻种植即刻修复技术，有效减少了翻瓣造成的软硬组织吸收，形成了较好的牙龈轮廓及龈乳头的形态，患者对最终修复效果满意。**结论**：严格把握即刻种植即刻修复的适应证，遵从SAC分类原则，采用不翻瓣联合PRF技术，可获得良好的临床修复效果。

美学区不能保留的残根残冠对位点牙槽骨和牙龈轮廓的保持作用是显著的，因此近年来临床医生倾向于在条件满足时选择即刻种植和（或）即刻修复，该技术不仅有利于局部红白美学的维持，也使患者对美观的诉求得到更好的满足。然而，临床上美学区不翻瓣即刻种植即刻修复适应证的严格把握对于术后美学效果的成功与否尤为重要。这不仅要求临床医生对病例正确地评估和详尽方案的设计，同时也依赖于患者对治疗的配合和良好的依从性。

一、材料与方法

1. **病例资料** 19岁女性患者，上颌右侧中切牙3年前因外伤折断，曾行树脂冠修复，脱落3个月，来诊要求种植牙治疗。检查：上颌右侧切牙残根，唇侧断端位于龈下1mm，腭侧断端位于龈下3mm，断面见少量腐质，黑褐色，基牙无松动，邻牙无倾斜，近远中间隙9.0mm，颌间距离良好。唇侧附着龈宽6mm，点彩清晰。唇侧软组织丰满度充足。CBCT显示上颌右侧切牙残根，唇侧断端位于牙槽嵴顶上方1.0mm，骨壁完整，唇侧骨板厚度1.0mm，腭侧断端平齐骨面，根尖未见低密度影。可用骨高度16.8mm，骨宽度7.3mm，Ⅱ类骨。全口卫生良好。患者否认全身系统性疾病，否认吸烟史及不良咬合习惯。

2. **诊断** 上颌右侧中切牙根折。

3. **治疗计划** （1）不翻瓣即刻种植即刻修复。（2）基于SAC分类，评估美学风险和外科及修复SAC分类。（3）基于上述表格分析可知，该病例为中美学风险，外科分类为高度复杂类。治疗方案为不翻瓣即刻种植即刻修复。

4. **治疗过程**

（1）手术过程：术前设计种植体规格及三维位置，保证植入后唇腭侧骨板厚度均为2mm。术中不翻瓣微创拔除残根，见残根完整，无吸收，周围无明显肉芽组织。拔出后唇侧骨弓轮廓完整，无塌陷。仔细搔刮拔牙窝，未探及骨壁缺损，枪钻定位，在拔牙窝的腭侧壁相当于舌隆突的方向上定点逐级钻孔制备种植窝，植入Straumann®骨水平3.3mm×12.0mm种植体，垂直向最终使种植体的顶部位于龈缘下3mm，植入扭矩50N·cm，见唇侧1mm骨间隙。放置临时基台，并调磨外形后旋下，临时旋上愈合基台，于

表1 美学风险评估

美学风险因素	风险水平		
	低	中	高
吸烟习惯	不吸烟		
患者的美学期望值			高
唇线		中位笑线	
牙龈生物型		中弧线形、中厚龈生物型	
牙冠形态	方圆形		
位点感染情况	无		
邻牙牙槽嵴高度	到接触点≤5mm		
邻牙修复状态	无修复体		
缺损间隙宽度	单颗牙（≥7mm）		
软组织解剖	软组织完整		
牙槽嵴解剖	无骨缺损		
风险等级评估		中等风险	

表2 外科SAC分类评估

因素		评估	备注
全身因素	全身禁忌证	无	
	吸烟	无	
	发育因素	无	
位点因素	骨量	充足	牙根周围骨壁完整，厚度1mm
	解剖风险	高	·邻近鼻腭管，可能影响种植体位置 ·不翻瓣下对方向和骨量的把握与评估
	美学风险	高	·患者的高美学要求 ·即刻修复后龈缘退缩程度的高风险
	复杂程度	高	不翻瓣即刻种植即刻修复，骨增量
	并发症风险	中	不当咬合应力使种植体失去初始稳定性的风险
	负荷方案	即刻修复	种植体承担部分功能性负荷
	SAC分类	高度复杂	

表3 修复SAC分类评估

单个前牙	简单	复杂	高度复杂
颌位关系	安氏Ⅰ类、Ⅲ类	安氏Ⅱ类	有严重的错𬌗，没有辅助性治疗就不能修复
近远中向距离		对应对侧同名牙，对称+/-1mm	对应对侧同名牙，不对称>1mm
负荷方案	常规或早期		即刻
美学风险	低	中	高
副功能咬合	无		有
临时种植修复体		修复体边缘位于龈缘根方<3mm	修复体边缘位于龈缘根方>3mm

椅旁制作临时冠。制作PRF，将PRF与Bio-Oss®胶原块捣碎混匀，填塞至愈合基台的唇侧骨缺损处。将临时冠粘接至基台后使用螺丝固定于种植体上，唇侧填塞PRF膜，防止骨移植材料溢出，简单缝合，固定PRF膜，使用光固化树脂封闭螺丝孔，调𬌗，使临时冠留出0.5~1mm的咬合空间，确保其在正中、前伸及侧方𬌗时均无咬合接触。

（2）临时冠塑形牙龈阶段：术后CBCT显示种植体近远中向位置良好，唇腭侧骨量2mm，术后10天见软组织初步愈合；术后1.5个月X线片显示骨结合良好；其后每次复诊适当调整临时冠形态，逐步引导牙龈塑形。术后8个月见牙龈轮廓与邻牙协调，龈乳头丰满；取下临时冠，见龈缘曲线良好；𬌗面观上皮袖口形态理想；比色2R1.5，制作永久修复体。

（3）永久修复：术后9个月戴入氧化锆全瓷冠，见牙冠形态、颜色及牙龈轮廓、丰满度与邻牙协调一致。X线片对比术后1.5个月和术后9个月，显示骨结合稳定。

二、结果

本病例采用了不翻瓣即刻种植即刻修复技术，有效减少了翻瓣引起的软硬组织吸收，形成了较好的牙龈轮廓及龈乳头的维持，患者对最终修复效果满意。

三、讨论

1. 关于适应证的把握 随着口腔种植技术的不断发展，患者更加期望种植治疗周期缩短、创伤较小，且对修复美学的期望值较高。这就要求种植修复追求微创化、数字化、精准化。经典的延期种植、延期修复治疗周期长，骨组织的生理性吸收还更大程度地造成骨量的丧失。在2013年第5次ITI共识会议提出了即刻种植的纳入标准和位置要求：①拔牙窝至少有1mm唇侧骨壁；②厚龈生物型；③拔牙位点/种植位点无急性炎症；④拔牙窝腭侧及根方的骨量能够为种植体提供足够的初始稳定性。本病例在严格遵从这一标准的前提下，仔细评估治疗风险。植入扭矩50N·cm，术中探查了骨壁的完整性，术后CBCT也保证了骨量的准确性。严格适应证的把握可为患者长期红白美学的稳定提供客观保障。

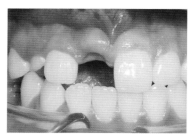

图1 上颌右侧中切牙残根，牙龈轮廓良好，点彩清晰

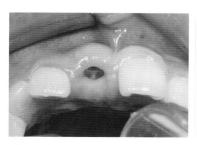

图2 上颌右侧中切牙𬌗面观，唇侧软组织丰满度充足

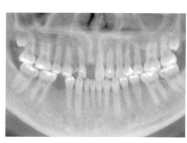

图3 CBCT显示上颌右侧中切牙残根

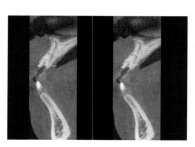

图4 CBCT矢状面，骨壁完整，骨高度16.8mm，骨宽度7.3mm，设计种植体

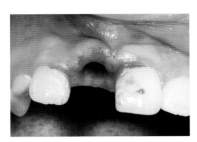

图5　术中不翻瓣拔除残根

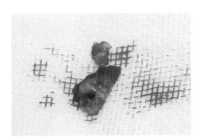

图6　残根完整，无明显肉芽组织

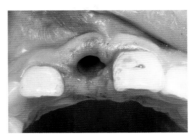

图7　殆面观，骨弓轮廓完整，无塌陷

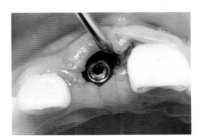

图8　植入Straumann®骨水平3.3mm×12.0mm种植体，见唇侧1mm骨间隙

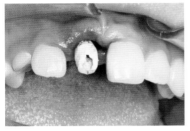

图9　放置临时基台，并调磨外形

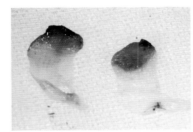

图10　制作PRF

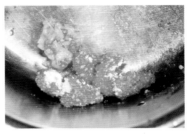

图11　PRF与Bio-Oss®胶原块捣碎混匀

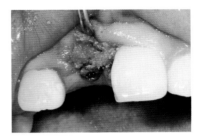

图12　临时放置愈合基台，填塞混合物

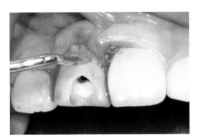

图13　椅旁制作临时冠并粘接至基台后使用螺丝固定，唇侧填塞PRF膜，防止材料溢出

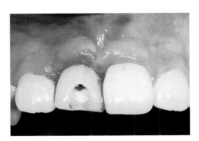

图14　简单缝合，固定PRF膜

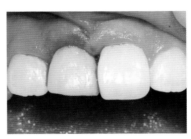

图15　光固化树脂封闭螺丝孔

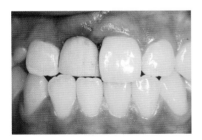

图16　调殆，使临时冠留出0.5~1mm的咬合空间，确保其在正中、前伸及侧方殆时均无咬合接触

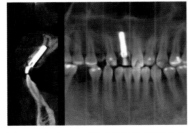

图17　术后CBCT显示种植体近远中向位置良好，唇腭侧骨量2mm

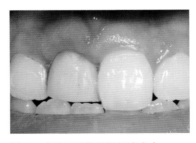

图18　术后10天软组织初步愈合

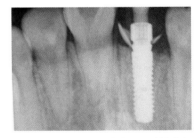

图19　术后1.5个月X线片显示骨结合良好

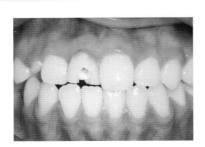

图20　术后8个月见牙龈轮廓与邻牙协调，龈乳头丰满

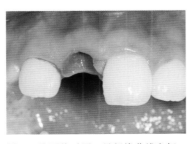

图21　取下临时冠，见龈缘曲线良好

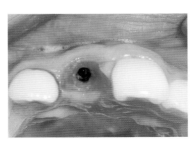

图22　殆面观，上皮袖口形态理想

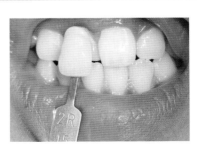

图23　比色2R1.5，制作永久修复体

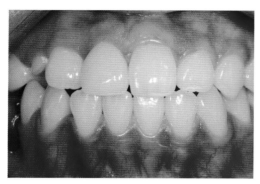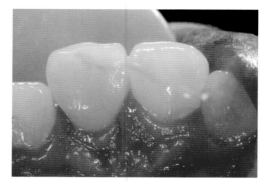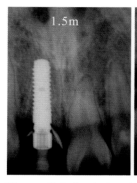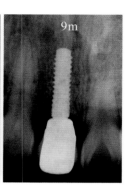

图24　术后9个月戴入氧化锆全瓷冠　　图25　腭侧观，牙冠及软组织外形均与邻牙协调　　图26　X线片对比术后1.5个月和术后9个月，骨结合稳定

2. **不翻瓣即刻种植即刻修复的优点**　不翻瓣即刻种植无明显的创伤，由于不破坏唇侧黏骨膜，因此保存了唇侧骨壁的血供，减少牙槽骨的吸收，从而更好地维持软硬组织的稳定及美学。另外即刻修复产生的生理性应力能力刺激促进骨组织的矿化和改建，加速骨性结合界面的形成。而即刻修复后的牙龈组织能够得到生理性按摩刺激，可促进种植体颈部周围牙龈组织的健康及龈袖口的形成。本病例永久修复后牙龈点彩清晰，色形质良好。近远中龈乳头完全充填，无"黑三角"形成。

3. **PRF对软组织愈合的作用**　PRF取自患者自体血，富有血小板源性生长因子（platelet-derived growth factor，PDGF），血管内皮生长因子（vascular endothelial gowth factors,VEGFs）、转化生长因子（transforming growth factor-β,TGF-β）等多种细胞因子，且具有一定的支架作用、骨诱导功能，可以加速软组织愈合，能在炎症调节和抗感染方面发挥作用，因此本病例中首先将PRF与Bio-Oss®胶原块混合，填塞至骨间隙处，以促进骨再生的发生发展，并降低局部发生感染的风险。而后在牙龈缘与临时冠间隙处放置PRF，在起到物理性屏障作用的同时，能快速引导软组织的再生和愈合，有利于减少牙龈炎症的产生，形成理想的临床美学效果。

参考文献

[1] Ferrus J, Cecchinato D, Pjetursson E B, et al. Factors influencing ridge alterations following immediate implant placement into extraction sockets. Clinical Oral Implants Research, 2010, 21(1): 22–29.

[2] Heitz-Mayfield. Consensus statements and clinical recommendations for prevention and managament of biologic and technical implant complications. ITI annual conference, 2013.

[3] Degidi M, Nardi D, Piattelli A. One abutment at one time: non - removal of an immediate abutment and its effect on bone healing around subcrestal tapered implants. Clinical Oral Implants Research, 2011, 22(11): 1303–1307.

[4] Becker W, Goldstein M, Becker B E, et al. Minimally invasive flapless implant surgery: a prospective multicenter study. Clinical implant dentistry and related research, 2005, 7(s1): s21–s27.

[5] Li Q, Pan S. Platelet-rich fibrin promotes periodontal regeneration and enhances alveolar bone augmentation. Biomed Res Int, 2013, 638043.

曲哲教授点评

　　本病例是上前牙即刻种植即刻修复的病例，通过术前美学、外科及修复风险评估，合理地把握了适应证，病例中患者为中厚牙龈型、牙根无感染、无唇侧骨板缺损且牙槽骨宽度较好，可以进行即刻种植。PRF富含多种细胞因子，且具有一定的支架作用和骨诱导功能，可以加速软组织愈合，能在炎症调节和抗感染方面发挥作用。本病例在龈缘与临时冠间隙处放置PRF，在起到物理性屏障作用的同时，能快速引导软组织的愈合和再生，有利于减少牙龈炎症的产生，形成理想的临床美学效果。在前牙美学区行种植修复治疗，应严格把握适应证，术前进行相关的风险评估，制订规范、合理的治疗方案，以保证长期稳定的美学修复效果。

连续缺失上前牙不翻瓣即刻种植即刻修复的临床应用

茅彩云　顾新华　浙江大学医学院附属第一医院口腔医疗中心

摘 要

目的：评价上前牙连续缺失采用不翻瓣即刻种植即刻修复的临床修复效果及软硬组织变化。**材料与方法**：上前牙连续缺失患者在不翻瓣微创拔牙条件下即刻植入种植体和Bio-Oss®骨粉，即刻临时冠修复，术后6个月行永久性修复，修复后1年评价软硬组织变化和美学效果。**结果**：种植体骨结合良好，修复后1年随访，骨板无明显吸收，牙龈无明显萎缩。**结论**：不翻瓣即刻种植即刻修复技术用于美学区连续缺失牙修复，获得较好的唇侧软硬组织外形，可获得理想的美学修复效果。

随着口腔种植技术的不断发展与完善，种植牙的成功率已不再是难题，即刻种植即刻修复在临床上已经很普遍，而且相关研究也表明，即刻种植和延期种植有相似的成功率，而即刻种植具有降低骨吸收、减少手术步骤、缩短治疗时间等优点。"微创手术"是口腔种植领域的一个革命性变化，微创、美观是前牙美学区种植修复的要点。前牙区不翻瓣即刻种植可以减小患者术后反应，显著减少骨组织的吸收，能更好地维持牙龈形态。本病例采用不翻瓣即刻种植即刻修复，联合Bio-Oss®骨粉和Bio-Gide®胶原膜植入治疗上前牙连续缺失。

一、材料与方法

1. **病例简介**　38岁女性患者，体健，既往无殊。因上前牙不美观，要求种植牙修复。曲面断层片显示上颌双侧中切牙根管内高密度影，修复体与牙根面间间隙较大，可见根尖周阴影。

2. **诊断**　上颌双侧中切牙不良修复体伴慢性根尖周炎。

3. **治疗计划**　上颌双侧中切牙微创拔除后行不翻瓣即刻种植即刻修复。

4. **治疗过程**

（1）术前准备：严格选择适应证，术前对拔除牙周围软组织、牙槽骨进行评估，拍摄曲面断层片及CT判断牙根及牙周骨组织情况是否适合即刻种植，了解骨缺损、骨高度等情况。

（2）拆除不良修复体：微创拆除不良修复体，可见上颌双侧中切牙残根，测量近、远中牙龈乳头的高度。

（3）不翻瓣微创拔牙：患者采取平卧位，常规消毒铺巾，局麻下不翻瓣微创拔除患牙，注意保护牙槽骨壁的完整性，尤其是唇侧骨板。仔细搔刮拔牙窝，彻底刮除牙周膜、肉芽组织等残余组织，牙周探诊检查骨壁有无缺损。

（4）偏腭侧预备种植窝，种植体植入：根据牙槽骨的宽度及系统类型在牙槽窝偏腭侧预备种植窝，植入种植体，种植体顶端位于牙槽嵴顶下2~3mm，初始稳定性良好，达到35N·cm以上，种植体植入过程中一定注意方向的控制，因各壁致密度不一样，非常容易改变方向。种植体与拔牙窝间隙内填入Bio-Oss®人工骨粉，覆盖Bio-Gide®胶原膜，安置预成个性化临时基台，缝合。

（5）临时冠即刻修复：树脂即刻行临时冠修复，调整咬合至正中、前伸、侧方殆均无接触，高度抛光进行牙龈塑形，定期复诊调整临时冠。

（6）永久修复：6个月后复诊行永久修复，首先口腔检查，拍摄曲面断层片查看骨结合情况，测量种植体近、远中牙龈乳头的高度。个性化取模，因患者咬合偏紧，设计为腭侧建立咬合关系，邻面增加固位轴沟的全瓷个性化基台，唇侧瓷贴面美学修复体。

（7）复查：永久修复12个月后复查，软组织形态良好，龈缘及龈乳头无退缩，CBCT检查示骨板无明显吸收。

二、结果

术后6个月种植体稳定不松动，修复后软组织美学效果良好，CBCT示骨结合良好。修复后1年随访，患者软组织形态良好，龈缘及龈乳头无明显退缩，CBCT示骨板无明显吸收。不翻瓣即刻种植即刻修复技术用于美学区连续缺失牙修复，可获得理想的美学修复效果。

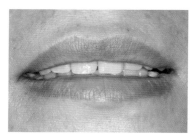

图1 初诊正面照，上中切牙颜色及形态欠佳

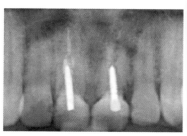

图2 初诊曲面断层片示不良修复体

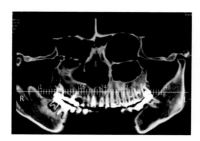

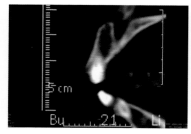

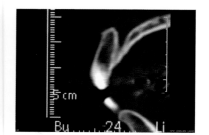

图3～图5 术前CT示唇侧骨板较完整，残根下方基骨较好

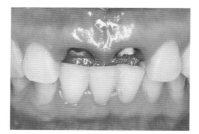

图6 拆除不良修复体后的残根情况

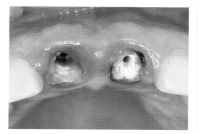

图7 上颌右侧中切牙残根可见裂纹

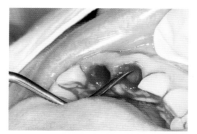

图8 不翻瓣微创拔除残根，彻底刮除肉芽组织等残余组织

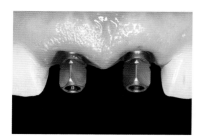

图9 种植体植入后唇面像

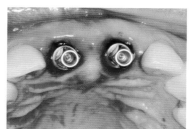

图10 种植体植入后腭面像

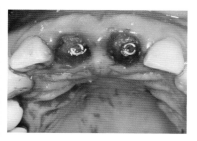

图11 种植体与拔牙窝间隙内填入Bio-Oss®人工骨粉

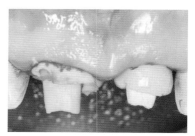

图12 覆盖Bio-Gide®胶原膜，安置预成个性化临时基台

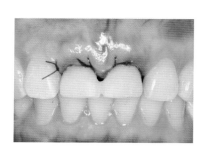

图13～图15 树脂即刻行临时冠修复，调整咬合至正中、前伸、侧方耠均无接触

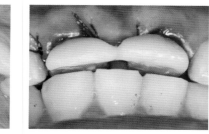

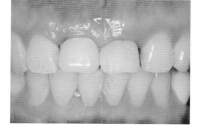

图16 软组织与临时冠稳定

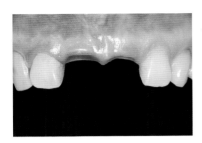

图17　牙龈乳头形态良好

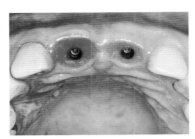

图18　牙龈袖口形成

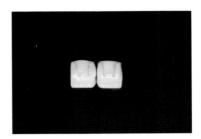

图19　特殊设计的全瓷修复体

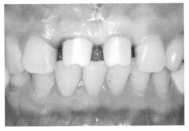

图20、图21　基台口内就位

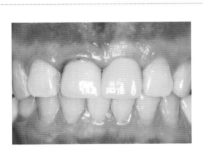

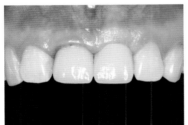

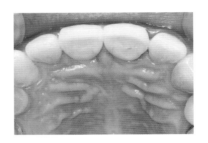

图22～图24　特殊设计的全瓷修复体口内戴入

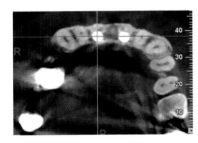

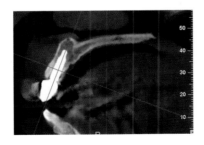

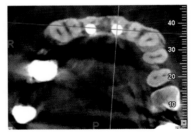

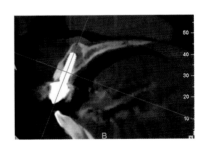

图25～图28　修复后CBCT检查

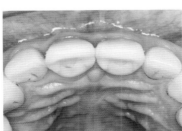

图29、图30　修复1年后复查，软组织形态良好

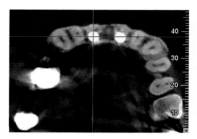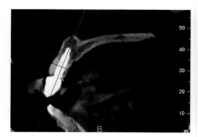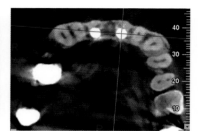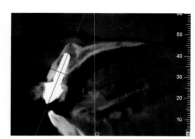

图31～图34　修复后1年复查，CBCT示无明显骨吸收

三、讨论

影响种植体周围软组织美学效果因素较多，良好的软硬组织解剖形态和质量是取得较好美学效果的前提。上颌前牙区唇侧骨板菲薄，牙缺失或拔除后，唇侧骨板吸收较快，形成的唇侧凹陷影响美学效果。近年来，即刻种植逐渐在临床上广泛应用，减少了手术次数和创伤，缩短了治疗周期，并能尽可能地利用拔牙处的骨量，有利于延缓和减少牙槽骨的吸收。即刻种植还可尽快修复缺牙间隙的三维空间，最大化保留了牙龈及周围组织，从而获得牙龈组织形态、颜色、质地更佳的美学效果。

而即刻种植过程中如采用翻瓣性手术，唇颊侧的全厚层软组织滑行关闭术区，可能破坏原有软组织结构和位置，修复效果大都呈现为唇侧没有足够宽度的角化龈，而软组织的形状和色泽与相邻的天然牙列不甚协调。相反，若选择不翻瓣的即刻种植手术，则可较好地避免上述缺点，不会暴露出患者的完整牙槽窝骨，缓解了对唇侧骨板造成的损伤，减少了骨壁吸收，能够更好地维持患者牙龈形态，还可在准确的三维位置中产生出最佳的美学效果。

但由于不翻瓣即刻种植无法暴露牙槽嵴顶的位置和宽度，为了避免穿通皮质骨外板，术前需测量骨外形或行CBCT检查。种植体植入时常需依靠拔牙窝内2～3个壁的骨板获得初始稳定性，为保证有足够的骨组织包绕种植体，植入方向常略偏腭侧，同时选择较长种植体，通过螺纹嵌入腭侧及根尖处骨板获得良好初始稳定性。本病例手术中因种植体颊侧与骨壁间隙＞1mm，故放置Bio-Oss®骨粉以维持颊侧所需骨厚度。同时，在不翻瓣即刻种植术中，愈合基台占据种植窝颈部，胶原膜保护创口，利于关闭创口，减少了附着龈损伤。

因该患者咬合偏紧，若修复体设计为全冠形式，基台腭侧强度将削弱，故我们设计了腭侧建立咬合关系，邻面增加固位轴沟的全瓷个性化基台，以及唇侧瓷贴面美学修复体，达到兼顾强度、美学的最终修复效果。

本病例结果显示不翻瓣即刻种植即刻修复获得的牙龈组织和种植体牢固程度效果满意，表明在严格控制适应证的情况下，上前牙不翻瓣即刻种植联合人工骨粉的临床技术可保存种植体周围骨组织及软组织高度，能在减少手术创伤的基础上获得良好的美学修复效果。

参考文献

[1] Knoernschild KL. Early survival of single-tooth implants in the esthetic zone may be predictable despite timing of implant placement or loading. J Evid Bas Dent Pract, 2010, 10(1): 52–55.

[2] H~tmmerle CH, Chen ST, Wilson TG Jr. Consensus statements and recommended clinical procedures regarding the placement of implants in extraction sockets. Int J Oral Maxillofac Implants, 2004, 19 Suppl: 26–28.

[3] Blanco J, Nufiez V, Aracil L, et al. Ridge alterations following immediate implant placement in the dog: flapversus flapless surgery. J Clin Periodontol, 2008, 35(7): 640–648.

[4] Barros RRM, Novaes AB Jr, Papalexiou V. Buccal bone remodeling after immediate implantation with a flap or flapless approach: a pilot study in dogs. Int J Dent Implants Biomater, 2009, 1(1): 45–51.

[5] Cosyn J, Eghbali A, De Bruyn H, et al. Immediate single-tooth implants in the anterior maxilla: 3-year results of a case series on hard and soft tissue response and aesthetics. J Clin periodontal, 2011, 38(8): 746–753.

[6] Deepalakshmi TK, Prabhakar M. Role of dentM implants in forensic identification. Forensic Dent Sci, 2014, 6(2): 145–147.

[7] van Steenberghe D, Callens A, Geers L, et al. The clinical use of deproteinized bovine bone mineral on bone regeneration in conjunction with immediate implant installation. Clin Oral Implants Res, 2000, 11(3): 210–216.

吴轶群教授点评

本病例为1例美学区根管治疗失败后即刻种植、即刻修复的病例。术前CBCT检查患牙唇侧骨板菲薄但是连续，作者选用不翻瓣手术，避免了手术过程中唇侧骨板折断的可能性，并最大限度地保留了唇侧骨板的血供，治疗方案选择合适。作者对即刻种植适应证把握准确，种植外科及种植修复操作步骤及流程设计规范合理，最终也获得了较理想的红白美学效果。术前、术中、术后及随访期的资料收集完整，术后CBCT显示植骨后唇侧骨板丰满，效果令人满意。如能在植入时，将种植体植入得更深一点，可能将获得更为理想的龈缘位置，牙冠也能较现有修复体修长美观。

上颌多颗相邻前牙的"精确化"即刻种植修复

刘晓强 刘建彰 周建锋 毛红 李晓利 谭建国 北京大学口腔医院修复科

摘要

目的：观察上颌多颗相邻前牙"精确化"即刻种植修复的临床效果。**材料与方法**：选取上颌多颗相邻前牙外伤致冠根折的病例，进行即刻种植修复。术前采用数字化技术辅助准备，包括设计修复体的形态和种植体的三维位置、制作多级导板、制作临时修复体；术中不翻瓣微创拔牙，在导板辅助下制备窝洞，即刻植入种植体，植入骨胶原，术后即刻临时修复；软硬组织愈合完成后，利用临时冠诱导软组织成形；软组织改建成熟后，通过两步法印模技术精确复制穿龈轮廓外形，制作氧化锆一体化基台冠，完成最终修复。**结果**：在观察期内，相邻前牙的种植修复获得了理想的软硬组织美学效果和稳定性。**结论**：本病例针对上颌多颗相邻前牙进行的即刻种植修复，其临床流程可行，临床效果满意。

美学区的种植修复经常面临一些比后牙种植修复更高的风险。大量研究表明，种植体和修复体具有较高的生存率和成功率，骨结合本身已经不再是治疗的终极目标；随着长期的观察，生物和技术方面并发症的高发生率变得越来越明显，前牙区治疗的美学效果正逐渐成为人们关注的焦点。

上颌前牙区单牙即刻种植和即刻修复的长期效果和优势已经得到了文献的充分证实。即刻种植和即刻修复的优点在于：可以缩短治疗周期，即刻恢复缺失牙，并最大限度地保留现存的软硬组织。然而，相邻种植体之间的龈乳头常常难以像单颗种植修复体或天然牙周围龈乳头那样得到维持或生长。这个问题在拔牙后即刻种植和即刻修复时变得更加尖锐和复杂。

本文报道1例上颌多颗相邻前牙冠根折拔除后即刻种植修复的病例：术前采用数字化技术辅助准备，包括设计修复体的形态和种植体的三维位置、制作多级导板、制作临时修复体；术中不翻瓣微创拔牙，在导板辅助下制备窝洞，即刻植入种植体，植入骨胶原，术后即刻临时修复；软硬组织愈合完成后，利用临时冠诱导软组织成形；软组织改建成熟后，通过两步法印模技术精确复制穿龈轮廓外形，制作氧化锆一体化基台冠，完成正式修复。在观察期内，本病例获得了理想的软硬组织美学效果和稳定性。

一、材料与方法

1. **病例简介** 23岁女性患者，外伤导致上前牙断断3天。检查：中微笑线；上颌右侧中切牙至左侧侧切牙残根，不松动，腭侧缺损达龈下5mm，牙龈中等厚度，龈缘基本完好。CBCT显示：根长约11mm，牙根长轴与牙槽突方向基本一致，唇侧骨板完好、厚度1.0mm，可用骨高度21mm。全身情况良好。

2. **诊断** 上颌右侧中切牙至左侧侧切牙冠根折。

3. **治疗计划** 上颌右侧中切牙至左侧侧切牙拔除后种植修复。

4. **治疗过程**

（1）术前准备。拍摄临床照片、拍摄轻开口位CBCT（NewTom）、取聚醚印模灌制超硬石膏模型。

构建数字化模型并设计修复体：将超硬石膏模型在口外扫描（Identica Hybrid），获取软硬组织表面形态，构建数字化模型，确认咬合情况。根据天然牙残根颈部形态设计修复体颈部形态，使修复体颈缘轮廓与原有天然牙一致；按正常牙弓弧度与覆𬌗、覆盖关系，结合红白美学等原则确定修复体的三维形态。最后，导入患者面部照片，确认模拟修复效果。

设计种植体位置并制作多级导板：利用Segma设计软件，将CBCT数据和模型扫描数据进行配准，调入模拟修复效果数据，以修复为导向设计种植方案，设计种植体螺丝孔开口从修复体舌窝处穿出，最终实现螺丝固位的一体化基台冠修复。根据种植体信息设计多级导板，参考修复体形态设计导板植入区颈缘外形，打印生成种植导板（Segma），并安装金属引导环。

设计并制作临时修复体：如前所述，按照美学效果和咬合关系设计临时冠外形，颈部形态与模型龈缘轮廓一致，保证临时修复体在术后可以封闭拔牙窝。3颗临时冠为连冠，龈外展隙适当加大，为术后软组织生长提供一定的空间。在临时冠近两侧邻牙的切角处预留翼板，保证临时冠戴入时可以找到准确的位置。以铣削的方式加工临时冠（Segma），待种植体植入后将其在口内粘接于临时基台上。

（2）即刻种植、即刻临时修复。术中不翻瓣微创拔除牙根，牙槽窝骨壁完整。在多级导板辅助下完成种植窝洞制备，植入Bego柱形种植体，型号分别为：上颌右侧中切牙位点4.1mm×15mm、上颌左侧中切牙位点3.75mm×15mm、上颌左侧侧切牙位点3.25mm×15mm，扭矩均为35N·cm。种植体与唇侧骨壁间隙约2mm，植入Bio-Oss®Collagen骨胶原。戴入桥用钛临时基台，临时冠就位顺利，自凝树脂口内粘接后适当修整外形，充分磨光，调𬌗至正中𬌗、前伸𬌗和侧方𬌗与对颌牙均无接触。术后根尖片显示种植体位置、方向良好。

（3）软组织成形。术后4个月复查，临时修复体完好，软组织色粉、质韧、点彩清晰，龈缘位置基本稳定，龈乳头区可见三角间隙。此后1个月内，先后2次取下临时冠，用树脂调整修复体颈部外形，进行软组织成形。术后6个月复查，软组织形态满意、位置稳定，进行最终修复。

（4）最终修复。种植体周围软组织改建成熟以后，进行最终修复。本病例采用两步法印模技术精确记录种植体的三维位置和种植体周围软组织穿龈轮廓外形。

首先，口内制取临时冠及周围软硬组织的硅橡胶阴模，复制软硬组织表面形态。然后，取下临时修复体，常规制取闭窗式种植体水平聚醚印模，精确记录种植体的三维位置，灌制含人工牙龈的超硬石膏模型。最后，去除模型上的人工牙龈，将临时修复体戴入到模型上，在临时修复体周围和硅橡胶阴模内注入人工牙龈，将阴模就位到含临时冠的石膏模型上，精确转移穿龈轮廓外形，获得工作模型。

制作螺丝固位的一体化氧化锆基台冠，以切削方式制作完成后，表面添加饰瓷来获得理想的美观效果。

术后7个月，戴入最终修复体，红白美学效果满意。

（5）复查。种植体周围骨水平稳定，龈乳头及龈高点位置稳定，龈缘曲线形态理想，唇侧软硬轮廓良好，功能满意，修复效果符合预期。

二、结果

本病例在观察期内，种植修复获得了良好的软硬组织美学效果和稳定性。患者对治疗效果满意。

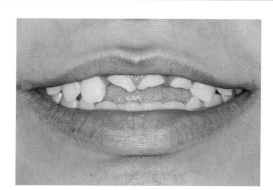

图1　术前微笑像

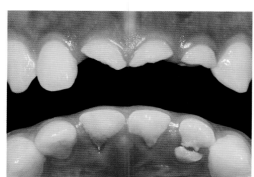

图2　术前口内像

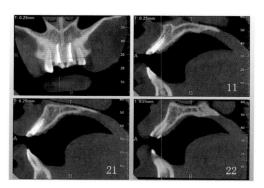

图3　术前CBCT

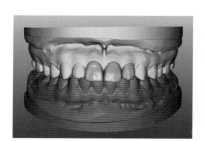

图4　构建数字化模型并设计修复体

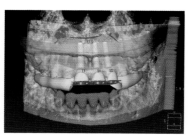

图5　设计种植体位置与多级导板

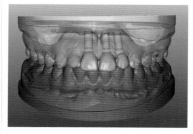

图6　设计临时修复体

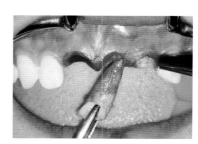

图7　不翻瓣微创拔牙

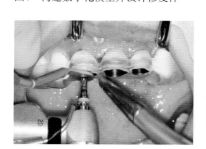

图8　导板辅助下备洞

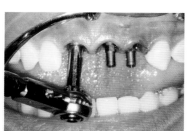

图9　植入种植体

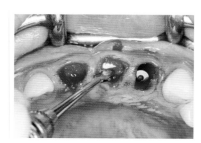

图10　植入骨胶原

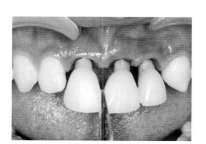

图11　戴入临时修复体

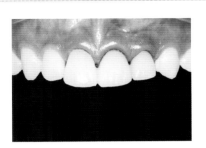

图12　即刻修复完成

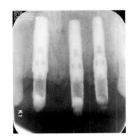

图13　术后即刻根尖片

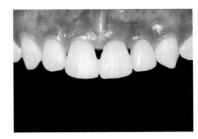

图14　术后4个月口内像

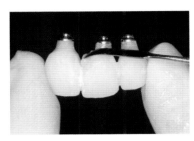

图15　调整临时修复体外形

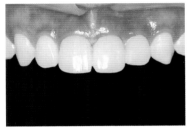

图16　软组织成形后口内像

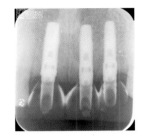

图17　术后6个月根尖片

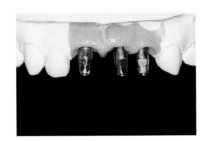

图18　初印模灌制完成

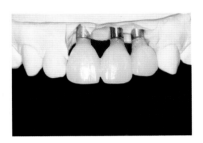

图19　临时修复体戴入石膏模型

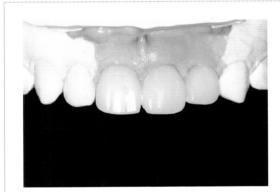

图20　终印模灌制完成

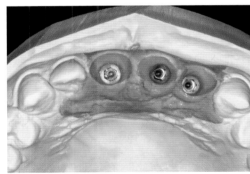

图21　工作模型

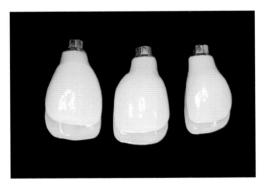

图22　最终修复体

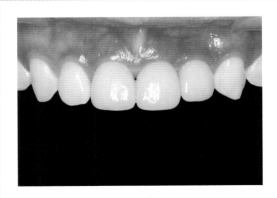

图23　最终修复后即刻口内像

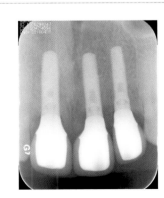

图24　最终修复后即刻根尖片

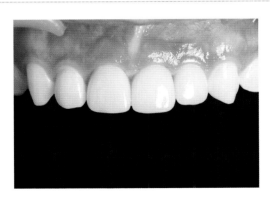

图25　最终修复后复查口内像

三、讨论

本病例为上颌多颗相邻前牙因外伤致冠根折的病例，进行了"精确化"的即刻种植修复。术前依据模型扫描数据、CBCT数据等构建数字化模型，根据美学和功能原则设计最终修复体外形，再以修复为导向设计种植体的三维位置，并制作多级导板，以提高种植体的植入精度。同时，为了减少术后进行临时修复的等待时间，术前设计制作了高精度的临时修复体，修复体颈部外形严格复制天然牙颈部轮廓，保证临时修复体术后可以严密封闭拔牙窝；在临时修复体与临时基台之间预留一定间隙以便于口内就位和粘接；在修复体近邻牙侧预留翼板以便于修复体的稳定就位。通过此类细节的处理，可以保证在种植术后最短的时间内顺利戴入理想的临时修复体。

术中采用的不翻瓣微创拔牙技术可以最大限度地保存龈缘形态、维持唇侧牙槽窝骨壁的血供、减少骨吸收，从而维持软硬组织的稳定。拔牙窝骨壁完整，唇侧骨板厚度大于1mm，拔牙后在导板辅助下即刻植入种植体，植体位置符合预期。为了减少唇侧牙槽骨吸收，种植体唇侧与牙槽窝内壁之间的间隙控制在2mm，并植入骨替代材料，这对于获得临床美学效果是非常重要的。术后即刻戴入临时修复体，可维持软组织形态，并封闭拔牙窝，促进组织愈合，最大限度地获得理想的美学效果。

制取终印模时，精确复制软组织袖口形态是关键技术之一。两步法印模技术可以在精确复制种植体三维位置的同时，精确复制软组织穿龈轮廓外形，并且具有临床便捷性等优点，避免了制作个性化印模杆的复杂性和可能带来的误差，具有较好的临床适用性。

前牙相邻种植体之间龈乳头的维持存在一定难度，本病例种植体间龈乳头高度与术前相比稍有降低，今后需进一步改进外科和修复技术，争取获得更理想的美学效果。

参考文献

[1] Deeb GR, Soliman O, Alsaad F, et al. Simultaneous Virtual Planning Implant Surgical Guides and Immediate Laboratory Fabricated Provisionals: An Impressionless Technique. Journal of Oral Implantology. 2016, 42(2).
[2] Schnitman PA, Hayashi C. Papilla Formation in Response to Computer-Assisted Implant Surgery and Immediate Restoration. Journal of Oral Implantology. 2015, 41(4).
[3] Tarnow DP, Chu SJ, Salama MA, et al. Flapless Postextraction Socket Implant Placement in the Esthetic Zone: Part 1. The Effect of Bone Grafting and/or Provisional Restoration on Facial-Palatal Ridge Dimensional Change-A Retrospective Cohort Study. International Journal of Periodontics & Restorative Dentistry, 2014, 34(3).
[4] Ross S B, Pette GA, Parker WB, et al. Gingival margin changes in maxillary anterior sites after single immediate implant placement and provisionalization: a 5-year retrospective study of 47 patients. International Journal of Oral & Maxillofacial Implants, 2014, 29(1).
[5] Cosyn J, Raes M, Packet M, et al. Disparity in embrasure fill and papilla height between tooth- and implant-borne fixed restorations in the anterior maxilla: a cross-sectional study. Journal of Clinical Periodontology, 2013,40(7).

顾新华教授点评

目前文献已证实多颗前牙连续缺失是美学种植修复的一大难点。作者通过对1例美学区多牙外伤需拔除的患者采用数字化技术进行了术前设计和手术导板的制作，术中微创拔牙，在导板辅助下即刻植入种植体，术后即刻临时修复，并利用临时冠诱导软组织成形，最终完成一体化氧化锆基台冠。整个病例体现了数字化技术在治疗设计中的应用，展示了以修复为导向、精细的美学种植修复理念，并采用即刻种植即刻修复的方法缩短了患者缺牙时间，最终获得令人满意的美学效果。但是该病例没有指明永久修复后的复诊时间，中远期临床修复效果，尤其唇侧软组织形貌还有待观察。另外，若能提供数字化设计、植入临时修复及永久修复时的唇腭向形态（影像），对"精确化"的诠释更具说服力。

上前牙外伤连续缺失的即刻种植修复

徐金波　刘蕾　李小凤　杭州口腔医院城西分院名医馆

摘要

目的：探讨上前牙外伤连续牙齿缺失病例的即刻种植修复的方法和临床效果。**材料与方法**：35岁女性患者，上前牙外伤致上颌右侧侧切牙冠根折和上颌右侧中切牙根折。治疗过程：微创拔除上颌右侧侧切牙，植入Straumann® BL TiZr种植体1颗，唇侧骨缺损间隙植入Bio-Oss®骨粉，初始稳定性小于35N·cm，延期负荷，愈合基台支撑牙龈外形，制作树脂临时牙粘接于邻牙。微创拔除上颌右侧中切牙，植入Straumann®BL Ti种植体1颗，唇侧缺损间隙植入Bio-Oss®骨粉，初始稳定性大于35N·cm，制作临时基台固位的树脂临时牙即刻修复。术后3个月使用Osstell动度测量仪测量上颌右侧侧切牙、中切牙种植体稳定性。使用临时基台固位的树脂临时冠，对上颌右侧侧切牙和上颌右侧中切牙的牙龈外形和软组织轮廓进行塑形。牙龈诱导塑形4个月后，制作上颌右侧侧切牙、中切牙个性化印模帽取模，制作最终修复体，完成戴牙。戴牙后和修复完成半年后分别用红色美学指数（PES）和白色美学指数（WES），评估上颌右侧侧切牙、中切牙种植义齿各项得分。**结果**：术后3个月，使用Osstell动度测量仪测得上颌右侧侧切牙和上颌右侧中切牙的ISQ值分别为72、74。戴牙完成上颌右侧侧切牙和上颌右侧中切牙的红色美学指数（PES）分别为11、11，白色美学指数（WES）分别为8、8；修复完成后半年上颌右侧侧切牙和上颌右侧中切牙的红色美学指数（PES）分别为12、12，白色美学指数（WES）分别为9、9。**结论**：上前牙外伤连续牙齿缺失，应用钛锆种植体，通过即刻种植、即刻修复、临时基台临时冠牙龈塑形、个性化印模帽制作等多种治疗技术灵活应用，可以获得很理想的美学效果。

前牙区的种植美学修复不仅要求种植体获得长期稳定的骨结合，还包括稳定的美学效果，即自然、协调和稳定的种植体周围软组织以及逼真的修复体。本病例患者前牙区外伤致连续牙齿缺失，采用即刻种植、即刻修复、牙龈塑形、个性化印模帽制作等多种治疗技术，完成前牙区的全瓷美学修复。使用Osstell动度测量仪检测钛锆植体和常规纯钛植体的种植体稳定性，用红色美学指数和白色美学指数来评价种植修复的美学效果，以此探讨上前牙外伤连续牙齿缺失病例的即刻种植修复的方法和临床效果。

一、材料与方法

1. **病例简介**　35岁女性患者，主诉：上前牙外伤疼痛1h，现病史：患者1h前不慎于游泳馆滑倒，致右上多个前牙缺损、疼痛，个别牙松动。患者自诉曾于外院因上颌左侧中切牙龋坏而进行烤瓷冠修复，感觉不美观。既往史：患者全身健康状况良好，否认系统疾病史，无过敏史和传染病史。口内检查：上颌右侧尖牙牙尖缺损，叩痛（+++），松（-），冷（-）；上颌右侧侧切牙牙冠见折裂线，由唇侧牙颈1/3折裂至腭侧牙龈下4~5mm；上颌右侧中切牙唇侧牙体可见部分裂纹，切端少量牙体缺损，叩痛（+++），松动Ⅰ°，冷（-）；上颌左侧中切牙烤瓷冠无松动，颜色与邻近天然牙色差较明显。口腔卫生状况良好。患者颌面部无畸形，颞颌关节无明显异常，张口度可，前牙咬合关系正常。

2. **诊断**　上颌右侧尖牙冠折；上颌右侧侧切牙冠根折；上颌右侧中切牙冠折。

3. **治疗计划**　上颌右侧侧切牙行即刻种植和临时修复；上颌右侧尖牙、侧切牙观察；上颌左侧中切牙重新全冠修复。种植体完成骨愈合后，拟牙龈成形后，进行全瓷冠修复。

4. **治疗过程**

（1）急诊处理：局麻下，拔除上颌右侧侧切牙折断牙体，对上颌右侧侧切牙进行拔髓，冲洗，氢氧化钙暂封。

（2）上颌右侧侧切牙即刻种植和临时修复：微创拔除上颌右侧侧切牙，清创，唇侧骨板完好，于拔牙窝腭侧骨板定种植体植入位点，逐级预备种植窝，植入Straumann® BL, NC, SLActive®3.3mm×12mm, TiZr种植体1颗，初始稳定性<35N·cm，置3.6mm×3.5mm愈合基台，唇侧骨缺损间隙植入Bio-Oss®骨粉，上覆盖少量凝胶海绵，缝合，无压迫牙龈情况下制作树脂临时牙粘接于邻牙。

（3）上颌右侧侧切牙种植术后1个月，复诊口内检查：上颌右侧尖牙、中切牙叩痛（+），牙髓活力测试为阴性。诊断：上颌右侧尖牙、中切牙牙髓坏死。治疗方案：上颌右侧尖牙、中切牙行根管治疗。处理：对上颌右侧尖牙、中切牙行根管治疗，热牙胶根管充填，X线片示上颌右侧中切牙根充糊剂于根中1/2处形成环形影像，提示上颌右侧中切牙为根折。告知患者上颌右侧中切牙应行即刻种植即刻修复。

（4）上颌右侧中切牙即刻种植和即刻修复：微创拔除上颌右侧中切牙，唇侧骨板完好，于拔牙窝腭侧骨板定种植体植入位点，逐级预备种植窝，植入Straumann® BL, NC, SLActive® 3.3mm×12mm, Ti种植体1颗，初始稳定性大于35N·cm，制作临时基台固位的树脂临时牙即刻修复。上颌右侧侧切牙树脂临时牙单端粘接于上颌右侧尖牙固位。调整咬合，抛光。

（5）检测种植体骨结合上颌右侧中切牙即刻修复后3个月CT复查种植体周未见明显骨吸收，种植体唇侧骨量充足，Osstell种植体动度测量仪显示上颌右侧侧切牙、中切牙的ISQ值分别为72、74，提示良好的骨结合。

（6）上颌右侧侧切牙、中切牙种植体周围软组织成形：上颌右侧侧切牙临时基台替代愈合基台，制作临时冠对上颌右侧侧切牙牙龈进行塑形，修整上颌右侧中切牙临时冠和临时基台，对上颌右侧中切牙颈部牙龈进行塑形。

（7）制取印模：牙龈塑形4个月后，制作个性化印模托盘，制作精细的上颌右侧侧切牙、中切牙个性化印模帽，对上颌右侧尖牙进行牙体预备，对上颌左侧中切牙进行拆冠和牙体预备，聚醚制取最终印模。

（8）修复体制作：比色，制作上颌右侧尖牙、右侧侧切牙、双侧中切牙 Emax全瓷冠，上颌右侧侧切牙、中切牙制作氧化锆全瓷基台。

（9）戴牙：先对上颌右侧尖牙、左侧中切牙进行戴牙，试戴并调改邻接和咬合，粘接上颌右侧尖牙、左侧中切牙后，安装上颌右侧侧切牙、中切牙氧化锆全瓷基台，试戴并调改邻接和咬合，上颌右侧中切牙修复体远中牙颈部腭侧加瓷减小"黑三角"间隙，粘接上颌右侧侧切牙、中切牙修复体。

（10）复查：戴牙后半年复查，修复体牙龈形态稳定，咬合情况良好，患者对修复体颜色和外观满意。

（11）美学效果评价：戴牙完成后和戴牙后半年复查分别用红色美学指数（PES）和白色美学指数（WES）评估上颌右侧侧切牙、中切牙种植体周软组织和义齿的各项得分，评分标准见表1和表2，评分见表3和表4。远期修复效果有待进一步观察。

表1 红色美学分值（PES）各变量及评分标准

PES变量	缺失	不完整	完整
1 近中龈乳头	0	1	2
2 远中龈乳头	0	1	2
PES变量	较大差异	较小差异	无差异
3 边缘龈水平	0	1	2
4 软组织形态	0	1	2
5 牙槽嵴缺损	0	1	2
6 软组织颜色	0	1	2
7 软组织质地	0	1	2
PES总分		14	

表2 白色美学分值（WES）各变量及评分标准

WES变量	较大差异	较小差异	无差异
1 牙冠形态	0	1	2
2 牙冠外形轮廓	0	1	2
3 牙冠颜色	0	1	2
4 牙冠质地	0	1	2
5 牙冠透明度	0	1	2
PES总分		10	

表3 红色美学分值（PES）

PES变量	12		11	
	戴牙后	半年后复查	戴牙后	半年后复查
1 近中龈乳头	1	1	1	2
2 远中龈乳头	1	2	1	1
3 边缘龈水平	2	2	2	2
4 软组织形态	1	1	1	1
5 牙槽嵴缺损	2	2	2	2
6 软组织颜色	2	2	2	2
7 软组织质地	2	2	2	2
PES总分	11	12	11	12

表4 白色美学分值（WES）

WES变量	12		11	
	戴牙后	半年后复查	戴牙后	半年后复查
1 牙冠形态	1	2	1	2
2 牙冠外形轮廓	1	1	1	1
3 牙冠颜色	2	2	2	2
4 牙冠质地	2	2	2	2
5 牙冠透明度	2	2	2	2
PES总分	8	9	8	9

远期修复效果有待进一步观察。

二、结果

术后3个月，使用Osstell动度测量仪测得上颌右侧侧切牙和上颌右侧中切牙的ISQ值分别为72、74。戴牙完成上颌右侧侧切牙和上颌右侧中切牙的红色美学指数（PES）分别为11、11，白色美学指数（WES）分别为8、8；修复完成后半年上颌右侧侧切牙和上颌右侧中切牙的红色美学指数（PES）分别为12、12，白色美学指数（WES）分别为9、9。

三、讨论

1. **种植体植入时机** 拔牙后前12个月的愈合期中牙槽嵴宽度约降低50%，其中2/3的变化发生于前3个月。黏膜的外径变化反映了牙槽窝骨壁的改建，通常造成垂直向0.7~1.8mm和水平向2.6~4.6mm的降低。因此，基于牙槽窝愈合过程中牙槽嵴的变化，早期和即刻种植有利于防止牙槽嵴的进一步吸收。本例患者为外伤导致患牙无法保留，微创拔除患牙，牙槽窝完整、无骨折，位点健康，无软组织水肿或炎症，选择即刻种植，缩短了种植疗程，减少了手术次数，降低了手术创伤，保存了前牙区唇侧薄弱的骨板，增加软组织的美学效果。

2. **牙龈生物型** 有学者认为薄龈生物型的患者发生牙龈退缩和牙槽骨吸收的风险均比厚龈生物型的患者大得多，即使采用转移平台的方式进行种植也难以维持其软硬组织的形态，而厚龈生物型的患者种植后则可较好地预测其种植效果。Remeo等对48个非埋植型即刻种植体进行研究发展，厚龈生物型患者的牙龈乳头存在率为84%，而薄龈生物型患者为42.8%。本例患者上颌右侧中切牙与侧切牙牙龈都属于中厚龈生物型，因上颌右侧侧切牙牙龈弧线较上颌右侧中切牙高，且上颌右侧侧切牙与中切牙为连续牙齿缺失，邻牙存在修复治疗的情况，根据2003年国际口腔种植学会（ITI）第三届共

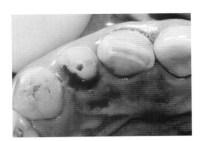
图1　右上前牙外伤殆面像

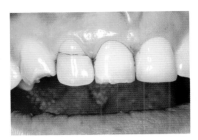
图2　右上前牙外伤唇面像

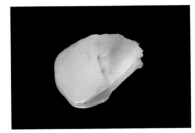
图3　上颌右侧侧切牙冠根折脱落牙体

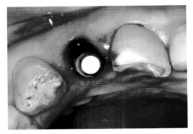
图4　上颌右侧侧切牙即刻种植殆面像

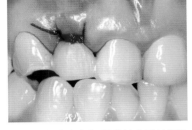
图5　上颌右侧侧切牙种植术后树脂临时冠粘接

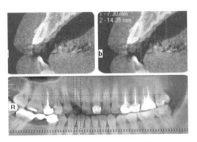
图6　上颌右侧侧切牙种植术前CT

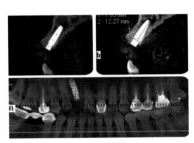
图7　上颌右侧侧切牙种植术后CT

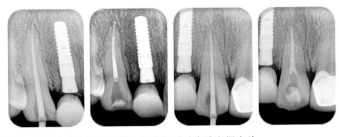
图8　上颌右侧尖牙和上颌右侧中切牙试尖片和根充片

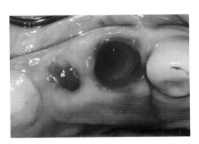
图9　上颌右侧中切牙拔牙窝

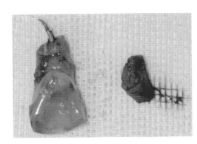
图10　微创拔除的上颌右侧中切牙

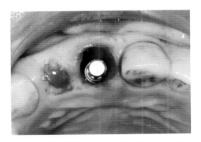
图11　上颌右侧中切牙即刻种植殆面像

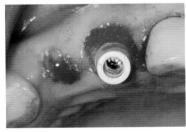
图12　上颌右侧中切牙即刻修复临时基台

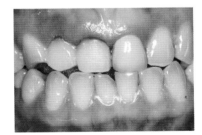
图13　即刻修复

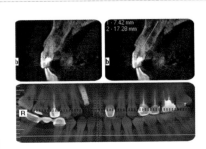
图14　上颌右侧中切牙种植术前CT

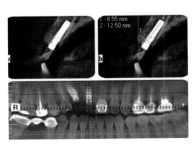
图15　上颌右侧中切牙种植术后CT

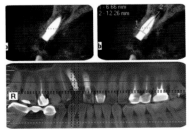
图16　上颌右侧侧切牙种植术后3个月CT

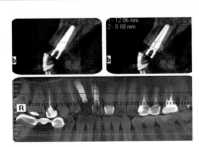
图17　上颌右侧中切牙种植术后3个月CT

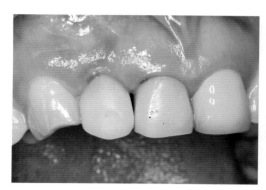

图18　临时基台临时冠修整牙龈诱导成形

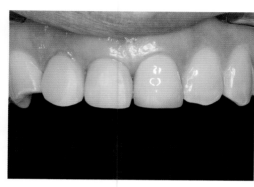

图19　牙龈诱导成形4个月后

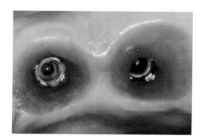

图20　牙龈袖口

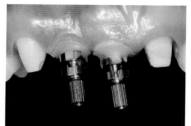

图21　取模唇侧像

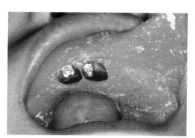

图22　个性化托盘开窗取模

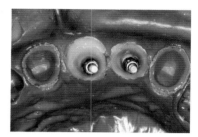

图23　聚醚取模

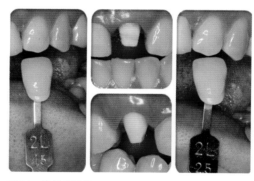

图24　修复前比色

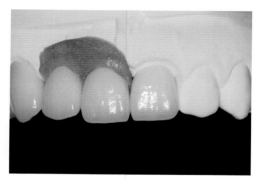

图25　模型上的修复体

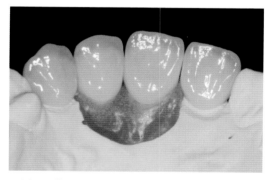

图26　模型上的修复体腭侧像

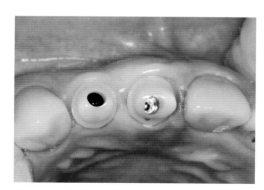

图27　上氧化锆全瓷基台

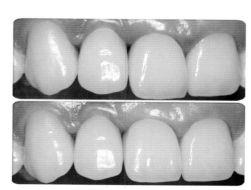

图28　上颌右侧中切牙修复体远中颈加瓷

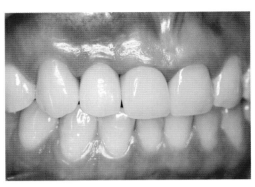

图29　戴牙后侧面像

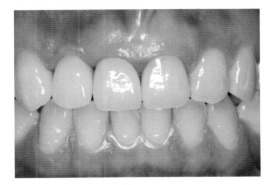

图30　戴牙后口内正面像

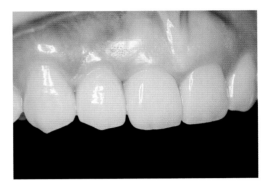

图31　半年复查侧面像

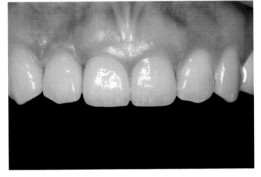

图32　半年复查口内正面像

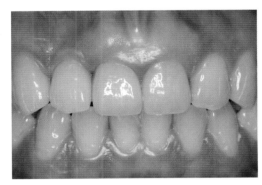

图33　戴牙后半年咬合像

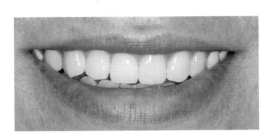

图34　微笑像

识研讨会形成的牙种植美学风险评估的12项因素，评估美学风险较高。

3. **种植体的三维方向**　准确的种植体三维位置是获得美学种植效果的必要条件。相邻连续牙齿的缺失，通常，2颗种植体之间的距离应该在3mm以上。否则种植体周围的碟形骨吸收将导致龈乳头的丧失，发生种植体之间邻间隙的"黑三角"，或形成过长的邻面接触区。

通过对患者术前CT的研究，术中使用牙周探针测量定位，术后通过CT我们测得：上颌右侧侧切牙种植体与上颌右侧尖牙的距离ITD为3.09mm，上颌右侧中切牙种植体与上颌左侧中切牙的距离ITD为3.34mm，种植体上颌右侧侧切牙与种植体上颌右侧中切牙之间的距离为3.04mm，种植体偏于腭侧种植，依靠腭侧骨板。术后3个月，上颌右侧侧切牙唇侧骨板厚为2.15mm，上颌右侧中切牙唇侧骨板厚为3.69mm。

4. **种植体周围软组织成形**　种植体周围软组织成形技术主要分：愈合帽成形和过渡义齿成形。成形的方法包括预成愈合帽（例如唇侧带有斜面的美学愈合帽和解剖式愈合帽等）和个性化愈合帽。过渡义齿成形种植体周围软组织。可选择牙支持的过渡义齿和种植体支持的临时修复体。种植体支持的临时修复体（provisional restoration）：为了最大限度地获得美学治疗效果，获得良好的穿龈轮廓和过渡带形态，在戴入最终修复体之前，用临时修复体引导和成形种植体周围软组织。通过1~3次调整临时修复体的穿龈

轮廓，1次或逐步建立理想的修复体形态，建立所期望的穿龈轮廓和黏膜质量。戴入临时修复体后3~12个月内，种植体周围黏膜将趋于成熟和稳定。临时修复体对未来种植体周围软组织美学效果和最终理想的修复体外形具有诊断价值。

本例中，上颌右侧侧切牙种植体植入后初始稳定性<35N·cm，选择使用愈合帽维持原有牙龈形态，制作临时树脂冠粘接修复。上颌右侧中切牙种植体植入后初始稳定性>35N·cm，制作临时基台固位的树脂临时牙即刻修复。

5. **美学修复体的制作**　复制穿龈轮廓：用临时修复体制作个性化印模帽，通过临床印模程序，准确地将最终定型的临时修复体的穿龈轮廓和获得的种植体周围过渡带的形态转移至石膏模型上。这样就把已获得的临床效果准确地转移到牙科技工手中，用以制作最终修复体。

制作修复体：对于前牙美学修复体的制作，应该关注的有牙冠大小、形态、质地、位置与排列、轴向倾斜度、黄金比例、邻面接触和唇侧观牙弓的渐变等。本例中，通过与患者沟通最终修复体的制作要求，与技师讨论氧化锆基台和牙冠的制作。戴牙过程中，患者对最终修复体的美学效果表示满意。

6. **钛锆植体临床应用**　Kopf等研究报道钛锆种植体和纯钛种植体表面采用纳米结构处理和亲水性处理，对蛋白质吸附和血液成骨方面有更好

的表现，与植体材料是钛或钛锆无关。Al-Nawas等临床病例报道：603颗3.3mm直径钛锆植体应用于前牙和后牙的种植，1年的累积存留率和成功率分别为97.8%和97.6%，2年的累积存留率和成功率分别为97.6%和97.4%。2年后，种植体周的牙槽骨和软组织保持稳定。本病例中使用1颗钛锆植体和1颗常规纯钛种植体，术后3个月CT复查种植体未见明显骨吸收，种植体唇侧骨量大于2mm，种植体周牙槽骨未见大量吸收，Osstell牙种植专用共振频率分析仪显示上颌右侧中切牙、侧切牙的ISQ值稳定于70左右，提示良好的骨结合。

7. 前牙美学评价指标　2005年Fürhauser等提出了红色美学指数（pink esthetic score，PES），Belser等在此基础上加入了白色美学指数（white esthetic score，WES）。PES包括7个指标：近中龈乳头、远中龈乳头、边缘龈水平、软组织形态、牙槽嵴缺损、软组织颜色和软组织质地。其中近中龈乳头和远中龈乳头按照完整、不完整、缺失进行评价，其他指标则是通过与邻牙或相近的牙进行对比评价。WES包括5个指标：牙冠形态、牙冠外形轮廓、牙冠颜色、牙冠质地和牙冠透明度。均是通过与邻牙或相近的牙进行对比评价。PES-WES通过2-1-0评分系统进行评分，2分代表龈乳头完整或与邻牙的差异最小，0分代表龈乳头缺失或与邻牙的差异大。PES最高分为14分，WES最高分为10分。完美美学效果表示为PES≥12且WES≥9；美学效果较满意的表示是PES为8~11，WES为6~8；美学效果很差的种植义齿表示为PES＜8或WES＜6。本例中，戴牙完成上颌右侧侧切牙和上颌右侧中切牙的红色美学指数（PES）分别为11、11，白色美学指数（WES）分别为8、8；修复完成后2个月上颌右侧侧切牙和上颌右侧中切牙的红色美学指数（PES）分别为12、12，白色美学指数（WES）分别为9、9，达到了完美美学效果的标准。半年后复查，红色美学指数（PES）和白色美学指数（WES）的变化，表明前牙区连续牙体缺失种植修复戴牙后种植体周龈有充盈间隙的趋势，这和单颗牙缺失种植修复相似。应用PES和WES对连续前牙缺失的种植义齿周的软组织及种植义齿的美学效果进行评价，从一定程度上可以反映种植义齿的美学效果，本例只观察了种植义齿负载半年后的美学情况，远期美学效果还有待进一步观察。

参考文献

[1] Furhauser R, Florescu D, Benesch T, et al. Evaluation of soft tissue around single-tooth implant crowns: the pink esthetic score. Clin Oral Implant Res, 2005, 16(6):639-644.

[2] Belser UC, Grutter L, Vailati F, et al. Outcome evaluation of early placed maxillary anterior single tooth implants using objective esthetic criteria: a cross-sectional, retrospective study in 45 patients with a 2- to 4-year follow-up using pink and white esthetic scores. J Periodontol, 2009,80(1):140-151.

[3] Buser D, Halbritter S, Hart C, et al. Early Implant Placement With Simultaneous Guided Bone Regeneration Following Single-Tooth Extraction in the Esthetic Zone:12-Mouth Results of a Prospective Study With 20 Consecutive Patients. J Periodontol, 2009, 80(1):152-162.

[4] Romeo E1, Lops D, Rossi A, et al. Surgical and prosthetic management of interproximal region with single-implant restorations: 1-year prospective study. J Periodontol, 2008,79(6):1048-1055.

[5] Kopf BS, Ruch S, Berner S, Spencer ND, Maniura-Weber K. The role of nanostructures and hydrophilicity in osseointegration: In-vitro protein-adsorption and blood-interaction studies.J Biomed Mater Res A, 2015 Jan 28.

[6] Al-Nawas B, Domagala P, Fragola G, Freiberger P, Ortiz-Vigón A, Rousseau P, Tondela J.A prospective non-interventional study to evaluate survival and success of reduced diameter implants made from titanium-zirconium alloy.J Oral Implantol, 2014 Mar 25.

吴轶群教授点评

　　本病例为1例美学区牙外伤后即刻种植、即刻修复的病例。作者对即刻修复的适应证把握准确，上颌右侧中切牙由于植入扭力未达到35N·cm，遂选择放弃即刻负载，使用愈合帽维持原有牙龈形态，无压迫牙龈情况下制作树脂临时牙粘接于邻牙。而上颌右侧中切牙种植体植入后初始稳定性＞35N·cm，制作临时基台固位的树脂临时牙进行即刻修复。本病例中分别使用了1颗钛锆种植体和1颗纯钛种植体，最终美学效果理想。戴牙完成后及随访期复查分别用红色美学指数（PES）和白色美学指数（WES）评估种植牙的美学效果，显示戴牙半年后红白美学较戴牙时更为协调自然。

上颌双侧中切牙即刻种植即刻修复的美学效果观察1例

李昕　赵佳明　曲哲　大连市口腔医院种植科

摘要

目的：探讨1例双侧上颌中切牙即刻种植即刻修复的临床应用及其种植修复美学效果。**材料与方法**：以2015年1月来大连市口腔医院种植中心就诊的上颌左侧中切牙缺失、上颌右侧中切牙牙根吸收需拔除的1位患者为研究对象，通过全面的病史询问及各项检查，明确患者为1例适合即刻种植即刻修复的病例，确定治疗方案，术前制作Index非印模式转移装置，手术当天微创拔除患牙即刻植入骨水平植体，种植后初始稳定性良好，遂行即刻修复，当天戴入纵向螺丝固位临时修复体，减少空牙期并进行牙龈诱导成形，10个月后种植体骨结合良好，牙龈形态稳定，行个性化氧化锆基台和全瓷冠修复，以期获得最终的美学种植修复效果。**结果**：即刻种植即刻修复有效地避免了患者的空牙时间，并维持其周围软硬组织形态和轮廓，永久修复通过戴入个性化氧化锆基台及全瓷冠，获得了理想的红白美学效果，患者非常满意。**结论**：在严格把握适应证的前提下，应用正确的手术技巧对无法保存的上颌中切牙进行微创拔除后连续即刻种植并即刻修复，期间通过对临时修复体颈部的改形处理，最终获得预期理想的美学效果。

一、材料与方法

1. 病例简介　39岁女性患者，1年前左上前牙滞留乳牙脱落致牙齿缺失。专科检查：口腔颌面部对称，张口度正常，中位唇线，中位笑线。口内上颌左侧中切牙缺失，缺牙区黏膜健康，唇侧稍有凹陷，上颌右侧中切牙牙冠完整，Ⅱ°松动，叩诊无不适，龈缘略红肿，下颌左侧第二磨牙缺失，咬合关系良好，覆𬌗较浅，覆盖正常。全口可见散在少量牙石，牙颈部色素明显。辅助检查：拍摄CBCT示：上颌右侧中切牙牙根吸收至根中，根方可用骨高度为：15.5mm，宽度为7.2mm；上颌左侧中切牙可用骨高度为14.8mm，宽度为5mm；下颌左侧第二磨牙骨量充足。

2. 诊断　上下颌牙列缺损（上颌左侧中切牙、下颌左侧第二磨牙缺失）；上颌右侧中切牙松动牙，牙根吸收。

3. 治疗计划　（1）微创拔除上颌右侧中切牙后即刻种植，上颌左侧中切牙常规种植；（2）视种植体植入后初始稳定性，拟行即刻修复伴牙龈软组织诱导成形；（3）待种植体骨结合良好，软组织形态稳定后，拟行全瓷美学修复。

4. 治疗过程

（1）2015年1月：初诊，明确诊断，明确治疗计划。

（2）2015年1月：微创拔牙后即刻种植，当天即刻修复伴软组织诱导成形。术前试戴预先于模型上用成型树脂（Pattern Resin，GC，Japan）制作好的Index非印模转移装置，确保转移装置稳定无翘动。术前验血等常规检查，用0.12%的复方氯己定漱口液含漱3次，每次15mL，含漱1min。

术中注射阿替卡因肾上腺素（必兰）进行局部浸润麻醉，微创拔除上颌右侧中切牙后，逐级备洞，偏腭侧植入植体（Straumann®，SLA，4.1mm×14mm，RC，BL，Switzerland），上颌左侧中切牙常规植入植体（Straumann®，SLA，3.3mm×14mm，NC，BL，Switzerland），均获得35N·cm以上植入扭矩，用种植体稳定性测量仪Osstell ISQ（Osstell公司，Sweden）测量ISQ值：上颌右侧中切牙位点种植体ISQ为75，上颌左侧侧切牙位点种植体ISQ为81；将收集的自体骨屑填于上颌右侧中切牙植体及唇侧骨壁的间隙内，严密缝合创口，上颌双侧中切牙安放开窗转移杆，下颌左侧第二磨牙位点常规植入种植体（Straumann®，SLA，4.8mm×12mm，WN，Switzerland）。

种植术后以成型树脂连接开窗转移杆及转移装置，通过转移装置将种植体方向转移到石膏模型上，送往修复工艺中心，在石膏模型上用硬质树脂聚合瓷（Ceramage，SHOFU松风，Japan）在临时基台上制作螺丝固位的临时修复体。患者试戴临时修复体，进行调改，避免正中和前伸咬合接触，聚合瓷封闭螺丝孔，抛光。戴牙后拍摄上颌双侧中切牙根尖放射线片，显示临时修复体完全就位，种植体位置良好。10天后拆线。

（3）2015年2月至2015年12月：术后随访，定期复查。每4~8周对患者复查1次，每次复诊时对患者牙龈形态、咬合状况及口腔卫生情况进行评估，观察临时修复体的穿龈轮廓，必要时对其颈部外形进行调整，参照邻牙软组织曲线，为软组织创造空间或者提供支持，使临时修复体对种植区域牙龈软组织进行诱导成形。患者于术后5个月复查时，将临时修复体取下并将颈部适当加宽以减小三角间隙。

（4）2016年1月：即刻修复伴牙龈塑形10个月后，牙龈形态稳定，制取终印模，行个性化氧化锆基台及全瓷冠修复。①制取个性化印模帽：采用硅橡胶法制取个性化印模帽，从而完全复制牙龈轮廓。②制取开窗印模。③Index引导下试戴个性化基台，检查基台就位情况，咬合状况。2周后，试戴永久修复体，检查冠边缘与基台边缘紧密接触，与周围软硬组织相协调，确认邻接以及修复体颜色良好，咬合调整后高度抛光，用硅橡胶制备预粘接代型于口外预粘接后戴入口内。拍摄X线片，确认基台和牙冠完全就位。

（5）2016年3月：永久修复后2个月复查，上颌双侧中切牙间的龈乳头进一步充盈，美学效果良好且稳定。

二、结果

本病例通过联合使用即刻种植和即刻修复技术，有效地避免了患者的空牙期，临时修复体对种植体周围软组织起到了支持和塑形作用，最终戴入个性化氧化锆基台及全瓷冠，获得比较理想的种植修复美学效果，满足了患者对美学修复的要求，患者对种植体周围软组织及永久修复体的颜色、形态表示满意，功能良好。

对永久修复后1个月的美学效果进行评价，采用Fürhauser等在2005年提出的红色美学指数（PES）这一标准评价红色美学，PES得分如下：除上颌左侧中切牙远中龈乳头未完全充盈，扣1分，其余均为满分；共包括近中龈乳头、远中龈乳头、唇侧龈缘水平、软组织形态、牙槽突外形、软组织颜色、软组织质地7项内容，每项满分为2分；上颌右侧中切牙总分为14分，上颌左侧中切牙总分为13分（满分14分）。

采用Belser等提出的白色美学分值（WES）这一标准评价白色美学，得分如下：牙冠形态为2分，牙冠外形轮廓为2分，牙冠颜色为2分，牙冠表面质地为2分，透明度/个性化为2分；上颌双侧中切牙总分均为10分（满分10分）。

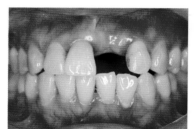

图1　术前像

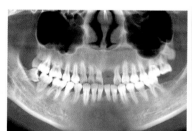

图2　术前影像学检查

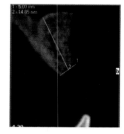

图3　上颌右侧中切牙骨量情况

图4　上颌左侧中切牙骨量情况

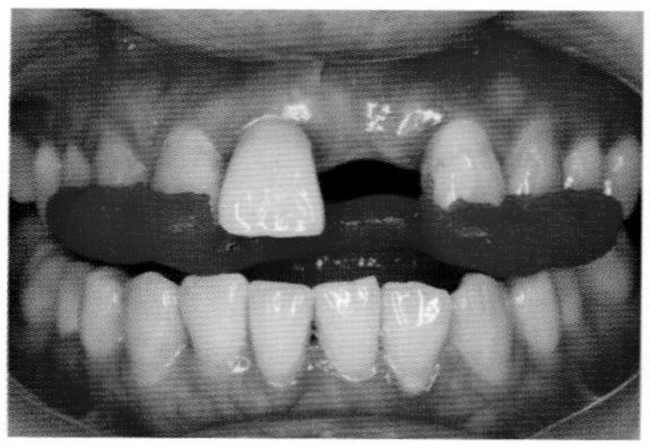

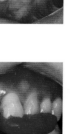

图5　口内试戴Index转移装置

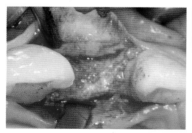

图6　翻瓣

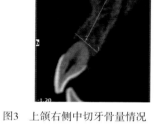

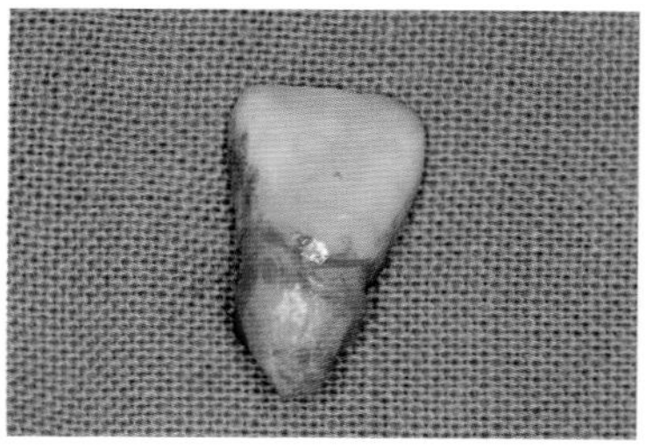

图7　微创拔除的上颌右侧中切牙可见牙根吸收

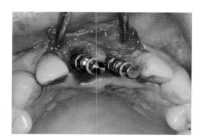

图8　种植后携带体示植入方向

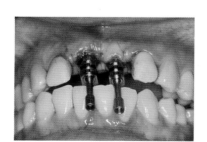

图9　置开窗转移杆

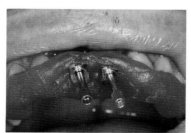

图10　口内硬性连接转移杆

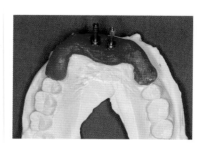

图11　转移植体位置至模型

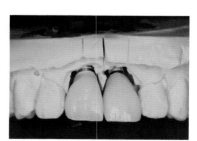

图12　模型上制作临时修复体

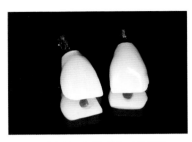

图13　纵向螺丝固位的临时修复体

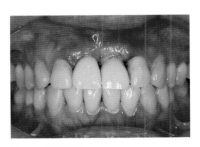

图14　即修戴牙

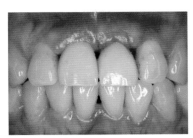

图15　即修术后10天复查

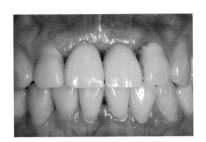

图16　即修1个月后复查

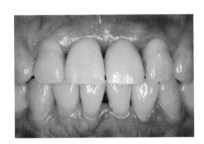

图17　即修5个月后复查

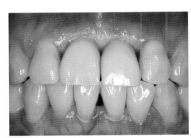

图18　即修5个月后对其颈部加宽

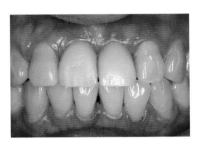

图19　即修10个月后复查

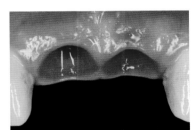

图20　即修11个月后复查袖口形态

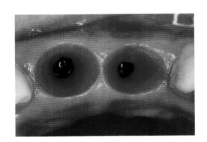

图21　即修11个月后复查袖口形态

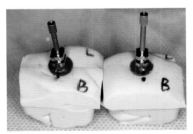

图22　复制临时修复体颈部形态制作个性化转移杆

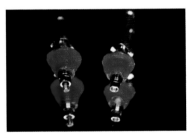

图23　修整抛光后的个性化转移杆

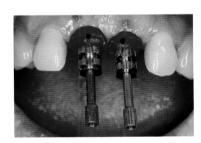

图24　转移杆于口内就位

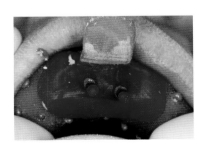

图25　制取开窗印模

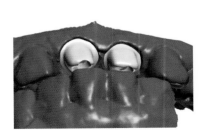

图26　CAD/CAM设计氧化锆基台

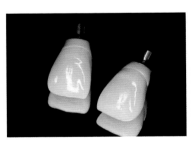

图27　氧化锆全瓷修复体于镜面上

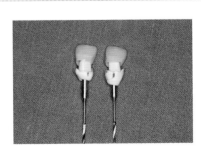

图28　制作预粘接代型

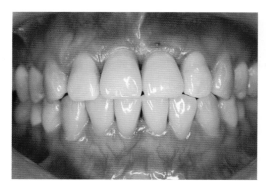

图29 全瓷修复体戴入口内

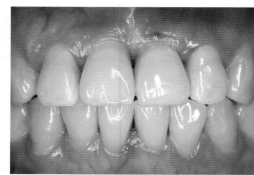

图30 唇面局部像

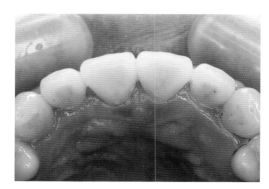

图31 腭侧像

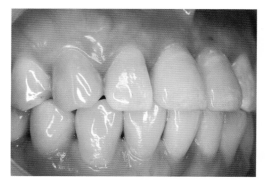

图32 右侧像

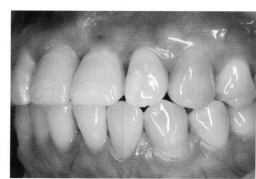

图33 左侧像

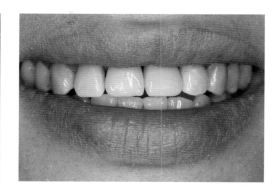

图34 微笑像

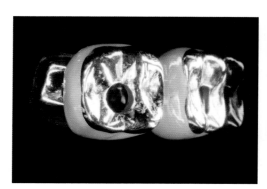

图35 下颌左侧第二磨牙修复体镜面像

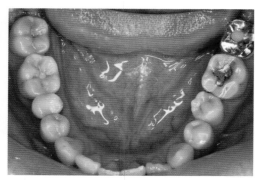

图36 戴入下颌左侧第二磨牙金属咬合面烤瓷修复体

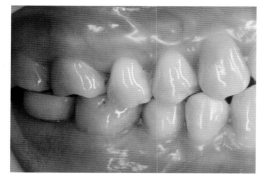

图37 戴入下颌左侧第二磨牙修复体后咬合状况

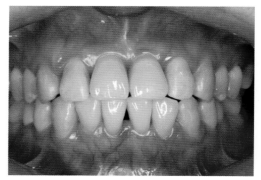

图38 永久修复后1个月复查正面像

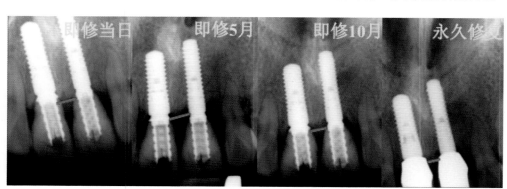

图39 不同时期根尖放射线片

三、讨论

1. 即刻种植与即刻修复　即刻种植即刻修复是在拔牙后即刻植入种植体并于48h内戴入修复体，即刻种植后种植体同样能够获得骨性结合，其愈合过程和种植体成功率与延期种植相似。即刻负重与延期负重对种植体成功率的影响无统计学差异，且当骨质较好时，早期负重比延期负重更有利于种植的成功。能否进行即刻修复主要取决于种植体是否获得良好的初始稳定性，有学者认为进行即刻修复的植入扭矩应在30~50N·cm，而低于30N·cm者需行延期修复，也有学者提出可根据种植体稳定系数ISQ来判定其初始稳定性，ISQ值范围至少应在60~65。结合临床经验，我们认为即刻修复应结合植入扭矩、ISQ值以及种植外科医生自身操作体会进行综合考虑。本病例即刻修复伴软组织塑形后，种植体均达到良好的骨结合并获得了理想的牙龈软组织轮廓。因此，在严格掌握适应证的前提下，应用正确的手术技巧对无法保存的上前牙进行微创拔除后即刻种植即刻修复能获得理想的临床效果，特别是美学效果。本病例观察了15个月，时间较短，远期美学效果将继续追踪随访。

2. 临时修复体与个性化转移　临时修复体可有效地引导其周围软组织成形，形成较好的牙龈轮廓和牙龈乳头充填，为最终永久修复获得美学效果奠定基础，本病例通过在口外用硅橡胶制取临时修复体颈部形态的方法制作个性化转移杆，将新形成的穿龈形态准确地转移到最终的工作模型上，使得最终种植修复达到预期的红色美学效果。

3. 永久修复体的设计　本病例美学区选择了具有平台转移的骨水平种植体，永久修复则使用了个性化氧化锆基台及全瓷冠，生物相容性好，美学效果良好。Passos等学者在2016年报道了1项长达12年随访的回顾性研究，指出使用平台转移技术以及氧化锆基台的种植修复可以在很长一段观察时间内获得成功，并指出这种修复方式在前牙美学区是一种可行的治疗选项。后牙区主要以咀嚼功能为主，承受了较大的咬合力，由于钛基台的强度高于氧化锆基台，因此在后牙区更合适选择个性化钛基台。另外由于金瓷结合力或咬合力等原因经常发生饰面瓷崩脱的现象，这样既影响功能又影响美观，因此本病例采用咬合面无饰瓷的方式制作金属咬合面的修复体，同时还可以利用CAD/CAM的方式合理的设计咬合接触点，使修复体受力更均匀。后牙区食物嵌塞是患者复诊的主要主诉问题，因此采用螺丝固位的修复体，便于将修复体拆卸下来进行调改以恢复邻接。

参考文献

[1] 吴展，李婧，陈卓凡. 上颌前牙即刻种植即刻修复的临床应用研究. 中国口腔种植学杂志, 2012, 17(2): 67-71.
[2] Benic GI, Mir-Mari J, Hammerle CH. Loading protocols for single-implant crowns: a systematic review and meta-analysis. Int J Oral Maxillofacial Implants, 2014, 29(Suppl): 222-238.
[3] 冯琳琳，王芳娟，胡秀莲，林野. 种植个性化转移杆在上颌前牙种植美学修复中的应用. 现代口腔医学杂志, 2012, 26 (2):80-82.
[4] Sheila Pestana Passos, Bernie Linke, Hannu Larjava, David French. Performance of zirconia abutments for implant-supported single-tooth crowns in esthetic areas: a retrospective study up to 12-year follow-up. Clinical Oral Implant Research, 2016, 27, 47-54.
[5] Ekfeldt A, Furst B, Carlsson GE. Zirconia abutments for single-tooth implant restorations: a retrospective and clinical follow-up study. Clin Oral Implants Res, 2011, 22(11): 1308-1314.
[6] Park JM, Lee JB, Heo SJ, et al. A comparative study of gold UCLA-type and CAD/CAM titanium implant abutments. J Adv Prosthodont, 2014, 6(1): 46-52.
[7] 李俊青，王大山，王永亮，等. 氧化锆基台的制作及其与钛基台抗折强度的比较. 现代生物医学进展, 2013, (14): 2640-2643.

曲哲教授点评

本病例为前牙连续缺失的病例，有较高的美学风险，经过完善的术前检查和设计后，选择了即刻种植即刻修复的方法，这对外科医生、修复医生和技师间的配合要求很高。术后通过临时冠进行软组织的诱导成形，最终形成了较好的牙龈轮廓和牙龈乳头充填，为最终永久修复的美学效果奠定了基础。本病例在美学区选择了具有平台转移的骨水平种植体，术中将2颗种植体植入合理的位置，永久修复则选择了个性化氧化锆基台及全瓷冠，生物相容性好，美学效果良好。如果术前可以加入数字化导板设计将降低手术难度，进一步提高最终的美学效果。

美学区多牙缺失的个性化即刻种植修复案例

王伟　赵露艺　顾新华　浙江大学附属第一医院口腔科

摘要

美学区连续多牙缺失进行种植修复是一项高度复杂的临床程序，需要按照以修复为导向的理念进行种植治疗。本案例美学风险评估后通过制作上颌2颗中切牙个性化种植导板，在拔除患牙后精确即刻植入种植体，同期进行引导骨再生，经过种植支持式临时修复体的牙龈引导和塑形，最终制作与天然牙列自然协调美观的全瓷修复体，获得了令人满意的治疗效果。

美学区的种植治疗被视为是复杂或者是高度复杂的临床程序，需要按照以修复为导向的理念进行完善的术前计划、精确的外科操作和精心的修复塑形。这是因为美学区种植修复通常存在着硬组织和软组织的缺损，尤其是美学区连续多颗牙缺失，其美学治疗效果较单颗牙缺失的种植美学修复具有更多的不确定性。如何最大限度地保留种植体周围骨组织，获得长期稳定协调的软组织美学，是种植美学修复成功的关键，也是困扰广大种植和修复医生的难题之一。本病例通过制作上颌中切牙个性化种植导板，精确的即刻植入种植体，经过临时修复体的引导和成形种植体周软组织，获得满意的修复效果。

一、材料与方法

1. 病例简介　19岁女性患者，上前牙破损1年余，患者自觉上前牙不美观而于我院口腔牙体科求治，牙体科医生诊治后不建议保留，故转诊建议行种植修复。初诊印象：面容忧郁，自觉牙齿形象不佳，不敢大笑。专科检查：患者中位笑线，上下牙列中线一致，上下颌锁𬌗，中度深覆𬌗，张闭口及颞下颌关节无明显异常。口内示上颌双侧中切牙近中可见大面积树脂充填，舌侧可见开髓孔，松动I°，叩（+），其中，上颌右侧中切牙近中继发龋明显，唇面有缺损。厚龈生物型，附着龈宽度可，全口口腔卫生情况尚可。影像学检查：根尖片示上颌双侧中切牙根尖阴影明显，牙根短小。牙科CT示上颌双侧中切牙唇侧骨壁大部分破坏，牙根吸收明显。

2. 诊断　继发龋；牙体缺损；慢性根尖周炎。

3. 治疗计划　基于临床和放射线所见，进行美学风险评估（ERA）显示12项检查指标，其中3项为高风险类，4项为中风险类，临床上应归为高风险案例。综合各方面因素，选择如下治疗方案：（1）拔除上颌双侧中切牙患牙；（2）制备个性化种植导板；（3）即刻行种植修复，同期行GBR骨轮廓扩增；（4）10天后行种植支持式临时修复体；（5）半年后行种植支持单冠永久修复。

4. 治疗过程

（1）术前制取研究模型并灌制石膏模型。

（2）术前制取前牙咬合记录，必兰局麻下拔除患牙，去除患牙牙根表面的残留软组织，磨去多余牙根，同时将患牙进行开髓扩孔，制作个性化前牙种植导板。

（3）上前牙切开翻瓣，示前牙唇侧骨板缺损明显，在个性化种植导板引导下行种植体窝备洞，植入2颗Ankylos® A14骨水平种植体（Ankylos®, Friadent GmbH, Mannheim, Germany），扭矩达35N·cm。在个性化种植导板的引导下取得较为理想的种植体近远中向，唇舌向位置，覆盖去蛋白牛骨基质（DBBM）颗粒（Bio-Oss®；Geistlich, Wolhusen, Switzerland）进行水平骨增量，用非交联性可吸收胶原膜（Bio-Gide®；Geistlich, Wolhusen, Switzerland）覆盖骨移植材料，无张力缝合创口，完成手术。开窗取模并灌制石膏模型，制作人工牙龈，利用拔除的天然牙和咬合关系在临时基台上制备临时修复体，将树脂水门汀注入掏空的牙冠内部与基台粘接，穿龈轮廓为天然牙颈部，临时修复体不负荷，与邻牙无接触。

（4）10天后患者复诊示牙龈已完成初期愈合，拍摄术后根尖片，X线片示种植体近远中向和冠根向位置较为理想。

（5）术后2个月、4个月、9个月、11个月随访，示临时修复体诱导种植体周软组织的成形，邻间隙均由软组织填满，上前牙唇侧"黑三角"逐渐由牙龈乳头填满，具有协调的弧线形牙龈线，同时，得益于同期GBR，前牙唇侧的丰满度得到了很好的保留。

（6）在临时修复体牙龈整塑稳定后进行永久修复。取下临时修复体后可见协调的弧线形牙龈缘和三角形颈部外形。戴着临时修复体制取硅橡胶印模，随后从口内取下临时修复体并安放于印模中灌制石膏模型。面弓获取上下颌关系并上𬌗架，选择钛基底和CAD/CAM制作的氧化锆基台，上部为氧化锆全瓷冠。

（7）试戴修复体时，确认基台和冠完全就位，外形及色泽合适，将基台拧紧至20N·cm，预粘接处理后使用树脂水门汀粘接氧化锆全瓷冠。修复完成后示修复体很好地再现了天然牙的表面纹理和色泽，牙龈色泽形态自然，曲线协调。患者正面及侧面微笑像展示了令人满意的美学效果。

（8）修复完成后2个月和12个月复查，近距离观显示软组织轮廓依然稳定，美学效果稳定、持续性佳，种植修复体与天然牙列自然协调。

二、结果

本病例阐述了上颌相邻前牙的种植美学所面临的挑战，通过周密的术前美学风险评估，应用个性化的种植手术导板，并结合轮廓骨扩增，临时修复体诱导和成形种植体周软组织，自然协调的修复体制作，获得了令人满意的种植美学修复效果。

表1　美学风险评估

美学风险	风险水平		
	低	中	高
健康状态	健康，免疫功能正常		
吸烟习惯	不吸烟		
患者美学期望值			高
唇线		中位	
牙龈生物型		中弧线形中厚龈生物型	
牙冠形态			尖圆形
位点感染状态		慢性	
邻牙牙槽嵴高度	到接触点<5mm		
邻牙修复状态	无修复体		
缺牙间隙状态			2颗或2颗以上
软组织解剖	软组织完整		软组织缺损
牙槽嵴解剖		水平向骨缺损	

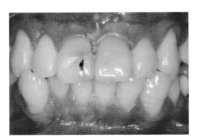 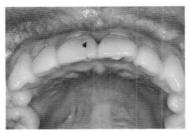 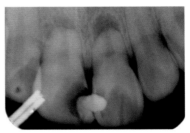

图1　治疗前的唇面像，上颌右侧中切牙继发龋明显，唇面有缺损，上颌左侧中切牙近中树脂充填

图2　治疗前殆面像，唇侧牙槽骨无明显吸收凹陷，上前牙中度深覆盖

图3　影像学检查：根尖片示上颌双侧中切牙根尖阴影明显，牙根短小

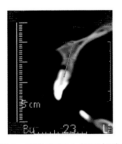 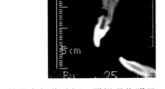 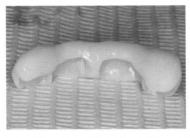 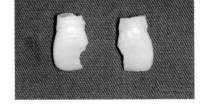

图4、图5　牙科CT示上颌双侧中切牙唇侧骨壁大部分破坏，牙根吸收明显

图6、图7　术前制取前牙咬合记录，拔出的患牙进行开髓扩孔，制作个性化前牙种植导板

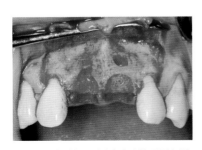 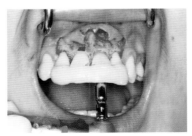 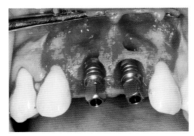 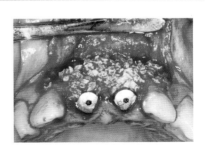

图8　上前牙切开翻瓣后示前牙唇侧骨板缺损明显

图9　在个性化种植导板引导下进行种植体窝备洞

图10　植入2颗Ankylos® A14骨水平种植体，种植体三维位置较为理想

图11　覆盖去蛋白牛骨基质（DBBM）颗粒

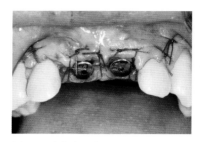

图12 覆盖胶原膜后进行初期创口关闭

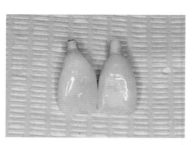

图13 临时基台上和树脂临时修复体

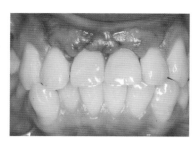

图14 临时修复体戴入口内后唇面像，临时牙不负荷

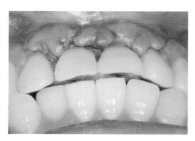

图15 临时修复体戴入口内后殆面像，临时牙不负荷

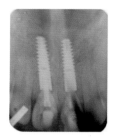

图16 种植体植入后根尖片示植体三维位置比较理想

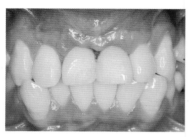

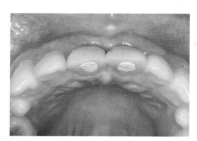

图17、图18 临时修复体术后2个月随访，龈乳头尚未完全填满三角间隙

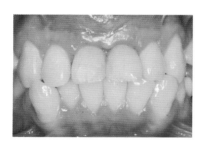

图19 临时修复体术后4个月随访，龈乳头逐渐长入邻间隙

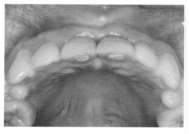

图20 殆面像

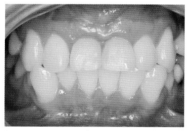

图21 临时修复体术后9个月随访，龈乳头已经完全填满邻间隙，唇面牙槽骨轮廓稳定

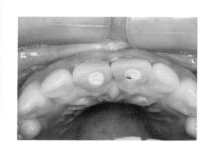

图22 殆面像

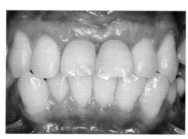

图23 临时修复体术后11个月随访示种植周软组织美学性能稳定

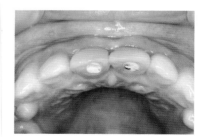

图24 殆面像

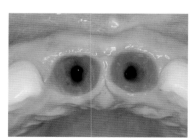

图25 取下临时修复体后可见协调的弧线形牙龈缘和三角形颈部外形

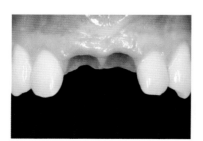

图26 唇面像

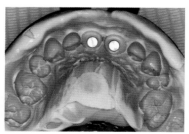

图27 戴着临时修复体制取硅橡胶印模

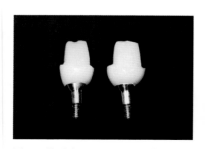

图28 钛基底和CAD/CAM制作的氧化锆基台

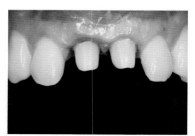

图29 基台戴入口内像

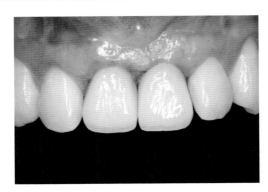

图30 冠戴入口内唇面像

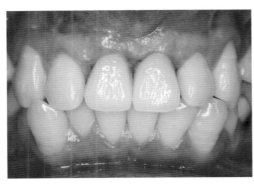

图31 冠戴入口内咬合像，修复体与邻牙色泽、形态、纹理与邻牙协调美观

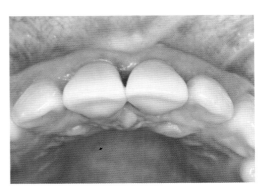

图32 修复体殆面像，牙弓弧度协调，唇侧软组织形态自然

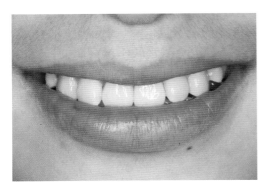

图33 患者正面像

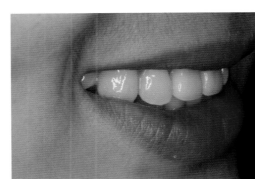

图34 患者侧面像

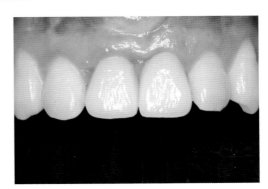

图35 患者术后2个月随访唇面像

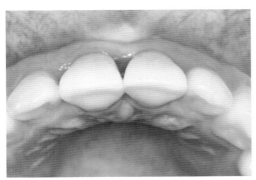

图36 患者术后2个月随访殆面像

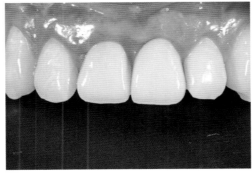

图37 患者术后12个月随访，可见种植体周软组织美学性能持续稳定

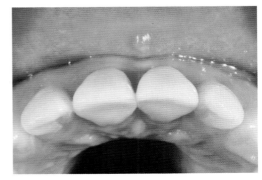

图38 殆面像

三、讨论

美学种植修复目标是获得具有与患者天然牙列协调一致的外观和功能的种植修复体，包括种植体周的软硬组织和修复体应当与周围牙列协调自然。要想获得良好美学修复效果，从修复角度在所有三维度（冠根向、唇舌向、近远中向）上正确地植入种植体是获得最终修复成功的先决条件。在翻瓣之后，能够正确引导种植体植入的正常解剖标准消失，因而只有在外科导板的引导下，才能更易获得正确的种植体位置。在本案例中采用患者拔除的天然牙制作种植导板，在完整牙冠的引导下可以准确定位植体的近远中和唇舌轴向，同时在翻瓣的情况下借助天然牙冠颈部来确定植入深度，简便易行又能获得较为理想效果。

美学种植修复的另一个因素就是尽可能地保存种植体周围骨高度，充足的水平向和垂直向骨量对于软组织美学的长期稳定至关重要。对于上颌前牙区的连续缺牙，如果种植体距离太近会导致吸收性骨缺损叠加，会造成种植体间骨缺损，龈乳头降低，因而需要保证相邻种植体之间的距离至少3mm，选择减小种植体直径或者缩窄修复平台的种植体。本案例中选择

Ankylos® A14的植体，充分保证了种植体间的骨宽度。同时，由于患者长期的慢性根尖炎症导致的唇侧骨缺损，采用有效的移植材料或者外科程序来增加牙槽嵴的宽度是必需的。本案例中采用同期引导骨再生就可以获得预期的唇侧骨增量效果，尤其进行的是即刻种植方案，种植体在拔牙位点植入时三壁缺损，因此，其骨增量效果更为稳定。

即刻种植会增加黏膜退缩的风险，这主要是由于拔牙之后的唇侧骨吸收引起的。然而，近年的研究表明，即刻种植的成功影响因素众多，包括唇侧骨增量的材料、唇侧骨板有无吸收、唇侧骨板厚度等，而在前牙区以及前磨牙区的即刻种植成功率较高。这主要是在即刻种植的同时进行唇侧骨增量，从而降低唇侧骨板的吸收达到的。本案例通过即刻种植结合引导骨再生术，制备种植支持式暂时修复体并进行牙龈引导和塑形，避免患者戴用可摘过渡义齿，1年后的随访也证实种植体周软组织的美学性能持久稳定，获得了较高的患者满意度。

综上所述，本案例通过制备个性化的种植外科导板，在理想的三维位置上进行即刻植入种植体，经过种植支持式临时修复体的牙龈引导和塑形，制作与天然牙列自然协调的最终修复体，获得了令人满意的治疗效果。

参考文献

[1] Belser, U. C., Schmid, B., Higginbottom, F., Buser, D. Outcome analysis of implant restorations located in the anterior maxilla: a review of the recent literature. Int J Oral Maxillofac Implants, 2004, 19 Suppl:30-42.

[2] Scutella, F., Weinstein, T., Lazzara, R., Testori, T. Buccolingual implant position and vertical abutment finish line geometry: two strictly related factors that may influence the implant esthetic outcome. Implant Dent, 2015, 24(3):343-348.

[3] Kaminaka, A., Nakano, T., Ono, S., Kato, T., Yatani, H. Cone-Beam Computed Tomography Evaluation of Horizontal and Vertical Dimensional Changes in Buccal Peri-Implant Alveolar Bone and Soft Tissue: A 1-Year Prospective Clinical Study. Clin Implant Dent Relat, 2015, Res; 17 Suppl 2:e576-585.

[4] Tymstra N, Raghoebar GM, Vissink A, Den Hartog L, Stellingsma K, Meijer HJ. Treatment outcome of two adjacent implant crowns with different implant platform designs in the aesthetic zone: a 1-year randomized clinical trial. J Clin Periodontol, 2011, 38(1):74-85.

[5] Evans, C. D., Chen, S. T. Esthetic outcomes of immediate implant placements. Clin Oral Implants Res, 2008, 19(1):73-80.

[6] Chen, S. T., Buser, D. Esthetic outcomes following immediate and early implant placement in the anterior maxilla--a systematic review. Int J Oral Maxillofac Implants, 2014, 29 Suppl:186-215.

[7] Khzam, N., Arora, H., Kim, P., Fisher, A., Mattheos, N., Ivanovski, S. Systematic Review of Soft Tissue Alterations and Esthetic Outcomes Following Immediate Implant Placement and Restoration of Single Implants in the Anterior Maxilla. J Periodontol, 2015, 86(12):1321-1330.

吴轶群教授点评

该病例为1例高美学风险的前牙区即刻种植、即刻修复病例，其中利用拔除的患牙制作外科导板，体现了作者在治疗过程中的思考和创新。作者在治疗中还使用了面弓转移颌位关系，CAD/CAM制作的氧化锆基台。2颗中切牙修复体唇侧颈部远中角处外形若再丰满一些，可获得更完美的修复效果。另外，本病例未能展示种植术后CT和修复完成后X线片，缺乏判断术后唇侧骨板情况的依据。

DSD设计在美学区不翻瓣即刻种植即刻修复中的应用

汤雨龙　张晓东　沈阳军区总医院口腔科

摘要

目的：探讨采用数码微笑设计（DSD），行前牙美学区不翻瓣即刻种植即刻修复的临床应用特点及修复后的美学效果。**材料与方法**：采用Keynote软件行术前设计，12例患者18颗NobelReplace种植体上颌前牙区即刻种植即刻临时冠修复，6个月后永久冠修复，对种植体成功率、软组织健康情况及种植体美学指标进行评估。**结果**：种植体成功率100%，种植体周围软组织健康，在愈合期内有4颗出现机械并发症，修复后美学效果稳定，与DSD术前设计基本一致。**结论**：采用DSD设计能在术前即模拟最终修复后治疗效果，利于医患沟通，前牙美学区不翻瓣即刻种植即刻修复需严格把握适应证，方能获得较为理想的美学效果。

前牙美学区即刻种植即刻修复，一直是国内外研究的难点和热点。然而，在术前种植医生往往只能为患者描绘一个修复后美轮美奂的"蓝图"，不能将修复后的美学方案可视化地呈现给患者，因此，由于医患双方的认知分歧而引发了一系列医疗问题。

数码微笑设计（Digital Smile Design，DSD）技术的出现很好地解决了医患沟通问题。DSD基于美容牙科学的基本原理，对患者的面部和口内数码照片进行美学分析和设计，并对治疗结果进行可视化数字模拟，通过诊断蜡型和导板，实现口内实际模拟，进一步沟通完善后再最终进入实际修复过程。结合DSD技术特点，我们将个性化美学修复的理念融合到前牙即刻种植即刻修复的设计方案中，从而使前牙美学种植的安全性和实用性得以兼顾。

一、材料与方法

1. 病例简介

（1）病例选择：选取沈阳军区总医院口腔科2015年1月至2016年1月就诊患者12例（男3例，女9例），年龄17~64岁。拔牙后立即植入种植体并行即刻临时冠修复18颗。

（2）纳入标准：①外伤及无法保留的残冠残根；②术前CBCT检查无根尖周围病变，唇侧有骨板；③术中检查唇侧骨板完整，牙龈外形良好，龈乳头完整，前牙咬合正常。④口腔卫生情况良好；⑤全身健康，无慢性传染性疾病和重度代谢病。

（3）排除标准：①患牙有急性根尖感染，有慢性根尖周炎致窦道形成，急性活动期牙周病，相邻软组织急慢性炎症；②术前CBCT检查或术中探查唇侧骨板缺如或根尖区骨质不全；③不适合种植手术的全身疾病患者、夜磨牙症患者和大量吸烟者。

（4）材料和器械：微创拔牙刀；KaVo口腔锥束CT（卡瓦集团公司，Germany）；NobelReplace种植系统（Nobel Biocare公司，Sweden）；

Nobel 种植机及变速手机；Bio-Oss® 骨粉和 Bio-Oss® Collagen骨胶原（Geistlich公司，Switzerland）。

2. 治疗计划

（1）进行术前口腔检查并拍摄CBCT，采用 InVivo 5.0三维设计软件进行种植体植入手术的模拟，可预见种植体相对于残根的位置以及唇侧骨板厚度，测量并确定种植体距唇侧和鼻底距离，以及植入深度，与对颌牙关系。

（2）DSD术前设计：使用单反相机及环闪微距镜头，拍摄患者口内正面数码照片。在Keynote中标记正面垂直参考线（面中线），描记出健侧同名牙轮廓并设置为遮罩，以中线为轴进行旋转拟合，形成数字化模拟牙冠，并重叠到微笑面像及口内照片上，完成模拟修复后效果图。

3. 治疗过程

（1）微创拔牙：采用盐酸阿替卡因肾上腺素（必兰）注射液进行局部浸润麻醉，按照操作规范，唇侧向分根后使用微创牙挺拔除患牙，搔刮牙槽窝，探查拔牙窝骨壁完整性。

（2）种植体植入：球钻于拔牙窝偏腭侧定点，先锋钻备洞，插入方向指示杆出手术室拍摄CBCT，再次确认方向和角度与预期一致后，二次入手术室再次消毒铺单，继续逐级预备种植窝洞，并保证窝洞无穿孔。

（3）种植体植入三维位置：近远中向距离邻牙1.5~2mm，唇舌向保证唇侧骨板宽度 > 2mm，垂直向保证种植体尖端位于拔牙窝根方3~5mm，种植体深度保证肩台位于邻牙釉牙骨质界下根方3~4mm。

（4）种植体与唇侧骨板间隙内填塞Bio-Oss®骨粉或Bio-Oss® Collagen骨胶原，旋入封闭螺丝出手术室，术后即刻拍摄CBCT再次确认种植体植入位置是否如预期。

（5）即刻修复：采用常规取模法、简易导板压模法或3Shape扫描法，制作即刻修复体，戴入并加力至15N·cm，树脂封口。

（6）复诊及最终修复：术后每月复查1次，检查牙冠及牙龈情况，术后6个月时，采取个性化取模，选择合适钛基台或锆基台，制作种植二氧化锆全瓷冠永久修复，采用DSD进行术前和修复后比对，并拍摄X线片和CBCT检查冠就位情况和唇侧骨板厚度。

（7）观察指标： 采用Albrektsson提出的种植体成功标准：①种植体无动度；②X线显示种植体周围无透射区；③无进展性骨吸收；④无疼痛或麻木等症状。改良菌斑指数（mPlI）：将牙周探针平齐龈缘滑动，记录菌斑指数。0度-无，1度-牙周探针尖轻划种植体修复体表面可见菌斑，2度-肉眼可见菌斑，3度-大量软垢。 红色美学指数（pink esthetic score，PES）：近中龈乳头满分2分，完整记2分，不完整记1分，缺失记0分；远中龈乳头满分2分，完整记2分，不完整记1分，缺失记0分；唇侧龈缘高度、唇侧龈缘突度、根部突度、软组织颜色和质地满分各2分，无差异记2分，较小差异记1分，较大差异记0分，满分10分。

二、结果

1. 种植体成功率 本研究种植体于1年观察期内无松动或脱落，种植体周软组织健康，未见脓肿或瘘管形成，5颗种植体在修复前可见轻度牙龈炎，冲洗上药后痊愈，X线根尖片检查显示种植体周围无透射区，种植体周围无进展性骨吸收，患者无诉疼痛或麻木等症状，种植体存留率100%。

2. 种植体周围软组织状况 最终修复前改良菌斑指数（mPlI），其中0度8颗，1度5颗，2度5颗，3度0颗。术后3~12个月复查mPlI，其中0度11颗，1度5颗，2度2颗。

3. 红色美学指数（PES） 12例患者修复后即刻观察基线PES平均得分为11.08±1.68，半年到1年复诊后PES 10.66±1.92。

4. 种植体机械并发症 即刻种植即刻修复术后1~2个月愈合期内，有4颗出现冠松动，其中1颗是因为中央螺丝松动所致，考虑为即刻修复时舌侧骨板阻碍临时基台未完全就位，1颗是由于3Shape Ti-Base与临时冠脱胶所致，1颗是由于选用非抗旋基台未完全就位所致，1颗考虑为咬硬物致中央螺丝松动所致，4颗均在去除诱因后重新15N·cm旋紧，并完成最终修复，骨结合正常，未见明显骨吸收。

5. 修复后随访 戴牙后检查修复体均完全就位，比例协调，颜色自然，接触区合适，正中𬌗及侧方𬌗无早接触点，前伸𬌗正常无干扰，微笑时颌龈线良好，与DSD设计一致。修复后3个月、6个月、9个月、12个月分别复诊，并拍摄X线片，种植体颈部牙槽嵴顶未见明显骨吸收。

三、讨论

1. 即刻种植及种植体三维位置 即刻种植为骨提供了生理性刺激，并被认为是保持骨高度的有效的解决方案。研究表明，唇侧骨板厚度对于维持软组织稳定具有重要的意义，厚度达1.8~2mm的唇侧骨板可有效减少垂直向骨组织的吸收，从而减少牙龈软组织的退缩。本研究均采用了微创拔牙技术拔除上颌前牙区无保留价值的残冠及残根，种植体紧贴腭侧骨板植入，并尽可能保证种植体唇侧骨厚度>2mm，种植体近远中边缘距离邻牙也大于1.5mm，观察期内唇侧牙龈突度和龈缘均无明显退缩和塌陷，美学效果理想。然而，我们发现，18颗即刻种植即刻修复中，种植联冠或桥体修复有5例11颗，其中2例4颗出现2颗种植体间龈乳头退缩，而种植体与自然牙间龈乳头无退缩，考虑为种植体间血运不足所致，这与大量即刻种植研究结果相似。此外，即刻种植要求种植体的植入位置应偏唇侧，并尽量使植入的种植体长轴冠方延长线位于最终修复体切嵴稍偏舌侧，同时唇侧牙槽嵴顶应高于种植体冠部2mm以上，以补偿骨重建时牙槽骨吸收对种植体美学效果的影响。本文中种植体植入深度均位于腭侧骨板下1.5~2mm下，也是考虑骨吸收后仍有一定的穿龈高度，以获得更理想的穿龈形态，观察期内可见边缘骨

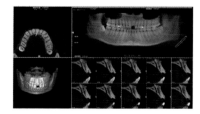

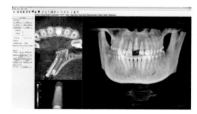

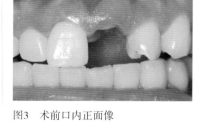

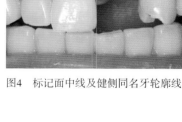

图1、图2 Kavo CBCT种植术区截面图

图3 术前口内正面像

图4 标记面中线及健侧同名牙轮廓线

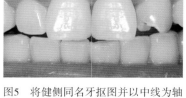

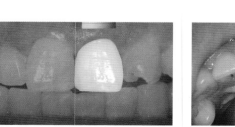

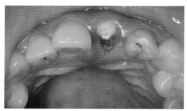

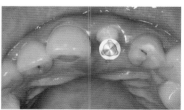

图5 将健侧同名牙抠图并以中线为轴旋转模拟修复后效果

图6 模拟种植体植入深度和近远中位置

图7 术前口内𬌗面像

图8 模拟种植体植入唇舌侧位置

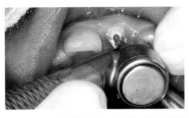 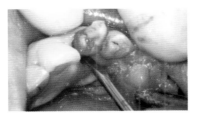 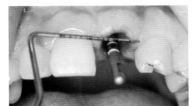 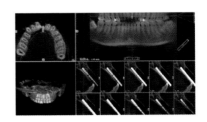

图9a、b　微创拔牙并确认拔牙窝骨壁完整性　　　　图10a、b　插入方向指示杆拍摄 CBCT

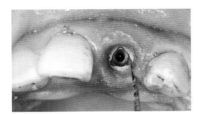 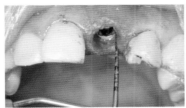 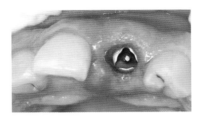 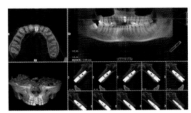

图11a～d　种植体植入间隙内填塞 Bio-Oss®骨粉，术后即刻拍摄 CBCT

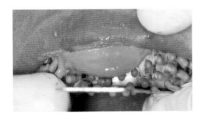 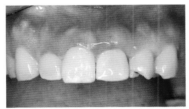 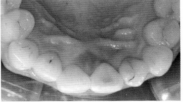 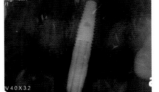

图12　采用常规取模法口外制作即刻临时修复体　　图13a、b　临时修复体戴入并15N·cm旋紧，树脂封口　　图14　临时冠戴入后拍摄 X 线片确保基台就位

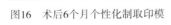 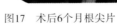

图15　术后1周复诊检查牙冠及牙龈健康情况　　图16　术后6个月个性化制取印模　　图17　术后6个月根尖片　　图18　临时基台压迫6个月后的牙龈袖口

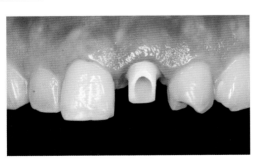 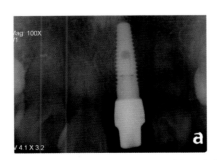 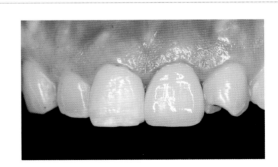

图19　口内旋入二氧化锆基台，35N·cm旋紧　　图20　二氧化锆基台试戴拍摄 X 线片确定基台完全就位　　图21　二氧化锆全瓷冠粘接于锆基台上

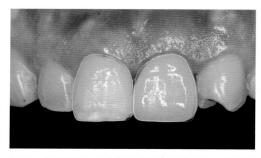
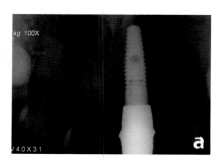
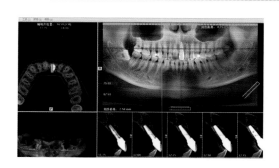

图22　采用 DSD 将术前和修复后图像重叠，冠外形基本一致　　图23a、b　最终修复后拍摄 X 线片和CBCT

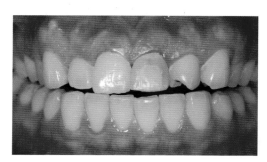
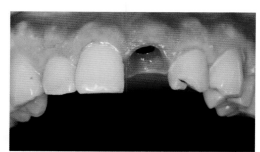

图24a、b　即刻种植即刻修复2个月出现冠松动，取下临时冠见牙龈袖口良好

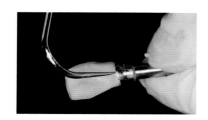
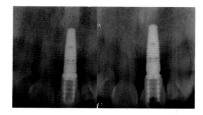
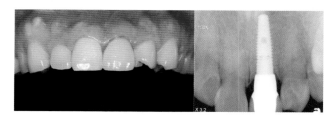

图25　将临时基台颈部修改为缩窄形态　　图26　再次戴入临时冠并旋紧可见基台完全就位　　图27　修复后12个月复诊见龈乳头充盈度良好，X 线片未见明显边缘骨吸收

高度基本稳定在植体颈部，且龈乳头下方骨高度未见明显吸收。

2. 种植体周围骨间隙的处理　即刻种植术中由于拔牙窝经常比种植体的直径大，在种植体与拔牙窝的骨板之间出现空隙，即刻种植常常伴随骨缺损。研究认为，间隙不超过2mm的环形骨缺损和单壁骨缺损可不进行植骨。目前用于即刻种植骨缺损修复的植骨材料主要包括自体骨、同种异体骨和异种骨（如从牛骨中提取的 Bio-Oss® 骨粉及Bio-Oss® Collagen 骨胶原）。自体骨移植兼有骨引导和骨诱导，是骨移植材料的金标准，但其需要供骨区，且骨量有限，增加了患者的痛苦及手术费用；同种异体骨通常从尸体骨中获得，植入的皮质骨可以提供强度而松质骨能快速形成脉管系统进行骨重建，故能形成足够的骨量，但来源较少且存在免疫排斥现象；目前大多数学者倾向于异种骨移植，其中 Bio-Oss®骨粉目前应用比较广泛，Bio-

Oss® 骨粉为分散颗粒状，临床应用时难以塑形，而 Bio-Oss® Collagen骨胶原由90%骨粉和10%胶原纤维组成，盐水或血液浸泡后易于塑形。动物实验表明Bio-Oss® Collagen 植入即刻种植体唇侧骨缺损，有利于骨组织的长入，提高了种植体–骨结合率水平。本研究中，我们将所有种植体和唇侧骨板间间隙内植入Bio-Oss® 骨粉或Bio-Oss® Collagen骨胶原，并采用临时修复体封闭牙龈袖口，以期替代Bio-Oss® 骨粉及Bio-Gide® 生物胶原膜的联合应用的作用，取得了良好的初期临床效果。

3. 种植体的美学评价　目前对于种植美学评价，尚无量化的统一客观评价标准，目前比较公认的红色美学指数（PES）由Fürhauser于2005年提出，它通过量化的7个牙龈指标，来进行软组织美学评价。Lai报道了31例前牙区单牙常规种植修复患者，PES在修复完成后为6.90，随访6个月后上升至9.55。本文中，PES 值基线水平（修复体戴入时）均值为11.08，0.5～1年后PES均值为10.66，与前述即刻种植的报道相似，高于常规种植的报道，表明即刻种植在获得短期美学效果方面具有一定的优势，远期效果尚需进一步研究。但需指出的是，本文病例样本量较小，且PES将所有指标量化为0、1、2三个分值，在评价某些变量如近远中龈乳头充盈程度方面，如出现唇侧龈乳头不完整，腭侧龈乳头完整时，评分较为主观。此外，有研究发现，种植体负载后，唇侧边缘龈水平发生不同程度的根尖方向退缩，这主要是由于种植体功能性负载后早期牙槽骨组织改建吸收，为保证固定的生物学宽度，软组织也随即发生改建，从而造成功能性负载后短期内龈缘根向退缩。另外，种植体植入过深，方向偏颊侧或薄龈型患者均可导致边缘龈根向退缩。本文中种植体植入深度比文献介绍的略深，但未见有明显龈缘退缩情况，这可能跟随访时间较短有关，结果有待进一步观察。

4. DSD设计及其在种植领域应用的优缺点 数码微笑设计（DSD）是目前比较前沿的美学修复设计手段，其优点在于效果逼真直观，操作流程简单，设计方案耗时短，对患者视觉冲击力强，但将其用于即刻种植方面，缺点也显而易见：方案过于理想化，后期若无法达到设计效果，可能会导致医患纠纷。然而，由于现在患者美学意识的觉醒和苛求，对即刻种植即刻修复提出了新的美学要求。 DSD即刻美学修复与传统即刻修复最大的区别在于，除单纯功能修复之外，还需进行个性化的美学设计，以期达到最佳美学修复效果。然而由于每个人对美的认知存在不确定性，因此如何能在修复前既能实现修复后预览效果，且能让患者参与修复过程，从而获得最佳用户体验，DSD技术由此诞生并迅速发展起来，从而将之前单一的通过医生语言描述预期修复体形态特点的联想法，变成了可见即所得的可视法，虽然种植体周围软组织变化受诸多因素影响，但患者的需求或许将推动DSD在美学区即刻种植即刻修复的快速发展。

研究需感谢沈阳清美齿科陆鸣技师以及北京尤根牙科赵俊杰技师的辛勤付出。

参考文献

[1] Levrini L, Tieghi G, Bini V. Invisalign ClinCheck and the Aesthetic Digital Smile Design Protocol. J Clin Orthod, 2015, 49(8): 518–524.

[2] Nayar S, Aruna U, Bhat W M. Enhanced aesthetics with all ceramics restoration. J Pharm Bioallied Sci, 2015, 7(Suppl 1): S282–284.

[3] Pimentel W, Teixeira ML, Costa PP, Jorge MZ, Tiossi R. Predictable Outcomes with Porcelain Laminate Veneers: A Clinical Report. J Prosthodont, 2015.

[4] Albrektsson T, Zarb G, Worthington P, Eriksson AR. The long-term efficacy of currently used dental implants: a review and proposed criteria of success. Int J Oral Maxillofac Implants, 1986, 1 (1): 11–25.

[5] Weber HP, Kim DM, Ng MW, Hwang JW, Fiorellini JP. Peri-implant soft-tissue health surrounding cement- and screw- retained implant restorations: a multi-center, 3-year prospective study. Clin Oral Implants Res, 2006, 17 (4): 375–379.

[6] F ü rhauser R, Florescu D, Benesch T, Haas R, Mailath G, Watzek G. Evaluation of soft tissue around single –tooth implant crowns the pink esthetic score. Clin Oral Impl Res, 2005,16 (6): 639–644.

[7] Lam RV. Contour changes of the alveolar processes following extraction. J Prosthet Dent, 1960, 10: 25–32.

[8] Chen Stephen T, Darby Ivan B, Reynolds Eric C. A prospective clinical study of non-submerged immediate implants: clinical outcomes and esthetic results. Clin Oral Impl Res, 2007, 18 (5): 552–562.

[9] Botticelli D, Berglundh T, Lindhe J. Hard-tissue alterations following immediate implant placement in extraction sites. Journal of clinical periodontology, 2004, 31(10): 820–828.

[10] Funato A, Salama MA, Ishikawa T, Garber DA, Salama H. Timing, positioning, and sequential staging in esthetic implant therapy: A four-dimensional perspective. Int J Periodontics Restorative Dent. 2007, 27(4): 313–323.

[11] Botticelli D, Berglundh T, Lindhe J. Resolution of bone defects of varying dimension and configuration in the marginal portion of the peri-implant bone. An experimental study in the dog. J Clin Periodontol, 2004, 31: 309–317.

[12] Quirynen M, Van Assche N, Botticelli D, Berglundh T. How does the timing of implant placement to extraction affect outcome. Int J Oral Maxillofac Implants, 2007, 22(Suppl): 203–223.

[13] Kim SG1, Park JS, Lim SC. Placement of implant after bone graft using J Block Allograft. Implant Dent, 2010, 19(1):21–28.

[14] Peleg M, Sawatari Y, Marx RN, Santoro J, Cohen J, Bejarano P, Malinin T. Use of corticocancellous allogeneic bone blocks for augmentation of alveolar bone defects. Int J Oral Maxillofac Implants,2010,25(1):153–162.

[15] Araujo MG,Linder E, Lindhe J. Bio-Oss Collagen in the buccal gap at immediate implants: a 6 –month study in the dog clin. Oral Impl.Res, 22, 2011; 1–8.

[16] Lai HC, Zhang ZY, Wang F, Zhuang LF, Liu X, Pu YP. Evaluation of soft 279 tissue alteration around implant-supported single-tooth restoration in the anterior maxilla: the pink esthetic score. Clin Oral Implant Res, 2008, 19 (6): 560–564.

[17] Grunder U. Stability of the mucosal topography around single-tooth implants and adjacent teeth: 1-year results. Int J Periodontics Restorative Dent, 2000, 20 (1): 1–17.

[18] Oates TW, West J, Jones J, Kaiser D, Cochran DL. Long –term changes in soft tissue height on the facial surface of dental implants. Implant Dent, 2002, 11 (3): 272–279.

曲哲教授点评

本病例采用了微笑数码设计（DSD），能够精准复制相邻牙的形态和位置，效果逼真，耗时短，操作简单，尤其是对美学区的修复效果可以提供很大的帮助。术前使用软件模拟种植体的植入位置，对术中获得理想的种植体三维位置是至关重要的。采用即刻种植和即刻修复缩短了疗程，最大限度地保存了唇侧骨板及软组织轮廓。临时冠可以对牙龈外形进行无创塑形，通过定期调整临时修复体的唇侧外形，塑造最佳的穿龈轮廓，为永久修复的成功奠定了基础。但如果能将术前的DSD设计和种植体位置的模拟设计，转化为数字化导板指导的种植手术，将进一步提高最终的红白美学效果。

美学区多牙连续缺失种植美学修复

焦铁军　刘亚林　天津医科大学口腔医院种植科

摘要

目的：对年轻女性多颗前牙缺失患者进行种植美学修复。**材料与方法**：半年前因外伤导致上前牙缺失，要求种植修复，对美学期望值较高。**材料与方法**：完善牙周治疗后，缺牙区植入3颗种植体，同期行GBR手术，其中1颗为即刻种植，半年后行二期手术，制作种植临时义齿对软组织进行塑形6个月，个性化取模柱取模后制作个性化氧化锆基台以及氧化锆烤瓷冠。**结果**：最终美学修复效果患者十分满意，功能恢复良好，经1年后复诊，未见牙龈退缩，未见修复体损坏。**结论**：前牙多颗连续缺失，种植修复后，通过软组织塑形，个性化基台全瓷冠制作，可以获得令人满意的美学效果。

美学区定义为大笑时可见的任何牙-牙槽嵴部分。美学区种植治疗被视为复杂或者高度复杂的临床程序，尤其是多牙连续缺失。

牙种植学中，修复上颌前部多颗牙缺失面临巨大的挑战（ITI Treatment Guide volume 6），其一，由于牙齿拔出后唇侧骨壁的改建加剧了唇舌向牙槽嵴宽度的丧失，牙槽嵴轮廓变为平坦，种植修复的目的不仅仅是重建牙槽嵴以便能够植入种植体，而且需要恢复正确的牙槽嵴轮廓；其二，前牙连续缺失后牙槽嵴的高度普遍降低，原本的邻面牙槽嵴骨峰变平，带来的问题将是种植体支持的修复体牙间乳头变低，甚至缺无，形成"黑三角"，造成美学缺陷。前牙连续缺失的种植修复病例给医生提出了非常高的要求，要想获得一个长久美观的效果，从方案设计的考虑到手术的实施，再到修复的最终完成都是一个巨大的考验。

一、材料与方法

1. 病例简介　26岁女性患者，主诉：多颗上前牙缺失半年，要求种植修复。现病史：患者半年前因外伤致上前牙多颗缺失，行活动义齿修复，不能满足其对功能及美观的需要，要求种植修复缺牙。既往史，全身状况良好。口腔专科检查：上颌右侧中切牙、左侧侧切牙、左侧尖牙缺失，牙槽嵴丰满度欠佳，缺牙区愈合良好，上颌左侧中切牙松动II°，邻牙未见倾斜，对颌牙未见明显伸长，口腔卫生良好，其余牙牙周状况良好。CBCT检查：可见缺牙区垂直向骨吸收不明显，但邻面牙槽嵴骨峰丧失变平，重建图像可见上颌右侧中切牙、左侧侧切牙缺牙区明显水平向骨吸收，上颌左侧中切牙牙根唇侧骨壁菲薄，应用Invivo软件设计修复体为导向的种植体植入位置，对各个缺牙位点骨量进行评估，上颌右侧中切牙、左侧侧切牙骨量水平向吸收明显，上颌左侧中切牙牙唇侧骨壁菲薄，上颌左侧尖牙骨量尚可。此患者美学期望值高，因外伤前中切牙之间有缝隙，同时希望关闭门牙中缝，中位笑线，牙龈高弧线形，薄龈生物型，尖圆形牙冠形态，2颗以上的牙齿缺失，确定为高美学风险病例。

2. 治疗计划　根据患者的临床检查、CBCT检查以及美学风险的评估，

计划拔除上颌左侧中切牙，在上颌双侧中切牙、左侧尖牙位点植入3颗种植体，其中上颌左侧中切牙位点即刻种植，并同期行GBR手术。最终行4单位的固定桥修复，上颌左侧侧切牙位点为桥体。

3. 治疗过程

（1）种植手术。术区切开后可见上颌右侧中切牙水平向骨吸收明显，上颌左侧中切牙唇侧牙槽骨菲薄，上颌左侧侧切牙唇侧骨凹陷明显，先于上颌右侧中切牙、左侧尖牙植入种植体，拔除上颌左侧中切牙后偏腭侧即刻植入种植体（3i种植体，上颌双侧中切牙位点：3.25mm×13mm；左侧尖牙位点：4.0mm×10mm）。准确的植入位点是保证获得良好美学效果的前提，上颌右侧中切牙至左侧侧切牙位点唇侧植入Bio-Oss®骨粉并覆盖Bio-Gide®生物膜。充分减长后严密缝合创口，术后拍摄曲面断层片检查种植体方向位置佳。

（2）修复程序。愈合半年后行二期手术，2周后可见上颌右侧中切牙至左侧尖牙缺牙区牙龈形态平坦，不像天然牙一样有自然的牙龈形态，为获得一个形态自然的穿龈轮廓，重塑牙龈乳头，取模制作种植临时义齿，对牙龈进行塑形6个月，牙龈乳头得以恢复，同时形成了良好的穿龈轮廓。此时CBCT检查，可见行GBR手术的上颌右侧中切牙、左侧中切牙种植体唇侧骨量均大于2mm，上颌左侧侧切牙桥体位点骨量也得以恢复，上颌左侧尖牙种植体唇侧骨壁完整。唇侧骨轮廓得以恢复。制作个性化取模柱取模。

根据个性化穿龈轮廓制作个性化瓷基台，制作蜡型，对蜡型进行修整，检查调整记录前伸和侧方咬合。上𬌗架制作最终氧化锆烤瓷修复体。试戴牙冠，牙冠形态和颜色不满意。带患者到义齿加工中心重新制作修复体，最终效果患者非常满意，戴入口内，种植专用粘接剂粘接，粘接力适中，必要时可以取下，以防修复体损坏后方便处理，去净多余粘接剂。

（3）1周、1个月、3个月后复诊，患者对修复结果满意，查看修复体完好，无松动，周围牙龈稳定未见红肿。4个月时患者自己发现修复体松动，遂复诊，查修复体松动，取下后检查可见，牙龈未见红肿，粘接剂未进入牙龈与基台之间，牙龈组织健康，重新粘接。1年后复诊，患者未诉不

适，检查见口腔卫生良好，修复体完好无松动，咬合未见异常，周围牙龈稳定，未见红肿。

二、结果

通过术前的评估和方案的制订，上颌双侧中切牙、左侧尖牙位点植入种植体，其中上颌左侧中切牙位点即刻种植，上颌双侧中切牙、右侧侧切牙位点行GBR手术，半年后临时义齿牙龈塑形，6个月后，形成了形态自然的穿龈轮廓，重建了牙龈乳头，术后1年CBCT检查见骨缺损区均获得了充足的骨量，唇侧骨弓轮廓恢复，个性化取模柱准确复制塑形后的牙龈轮廓，制作个性化瓷基台，制作氧化锆烤瓷修复体，最终取得了满意的效果。

三、讨论

1. **是否拔除上颌左侧中切牙**　当涉及拔牙的治疗，我们总是需要很慎重。上颌左侧中切牙Ⅱ°松动，且CBCT显示唇侧骨壁菲薄，考虑远期预后不佳，为获得一个可预期的远期成功预后效果，以及整体方案的设计，经与患者沟通后，同意拔除上颌左侧中切牙。

2. **种植体植入数量及植入位点的选择**　前牙4颗连续缺失，由于种植体之间需要保持3mm以上的距离，无法植入4颗种植体，计划植入3颗种植体，结合各位点骨量情况，因上颌左侧侧切牙骨量缺损较多，无法植入种植体，选择上颌双侧中切牙、左侧尖牙位点，由于上颌右侧中切牙位点骨量不

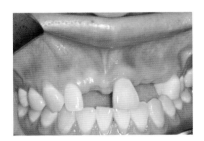

图1　口内缺牙状况

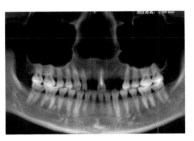

图2　缺牙区垂直向骨吸收不明显，但邻面牙槽嵴骨峰丧失变平

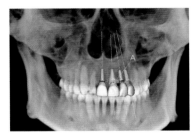

图3　Invivo软件设计修复体为导向的种植体植入位置

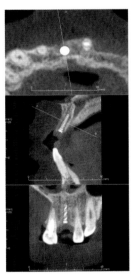 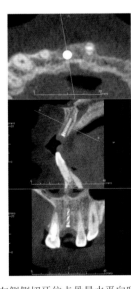 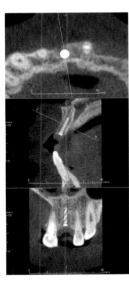 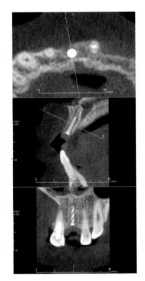 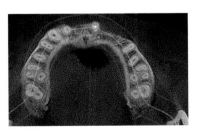

图4a~e　上颌右侧中切牙、左侧侧切牙位点骨量水平向吸收明显，上颌左侧中切牙唇侧骨壁菲薄，上颌左侧尖牙位点骨量尚可，唇侧牙槽嵴轮廓变平

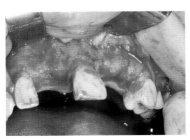 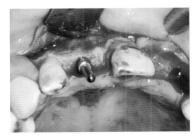 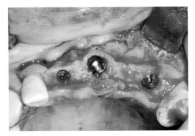 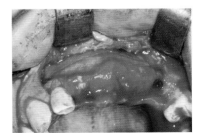

图5a~d　术区可见上颌右侧中切牙水平向骨吸收明显，上颌左侧中切牙唇侧牙槽骨菲薄，上颌左侧侧切牙唇侧骨凹陷明显。先于上颌左侧尖牙位点植入种植体，拔除上颌左侧中切牙后偏腭侧植入种植体，上颌右侧中切牙至左侧侧切牙位点唇侧植入Bio-Oss®骨粉并覆盖Bio-Gide®生物膜

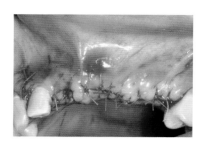

图6 充分减长后严密缝合创口

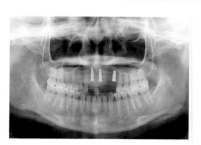

图7 术后拍摄曲面断层片检查种植体方向位置佳

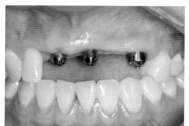

图8 二期手术2周后可见上颌右侧中切牙至左侧尖牙缺牙区牙龈形态平坦

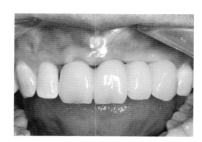

图9 种植临时义齿戴入口内时，可见上颌右侧侧切牙至左侧侧切牙之间"黑三角"

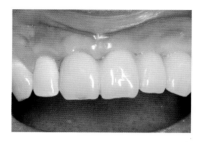

图10 种植义齿塑形3个月，"黑三角"区充满牙龈乳头

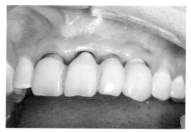
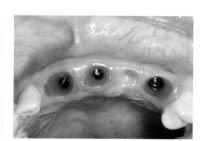

图11a、b 种植义齿塑形6个月

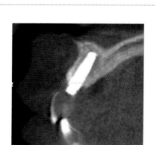
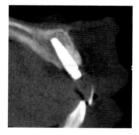
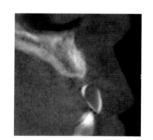
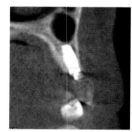

图12a~d 种植术后1年CBCT，可见行GBR手术的上颌双侧中切牙种植体唇侧骨量均大于2mm，上颌左侧侧切牙桥体位点骨量也得以恢复，上颌左侧尖牙位点种植体唇侧骨壁完整

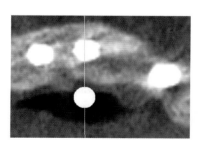

图13 术后1年CBCT见唇侧骨轮廓也得以恢复

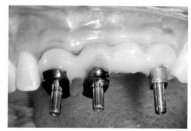

图14 个性化取模柱取摸

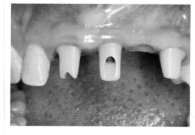

图15 个性化基台戴入口内

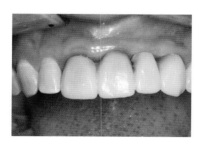

图16 试戴蜡型

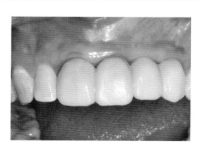

图17 修改蜡型后牙龈形态更自然，同时检查前伸侧方咬合关系

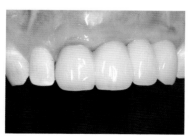

图18 最终修复体戴入口内颜色偏黄，牙龈形态不协调

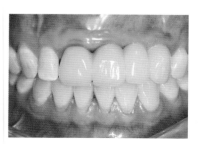

图19 最终修复体戴入口内像

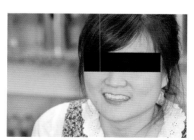

图20 患者微笑像，患者不满意最终结果

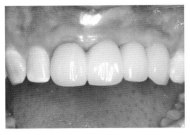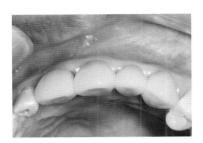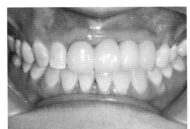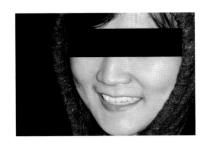

图21a~c　新修复体戴入口内，效果满意，牙龈形态修复体颜色协调，殆面像唇侧骨轮廓与修复体协调　　图22　患者微笑像，患者对最终结果非常满意

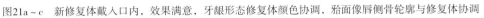

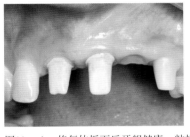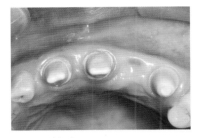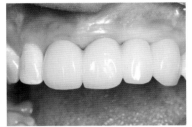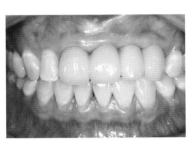

图23a、b　修复体拆下后牙龈健康，粘接剂未进入牙龈沟　　图24a、b　1年后复查口内像，牙龈稳定未见退缩，牙龈健康，口腔卫生良好

足，上颌左侧中切牙需要即刻种植，为获得一个更高的可预期效果，两个位点选择小直径种植体，小直径种植体不建议中切牙单冠修复，最终行上颌右侧中切牙至左侧尖牙4单位的固定桥修复，形成了一个面的支撑，能更好地承担殆力。

3. 上颌左侧中切牙即刻种植是否可行　即刻种植的风险，对于其薄龈生物型，唇侧骨壁易吸收，后期黏膜退缩的风险增加。须通过成功的GBR手术增加唇侧骨壁防止骨吸收，黏膜退缩的风险。成功的GBR手术需要植骨区的稳定，软组织的良好封闭，上颌右侧中切牙至左侧尖牙的长术区可以充分减张，能够更容易地关闭创区，提高GBR手术成功的可预期性。

4. 软组织塑形　由于牙齿拔出后邻面牙槽嵴骨峰变平，相应的牙龈乳

头也随之消失。种植二期手术后，我们会用标准的愈合帽进行软组织的扩展和引导愈合，愈合帽周围的牙龈高度和形态都与正常牙齿的穿龈轮廓不协调。

如果想要最终修复体颈部龈缘接近自然牙齿状态，我们就得获得相应的软组织形态。具有健康和美学的种植体周围过渡带。那么我们就需要对软组织进行塑形，及利用种植体支持的临时修复体，引导和塑形种植体周围软组织，使冠颈部龈缘接近自然牙齿状态，与邻牙协调一致。通过个性化取模柱将塑形好的牙龈形态转移至模型上，根据穿龈轮廓制作个性化基台，制作最终修复体，才能最大限度地获得美学效果。

参考文献

[1] Wang S, Leng X, Zheng Y, Zhang D, Wu GProsthesis-guided implant restoration of an auricular defect using computed tomography and 3-dimensional photographic imaging technologies: a clinical report.J Prosthet Dent, 2015 Feb, 113(2):152-156.

[2] Esposito M, Barausse C, Pistilli R, Jacotti M, Grandi G, Tuco L, Felice P. Immediate loading of post-extractive versus delayed placed single implants in the anterior maxilla: outcome of a pragmatic multicenter randomised controlled trial 1-year after loading. Eur J Oral Implantol, 2015 Winter, 8(4):347-358.

[3] Du Z, Lee RS, Hamlet S, Doan N, Ivanovski S, Xiao Y. Evaluation of the first maxillary molar post-extraction socket as a model for dental implant osseointegration research. Clin Oral Implants Res, 2015 Feb 18.

[4] Voss JO, Dieke T, Doll C, Sachse C, Nelson K, Raguse JD, Nahles S. Retrospective long-term analysis of bone level changes after horizontal alveolar crest reconstruction with autologous bone grafts harvested from the posterior region of the mandible. J Periodontal Implant Sci, 2016 Apr, 46(2):72-83.

张健教授点评

对于前牙美学区的缺失病例，正确分析了患者的局部解剖条件，正确地确定了种植体的植入数量及即刻种植的术式，正确地完成了种植外科手术和修复，包括正确的三维位置、骨增量实施、临时冠及牙龈诱导成形，保证了软硬组织的恢复和美学形态。美中不足，美学区多颗牙缺失，可以术前通过模型人工排牙获得修复位置引导的数字化外科导板，并引导种植外科手术。保证在种植初始阶段即获得以最终修复效果为指导的种植体最佳位置。

上前牙外伤后早期种植即刻修复

钱文涛　雷文华　张瑛　上海交通大学医学院附属第九人民医院口腔外科

摘要

目的：讨论1例上前牙外伤后早期种植即刻修复的病例。**材料与方法：**22岁男性患者，上前牙因外伤后牙全脱位缺失，邻牙松动，在口外急诊行松牙固定术。患者外伤4周后来口外门诊复诊。临床检查：上颌左侧侧切牙缺失，牙龈无红肿，X线片示上颌左侧侧切牙牙槽窝低密度影。CBCT示上颌左侧侧切牙唇侧骨板存在，诊断为上颌左侧侧切牙缺失。治疗计划为上颌左侧侧切牙早期种植即刻修复＋结缔组织移植。手术采用牙槽嵴顶切口，翻瓣后见唇侧骨板存在，V形缺损，去除牙槽窝内的肉芽组织及部分编织新骨，植入3.5mm×13mm锥形种植体1枚，种植体植入扭矩大于35N·cm，在种植体唇侧骨缺损区域植入Bio-Oss®骨粉，在上颌左侧第一前磨牙至上颌左侧第二前磨牙腭侧黏膜处取结缔组织瓣约1cm×2.5cm×0.5cm，植入上颌左侧侧切牙牙槽嵴顶及唇侧，封闭创口。手术同期采用非印模法转移种植体位置，将种植体位置准确转移到石膏模型上，由技师当场完成临时牙制作。患者当日完成即刻修复。**结果：**手术完成随访11个月，临床牙龈无退缩，临床检查及影像学检查未见牙槽骨吸收，患者对修复效果满意。**结论：**对于一些前牙外伤缺失后的病例，在唇侧骨板存在的前提下，可以考虑早期种植即刻修复。在缩短患者治疗周期的前提下，尽可能保存患者的牙槽骨外形，减少牙龈退缩，从而达到较好的治疗效果。

外伤导致前牙缺失在口腔颌面外科急诊中多见。随着经济水平的不断提高以及口腔种植知识的逐渐普及，越来越多的患者希望在前牙外伤后马上得到种植修复。传统的种植牙手术通常在拔牙后3个月才植入种植体，再等3~6个月才能进行二期手术及冠修复。患者往往难以忍受常规种植修复所需的6~8个月缺牙时间。患者要求恢复咀嚼功能的同时，更注重美观、治疗程序的简化及治疗时间的缩短。近年来，即刻种植、早期种植及即刻修复技术日趋发展成熟，使种植修复的治疗周期大大缩短。软硬组织的美学效果大大提高，很好地解决了患者对美观及咀嚼、语音功能的要求。但早期种植后即刻修复的病例报道国内外文献较少，我科于2015年行1例早期种植即刻修复病例，取得较好的临床治疗效果，现报道如下。

一、材料与方法

1. 病例简介　22岁男性患者，于2015年5月打球时意外摔倒致左上前牙脱落，来我院急诊就诊时距离牙脱位时间已超过半日，无法复位。我院口外急诊予以患者方丝树脂夹板松牙固定术。外伤后4周患者复诊拆除树脂夹板，由于职业原因，患者希望获得即刻修复，同时能尽可能减少手术次数和治疗时间。上颌左侧侧切牙区软组织愈合良好，牙槽窝由软组织封闭完全，牙龈无红肿。上颌左侧切牙、上颌左侧尖牙无松动，无叩痛，前牙咬合正常。X线片示上颌左侧侧切牙拔牙窝低密度影。CBCT示上颌左侧侧切牙唇侧骨板存在，厚度约1mm。

2. 诊断　上颌左侧侧切牙缺失。

3. 治疗计划　（1）延期种植，外伤后4~6个月种植，视情况行GBR或软组织移植，活动义齿临时修复。（2）早期种植＋即刻固定修复，同期行软组织移植，患者考虑后要求行方案。（3）材料：Nobel Biocare公司NobelReplace® CC种植体及相关种植器械，Bio-oss®骨粉。

4. 治疗过程

常规消毒铺巾，左上前牙手术区域及上颌左侧第一前磨牙至左侧第一磨牙区域注射必兰麻进行局部浸润麻醉，做上颌左侧侧切牙区域牙槽嵴顶切口，翻瓣，见上颌左侧侧切牙牙槽窝内肉芽组织及质地较软的、新生成的编织骨，唇侧骨板存在，唇侧顶部为V形缺损。去除肉芽组织及部分编织骨，生理盐水反复冲洗，按照照NobelReplace®CC种植体要求依次备洞，植入然后植入NobelReplace®CC种植体直径3.5mm×13mm1颗，种植体初期植入稳定性大于35N·cm，使用Bio-Oss®骨粉充填种植体表面及间隙。将术前制作的成型塑料印模柱与印模柱相连固定，将种植体的位置转移至石膏模型上，交予技师制作临时牙。在上颌左侧第一前磨牙至上颌左侧第一磨牙腭侧龈缘约1cm做平行龈缘切口，取腭侧结缔组织瓣约1cm×2.5cm×0.5cm。将腭侧结缔组织修剪后固定在种植体近远中及上颌左侧侧切牙唇侧，用5mm×5mm的愈合基台暂时性关闭创口。当螺丝固位的临时牙加工完成后，患者当日即完成临时修复，临时牙加力至30N·cm。强生5-0可吸收缝线关闭创口。术后予口服抗生素3天，2周后拆线。

术后2个月与5个月复诊牙冠无松动，牙龈无红肿，无明显退缩，唇侧牙槽嵴饱满。术后6个月做个性化取模，聚醚硅橡胶取模，Nobel Biocare公司Procera®氧化锆基台一体冠修复。修复完成随访2个月，牙龈无退缩，唇侧牙龈外形饱满，X线片及CBCT检查牙槽骨未见明显吸收，X线片示上颌左侧侧切牙种植体骨结合良好，近远中骨水平位于种植体颈部以上。患者对修复效果满意。

二、结果

当牙齿的拔除或外伤缺失后，牙槽骨的形态会发生明显的改变。拔牙3个月后，牙槽嵴颊舌向宽度缩窄约1/3，颊舌向牙槽骨吸收总量的60%~70%发生在拔牙后3个月内、12个月后，这一比例可增加至1/2。与之相对应的牙周软组织表现为塌陷、缺失，角化龈的减少。这对种植美学修复提出了巨大的挑战。通过动物实验发现拔牙后破骨细胞的活跃导致颊舌侧骨壁嵴顶的吸收，且颊侧骨壁由于较薄比舌侧骨壁吸收更明显，而这显著地吸收发生在8周内。由于拔牙后拔牙窝内骨板中束状骨破坏，拔牙位点牙槽嵴吸收从拔牙之后就即时开始，并且在拔牙后6个月内吸收速率最快，随后速率逐渐减慢。基于此，有学者提出了早期种植的概念。早期种植（early implant placement）是在拔牙后4~8周，待软组织初期愈合而拔牙窝内骨组织未完全愈合时植入种植体的一种方法。此时，拔牙窝的牙槽骨未吸收至最大，和常规延期种植相比，有利于保存尽可能多的骨组织，同时，软组织的愈合增加了角化龈的宽度。牙齿拔除3周后，在拔牙创的根尖部出现编织骨，创口表面被新生的上皮细胞覆盖。拔牙6周后，创口表面软组织已形成附着龈，拔牙创内为新生的编织骨。此时种植体植入后，种植体愈合和拔牙创的进一步愈合可以同步进行，有利于防止牙槽嵴的过度吸收，维持龈乳头的形态和高度。

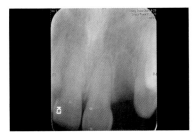

图1　外伤当天X线片

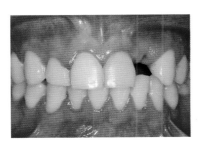

图2　外伤上颌左侧侧切牙软组织愈合良好

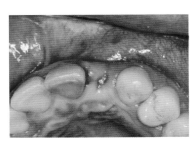

图3　上颌左侧侧切牙区域殆面像

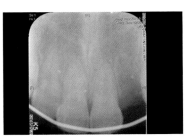

图4　外伤后4周X线片

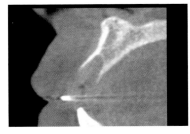

图5　外伤后4周牙CT

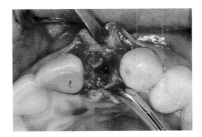

图6　上颌左侧侧切牙区域牙槽嵴顶切口，翻瓣，见上颌左侧侧切牙牙槽窝内肉芽组织及质地较软的、新生成的编织骨

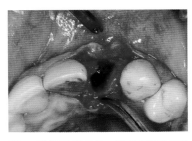

图7　唇侧骨板存在，唇侧顶部为V形缺损

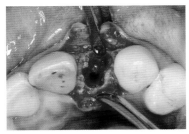

图8　种植备洞

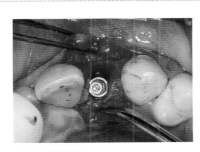

图9　种植体植入

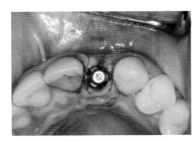

图10　暂时性封闭创口

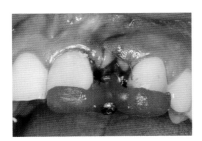

图11　转移种植体位置

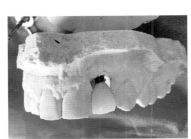

图12　技师制作临时牙正面

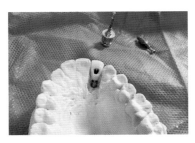

图13　临时殆面

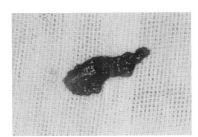

图14　腭侧取游离结缔组织瓣

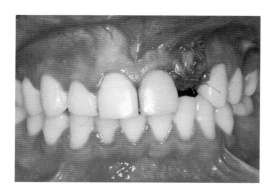

图15 植入上颌左侧侧切牙唇侧及颈部

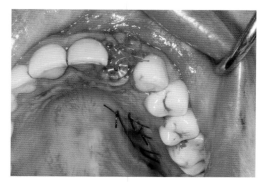

图16 结缔组织移植上颌左侧侧切牙域殆面像

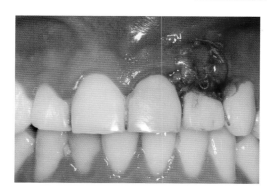

图17 即刻修复完成

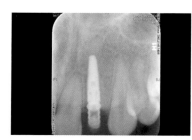

图18 术后X线片

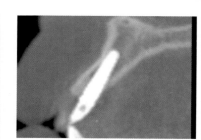

图19 术后牙CT

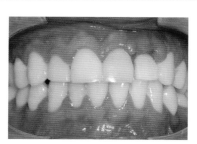

图20 术后2周

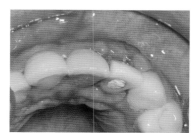

图21 术后2周殆面

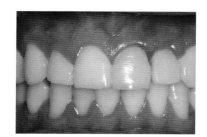

图22 术后2个月

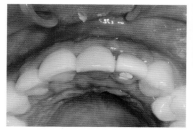

图23 术后2个月殆面

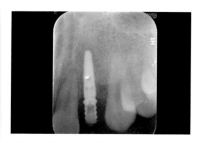

图24 术后2个月X线片

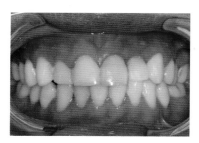

图25 术后5个月

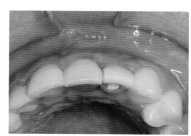

图26 术后5个月殆面

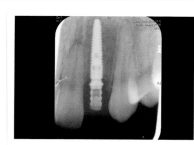

图27 术后5个月X线片

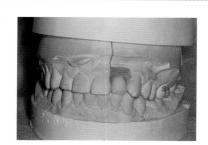

图28 最终修复体正面

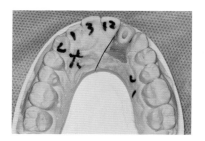

图29 修复体殆面

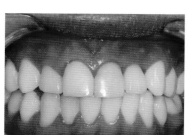

图30 种植修复完成

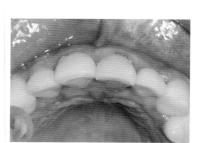

图31 种植修复完成殆面

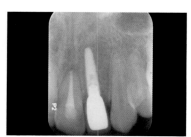

图32 种植修复完成X线片

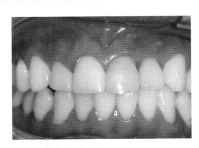

图33　修复完成2个月

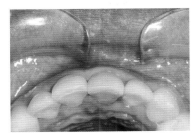

图34　修复完成2个月殆面

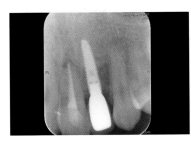

图35　修复完成2个月X线片

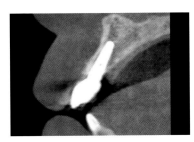

图36　修复完成2个月CBCT

三、讨论

在种植手术中，我们发现拔牙窝根尖部有新生骨形成，质地与原有骨组织相近，而近牙槽嵴顶处有较多的纤维肉芽组织，这与X线片上显示的近牙槽嵴顶处低密度影像是一致的。同时，由于上颌前牙唇侧骨板基本由束状骨组成，其血供和功能刺激来自牙周膜，一旦牙齿拔除后血供消失，束状骨便会吸收并由编织骨取代，从而出现唇侧骨板高度下降及宽度降低。这也与我们临床翻瓣所见唇侧骨板V形缺损相符合。刮除牙槽窝内的肉芽组织后，仍可以判断拔牙窝的方向，类似即刻种植，参照牙槽窝的位置和方向植入种植体，可以获得较满意的位置和角度。由于牙齿缺失后无论是即刻、早期或者延期植入种植体，都不能避免这部分唇侧骨板高度及宽度的减少。所以为了保证功能种植体负重后牙龈下有足够高度和宽度的骨支撑，在保证种植体植入时唇侧有1mm左右骨板的情况下，种植体颈部与唇侧骨板内壁距离＞2mm，并同期进行引导骨组织再生术，从而为唇侧牙槽嵴留下足够的空间，避免唇侧牙龈退缩。同时采用平台转移设计的种植体，可以减少种植体颈部的牙槽骨吸收，对预防龈乳头吸收有积极的作用。

研究表明唇侧骨板的吸收改建是相对独立的生理过程，似乎并不受牙槽窝内植入骨替代材料（或者即刻植入种植体）的影响，因此，由于牙槽窝间隙内的植骨术最多只能保存骨替代材料所占据位置的骨量，而唇侧骨板快速吸收后，仍会引起唇侧软组织塌陷。Reikie报道了应用游离结缔组织瓣于即刻种植时的伤口关闭，认为能够有效地防止术后牙龈的退缩，进而避免了使用唇侧软组织滑行瓣关闭创口，减少或防止了唇侧骨板嵴顶的吸收，防止了术后牙龈退缩。我们尝试使用腭侧游离结缔组织移植来增加唇侧软组织的厚度进而维持唇侧软组织的丰满度，外形突度，同时起到关闭创口的作用，临床结果显示取得了较好的效果。

即刻修复起到达到关闭创口，维持牙龈形态的作用。传统的即刻修复采用术中取模或者直接用树脂或自凝塑料成型制作，缺点为印模材料、树脂或自凝塑料需接触创口，污染创口，易造成术后感染，影响植骨效果，进而影响种植效果，甚至引起种植治疗失败。我们采用非印模法转移种植体位置，将对创口的刺激减少到最小，既避免了印模材料对创口的接触，也避免了椅旁直接用树脂或自凝塑料成型制作临时牙反复试戴对创口刺激，同时在术中完成种植体位置转移交予技师后可继续手术，而技师可利用术前准备的模型，进行临时牙的制作，提高了工作效率，减少了等待时间。

本病例创新点在于早期种植后采用即刻修复及腭侧游离结缔组织移植的方式来维持唇侧软组织的丰满度和外形突度，从目前随访结果来看临床效果较满意。不足之处在于随访时间较短，远期效果还需要进一步随访观察。

参考文献

[1] Schropp L, Wenzel A, Kostopoulos L, et al. Bone healing and soft tissue contour changes following single-tooth ex- traction: a clinical and radiographic 12-month prospective study. Int J Periodont Restor Dent, 2003,23(4):313-323.

[2] Singer LD. The role of an Er, Cr :YSGG laser n the placement of immediate molar implants: scientific and clinical rationale. Dent Today, 2008, 27(8): 68,70,72-73.

[3] Araujo MG, Lindhe J. Dimensional ridge alterations following tooth extraction: an experimental study in the dog. J Clin Periodontol, 2005, 32(2): 212-218.

[4] Araujo MG, Sukekava F, Wennstrom JL, et al. Ridge alterations following implant placement in fresh extraction sockets: an experi- mental study in the dog. J Clin Periodontol, 2005, 32(6): 645- 652 .

[5] Caiazzo A, Brugnami F, Mehra P. Buccal plate augmentation: a new alternative to socket preservation. J Oral Maxillofac Surg, 2010, 68(10): 2503-2506.

[6] Fickl S, Zuhr O, Wachtel H, et al. Dimensional changes of the alveolar ridge contour after different socket preservation techniques. J Clin Periodontol, 2008, 35(10): 906-913.

[7] Reikie DF. Restoring gingival harmony around single tooth implants . J Prosthet Dent, 1995, 74(1): 47-50.

徐淑兰教授点评

该作者完成了一例美学评价非常成功的病例，获得了令患者满意的临床修复。分析其获得前牙区美学成功的临床技巧有以下几点：（1）该病例种植手术选择了早期种植，避免骨组织吸收后，再行骨增量带来的风险。（2）作者在种植体植入时选择非翻瓣术，以减少唇侧骨板组织的吸收和龈组织的萎缩。（3）种植体植入的3D位点理想，故完成的即刻修复体和永久修复均能选择了螺丝固位，既避免了即刻修复粘接剂带来的创区污染，又为今后种植修复体的长期维护提供了便利。（4）该作者为该病例选择了平台迁移的种植系统，为前牙区美学修复软硬组织的长期稳定性提供了保障。（5）确保种植体唇侧3mm厚度骨量组织，前牙美学区往往需行美学骨增量术，该病例选择了GBR术。（6）为牙龈美学塑形和加快种植体骨整合，该病例选择了即刻修复。该病例不足：（1）该作者术前对患者口腔的软组织情况未做系统性的分析和评估，如牙龈生物类型、笑线过低、附着龈的宽度等。（2）建议在数字化导板下指导种植体精准的3D定点和种植窝的制备。

上前牙美学区即刻种植修复病例报道

王亚珂　武汉大学口腔医学院

摘要

上前牙美学区的种植修复是口腔种植过程中的难点，目前的循证医学证据表明，美学区的总体种植留存率与颌骨其他区域相似。即刻种植技术的开展，为美学区的种植修复提供了新的方式。即刻种植本身并不能阻止拔牙窝骨的吸收，但是它提供了早期对拔牙窝进行干预的方式，结合引导骨再生技术可以尽可能减少拔牙后剩余牙槽骨的吸收，有利于取得后期最佳的美学效果。本病例以上前牙区即刻种植修复为例，探讨了美学区即刻种植修复的关键环节，着重探讨了美学区软组织成形的重要性，从而为开展上前牙美学区即刻种植提供参考。

一、材料与方法

1. 病例简介　28岁男性患者，身体健康，因上前牙缺损来我科就诊。临床检查可见上颌左侧中切牙为残根，断面平齐牙龈缘。患者表现为中位唇线、方形牙冠以及薄龈生物型。术前CBCT检查可见，患牙存在根折裂情况，根管内可见充填影像，根尖周未可见少量低密度影像。经仔细的临床检查并结合临床CT数据分析后发现，该患者对美学的修复期望较高以及具有中位唇线、中厚生物型。上颌左侧中切牙存在根折，根尖有少量的炎症，但是唇侧骨板相对完整。综合以上情况，我们形成了患者的美学风险评估表（表1），并把其归类为中度美学治疗风险。

2. 诊断　上颌左侧中切牙残根。

3. 治疗计划　上颌左侧中切牙拟拔除残根后行即刻种植修复。

4. 治疗过程

（1）残根的拔除。首先拔除上颌左侧中切牙残根，拔牙过程中注意勿颊舌向摇动，最大限度保持唇侧骨壁的完整性。拔除后可见牙根完整，根尖周可见少量慢性感染的软组织。用牙周探针探查唇侧龈缘至唇侧牙槽骨板边缘的深度大约为4mm，符合即刻种植的条件。

（2）种植体的植入。鉴于上颌左侧中切牙唇侧骨板虽然比较完整，但厚度较薄，术中种植体的植入仍然选择翻瓣进行。按照标准路径在牙槽窝内植入Nobel Active™系统3.5mm×13mm的种植体，在种植体与唇面之间预留至少2mm的间隙，在间隙中以及唇侧骨板外植入Geistlich Bio-Oss®骨粉，并覆盖双层Bio-Gide®屏障膜。进行减张缝合，严密关闭创口。术后X线片显示种植体位置合适。

（3）临时修复体的制作与使用。上前牙美学区的种植修复不仅对种植体的位置有较高的要求，还对牙龈软组织形态有特别的要求。为了使种植体边缘的牙龈形态与天然牙一致，制作临时修复体是前牙美学区不可或缺的一部分。在患者植入种植体3个月后可见患者上颌左侧中切牙种植体愈合良好，X线片示种植体骨结合良好，取下愈合基台后可见清晰的牙龈袖口形态，种植牙唇侧骨的形态饱满，与天然牙一致。放置印模杆，制取模型，制作临时牙修复体。

将制作好的临时牙戴入口中，开始调整牙龈的形态。经过多次的调整，戴临时牙1个月后可见牙龈乳头基本充盈在两颗邻牙之间，牙龈缘弧度与邻牙相似，种植牙区唇侧突度与邻牙一致。经过3个月的调整和使用后，可见临时牙对牙龈乳头的成形作用良好，牙龈袖口清晰，唇侧突度饱满。戴临时牙3个月后的X线片示种植体周围骨水平稳定。

（4）终修复体的戴入。在完成牙龈成形后，此时种植体骨结合以及软组织形态已经相对稳定。制作最终修复体，将最终修复体戴入口内，嘱患者定期复查。

（5）复查：戴牙后1年后复查，口内照片显示患者上前牙"黑三角"消失，牙龈边缘、形态及质地正常，种植区牙龈突度与邻牙一致，达到了较好的轮廓美学效果。戴牙后1年的X线片显示种植体周围骨水平稳定。

二、结果

在上前牙美学区种植修复中，通过即刻种植手术并同期开展标准的GBR程序可以达到良好的"红白美学"以及牙龈轮廓美学效果，并且具有较好的长期稳定性。

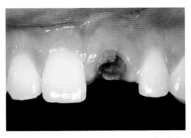

图1　患者术前照片显示上颌左侧中切牙为残根

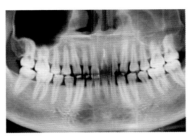

图2　CBCT检查结果可见上颌左侧中切牙牙根及根尖周情况。a. 箭头所示可见根管内有充填影像；b. 根尖1/3处可见折裂线

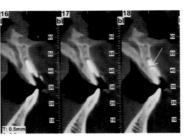

图3　微创拔除残根

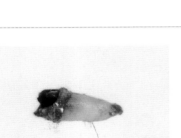

图4　拔牙后可见残根形态完整

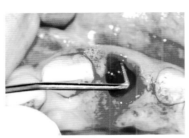

图5　用牙周探针探查龈缘至牙槽骨板边缘的距离

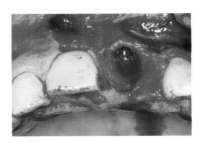

图6　翻瓣暴露术上颌左侧中切牙种植位点

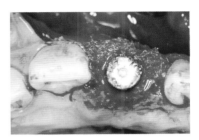

图7　植入种植体的同期植入Bio-Oss®骨粉

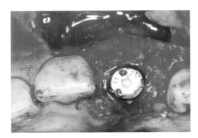

图8　植入骨粉后再用Bio-Gide®屏障膜覆盖术区

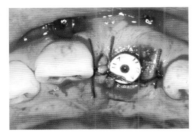

图9　严密缝合伤口

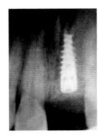

图10　种植体植入后牙片

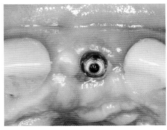

图11　种植体植入3个月后可见牙龈质地良好，唇侧牙槽骨突度饱满与邻牙一致

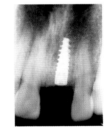

图12　种植体植入3个月后X线片

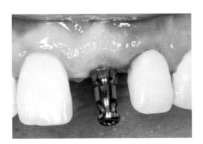

图13　放置印模杆，制取临时牙模型

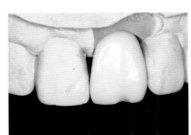

图14　临时牙模型唇侧像

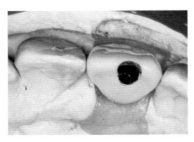

图15　临时牙模型舌侧像，可见种植体螺丝开口稍偏向切端，为保证最终的修复效果最终的修复体将采用粘接固位

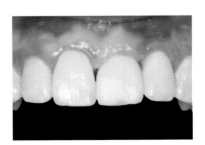

图16　戴入临时牙后唇侧像

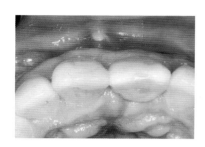

图17 戴入临时牙后舌侧像

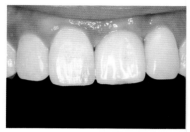

图18 戴入临时牙1个月后唇侧像

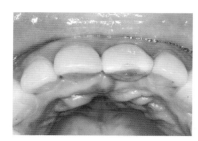

图19 戴入临时牙1个月后舌侧像

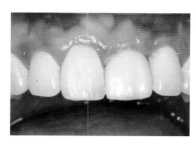

图20 戴入临时牙3个月后唇侧像

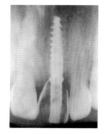

图21 戴入临时牙3个月后X线片

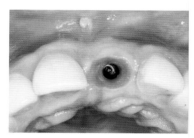

图22 戴入临时牙3个月后舌侧像

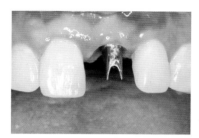

图23 戴入修复体基台

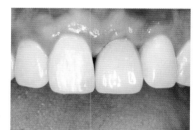

图24 戴入最终修复体

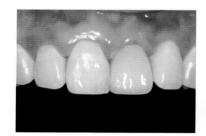

图25 戴牙后1年

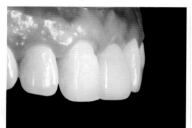

图26 1年后侧面像

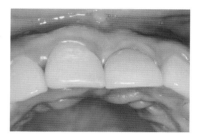

图27 切端像

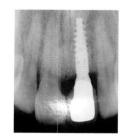

图28 戴牙1年后X线片

表1 患者的个体美学风险评估表

美学风险因素	低	中	高
健康状态	健康，免疫正常		
吸烟习惯	不吸烟		
患者美学期望值			高
唇线		中位	
牙龈生物型		中厚	
牙冠生物型		方圆形	
位点感染情况		慢性	
邻牙牙槽嵴高度	到接触点5mm		
邻牙修复状态	无修复体		
缺牙区间隙宽度	单颗牙（≥7mm）		
软组织解剖	软组织完整		
牙槽嵴解剖	无明显骨吸收		

三、讨论

上前牙美学区的即刻种植对患牙的骨条件以及医生的技术具有非常高的要求，在开展此类种植修复体时应在术前充分评估患者的美学风险。本病例的主要风险在于患牙的根尖区有慢性炎症，唇面的骨板厚度较薄。在治疗之前充分估计可能出现的美学风险，在手术过程中尽可能保持牙槽窝唇侧骨板的完整性，并将根尖周的感染刮治干净。现有研究认为，即使在不翻瓣拔牙的情况下，牙槽窝自然愈合6个月后，牙槽骨高度、厚度均发生明显萎缩吸收。即刻种植能否减少拔牙牙槽窝骨的吸收？目前对这一问题不同的学者有不同的看法。但是，大多数研究都认为即刻种植并不能防止骨板吸收。为了保证即刻种植的成功，在种植过程中进行引导骨组织再生术（guided bone regeneration, GBR）就变得非常关键。本病例在种植体与牙槽骨之间的间隙植入Bio-Oss®骨粉，并在表面覆盖Bio-Gide®屏障膜，目的便在于尽可能减少骨吸收，保持良好的牙龈轮廓。术后结果表明，应用GBR技术可有效减少骨板的吸收，保证即刻种植的成功。

上前牙美学区的最大风险是可能伴随而来的黏膜萎缩问题，在通过标准的GBR程序后，牙槽骨量得到了保存，同时牙龈软组织的形态有了牙槽骨支撑的基础。此时，为了达到最佳的美学效果还需要对牙龈轮廓进行成形。本病例中，临时修复体在种植体骨整合稳定后制作，戴入后经过多次调整，可见牙龈轮廓逐渐成形。本病例中临时牙经过3个月的调整后，牙龈轮廓趋于稳定，在此基础上进一步完成最终修复体的制作，取得了较好的修复效果。

上前牙美学区即刻种植修复具有较高的美学风险，通过术前风险评估，严格按照即刻种植适应证开展手术，控制种植体合适的位置，在同期开展GBR以及通过临时修复体进行牙龈轮廓成形是取得满意修复效果的关键。

参考文献

[1] 国际口腔种植学会（ITI）口轻种植指南——美学区种植治疗：单颗牙缺失的种植修复. Buser D, Belser U, Wismeijer D 主编；宿玉成译. 北京: 人民军医出版社，2008.
[2] Nevins M, Camelo M, De Paoli S, Friedland B. A study of the fate of the buccal wall of extraction sockets of teeth with prominent roots. Int J Periodontics Restorative, Dent, 2006 Feb, 26(1):19–29.
[3] Aimetti M1, Romano F, Griga FB, et al. Clinical and histologic healing of human extraction sockets filled with calcium sulfate. Int J Oral Maxillofac Implants, 2009 Sep–Oct, 24(5):902–909.
[4] Paolantonio M, Dolci M, Scarano A, et al. Immediate implantation in fresh extraction sockets. A controlled clinical and histological study in man. J Periodontol, 2001 Nov, 72(11):1560–1571.
[5] Barone A1, Orlando B, Cingano L, et al. A randomized clinical trial to evaluate and compare implants placed in augmented versus non–augmented extraction sockets: 3–year results. J Periodontol, 2012 Jul, 83(7):836–846.
[6] Waasdorp JA, Evian CI, Mandracchia M. Immediate placement of implants into infected sites: a systematic review of the literature. J Periodontol, 2010 Jun, 81(6):801–808.
[7] Waki T, Kan JY. Immediate placement and provisionalization of maxillary anterior single implant with guided bone regeneration, connective tissue graft, and coronally positioned flap procedures. Int J Esthet Dent, 2016, 11(2):174–185.

史久慧教授点评

该病例为薄龈生物型，美学风险较高。作者术前做了较充分的准备工作，拍摄CBCT、微创拔牙、进行美学风险评估等。在即刻种植术中，采用了翻瓣的方法，种植体植入位置、方向准确，GBR方法得当，减张缝合效果好。在种植术后3个月时做临时修复，经3个月数次调整后，袖口清晰，牙龈乳头形态饱满，牙龈轮廓较好。戴牙1年后牙冠颈部边缘与对侧同名牙基本一致，颜色、形态较协调，软组织色彩、轮廓与周围一致，达到较好的红白美学和轮廓美学标准。X线片见骨水平稳定，为种植义齿的长期美学效果奠定了基础。

上颌前牙即刻种植即刻修复

周乔 重庆医科大学附属口腔医院种植科

摘要

前牙承担着维持面部美观和语音的重要功能，前牙缺失后采取即刻牙种植历来受到学者的关注。由于前牙位置、功能和局部解剖、组织结构的特殊性，如何兼顾或取舍相关功能，正确选择不同的牙种植体，修复缺失前牙，修复重建并维持骨和牙龈组织，提高即刻种植远期成功率，是前牙即刻种植治疗实施前必须认真思考的。笔者以1例上颌前牙即刻种植即刻修复为例，展示从初诊到最终修复后的效果。

即刻种植即指在拔出患牙后，立即在拔牙窝内植入牙根替代体——牙种植体的方法，即刻修复是指种植体植入后48h以内立即行临时牙冠的修复。因该治疗方法可有效缩短治疗周期，且立刻有牙冠，深受患者的欢迎。但由于拔牙窝与牙种植体外形不一致，在即刻种植体周围常常存在影响种植体骨整合的骨缺损区，尽管目前有多种不同表面结构和性状的即刻牙种植体，但由于前牙区的组织结构、功能的特殊性及影响因素的复杂性，系统、有序、个性化的治疗方案对提高即刻种植远期成功率有重要意义。本文以1例上颌前牙即刻种植即刻修复为例，展示该治疗方法的外科程序及临床技巧。

一、材料与方法

1. 病例简介 40岁女性患者，右侧上颌前牙残根数年。患者数年前因龋齿行右侧上颌前牙桩冠修复，1周前牙冠脱落，现于我科咨询，要求种牙修复。平素健康状况良好，否认以下系统性疾病：高血压、糖尿病（2型）、糖尿病（1型）、骨质疏松症、心肌梗死、冠心病、心律不齐；无过敏史；无吸烟史。无紧咬牙习惯，无磨牙症，未服用特殊药物（双膦酸盐类、皮质激素类、抗凝血类）。 无外伤史，无精神病史。患者颌面部对称，开口度正常，开口型正常，无关节弹响，无黏膜病损，咬合关系情况（正常）。前牙美学情况：前牙笑线高，牙龈生物型为中型。上颌右侧中切牙残根，断端平齐龈缘，角化龈正常，牙槽嵴丰满，对颌牙位未见明显伸长，无修复体，间隙宽度约8mm，间隙高度7mm。上颌右侧侧切牙、左侧中切牙为活髓牙，无修复体，无扭转，无近中倾斜，无移位，无龋坏，轻度牙周炎，牙周袋深度为3~4mm，探诊出血（+），无明显松动，牙龈乳头高度降低。其余牙位情况未见明显异常。CBCT检查：上颌右侧中切牙处未见根尖周病变，鼻嵴距约20mm，牙槽骨宽度6.5mm，唇侧骨板完整，骨密度正常，未见残留牙根及其他异常情况；邻牙牙位上颌右侧侧切牙、左侧中

切牙处未见根尖周病变，可见牙槽骨轻度水平吸收、未见牙周膜间隙增宽，余无异常。双侧上颌窦壁未见囊肿样病变。

2. 诊断 上颌右侧中切牙残根，慢性牙周炎。

3. 治疗计划 上颌右侧中切牙即刻拔除，即刻种植，备GBR术；若初始稳定性良好，即刻行临时牙冠的修复。6个月后最终修复。

4. 治疗过程

（1）微创拔牙以最大限度保存牙周组织。上颌前牙即刻种植体长轴方向应略偏向原天然牙长轴的腭侧，使种植体的唇侧骨板保留更多骨量，避免唇侧骨壁倒凹区穿孔，恢复患者咬合功能， 并与邻牙形态相协调。种植体植入时应低于牙槽嵴顶0.5 ~ 3.0mm（不同种植系统略有差别），与邻牙间的骨宽度至少为2mm，以降低种植体周围骨吸收风险，尤其是种植区唇侧骨板和邻牙骨板较薄时。Ferrus等研究发现，颊侧骨板≤1mm时，植入区的水平骨减少量（43%）明显大于颊侧骨板>1mm的植入区（21%），且在种植体周间隙，厚骨板区新骨形成量（84%） 明显大于薄骨板区（67%）。根据种植体周骨间隙，采用骨替代物直接充填骨缺损区（GBR技术），引导、促进种植体周间隙内骨再生。该种植体植入时初始稳定性约为40N·cm，可以行即刻修复。缝合黏膜由于未翻瓣，采用水平褥式缝合法将唇腭侧牙龈拉拢，防止骨粉散落。

（2）即刻修复，术后椅旁将愈合帽换为临时基台，拍X线片，用成品牙片和自凝牙胶行临时牙冠的修复，以保存完整的牙龈外形轮廓。

（3）术后2周拆线，牙龈愈合良好，牙龈边缘及外形轮廓尚存。

（4）最终修复，术后半年检查，临时牙在位无松动，牙龈愈粘结合良好，外形轮廓丰满，牙龈边缘无退缩。遂种植体水平硅橡胶取模，比色（2M2），选择全瓷冠。1周后戴牙，永久固位。

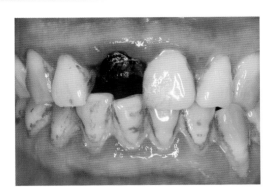

图1　术前正面像

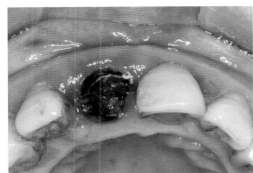

图2　术前牙槽嵴顶像

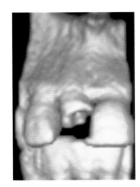

图3　术前CBCT三维重建图

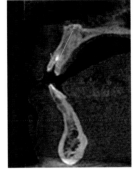

图4　术前CBCT矢状面

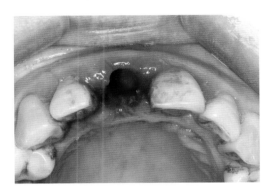

图5　微创拔除残根

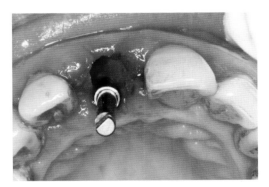

图6　平行杆检测种植体植入的位点和方向

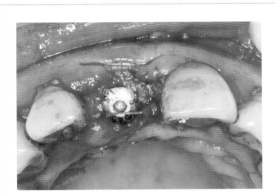

图7　植入种植体、植入骨粉、缝合黏膜

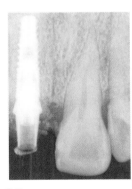

图8　术后X线片

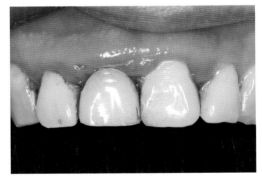

图9　临时牙冠的戴入

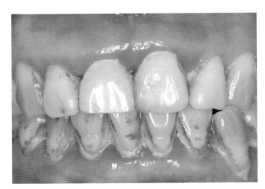

图10　拆线后正面像

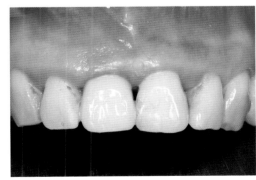

图11　最终修复后正面像

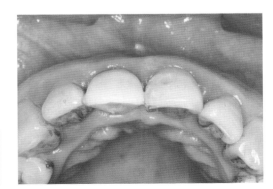

图12　最终修复后牙槽嵴顶像

二、结果

对于前牙有残留牙根又不能保留的患者，在根尖无炎症，唇侧骨板完整的情况下，采用即刻种植的方法进行前牙种植修复，缩短了治疗时间，成骨效果及最终修复效果良好，患者满意度高。

三、讨论

研究显示：牙拔除后，牙槽窝周束状骨将消失，逐渐被新生的肉芽组织、骨基质、编织骨及骨小梁替代。牙缺失区牙槽骨质和量均发生改变，牙槽嵴高度降低、宽度变窄。牙弓唇侧骨板普遍较薄。当前牙区失牙后，唇侧骨板的改变量比舌侧显著。Braut等通过锥状束CT（cone beam CT，CBCT）观察了125例（498颗）拟行即刻种植患者的上前牙，结果显示：有

25.7%的牙在釉牙骨质界根方4mm位置（MP1）和10.0%的牙在根中1/2位置（MP2）无残存骨；牙颊侧骨板厚度＜1mm，在MP1区占62.9%，在MP2区占80.1%；颊侧骨板在MP1和MP2区大于≥1mm的仅占11.4%和9.8%。

从前磨牙到中切牙，颊侧骨板厚度降低量有统计学差异。即刻种植是否影响拔牙区组织结构变化存有争议。有学者认为拔牙窝内立即植入种植体并不影响其拔牙窝周的组织改建。Ferrus等通过对93例单颗上前牙即刻种植修复的患者在植入种植体时和16周后种植区的研究发现：种植体的植入位置、颊侧骨板厚度、种植体间隙的大小等，在植入后16周的愈合过程中对种植体周围硬组织的改变有显著影响。尽管目前将拔牙后牙槽骨的吸收原因仍主要归结于失去了天然牙及其功能负荷所致，但即刻种植对种植体周组织的影响因素复杂，尚需要综合多因素，大样本、系统地长期追踪观察其变化规律。

参考文献

[1] Schulte W, Heimke G. The Tubinger immediate implant. Quintessenz, 1976, 27: 17–23.

[2] Becker W, Becker BE. Guided tissue regeneration for implants placed into extraction sockets and for implant dehiscences: surgical techniques and case report. Int J Periodontics Restorative Dent, 1990, 10: 376 – 391.

[3] Ferrus J, Cecchinato D, Pjetursson EB, et al. Factors in fluencing ridge alterations following immediate implant placement into extraction sockets. Clin Oral Implants Res, 2010, 21: 22–29.

[4] Cardaropoli G, Araújo M, Lindhe J. Dynamic of bone tissue formation in tooth extraction sites. An experimental study in dogs. J Clin Periodontol, 2003, 30: 809–818.

[5] Araújo MG, Lindhe J. Dimensional ridge alterations following tooth extraction. An experimental study in the dog. J Clin Periodontol, 2005, 32: 212–218.

[6] Schropp L, Wenzel A, Kostopoulos L, et al. Bone healing and soft tissue contour changes following single–tooth extraction: a clinical and radiographic 12–month prospective study. Int J Periodontics Restorative Dent, 2003, 23: 313–323.

[7] Braut V, Bornstein MM, Belser U, et al. Thickness of the anterior maxillary facial bone wall: A retrospective radiographic study using cone beam computed tomography. Int J Periodontics Restorative Dent, 2011, 31: 125–131.

[8] 宫苹、梁星。陈安玉口腔种植学。北京: 科学技术文献出版社, 2011: 13–18, 132.

[9] Janu á rio AL, Duarte WR, Barriviera M, et al. Dimension of the facial bone wall in the anterior maxilla: a cone–beam computed tomography study. Clin Oral Implants Res, 2011, 22: 1168–1171.

[10] Blanco J, Nunez V, Aracil L, et al. Ridge alterations following immediate implant placement in the dog: flap versus flapless surgery. J Clin Periodontol, 2008, 35: 640–648.

[11] Evans CD, Chen ST. Esthetic outcomes of immediate implant placements. Clin Oral Implants Res, 2008, 19: 73–80.

万鹏教授点评

该病例最终获得可接受的修复效果。即刻种植的同期应用低代谢率的植骨材料进行了唇侧骨板与种植体间隙的骨增量，并通过个性化的临时冠使创口达到了最大限度的关闭同时对软组织的外形有一定程度的支撑。术后6个月进行最终修复，获得了可接受的美学效果。

该病例种植体具有良好的三维植入位置及短期稳定性。唇侧牙龈丰满，对种植区软硬种植轮廓维持良好，但牙龈的健康程度欠佳。种植体龈乳头与对侧同名天然牙相比略显短小这可能与患者种植时牙周炎症未经控制有关。

该病例种植时应在控制牙周炎症之后择期种植。牙周炎症如未经控制不但影响种植体的生存率，也会增加早期种植体周围感染的概率而影响种植体周围组织的健康及美观。该病例所取得的临床效果需要进一步的长期观察。

上颌尖牙即刻种植即刻修复引导软组织生长

黄宏 湛江南方口腔医院

摘要

目的：观察上颌尖牙即刻种植即刻修复引导牙龈组织生长的临床效果。**材料与方法**：选取1例上颌尖牙牙冠外突修复体基牙根折的病例，进行不翻瓣微创拔牙、即刻种植、同期GBR、导板转移种植体位置到石膏模型上制作临时牙冠，术后即刻临时冠修复引导组织生长，25周最终正式修复。种植永久修复后随访1~3年，观察种植体周围软组织生长情况，骨结合情况，追踪种植义齿与相邻天然牙的协调性和患者满意度。**结果**：最终修复后，经3年随访观察，植体无感染、松动，骨结合良好，未见病理性骨吸收，无种植体周围炎症出现，软组织无充血、水肿，呈现粉红、有光泽的健康外观，龈缘往冠向生长约2mm，龈乳头完全充满邻间隙，颜色自然，与相邻天然牙龈乳头协调一致，患者对修复效果满意。**结论**：按照特定临床程序进行即刻种植即刻修复，运用熟练的手术操作技巧，对无法保留的上前牙采用微创拔牙、不翻瓣植入种植体同期GBR技术，即刻修复上前牙可以维持软组织生长和骨组织稳定，获得理想的美学疗效。

因外伤或疾病不能保留的牙齿，应及时、微创、美观地进行修复，并尽可能维持软硬组织的长期稳定。前牙区即刻种植即刻修复的长期效果和优势已经得到了文献的充分证实。近年来的研究表明，不翻瓣微创拔牙、即刻种植、种植体与牙槽窝骨壁的间隙内填充骨移植材料、即刻临时修复等手段对于引导软组织生长、维持软硬组织稳定具有一定的意义。

一、材料与方法

1. 病例简介 40岁女性患者，主诉：进食时修复体基牙根折。现病史：上颌左侧尖牙5年前于外院行金属桩冠修复。进食时牙根断折，修复体脱落，无法进食，即时来我院就诊。既往史：平素身体健康、无高血压、心脏病史，否认传染病病史及药物过敏史，否认吸烟、饮酒、夜磨牙等不良习惯。患者愿望：希望恢复咀嚼功能和整体美观。专科检查：面部左右对称，两侧口角对称，低笑线。颞下颌关节区无弹响、无压痛。咀嚼肌无压痛。正常殆，张口度40mm。黏膜未见明显异常。上颌左侧尖牙修复体基牙根折，牙龈水肿，牙龈乳头完整，邻牙无松动，无叩痛，牙周健康，无牙石。CBCT示：上颌左侧尖牙已行金属桩冠修复，唇侧骨板无缺损，厚度为0.8mm。根尖区未见低密度阴影，牙槽骨密度尚可，可用骨高度为22mm，骨宽度为9mm。血液检查：血常规正常，凝血4项正常。

2. 诊断 上颌左侧尖牙根折。

3. 治疗计划 告知患者有3种治疗方案和相应的费用：分别是活动牙修复、固定桥修复和种植牙修复，患者最终选择种植牙修复方式，并签署知情同意书。选择Ankylos®种植体3颗，直径均为3.5mm，长度14mm。

4. 治疗过程

（1）塑料托盘加硅橡胶材料取模，制作研究模型，在研究模型上制作过渡义齿。

（2）外科手术过程：①术前预防性抗感染用药：给予患者阿莫西林胶囊0.5g，口服。②用复方氯己定含漱液15mL含漱后口外消毒，常规铺巾和口内消毒。严格执行无菌操作对预防术后感染非常关键。③采用必兰局部浸润麻醉，微创拔除上颌左侧尖牙，避免对牙槽突及周围软组织的损伤，彻底搔刮牙槽窝，双氧水、生理盐水交替冲洗。探查牙槽窝骨壁完整。④于拔牙窝腭侧用球钻定位，先锋钻备种植窝，定位杆测量牙槽窝深度及方向，逐级完成种植窝制备，再次测量牙槽窝深度及方向。⑤手动植入植体，种植体植入长轴与牙根长轴方向基本一致，植入扭矩35N·cm，初始稳定性良好，与唇侧骨板保持2mm以上的跳跃间隙。⑥唇侧骨板与牙龈分离后植入Bio-Gide®胶原膜，在种植体与唇侧骨壁余留间隙内植入Bio-Oss®骨粉，引导骨再生。⑦导板转移植体位置，在石膏模型上制作临时修复体，口内即刻戴入，调整咬合间隙2mm，以避开咬合接触。⑧拍术后CBCT片显示：种植体三维位置、方向良好。种植体位于龈下3.5mm处，种植体颈部位于唇侧骨壁下1.8mm处，与上颌左侧侧切牙距离3mm，与上颌左侧第一前磨牙距离2.5mm，与唇侧骨板保持2mm以上的跳跃间隙。⑨术后予抗感染药物（阿莫西林胶囊，用法：0.5g，3次/天，口服；布洛芬缓释胶囊，用法：0.3g，需要时，口服；复方氯己定含漱液，用法：15mL，2次/天，含漱）。⑩术后随访：术后4个月复查，临时修复体完好，龈缘位置较术前往冠向生长，唇侧丰满度理想；术后6个月复查，牙龈健康，龈缘形态满意、位置稳定。

（3）种植永久修复：①术后25周复查，牙龈健康，龈缘形态满意、位置稳定，取下过渡义齿，转移杆开窗式取模、确定咬合关系、比色、送加工厂选氧化锆基台、制作全瓷修复体。②取模1周后再次取下过渡义齿，15N·cm扭力旋入氧化锆基台、戴入全瓷修复体、拍X线片确定基台与修复体密合。③调𬌗。④预粘接口内戴入全瓷冠完成永久修复。

（4）最终修复后随访：①最终修复3个月后复查：牙龈形态正常，修复体无松动，患者对修复义齿的咀嚼功能和外形满意。②最终修复1年后复查：软硬组织稳定，修复体无松动，患者对修复义齿感觉舒适。③最终修复2年后复查：软硬组织稳定，修复体无松动，患者对修复义齿整体感觉良好，对修复效果非常满意。④最终修复3年后复查：软硬组织稳定，牙龈乳头唇侧丰满，形态正常，与邻牙协调一致。X线片示：种植体和牙槽骨结合

良好，未见病理性骨吸收，患者自我感觉舒适，对修复效果非常满意。

二、结果

术后随访种植体无感染、松动、骨结合良好、未见病理性骨吸收，软组织无充血、水肿，呈现粉红、有光泽的健康外观，无种植体周围炎症出现，牙龈组织健康、龈缘往冠向生长，龈乳头完全充满邻间隙，颜色自然，与相邻天然牙龈乳头协调一致，患者对修复效果非常满意。

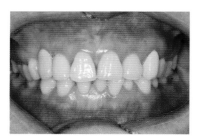

图1 初诊口内正面像

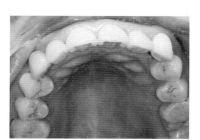

图2 初诊口内上颌像

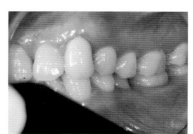

图3 初诊口内左侧像

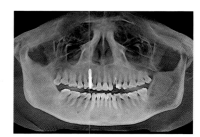

图4 术前CBCT

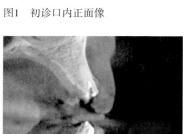

图5 术前CBCT

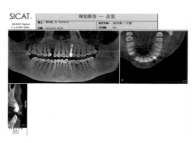

图6 手术方案设计

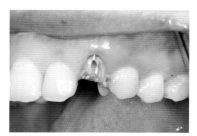

图7 上颌左侧尖牙根折情况

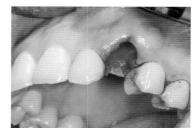

图8 微创拔除上颌左侧尖牙残根

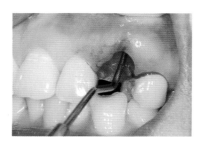

图9 探查牙槽窝骨壁情况

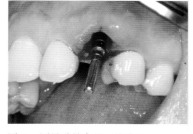

图10 测量种植窝的三维位置

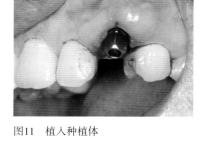

图11 植入种植体

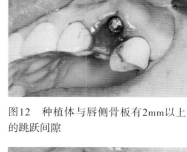

图12 种植体与唇侧骨板有2mm以上的跳跃间隙

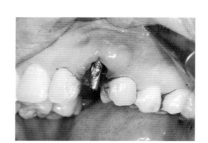

图13 戴入临时基台情况

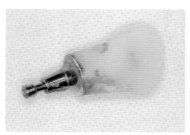

图14 树脂临时修复体

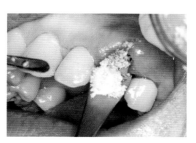

图15 植入Bio-Oss®骨粉

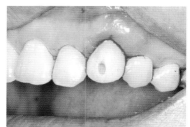

图16 植骨后戴入临时修复体

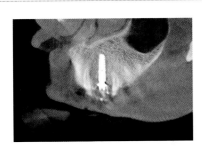

图17　术后CBCT

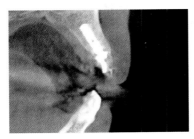

图18　术后CBCT

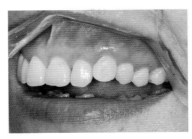

图19　术后25周复查

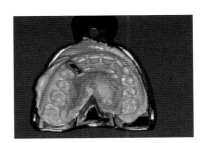

图20　硅橡胶取模

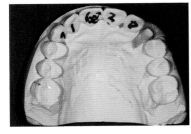

图21　氧化锆基台

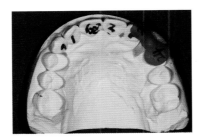

图22　基台在石膏模型上的情况

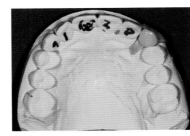

图23　全瓷修复体在石膏模型的情况

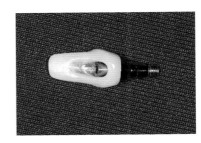

图24　氧化锆基台

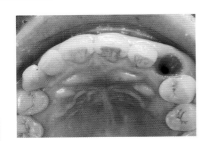

图25　龈袖口形态良好

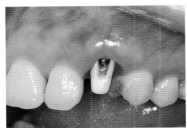

图26　戴入氧化锆基台

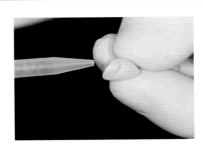

图27　预粘接

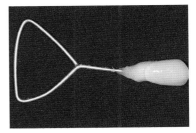

图28　预粘接

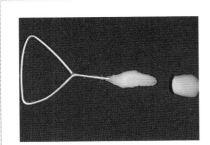

图29　预粘接

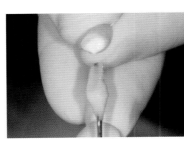

图30　预粘接

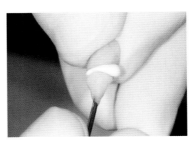

图31　预粘接

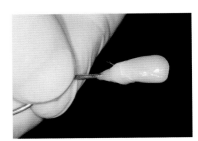

图32　预粘接

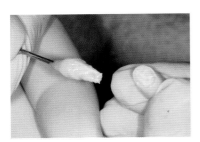

图33　预粘接

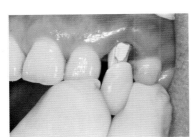

图34　戴入全瓷修复体

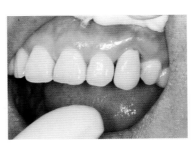

图35　完成最终修复

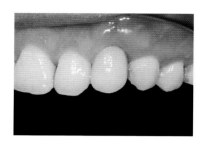

图36 完成最终修复

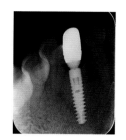

图37 最终修复后X线片

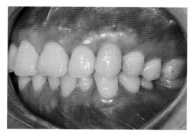

图38 最终修复1年后修复体情况

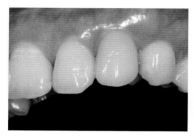

图39 最终修复2年后修复体情况

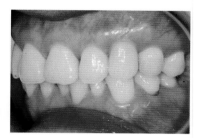

图40 最终修复3年后修复体情况

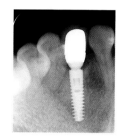

图41 最终修复3年后复诊X线根尖片

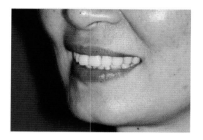

图42 最终修复3年后左侧微笑像

三、讨论

本病例唇侧骨板完整，微创拔除上颌左侧尖牙残根，避免了对牙槽突及周围软组织的损伤，有效降低术后各种并发症、拔牙后即刻种植可以减少手术次数、有利于牙槽嵴骨量的保留，不翻瓣植入种植体同期GBR，恢复牙槽骨的骨量和丰满度，保留了骨膜上血液供应，可以防止牙龈退缩，有利于维持术区的美学效果，植体扭矩35N·cm，初始稳定性良好，即刻临时冠修复上前牙，对软组织进行塑形，诱导牙龈生长，本病例术后4个月复查时龈缘往冠向生长约1.5mm，永久修复2年后复查龈缘往冠向生长达2mm，不翻瓣即刻种植即刻修复能及时恢复患者的美观及发音，避免了传统翻瓣GBR出现的术后肿胀，不需要拆线，减少了就诊次数和治疗费用，避免给患者心理、生活造成的影响，超出了患者的最初愿望。本病例最终修复1~3年随访牙龈无充血、水肿、龈缘高度稳定、龈乳头充满牙间隙、牙冠无松动。CBCT显示：术区牙槽骨无吸收，唇侧骨板重建获得理想效果。

采用粘接固位存在粘接剂余留造成种植体周围炎的风险，冠出现问题不利于再修复的不足等问题。

术前对病例进行精确的评估和详细的临床检查，严格把握手术适应证的前提下，运用熟练的手术操作技巧，对无法保留的上前牙采用微创拔牙、不翻瓣植入种植体同期GBR技术，即刻临时修复，能获得理想的临床疗效，且临时修复体可诱导牙龈生长，呈现最佳的美学效果。

参考文献

[1] Gapski R, Wang HL, Mascarenhas P, et al. Critical review of immediate implant loading.Clin Oral Implants Res, 2003, (14) :515- 527.

[2] Rocci A, Martignoni M, Gottlow J. Immediate loading in the maxilla using flapless surgery, implants placed in predetermined positions, and prefabricated provisional restorations: a retrospective 3- year clinical study. Clin Implant Dent Relat Res, 2003, (5) :29- 36.

[3] 邓飞龙，刘臣汉，张辉，罗志斌，马建元. 不翻瓣种植即刻修复的临床探讨. 中国口腔种植学杂志，2007, 12(3)：178-181.

[4] de Molon R, de Avila E, de Barros-Filho L, et al. Reconstruction of the Alveolar Buccal Bone Plate in Compromised Fresh Socket after Immediate Implant Placement Followed by Immediate Provisionalization. J Esthet Restor Dent, 2015, 27(3): 122-135.

[5] da Rosa J, Rosa A, da Rosa D, et al. Immediate Dentoalveolar Restoration of compromised sockets: a novel technique. Eur J Esthet Dent, 2013, 8(3):432-443.

黄盛兴教授点评

上颌前牙区即刻种植的主要风险是后期美学问题，尖牙除了考虑美学风险外，对咀嚼功能还有更高的要求。本病例按照标准的即刻种植与即刻修复诊疗程序，通过CBCT检查准确诊断折断尖牙及牙槽骨状况后，采用微创拔牙、即刻种植、同期GBR、同期临时修复和牙龈诱导塑形、半年完成永久修复。经过术后3年较长时间的追踪观察，CBCT证实了种植体位置良好，唇侧骨壁厚度增加，种植体-骨结合理想，经过软组织诱导塑形后，牙龈外形维持满意，牙龈缘高度较术前还有增加，显示了堪称理想的临床效果。前牙种植体在准确的三维位置对最终效果极其关键，若条件具备建议制作种植导板，单靠临床经验难以完全避免失误。

上中切牙即刻种植即刻修复

苏恩典　林东　黄文秀　福建医科大学附属口腔医院种植科

摘要

目的：观察上中切牙即刻种植即刻修复的美学效果。**材料与方法**：选择残根根周及根尖炎症不明显、唇侧骨板完整的患牙，不翻瓣微创拔除残根，偏腭侧植入种植体，即刻临时修复，随诊观察，最终完成永久修复。**结果**：观察期内，即刻种植即刻修复获得了良好的前牙美学效果，牙龈位置稳定，患者满意。**结论**：即刻种植即刻修复能较好地维持缺牙区软硬组织稳定性，获得较好的美学修复效果。

前牙缺失患者对于修复缺失牙的要求总是显得高而迫切，而特别是上前牙缺失后，牙槽骨的改建特点常常使得传统延期种植在该区域难以获得令人满意的最终修复效果。即刻种植即刻修复的广泛应用，能够有效减少缺牙时间，通过软硬组织处理，能更好地维持种植区域软硬组织稳定性，获得更为满意的临床修复效果。

一、材料与方法

1. 病例简介　48岁女性患者，主诉为"右上前牙修复体折断6个月，要求种植修复"。患者6个月前右上前牙桩冠修复体折断，于外院多次行"粘接"修复，现因无法牢固"粘接"，建议拔除该患牙，患者无诉不适，现就诊我科要求种植修复。平素体健，否认有高血压、心脏病、糖尿病等各类系统性疾病史，否认肝炎等传染病史，否认各类药物食物过敏史，否认吸烟史，否认当前及长期药物服用史。专科检查：颌面部基本对称，上下颌骨未见明显膨隆、缺损，表面皮肤未见异常，双侧颞下颌关节区无明显红肿和压痛，张闭口运动未见异常，开口型为"↙"，开口度为4.5cm，张闭口未闻及弹响。颏下、颌下及颈部未触及明显肿大淋巴结。笑线约位于上前牙牙颈部1/3处，未见明显露龈，上颌右侧中切牙残根，断端至龈下，断面多食物残渣，断面及根管内探及龋损，腐质多，叩诊同参照牙，尚稳，修复间隙尚可。牙槽嵴丰满度较好，基底骨宽，未见明显骨缺损，附着龈充足（7mm），牙龈及口内黏膜未见明显异常。下颌右侧中切牙稍唇侧错位，可见切段少量调磨痕迹，上颌左侧中切牙烤瓷冠修复，冠边缘密合，余牙不同程度牙龈退缩，口腔卫生一般，余未见明显异常。影像学检查：根尖片示上颌右侧中切牙残根，根尖无明显炎症，垂直骨高度尚可。CT示：上颌右侧中切牙区牙槽嵴宽度和高度充足，唇侧骨板完整。

2. 诊断　上颌右侧中切牙残根。

3. 治疗计划　拔除上颌右侧中切牙残根，即刻种植即刻临时修复，择期永久修复。

4. 治疗过程

（1）拔除上颌右侧中切牙残根，即刻种植。上颌右侧中切牙残根不翻瓣微创拔除，残根完整拔除，见唇侧骨板完整，宽度充足，搔刮拔牙窝，球钻定点，定点位置偏腭侧，保证植入种植体后颊侧至少2mm未来颊侧骨板形成空间。先锋钻定深，扩孔钻逐级制备种植窝，最终于上颌右侧中切牙位点植入种植体（Nobel Replace®4.3mm×13mm）1颗，位于龈下3mm，初始稳定性>35N·cm，种植体与唇侧骨板跳跃间隙<1mm，未植骨，上愈合基台，止血。术后影像学检查示：种植体三维位置良好，未临近重要解剖结构。

（2）即刻临时修复。术后16h，换愈合基台为取模杆取模，送技工室制作临时修复体。临时冠较对侧同名牙唇倾且切端短约1mm，以保证正中、前伸、侧方咬合时与对颌牙均无接触。术后24h，临时修复体制作完成，取下愈合基台，戴入螺丝固位临时冠，螺丝通道在冠唇侧开口，以树脂封闭螺丝口，完成临时修复，见上颌右侧中切牙位点牙龈水平较上颌左侧中切牙牙龈偏冠方。术后2周及1个月复诊，临时修复体完好，牙龈无红肿，上颌右侧中切牙位点牙龈水平较前向根方退缩，二次复诊间龈缘水平无明显变化，且与上颌左侧中切牙相对平齐，龈缘形态相对对称一致，再次检查正中、前伸及侧方咬合时该牙与对颌牙无接触，无咬合负载。

（3）永久固定修复。术后10个月复诊，临时修复体完好，牙龈情况良好，龈缘位置较前稍有退缩，但位置相对稳定，与对侧同名牙基本平齐，形态基本一致，开始永久修复。取下临时修复体，牙龈袖口及穿龈轮廓佳，硅橡胶（3M）取模，比色。制作并戴入CAD/CAM全瓷基台及全瓷冠，检查边缘密合，正中、前伸及侧方咬合无干扰，光固化封口树脂（Temp it）封闭中央螺丝孔，复合树脂粘接剂（可乐丽菲路SACT™）粘冠，完成固定修复，患者表示满意。完成永久修复后2个月复诊，牙龈情况良好，龈缘水平及形态稳定。

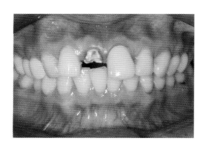

图1 初诊正面咬合像

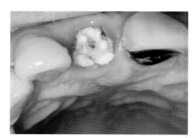

图2 初诊前牙切端影像

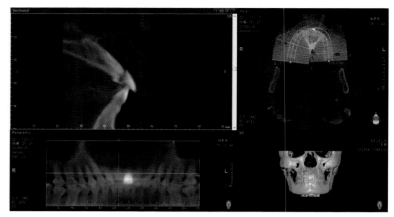

图3 术前上颌右侧中切牙位点CT截图

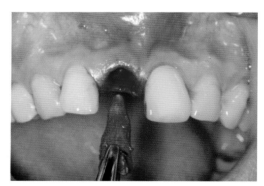

图4 将残根完整钳出

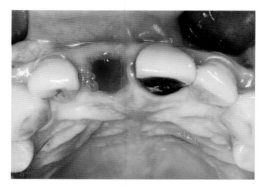

图5 残根拔除后拔牙窝情况

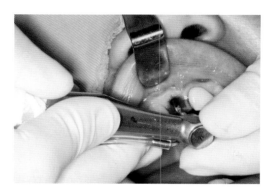

图6 制备种植窝

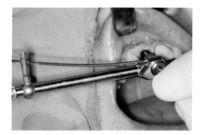

图7 种植体植入扭矩 > 35N·cm

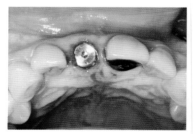

图8 旋入愈合帽

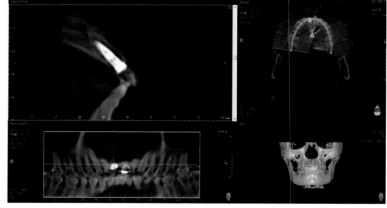

图9 术后上颌右侧中切牙位点CT截图

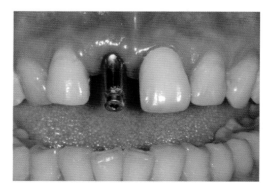

图10 术后16h临时修复体取模

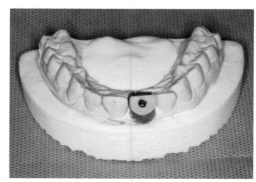

图11 模型上临时修复体

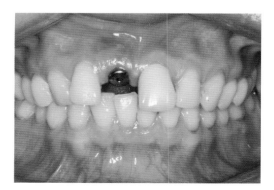

图12 术后24h正面咬合像

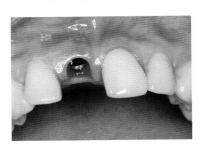

图13　术后24h牙龈袖口

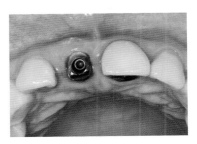

图14　试戴临时基台

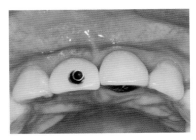

图15　戴入螺丝固位临时修复体

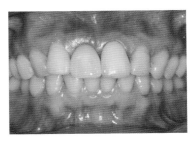

图16　临时修复体螺丝孔树脂封口

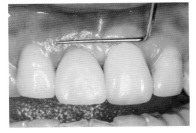

图17　牙周探针测量与对侧同名牙龈
缘高度

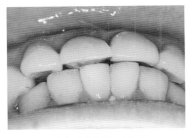

图18　前牙临时修复体正中𬌗

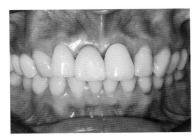

图19　术后2周复诊

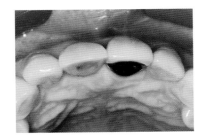

图20　术后2周复诊前牙切端影

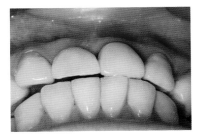

图21　术后2周复诊前伸𬌗

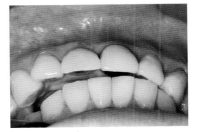

图22　术后2周复诊侧方𬌗

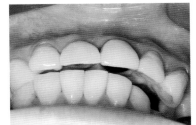

图23　术后2周复诊侧方𬌗

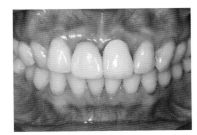

图24　术后1个月复诊

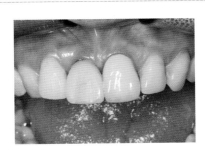

图25　术后10个月临时修复体及牙龈
情况

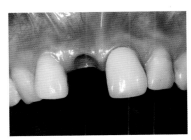

图26　术后10个月取模前牙龈袖口

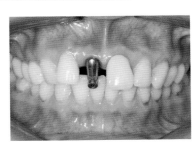

图27　最终修复体取模

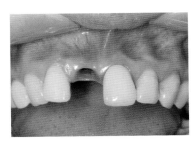

图28　最终修复体戴牙前牙龈袖口情
况

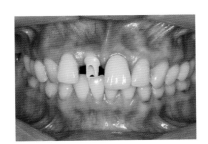

图29　戴入全瓷基台

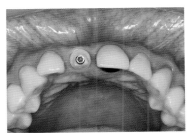

图30　全瓷基台切端影像

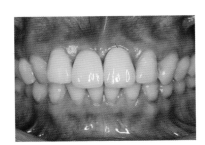

图31　戴入最终修复体正面咬合像

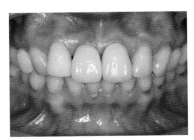

图32　完成修复后2个月复诊修复体
及牙龈情况

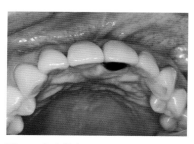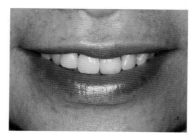

图33　完成修复后2个月复诊修复体及牙龈情况　　　图34　完成修复后2个月复诊微笑像

二、结果

观察期内，即刻种植即刻修复获得了良好的前牙美学效果，牙龈位置稳定，患者满意。

三、讨论

与延期种植对比，即刻种植即刻修复常需要更为严格的适应证，除了初始稳定性的要求外，更要求种植位点无急性炎症及感染、局部骨量充足、唇侧骨板完整等条件，而随着即刻种植即刻修复更为广泛的开展以及相关研究、技术的进展，其适应证正在逐步放宽。尽管有许多研究表明即刻种植即刻修复的成功率并不能优于延期种植，甚至美学评价也与延期种植无统计学差异，然而有研究认为即刻种植即刻修复在保留垂直骨高度方面优于延期种植，这也将更有利于未来唇侧龈缘位置的维持，而唇侧龈缘位置的维持在前牙美学区的种植修复中是十分重要的。总之，即刻种植即刻修复技术的应用，使更多的患者可以大大缩短临床缺牙时间，获得更为满意的美学效果，

甚至是行使早期口腔咀嚼功能。本例患者根尖根周未见明显炎症，颊侧骨板完整，高度未见明显吸收，局部种植可用骨量可，修复空间充足，是即刻种植即刻修复的适应证。

小直径植体、偏腭侧种植几乎已经成为前牙美学区种植的共识，这有利于在唇侧为保留更多的骨组织及软组织预留空间，达到更好的美学效果。唇侧至少2mm厚度的唇侧骨板可以较好地防止唇侧骨高度降低，以获得术后较为稳定的龈缘位置。厚龈生物型是即刻种植的有利因素，相比薄龈生物型可以获得更为稳定的龈缘位置，达到更好的美学效果，通过结缔组织移植或临时冠的有效诱导，可以使患者获得较为理想的牙龈形态。本例患者偏腭侧种植，预留术后至少2mm厚的颊侧骨板形成空间，局部牙龈厚度形态较佳，未行结缔组织移植，术后即刻临时冠修复，引导牙龈形态，复查时牙龈形态与对侧同名牙对称，未修改临时冠。

即刻种植植入后与颊侧骨板内侧存在跳跃间隙，有研究认为间隙小于2~3mm时无须植骨，可有新骨生成，也有人认为当跳跃间隙大于1mm时必须采用GBR技术，有研究表明在跳跃间隙内植骨相比未植骨可有效减少唇侧骨板的水平向和垂直向吸收，进而维持唇侧龈缘的位置。学界对于间隙内需不需要植骨尚无定论，本例植体唇侧跳跃间隙小于1mm，并未植骨。

不翻瓣手术减少手术创伤并保留了血供，有利于维持局部软硬组织的稳定。CAD/CAM全瓷基台的应用，减少了牙龈红色美学受金属基台影响的问题，降低了软硬组织退缩后可能引起的金属暴露风险。

即刻种植即刻修复能较好地维持缺牙区的软硬组织，使缺牙区局部保留较好的骨高度，牙龈维持较好的形态。严格筛选适应证，综合运用多种软硬组织处理方法，在前牙美学区，即刻种植即刻修复可以获得更为满意的美学修复效果。

参考文献

[1]Zitzmann NU, Schärer P, Marinello CP , Schüpbach P , Rerglundh T. Alveolar ridge augmentation with Bio-Oss: a histologic study in humans. Int J Periodontics Restorative Dent, 2001, 21 (3): 288-295.

[2]Botticelli D, Berglundh T, Lindhe J . Hard-tissue alterations following immediate implant placement in extraction sites . J Clin Periodontol, 2004, 31 (10): 820-828 .

[3] Paolantonio M, Dolci M, Scarano A, d'Archivio D, di Placido G, Tumini V, Piattelli A. Immediate implantation in fresh extraction sockets. A controlled clinical and histological study in man. J Periodontol, 2001, 72(11): 1560-1571.

[4] Araújo MG, Lindhe J. Dimensional ridge alterations following tooth extraction. An experimental study in the dog. J Clin Periodontol, 2005, 32(2): 212-218.

[5]易纯, 邸萍, 林野. 美学区即刻种植即刻修复研究新进展. 中华口腔医学杂志, 2015, 50(1): 53-56.

[6]李婧, 宿玉成. 即刻种植的牙槽嵴早期改建. 中国实用口腔科杂志, 2012, 5(4): 235-239.

[7]卢丙仑, 刘宝林, 孙庆妹, 苗林, 何黎升. 即刻种植骨结合式牙种植体的实验研究. 中华口腔医学杂志, 1999,34 (2):94-95.

[8]宿玉成. 口腔种植学. 2版. 北京: 人民卫生出版社, 2014.

徐世同教授点评

该病例基本遵循了前牙即刻种植的基本原则和临床操作步骤，因此取得了较满意的短期临床效果。不足之处在于：（1）种植体与唇侧骨板间的间隙太小（小于1mm）。因为拔牙后唇侧骨板必然会发生吸收，这样即使余留下的间隙完全成骨，也难以保证愈合后种植体唇侧骨板的厚度＞1mm，因此，种植体的长期美学效果和寿命会受到影响。这可能是种植体的直径选择过大或手术操作不精确而引起的。对于这类不翻瓣的即刻种植病例，建议采用数字化技术进行术前设计，以确定最佳的种植体直径、长度和空间位置。然后采用数字化手术导板引导种植体植入。（2）没有提供临时修复结束时和永久修复最终观察点时显示唇侧骨板状况的CT片。从作者提供的照片可以看到，唇侧龈缘的高度和唇侧牙龈的丰满度发生了一定的退缩，这说明唇侧骨板有一定程度的吸收，这很可能是种植体唇侧间隙过小而且没有植入骨移植材料所致。

螺丝固位基台一体化全瓷冠在上颌前牙即刻种植即刻修复病例中的应用

张琦　马全诠　谢强　蔡潇潇　四川大学华西口腔医院种植科

摘要

目的：本病例旨在观察基台一体化全瓷冠在上颌单颗前牙拔牙后，行即刻种植即刻修复联合唇侧骨增量技术病例中的应用效果。**材料与方法：**术中微创拔除预后极差的上颌左侧中切牙，搔刮拔牙窝，彻底冲洗，腭侧小翻瓣，即刻植入Nobel Active®种植体1颗（3.5mm×11.5mm）。术中转移种植体三维位置关系，于唇腭侧间隙内严密填塞骨粉，同期行上部修复体制作，即刻戴入。术后CBCT示种植体三维位置良好，满足前牙美学区种植的基本原则，唇侧骨量充足。术后8.5个月后进行个性化取模，行螺丝固位基台一体化全瓷冠永久修复，并定期随访评估种植体周围软硬组织变化情况。**结果：**即刻修复以后，患者龈缘位置和龈乳头高度情况均得到了较好的维持。永久修复后，牙龈颜色粉红，形态呈扇贝状，质地坚韧。戴牙后2个月复查种植体周围软组织健康，骨组织稳定，咬合良好，PES评分为12分，WES评分10分，获得了较为满意的修复效果。**结论：**螺丝固位基台一体化全瓷冠，应用在上颌单颗前牙拔牙后，行即刻种植即刻修复联合唇侧骨增量技术的病例中，可以取得较为满意的修复效果，远期效果需要进行长期随访确定。

随着种植体形态设计的不断改进，种植体表面处理的优化，种植体平台转移概念的出现，拔牙后即刻种植早在20世纪80年代已成为现实。虽然即刻种植手术操作难度大，存在感染的可能性和龈缘退缩的风险。但是通过对适应证的把握，即刻种植的成功率已与常规种植无明显差异。且即刻种植即刻修复可以最大限度上保留软硬组织，缩短治疗周期，易于被患者接受。

在美学区种植修复中，为了获得良好的美学效果，基台边缘一般放置在龈下1~2mm，这导致粘接剂的去除成为一个很大的难题。若戴牙后龈沟内的粘接剂去除不彻底，很容易引起生物学并发症如种植体周围炎、种植体周围黏膜炎等，从而影响软硬组织健康。螺丝固位方式可以很好地解决这个难题，但是在美学区即刻种植病例中，部分病例螺丝开孔有可能在切端甚至唇侧，大大限制了螺丝固位冠的应用。ASC基台及其配套螺丝刀可以在一定角度范围内拧紧螺丝，实现大部分病例的舌侧螺丝开孔。对于一例美学区即刻种植即刻修复联合骨增量技术的病例，我们使用了个性化瓷基台一体化冠修复，配合ASC基台进行螺丝固位，避免了粘接剂带来的潜在风险，并在观察期内获得了较为满意的美学效果。

一、材料与方法

1. **病例简介**　42岁男性患者，主诉：上前牙外伤2个月。临床检查：患者口腔卫生尚可，低位笑线，中厚牙龈生物型。上颌左侧中切牙残根，唇侧断面位于龈下1mm，余断面平龈，可见暂封材料，叩（-），冷（-），无松动。牙龈未见明显炎症，未见瘘管，龈缘高度与右侧上颌中切牙基本

一致。CBCT检查示：上颌左侧中切牙已行根管充填，根尖未见明显暗影，唇侧骨板完整。测得左侧上颌中切牙根长11.94mm，牙槽嵴唇舌向宽度7.86mm，冠根向骨量充足，切牙管较粗大。患者既往体健，自诉无系统性疾病，无吸烟史，无药物过敏史，无放射治疗史，无高度近视。与患者沟通交流过程中，未发现患者有精神或心理疾病，对于种植修复的效果有恰当的心理预期。

2. **诊断**　上颌左侧中切牙残根。

3. **治疗计划**　上颌左侧中切牙若行固定修复，美学效果欠佳且预后极差，建议拔除上颌左侧中切牙后行种植修复。临床检查及CBCT检查结果示上颌左侧中切牙牙槽窝内无急性炎症，唇侧骨板完整，骨质良好，骨量充足，可术中微创拔除后行即刻种植。在种植体获得良好初期稳定性的前提下，拟在上颌左侧中切牙种植术后进行种植体支持式临时修复体的即刻修复。患者了解种植治疗的周期和费用后，同意即刻种植的治疗方案，并承诺能够遵从医嘱并及时复诊。

4. **治疗过程**

（1）术前准备：患者术前1周行全口牙周洁治。制取上下牙列模型，按照理想的牙龈边缘及外形预备模型，磨除上颌左侧中切牙，预留出替代体的空间，以便于转移种植体与邻牙的位置关系，并在模型上制作即刻修复的临时修复体。制取另外一副上下颌牙列模型，排牙，制作压膜保持器，作为延期修复的临时修复体备用。

（2）种植手术：常规手术消毒后铺巾，使用STA无痛麻醉仪进行局部

麻醉，麻醉显效后，利用微创拔牙器械微创拔除上颌左侧中切牙残根，长度约12.5mm。用改良刮匙骚刮拔牙窝，小心探查骨壁，唇侧骨壁完整连续。牙龈形态完好。腭侧行小切口，翻瓣，暴露切牙管。根据CBCT显示的骨量和修复方向的双重考虑，于牙槽窝偏腭侧定点，逐级进行种植窝预备，定位柱显示种植体方向良好。最终植入Nobel Active® 3.5mm×11.5mm种植体1颗，查初始稳定性良好达50N·cm，取下携带体。考虑到种植体初始稳定性良好，牙龈形态完好，决定行种植体支持的临时修复体的即刻修复。将开口印模柱与种植体相连接，取模柱周围及邻牙切端打入速凝材料以确定种植体的三维位置。待速凝材料凝固后，取下取模柱。种植体唇腭侧间隙植入Bio-Oss®骨粉0.5g。将速凝材料转移到模型上，连接植体代型，利用石膏固定植体代型，待石膏凝固后取下印模柱。在口外完成种植体支持式临时冠的制作，确保良好的穿龈形态。将临时冠消毒后戴入患者口内，调𬌗，确保无𬌗干扰。术后CBCT显示种植体三维位置良好（种植体顶部距离骨嵴顶下3.4mm，唇侧均保留有2mm以上的骨量），骨粉填塞密实。临时修复体顺利就位。嘱患者口服抗生素及消肿药3天，注意术区清洁，勿用临时修复体进行咀嚼，不适随诊。

（3）修复程序：①术后5天复查：术区清洁，缝线无松脱，未见创口裂开及黏膜炎症，近中龈乳头区维持术前水平，远中龈乳头充盈良好。临时修复体无松动。嘱患者继续注意口腔卫生，勿用临时修复体进行咀嚼。②术后1个月复查：患者口腔卫生良好，牙龈颜色粉红，质地坚韧，未见红肿出血及瘘管。近中龈乳头有一定程度的增长，远中龈乳头充盈情况良好，根尖片示骨结合良好，临时修复体无松动。③术后2个月复查：患者自诉上颌左侧中切牙受到意外撞击。拍摄根尖片示骨结合良好，检查临时修复体无松动。牙龈未见红肿及瘘管。遂降低临时修复体高度，避免咬合撞击。④术后3.5个月复查：龈缘稍红肿，未见瘘管，临时修复体无松动。近中龈乳头已全部充盈，远中龈乳头充盈程度保持稳定，龈缘高度低于上颌右侧中切牙1.5mm左右，因上颌左侧中切牙龈缘红肿，欲待肿胀消退后再做处理。⑤术后7个月复查：拍摄CBCT示骨组织愈合及增量情况理想（种植体平台处唇侧骨板厚度3.04mm，种植体中份唇侧骨板厚度约2.08mm）。近中龈乳头已全部充盈，远中龈乳头充盈程度保持稳定.龈缘高度较右侧上颌中切牙低1mm左右。取下临时修复体，调改穿龈部分形态，将龈缘位置向根方调

整。⑥个性化取模及戴牙：术后8.5个月复查，近远中龈乳头已关闭全部邻间隙，龈缘位置较上颌右侧中切牙低0.5mm左右，考虑到今后可能出现的牙龈退缩且患者表示对目前软组织形态十分满意，于是开始最终修复步骤。取下临时修复体后，可见牙龈乳头轮廓维持良好，牙龈袖口愈合良好利用硅橡胶复制临时冠穿龈形态，打入速凝材料制作个性化印模柱转移牙龈形态。灌注复制出个性化穿龈形态的工作模型。⑦制作Procera氧化锆瓷基台一体化冠，ASC螺丝固位，调𬌗，抛光，戴入，基台及修复体就位良好，调整咬合为轻接触状态。由于反复试戴牙冠，可见上颌左侧中切牙龈缘位置轻度红肿。可见牙冠形态色泽与邻牙协调一致，唇侧丰满度得到了维持，近远中龈乳头充盈，龈缘位置略低于上颌右侧中切牙0.5mm。修复效果良好，患者十分满意。

（4）随访：永久修复后2个月复查，上颌左侧中切牙龈缘曲线与上颌右侧中切牙差异较小，龈乳头丰满。软组织健康，骨组织较术后有无明显吸收。咬合稳定。PES评分12分。患者对修复效果十分满意，远期效果有待于长期随访观察。

（5）材料：种植机 Nobel Active®种植体 Bio-Oss®骨粉 STA麻醉仪。

二、结果

患者中年男性，上颌前牙美学区残根，行固定修复预后极差。术前患者上颌左侧中切牙位点唇侧骨板完整，有足够的骨量保证种植体的初期稳定性，无急性炎症，符合即刻种植的适应证纳入标准。该患者为中厚牙龈生物型，低位笑线，对美学效果的期望值合理，这些因素均在一定程度上降低了即刻种植即刻修复的美学风险。术中微创拔牙，腭侧小翻瓣，将种植体植入到较为理想的三维位置，初期稳定性良好，行即刻修复，并于唇侧和切牙管内植入吸收率低的骨粉进行骨增量，最终行螺丝固位基台一体化全瓷冠永久修复，并定期随访评估种植体周围软硬组织变化情况，获得了比较良好的修复效果。螺丝固位基台一体化全瓷冠在上颌单颗前牙拔牙后，行即刻种植即刻修复联合唇侧骨增量技术病例中，可以取得较为满意的修复效果。另外，本病例良好的修复效果也有赖于患者的全程积极配合，远期效果仍需要进一步随访获得。

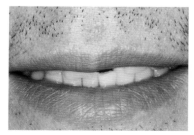
图1 术前口唇正面像

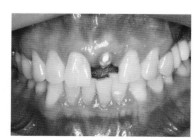
图2 术前正面咬合像

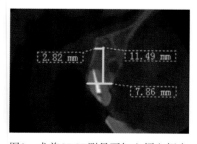
图3 术前CBCT测量可知上颌左侧中切牙唇腭侧骨板厚约7.86mm，冠根向骨量充足

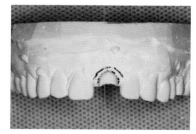
图4 按照理想的龈缘形态磨除上颌左侧中切牙

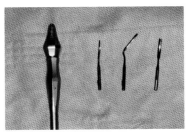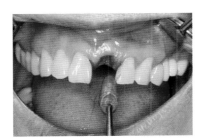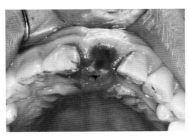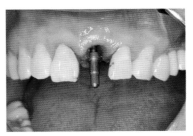

图5a、b　微创拔除上颌左侧中切牙，长度约为12.5mm

图6　牙槽嵴顶腭侧行小切口，翻瓣，暴露切牙管

图7　定位柱示种植窝方向良好（唇面像）

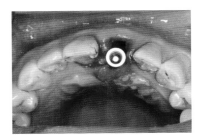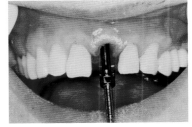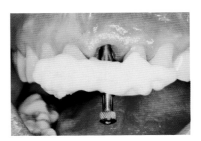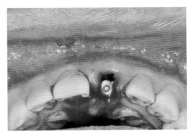

图8　殆面像

图9　植入NobelActive® 3.5mm×11.5mm种植体1颗，植入后方向良好

图10　开口印模柱及邻牙切端打入速凝材料以转移种植体三维位置

图11　连接3.6mm×7mm的愈合帽

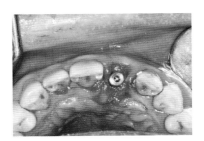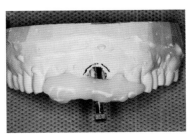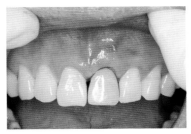

图12　种植体唇腭侧间隙内植入Bio-Oss®骨粉0.5g

图13　将速凝材料转移到模型上，连接植体代型，固定植体代型

图14a、b　临时冠确保良好的穿龈形态，充分抛光，消毒后戴入患者口内，正中、前伸、侧方均无咬合接触

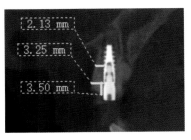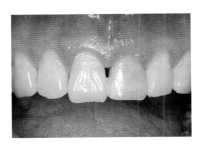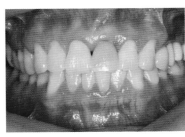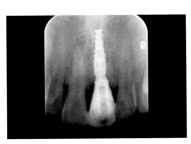

图15　术后CBCT：种植体三维位置良好，唇侧均保留有2mm以上的骨量，唇侧及切牙管内骨粉填塞密实

图16　术后5天复查，近中龈乳头维持术前水平

图17　术后1个月复查，近中龈乳头有一定的增长

图18　术后1个月复查根尖片无异常

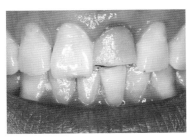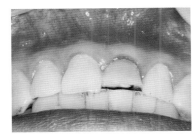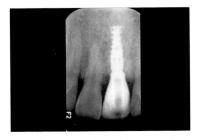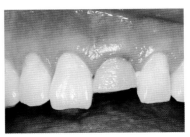

图19a～c　术后2个月，患者诉临时冠因意外受到外力撞击，调短临时冠，脱离咬合接触，术后2个月，调改临时冠前根尖片未见异常

图20　术后3.5个月复诊，龈缘稍红肿（唇面像）

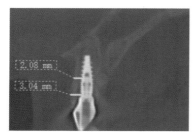

图21 术后7个月CBCT示，种植体平台处唇侧骨板厚度3.04mm，种植体中份唇侧骨板厚度约2.08mm

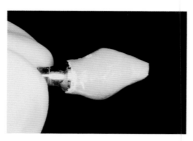

图22 调整临时冠穿龈形态，对牙龈塑形

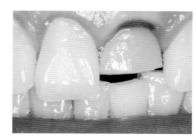

图23 戴入临时冠后，牙龈收到挤压发白

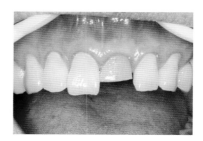

图24 术后8.5个月复查，近远中龈乳头已关闭全部邻间隙，龈缘位置较上颌右侧中切牙低0.5mm左右

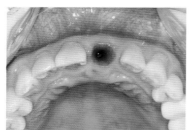

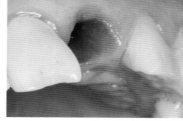

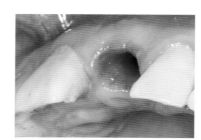

图25a～c 取下临时修复体后，可见牙龈乳头轮廓维持良好，牙龈袖口角化龈形成

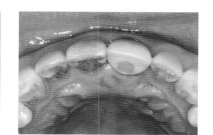

图26 利用硅橡胶复制临时冠穿龈形态

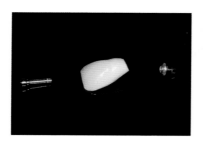

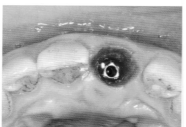

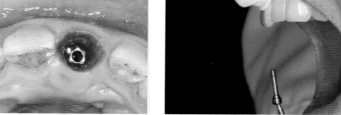

图27a～d 戴牙过程

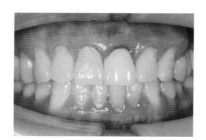

图28 戴牙后咬合像

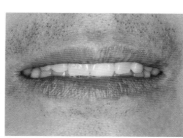

图29 戴牙后口唇像

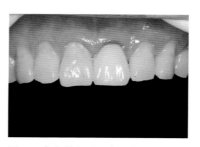

图30 永久修复后上颌左侧中切牙龈缘位置轻度红肿，龈乳头丰满

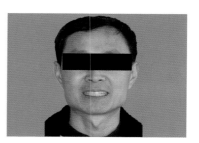

图31 戴牙后正面肖像

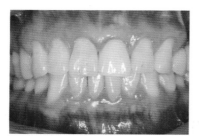

图32 永久修复后2个月咬合像

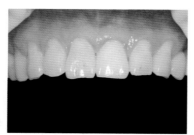

图33 上颌左侧中切牙龈缘曲线更加协调，龈乳头丰满，软组织健康

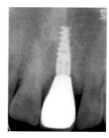

图34 永久修复后2个月复诊根尖片示骨结合良好，未见明显骨吸收

三、讨论

1. **螺丝固位基台一体化全瓷冠**　美学区种植修复，基台边缘常常位于龈下1~2mm，且前牙牙冠牙颈部多为缩窄形状，这使得粘接剂的去除较之后牙更加困难。对于本病例，我们选择了全程零粘接剂的螺丝固位基台一体化全瓷冠进行永久修复。螺丝固位较粘接固位方式具有无须去除多余粘接剂，便于修理、便于维护等诸多优点，在美学区种植修复中显示出了极大的优势。在前牙区螺丝孔常常无法开孔于牙冠舌面，从而限制了螺丝固位冠在某些前牙即刻种植病例中的应用。ASC基台的应用，可以实现螺丝刀在0°~25°角度范围内拧紧螺丝，大大拓宽了螺丝固位冠在前牙即刻种植中的应用范围，实现了大部分患者的舌侧螺丝固位。避免了粘接剂带来的额外风险，有利于软硬组织的健康和修复体的长期维护。

2. **即刻种植的适应证**　美学区种植治疗一直是口腔种植的难点和高风险区，虽然拔牙后不同的植入时机均可以获得较好的美学效果，但不同的治疗设计也伴随着不同的治疗风险和预后。另外，有文献表明，即刻种植增大了龈缘退缩的风险。国际牙种植协会（ITI）2013年针对即刻种植提出了较为统一的共识性标准：CBCT检查在术前与术后评估中必不可少，且即刻种植有着严格的纳入标准和种植体位置要求。本病例严格把握了即刻种植的适应证，术前CBCT检查示唇侧骨板连续完整，根方和腭侧有足够的骨量以保证种植体的固位和初始稳定性。患者为中厚牙龈生物型，植入位点无急性炎症，微创拔牙后经过探查唇侧骨壁完整，符合即刻种植的适应证纳入标准。

3. **美学风险的控制**　即刻种植最大限度地保留了骨量，缩短了治疗周期，具有社会学及美学的双重优势。但即刻种植也存在着一些劣势，如：手术操作较为复杂，拔牙窝的形态可能会影响种植体的初期稳定性和三维位置，唇侧龈缘退缩的风险增高等。因此，对于即刻种植病例，除了合理选择适应证以外，我们还需对美学风险进行一定的把控。对于此病例，患者为中年男性，对种植修复的美学效果有着合理的期望值，单颗牙缺损，低位笑线，中厚牙龈生物型，拔牙位点无急性炎症，邻牙均为天然牙，这些因素均在一定程度上降低了治疗的美学风险。

4. **即刻修复**　有文献报道，即刻种植即刻修复并辅以唇侧间隙内充填骨粉的方式能够最大限度地减少骨组织吸收和软组织退缩，并且多篇文献已经证实了即刻种植即刻修复的成功率和留存率。即刻修复临时修复体的戴入，起到了支撑龈乳头，防止龈缘退缩的作用。在本病例中，在种植体植入后初始稳定性达到50N·cm的基础之上进行了即刻修复。个性化的种植体三维位置转移方式避免了传统取模方式造成创口感染。临时修复体的制作着重于模拟天然牙的穿龈形态，切方制作略短，并充分抛光、消毒。戴入后保证在正中𬌗以及侧方前伸运动时均无咬合接触，以此保证种植体为无干扰骨愈合。从本病例最终修复效果来看，左侧上颌中切牙龈缘位置以及近远中龈乳头得到了最大限度的保留和维持。即刻修复的方案，最大限度地减少了缺牙时间，及时地恢复了患者的美观及发音功能。

5. **切牙管的处理**　该患者切牙管中段膨大，且距离种植体较近，术后若腭侧骨板吸收可能影响种植体骨整合。根据文献报道：切牙管的损伤会导致前牙区的腭侧软组织麻木，但症状轻微且不需要治疗。于是我们为了预防腭侧骨板吸收所带来的风险，术中腭侧小翻瓣，暴露切牙管，搔刮后切牙管内植入Bio-Oss®骨粉。患者术后感觉无异常，切牙管内骨粉稳定，未发生明显吸收现象，种植体骨整合亦良好。

参考文献

[1] LJ Heitz-Mayfield, I Needleman, GE Salvi, BE Pjetursson. Consensus Statements and Clinical Recommendations for Prevention and Management of Biologic and Technical Implant Complications. International Journal of Oral & Maxillofacial implants, 2013, 29(1):346-350.

[2] M Peñarrocha, C Carrillo, R Uribe, B García. The nasopalatine canal as an anatomic buttress for implant placement in the severely atrophic maxilla: a pilot study. Int J Oral Maxillofac Implants, 2009 Sep-Oct, 24(5):936-942.

[3] D Peñarrocha, E Candel, JL Guirado, L Canullo, M Peñarrocha. Implants placed in the nasopalatine canal to rehabilitate severely atrophic maxillae: a retrospective study with long follow-up. Journal of Oral Implantology, 40(6):699-706.

[4] Kan JY, Rungcharassaeng K, Lozada JL, Zimmerman G. Facial gingival tissue stability following immediate placement and provisionalization of maxillary anterior single implants: a 2- to 8-year follow-up. Int J Oral Maxillofac Implants, 2011 Jan-Feb, 26(1):179-187.

[5] 宿玉成. 种植外科中的软组织处理及美学效果. 中国循证医学杂志, 2008（2）：120-126.

汤春波教授点评

微创拔牙下即刻种植即刻修复缩短了患者治疗周期，有利于牙槽窝完整性及牙间乳头高度的维持，使种植修复体的周围软组织质地、形状、色泽和其邻近天然牙的牙周软组织协调一致，取得了较好的红色美学效果。

种植体支持的螺丝固位修复体没有粘结剂残留，便于修理、维护。但在美学区种植修复中，若预计螺丝孔开口将位于唇侧或切端，将影响美观，不宜采用。本病例采用ASC基台，螺丝刀可在0°~25°范围内拧紧螺丝，可实现前牙大部分病例的舌侧螺丝固位，拓宽了螺丝固位修复体在美学区种植中的应用范围，利于修复体的长期维护。但该病例由于种植体植入位置理想，并没有完全体现出ASC基台的优势，同时切牙管填塞骨粉的必要性值得商榷。

上前牙即刻种植即刻修复

李理　暄美齿科

摘要

目的：本文将报道1列前牙即刻拔除即刻修复病例。**材料与方法**：我们首先通CBCT检查，并与患者详细沟通，确定治疗方案——拔除后即刻种植即刻修复。拆冠+微创拔除右上残冠，把握好种植三维位置方向植入（4.1mm×12mm,BL, Straumann®SLA），植体与唇侧骨板间植入Bio-Oss®骨粉，同期上临时愈合基台修调咬合基台，口内树脂修复调整穿龈形态。**结果**：术后即刻X线示：近远中冠根向位置良好，术后15天软组织恢复良好，即刻修复掌握好适应证能够满足患者即刻的美学要求。

随着患者对牙齿美学与功能需求不断提高，同时伴随着种植技术与种植材料的不断发展，前后牙的即刻种植、即刻修复、即刻负重在选择好适应证的情况下将会成为一种趋势。

一、材料与方法

1. 病例简介　26岁女性患者，销售人员（修复过程中不能缺牙）。右上门牙牙龈刷牙出血近5年，伴异味伴松动1年伴牙龈发黑烤瓷冠颜色不美观，要求检查处理。高位笑线牙齿，方圆形，上颌右侧中切牙可见烤瓷全冠修复体颜色偏白，龈曲线顶点低于邻牙1mm，松动Ⅰ°，BI：3，PD：3~4mm，探针冠边缘卡探针，叩痛（-），邻牙牙槽嵴顶探查：5.3mm，上颌右侧中切宽：7.3mm 。曲面断层：根管内未见完善根充影像，根内可见高密度螺纹状影像，约为根长1/2，根尖少量吸收影像，根尖未见明显暗影。

2. 诊断　（1）不良修复体；（2）不完善根管治疗。

3. 治疗计划　（1）拆除不良修复体（有可能牙根折断），保留患牙，行牙冠延长术+根管再治疗+桩冠修复。（2）拆除不良修复体（有可能牙根折断）保留患牙，正畸牵引+根管再治疗+桩冠修复。（3）微创拔除患牙（唇侧骨板完整），行即刻种植+植骨（人工骨粉）+即刻临时修复。（4）微创拔除患牙（唇侧骨板破裂），行位点保存，早期种植或延期种植。

遵循医疗原则，尊重患者知情权，患者选择种植修复方案（3）或（4）。

4. 治疗过程

（1）种植位点美学分析评估：①健康状况：健康，免疫功能正常；②吸烟习惯：不吸烟；③患者美学期望值：中；④牙龈生物型：中厚型生物型；⑤牙冠形态：方圆形；⑥残根:无感染；⑦邻牙牙槽嵴高度：到接触点约5.3mm；⑧邻牙修复状态：无修复体；⑨缺牙间隙的宽度：>7mm；⑩笑线：高位。

（2）微创拆冠微创拔牙：常规消毒铺巾，必兰局麻下，手机分冠去除，洁牙机去除桩周围粘接剂，持针器去除桩核，手机分根，左手拇指食指保护唇腭侧骨板，微创挺拔除上颌右侧中切牙，搔刮残留牙周膜，探查拔牙窝完整，唇侧骨板完整，探上颌右侧中切牙龈缘中点到唇侧骨板距离4.0mm。

（3）植入种植体：在无种植导板的情况下，种植体位置把控有一定难度，近远中离开邻面至少1.5mm；唇舌向：种植体唇面离开唇侧骨板约2mm间隙内植入Bio-Oss®骨粉；冠根向：种植体冠边缘距离龈缘顶3mm；角度：植体平行于腭侧骨板。

（4）放置临时基台即刻修复：放置临时塑料基台调整临时基台，树脂修复调整穿龈轮廓，调𬌗无早接触。

二、结果

即刻种植即刻修复取得了良好的种植三维位置方向，临时修复给患者带来很好的美学效果，15天复查牙龈点彩恢复。等待后期修复。

三、讨论

1. 微创拔牙在即刻修复的重要性。

2. 维位置对获取种植体稳定及后期良好美学修复的重要性。

3. 即刻修复对高美学要求患者的重要性及对后期美学修复软组织成形的重要性。

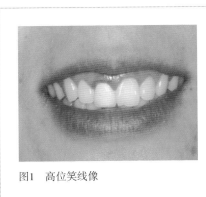

图1　高位笑线像

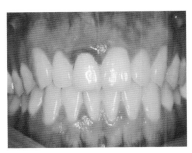

图2　咬合牙列像

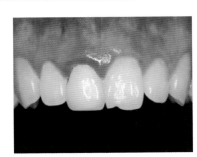

图3　局部像

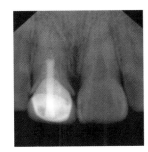

图4　根尖放线片

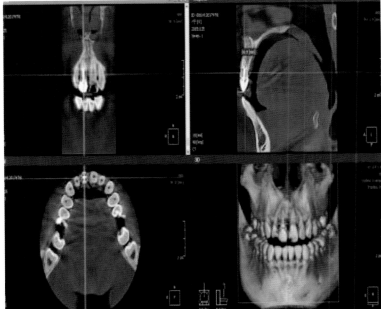

图5　CBCT

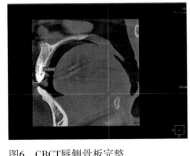

图6　CBCT唇侧骨板完整

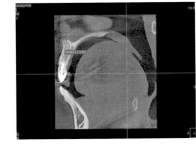

图7　CBCT唇腭侧可用骨8.2mm

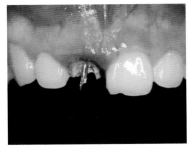

图8　拆除不良修复体

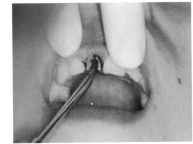

图9　微创拔除残留冠根

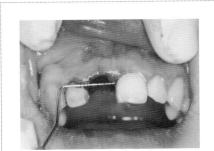

图10　探查拔牙窝唇侧骨板完整性

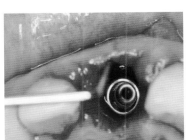

图11　探查拔牙窝唇侧骨板完整性

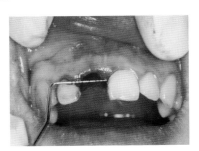

图12　控制三维方向植入植体

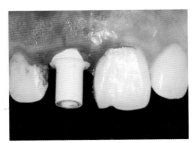

图13　上临时愈合基台

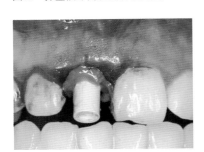

图14　压迫止血

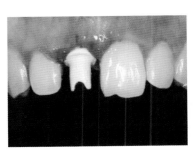

图15　临时基台修整后

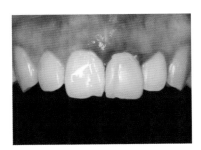

图16　口内树脂修复

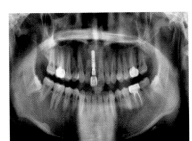

图17　术后曲面体层放射线片

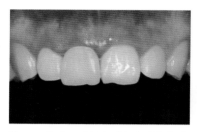
图18　术后15天复查牙龈点彩恢复软组织情况良好

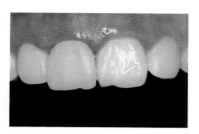
图19　术后15天复查牙龈点彩恢复软组织情况良好

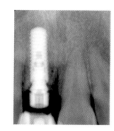
图20　6个月后放射线片，显示成功的种植体骨结合，个性化的印模帽模拟最终的穿龈轮廓

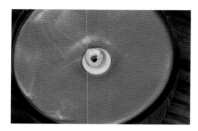
图21　6个月后放射线片，显示成功的种植体骨结合，个性化的印模帽模拟最终的穿龈轮廓

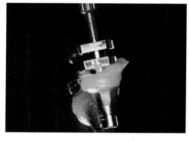
图22　6个月后放射线片，显示成功的种植体骨结合，个性化的印模帽模拟最终的穿龈轮廓

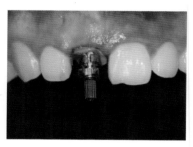
图23　个性化印模帽戴入口内取模

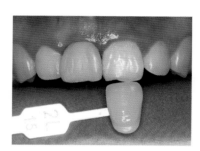
图24　比色

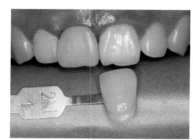
图25　比色

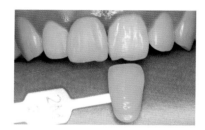
图26　比色

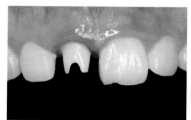
图27　氧化锆铸造基台戴入

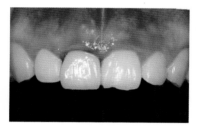
图28　氧化锆全瓷修复最终修复完成患者满意

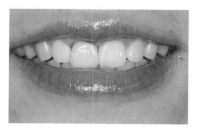
图29　氧化锆全瓷修复最终修复完成患者满意

刘清辉教授点评

　　此文章报道了1列前牙即刻拔除即刻修复病例。该病例微创拔除右上残冠，植入（4.1mm×12mm，BL，Straumann®SLA），植体与唇侧骨板间植入Bio-Oss®骨粉，同期上临时愈合基台，口内树脂修复调整穿龈形态。术后X线示：近远中冠根向位置良好，术后15天软组织恢复良好，满足患者即刻的美学要求。该病例资料收集基本完整，对术前术后影像资料、口内照片进行了展示。修复时进行了个性化印模，有利于牙龈形态的复制。不足之处是术后CBCT欠缺，影响了对植体三维位置的评价。口内照片色调偏暗，影响了口内情况的展现。